Ronald McRae

Praxis der Frakturenbehandlung, 3. Auflage

Ronald McRae

Praxis der Frakturenbehandlung

3., bearbeitete Auflage

Übersetzt von
Eduard M. Walthers

Mit 1.394 Abbildungen

SEMPER BONIS ARTIBUS

Gustav Fischer Verlag
Stuttgart · Jena · New York · 1995

Anschrift des Autors:
Ronald McRae, F.R.C.S., Consultant Orthopaedic Surgeon, Southern General Hospital, Glasgow, Honorary Clinical Lecturer in Orthopaedics, University of Glasgow, Lecturer in Anatomy, Glasgow School of Chiropody. Member of the Institute of Medical and Biological Illustration

Anschrift des Übersetzers:
Dr. med. Eduard M. Walthers, Rodsweg 2, D-35043 Marburg/Lahn

Wichtiger Hinweis
Die pharmakotherapeutischen Erkenntnisse in der Medizin unterliegen laufendem Wandel durch Forschung und klinische Erfahrungen. Autor und Übersetzer dieses Werkes haben große Sorgfalt darauf verwandt, daß die in diesem Werk gemachten therapeutischen Angaben (insbesondere hinsichtlich Indikation, Dosierung und unerwünschten Wirkungen) dem derzeitigen Wissensstand entsprechen. Das entbindet den Benutzer dieses Werkes aber nicht von der Verpflichtung, anhand der Beipackzettel zu verschreibender Präparate zu überprüfen, ob die dort gemachten Angaben von denen in diesem Buch abweichen, und seine Verordnung in eigener Verantwortung zu bestimmen.

Die Deutsche Bibliothek – CIP-Einheitsaufnahme

MacRae, Ronald:
Praxis der Frakturenbehandlung / Ronald McRae. Übers. von Eduard M. Walthers. – 3., bearb. Aufl. – Stuttgart ; Jena ; New York : G. Fischer, 1995
Einheitssacht.: Practical fracture treatment <dt.>
ISBN 3-437-00686-X

Gesetzt in der 7/7,5p und 9/10p Sabon auf TypoScript.
Gedruckt auf Luxo Matt TCF, 115 g/qm,
hergestellt aus chlorfrei gebleichtem Zellstoff.
Satz: Mitterweger Werksatz GmbH, Plankstadt
Druck: Karl Grammlich GmbH, Pliezhausen
Einband: F.W. Held, Rottenburg
Umschlaggestaltung: Klaus Dempel, Stuttgart

Printed in Germany 012345

Vorwort zur 3. Auflage

In dieser Auflage nahm ich in den meisten Kapiteln Änderungen vor, die die stete Ausbreitung der inneren Fixation (Osteosynthese) in der Frakturenbehandlung widerspiegeln; gleichzeitig versuchte ich, wo immer mir dies angemessen schien, die Einzelheiten häufig verwendeter Methoden konservativer Behandlung weiterhin darzustellen.

Als weitere Hilfestellung bei der allgemeinen Beurteilung von Frakturen und der Patienten, die Brüche erlitten, habe ich die AO-Klassifikation der langen Röhrenknochen, die Tile-Klassifikation der Beckenfrakturen, die Gustilo-Klassifikation der offenen Frakturen, Trauma-Scores, die Verwendung des Mangled Extremity Severity Score und die Glasgow Coma Scale neu aufgenommen. Sie finden neues Material zu einer Vielzahl von Themen – von Schußverletzungen bis zu den Verletzungsmustern bei der Kindsmißhandlung.

Schließlich habe ich noch versucht, einige Leithilfen anzubieten, wenn es um das wichtige Thema telefonischer und schriftlicher Mitteilungen geht, die Sie in dem neuen zusätzlichen Kapitel Traumatologische Nachsorgesprechstunde“ finden.

Ich hoffe, daß dem Leser diese Veränderungen von Nutzen sein werden.

Gourock, 1993 R. M.

Vorwort zur 1. Auflage

Dieses Buch ist zunächst einmal für Medizinstudenten geschrieben, weshalb der Einführungstext nur wenig Vorwissen über dieses Stoffgebiet voraussetzt. Der zweite Teil, der die einzelnen Frakturen abhandelt, setzt dann schon einen höheren Wissensstand voraus; der Autor hofft, daß dieses Buch auch dann noch dem Studenten von Wert sein wird, wenn er seine ersten praktischen Erfahrungen gemacht hat.

Bei der Planung dieses Buches hatte ich zwei Punkte besonders im Auge: Erstens wurden die Einzelheiten einer jeden Fraktur und ein Großteil der Einführung in Aufeinanderfolge arrangiert. Der Stoff ist in kleine Blöcke von Text und Abbildung gegliedert, um Verständnis und Lernvorgang zu erleichtern. Diese Blöcke wurden in eine logische Reihenfolge gebracht, die in den meisten Fällen auf der Wichtigkeit der Entscheidungen beruht, die in jedem Einzelfall zu treffen sind, und ferner auf der Rangfolge, nach der die Behandlungsstufen durchgeführt werden sollten. Die Raumaufteilung wirkt an einigen Stellen recht beschränkend – mit einem Ungleichgewicht der Informationsmenge, die entweder durch den Text oder die Abbildung vermittelt wird. Dies muß jedoch aus Gründen der Platzeinteilung und der subjektiven Beschränkung hingenommen werden. In der Regel ergänzen sich Text und Abbildung aber doch. Der Text ist notwendigerweise kurz, aber konzis, und hoffentlich treffend.

Zweitens ist die Behandlung von Frakturen hier mit einer ungewöhnlichen Fülle praktischer Details wiedergegeben. Da die Vielfalt anerkannter Behandlungsweisen auch für die einfachsten Frakturen groß ist, besteht die Gefahr, daß dieses Buch als widersprüchlich und dogmatisch kritisiert wird. Dies liegt aber fern meiner Absichten, und ich habe versucht, es auch auf mehrere Wege zu vermeiden. Da erstens die einfacheren Frakturen und die meisten kindlichen Frakturen (und diese stellen zusammen die Mehrzahl aller Brüche) am häufigsten konservativ behandelt werden, wird wohl das konservative Verfahren, das ich bei diesen Verletzungen ausgewählt habe, im großen und ganzen hoffentlich Zustimmung finden. Zweitens, bei den stärkeren therapeutischen Kontroversen zu den Frakturen der langen Röhrenknochen bei Erwachsenen und bei den Frakturen mit Gelenkbeteiligung habe ich durchweg einen Mittelweg zwischen den Extremen der konservativen und der operativen Behandlung eingeschlagen. Die Methoden, die ich zur Beschreibung ausgesucht habe, sind diejenigen, die ich persönlich als die sichersten und in der Hand des relativ Unerfahrenen als die zuverlässigsten erachte. Wo mir andere Behandlungsmethoden gleichwertig erscheinen, habe ich diese in aller Regel eingeschlossen. Um meine persönlichen Vorlieben etwas zu verbergen, habe ich diese nicht immer in der Reihenfolge der eigenen Einschätzung plaziert. Folglich hoffe ich, daß sich ein jeder Vorwurf gegenüber den hier angegebenen Methoden auf die Extreme beschränken wird.

R. M

Danksagung

Ich möchte Frau Mary Kelly für Ihre mühevolle Arbeit bei der Erstellung des Manuskripts danken, ferner Herrn T. H. Norton und Herrn Dr. Wilson James für Ihre freundliche Hilfe bei den Sucharbeiten und Ihre Erlaubnis, etliche der Röntgenaufnahmen, die das Buch enthält, übernehmen zu dürfen, sowie auch Herrn James Patrick und meinen Glasgower Kollegen für die Vielzahl nützlicher Vorschläge und Anregungen.

Ich möchte mich für die Hilfe der Herren John Bingham, Colin Mainds und wiederum für die von Herrn Norton bedanken, die mir erlaubten, in der dritten Auflage etliche der neu aufgenommenen Röntgenaufnahmen zu reproduzieren.

Inhalt

Teil A: Allgemeine Grundsätze

Teil B: Die Verletzungen der einzelnen Regionen

Hinweise zur Verwendung dieses Buches

Der erste Teil dieses Buches behandelt die Grundprinzipien der Frakturen und ihrer Behandlung. Die AO-Klassifikation der Frakturen (S. 21–22), die Tauma-Scores und den Mangled Extremity Severity Score mögen Sie zwar zur Kenntnis nehmen, der Student braucht diese aber nicht auswendig zu lernen.

Der zweite Teil dieses Buches ist nach Körperregionen geordnet und läßt sich als Leitlinie zur Handhabung der speziellen Frakturen verwenden. Dabei braucht der Student nicht bis in alle Details zu lesen, allerdings sollte bereits oberflächliches Lesen das Wissen zu den Grundsätzen festigen und dem Leser zeigen, wie man diese Grundsätze in der Praxis umsetzt.

Abbildungen und Text beinhalten folgende Vereinbarungen:
1. Wo immer zum Vergleich beide Seiten gezeigt sind, ist die **rechte** Seite des Patienten die kranke.

2. Wo mehrere Krankheitsbilder/Verletzungen beschrieben werden, aber nur eine abgebildet ist, sehen Sie die jeweils zuerst genannte, außer es folgt die Abkürzung „Abb.“.

3. Bei Querverweisen ist die Zahl links des Kommas die Seitenzahl, die Zahl rechts vom Komma die Nummer des Kastens. Beispiel: 119,70 bezieht sich auf Seite 119, Kasten Nr. 70.

Abkürzungen

A = anterior (vorn)
Abb. = Abbildung
L = lateral oder links
M = medial
N = normal
P = posterior (hinten)
R = rechts

Teil A:
Allgemeine Grundsätze

1. Pathologie und Heilung von Frakturen

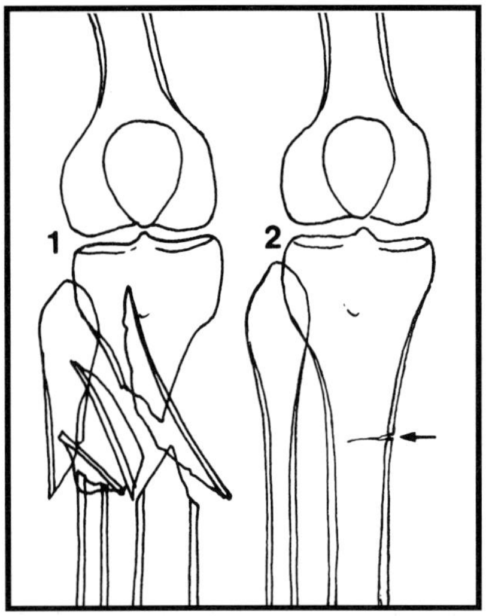

Definitionen: 1. Fraktur: Eine Fraktur liegt vor, wenn eine Kontinuitätsunterbrechung der Knochensubstanz besteht. Diese Definition deckt alle Knochenbrüche innerhalb einer Skala von 1. der Multifragment- oder Trümmerfraktur bis 2. zum Haarlinienbruch oder sogar der mikroskopischen Fraktur am anderen Ende dieser Skala ab. Für den Laien beinhaltet dagegen das Wort „Fraktur" eine schwerere Verletzung als den bloßen Bruch eines Knochens, doch bestehen im engeren medizinischen Sinn keine Unterschiede beider Begriffe.

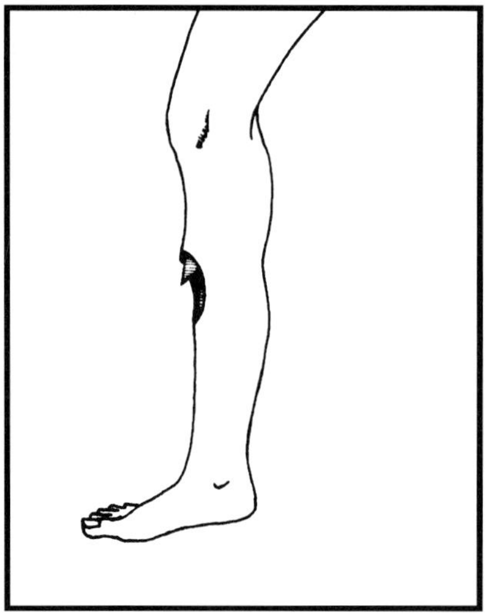

2. Offene Frakturen: Alle Frakturen sind entweder *gedeckt* oder *offen*. Bei der offenen Fraktur findet sich eine Wunde, die mit der Fraktur selbst in Zusammenhang steht, so daß für Krankheitserreger die Möglichkeit besteht, von außen in den Frakturbereich vorzudringen. Alle komplizierten Frakturen tragen daher das Risiko der Infektion in sich. Ferner kann der Blutverlust durch die Blutung nach außen erheblich sein. (Cave: Der Begriff „kompliziert" wird oft für die offene Fraktur verwendet; der Begriff „einfache" Fraktur für die geschlossene; wegen der möglichen inhaltlichen Verwechslung sind daher diese Termini weitgehend abgeschafft.)

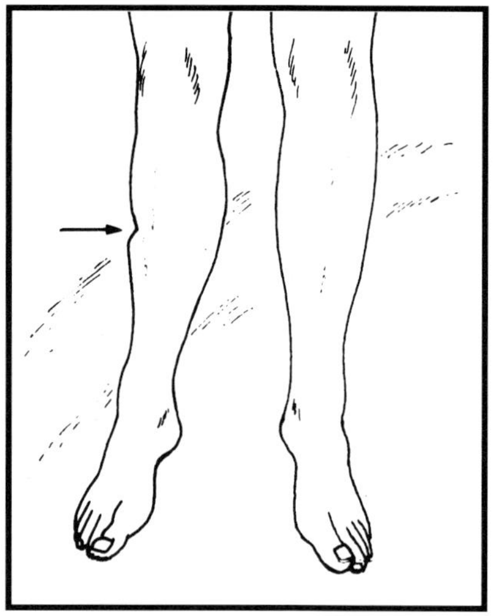

3. Geschlossene Fraktur: Bei einer geschlossenen Fraktur ist die Haut entweder intakt bzw. sind eventuell vorhandene Wunden nur oberflächlich oder stehen nicht mit der Fraktur in räumlichen Zusammenhang. Solange die Haut intakt ist, besteht kein Risiko einer Infektion von außen her. (Die hämatogene Infektion einer geschlossenen Fraktur ist extrem selten.) Eine jegliche Blutung kommt bei diesem Typ von innen her.

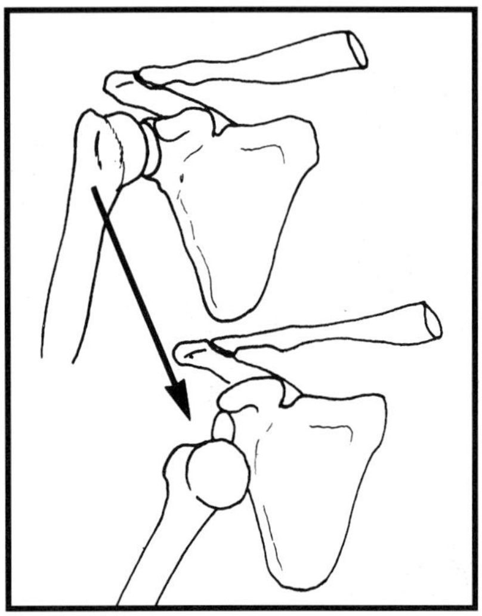

4. Luxation: Bei einer Luxation sind die artikulierenden Oberflächen eines Gelenks völlig voneinander getrennt. Die gelenktragenden Knochen sind gegeneinander versetzt; so verliert z.B. bei einer Schulterluxation der Humeruskopf jeglichen Kontakt mit der Cavitas glenoidalis. Bei der häufigsten, der vorderen Schulterluxation, ist der Humeruskopf nach vorne luxiert.

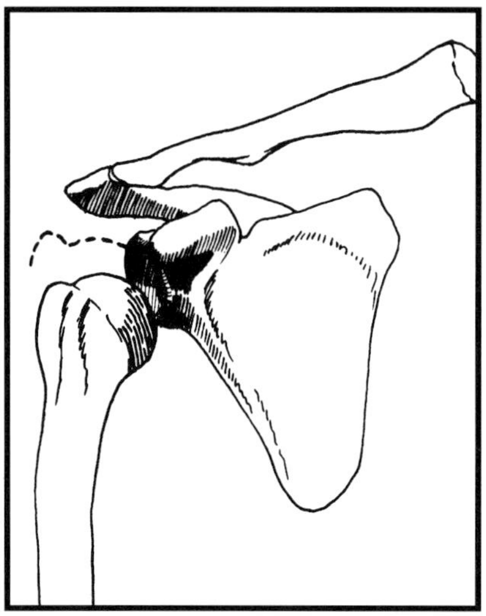

5. Subluxation: Bei einer Subluxation sind zwar die Gelenkflächen nicht mehr kongruent, doch ist hier noch ein Restkontakt erhalten. Oft verwendet man diesen Begriff zur Beschreibung eines Zustands, der in eine vollständige Luxation übergehen kann (z.B. bei einer Gelenkinfektion oder bei der rheumatoiden Arthritis).

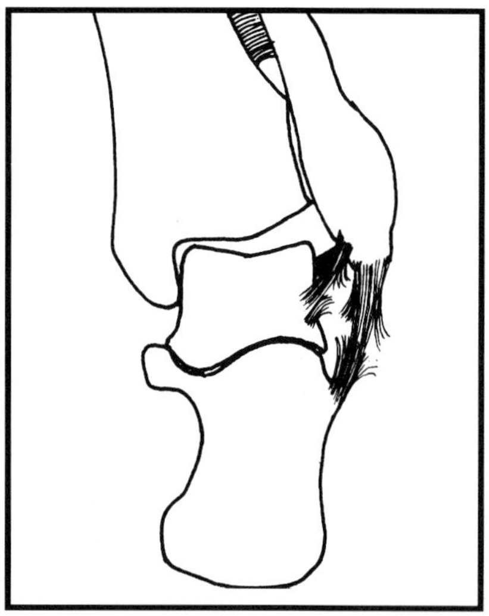

6. Distorsion/Zerrung: Eine Distorsion ist der inkomplette Riß eines Bandes oder einer Bändergruppe, die für die Stabilität eines Gelenks verantwortlich ist; so kann eine Sprunggelenkdistorsion ein inkompletter Riß des Außenbands ohne Gelenkinstabilität sein (im Gegensatz zur kompletten Bandruptur). Der Begriff Zerrung/Distorsion wird auch auf einen inkompletten Riß von Muskeln oder Sehnen angewendet.

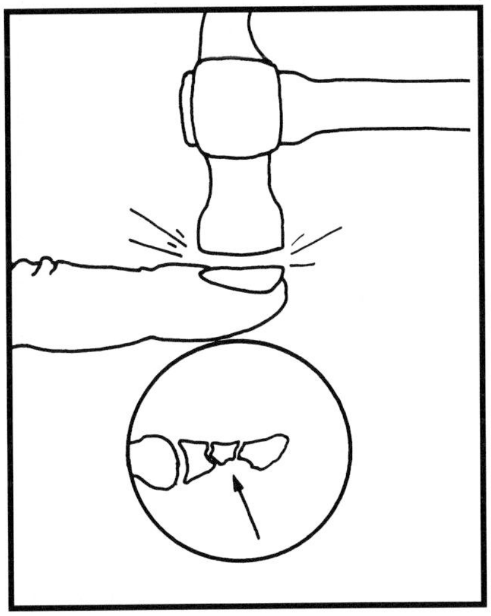

Ursachen von Frakturen: 7. Direkte Gewalt (a): Frakturen entstehen durch die Einwirkung einer Gewalt, die die Festigkeit eines Knochens übersteigt. Die *direkte Gewalteinwirkung* ist dabei am häufigsten; bei dieser kann der Knochen z.B. deshalb brechen, weil er von einem bewegten oder fallenden Gegenstand getroffen wird – beispielsweise ein Fingerendgliedbruch durch einen Hammerschlag.

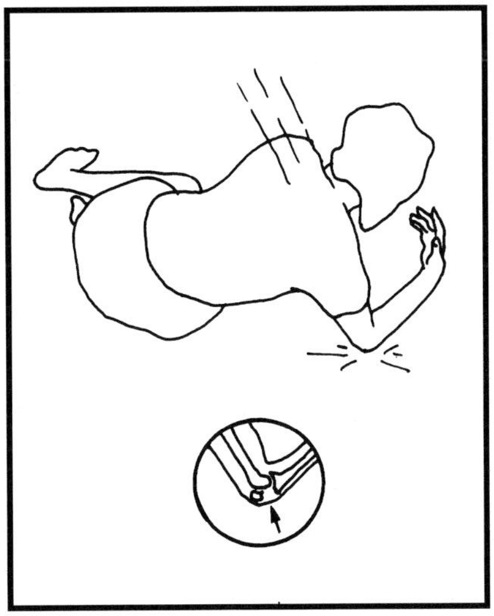

8. Direkte Gewalteinwirkung (b): Ein Knochen kann auch dadurch brechen, daß er mit größerer Kraft auf einen stabilen Gegenstand aufschlägt. So kann der Sturz auf den Ellenbogen zu einer Olekranonfraktur führen.

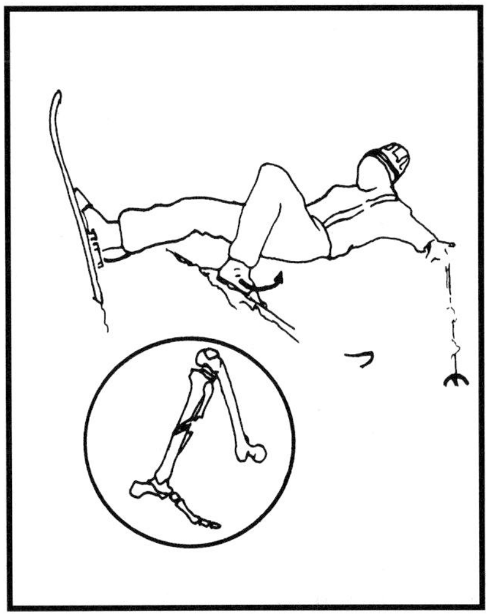

9. Indirekte Gewalteinwirkung: Sehr häufig entstehen Frakturen durch indirekte Gewalteinwirkung. Eine Dreh- oder Biegebelastung wirkt auf einen Knochen ein, woraus dann dessen Bruch an einer Stelle in einiger Entfernung vom Einwirkungsort der kausalen Kraft resultieren kann. So kann beispielsweise eine Drehbelastung auf den Fuß zu einer Spiralfraktur der Tibia führen. Indirekte Gewalteinwirkung ist auch die häufigste Ursache einer Luxation.

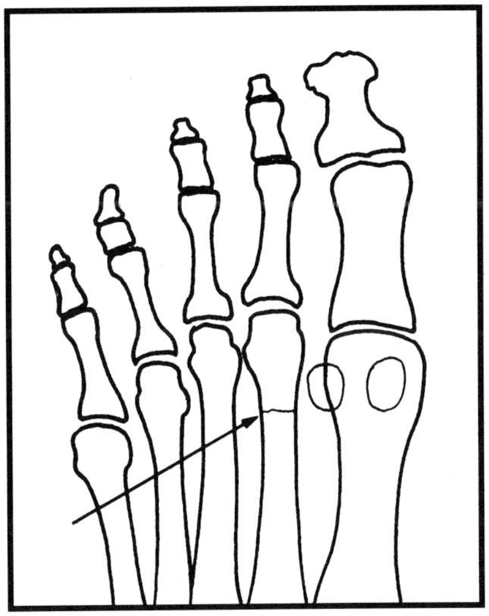

10. Ermüdungsfrakturen: Belastungen, die in schneller Aufeinanderfolge auf einen Knochen einwirken, können zu einer Fraktur führen. Dieser Mechanismus wird oft mit der Ermüdung von Metallen verglichen, die nach wiederholtem Biegen über ihre Elastizitätsgrenze hinaus brechen. Die häufigste dieser Frakturen betrifft den 2. Mittelfußknochen, die „Marschfraktur" (so genannt, weil sie häufig bei Soldaten/untrainierten Rekruten beobachtet wird).

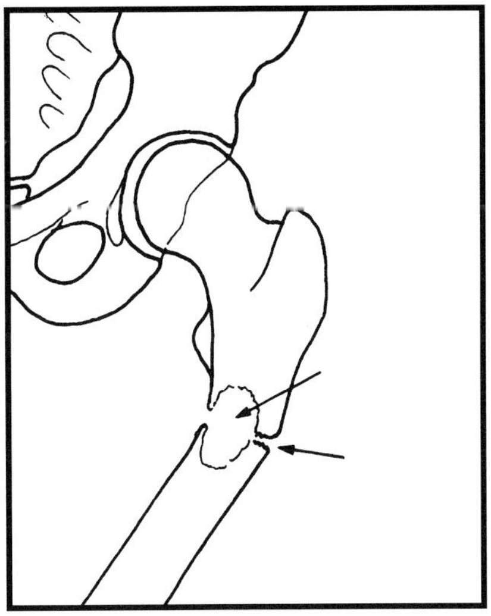

11. Pathologische Frakturen (a): Eine pathologische Fraktur tritt in einem abnormen oder erkrankten Knochen auf. Wenn die Anomalie die Festigkeit des Knochens herabsetzt, kann die Krafteinwirkung, die den Knochenbruch hervorruft, relativ gering oder gänzlich unbedeutend sein. Z. B. kann eine Knochenmetastase zur pathologischen subtrochanteren Femurfraktur führen – eine sehr häufige Lokalisation bei Karzinommetastasen.

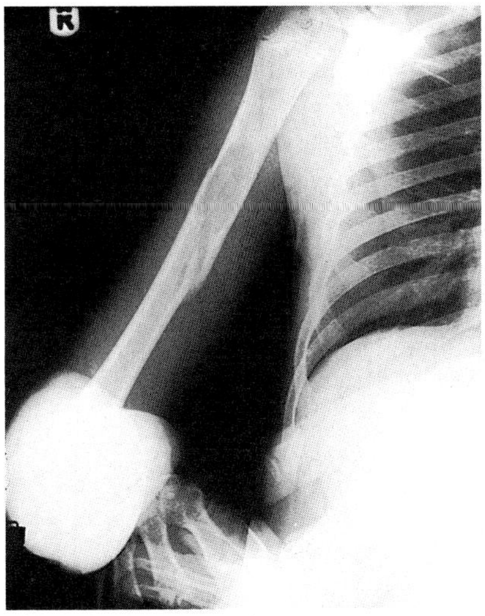

12. Pathologische Frakturen (b): Pathologische Frakturen können auch an Stellen harmloser „Tumoren" auftreten – z.B. eine Humerusfraktur bei einem Kind mit einer benignen Knochenzyste. *Häufigste Ursachen pathologischer Frakturen sind Osteoporose und Osteomalazie.*

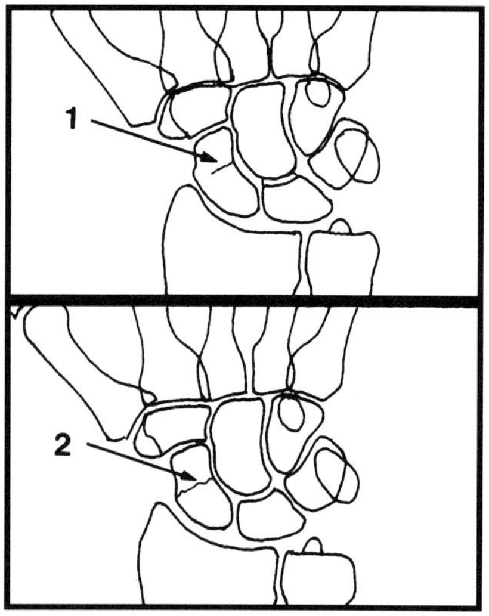

13. Frakturmuster und deren Bedeutung: Haarlinienfrakturen (a): Haarlinienfrakturen (oder Fissuren) entstehen durch minmale Traumen, d. h. durch ein Trauma, das gerade noch ausreicht, eine Fraktur zu setzen, aber nicht mehr, eine wesentliche Fragmentverschiebung zu verursachen. Solche Frakturen können entweder inkomplett (1) oder komplett (2) sein.

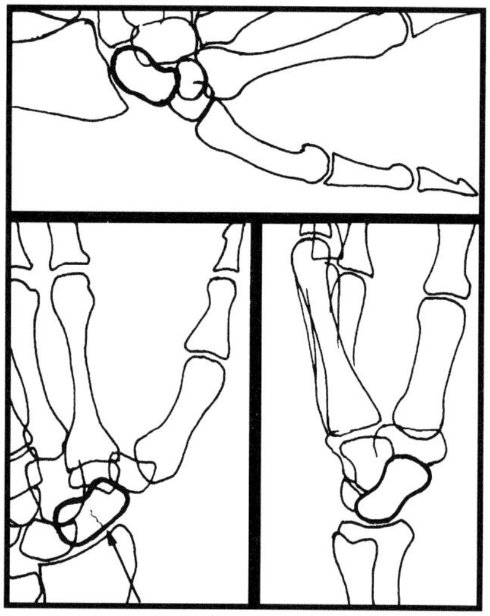

14. Haarlinienfrakturen (b): Diese Frakturen können auf Röntgenaufnahmen schwierig zu entdecken sein; immer wenn der klinisch begründete Verdacht auf eine Fraktur besteht, ist folgendes Vorgehen angebracht: 1. Zusätzliche Schrägaufnahmen können nützlich sein. 2. Man gebe sich nie mit Röntgenaufnahmen minderer Qualität zufrieden. 3. Nach 7–10 Tagen wiederholte Aufnahmen zeigen dann eventuell die Fraktur deutlich (wegen der Entkalkung an der Bruchstelle).

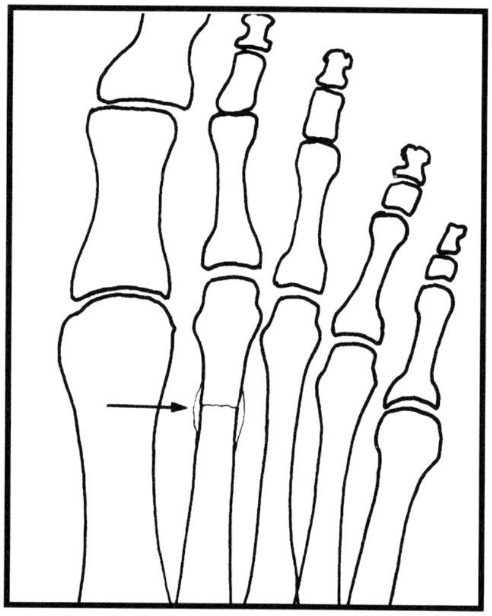

15. Haarlinienfrakturen (c): Streßfrakturen zeigen im allgemeinen das Bild einer Haarlinienfraktur; sie werden oft nicht mit Sicherheit diagnostiziert, bis dann erst eine subperiostale Kallusbildung oder 3–6 Wochen nach Beginn der Symptome eine vermehrte Dichte an der Bruchstelle auftreten. In der Regel heilen Haarlinienfrakturen sehr schnell und erfordern eine nur symptomatische Behandlung. **Aber:** Das Kahnbein der Hand und der Schenkelhals sind hiervon wichtige Ausnahmen.

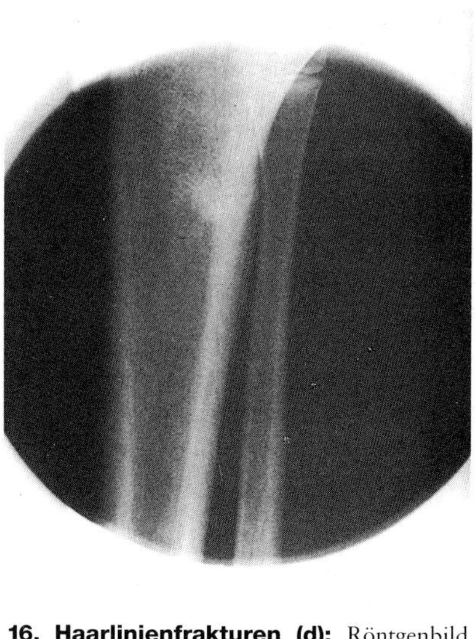

16. Haarlinienfrakturen (d): Röntgenbild der proximalen Tibia eines sporttreibenden Heranwachsenden, der seit 7 Wochen über anhaltende Unterschenkelschmerzen klagt. Frühere Röntgenaufnahmen waren als normal beurteilt worden. Man beachte die Schrägprojektion der Aufnahme zur optimalen Detaildarstellung und die unvollständige Haarlinienfraktur, die sich durch die Knochensklerose und den subperiostalen Kallus zu erkennen gibt. Es wurde lediglich ein Tape-Verband verordnet, wonach die Beschwerden innerhalb von 6 Wochen abklangen.

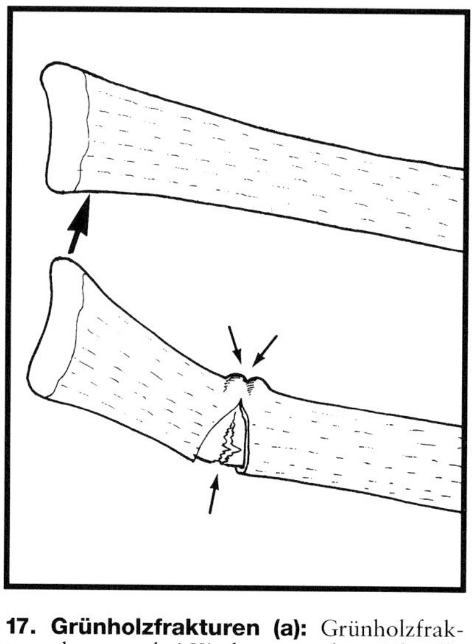

17. Grünholzfrakturen (a): Grünholzfrakturen kommen bei Kindern vor, aber nicht alle kindlichen Frakturen sind von diesem Typ. Der noch weniger spröde Knochen des Kindes neigt dazu, sich auf der Gegenseite der Krafteinwirkung vorzubuckeln. Die Zerreißungsverletzungen von Periost und umgebendem Weichteilgewebe sind oft nur minimal.

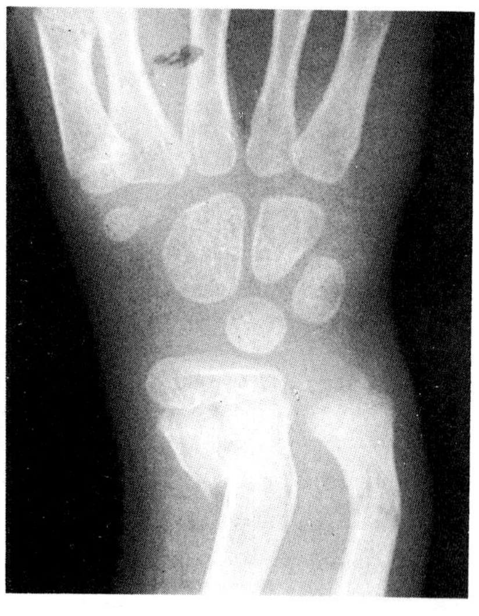

18. Grünholzfrakturen (b): Diese Röntgenaufnahme zeigt eine schwerwiegendere Grünholzfraktur des proximalen Anteils von Radius und Ulna. Man beachte, daß eine Abknickung von fast 45 ° an der Frakturstelle, aber keinerlei Kontaktverlust der beiden Knochen an den Frakturstellen bestehen. Die klinische Deformität wird durch den markanten Weichteilschatten deutlich erkennbar.

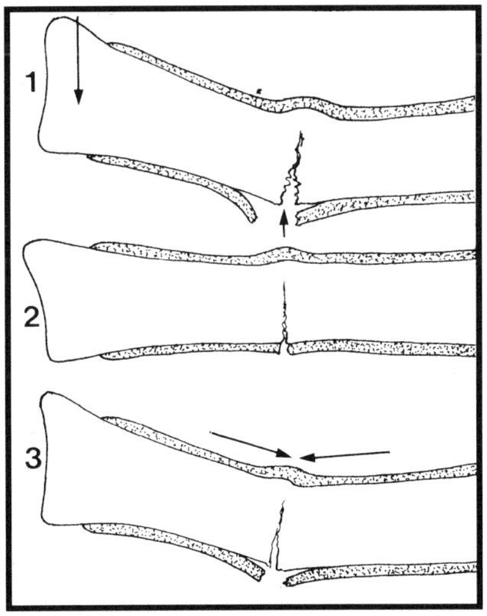

19. Grünholzfrakturen (c): Die Reposition einer Grünholzfraktur wird durch die fehlende Fragmentverschiebung und das intakte Periost an der Konkavseite der Frakturstelle erleichtert. Den Achsenknick kann man ausgleichen, indem man die Frakturstelle unterstützt und Druck gegen das distale Fragment ausübt (1 und 2). Der elastische Zug des intakten Periosts kann aber zu einer Wiederkehr der ursprünglichen Achsabweichung führen (3). Deshalb ist auf einen Gipsverband und die Nachsorge besonderer Wert zu legen.

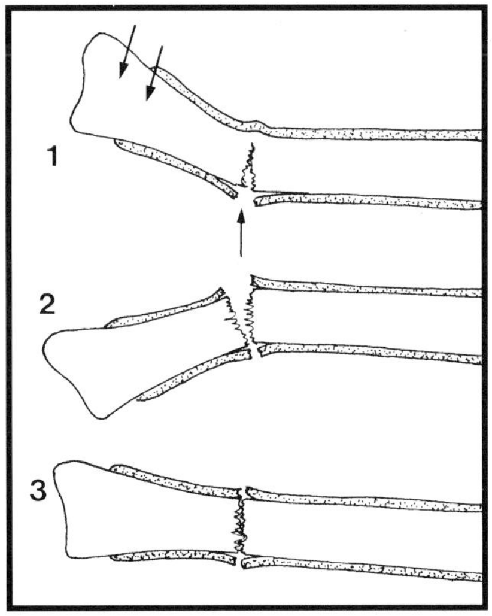

20. Grünholzfrakturen (d): Besonders am Unterarm, wo eine Knickbildung unvermeidbar zu eingeschränkter Pronation und Supination führt, neigen manche Chirurgen zur Überkorrektur der anfänglichen Deformität (1). Diese zerreißt das Periost auch auf der anderen (konkaven) Seite, was wiederum das Risiko eines sekundären Achsenknicks reduziert (3). Bei allen Grünholzfrakturen erfolgt die Heilung sehr schnell.

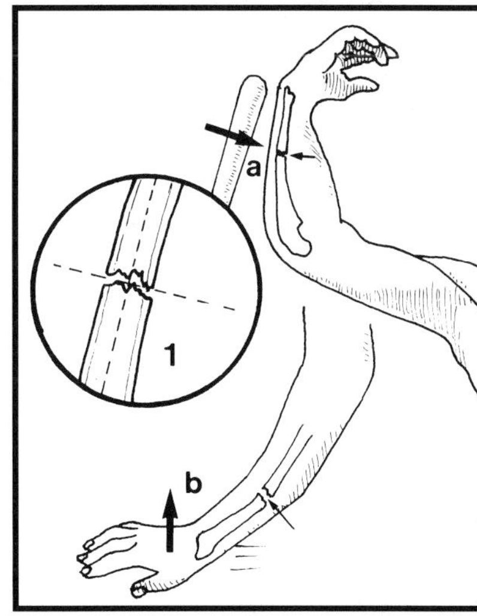

21. Einfache Querfrakturen (a): Querfrakturen verlaufen entweder rechtwinklig zur Knochenlängsachse (1) oder mit einem Winkel von weniger als 30° dazu. Sie können durch direkte Gewalt entstehen, wenn der Knochen direkt neben der Aufschlagstelle bricht (z.B. Ulnafraktur bei der Abwehr eines Schlags (a)); sie können aber auch von einer indirekten Krafteinwirkung herrühren, bei der der Knochen einer Biegebelastung seitens entfernt einwirkender Kräfte ausgesetzt ist (z.B. komplette Unterarmfraktur beim Sturz auf die ausgestreckte Hand (b)).

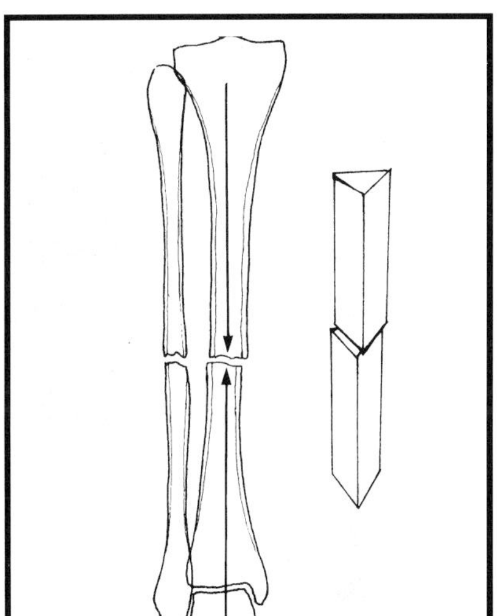

22. Einfache Querfrakturen (b): Die diesem Frakturtyp innewohnende Stabilität (schematisch dargestellt am Modell rechts) verringert das Risiko einer Verkürzung und Dislokation. An der Tibia kann man die Gewichtsbelastung daher schon relativ früh wieder erlauben. Andererseits kann die knöcherne Kontaktfläche klein sein und eine bereits sehr starke Fragmentverschmelzung erfordern, bevor man eine zusätzliche äußere Belastung erlaubt. (Cave: Im folgenden bedeutet der Terminus „einfache Fraktur", daß der Bruch den Knochen vollständig in nur 2 Hauptfragmente unterteilt.)

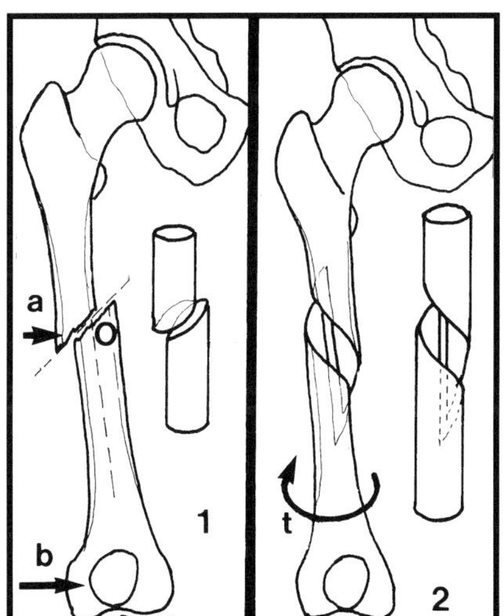

23. Einfache Schrägfrakturen (a): Bei einer Schrägfraktur (1) verläuft die Bruchlinie in einem Winkel von mehr als 30° zur Längsachse (O). Solche Frakturen können (a) durch direkte oder (b) durch indirekte Gewalt entstehen. Bei einfachen Spiralfrakturen (2) verläuft die Bruchlinie spiralförmig um den Knochen herum. Einfache Spiralfrakturen entstehen durch indirekte Gewalt, die durch Rotationskräfte (t) auf den Knochen übertragen wird.

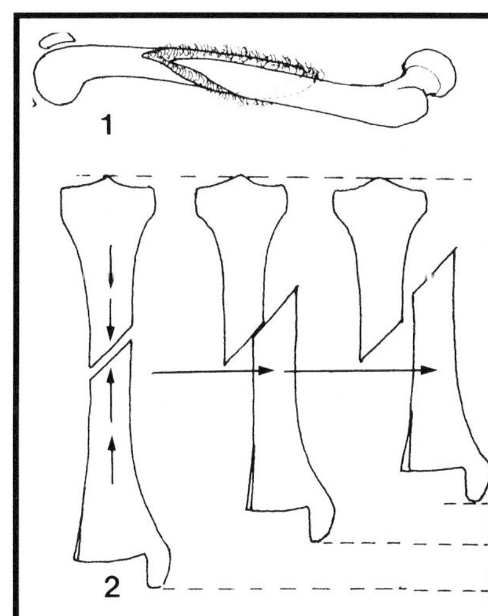

24. Einfache Schräg- und Spiralfrakturen (b): Bei Spiralfrakturen kann die Bruchheilung schnell erfolgen (1), weil oft eine große Kontaktfläche der Knochen vorliegt. Bei beiden Bruchtypen führen asymmetrische Muskelzugbelastung oder vorzeitige Gewichtsbelastung zu Verkürzung, Dislokation und manchmal auch zum Kontaktverlust der Bruchflächen (2). (Anmerkung: Bei der AO-Klassifikation der Frakturen (s. später) klassifiziert man die einfachen Spiral-, Schräg- oder Querfrakturen als solche vom Typ A.)

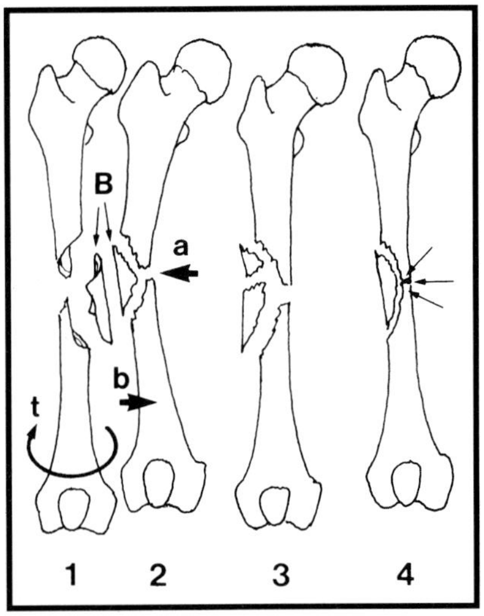

25. Trümmerfrakturen beinhalten mehr als zwei Fragmente. Die Spiralfraktur mit Biegungskeil (1) entsteht durch Torsionskräfte (t), die Biegungsfraktur mit Keil (2) durch direkte (a) oder indirekte (b) Gewalt. Oft wird das Fragment (B) wegen seiner Form auch Schmetterlingsfragment genannt. Bei stärkerer Gewalt entsteht ein fragmentiertes Biegungsdreieck (2). (All diese Frakturen sind nach der AO-Klassifikation solche vom Typ B; charakteristisch für diese ist der erhaltene Knochenkontakt nach der Reposition der Hauptfragmente (4)).

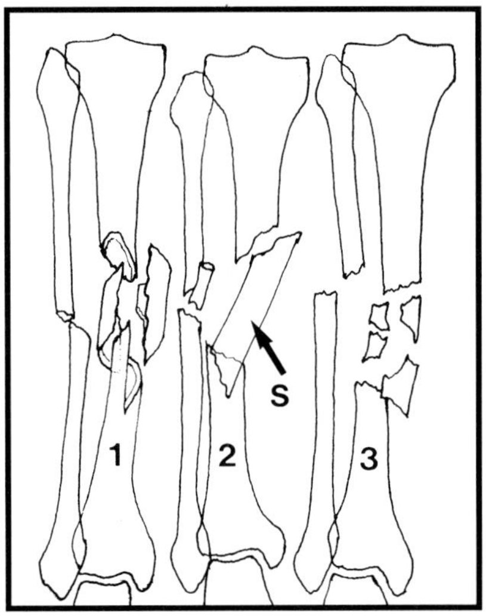

26. Komplexe Multifragmentbrüche (eine Untergruppe der Trümmerbrüche) weisen nach Reposition keinen Kontakt der Hauptfragmente zueinander auf. Bei komplexen Spiralfrakturen (1) gibt es 2 oder mehr Spiralelemente; bei komplexen Segmentfrakturen (Doppelfrakturen oder Zwei-Etagen-Brüchen) (2) ist zumindestens ein Fragment völlig vom Knochen abgetrennt (S) Bei komplexen irregulären Frakturen (3) ist der zwischen den Hauptfragmenten gelegene Knochen in viele unregelmäßige Fragmente aufgesplittert. (All diese Frakturen subsumiert die AO-Klassifikation unter dem Typ C.)

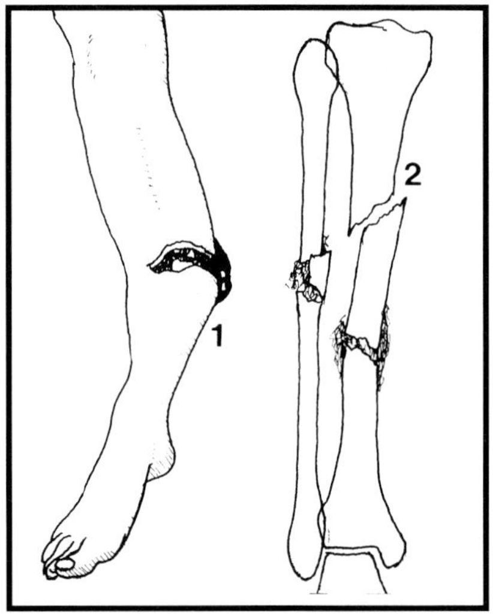

27. Multifragmentäre Brüche sind meist Folge einer stärkeren Gewalt als bei einfachen Brüchen, weshalb auch Nachbarstrukturen wie Muskeln, Blutgefäße und Haut stärker gefährdet sind (1). Die Brüche neigen zur Instabilität; verzögerte Heilung und Gelenkeinsteifung sind hierbei häufig. Segmentfrakturen sind oft schwierig geschlossen zu reponieren, dabei kann dann die direkte Freilegung die prekäre Blutversorgung des zentralen Segments gefährden. Bei diesen Brüchen ist eine Pseudarthrose in einer Höhe nicht selten (2).

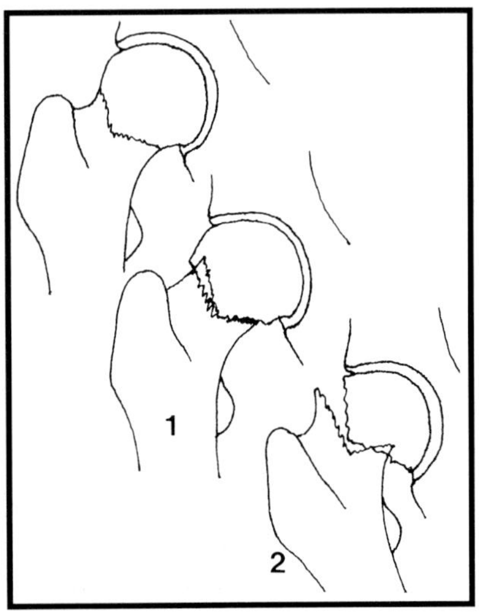

28. Eingestauchte Frakturen: Eine Einstauchungsfraktur liegt vor, wenn ein Fragment in das andere eingekeilt ist (1). Meist ist spongiöser Knochen beteiligt und dann die Heilung sehr schnell. Die Stabilität dieser Frakturen ist recht unterschiedlich und wird öfter unterstellt, als sie wirklich vorhanden ist. Zur Dislokation kommt es dann häufig, wenn der Bruch deformierenden Kräften ausgesetzt ist: z.B. können eingekeilte Schenkelhalsfrakturen häufig bei fehlender Fixation gegeneinander verrutschen (2).

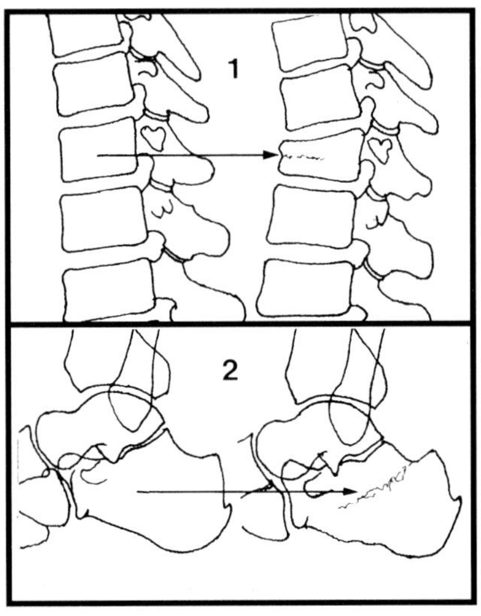

29. Kompressions- (oder Einstauchungs)frakturen: Einstauchungsfrakturen treten in spongiösem Knochen auf, der über seine Belastbarkeit hinaus komprimiert wird. Häufig betroffene Stellen sind (infolge von Flexionskräften) die Wirbelkörper (1) und das Fersenbein (beim Fall aus der Höhe) (2). Beläßt man die Deformität, erfolgt die knöcherne Heilung sehr schnell. Versucht man eine (konservative) Korrektur an der Wirbelsäule, so ist ein Rückfall nahezu unvermeidlich.

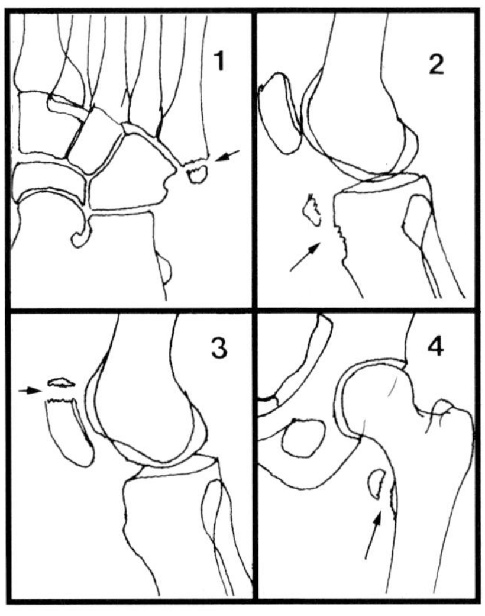

30. Abrißfrakturen (a): Eine Abrißfraktur kann durch eine plötzliche Muskelkontraktion hervorgerufen werden – wobei der Muskel den Teil des Knochens abreißt, an dem er ansetzt. Häufige Beispiele hierzu sind:

1. Basis des 5. Mittelfußknochens (M. peronaeus brevis).
2. Tuberositias tibiae (M. quadriceps femoris).
3. Patellaspitze (M. quadriceps femoris).
4. Trochanter minor (M. iliopsoas).

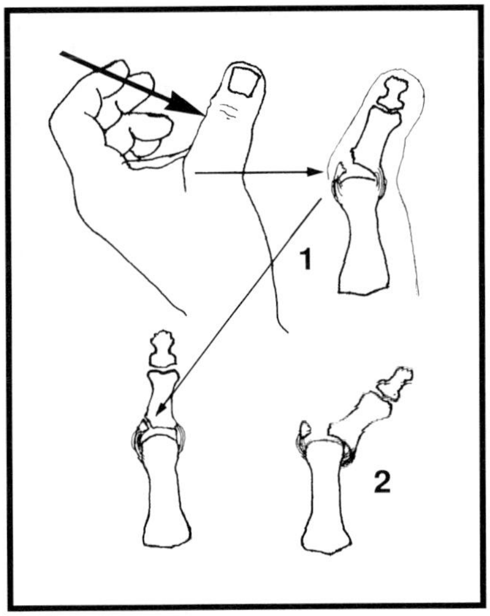

31. Abrißfrakturen (b): Abrißfrakturen können auch durch Zug an einem Band- oder Kapselansatz auftreten: Diese sind dann oft Indiz für eine momentane Luxation; z.B. kann (1) eine Abduktionskraft das Ligamentum collaterale ulnare am Daumengrundgelenk zerreißen, wobei eine Spontanreposition eintritt. Eine späte Subluxation (3) tritt hierbei häufig auf („Torhüterdaumen"), aber auch bei anderen Verletzungen und – von besonderer Schwere – an der Wirbelsäule.

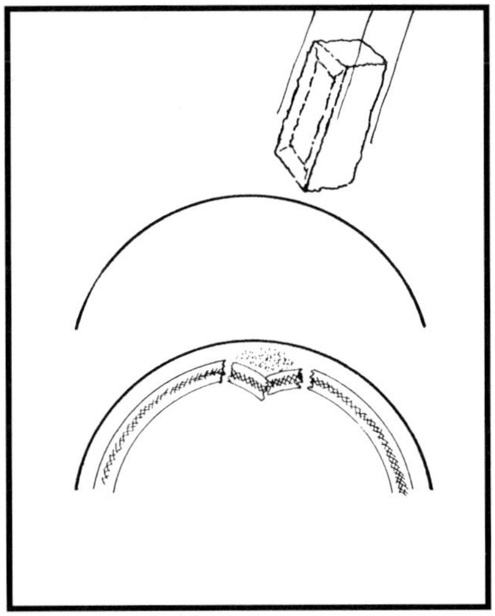

32. Impressionsfraktur: Impressionsfrakturen entstehen, wenn ein Schlag mit umschriebener Einwirkungsfläche einen Teil der Schädelkalotte unter das Niveau des benachbarten Knochenanteils eindrückt. Diese Fraktur ist bei Schädelbrüchen häufig, wird dagegen in anderen Regionen nur selten vorgefunden. Hierbei ist wahrscheinlich noch die Tibia in ihrem proximalen Drittel am häufigsten betroffen. Die Heilung erfolgt schnell, jedoch hängen Komplikationen vom Verletzungsort ab.

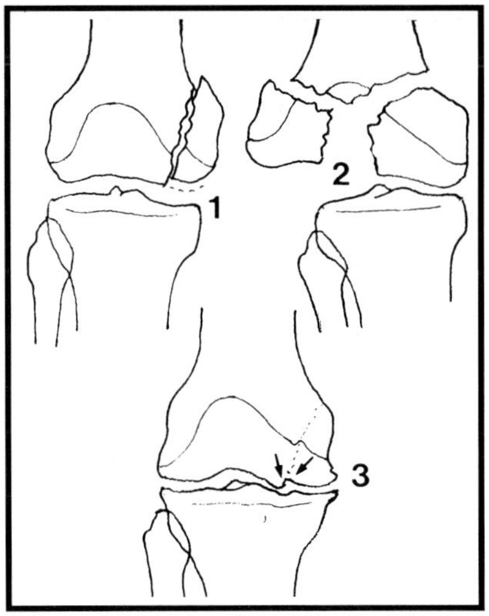

33. Frakturen mit Gelenkbeteiligung. Bei einer partiellen Gelenkfraktur (1) ist nur ein Teil der Gelenkfläche betroffen, der übrige Anteil jedoch intakt und dem restlichen Knochen fest verbunden (Typ B nach AO-Klassifikation). Bei vollständigen Gelenkfrakturen (2) ist die Gelenkfläche völlig abgerissen und vom Hauptknochen getrennt (Typ C nach AO). Betrifft eine Fraktur die Gelenkflächen, so kann eine jegliche verbliebene Unregelmäßigkeit eine Arthrose nach sich ziehen (3). Die Gelenkeinsteifung ist eine häufige Komplikation, welche sich durch die Frühmobilisierung minimieren läßt.

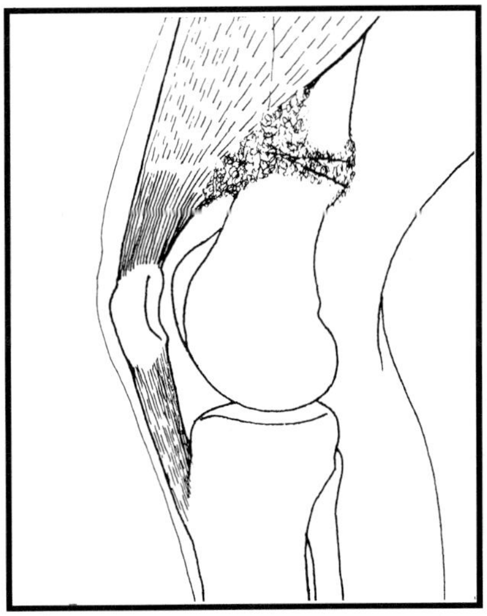

34. Gelenknahe Fraktur: Wenn eine Fraktur dicht bei einem Gelenk liegt, kann eine Gelenkversteifung auch durch die Fesselung benachbarter Muskeln und Sehnen über den sich von der Frakturstelle ausdehnenden Kallus entstehen: z.B. kann bei kniegelenknahen Femurfrakturen der M. quadriceps durch den Kallus fixiert sein, was dann die Kniebeugung erschwert.

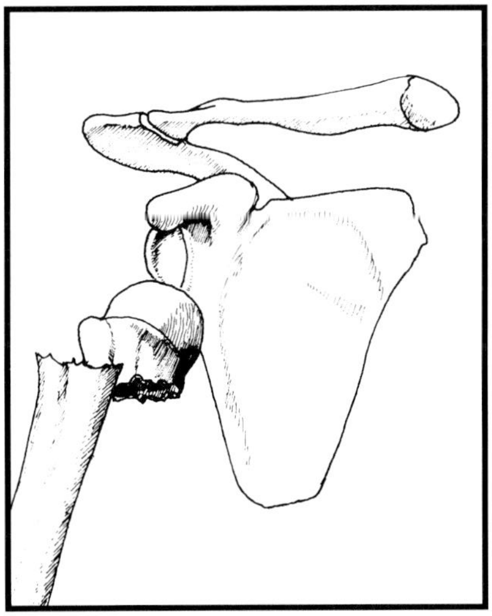

35. Luxationsfraktur: Eine Luxationsfraktur liegt vor, wenn ein Gelenk luxiert ist und zusätzlich der Bruch eines der gelenkbildenden Knochen vorhanden ist. Hier ist eine Luxationsfraktur der Schulter dargestellt: vordere Luxation und Oberarmhalsfraktur. Derartige Verletzungen können sehr schwer reponierbar und instabil sein. Häufige Komplikationen sind hierbei Gelenkeinsteifung und avaskuläre Knochennekrose.

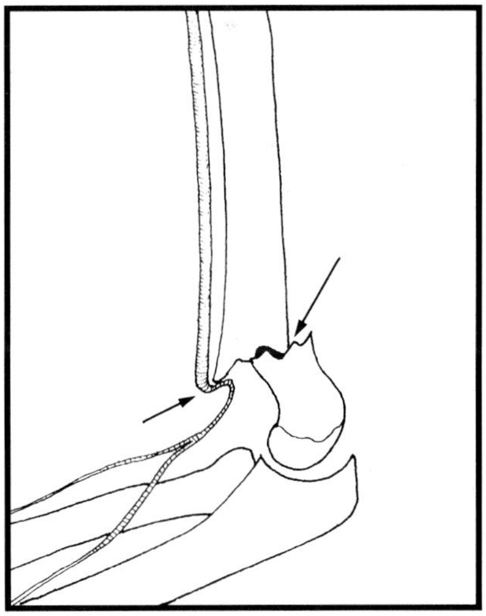

36. Komplexe oder komplizierte Frakturen: Eine solche liegt vor, wenn zusätzlich benachbarte Weichteilstrukturen geschädigt sind. In der Abb. ist eine suprakondyläre Humerusfraktur dargestellt (man kann diesen Typ auch als suprakondyläre Fraktur, kompliziert durch Schädigung der der Arteria brachialis, beschreiben).

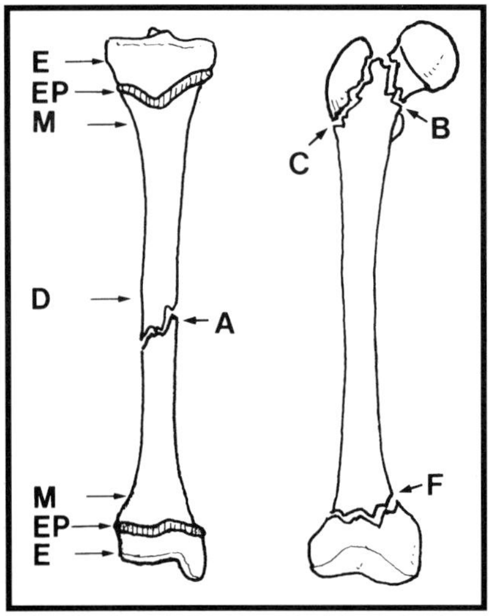

37. Beschreibung der Frakturhöhe (a): Die anatomische Einteilung eines Röhrenknochens beinhaltet Epiphyse (E), Wachstumsfuge (EP) und Diaphyse oder Schaft (D). Zwischen letzteren liegt die Metaphyse (M). Man kann eine Fraktur als in einer dieser Strukturen liegend beschreiben oder deren Beteiligung eines besonderen anatomischen Teils, z.B. A = Tibiaschaftbruch; B = Schenkelhalsbruch; C = Fraktur des Trochanter major; F = suprakondyläre Femurfraktur.

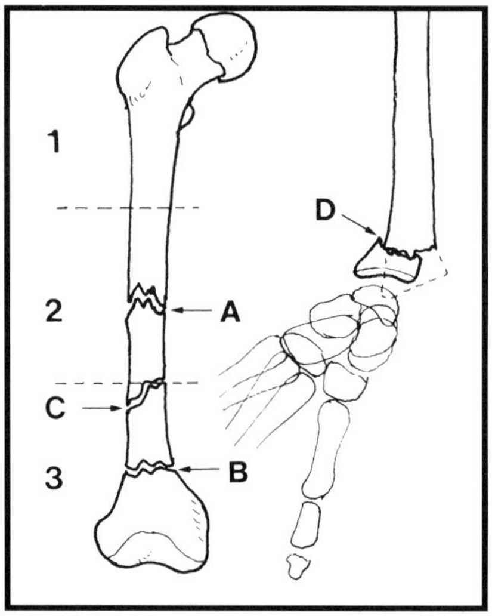

38. Beschreibung der Frakturhöhe (b): Zur Beschreibung kann man einen Knochen grob in Drittel unterteilen; also z.B.:
A = Fraktur des mittleren Femurdrittels;
B = Fraktur des distalen Femurdrittels;
C = Femurfraktur am Übergang vom mittleren zum distalen Drittel.
In einigen Fällen läßt sich die Frakturhöhe durch Verwendung eines Eponyms klarmachen; so erfaßt z.B. die Colles-Fraktur (D) den Radius innerhalb von 2,5 cm proximal des Handgelenks.

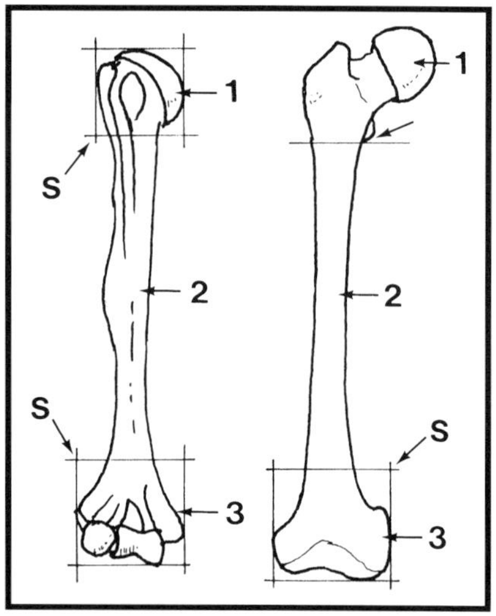

39. Beschreibung der Frakturhöhe (c): In der AO-Terminologie unterteilt man lange Röhrenknochen in 3 ungleiche Segmente: proximales Segment (1), zentrales diaphysäres Segment (2) und distales Segment (3). Die Grenzen dieser Segmente erhält man durch Rechtecke um die breitesten Anteile der Knochenenden; im Sonderfall des Femurs beginnt der Schaft am distalen Ende des kleinen Rollhügels.

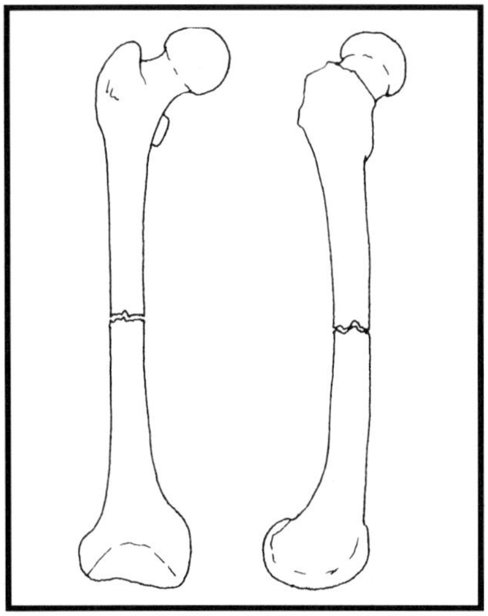

40. Beschreibung der Deformität: Liegt keine Fehlform vor – war also die frakturerzeugende Gewalt zu schwach, um die Knochenenden gegeneinander zu verschieben –, so steht die Fraktur in anatomischer Position. Ebenso beschreibt man die perfekte Reposition nach Manipulation der Fraktur als anatomisch reponiert.

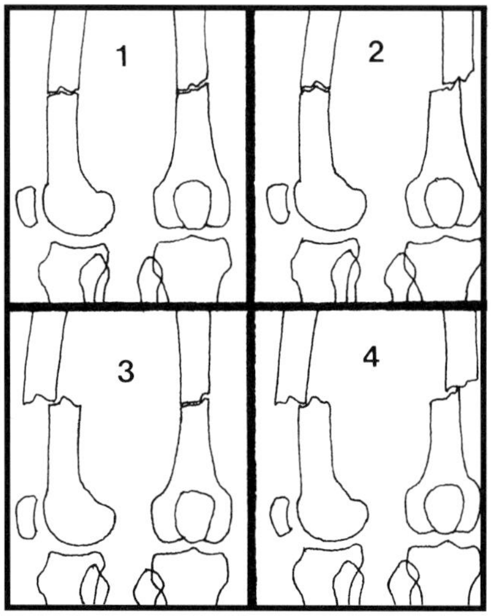

41. Translationsfehlstellung (I): Eine Querverschiebung (Dislocatio ad latus) liegt vor, wenn sich die Knochenenden quer zueinander verschoben haben. Zur Beschreibung dient die Bewegung des distalen Fragments. Am Beispiel von Femurfrakturen am Übergang vom mittleren zum distalen Drittel seien gezeigt: (1) keine Dislokation, (2) Verschiebung nach lateral, (3) Verschiebung nach dorsal und (4) Versetzung nach außen und hinten.

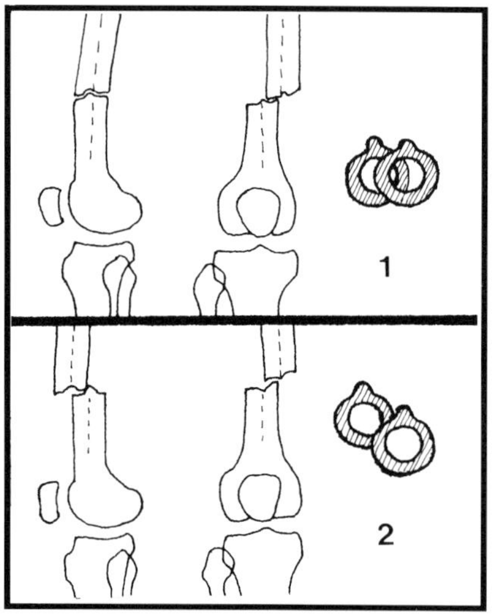

42. Fehlstellung (II): Neben der Richtung der Fehlstellung ist auch noch die Schwere zu beachten. Dafür kann man grob den prozentualen Anteil der noch in Kontakt verbliebenen Bruchenden heranziehen; z.B. (1) 50% Kontaktfläche, (2) 25% Kontaktfläche. Eine gute Fragmentanlagerung läßt Stabilität und knöcherne Heilung erwarten.

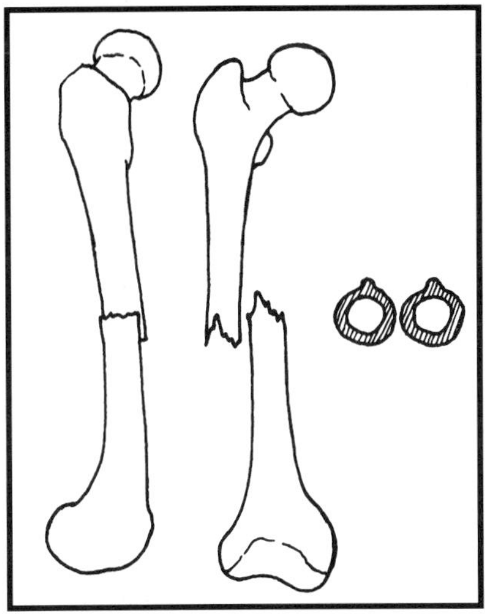

43. Fehlstellung (III): Wenn die Fragmentenden überhaupt keinen knöchernen Kontakt mehr zueinander aufweisen, beschreibt man dies als „keine Knochenapposition" oder „kein Kontakt der Fragmentenden". Solche Brüche sind (1) potentiell instabil, (2) neigen zu ständiger Verkürzung des betroffenen Knochens, (3) zu verspäteter oder erschwerter Fusion und sind (4) mitunter schwierig zu reponieren, weil sich Weichteile zwischen die Fragmentenden eingeklemmt haben.

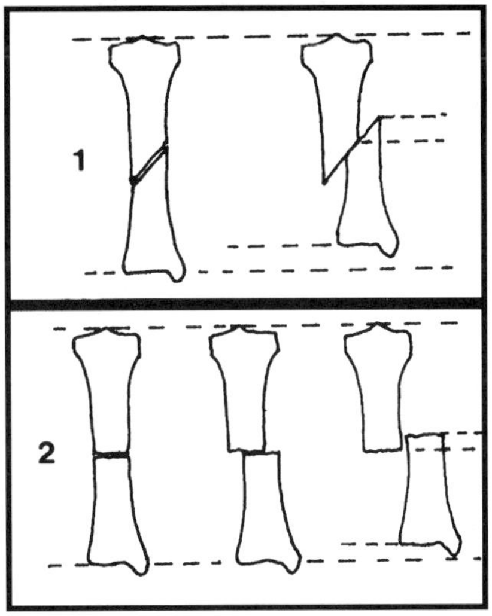

44. Fehlstellung (IV): (1) Die Fehlstellung bei einer Spiralfraktur wird zu einer Verkürzung führen. Die Fehlstellung einer Querfraktur (2) bedingt nur dann eine Verkürzung, wenn keinerlei Fragmentflächenkontakt mehr besteht. Das Verkürzungsausmaß kann man anhand von Röntgenaufnahmen (unter Berücksichtigung des Vergrößerungsfaktors) bestimmen. Im allgemeinen ist zwar eine solche Fehlstellung unerwünscht, aber klinisch viel unbedeutender als eine Achsabknickung.

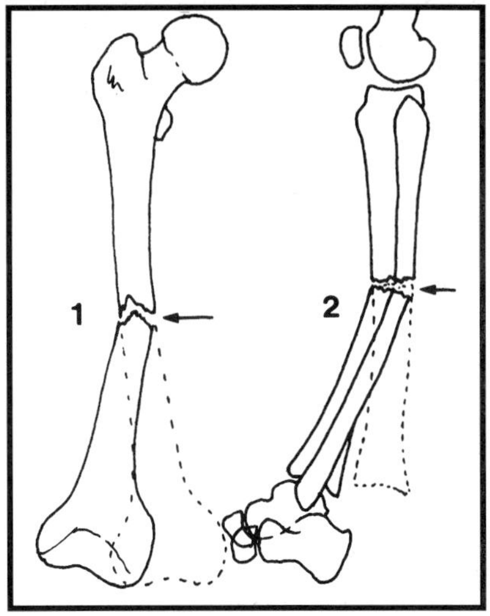

45. Achsenknick (Dislocatio ad axim) (a): Eine der Methoden, die Knickbildung zu beschreiben, besteht darin, daß man den Ort des Winkelscheitels angibt, z.B. (1) Femurfraktur mit Abknickung nach medial oder (2) Tibia- und Fibulafraktur mit dorsaler Knickbildung (beide Frakturen jeweils in Schaftmitte). Allerdings kann diese Methode Anlaß zu Verwechslungen geben, zumal Deformitäten auch hinsichtlich der Fehlstellung des distalen Fragments angegeben werden.

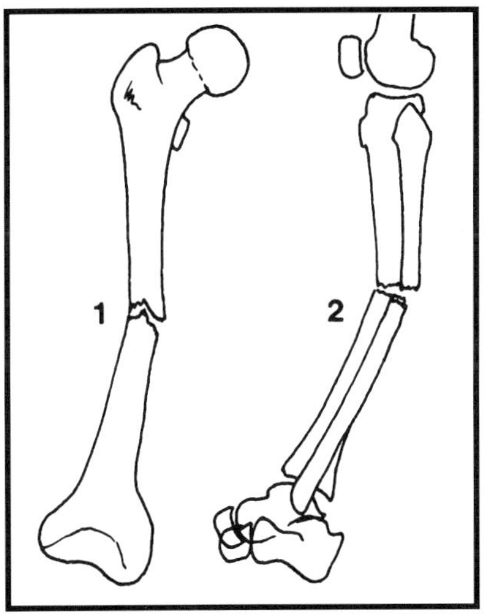

46. Achsenknick (II): Ebenso gut verwendbar und wahrscheinlich auch verwechslungssicherer ist es, diese Frakturen folgendermaßen zu beschreiben: (1) Fraktur des mittleren Femurdrittels mit Abknickung des distalen Fragments nach lateral; (2) komplette Unterschenkelfraktur im mittleren Drittel mit Abknickung der distalen Fragmente nach vorne.

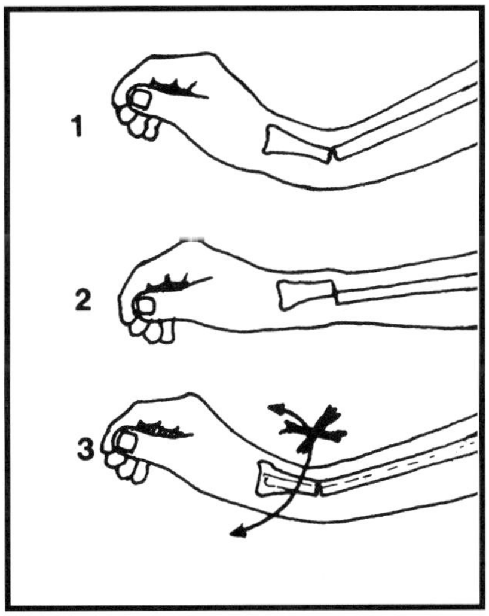

47. Achsenknick (III): Eine erhebliche Achsenknickung ist immer aus mehreren Gründen zu korrigieren. Die Gliedmaßendeformität wird auffällig sein (1) und vom Patienten oftmals (und zu recht) als Zeichen einer unzulänglichen Behandlung aufgefaßt. Die Verformung durch eine Querverschiebung (2) ist nur selten so auffällig. An der oberen Extremität kann die Funktion erheblich gestört sein, besonders bei Unterarmbrüchen mit schwerwiegender Behinderung von Pronation und Supination (3).

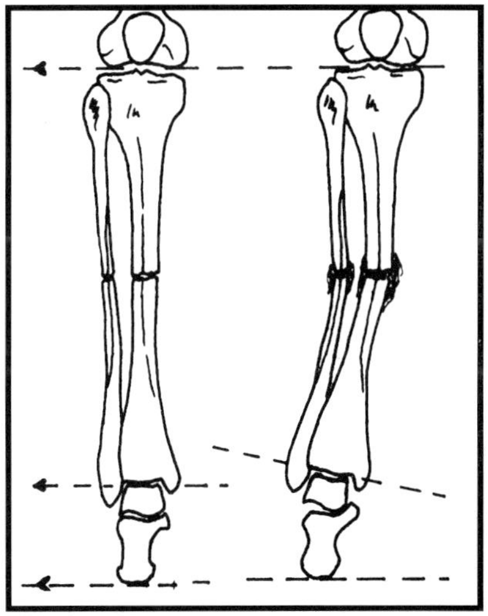

48. Achsenknick (IV): An der unteren Extremität kann die veränderte Bewegungsrichtung von Hüfte, Knie oder Sprunggelenk zu einer abnorm hohen Gelenkbelastung und damit zu einer schnell angehenden posttraumatischen Arthrose führen.

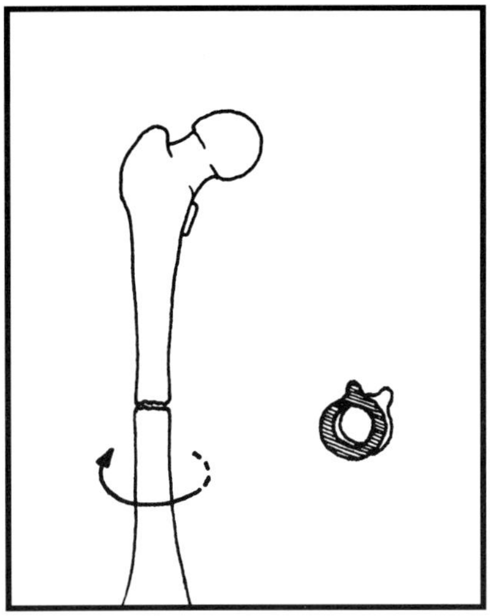

49. Achsendrehung (Dislaocatio ad peripheriam) (I): Daneben kann auch noch ein 3. Typ einer Deformität vorliegen, wenn nämlich ein Fragment sich mit oder ohne Querverschiebung bzw. Achsabkickung um die eigene Längsachse dreht. Diese Bruchart kann man leicht übersehen, wenn man nicht schon vorsorglich an diese Möglichkeit denkt.

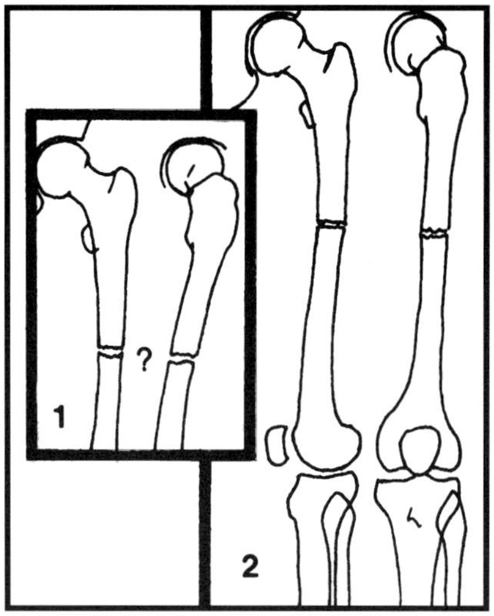

50. Achsendrehung (II): Röntgenbilder, die nicht beide Knochenenden zeigen, machen oft alle Aussagen zu einer möglichen Achsendrehung unmöglich (1). Sind hingegen die Enden des gebrochenen Knochens in der Aufnahme dargestellt, so wird die Rotation offensichtlich (2). Schlußfolgerung daraus ist, daß bei jeder Fraktur die benachbarten Gelenke mitabgebildet werden sollten.

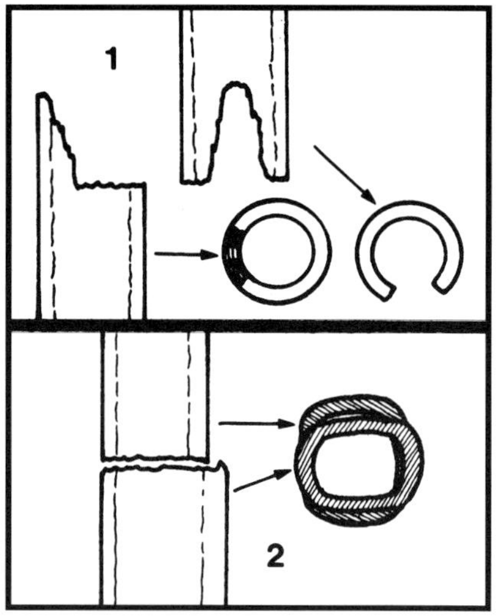

51. Achsendrehung (III): Eine Achsendrehung kann man radiologisch auch anhand der (1) Position und Form der Fragmentenden erkennen (hier eine Rotationsfehlstelung von 90 °). Wenn ein Röhrenknochen in Höhe der Bruchstelle keine streng kreisförmige Querschnittsfläche besitzt, können unterschiedliche Durchmesser beider Fragmente auf eine Achsendrehung schließen lassen (2). Klinisch besonders bedeutsam sind Rotationsfehlstellungen am Unterarm.

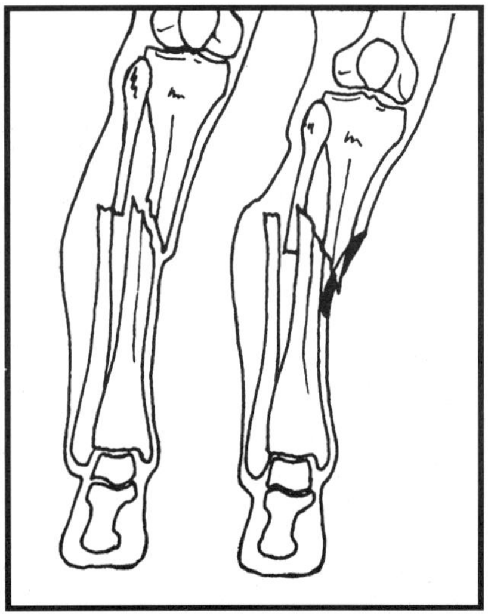

52. Offene Frakturen: Es gibt 2 Typen der **offenen Fraktur:** Solche, die von innen heraus eröffnet sind, und solche die von außen nach innen eröffnet wurden. Bei den Frakturen, die **von innen heraus eröffnet** sind, wird die Haut von der scharfen Kante eines der Knochenenden durchbohrt, was entweder bereits zum Verletzungszeitpunkt oder aber später durch unachtsamen Umgang mit einer zunächst geschlossenen Fraktur entstehen kann.

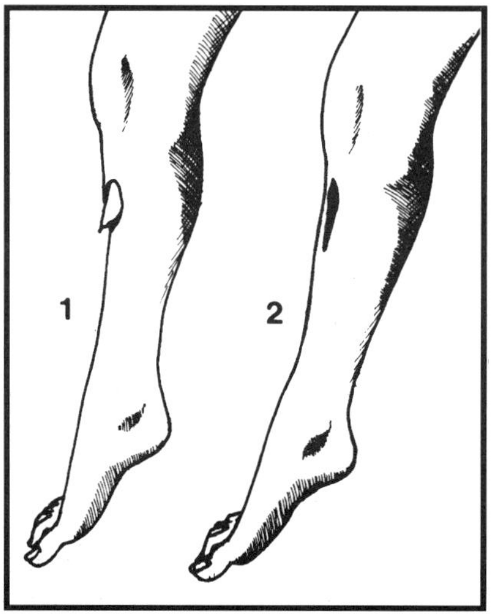

53. Von innen heraus eröffnete Frakturen: (1) Dies ist der Erstzustand, bei dem der Knochen offensichtlich die Haut durchbohrt hat, die um ihn herum straff gespannt sein kann. (2) Allerdings perforiert das Fragment häufiger primär die Haut, um dann wieder spontan nach innen zu verschwinden, so daß dann lediglich eine Hautwunde in Höhe der Frakturstelle zu sehen ist.

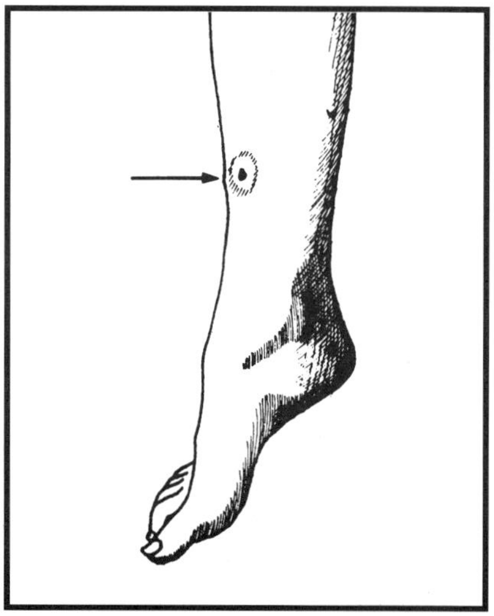

54. Technisch offene Fraktur: Manchmal ist die Hautschädigung nur minimal, und es besteht nur ein kleines Gebiet einer schon anfangs vorhandenen Quetschung im Zentrum, von wo heraus eine verräterische perlenartige Blutung aus einer punktförmigen Wunde kommt; wischt man diese weg, läuft sie sofort wieder nach. Das Wundinfektionsrisiko ist bei dieser Perforation von innen wesentlich kleiner als bei der Eröffnung von außen her. Innerhalb dieser Gruppe nimmt das Infektionsrisiko in der Reihenfolge der Beschreibungen ab.

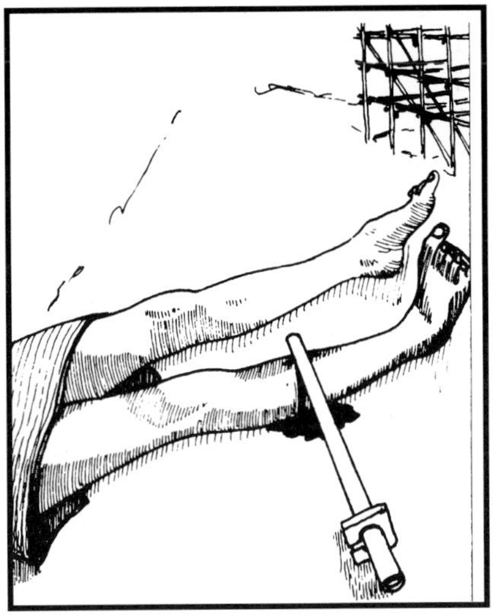

55. Von außen eröffnete Fraktur (I): Dieser Verletzungstyp wird durch direkte Gewalteinwirkung verursacht: Die hierfür ursächliche Gewalt eröffnet die Haut und bricht den darunter gelegenen Knochen. Zum gleichen Mechanismus zählen auch Verletzungen durch herabfallende Gegenstände (z.B. auf dem Bau, im Bergbau, Steinschlag etc.) sowie ferner Verletzungen durch Kraftfahrzeuge.

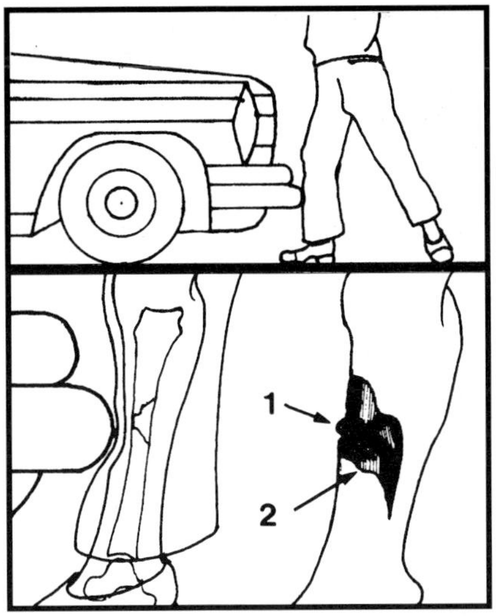

56. Von außen eröffnete Fraktur (II): Bei dieser Verletzungsart ist das Infektrisiko höher, weil (1) Schmutz und Kleidungsfetzen usw. in die Wunde eingebracht werden können und (2) oft die Haut schwer geschädigt ist, ja sogar verlorengegangen sein kann (Ablederung). In beiden Fällen kann die Wundheilung stark gefährdet sein. Schwierigkeiten beim Wundverschluß sind schon vorab zu bedenken.

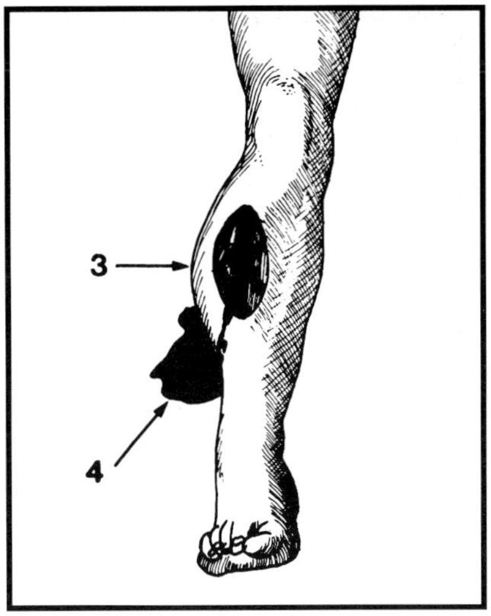

57. Von außen eröffnete Fraktur (III): Ferner können (3) benachbarte Muskeln geschädigt sein, was zum Ödem und einem weiter erschwerten Wundverschluß führt; (4) Blutverlust und Schock können stärker sein als bei vergleichbaren geschlossenen Frakturen. Man bedenke auch, daß hierbei oft Trümmerbrüche – mit entsprechenden Schwierigkeiten bei Reposition und Fixation – sowie vaskuläre und neurologische Komplikationen vorliegen können.

Wissenstest (Antworten auf Seite 24)

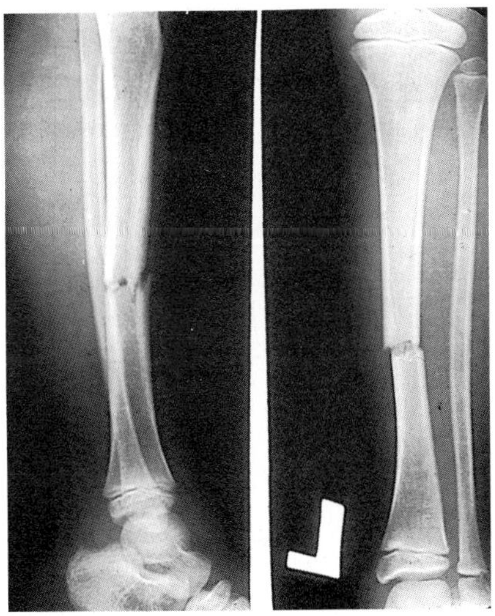

58. Beschreiben Sie Höhe und Art dieser kindlichen Fraktur.

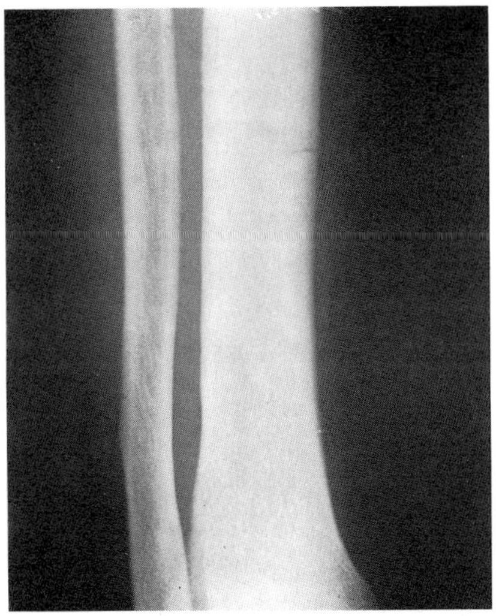

59. Dies ist die Röntgenaufnahme der Tibia eines jungen Mannes, dem beim Rugbyspielen gegen das Schienbein gestoßen wurde. Welcher Frakturtyp liegt hier vor? Welche Beobachtungen würden Sie hier anstellen, um eine solche Fraktur aufzudecken?

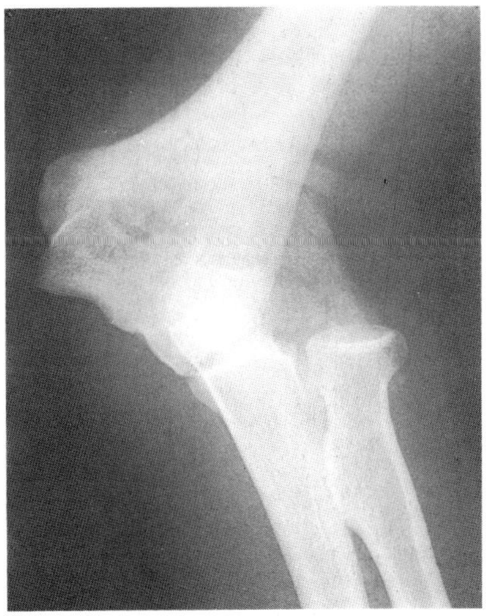

60. Röntgenaufnahme des Ellenbogens eines Erwachsenen, der sich beim Fallen verletzte. Es besteht eine auffällige Deformität. Welche Verletzungsart liegt hier vor?

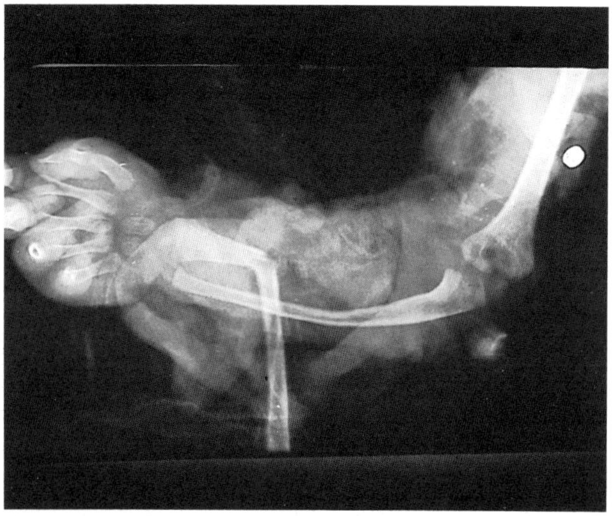

61. Röntgenaufnahme vom Arm eines Kindes, das erhebliche Verletzungen erlitt, als es von einem Automobil überfahren wurde. Beschreiben Sie die Verletzung.

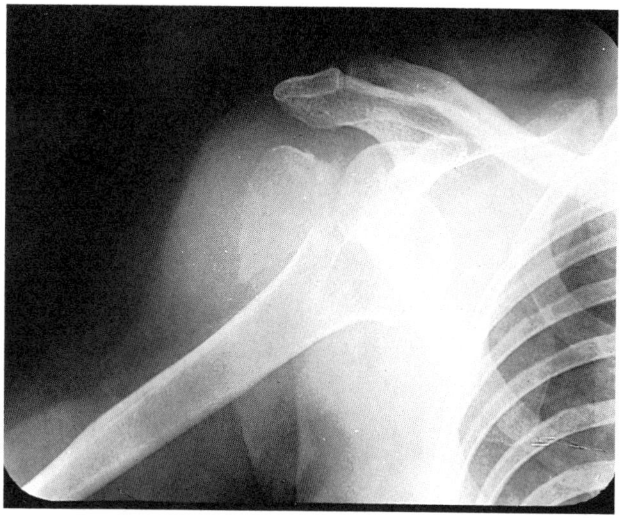

62. Welches Verletzungsmuster liegt hier vor?

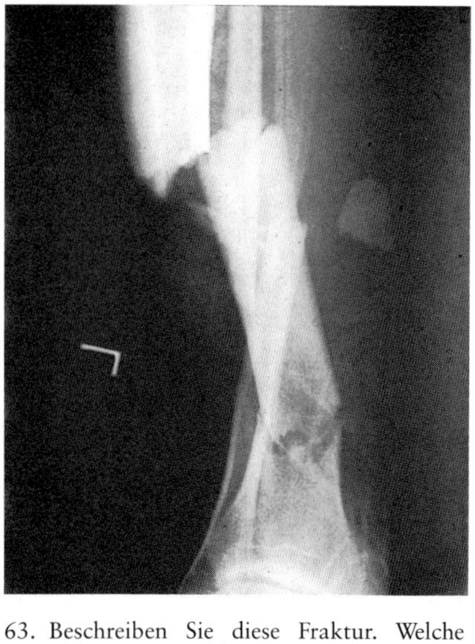

63. Beschreiben Sie diese Fraktur. Welche Komplikationen sind hierbei zu befürchten?

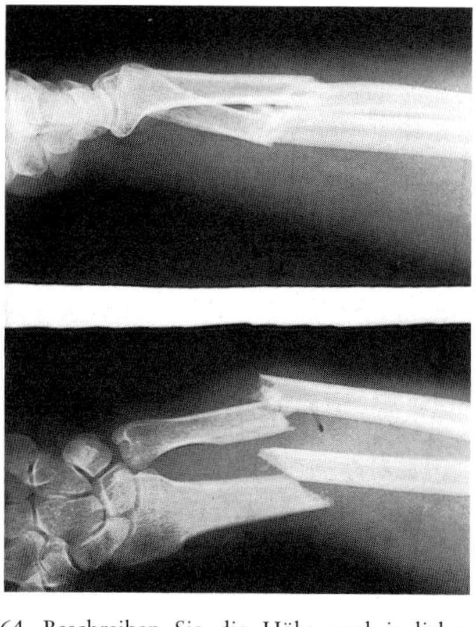

64. Beschreiben Sie die Höhe und jegliche Fehlstellung bzw. Knickbildung, die Sie bei diesem Bruchtyp erkennen.

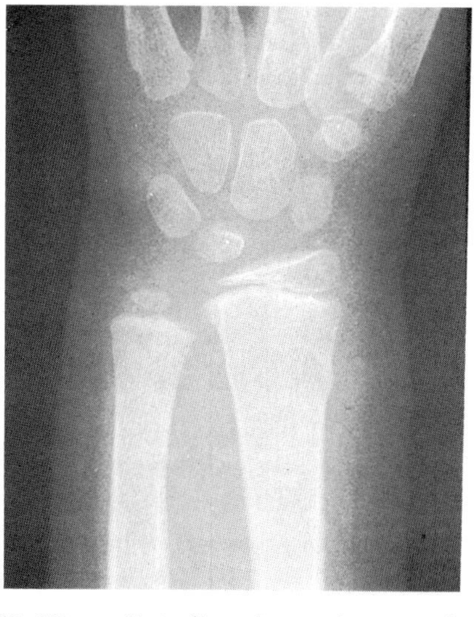

65. Können Sie in dieser dorso-palmaren Aufnahme von Handgelenk und Unterarm eines Kindes irgendwelche Anomalien erkennen?

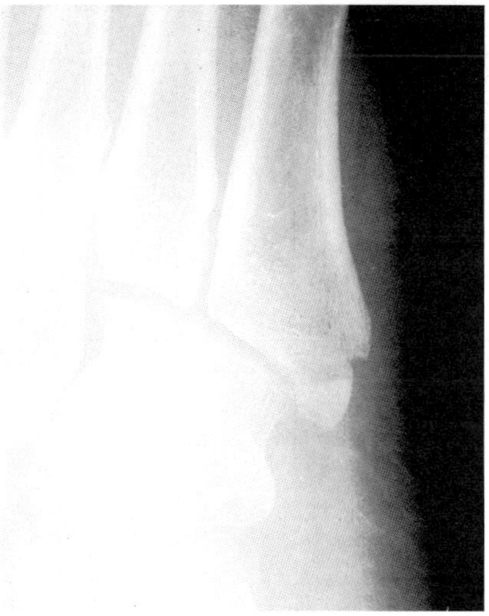

66. Dies ist das Röntgenbild eines Patienten, der nach einer plötzlichen Einknickverletzung über Schmerzen an der Fußaußenseite klagte. Wo ist die Fraktur, und von welcher Art ist die Verletzung?

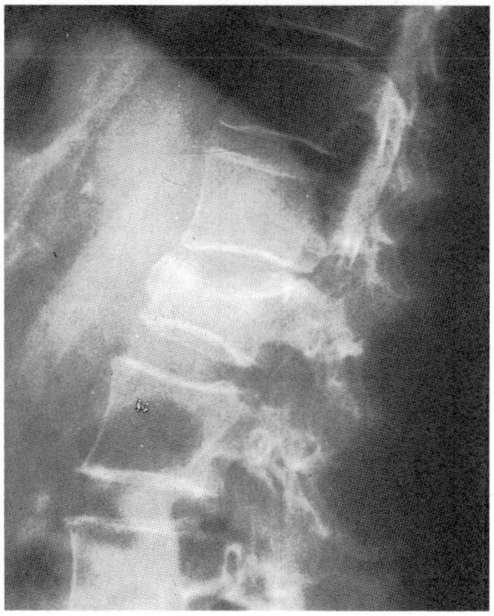

67. Dieser Patienten gab anamnestisch Rükkenschmerzen nach einem Fall an. Welche Frakturart liegt hier vor?

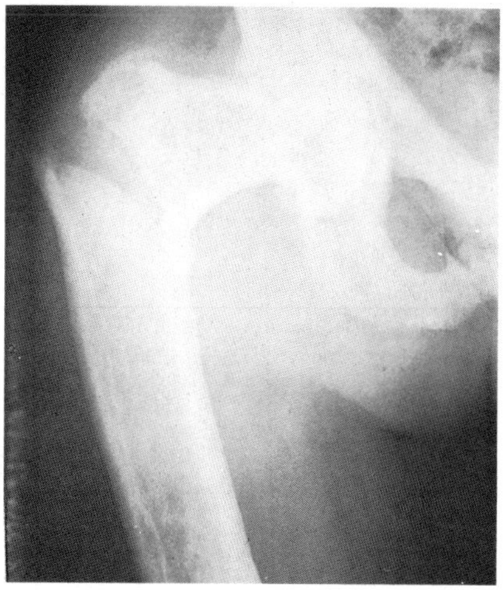

68. Dieses Röntgenbild zeigt die Hüfte einer älteren Frau, die nach einem Sturz über Schmerzen klagte. Welche Deformität liegt vor? Fallen Ihnen Details auf, welche ursächlich mit zu diesem Bruch beigetragen haben?

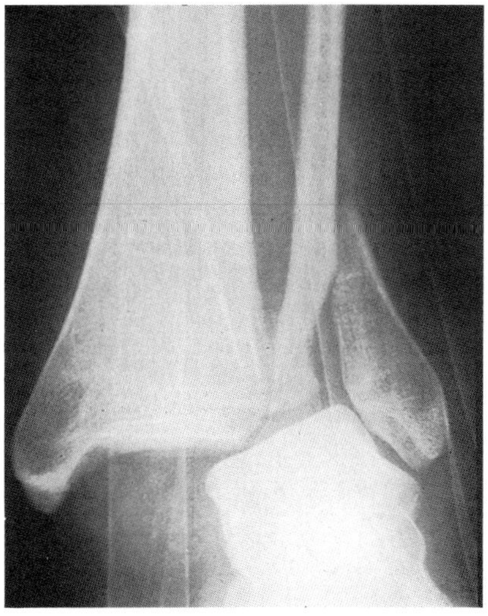

69. Von welchem Frakturmuster ist dieser Verletzungstyp? Weshalb ist eine gute Reposition in diesem Falle besonders wichtig?

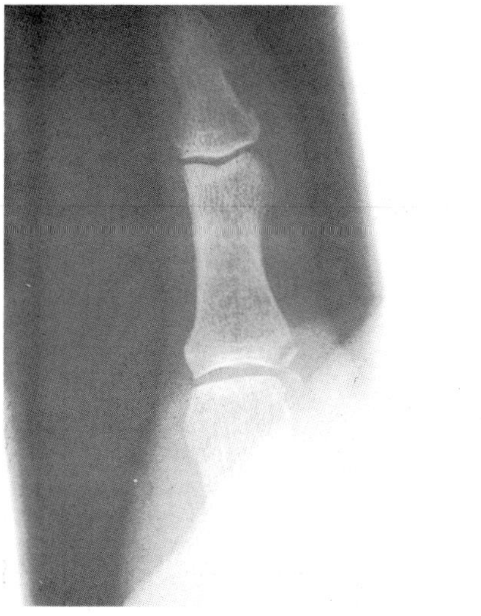

70. Welcher Verletzungstyp liegt in dieser Röntgenaufnahme des Daumens vor? Worin besteht hierbei die besondere Wichtigkeit?

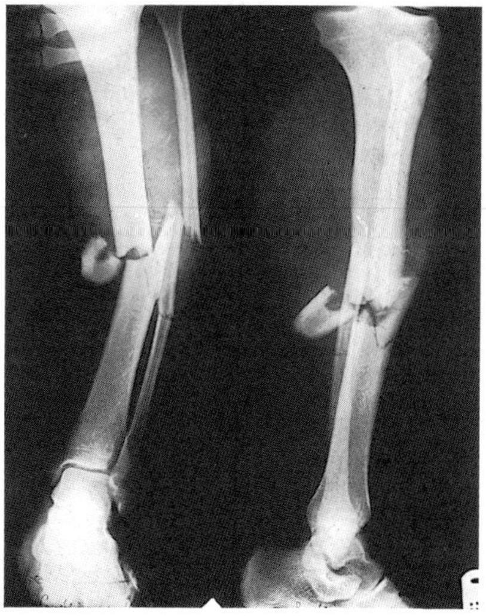

71. Diese Verletzung entstand durch einen Verkehrsunfall. Beschreiben Sie die Verletzungsart und die Deformität.

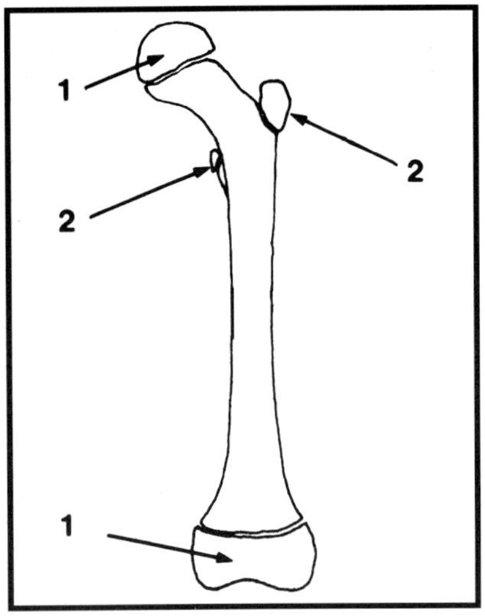

72. Epiphysen/Apophysen: Es gibt 2 Arten von Ossifikationskernen: (1) Druckbelastete Epiphysen, die einen Teil der Gelenkfläche bilden, und (2) zugbelastete Apophysen, die an Muskelinsertionsstellen liegen, nicht gelenkbildend sind und auch nicht zum Längenwachstum eines Knochens beitragen.

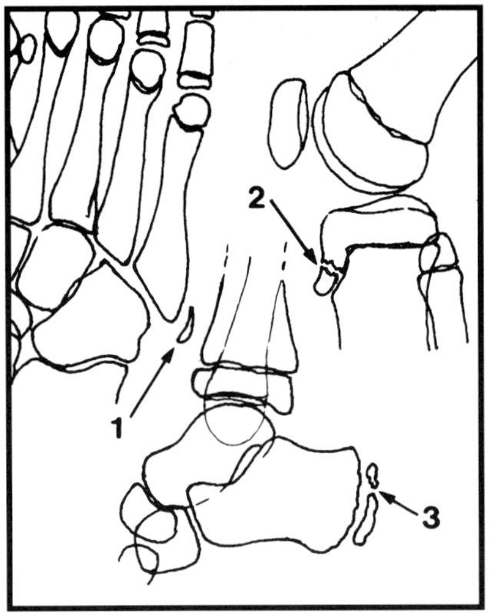

73. Apophysen (Forts.): Verletzungen der Apophysen sind nahezu immer Abrißfrakturen. Am häufigsten betroffen sind folgende: (1) Basis des Os metatarsale V, (2) Tuberositas tibiae, (3) Kalkaneusapophyse. Traktionsverletzungen sind wahrscheinlich die zugrunde liegende Ursache des M. Osgood-Schlatter und des M. Sever-Haglund (2 und 3). Andere Stellen sind Trochanter minor, Sitzbeinapophyse und Spina iliaca anterior superior.

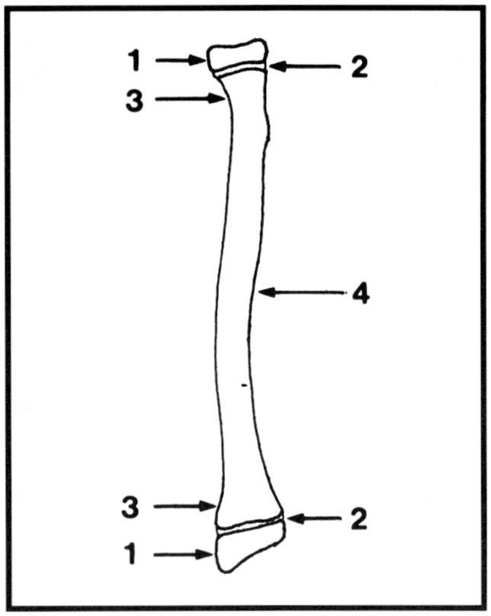

74. Epiphysen (a): Diese liegen an den Enden der langen Röhrenknochen und sind an der Artikulation beteiligt. Die zugehörigen Wachstumsfugen sind für das Längenwachstum verantwortlich. (Die Steuerung des Breitenwachstums = appositionellen Wachstums) unterliegt dem Periost.)
Merke: 1. Epiphyse.
2. Epiphysenfuge.
3. Metaphyse.
4. Diaphyse.

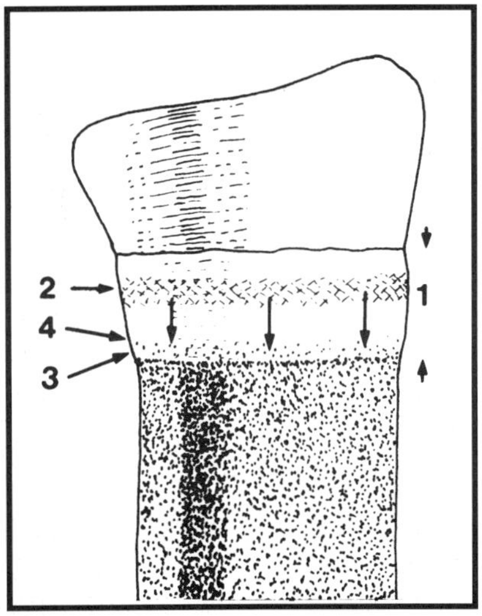

75. Epiphysen (b): Innerhalb der Epiphysenfuge (1) liegt eine Schicht aktiver Knorpelzellen (2). Die neugebildeten Zellen hypertrophieren. Kalzifikation und Ossifikation erfolgen in der Nachbarschaft der Metaphyse (3). Wird die Epiphyse abgetrennt, so geschieht dies in der mechanisch schwächsten Schicht, der Hypertrophieschicht (4). Die aktive Schicht (2) verbleibt innerhalb der Epiphyse.

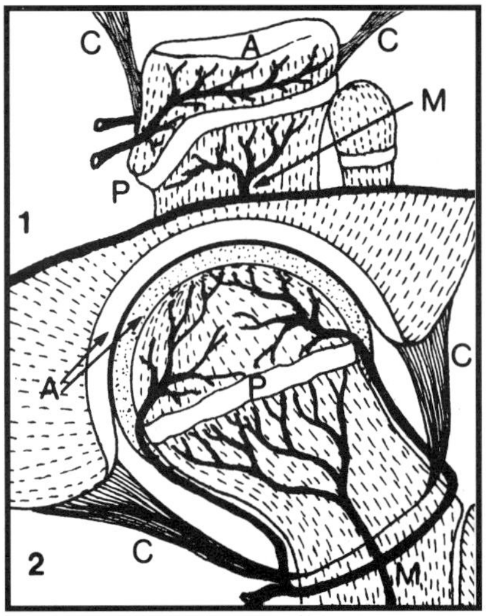

76. Epiphysen (c): Die metaphysenwärts gelegene Seite der Wachstumsfuge wird durch Gefäße aus dem Schaft (M) ernährt. An der Tibia (1) wird die Wachstumsfuge durch extraartikuläre Gefäße versorgt. Die Gefäße des Femurkopfes (2) liegen nahe der Gelenkoberfläche und der Wachstumsfuge (P). Bis zu 25 % auch Zufluß über das Lig. teres. Epiphysenverschiebungen können hier zu einer avaskulären Nekrose mit Wachstumsstillstand führen. Der Radiuskopf ist ähnlich gefährdet. C = Kapsel; A = Gelenkknorpel.

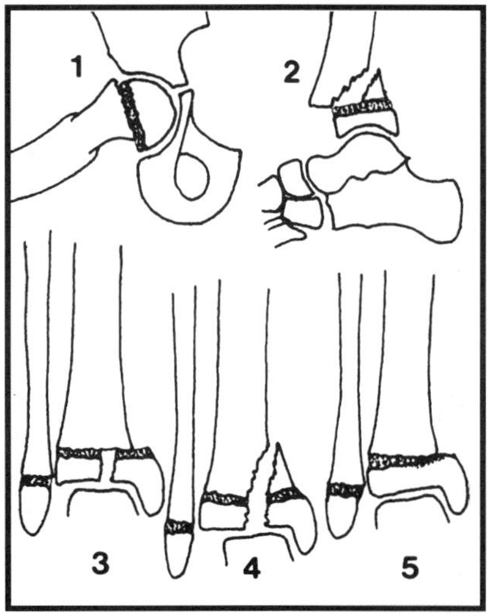

77. Epiphysenverletzungen (Einteilung nach Salter und Harris):
Typ 1: Die gesamte Epiphyse ist vom Schaft abgetrennt.
Typ 2: Die Epiphyse ist abgetrennt und hat ein kleines, dreieckiges metaphysäres Fragment mitgenommen (häufigster Typ).
Typ 3: Abtrennung eines Teils der Epiphyse.
Typ 4: Abtrennung eines Teils der Epiphyse sowie der Metaphyse.
Typ 5: Kompressionsverletzung eines Teils oder der gesamten Wachstumsfuge.

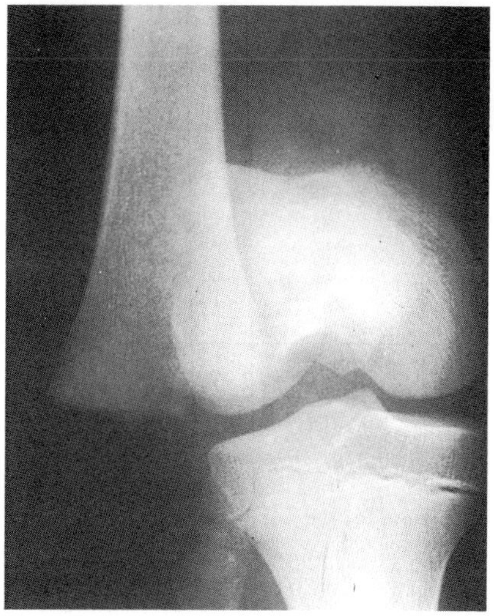

78. Verletzungen vom Typ 1 (I): Ohne zusätzliche Fraktur ist die Epiphyse vom Schaft abgetrennt. Dies kann auf ein Trauma in der Kindheit erfolgen (dargestellt ist hier eine traumatische Dislokation der distalen Femurepiphyse) oder von einer Geburtsverletzung herrühren. Dieser Typ kann aber auch infolge von Gelenkinfektion, Rachitis oder Skorbut entstehen. Die manuelle Reposition ist in der Regel bei traumatischen Läsionen leicht und die Prognose gut, wenn nicht die Epiphyse frei in der Gelenkhöhle liegt.

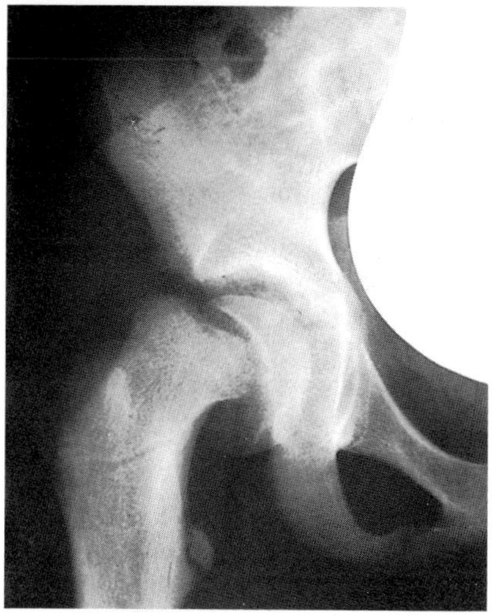

79. Verletzung vom Typ 1 (II): Endokrine Faktoren werden als wichtige Mitursachen bei den häufigen Formen der Epiphysiolysis capitis femoris betrachtet. Die avaskuläre Nekrose ist nicht selten, besonders wenn nach verspäteter Diagnosestellung eine forcierte Reposition versucht wird. Wachstumsstillstand ist selten eine Komplikation (tritt das Leiden doch in der Adoleszenz gegen Ende des Wachstums auf, und geht der größte Anteil des Femurwachstums von der distalen Epiphyse aus).

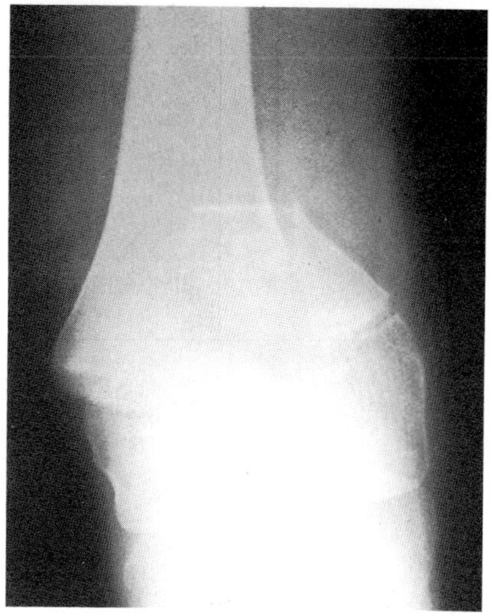

80. Verletzungen vom Typ 2: Die Epiphyse ist abgelöst und mit ihr ein kleines dreieckförmiges Fragment der Metaphyse (hier am Beispiel des distalen Femurs). Dies war durch eine Verletzung verursacht und ist die häufigste Form einer Epiphysenfraktur. Der Häufigkeitsgipfel liegt in der frühen Adoleszenz. Eine Wachstumsstörung ist hierbei relativ selten. Die Reposition muß früh erfolgen – bereits nach 48 Stunden ist sie mit geschlossenen Methoden recht schwierig.

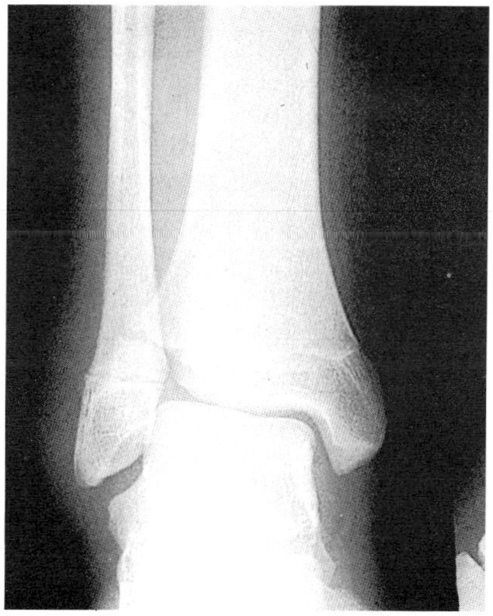

81. Verletzungen vom Typ 3: Ein Teil der Epiphyse ist abgelöst. Bei diesem Frakturtyp ist die exakte Reposition notwendig, um eine stufenfreie und regelmäßige Gelenkfläche wiederherzustellen. Die Prognose ist allgemein günstig, wenn nicht der Schweregrad der anfänglichen Absprengung die Blutversorgung des Fragments unterbrochen hat. Obere und untere Epiphyse der Tibia sind am häufigsten betroffen (man beachte hier die abgetrennte Partie der Tibiaepiphyse hinter dem Außenknöchel).

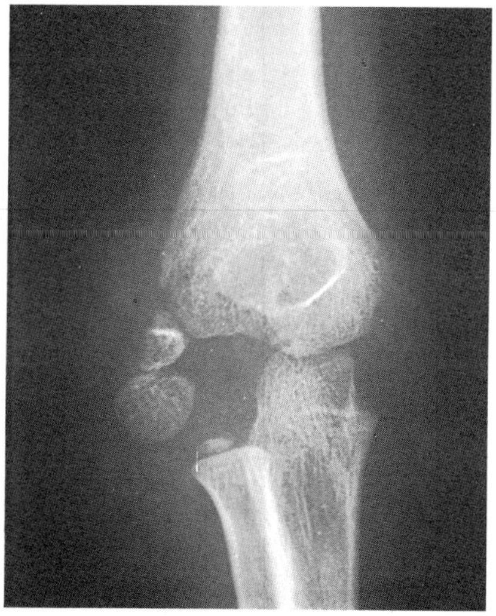

82. Verletzungen vom Typ 4: Abtrennung eines Teils der Epiphyse mit einem Metaphysenfragment. Der Condylus lateralis des Humerus ist am häufigsten betroffen und muß sorgfältigst reponiert werden – meist ist hierfür die offene Reposition erforderlich. Eine unterlassene Reposition führt zu Knochenneubildung in der Lücke und zu einer ausgeprägten Wachstumsstörung.

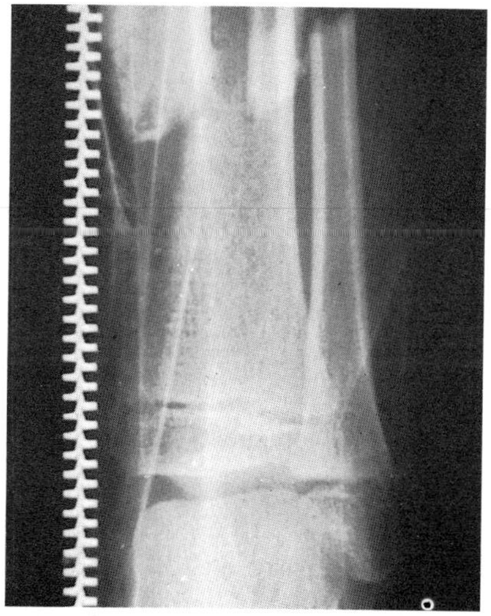

83. Verletzungen vom Typ 5: Kompressionsfraktur oder auch eine andersartige Epiphysenschädigung. Dieses Röntgenbild eines Kindes, das von einem Fahrzeug auf der Straße mitgeschleift wurde, zeigt, daß der Innenknöchel, ein Teil der Wachstumsfuge und die benachbarte Tibia durch die Abscherung abgerissen wurden. (Die Tibia ist ebenfalls gebrochen.) Die Epiphysenfuge kann auch durch ein schweres Abduktions- oder Adduktionstrauma des Sprunggelenks in dieser Form geschädigt werden.

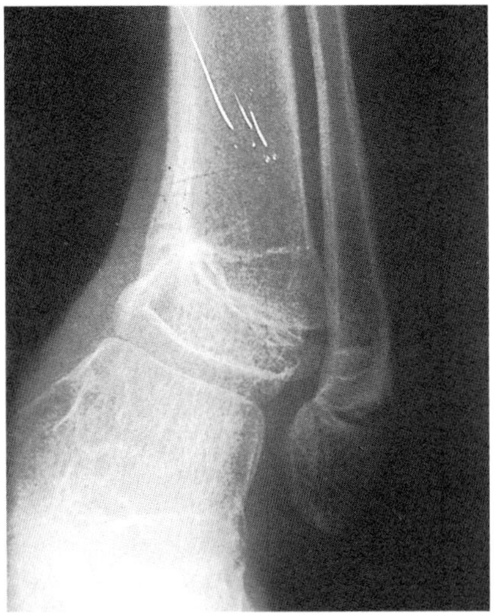

84. Wachstumsstörungen (I): Wenn das Wachstum in einem Teil der Wachstumsfuge zum Stillstand gekommen ist, entsteht hieraus eine zunehmende winkelförmige Deformität, die die Bewegungsachse des betroffenen Gelenks verändert. Insgesamt resultiert hieraus eine nur geringfügige Längenverkürzung. Diese Röntgenaufnahme zeigt die Abkippung der Sprunggelenksebene, die der Folgezustand des vorher gezeigten Falles war. Am Ellbogen verursachen Verletzungen dieser Art gegebenenfalls einen Cubitus varus oder valgus.

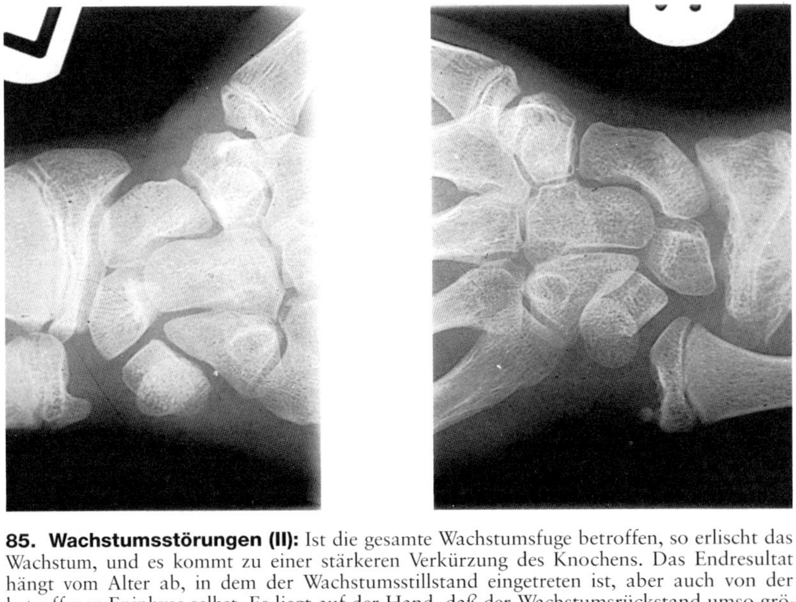

85. Wachstumsstörungen (II): Ist die gesamte Wachstumsfuge betroffen, so erlischt das Wachstum, und es kommt zu einer stärkeren Verkürzung des Knochens. Das Endresultat hängt vom Alter ab, in dem der Wachstumsstillstand eingetreten ist, aber auch von der betroffenen Epiphyse selbst. Es liegt auf der Hand, daß der Wachstumsrückstand umso größer ist, je jünger das Kind war. Wachstumsstillstand in einer Epiphyse von Paarlingsknochen wird zu einer Gelenkdeformität führen. Im hier vorliegenden Fall hat die Radiusepiphyse der rechten Hand einen kompletten Wachstumstillstand erlitten, dies nach einer Abtrennungsfraktur der distalen Radiusepiphyse. Die Ulna ist dagegen normal weitergewachsen: Ihr distales Ende erscheint am Handrücken prominent, es bestehen offensichtlich Deformität und Funktionsstörung im Handgelenk. Zum Vergleich ist auch die normale linke Seite gezeigt.

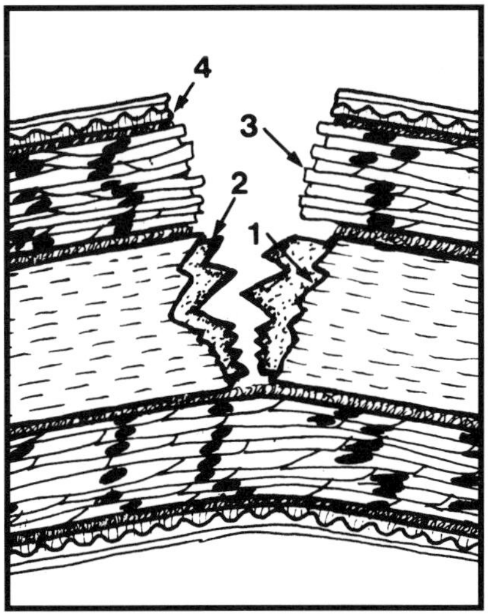

86. Frakturheilung: Infolge einer Verletzung kann (1) das Periost komplett oder teilweise einreißen, (2) wird das System der Havers-Kanäle mit nachfolgendem Untergang der benachbarten Knochenzellen unterbrochen, (3) es können Muskelrisse – besonders an der konvexen Seite der Fraktur – vorliegen sowie auch Schädigungen der benachbarten Nerven und Blutgefäße, und (4) kann die Haut bei offenen Verletzungen durchbohrt sein, was das Risiko in sich trägt, daß Bakterien eindringen.

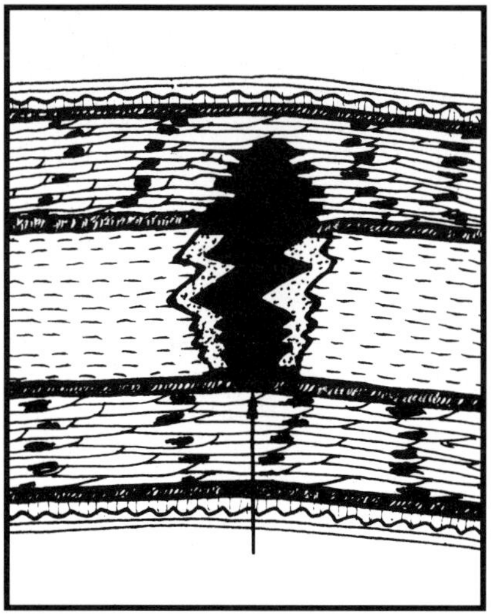

87. Frakturhämatom (I): Die Blutung tritt an den Fragmentenden auf, aber auch aus Knochenmarkgefäßen und den geschädigten Weichteilen, was zur Entstehung eines Frakturhämatoms mit Gerinnseln führt. (Hier am Beispiel einer geschlossenen Fraktur.)

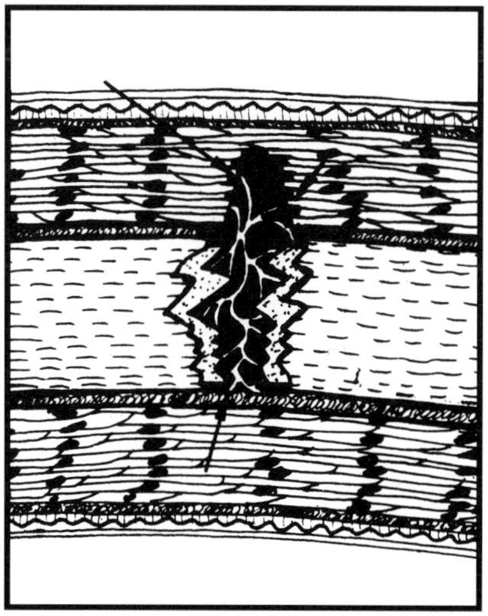

88. Frakturhämatom (II): Das Frakturhämatom wird durch das Einwachsen von Gefäßen aus dem umgebenden Gewebe rasch vaskularisiert; mehrere Wochen lang besteht eine gesteigerte Zellaktivität in diesem Bereich. Fibrovaskuläres Gewebe ersetzt das thrombotische Material, und es werden Kollagenfasern und Mineralsalze abgelagert.

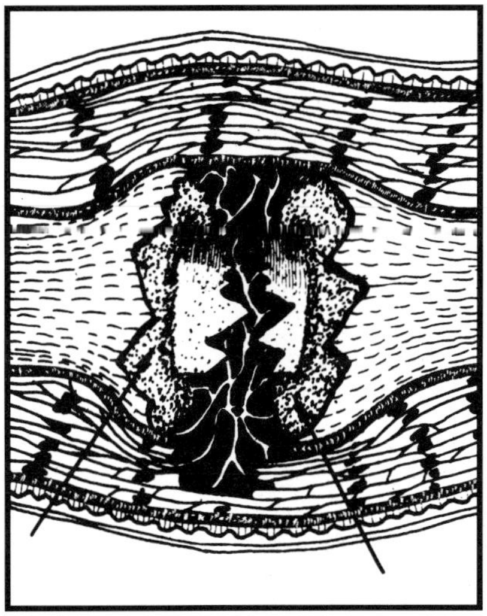

89. Subperiostaler Knochen: Neues Knochengewebe wird unter dem Periost an den Fragmentenden angelagert. Die hierfür verantwortlichen Zellen leiten sich vom Periost ab, das über diesen „Kragen" neuen Knochens gespannt wird. Ist die Blutzufuhr unzureichend oder wird sie durch eine exzessive Beweglichkeit an der Frakturstelle gestört, kann stattdessen auch Knorpel gebildet werden und bestehen bleiben, bis eine bessere Blutzufuhr eingetreten ist.

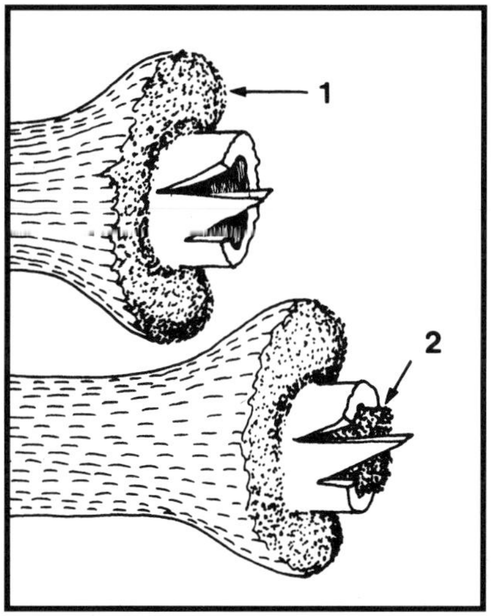

90. Primäre Kallusreaktion: Diese bleibt nur wenige Wochen lang aktiv (1). Von der Knochenmarkhöhle geht eine nur wesentlich geringere Kallusformation als vom Periost aus (2). Dennoch bleibt die Fähigkeit des Knochenmarks, neuen Knochen zu bilden, während der gesamten Heilungsdauer der Fraktur unbestimmbar.

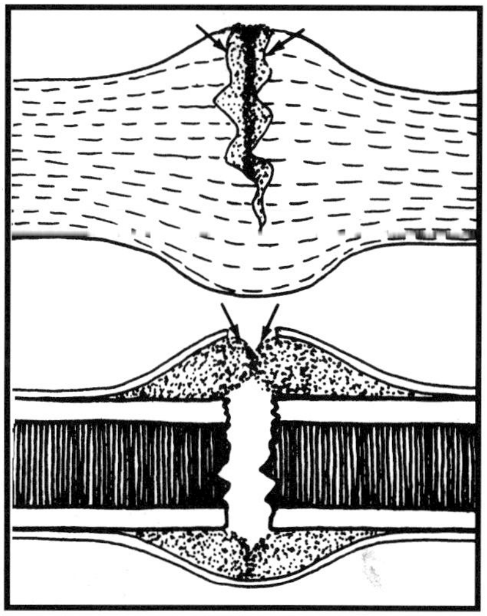

91. Äußerer Brückenkallus (I): Ist das Periost nur unvollständig zerrissen und erfolgt eine nur unbedeutende Knochenapposition an der Frakturstelle selbst, dann kann die primäre Kallusbildung außen die Kontinuität des Knochens wiederherstellen („überbrückender äußerer Kallus"). In der äußeren Schicht des Periosts gelegene Zellen proliferieren dann, um neues Periost zu bilden.

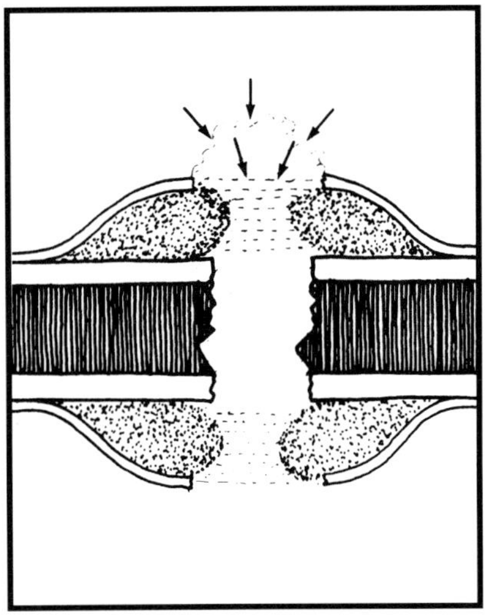

92. Äußerer Brückenkallus (II): Ist die Knochenlücke größer, dann kommt Bindegewebe, das aus dem organisierten Frakturhämatom stammt, zwischen dem aufeinander zu rückenden Saum des neu gebildeten periostalen Knochens zu liegen. Dieses Bindegewebe kann zur Knochenbildung angeregt werden („Gewebeinduktion"), so daß ein weiterer, außen aufgesetzter Brückenkallus resultiert. Dieser Mechanismus kann von einem an der Frakturstelle veränderten elektrischen Potential herrühren oder von einem (hypothetischen) Wundhormon.

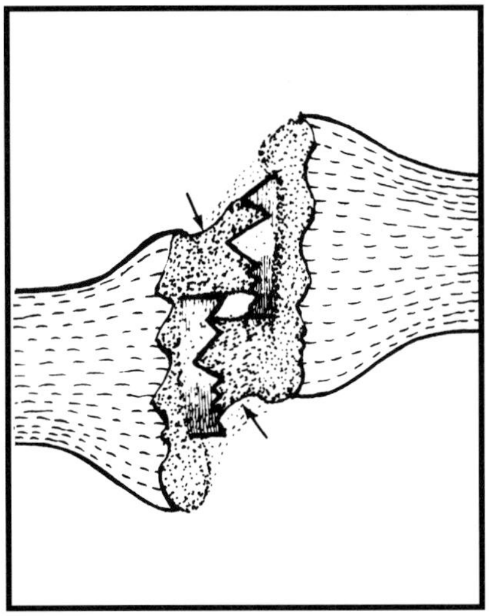

93. Äußerer Brückenkallus (III): Wenn die Fragmentenden klaffen, kann sich der Kallus aus dem subperiostalen Bereich mit dem medullären Kallus vereinigen. Das Gesamtresultat aus den 3 beschriebenen Mechanismen besteht darin, daß die Fraktur fest wird, die Funktion der Gliedmaße wiederhergestellt wird und die Situation enostale Knochenbildung sowie Remodellierung des Knochens begünstigt.

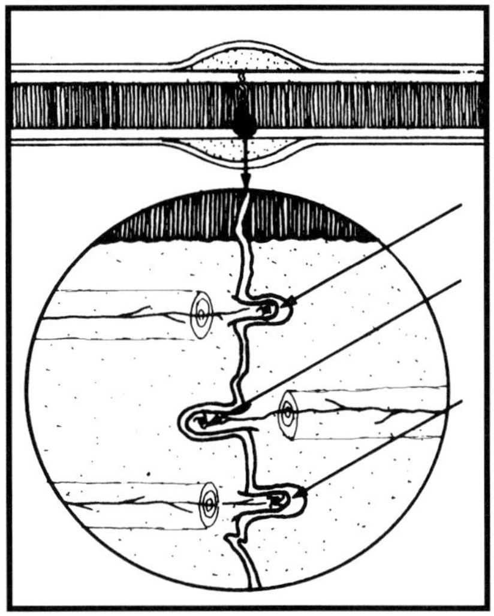

94. Enostale Knochenbildung (I): Besteht keine Lücke zwischen den Fragmentenden, so können Osteoklasten als Vorläufer einwachsender Blutgefäße und von Osteoblasten, die neue Havers-Kanäle bilden, einen Gewebetunnel formen. Totes Knochengewebe wird rasch revaskularisiert und bildet in der Zwischenzeit das Gerüst der Knochenneubildung und den Lieferanten von Mineralsalzen. Dieser Mechanismus kann dann nicht eintreten, wenn die Fraktur instabil ist.

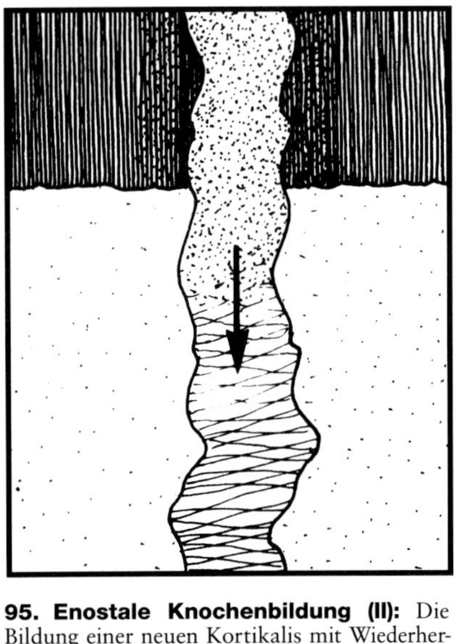

95. Enostale Knochenbildung (II): Die Bildung einer neuen Kortikalis mit Wiederherstellung der Havers-Kanäle auf beiden Seiten der Fraktur kann dann nicht einsetzen, wenn Bindegewebe im Spaltraum zwischen den Bruchenden verbleibt. Liegt dies vor, muß es entfernt und durch intaktes Knochengewebe ersetzt werden. Dies wird in der Regel durch das Einwachsen von medullärem Kallus erreicht, der während der gesamten Heilungsphase aktiv bleibt.

96. Enostale Knochenbildung (III): Werden die Knochenenden durch eine feste innere Verbindung geschient, besteht keine Notwendigkeit einer äußeren Brückenkallusbildung. Infolge dessen kann eine äußere Kallusbrücke fehlen oder aber minimal sein. Die Heilung der Fraktur erfolgt langsam durch die Kortikalisneubildung zwischen den Fragmentenden. Deshalb ist es wichtig, osteosynthetische Maßnahmen zurückzuhalten, bevor dieser Prozeß abgeschlossen ist.
Remodellierung: Nach der klinischen Fragmentfusion wird ein neues Havers-Kanalsystem entlang den Belastungslinien angelegt. In belastungsfreien Gebieten wird der Knochen durch Osteoklasten abgebaut. Unter Umständen können auch kleine Reste eines äußeren Brückenkallus bestehen bleiben. Die Fähigkeit des Knochens, sich selbst zu remodellieren, ist bei Kindern noch erheblich, bei Erwachsenen dagegen nicht so deutlich. Beim Kind verschwinden die meisten oder sogar alle Zeichen einer Fragmentfehlstellung (selbst die vollständige Trennung der Fragmentenden voneinander). Es besteht sogar eine gewisse Fähigkeit, eine Knickbildung zu korrigieren, auch wenn diese bis zur Adoleszenz zunehmend nachläßt. Dagegen wird eine Achsenrotation wahrscheinlich fortbestehen. Beim Erwachsenen beobachtet man praktisch keine Spontankorrektur einer Achsendrehung oder Knickbildung. Deshalb ist es wichtig, eine Deformität durch Achsendrehung immer zu korrigieren und eine Knickbildung – besonders bei Erwachsenen – nicht hinzunehmen.

97. Die Klassifikation der Frakturen

Es gibt wohl keine einzige Fraktur eines Knochens, zu der man nicht den Versuch einer Klassifikation unternommen hätte. Manchmal geschah dies aufgrund von Region und Muster, manchmal anhand eines Konzepts der Belastungen, denen der Knochen unterworfen war, und meist mit Blick auf ein gewisses Verständnis von Schwere und Prognose der Verletzung. Leider hat nun nicht jeder die gleichen Vorstellungen hinsichtlich der Wichtigkeit der verschiedenen mitwirkenden Faktoren, so daß im Laufe der Zeit und mit zunehmendem Wissensstand die Zahl der Klassifikationen stetig angewachsen ist.

Ergebnis ist, daß es für eine jede Region zahlreiche Klassifikationen gibt, die meist zusammen mit dem Namen des Beschreibers Schweregrade, Abstufungen und Ziffern tragen, was dem Neuling das Verständnis erschwert und bei denjenigen, die die Ergebnisse verschiedener Behandlungen vergleichen wollen, eher Verwirrung stiftet, weil ja die Verletzungseinteilung eines Autors nicht unbedingt mit der eines anderen vergleichbar ist. Ferner stellt sich das Problem, wie man bestimmte Frakturen zuordnet, die nun, weil man es nicht genügend bedacht hatte, nicht genau in ein vorgegebenes Schema hinein passen.

Kein Chirurg kann die Fülle der Klassifikationen außerhalb seines Spezialgebiets beherrschen; sofern es der Miteilung dient und nur einzelne Verletzungen betrifft, beschreibt man eine Fraktur hauptsächlich nach Ort und Muster, wie wir dies bislang bereits übten. Unter solchen Bedingungen werden Einteilungen nur erwähnt, wenn sie bereits durch langen Gebrauch vertraut sind, wobei in manchen Fällen eine solche Klassifikation bereits archaisch sein kann.

Die Arbeitsgemeinschaft Osteosynthese (AO) hat nach einer universellen Klassifikation gesucht, deren Ziel es ist, alle Frakturen abzudecken, und nach jahrelanger Arbeit ihr detailliertes System für die wichtigen langen Röhrenknochen veröffentlicht. Diese Klassifikation (bzw. deren Grundprinzipien) wurde in der jetzigen Neuauflage des Buches übernommen.

Die AO-Klassifikation von Frakturen der langen Röhrenknochen

Folgende Punkte sollte man beachten:

1. Es ist **keine** Klassifikation von Verletzungen, sondern eine von Frakturen.
2. Sie beinhaltet nicht die Luxationen, es sei denn mit kombinierter Fraktur.
3. Sie differenziert nicht zwischen nichtdislozierten und dislozierten Frakturen des Schafts langer Röhrenknochen (dann aber doch bei bestimmten Frakturen der Knochenenden).
4. Sie gibt nicht die relative Häufigkeit bestimmter Frakturen an.
5. Die Frakturenunterteilung (außer dem Ort der Knochenverletzung) hängt nach den Festlegungen der AO von der Schwere der Fraktur ab; sie definiert diese als „morphologische Komplexität, Schwierigkeit der Behandlung und Prognose". In bestimmten Regionen kann dies eine Bevorzugung der inneren Fixation gegenüber konservativen Methoden wiederspiegeln.
6. Die Klassifikation führt zu einem alphanumerischen Code, der für computergestützte Einteilungen geeignet ist und der für wissenschaftliche Zwecke (z.B. Bestimmung der Ergebnisse einer wo auch immer durchgeführten Behandlung) den Vergleich von Gleichem mit Gleichem ermöglicht.
7. Wegen ihrer Schematik ist sie nicht im verbalen Sinne deskriptiv und deshalb nicht für die Weitergabe von Information über die Natur der einzelnen Fraktur geeignet (z.B. telefonische Befundmitteilung).

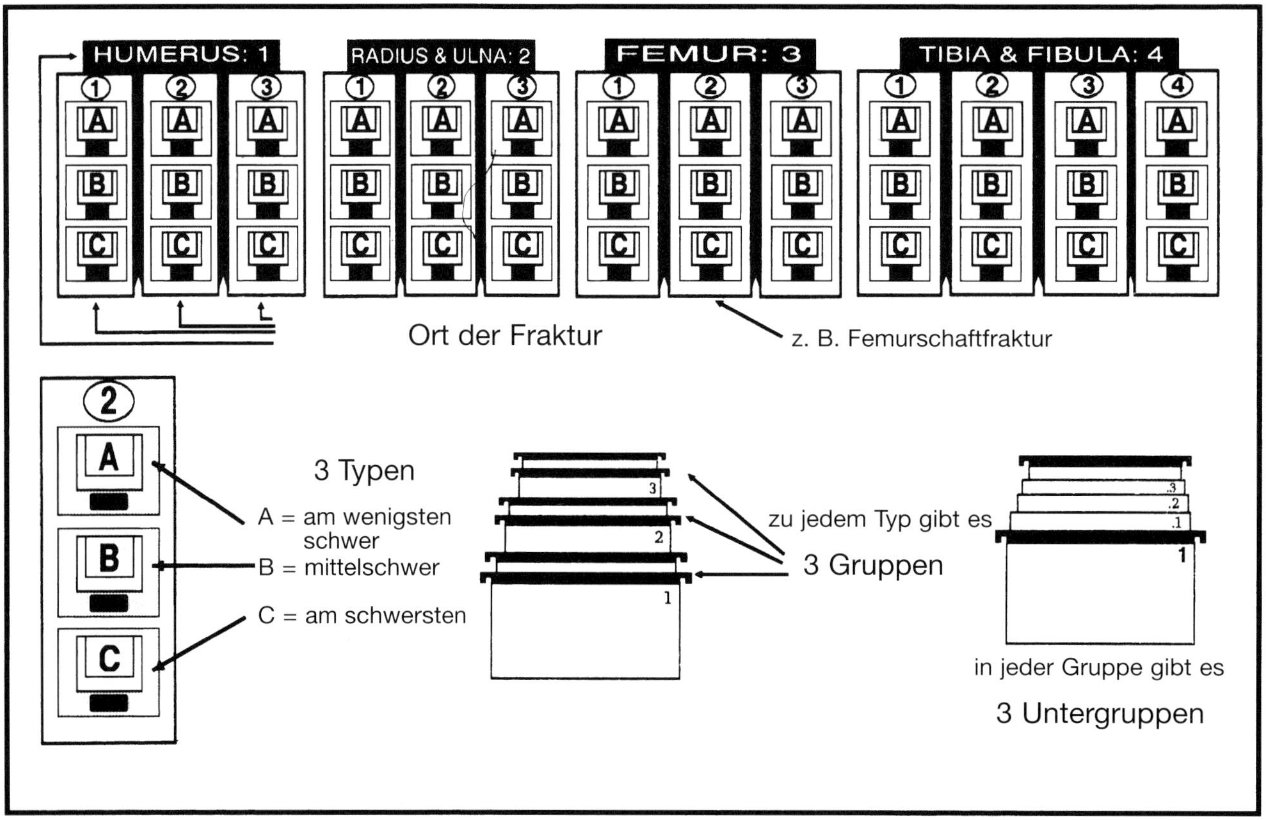

98. Prinzipien der AO-Klassifikation. 1. Die AO-Klassifikation kann man sich mit Hilfe des Vergleichs mit einem Röntgenarchiv mit numerierten Blöcken und Fächern darin veranschaulichen, wobei dann ein Block einem Knochen entspricht.

Innerhalb eines jeden Blocks stellt jede – ebenfalls numerierte – Schublade einen bestimmten Bereichs des Knochens dar: Das Kabinett 1 beinhaltet Frakturen des proximalen Segments, Nummer 2 solche des Schafts und Nummer 3 die des distalen Segments. Für die Tibia gibt es eine 4. Spalte für die Knöchelfrakturen. (Die Segmentgrenzen werden nach der Art bestimmt, wie auf S. 10, Kasten 39 beschrieben. Überschreitet ein Bruch eine solche Segmentgrenze, dann bestimmt die Frakturmitte das Segment, unter dem die Fraktur klassifiziert wird. Deshalb legt in der Praxis ein 2stelliger Zahlenschlüssel den **Ort** einer Fraktur fest: So finden sich unter der Rubrik 22 alle Schaftfrakturen des Radius, der Ulna oder beider Kochen.

In jedem senkrechten Kabinett sind alle Frakturen eines Orts in verschiedene **Typen** (repräsentiert durch die Schubläden) unterteilt, dabei die am wenigsten schweren in Schublade A (Typ A), die mittelschweren in B (Typ B) und die schwersten in C (Typ C). Einige der Kriterien zur Unterscheidung zwischen diesen Gruppen wurden bereits genannt (Kästen 25, 26, 33) (s. auch Fußnote).

Jeder Frakturtyp läßt sich einer von 3 **Gruppen** zuordnen (dargestellt durch Hängemappen mit den Ziffern 1–3). Die Selektionsmethoden werden später beschrieben. Innerhalb einer jeden Frakturengruppe lassen sich weitere **Untergruppen** (dargestellt durch Trennblätter) abgrenzen. Jede dieser Untergruppen hat eine numerische Benennung (.1, .2, .3). (Benötigt man eine detailliertere Einteilung, dann lassen sich diesen Untergruppen **Qualifikationen** zufügen; diese kann man als einzelne Ziffer (oder als 2 durch Komma getrennte Ziffern) in Klammern hinter der Hauptkodierung folgen lassen. Die 1. Stelle von 1–6 verwendet man, um die Beschreibung von Ort und Ausdehnung einer Fraktur zu präzisieren, die 2. Stelle ist dagegen rein deskriptiv. Die Ziffer 7 wird für die Beschreibung von partiellen Amputationen, die 8 für die totale Amputation und die 9 für den Verlust des Knochens reserviert.)

Als Beispiel für die AO-Klassifikation würde eine einfache Schrägfraktur des proximalen Femurschaftanteils als 32-A2.1 kodiert:

3 = Der Knochen = das Femur } Der Sitz der Fraktur
2 = Das Segment = der Schaft }
– = Trennung zwischen Ort und Typ
A = Der Typ = A ist der am wenigsten schwere Frakturtyp mit nur 2 Fragmenten
2 = Die Gruppe = Gruppe 2 beinhaltet alle Schrägfrakturen
.1 = Die Untergruppe = Untergruppe .1; dazu gehören Frakturen des proximalen Schaftanteils, wo die Knochenmarkhöhle noch weiter als im zentraleren Knochenanteil ist.

Fußnote: Sie finden die jeweils angewendeten Kriterien zur korrekten Brucheinteilung nach Typ, Gruppe und Untergruppe detailliert im Teil B über die Verletzungen der einzelnen Regionen.

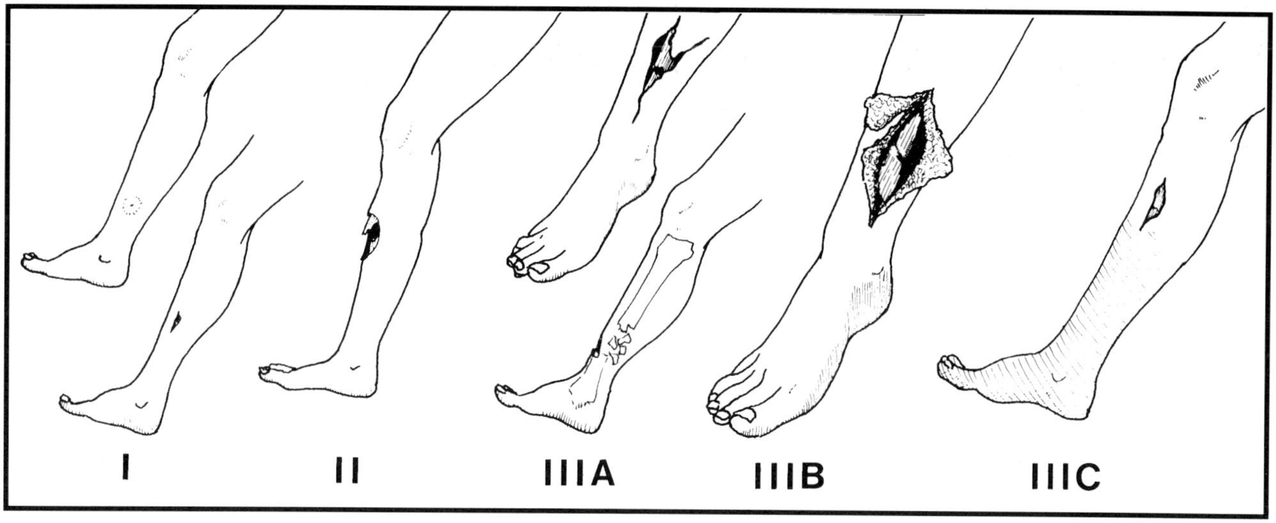

99. Klassifikation der offenen Frakturen (1): Die Klassifikation nach Gustilo et al. ist fest etabliert und weithin in Gebrauch; sie ist eine praktische Einteilung, die gut zu den häufigen Verletzungsmustern und deren Prognose paßt. Sie beschreibt 3 Typen und unterteilt letzteren für ein präziseres Grading noch weiter.

Typ I: Offene Fraktur mit einer Wunde, die (a) kleiner als 1 cm und (b) sauber ist.
Typ II: Offene Fraktur mit einer Wunde von (a) >1 cm Länge und (b) ohne begleitenden ausgiebigen Weichteilschaden, ohne Abrisse oder Lefzen.
Typ IIIA: Offene Fraktur mit adäquater Weichteildeckung des Knochens trotz (a) ausgiebiger Weichteilzerreißungen oder Lefzen oder (b) Hochenergieverletzung ungeachtet der Größe der Wunde.
Typ IIIB: Offene Fraktur mit ausgiebigem Weichteilverlust, Periostablederung und Knochenfreilegung. Meist Kontamination.
Typ IIIC: Offene Fraktur zusammen mit einer revisionspflichtigen Arterienverletzung.

100. Klassifikation der offenen Frakturen (2): Die AO verwendet unterschiedliche Klassifikationen für geschlossene und offene Hautverletzungen und für Muskelverletzungen; sie wendet eine gesonderte 4. Klassifikation für Nerven- und Gefäßverletzungen an. Diese Einteilung ist recht komplex und sei der Vollständigkeit halber hier wiedergegeben:

Hautverletzungen bei geschlossenen Frakturen (Integuments, Closed):

IC1 = Haut nicht geschädigt
IC2 = Hautkontusion
IC3 = Umschriebene Ablederung
IC4 = Ausgiebige (aber geschlossene) Ablederung
IC5 = Hautnekrosen durch Kontusion

Hautverletzungen bei offenen Frakturen (Integuments, Open):
IO1 = Hautdurchtrennung von innen nach außen
IO2 = Hautdurchtrennung von innen mit Kontusionsrändern, aber >5 cm Länge
IO3 = Hautdurchtrennung im Maximum >5 cm mit devitalisierten Rändern und umschriebener Ablederung
IO4 = Kontusion in ganzer Hautdicke, ferner Abrasion und Hautverlust
IO5 = Ausgiebige Ablederung

Muskel- und Sehnenverletzungen bei Frakturen:
MT1 = Keine Muskelverletzung
MT2 = Umschriebene Verletzung nur einer Muskelgruppe
MT3 = Ausgiebige Muskelverletzung mit Beteiligung von mehr als einer Gruppe
MT4 = Abriß oder Verlust einer gesamten Muskelgruppe, Sehnenzerreißungen
MT5 = Kompartment-Syndrom; Crush-Syndrom

Neurovaskuläre Verletzungen bei Frakturen:
NV1 = Keine neurovaskuläre Verletzung
NV2 = Isolierte Nervenverletzung
NV3 = Isolierte Gefäßverletzung
NV4 = Kombinierte Gefäß-Nerven-Verletzung
NV5 = Subtotale oder totale Amputation

Man beachte, daß für die Datenspeicherung die obige AO-Weichteilklassifikation an den alphanumerischen Frakturschlüssel angehängt wird; z.B. würde man eine Segmentfraktur der Tibia mit kleiner Hautwunde ohne Muskelverletzung, aber mit herabfallendem Fuß so klassifizieren: 42-C2/IO2-MT1-NV2; dies ist keine Klassifikation, die man sich spontan merkt! Vergleichen Sie die annähernde Entsprechung von Gustilo- und AO-Klassifikation:

Gustilo Typ I entspricht IO1
Gustilo Typ II entspricht IO2
Gustilo Typ IIIA entspricht IO3
Gustilo Typ IIIB entspricht IO4
Gustilo Typ IIIC entspricht IO3–5 + NV2

58. Einfache Querfraktur der Tibia im mittleren Drittel (oder quere Tibiaschaftfraktur). Keine bedeutsame Fehlstellung oder Knickbildung. Die Fibula ist intakt. Diese Fraktur ist vom Erwachsenentyp, also keine Grünholzfraktur.

59. Haarlinienfraktur (Fissur) der Tibia im unteren Bereich des mittleren Drittels. Hier helfen oft Zielaufnahmen; erscheinen die Erstaufnahmen normal, sollten sie nach einiger Zeit wiederholt werden, wenn der Verdacht auf eine Fraktur klinisch fortbesteht.

60. Ellenbogenluxation. Radius und Ulna sind gegenüber dem Humerus nach lateral luxiert (und auch nach hinten, was diese Aufnahme allein allerdings nicht zeigt).

61. Diese Fraktur kann nur eine offene sein, wie die rechtwinklige Knickbildung der Grünholzfraktur des Radius (am Übergang vom mittleren zum distalen Drittel) anzeigt. Die ungleiche Dichte des Weichteilschattens durch Lufteinlagerung erhärtet dies noch. Zusätzlich besteht noch eine Grünholzfraktur der Elle in deren mittlerem Drittel (man beachte hier die Knickbildung nach hinten) und eine Ellenbogenluxation.

62. Luxationsfraktur der Schulter. Humeruskopf und Cavitas glenoidalis erscheinen nicht kongruent; lateral davon liegt ein großes Knochenfragment – das abgerissene Tuberculum majus des Humerus.

63. Segment- oder Doppelfraktur der Tibia (komplexe Segmentfraktur). Die proximale Fraktur ist anscheinend eine Querfraktur im mittleren Drittel; der distale Bruch ebenfalls eine Querfraktur und im distalen Drittel gelegen. Die Fibula ist ebenfalls gebrochen und nach medial verlagert. In der oberen Fraktur besteht offensichtlich kein Knochenkontakt der Fragmentenden mehr. Schwierigkeiten der Reposition und der Fixation sowie die Wahrscheinlichkeit einer ausbleibenden Fragmentvereinigung im Bereich einer dieser Frakturen sind somit zu befürchten.

64. Fraktur von Radius und Ulna im distalen Drittel. In der Seitaufnahme sieht man eine leichte Knickbildung der Ulna nach vorne (Abknikkung der distalen Gliedmaße nach hinten). In der d.-p. Aufnahme sieht man eine laterale (bzw. radiale) Verschiebung der distalen Bruchstücke, die offensichtlich keinen Kontakt mehr miteinander haben. Es besteht eine mediale (bzw. ulnare) Knickbildung (die distalen Fragmente sind nach radial abgeknickt).
Beim Speichenbruch handelt es sich um eine Schrägfraktur mit einer leichten Spiralfrakturkomponente. Die Ellenfraktur ist ein Querbruch.

65. Grünholzfraktur des Radius. Man beachte sowohl die medial- als auch radialseitige Vorwölbung des Radius dicht proximal der Epiphyse.

66. Fraktur der Basis des Os metatarsale V. Es handelt sich um eine Abrißfraktur durch den M. peronaeus brevis, der hier ansetzt.

67. Die Röntgenaufnahme zeigt eine Verformung des ersten Lendenwirbelkörpers, der an der Vorderseite an Höhe verloren hat. Es handelt sich um eine vordere Kompressions- oder Stauchungsfraktur.

68. Einfache Schrägfraktur im proximalen Femur, die zwischen Trochanter major und minor verläuft (intertrochantere Fraktur), zusammen mit einer Coxa-vara-Deformität. Die Hüfte ist arthrotisch verändert. Die Strukturstörung von Beckenknochen und Femur ist für den Morbus Paget typisch (es handelt sich also um eine pathologische Fraktur).

69. Einfache Schrägfraktur der Fibula mit lateraler Fragmentverschiebung unter Mitnahme des Talus. Das distale Ende der Fibula ist nach lateral verschoben (mediale Knickbildung). Bei ungenauer Reposition kann diese Fraktur mit Gelenkbeteiligung zu einer sekundären (posttraumatischen) Arthrose führen.

70. Das kleine Knochenfragment, das von der Grundgliedbasis getrennt ist, ist durch den Zug des Ligamentum collaterale ulnare am Daumensattelgelenk ausgerissen. Es zeigt an, daß der Daumen luxiert gewesen sein muß und eine mögliche Instabilität dieses Gelenks besteht.

71. Trümmerfraktur der Tibia mit 4 Hauptfragmenten; dabei bleibt das zentrale Schmetterlingsfragment eines Biegungskeils in Kontakt und in korrekter Anordnung zum distalen Hauptfragment. Ferner sieht man eine Segment- oder Doppelfraktur der Fibula. Beide Frakturen betreffen jeweils das mittlere Drittel. Der Weichteilschatten zeigt, wie man schon vorhersagen kann, daß es sich um eine offene Fraktur handelt. Es besteht eine laterale Knickbildung (d. h. das distale Fragment ist nach medial abgeknickt). Während der Anfertigung der a.-p. und der Seitaufnahme ist eine Veränderung der Frakturstellung eingetreten: Man beachte, daß auf der Seitaufnahme eine beträchtliche Achsendrehung zu erkennen ist (der Fuß zeigt nach lateral, aber der obere Tibiaanteil steht nahezu gerade nach vorn). In der a.-p. Aufnahme kommt die Achsendrehung nicht zum Vorschein.

2. Die Diagnose von Frakturen und Grundsätze der Behandlung

1. Anamnese

Erhebt man bei einem Patienten mit Frakturverdacht die Anamnese, dann können die folgenden Anhaltspunkte hilfreich sein, besonders wenn sich ein Trauma eruieren läßt.

1. Welche Tätigkeit wurde zum Zeitpunkt des Ereignisses ausgeübt (z.B. Sport, Autofahren, Arbeit in der Höhe etc.)?

2. Welcher Natur war die Art des Ereignisses (z.B. Stoß, Fall, Torsion usw.)?

3. Wie stark war die einwirkende Kraft? (Z. B. ist es für die Beurteilung hilfreich, bei einem Sturz aus der Höhe zu erfahren, wie tief und auf welchen Boden der Patient gefallen ist, ferner aber auch, wie er aufgeprallt ist; eine nur geringfügige Krafteinwirkung mag den Verdacht auf eine pathologische Fraktur nahelegen; schwere Gewalteinwirkung erfordert immer den Ausschluß multipler Frakturen.)

4. Welche war die Auftreffstelle und die Richtung der einwirkenden Kräfte? Bei der Reposition einer Fraktur besteht das Vorgehen meist darin, daß die ursächliche Kraft nun in entgegengesetzter Richtung aufgebracht wird. Ist die Fraktur nahe an der Einwirkungsstelle aufgetreten, müssen zusätzlich auch räumlich abgelegene Brüche ausgeschlossen werden.

5. Muß dem Unfallhergang selbst besondere Aufmerksamkeit geschenkt werden? (Z. B. ist bei einem Sturz zu überlegen, ob diesem medizinische Ursachen zugrunde gelegen haben, beispielsweise eine Orthostase, die dann weiterer Abklärung bedarf (oder ein epileptischer Anfall; Anm. d. Übers.).)

6. Wo ist die schmerzende Stelle, und wie stark ist der Schmerz?

7. Besteht ein Funktionsverlust? So ist z.B. das Gehen nach einer Femur- oder Tibiafraktur nur noch selten möglich; die Unfähigkeit, das Körpergewicht zu tragen, ist nach einem Unfall ein bedeutsames Zeichen.

Diagnose: In bestimmten Fällen ist die Diagnose einer Fraktur nicht zu übersehen, z.B. wenn eine grobe Deformität im zentralen Abschnitt eines Röhrenknochens vorliegt, oder wenn die Fraktur direkt sichtbar ist wie bei verschiedenen offenen Brüchen.

Bei der Mehrzahl der anderen Fälle ist eine Fraktur nach Anamnese und klinischer Untersuchung bereits zu vermuten und wird durch die Röntgenuntersuchung dieser Region gesichert.

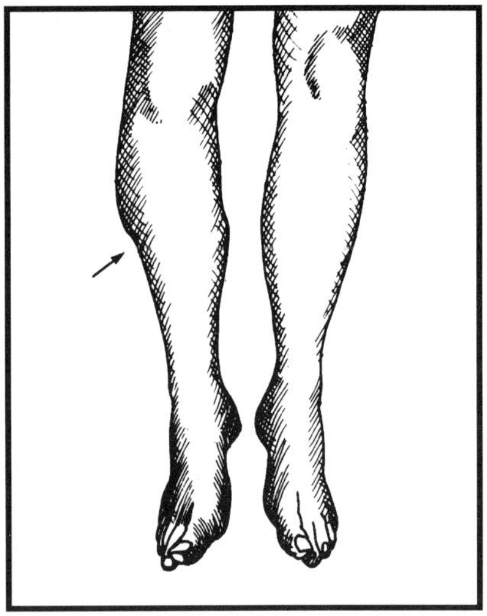

2. Inspektion (I): Diese beginnt mit der besonders sorgfältigen Betrachtung der Gliedmaßen im Seitenvergleich. Man achte auf eine *jegliche Konturasymmetrie*, die den Verdacht auf eine zugrunde liegende Fraktur mit Fehlstellung oder Achsenabknickung erweckt.

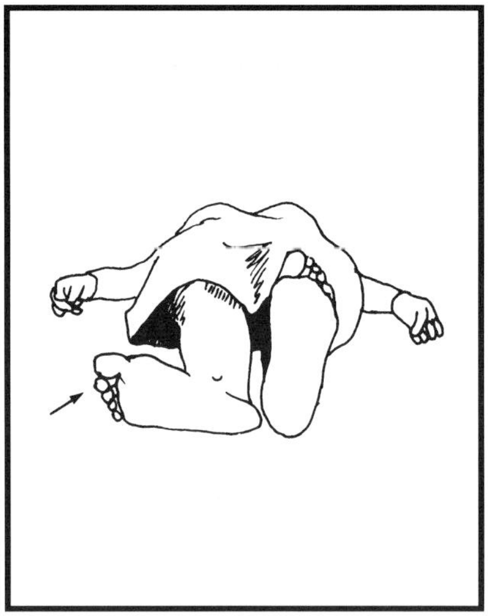

3. Inspektion (II): Achten Sie auf jede bleibende *Asymmetrie der Gliedmaßenstellung:* So ist z.B. die persistierende Außenrotation eines Beins häufiges Zeichen von in Fehlstellung eingestauchten Schenkelhalsfrakturen.

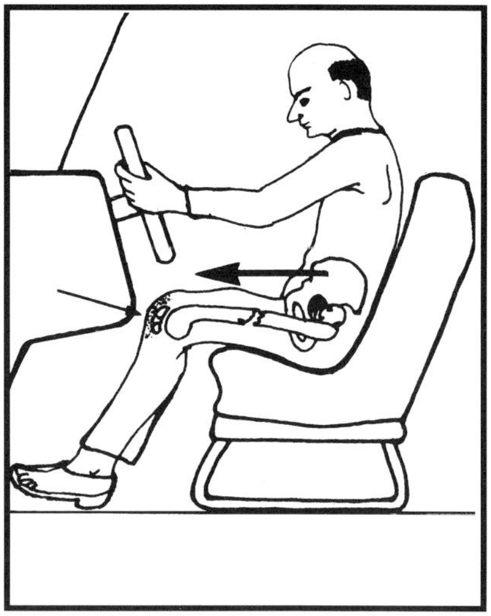

4. Inspektion (III): Man achte auf umschriebene Hautprellmarken, die den *Ort der Gewalteinwirkung* anzeigen und das Augenmerk neben diesem Bereich auch auf weiter entfernt liegende führen. So sollte eine Prellmarke an der Knievorderseite bei der „Armaturenbrettverletzung“ das Interesse auf die darunter liegende Patella, aber auch auf den Femurschaft und die Hüfte lenken.

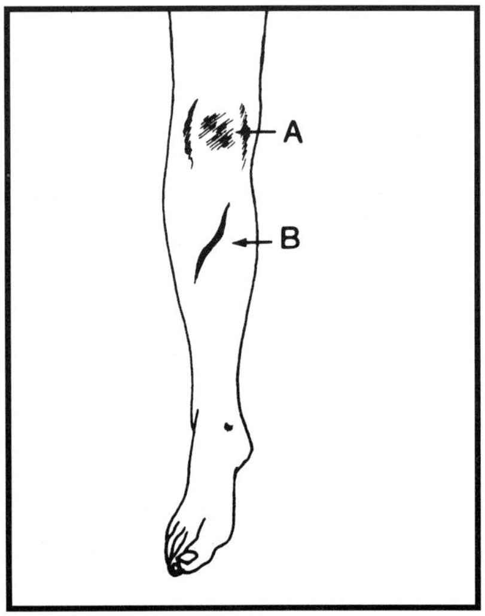

5. Inspektion (IV): Man achte auch auf verräterische Hautschädigungen: Schürfwunden (A) mit oder ohne in die Wunde eingebrachten Schmutz oder auf Reibungsverletzungen, die auf einen Aufprall mit nachfolgendem Schleifen der Haut gegen einen festen Gegenstand hindeuten. (B) Hautzerreißungen deuten auf den Aufschlag gegen eine scharfe Kante, auf Zerreißung durch ein Knochenfragmentende (von innen heraus) oder auf eine Kompression gegen eine harte Oberfläche hin.

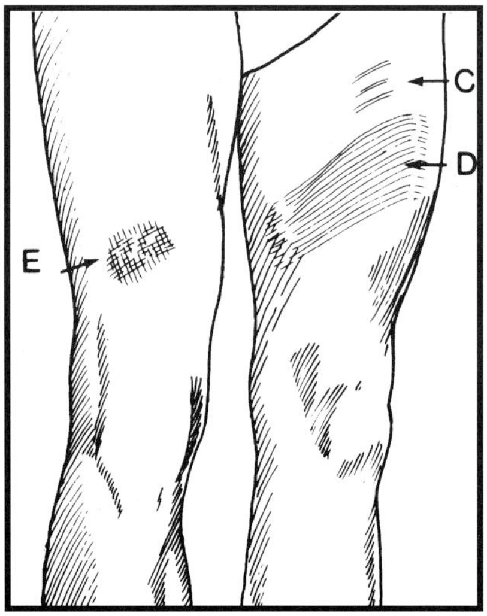

6. Inspektion (V): Man achte auf die Anwesenheit von (C) Hautzerrungsmarken, die (D) bandartige Zeichnung der Haut, welche gleichzeitig auf eine Zerrung der Haut und auf deren Kompression hinweist, wie z.B. beim Überfahrenwerden; (E) musterartige Hautquetschmarken, die durch eine schwere Kompressionsverletzung entstehen und quasi als Muster des Kleidungsgewebes auf die Haut „aufgedruckt“ werden. Jedes dieser Zeichen sollten den Verdacht auf eine Fraktur des darunter liegenden Knochens nahelegen.

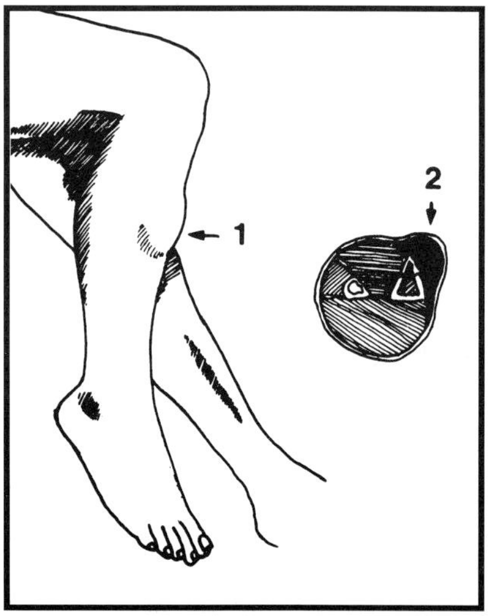

7. Inspektion (VI): Sieht man den Patienten bereits kurz nach dem Unfall, achte man auf jegliche umschriebene Schwellung der Gliedmaße (1). Im weiteren Verlauf neigt die Schwellung zur diffusen Ausbreitung. Man achte auch auf ein bestehendes Hämatom (2). Eine Fraktur kann die Haut aus ihrer normalen Befestigung lösen; sie flottiert dann auf dem darunter angesammelten Blut, welches mit dem Frakturhämatom konfluiert.

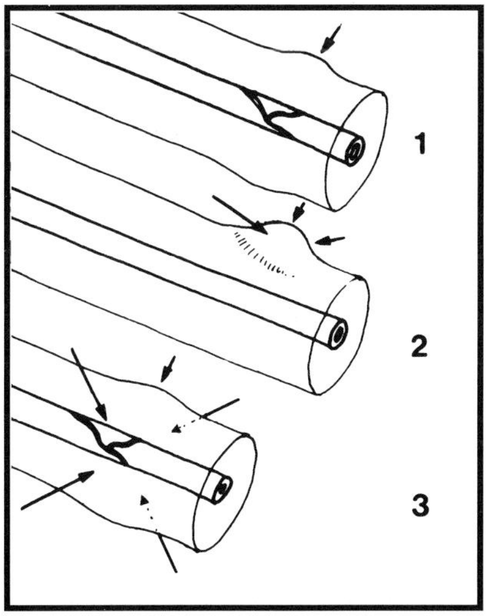

8. Schmerzhaftigkeit (I): Man achte auf jede Schmerzhaftigkeit über einem Knochen mit Frakturverdacht. Schmerz ist konstant über einer Bruchstelle auslösbar (1), aber auch über dem Bereich eines jeglichen anderen Traumas vorzufinden, selbst wenn dort keine Fraktur vorhanden ist (2). Das wesentliche Unterscheidungskriterium besteht darin, daß bei einer Fraktur die Schmerzauslösung aus jeder beliebigen Palpationsrichtung gelingt (3).

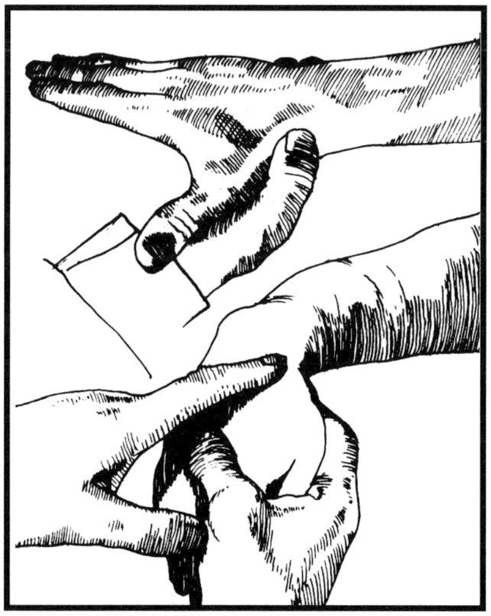

9. Schmerzhaftigkeit (II): Ist bei der Schmerzauslösung der eigentlich schmerzhafte Bereich einmal lokalisiert, sollte dies auch aus anderen Richtungen in der gleichen Höhe versucht werden. Bei vielen Handgelenkverstauchungen ist zwar Schmerz in der Tabatière auslösbar, nicht aber palmar und dorsal über dem Kahnbein, wo bei einer Kahnbeinfraktur Schmerzen angegeben werden.

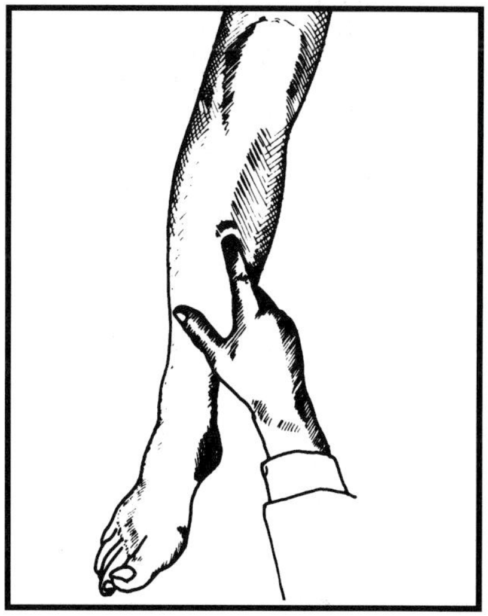

10. Palpation: Die scharfe Kante einer Fraktur kann tastbar sein. Man achte auch auf ein umschriebenes Ödem. Dies ist ein besonders wertvolles Zeichen bei Haarlinien- und Streßfrakturen. Allerdings kann ein sich entwickelndes Ödem Stunden erfordern, bevor es palpierbar wird.

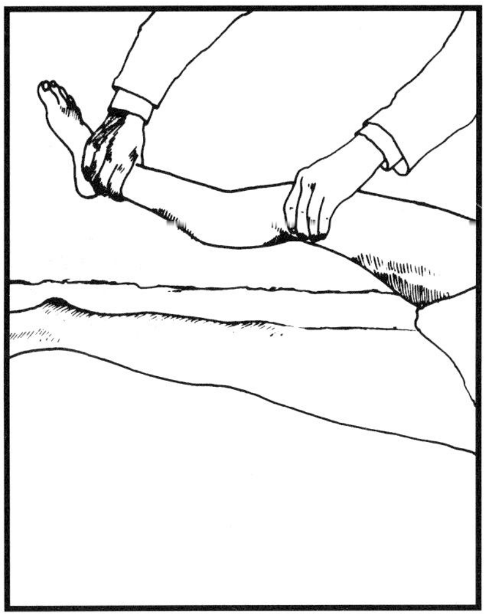

11. Weitere Zeichen: Ist die Fraktur beweglich, kann eine Bewegung des mobilen Fragments eine Knickbildung oder Krepitation durch das Gegeneinanderreiben der Fragmentenden hervorrufen. Außerdem kann der Patient durch solche Bewegungsmanöver schwere Schmerzen erleiden. Diese Zeichen werden bei der klinischen Routineuntersuchung wohl immer beobachtet werden, sollten aber nicht willentlich provoziert werden – es sei denn, der Patient ist bewußtlos und die Diagnose zweifelhaft.

12. Röntgenuntersuchung: Bei jedem Frakturverdacht ist die radiologische Untersuchung zwingend erforderlich. Röntgenbilder der betroffenen Region werden meist eine Fraktur beweisen und rationale Basis der Therapieplanung sein. Bestehen klinisch noch Zweifel, wird die Röntgenuntersuchung für Patient und Arzt Sicherheit schaffen und eventuelle spätere juristische Auseinandersetzungen verhindern.

Radiologen erhalten eine gründliche Ausbildung in den Techniken einer zureichenden Darstellung aller Skelettregionen, es ist aber wiederum wichtig zu betonen, daß ihnen auch klare Informationen hinsichtlich der verdächtigen Lokalisation an die Hand gegeben werden. Der Untersuchungsauftrag muß eindeutig und spezifisch sein, sonst können Mißverständnisse resultieren. Auf den einfachsten Nenner gebracht, muß der Untersuchungsauftrag *sowohl die betroffene Region, die dargestellt werden soll, als auch den Knochen mit Frakturverdacht* beinhalten. Es muß sicher kaum betont werden, daß eine gründliche klinische Untersuchung dem vollständigen Röntgenauftrag vorausgehen sollte, will man unnötige Wiederholungen und Röntgenaufnahmen vermeiden. Die folgende Aufstellung gibt einige der häufigsten Fehler bei der Auftragstellung an (abgesehen von diagnostischen Irrtümern selbst).

13.

Vermuteter Bruchort	Typische Frage	Irrtumsmöglichkeit	Korrekte Fragestellung
Os scaphoideum	Röntgen Handgelenk. Fraktur?	Frakturen des Kahnbeins sind schwer erkennbar: Mindestens 3 Spezialaufnahmen sind erforderlich. Ein Bruch kann in den Standardaufnahmen des Handgelenks verborgen bleiben.	Röntgen des Kahnbeins. Fraktur?
Kalkaneus	Röntgen OSG. Fraktur? Röntgen Fuß. Fraktur?	Zur ausreichenden Beurteilung des Fersenbeins ist eine halbaxiale Aufnahme mit oder ohne zusätzliche Schrägaufnahme erforderlich (nebst der Seitaufnahme des Kalkaneus). Bei der Röntgenanforderung OSG gehören diese nicht zum Standardprogramm.	Röntgen Kalkaneus. Fraktur?
Schenkelhals	Röntgen Femur. Fraktur?	Eine schlechte Zentrierung der Aufnahme kann den Bruch verborgen bleiben lassen.	Röntgen Hüfte – Schenkelhalsfraktur? Ausschluß einer Schenkelhalsfraktur.
Tibiaplateau oder Kreuzbandhöcker	Röntgen Tibia. Fraktur?	Eine schlechte Zentrierung kann den Bruch unsichtbar machen, oder die Bruchstelle kann in der Aufnahme ausgespart bleiben.	Röntgen oberes Drittel der Tibia zum Ausschluß einer Tibiaplateaufraktur.

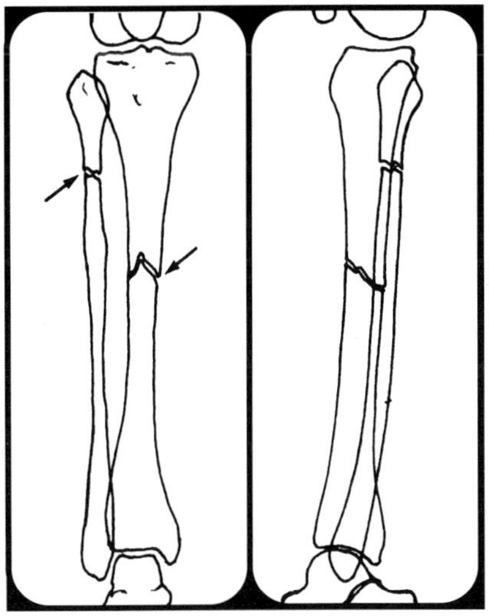

14. Standardprojektionen: Dies sind die *antero-posteriore (a.-p.) und die seitliche Aufnahme.* Im Idealfall sollten der Zentralstrahl genau auf das Gebiet des Frakturverdachts zentriert werden sowie die Aufnahme das proximale *und* das distale Nachbargelenk einschließen. Dies ist besonders bei Paarlingsknochen wichtig, wo z.B. eine Fraktur der Tibia in einer Höhe von einer Fibulafraktur in gänzlich anderer Höhe begleitet sein kann.

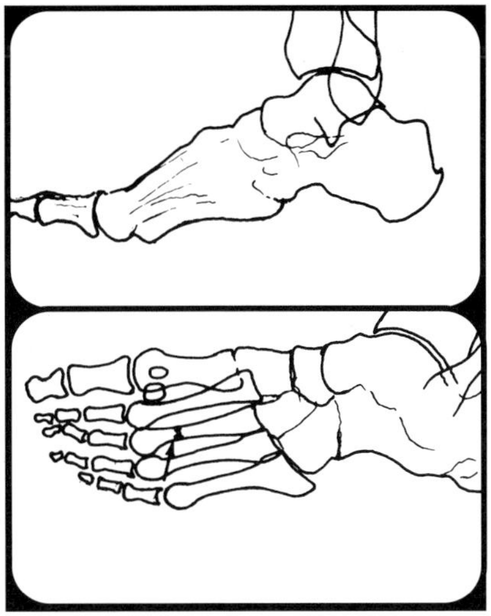

15. Schrägprojektionen: Bei der Untersuchung von Hand und Fuß kann eine Schrägaufnahme dann hilfreich sein, wenn die Seitaufnahme wegen der Übereinanderprojektion einer Vielzahl von Knochenstrukturen Anlaß zu Verwirrung gibt. Solche Schrägaufnahmen müssen aber explizit angefordert werden, wenn sie nicht automatischer Routinebestandteil der jeweiligen Röntgenabteilung sind.

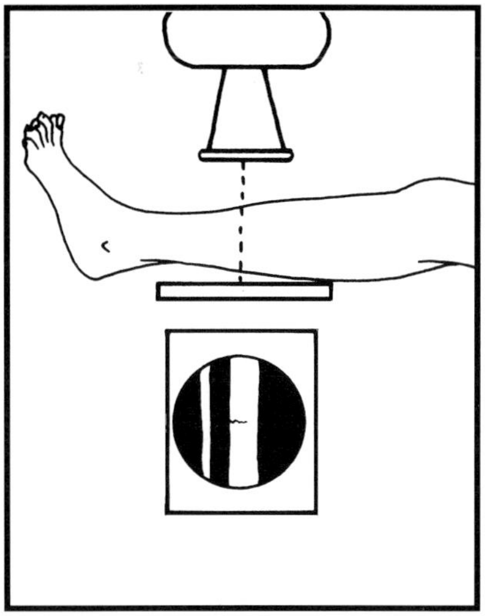

16. Zielaufnahmen: Ist zwar die Röntgenaufnahme normal, besteht aber eine ausgesprochen umschriebene Schmerzhaftigkeit, dann sollten eingeblendete Zielaufnahmen eine genügend gute Beurteilungsgrundlage für die Erkennung z.B. einer Haarlinienfraktur sein: Sind auch diese Aufnahmen negativ, sollte man die Untersuchung nach ca. 10–14 Tagen wiederholen, wenn die Symptome fortbestehen (vgl. „Haarlinienfraktur, S. 6,13–16).

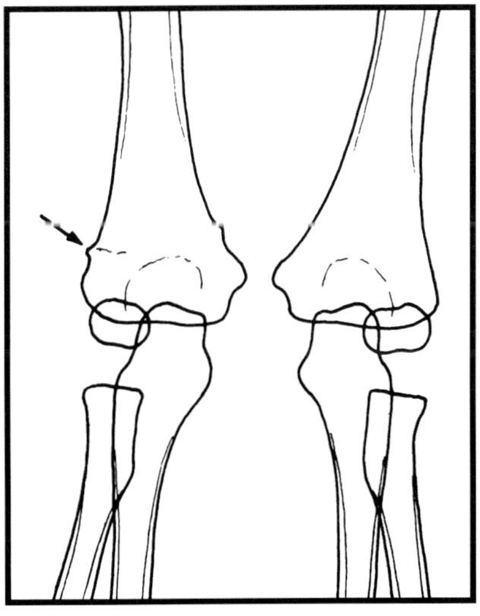

17. Seitenvergleichende Aufnahmen: Bestehen Schwierigkeiten bei der Interpretation der Aufnahmen (z.B. in der Ellenbogenregion eines Kindes, wo die Knochenkerne in stetem Wandel begriffen sind, oder wenn eine unerklärliche Verschattung oder eine angeborene Anomalie besteht), sollten zu Vergleichszwecken auch Aufnahmen der Gegenseite angefertigt werden.

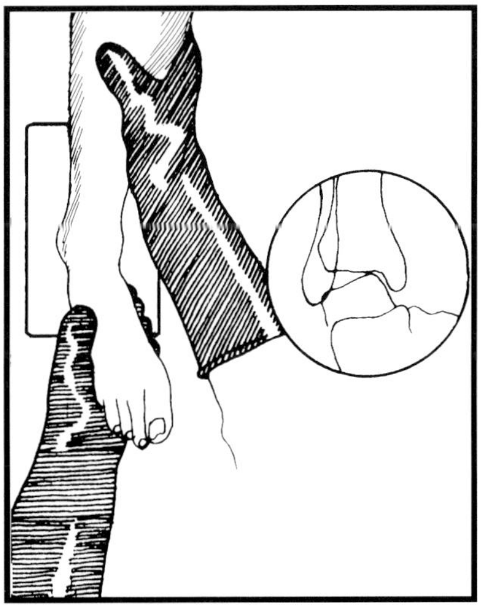

18. Gehaltene Aufnahmen (I): Diese können in gewissen Situationen von Wert sein. (1) Besteht ein kompletter Riß eines größeren Bandes, z.B. der Verdacht auf eine vollständige Außenbandruptur des Sprunggelenks, dann kann eine Aufnahme des Gelenks in forcierter Supination die Instabilität des Talus gegenüber der Sprunggelenkgabel demonstrieren. (Bei frischen Verletzungen kann hierfür auch eine Lokalanästhesie oder Allgemeinnarkose erforderlich sein.)

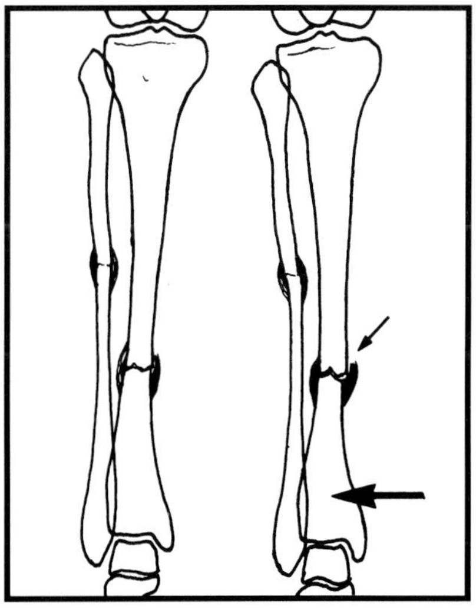

19. Gehaltene Aufnahmen (II): (2) Zur Aufdeckung einer fraglich festen Fragmentvereinigung oder einer Refraktur eines verheilenden Bruches.
Daneben gibt es noch viele weitere radiologische Techniken. Insbesondere sind oft Tomographie, Durchleuchtung, CT und MRT bei der Abklärung von Wirbelsäulenverletzungen von besonderem Wert. Spezialtechniken werden bei den jeweiligen Einzelregionen abgehandelt.

Diagnostische Tücken

Eine Anzahl von Frakturen werden mit großer Regelmäßigkeit übersehen, und zwar mit manchmal ernsthaften Konsequenzen. Auf die folgenden sollte man deshalb besonders achten:

1. Ein älterer Patient, der nach einem Sturz sein Gewicht nicht mehr tragen kann, muß sehr gründlich untersucht werden. Die weitaus häufigste Ursache ist eine – auf jeden Fall auszuschließende – Schenkelhalsfraktur. Bei intaktem Schenkelhals suche man nach einer **Schambeinastfraktur.** Man denke auch daran, daß in wenigen Fällen ein Patient mit einer eingekeilten Schenkelhalsfraktur noch sein Gewicht tragen kann, wenn auch nur unter Schmerzen.

2. Wenn ein Fahrzeuginsasse durch eine Armaturenbrettverletzung eine Patella- oder Fersenbeinfraktur erleidet, schließe man immer eine gleichzeitige traumatische Hüftluxation aus, die manchmal klinisch stumm ist.

3. Wenn nach einem Fall aus der Höhe ein Fersenbein gebrochen ist, untersuche man auch die Gegenseite sehr sorgsam. Beidseitige Frakturen sind extrem häufig, wobei man leicht die schmerzärmere Seite übersieht.

4. Klagt ein Patient über eine „Sprunggelenkzerrung", so untersuche man immer den Fuß wie auch das Sprunggelenk. Frakturen der Basis des 5. Mittelfußknochens rühren von Supinationsverletzungen her und werden oft übersehen. Der Fehler einer ungenügend gründlichen Untersuchung wird dann unter diesen Umständen noch dadurch verfestigt, daß nur Sprunggelenkaufnahmen angefordert werden (die den 5. Mittelfußknochen nicht zeigen).

5. Beim bewußtlosen Patienten werden häufig Wirbelsäulenverletzungen übersehen. Es lohnt sich bei diesen Patienten, Routineaufnahmen der HWS, des Thorax und des Beckens vorzunehmen.

6. Eingekeilte Humerushalsfrakturen werden oft nicht entdeckt, besonders wenn nur eine Aufnahme angefertigt wird. Umgekehrt wird bei Kindern oft die Wachstumsfuge als Fraktur angesehen.

7. Eine hintere Schulterluxation bleibt oft unentdeckt, obwohl gerade diese von vorrangigem Interesse ist, wenn nämlich der Humeruskopf direkt hinter der Gelenkpfanne zu liegen kommt und so die Fehllage nicht erkannt wird, weil nur eine einzige a.-p. Aufnahme erfolgte. Besteht der berechtigte Verdacht auf ein vorausgegangenes Trauma, besonders bei einer Schulterdeformität, dann ist die Aufnahme in einer 2. Ebene **wichtig,** auch wenn das a.-p. Bild unauffällig war.

8. Anscheinend isolierte Frakturen von Radius oder Ulna sollte man mit besonderer Vorsicht diagnostizieren. Monteggia- und Galeazzi-Luxationsfraktur werden immer noch häufig übersehen. Ebenso unklug wäre es, eine isolierte Fraktur der Tibia zu diagnostizieren, solange man nicht die Fibula in ganzer Länge untersucht hat: So wird z.B. eine sprunggelenknahe Tibiafraktur oft von einer Fibulahalsfraktur begleitet.

9. Im Handgelenkbereich werden oft kindliche Grünholzfrakturen des Radius übersehen, wenn man nicht genug Sorgfalt auf das Studium der Aufnahmen verwendet.

10. Bei Erwachsenen können Frakturen des Speichengriffels oder eine Bennett-Fraktur übersehen oder als vermeintliche Kahnbeinfrakturen behandelt werden. Komplette Risse des ulnaren Seitenbandes am Daumengrundgelenk werden oft übersehen und führen dann manchmal zu schweren bleibenden Funktionsstörungen.

Die Frakturenbehandlung

Vorangige Ziele der Frakturenbehandlung sind folgende:

1. Erzielung einer physiologischen knöchernen Fragmentheilung ohne Deformität.

2. Wiederherstellung der Funktion, so daß der Patient in der Lage ist, seine ursprüngliche Tätigkeit wiederaufzunehmen und jede sportliche oder gesellschaftliche Aktivität nach seinen Wünschen zu ergreifen.

Hinzufügen wäre „so schnell wie möglich" und „ohne Komplikationsrisiko", sei es früh oder spät". Diese Ziele sind aber nicht immer erreichbar und schließen sich in bestimmten Situationen gegenseitig aus. Z. B. kann die innere Fixation einer Fraktur zu einer schnellen Funktionswiederherstellung führen, aber um den Preis gelegentlicher Infektionen. Das große Spektrum, das es heute in der Frakturenbehandlung gibt, beruht weitgehend auf der Interpretation dieser Faktoren.

Prioritäten der Behandlung/multiple Verletzungen. Ist eine Fraktur die einzige Verletzung, so ist es in der Regel auch möglich, mit deren Behandlung ohne unbotmäßigen Aufschub zu beginnen (wobei manchmal die Narkoseunfähigkeit dieses Ideal zunichte macht). Wird dagegen eine Fraktur durch die Schädigung anderer Strukturen oder die Beeinträchtigung anderer Organsysteme kompliziert, dann wird die Behandlung der Fraktur in der Regel zweitrangig. Sofortiges Handeln muß eine lebensgefährdende Situation – sei sie nun gegeben oder zu erwarten – in den Griff bekommen. Deshalb muß man bei der Aufnahme eine schnelle Ganzkörperuntersuchung vornehmen, um eine jede Situation aufzudecken, der dann Priorität zukommt.

Folgende Situationen sind hierbei zu bedenken:

1. Atemwegsverlegung oder Atemstörung. a) Blut, Schleim oder Erbrochenes müssen sofort aus Mund und oberen Atemwegen abgesaugt oder ausgewischt werden; Gebisse/Gebißteile suchen und entfernen! Bei weniger gefährlicher Situation kann man eine Atemwegsverlegung durch Vorschieben des Unterkiefers, z.B. einen Guedel-Tubus und Seitenlagerung verhindern.

Eventuell muß man in diversen Situationen einen Endotrachealtubus legen: 1) Beim Bewußtlosen mit fehlendem Würge-/Brechreflex; 2) bei stattgehabter Einatmung von Schleim oder Erbrochenem (oder beim Verdacht), zur Reinigung der oberen Luftwege unter Sicht; 3) zur effizienteren Betreuung von Fällen mit Atemstörungen/Atemnot oder mit erkennbarer Hypoxie – z.B. beim Dreschflegelthorax. Bedarf ein Patient mit Verdacht auf eine Halswirbelsäulenverletzung einer Intubation, dann führe man dieses Manöver äußerst sorgfältig durch vermeide und eine exzessive Überstreckung der HWS; hier sollte man die nasotracheale Intubation wählen.

Nach der Intubation sollte man vernünftigerweise die arteriellen Blutgase abnehmen und bei anhaltend schlechten Werten geeignete Schritte ergreifen (z.B. die Diagnose revidieren).

b) Eine offene Thoraxverletzung ist sofort abzudecken, um das Risiko eines Spannungspneumothorax zu mindern. In dieser Notfallsituation genügt bereits ein einfacher Vaselinegazetupfer, den man mit fest mit Klebefolien sicher auf der Haut befestigt, und man hat die Situation bereits adäquat bemeistert.

c) Bestehen Zeichen eines Spannungspneumothorax (hypersonorer Klopfschall und vermindertes Atemgeräusch auf der verletzten Seite oder Trachealverschiebung zur Gegenseite) oder eines Pneumothorax bzw. eines Hämatothorax, sollte man diese Seite über eine interkostale Pleurasaugdrainage mit Wasserschloß entlasten.
Bei fraglicher Diagnose punktiere man in Höhe der mittleren Axillarlinie im 5. Interkostalraum.

d) Bestehen Zeichen einer paradoxen Atmung wegen instabiler Rippenfrakturen, sollten die Blutgaswerte bestimmt werden; eine nur leichte Störung der Atemfunktion kann durch Gabe von Sauerstoff und vorsichtige Analgetikaapplikation beherrscht werden. Sind die Blutgaswerte hingegen schwer verändert – vor allem bei gleichzeitigem Schädel-Hirn-Trauma –, ist in aller Regel die kontrollierte Beatmung die beste Behandlung.

Blutung und Schock. a) Eine äußere Blutung kann schwerwiegend sein und muß dann sofort gestillt werden. Zwar genügen meist lokale Abdeckung oder straffe Bandagierung, doch kann in den seltenen Fällen, wo dies mißlingt, ein Tourniquet erforderlich werden. Dieses muß sorgsam angebracht werden; zu geringer Abschnürungsdruck verstärkt über den behinderten venösen Rückstrom nur die Blutung; ein zu großer Abschnürungsdruck gefährdet darunter liegende Nerven. In jedem Falle ziehe man allen anderen Typen eine pneumatische Staubinde vor.

b) Innere Blutung: Durch den frakturbedingten Blutaustritt in die Weichteile kann eine erhebliche innere Blutung entstehen, besonders bei Becken- und Femurfrakturen sowie bei Vielfachfrakturen. Ein ernster Blutverlust kann auch bei Thoraxverletzungen eintreten, wo eine rasche Blutung in die freie Brusthöhle mit entsprechendem Hämatothorax einhergehen kann. Auch im Bauchraum können schwerwiegende Blutverluste durch einen Leber-/Milzriß bzw. durch Abriß von Mesenterialgefäßen entstehen. Liegt eine schwere intraabdominale Blutung vor, so ist die sofortige operative Intervention zwingend!

c) Hämorrhagischer Schock: Bei jeder schweren Verletzung sollen Puls und Blutdruck mindestens alle 15 min kontrolliert werden, Blut zur Blutgruppenbestimmung und zur Kreuzprobe entnommen und ein sicherer venöser Zugang gelegt werden. Immer sollte man den wahrscheinlichen Blutverlust sowie Menge und Geschwindigkeit weiterer Blutverluste abschätzen. Zwar ist keine hohe Genauigkeit zu erwarten, doch bleibt es wichtig, sich eine klare Vorstellung von der erforderlichen Substitutionsmenge zu machen und die Situation zu beherrschen. Ein hämorrhagischer Schock muß auf jeden Fall verhindert werden, er sollte von vornherein ins Auge gefaßt und abgewendet werden. Ist es aber dazu gekommen, muß man ihn richtig und angemessen behandeln. Bedenken Sie, daß dieser im Initialstadium gut kompensiert erscheinen kann und doch bereits wesentliche Blutmengen verloren gegangen sein können, bevor Pulsfrequenz und Blutdruck stärkere Abweichungen zeigen. Besonders bei jungen Menschen können diese Schockzeichen noch fehlen. Beträgt der geschätzte Blutverlust (bei einem Erwachsenen) unter einem Liter, so sollte kein Ersatz vonnöten sein und Plasma oder Plasmaexpander vorgehalten werden; beträgt der geschätzte Verlust jedoch 2 Liter, so sollte man in Form von Plasma oder Plasmaexpander 1–1,5 l ersetzen und 1 l Kreuzblut in Reserve halten. Überschreiten die Verluste 2 Liter, so braucht man Vollblut, doch muß man dann häufig entscheiden, ob der Patient auf die vollständigen Kreuzproben warten kann. In vielen Fällen kann man bei langsamer und kontrollierter Blutung bei gutem Ansprechen des Patienten auf initiale Plasma- oder Plasmaexpanderinfusionen den Gesamtzustand durch Gabe von bis zu 2 l Plasma in dieser Wartezeit stabilisieren. In anderen Fällen, in denen der Patient beispielsweise ausblutet, kann es lebenswichtig werden, die Vitalfunktionen durch Massentransfusionen ungekreuzten Bluts der Gruppe Null-Rhesusfaktor negativ zu erhalten. Wo große Blutmengen erforderlich sind, sollte man alle Konserven erwärmen. Auf je 3 l Blutersatz sollte 1 Liter frischgefrorenes Plasma folgen; auf je 5 l Vollblut ein Beutel Thrombozytenkonzentrat.

Folgendes Schema wurde zur groben Abschätzung des Blutverlusts vorgeschlagen:

Geschlossene Schenkelhalsfraktur	1/2–1 Liter
Instabile Beckenringfrakturen	2–3 Liter
Intraabdominale Blutung	2–3 Liter
Hämatothorax	1–2 Liter

Zu addieren ist das Volumen der äußeren Blutung. Der Gesamtverlust aus 2 oder mehr Verletzungen ist jedoch geringer anzusetzen als die Summe der Blutungen durch Einzelverletzungen. Wirksamkeit und Balance des Volumenersatzes kann man abschätzen anhand a) der Höhe und Stabilität von Puls und Blutdruck, b) der stündlichen Urinproduktion (via Dauerkatheter) (Normwert für einen Mann von 70 kg KG = >3 ml/5 min) und c) Verlaufskontrollen des Hämatokritwerts, den man auf ca. 30 % halten sollte.

Schädel-Hirn-Trauma: (I) Liegt ein Schädel-Hirn-Trauma (SHT) vor, so sollte man folgende Maßnahmen ergreifen:

a) Der bewußtlose Patient sollte zur Minderung des zerebralen Hypoxierisikos intubiert werden.

b) Man erhebe einen vollständigen neurologischen Status und liste die Ergebnisse anhand geeigneter Protokolle auf (z.B. Glasgow Coma Scale, s. S. 34); diese Untersuchung wiederhole man regelmäßig. Besonders bedeutsam sind (1) ein posttraumatisches Intervall wiedererlangten Bewußtseins, (2) eine progredient verschlechterte Bewußtseinlage, (3) neurologische Herdzeichen und (4) Blutdruckanstieg bei sinkender Herzfrequenz.

c) Bestehen Zeichen eines gesteigerten intrakraniellen Drucks, sollte man eine kraniale Computertomographie ausführen lassen. Entdeckt man dabei ein Epiduralhämatom, sollte man dieses sofort entlasten. Bieten sich Zeichen eines generalisierten Hirnödems, dann ist eine Operation kontraindiziert und zunächst die Infusion einer hyperosmolaren Lösung, z.B. von Mannitol, zu starten. Wo man (in Spezialeinheiten) eine korrekte intrakranielle Druckmessung durchführen kann, setzt man eine epidurale oder intraventrikuläre Druckmeßsonde ein.

Soweit es die Behandlung von Begleitfrakturen betrifft, sollten Sie folgende Punkte bedenken. Bei einem jedem dringlich abzuklärenden oder operativ zu versorgendem SHT (z.B. Epiduralhämatom mit sich verschlechternder Bewußtseinslage) erlangt dieses Priorität gegenüber der Lokalbehandlung der meisten Frakturen. Oft kann man vorteilhaft ein kombiniertes Vorgehen planen, doch sollte man in allen Fällen abschätzen, wann die definitive Frakturenbehandlung wahrscheinlich möglich ist. In Abhängigkeit von diesem Intervall hat die man Wahl aus einer Vielzahl von Erstversorgungen, zu denen die sterile Wundabdeckung oder die Tamponade offener Wunden, die Schienung der verletzten Gliedmaße(n) mit Sandsäcken oder aufblasbaren Schienungshilfen in einer Position, die die periphere Durchblutung aufrecht erhält, oder leichte vorübergehende Kunststoffgipsverbände zählen.

Glasgow Coma Scale

Als komatös wird ein Patient definiert, wenn er die Augen nicht öffnet, Kommandos nicht befolgt und keine verständlichen Wörter spricht. Die Komaschwere kann man bestimmen, indem man der Augenantwort, der motorischen und der verbalen Antwort Punktwerte zuordnet und diese addiert. Durch wiederholte Untersuchung in regelmäßigen Abständen kann man den Verlauf überwachen und jegliche Verschlechterung (mit Verdacht auf intrakranielle Komplikationen) früh erkennen.

Variable	Punktwert
Öffnen der Augen (A)	
Spontan	4
Auf Ansprechen	3
Auf Schmerz	2
Kein Öffnen	1
Beste motorische Antwort (M)	
Gehorcht	6
Lokalisiert	5
Zieht zurück	4
Abnorme Beugung	3
Extensorenantwort	2
Keine	1
Verbale Antwort (V)	
Orientiert	5
Verwirrtes Gespräch	4
Unangemessene Wortbezeichnungen	3
Zusammenhanglose Laute	2
Keine	1

Der Koma-Score ist die Summe A+M+V mit dem Wert 3 als schlechtestem und 15 als bestem Ergebnis. Werte bis 7 sprechen für ein tiefes, von 8–12 für ein mäßiges und von 13–14 für ein leichtes Koma. Schwere Verletzungen sind selten, die meisten später wegen Hämatomen operationspflichtigen Patienten werden bei Krankenhausaufnahme der Rubrik „mäßig“ oder „leicht“ zugeordnet.

(II) Bei einem SHT mit anfangs infauster Prognose sollte man alle schon vorhandenen Schienungen belassen, aber keine weiteren planen.

(III) Wo man keine aktive neurochirurgische Behandlung erwägt und die Prognose als sehr schlecht, aber nicht hoffnungslos erachtet wird, wird es meist möglich sein, einfachere Maßnahmen zu ergreifen, damit die verletzte Gliedmaße einen gewissen Halt erfährt und dabei gleichzeitig in naher Zukunft eine definitivere Behandlung möglich ist, wenn eine unerwartete Besserung eintritt.

4. Herzbeuteltamponade: Intrathorakale Aortenruptur. Die sofortige Entlastung eines Hämatoperikards kann eine lebensrettende Maßnahme sein. Nicht immer muß eine Aortenruptur sofort tödlich enden; sie läßt sich durch die charakteristische Mediastinalverbreiterung in Thoraxaufnahmen erkennen. Ohne jede Verzögerung sollte man hier die Vorbereitung für die Exploration treffen; da man hierbei eine Herz-Lungen-Maschine benötigt, ist dann des öfteren die Verlegung in eine Spezialklinik erforderlich. Auch kann die Thorakotomie indiziert sein, wenn eine Tracheal-, Bronchus- oder Speiseröhrenverletzung bzw. eine penetrierende Mediastinalverletzung vorliegt.

5. Viszerale Komplikationen. Die Verletzung solider Parenchymorgane des Abdomens (besonders von Leber, Milz und Nieren) kann zu schweren intraabdominalen Blutungen führen; eine Blutung kann nach Mesenterial(ein)rissen und Rupturen von Magen und Darm auftreten, wo dann noch die

Probleme der Perforation hinzukommen. Bei Verdacht auf intraabdominale Verletzungen kläre man ab mittels: (a) Peritoneallavage, wo der Nachweis von Blut, Galle oder Darminhalt diagnostisch ist; (b) CT des Abdomens, welche meist wesentlich aussagestärker ist als Röntgenübersichtsaufnahmen des Abdomens; (c) bei Harntraktverletzungen Nachweis der Hämaturie, ferner mittels i.v. Urographie und Zystographie bei bestimmtem Beckenfrakturen auch mittels der Urethrographie (vgl. „Komplikationen von Beckenfrakturen", S. 249). Die Abklärung von Bauchverletzungen hat Vorrang vor der Frakturenbehandlung (vgl. auch „Komplikationen von Frakturen", S. 88).

Evaluation von Patienten mit multiplen Verletzungen Trauma-Scores; Hospital Trauma Index; Verletzungsschwere-Scores:

Zum Zwecke der Schweregradeinteilung von Verletzungen wurden mehrere Systeme entwickelt, die man als Entscheidungshilfe für sofortige und kompetente Behandlung einsetzen kann; ferner geben sie Anhaltspunkte für Indikation und Prognose und lassen sich über einen längeren Zeitraum hinweg auch zur statistischen Aufarbeitung der Leistungsfähigkeit eines Trauma-Teams, einer Einheit oder einer Klinik verwenden bzw. kann man mit diesen das Augenmerk auf bestimmte Verletzungsmuster lenken, bei denen man die Anstrengungen zum Nutzen des Patienten konzentrieren könnte.

Die beiden heute international meistverwendeten sind die Abbreviated Injury Scale (AIS) und der Hospital Trauma Index (HTI); beide Einteilungen sind weithin vergleichbar und unterteilen für die normale Aufarbeitung die Verletzungen in 5 Schweregrade:

0 = Keine Verletzung
1 = Geringe Verletzung
2 = Mäßig schwere Verletzung
4 = Schwere, lebensbedrohliche Verletzung, aber mit wahrscheinlichem Überleben
5 = Kritische Verletzung; Überleben ungewiß.

Ist die Verletzung isoliert (also keine Mehrfachverletzung), so bestehen keine Probleme, und man teilt die Schwere nach den Erfordernissen ein.

Bestehen zahlreiche Verletzungen, dann ergeben der Summenwert von AIS oder HTI keine exakte Beurteilung des Schweregrads, da sie hinsichtlich der Prognose überproportional pessimistisch sind. Allerdings stellte man fest, daß man nach Bearbeitung der Indexzahlen zu einer Formel kommt, die man einigermaßen genau bei den Mehrfachverletzungen für die Prognoseabschätzung verwenden kann.

In der Praxis skaliert man die 3 schwersten Verletzungen und quadriert die Werte, die man anschließend addiert. Liegen mehrere Verletzung in der gleichen Region, wählt man daraus nur die schwerste. Die Grenzwertsumme ist dann 50. Man beachte hierbei folgendes:
– Score < 10: Bei Patienten < 50 Jahre selten tödlicher Verlauf.
– Score 10–20: Je nach Alter Letalität 4–30 %.
– Score >50: Nur selten Überleben, und auch nur unter besonderen Umständen und bei sofortiger Behandlung in einer Spezialeinheit. In dieser Gruppe ereignen sich fast alle Todesfälle innerhalb der 1. Woche und die Hälfte in der 1. Stunde.

In allen Gruppen steigt die Letalität mit dem Alter; liegt der Score z.B. bei 10–19, so ist die Letalität in der Gruppe >70 Jahre über 8mal höher als in der unter 50 Lebensjahren; allerdings erscheint der Alterseffekt etwas paradox, insbesondere, wenn die Verletzungsschwere-Scores verhältnismäßig niedrig sind.

– Score 10–15: Das Behandlungsergebnis bei Fällen dieser Bandbreite gibt die klarste Auskunft zur Evaluation des Standards der medizinischen Versorgung durch ein Team oder durch eine Klinik. Die Fälle dieser Gruppe sind bereits so schwer verletzt, daß sie durch eine unzureichende Behandlung Schaden nehmen, aber wiederum nicht so schwer verletzt, daß sie auch bei nicht erstklassiger Behandlung nicht überleben könnten.

Zusammenfassung des Hospital Trauma Index: Mit dieser Wertungsmethode sind 6 Regionen zu erfassen: Atemwege, kardiovaskuläres und Nervensystem, Abdomen, Extremitäten sowie Haut und Subkutis. Ferner kann man als 6. Bereich für die spätere Auswertung die Komplikationen erfassen.

Atemwege

1 (leicht)	Atembeschwerden – Minimalbefunde
2 (mäßig)	Einfache Rippen- oder Sternumfraktur, Thoraxwandkontusion mit pleuritischen Schmerzen
3 (mittelschwer)	Frakturen mehrerer Rippen oder der 1. Rippe, Hämatothorax, Pneumothorax
4 (schwer)	Offene Thoraxwunde, Dreschflegelthorax, Spannungspneumothorax bei normalem RR, einfache Zwerchfellruptur
5 (kritisch)	Akute respiratorische Insuffizienz mit Zyanose, Aspiration, Spannungspneumothorax mit Blutdruckabfall, komplizierte Zwerchfellruptur

Kardiovaskuläres System

1 (leicht)	< 500 ml Blutverlust (< 10 % des Blutvolumens) ohne Durchblutungsveränderungen
2 (mäßig)	500–1000 ml Blutverlust (10–20 % des Blutvolumens), verminderte Hautdurchblutung bei normaler Urinproduktion, Herzkontusion bei normalem Blutdruck
3 (mittelschwer)	1000–1500 ml Blutverlust (20–30 % des Blutvolumens), verminderte Hautdurchblutung, leicht verminderte Urinproduktion, Tamponade, RR = 80 mm Hg
4 (schwer)	1500–2000 ml Blutverlust (30–40 % des Blutvolumens), verminderte Hautdurchblutung, Urinproduktion < 10 ml/h, Tamponade, Bewußtsein erhalten, RR< 80 mm Hg
5 (kritisch)	> 2000 ml Blutverlust (40–50 % des Blutvolumens), Unruhe, Koma, Herzkontusion oder Arrhythmie, RR nicht meßbar

Nervensystem

1 (leicht)	Schädel-Hirn-Trauma (SHT) mit oder ohne Kopfschwartenzerreißung, aber Bewußtsein erhalten und keine Schädelfraktur
2 (mäßig)	SHT mit Bewußtlosigkeit von < 15 min, Schädelfraktur, Halswirbelsäulenschmerzen bei minimalem Befund, eine Gesichtsschädelfraktur
3 (mittelschwer)	SHT mit Bewußtlosigkeit von > 15 min, Impressionsfraktur der Kalotte, HWS-Fraktur oder -Luxation mit neurologischen Befund, multiple Gesichtsschädelfrakturen
4 (schwer)	SHT mit Bewußtlosigkeit von >1 h oder mit positivem neurologischem Befund, mit HWS-Fraktur oder -Luxation mit Paraplegie
5 (kritisch)	SHT mit Bewußtlosigkeit und fehlender Reizantwort bis zu 24 h, mit HWS-Fraktur oder -Luxation mit Tetraparese

Abdomen

1 (leicht)	Leichter Bauchwand-, Flanken- oder Rückenschmerz mit Druckschmerzhaftigkeit, aber ohne peritonitische Zeichen
2 (mäßig)	Akute Flanken-, Rücken- oder Abdominalbeschwerden und Druckschmerzhaftigkeit, Fraktur der 7.-12. Rippe
3 (mittelschwer)	Isolierte Verletzung von Leber (gering), Dünndarm, Milz, Niere, Pankreaskorpus, Mesenterium, Ureter, Urethra, Frakturen der 7.-12. Rippe
4 (schwer)	2 größere Verletzungen: Ruptur von Leber, Harnblase, Pankreaskopf, Duodenum, Kolon, schwere Mesenterialverletzung
5 (kritisch)	2 schwere Verletzungen von Leber, größeren Gefäßen incl. Thorax- und Bauchaorta, unterer Hohlvene, von Beckengefäßen und Lebervenen

Extremitäten

1 (leicht)	Leichte Zerrung oder Fraktur (ausgenommen lange Röhrenknochen)
2 (mäßig)	Geschlossene Fraktur von Humerus, Schlüsselbein, Radius, Elle, Tibia und Fibula und Verletzung eines Einzelnerven
3 (mittelschwer)	Multiple mäßige Frakturen, eine offene der Kategorie 2, geschlossene Femurfraktur, stabile Beckenfraktur, wichtige Luxation, Verletzung eines größeren Nerven
4 (schwer)	2 Frakturen langer Röhrenknochen der Kategorie 3, offene Femurfraktur, Gliedmaßenquetschung oder -amputation, instabile Beckenfraktur
5 (kritisch)	2 schwere oder multiple mittelschwere Frakturen

Haut und Subkutis

1 (leicht)	< 5 % der Hautoberfläche Verbrennungen, Ablederung, Kontusion oder Zerreißung
2 (mäßig)	5–15 % Verbrennungen, ausgiebige Kontusionen, Ausrisse von 8–15 cm, Lazerationen bis zu 30 cm Länge
3 (mittelschwer)	15–30 % Verbrennungen, Abrisse von 30 cm
4 (schwer)	30–45 % Verbrennungen, Abtrennung von Bein oder Arm
5 (kritisch)	45–60 % Verbrennung

Komplikationen

1 (leicht)	Leichte Wundinfektion, Atelektase, Zystitis, oberflächliche Thrombophlebitis, Fieber <38,5 °C
2 (mäßig)	Stärkere Wundinfektion, Atelektase, Pyelonephritis, septische oder tiefe Thrombose/Thrombophlebitis, Fieber >38,5 °C
3 (mittelschwer)	Intraperitonealer Abszeß, Pneumonie, Anurie oder Oligurie mit Serumharnstoffanstieg, Ikterus, < 6 Konserven wegen gastrointestinaler Blutung, Atemnotsyndrom von < 24 h
4 (schwer)	Septikämie, Empyem, Peritonitis, Lungenembolie bei normalem RR, Nierenversagen mit Dialyse von < 1 Woche, mehr als 6 Konserven wegen GI-Blutung, < 3 Tage Atemnotsyndrom

5 (kritisch)	Septikämie mit Blutdruckabfall, Lungenembolie mit RR-Abfall, Niereninsuffizienz über 7–40 Tage, GI-Blutung mit > 12 Blutkonserven, Atemstillstand, Atemnotsyndrom von >3 Tagen unter mechanischer Beatmung

Beispiel: Klinikaufnahme eines 30jährigen Mannes nach Gasexplosionsverletzung. Er wurde mit ca. 30minütiger Bewußtlosigkeit eingeliefert, doch ergaben die Schädelaufnahmen keine Fraktur, und es bestanden keine Zeichen einer intrakraniellen Verletzung. Er hatte Hautverbrennungen von 35 % der KOF an Gesicht, Thorax und Bauch. Thoraxröntgenaufnahmen sicherten zahlreiche Rippenfrakturen mit einseitigem Pneumothorax, doch bestand keine akute Atemnot. Ferner erlitt er eine geschlossene Tibiafraktur links.

Score der Verletzungsschwere:

Nervensystem	3	Quadriert = 9
Haut	4	Quadriert = 16
Atemwege	3	Quadriert = 9
Extremitäten	2	Quadriert = 4.

Addiert werden nur die 3 schwersten Verletzungen, so daß ein Verletzungsschwere-Index von 34 resultiert. Das Lebensalter ist hier kein Negativum, dennoch bedarf der Patient einer sofortigen Behandlung, womit seine Überlebenschancen denn auch gut wären. Bei der Behandlung genösse die Thoraxverletzung Vorrang (z.B. Freihalten der Atemwege, O_2-Gabe, Einlegen einer Pleuradrainage und Blutgasbestimmung sowie Prophylaxe oder Therapie des hypovolämischen Schocks (z.B. durch Blutentnahme für AB0-Bestimmung, Kreuzprobe, Hb und Hkt, guter venöser Zugang sowie Überwachung von Puls, Blutdruck und Urinproduktion (nach Dauerkatheter)). Die Tibia sollte man bereits frühzeitig schienen, um die Schmerzen und die örtliche Blutung zu verringern. Der Verlauf der Schädel- und der Thoraxverletzung erfordert eine sorgfältige Überwachung, außerdem ist das Regime des Flüssigkeitsersatzes und der Infusionen sorgfältig auszuführen. Das große verbrannte Hautareal erfordert allein schon eine ausgiebige und adäquate Flüssigkeitssubstitution.

Hat erst einmal die Intensivbehandlung begonnen und ist die Akutsituation unter Kontrolle gebracht, dann kann man über die Behandlung der Verbrennung und der Gliedmaßenverletzung nachdenken, was dann jeweils von den genauen Gegebenheiten des Einzelfalls abhängt.

Behandlung der Fraktur selbst: Die Erstmaßnahmen sind klar:

a) Eine jegliche Beweglichkeit an der Bruchstelle sollte durch vorübergehende Schienung so lange ruhiggestellt werden, bis Röntgen- und andere Untersuchungen abgeschlossen sind. Dies mindert Schmerz und Blutverlust und minimiert das Risiko, daß aus einer geschlossenen eine offene Fraktur wird. An der unteren Gliedmaße kann die Schienung mit Kissen oder Sandsäcken schon ausreichen; an oberer und unterer Extremität sind aufblasbare Schienen von unschätzbarem Wert.

b) Ist die Fehlstellung so stark, daß die Haut über einer Fraktur oder Luxation ernsthaft gefährdet ist, dann ist es meist ratsam, dies zu korrigieren; in vielen Fällen reicht hierfür schon eine sanfte Reposition des distalen Gliedmaßenanteils, kann aber auch eine Kurzzeitnarkose erforderlich machen.

c) Ist die Fraktur offen, so mache man einen Wundabstrich und decke die Wunde steril ab. Die Antibiose beginne man unverzüglich; die jeweilige Wahl hängt dabei vom jeweils individuell zu erwartenden Keimspektrum ab.

d) Die Fraktur sollte durch die klinische und radiologische Untersuchung vollständig abgeklärt werden: Ort, Frakturtyp und Fragmentfehlstellung sollte man notieren, die Beteiligung der Haut sowie die Schädigung von Nachbarstrukturen wie auch wichtiger Nerven oder Blutgefäße sollen abgeklärt werden.

Anhand dieser Informationen sind folgende Grundsatzentscheidungen zu fällen:
1. Erfordert die Fraktur eine Reposition?
2. Falls ja, wie soll sie ausgeführt werden?
3. Welche Fixation ist bis zur knöchernen Durchbauung erforderlich?
4. Welchen Einfluß hat die offene Fraktur auf die Behandlung?
5. Ist eine Klinikaufnahme erforderlich?

Im folgenden seien einige Überlegungen zu diesen Entscheidungen wiedergegeben:

1. Erfordert die Fraktur eine Reposition? Selbstverständlich bedarf eine Fraktur ohne Fehlstellung keiner Reposition: Leider sieht man immer noch, daß ein Bruch in anatomischer Stellung manipuliert wird, auch wenn er dadurch eher noch in Fehlstellung gebracht wird.

Ist eine Fraktur nur gering fehlgestellt, kann die Reposition dennoch äußerst wünschenswert sein, so z.B. am Sprunggelenk, wo selbst eine nur minimale bleibende Deformität zur Arthrose führen kann. In anderen Situationen kann man eine gewisse Fehlstellung tolerieren, abhängig jedoch von folgendem: a) Ort, b) wo eine gute Remodellierung zu erwarten ist (besonders bei Kindern), c) beim älteren Patienten, wo die Risiken der Anästhesie etc. eine problematische Verbesserung aufwiegen.

Ist die Fraktur stärker abgewinkelt oder rotiert, dann erfordert sie in aller Regel aus kosmetischen und funktionellen Gründen die Reposition (siehe hierzu bei den einzelnen Verletzungen).

2. Wie ist eine erforderliche Reposition zu planen? a) Die häufigste Methode besteht in der Anwendung von Zug unter Vollnarkose, gefolgt von der Manipulation der Fraktur selbst. Die Allgemeinnarkose bietet hinsichtlich der Muskelrelaxation, der Dauer und der Durchführbarkeit die größten Vorteile, doch sind für kleinere Prozeduren Lokalanästhesie und Diazepam i.v. weit verbreitet und auch recht nützlich und haben den Vorteil einer verkürzten Wartezeit.

b) Kontinuierlichen Zug wendet man an, um die Reposition von Femurfrakturen und von Luxationsfrakturen der HWS zu erreichen, dagegen bei einer Reihe anderer Frakturen nur selten.

c) Die offene Reposition einer Fraktur führt man aus als (I) naheliegenden Teil der Versorgung einer offenen Fraktur – z.B. legt die Wundreinigung den Bruch frei, der dann unter Sicht reponiert werden kann; (II) wenn konservative Methoden beim Versuch einer zufriedenstellenden Reposition versagt haben, und (III) wenn anzunehmen ist, daß die Osteosynthese die beste Fixationsmethode einer Fraktur ist, und wenn schließlich die Freilegung einer Fraktur notwendiger Vorgehensschritt ist.

3. Welche Unterstützung ist bis zur knöchernen Bruchheilung nötig?

a) Nicht-starre Stützungsmethoden: Armschlingen, Bandagen und Klebeverbände kann man verwenden; sie dienen dann einem der folgenden Zwecke:

(I) Ein straffer Verband, z.B. in Form einer Kreppbandage und zirkulären Bandagen können bei der Begrenzung von Schwellung oder Ödem helfen und die Hämatomausbreitung eindämmen.

(II) Schlingen werden oft verwendet, um eine Gliedmaße anzuheben, besonders um an der oberen Extremität schwerkraftbedingte Schwellungen an Hand und Fingern zu begrenzen.

(III) Schmerzen lassen sich durch die Bewegungseinschränkung lindern.

(IV) Durch die eingeschränkte Gliedmaßenbeweglichkeit kann man Kräfte, die auf die Knochenenden einwirken, so weit einschränken, daß deren Bewegung gegeneinander unwahrscheinlich ist oder die Heilung kaum mehr beeinträchtigen wird, was insbesondere für eingekeilte Frakturen gilt.

b) Dauerzug: Den Zug kann man mehrere Wochen lang ausüben und dabei die Fraktur in Repositionsstellung halten. Oft werden Schenkelhalsfrakturen so behandelt. Der Zug kann über die Haut erfolgen, z.B. durch Klebepflasterstreifen, oder über den Knochen (z.B. mit Steinmann-Nagel).

c) Gipsfixierung: Ein Gipsverband, meist in Form gipsgetränkter Bandagen, ist die häufigst angewandte Form der Bruchstabilisierung. Der Gipsverband wird sorgfältig den Konturen der Gliedmaße anmodelliert; die schnelle Verfestigung des Gipsverbands erlaubt, daß die Extremität ohne unerwünschte Belastung in korrekter Stellung zu halten ist, bis der Gips aushärtet. Soll der Gipsverband seinen Zweck erfüllen, muß er sorgfältig angelegt und anschließend kontrolliert werden. Nachteil eines Gipsverbands ist, daß er durch Nässe schnell weich wird. Inzwischen gibt es eine Reihe von Gipsersatzstoffen, bei denen dieses Problem nicht mehr besteht, aber noch keinen, der die einmaligen Eigenschaften des Gipses mit dessen günstigen Kosten vereint.

Innere Fixation (Osteosynthese): Diese ist in folgenden Situationen indiziert: (I) Wenn eine Fraktur nicht geschlossen reponierbar ist (z.B. ein Schienbeinbruch mit Weichteileinklemmung zwischen den Fragmentenden oder multifragmentäre Unterarmbrüche);

(II) wenn eine geschlossene Reposition zwar erreicht, aber konservativ nicht zufriedenstellend aufrecht erhalten werden kann (z.B. Schenkelhalsfrakturen);

(III) wenn eine bessere Repositions- und Fixationsqualität erforderlich ist, als mit konservativen Mitteln erzielbar (z.B. manche intraartikuläre Frakturen);

(IV) bei multiplen Verletzungen der unteren Gliedmaße, wo das Risiko von ARDS, Fettembolie und anderer schwerer posttraumatischer Komplikationen durch eine frühe operative Stabilisierung von Frakturen der unteren Extremität (speziell Femurfrakturen) erheblich gesenkt wird. (Die Atemfunktion bessert sich, wenn der Patient sitzen kann, weil der intraabdominale Druck (gegen das Zwerchfell) und damit das Atelektaserisiko absinken; außerdem braucht man weniger Analgetika gegen die Frakturschmerzen, womit das Risiko der Atemdepression niedriger wird.) Derzeit geht der Trend dahin, daß bei Patienten mit multiplen Verletzungen alle mittelschweren Frakturen der unteren Gliedmaße (intern oder extern) stabilisiert werden, sobald der Allgemeinzustand des Patienten dies erlaubt, und zwar vorzugsweise als Teil der Erstbehandlung noch am Tage des Traumas.

Daneben gibt es noch Kontroversen um Bereiche, wo die Risiken der inneren Fixation unter bestimmten Umständen nach Erfahrung und Meinung des diensttuenden Unfallchirurgen durch die Vorteile der Osteosynthese aufgewogen werden; dazu zählen unter anderem folgende:

(I) Die Chance, eine hohe Repositionsqualität zu erreichen und auch beizubehalten;

(II) die Frühmobilisation von Gelenken mit dem geringeren Risiko der Einsteifung, einer diffusen Osteoporose etc.;

(III) Frühere Entlassung aus dem Krankenhaus und früherer Wiedereintritt in das aktive Leben (Arbeitsaufnahme, Sport etc.).

Einige Nachteile der inneren Fixation sind folgende:

(I) Die mögliche Infektauslösung, wobei ernsthafte Folgen resultieren können (chronische Infektion des Knochens mit Infektpseudarthrose, die mitunter sogar die Amputation erfordern kann).

(II) Die Osteosynthesetechniken erfordern seitens des Chirurgen ein gewisses mechanisches Geschick und Erfahrung, will er ein gelegentliches Versagen vermeiden.

(III) Für die osteosynthetische Versorgung einer gewissen Bandbreite von Frakturen ist ein reichhaltiges Instrumentarium erforderlich.

(IV) Da die Gesamtdauer der Anästhesie viel länger als bei konservativen Verfahren ist, wird der Allgemeinzustand des Patienten bedeutsamer: Ein erfahrener Anästhesist wird häufiger heranzuziehen sein.

Die verschiedenen Methoden, eine innere Fixation zu erreichen, umfassen ein reichhaltiges Instrumentarium (Schrauben, Nägel, Platten etc.).

e) Äußere instrumentelle Fixation: Mit dieser Methode werden die Fragmentenden durch perkutane Spickdrähte (Pins) in situ gehalten. Heute verwendet man 2 Methoden der Drahteinbringung; bei der einen spießt man jeden Draht auf der einen Seite durch die Haut in das Fragment ein und läßt ihn durch die Haut auf der Gegenseite austreten. Häufiger verwendet man aber ein Trägersystem mit starren Gewindestiften, von denen jeder in ein Knochenfragment eingeschraubt wird und nur an einer Seite aus der Gliedmaße heraussteht. In jedes Fragment bringt man 1–6 solcher Gewindestifte ein. Mit diesen Pins reponiert man dann die Fraktur (als offener Eingriff oder unter Bildverstärkerkontrolle). Die Lage der Spickdrähte zueinander sichert man durch ein starres äußeres Klammer-Trägersystem; in Notsituationen erfüllen auch einmal Pflasterverbände diesen Zweck.
Besonders wertvoll sind solche Systeme bei der Behandlung offener Frakturen, wo der schlechte Zustand der Haut und auch andere Faktoren eine innere Fixation unratsam erscheinen lassen. Besten Zugang zur sterilen Wundabdeckung bieten (einseitige) Monofixateure.

Manchmal folgt der externen Fixation selbst bei geschlossenen Frakturen eine Infektion; ferner hängt die Fixationsqualität auch davon ab, daß die Pins im Knochen verbleiben, und es besteht ein gewisses Pseudarthroserisiko.

f) Gipstutor: Die Technik der Gipshülse mit Scharniergelenk verwendet man manchmal einige Wochen nach der ursprünglich konservativen Versorgung einer Fraktur. Insbesondere wird diese Methode bei Femur- und Tibiafrakturen zum Einsatz kommen. Bei den Femurfrakturen verwendet eine der Techniken 2 Stützen (eine für den Oberschenkel und eine für den Unterschenkel), welche miteinander über Scharniergelenke zu beiden Seiten des Knies verbunden sind. Damit kann man eine genügend stabile Fixation und eine frühe Krankenhausentlassung des Patienten erreichen.

Wie wird eine offene Fraktur die Behandlung beeinflussen? Folgende Punkte erfordern eine gesonderte Betrachtung:

a) Da eine chirurgische Wundreinigung fast immer erforderlich sein wird, wird eine Anästhesie unter regulären Operationsbedingungen nötig.

b) In jedem Fall müssen mögliche Schwierigkeiten beim Hautverschluß und bei der Frakturabdeckung mit Haut von vornherein ins Kalkül gezogen und mindestens eine Operationsalternative überlegt werden, und zwar noch bevor der Patient in den Operationssaal gebracht wird.

c) Ist die Wunde stark verschmutzt und die Hautschädigung erheblich, verbietet sich der Einsatz größerer Implantate. Eine weitere Zerrung von Nachbargeweben, die bei der Implantation innerer Osteosynthesematerialien erforderlich würde, kann Keime einbringen und einen weiteren (wenn auch nur lokalen) Gewebeschaden verursachen. Die Anwesenheit inerten Materials kann als „Nest" für eine Infektion dienen, so daß die Bekämpfung einer jeglichen Lokalinfektion schwierig werden kann. Das zusätzliche Volumen eines Fixationsmittels kann den Wundverschluß weiter erschweren, und eine nachfolgende Schwellung wird eher dazu führen, daß die Haut über einem jeglichen Implantat nekrotisch und abgestoßen werden kann. Setzt man einen Marknagel ein, so sollte man die Markhöhle möglichst nicht aufbohren.

Beurteilt man die Wundverunreinigung als unerheblich und können ein guter Wundverschluß erzielt sowie eine rasche Primärheilung angenommen werden, so wird der Operateur die innere Fixation immer dann vornehmen, wenn er glaubt, damit die Fragmentfusion verbessern und und den erfolgreichen Ausgang beschleunigen zu können. Ist das Gewebe stark geschädigt und das Infektrisiko hoch, sollte man einen äußeren Fixateur bevorzugen.

d) Offene Frakturen gehen meist mit einer größeren Schädigung der umgebenden Weichteile einher als geschlossene. Eine postoperative Schwellung ist nahezu unvermeidbar, oft schwerwiegend und kann zur Durchblutungsstörung der Gliedmaße führen. Die innere Fixation muß unter besonderen Kautelen erfolgen, die Gliedmaße anschließend angehoben werden. Die Klinikaufnahme des Patienten zu dessen Beobachtung und zur Kontrolle der Gliedmaßendurchblutung ist praktisch zwingend erforderlich. In einigen Fällen steigt der Druck innerhalb der geschlossenen Faszienkompartmente bedrohlich an, was man klinisch vermuten und manometrisch sichern kann (bei einem Druck im Kompartment >30 mm Hg). Behandlung ist die operative Dekompression. In den tibialen Kompartimenten spaltet man bevorzugt das Dach eines jeden Kompartiments, also nicht nur das des jeweils gerade hauptsächlich betroffenen.

e) In der Regel sind offene Frakturen mit einer größeren Gewalteinwirkung, einer größeren initialen Deformierung und einer direkteren Weichteilschädigung verbunden. Nerven- und Gefäßschäden sind häufiger und sollten auch gezielt gesucht werden; liegen solche vor, wird deren zusätzliche angemessene Behandlung erforderlich.

f) Die Mehrzahl der offenen Frakturen ist bakteriell verunreinigt und bietet sowohl gramnegative wie auch grampositive Erreger. Das Risiko der Infektentstehung korreliert eng mit dem Ausmaß der Weichteilverletzung. Besondere Risiken ergeben sich aus Verletzungen in der Landwirtschaft, durch kontaminiertes Frischwasser und Hospitalismuskeime (z.B. Clostridium perfringens, Pseudomonas aeruginosa, penicillinresistente Staphylokokken). Man sollte die Dauer der Antibiotikagabe kurz halten, um das Risiko resistenter Keime zu verringern. Bei Klinikaufnahme empfiehlt sich immer ein Wundabstrich.

Gustilo et al. empfehlen folgendes Schema: Bei Frakturen vom Typ I einmalig 2 g Cephalosporin bei Aufnahme, gefolgt von je 1 g alle 6–8 h über 2–3 Tage; bei Frakturen vom Typ II oder III ist eine Prophylaxe gegen gramnegative und grampositive Keime nötig; neben Cephalosporin in oben genannter Dosis sollte der Patient Aminoglykosidantibiotika (z.B. Tobramycin) erhalten, und zwar 1,5 mg/kg KG bei Aufnahme und insgesamt 3,0–5,0 mg/kg KG täglich auf mehrere Dosen verteilt. Bei Niereninsuffzienz ist das Schema jeweils anzupassen. Besteht das Risiko einer Clostridieninfektion, sollte man 10 Millionen E Penicillin geben. Bei jedem Folgeeingriff (innere Fixation, zweizeitiger Wundverschluß) sollte man dieses Schema wiederholen.

Ferner achte man auch auf die Tetanusprophylaxe.

Hält man die Wundverunreinigung für unbedenklich, kann man Antibiotika geben oder auch nicht, je nach Beurteilung der genaueren Umstände des Verletzungshergangs oder auch vom generellen Vorgehen innerhalb der Klinik. (Vgl. Kapitel 4; Details der Wundbehandlung).

g) Bei den schwersten offenen Verletzungen mit wahrscheinlich stärkerer Zertrümmerung des Knochens, ausgiebigen Muskelverletzungen und Wundverunreinigungen sowie neurologischen Ausfällen muß man eventuell auch die primäre Amputation erwägen.

Die Entscheidung zur Amputation ist nie leicht zu fällen, besonders in einem Umfeld, wo erfolgreiche Versorgungen solcher schwerstverletzter Gliedmassen nicht selten sind. Man bedenke dabei aber, daß selbst bei ausgefeiltester Technik mit vielleicht zahlreichen notwendig werdenden Operationen über Monate oder gar Jahre hinweg am Ende der Mißerfolg stehen kann; amputiert man dann erst und paßt eine künstliche Gliedmaße an, dann kann die nun rasche Rehabilitation einen zuvor entmutigten Patienten zu dem Glauben bringen, man hätte diese Amputation bereits zu Beginn durchführen sollen.

Eine so unwiderrufliche Therapie sollte man dem Patienten aber nie vorschlagen, ohne vorher die unterstützende unabhängige Meinung eines erfahrenen Kollegen eingeholt zu haben. Bei der Entscheidungsfindung kann es hilfreich sein, den **Mangled Extremity Severity Score** (Johansen et al.) zu rate zu ziehen. Dieses Schema soll die quantitative Beurteilung der Verletzungsschwere einer Gliedmaße ermöglichen und Leithilfe bei der schwierigen Entscheidung geben, ob es der Anstrengungen um die Rettung der Gliedmaß wert ist oder man lieber unter minimalen Verlusten die primäre Amputation angehen sollte.

Dieses Schema berücksichtigt bei seiner Anwendung 4 Faktoren, deren Einzelwerte dann zu einem Summenwert addiert werden. Ein Wert von 7 oder höher gilt als recht zuverlässige Indikation für die Amputation. (In einer grösseren Serie fand man keine falsch positiven Werte, d. h. in keinem Fall mit einem Score ≥ 7 konnte die Gliedmaße erhalten werden.) Andererseits garantiert erwartungsgemäß ein Score < 7 nicht unbedingt, daß eine Amputation nicht doch noch erforderlich wird.

Diese Skala betont den hohen Wert einer frühzeitig wiederhergestellten Gewebsdurchblutung.

Die 4 Faktoren und ihre Wertung:

1. Skelett-/Weichteilverletzung:

- Verletzung mit niedriger Energie (Pfählung, geschlossene Fraktur, Schußprojektil niedriger Geschwindigkeit) 1
- Verletzung mit mittlerer Energie (offene Fraktur, multiple Frakturen, Luxation) 2
- Verletzung mit hoher Energie (Schußverletzung, Hochgeschwindigkeitsprojektil, schwere Quetschung) 3
- Verletzung mit sehr hoher Energie (wie oben, aber stark verschmutzt, Weichteilverluste) 4

2. Gliedmaßenischämie:

- Puls abgeschwächt oder fehlend, normale Perfusion:
  unter 6 Stunden 1
  über 6 Stunden 2
- Pulslosigkeit, Parästhesien, verminderte kapillare Auffüllung:
  unter 6 Stunden 2
  über 6 Stunden 4
- Kühle, gelähmte und gefühllose Gliedmaße:
  unter 6 Stunden 3
  über 6 Stunden 6

3. Schock:

- RR >90 mm Hg 0
- Vorübergehende Hypotonie 1
- Dauernde Hypotonie 2

4. Alter:

- < 30 Jahre 0
- 30–50 Jahre 1
- >50 Jahre 2

Beispiel:

a) Man findet bei einem 25jährigen Mann mit einem Verkehrsunfall vor 3 Stunden eine offene Tibiafraktur mit verminderter Gewebsdurchblutung und fehlenden distalen Pulsen bei normalem systemischen Blutdruck. Der Mangled Extremity Severity Score wäre dann 4 (Alter = 0; offene Tibiafraktur = 2; Durchblutungsstörung = 2; Schock = 0), so daß unter Zurückstellung anderer Faktoren eine primäre Amputation hier also nicht zur Debatte steht, aber energisch der Erhaltungsversuch der Gliedmaße beginnen sollte (z.B. innere Fixation der Fraktur und Versorgung des Gefäßschadens).

b) 60jähriger Mann mit Gewehrschußbruch des Femurs vor 8 Stunden. Die Gliedmaße ist kalt und gelähmt, die Sensibilität erloschen; ferner vorübergehende arterielle Hypotonie. Hier betrüge der Score 12 (Alter = 2; Schußwunde = 3; Ischämie = 6; Schock = 1) und es wäre die primäre Amputation anzuraten.

5. Muß der Patient stationär aufgenommen werden? In den meisten Fällen ist diese Entscheidung leicht zu treffen und hängt von der Schwere der Verletzung, der Art der Behandlung und der Erfordernis einer kontinuierlichen Beobachtung ab. Die Hauptkriterien der stationären Aufnahme greifen oftmals ineinander; dazu gehören folgende:

a) Stationäre Aufnahme wegen Therapie nötig: Die Aufnahme kann durch die mit der Narkose einhergehenden Probleme geboten sein – z.B. unangebrachte Verzögerung vor der Narkose, ein lang wirkendes Anästhetikum oder Narkose spät in der Nacht mit Wiedererwachen zu einer Zeit früh am Morgen, die für die Entlassung ungeeignet ist.

Ganz offensichtlich wird eine Aufnahme auch dann erforderlich, wenn der Patient mit einer Dauerzugmethode behandelt wird, teils durch den kontinuierlichen Einsatz von Spezialapparaturen, teils wegen der dann nötigen klinischen Beobachtung.

Am häufigsten wird die Aufnahme erforderlich, wenn der Patient infolge seiner Verletzung das Bett hüten muß.

b) Aufnahme zur Beobachtung: Besteht ein erhebliches Risiko, daß sich Komplikationen entwickeln, kann die Aufnahme zur kontinuierlichen Beobachtung notwendig werden. Dies ist zweifellos der Fall, wenn eine begleitende Kopfverletzung, eine Bauchverletzung oder eine Vielfachverletzung vorliegt.

Besonders wichtig ist die Aufnahme zur Beobachtung der Durchblutung einer verletzten Gliedmaße. Die meisten Patienten mit Tibiafrakturen und als Idealforderung alle Kinder mit suprakondylären Frakturen sollten zur Anhebung der Gliedmaße und zur Durchblutungskontrolle stationär aufgenommen werden.

Nach offenen Frakturen (mit der möglichen Ausnahme von Fingern und Zehen) ist eine Aufnahme anzuraten, so daß das Angehen einer Infektion rasch festgestellt und frühestmöglich behandelt werden kann.

c) Aufnahme aus allgemeinpflegerischen Gründen: Viele Frakturen können eine Spezialbehandlung erfordern oder auch nicht, sind aber nichtsdestoweniger vollständig von einer guten Krankenpflege abhängig. Dies trifft insbesondere für Becken- und Wirbelsäulenfrakturen zu, bei denen der Patient ans Bett gefesselt ist. Dies gilt auch für andere, weniger eindeutige Situationen, z.B. bei Patienten mit Frakturen beider Arme, die selbst durch 2 nur geringe Verletzungen praktisch hilflos werden können.

d) Aufnahme zur Mobilisation: Diese kann für einen bestimmten Zeitraum erforderlich werden, bis sich der Patient an die Behinderungen durch seine Fraktur und deren Versorgung gewöhnt hat, z.B. an den Gebrauch von Krücken, und er mit diesen dann zu Hause zurecht kommt.

e) Aufnahme aus sozialen Gründen: Viele alte und kranke Menschen, die allein oder mit ebenso behinderten Verwandten zusammenleben, können ihr Leben vor einer Verletzung gerade noch selbständig führen, doch mag dann eine bereits relativ leichte Fraktur es ihnen unmöglich machen, in ihren bisherigen Lebensbereich zurückzukehren. Die Aufnahme wird notwendig, wenn keine andere Hilfe verfügbar ist. Natürlich zielt dann die Behandlung darauf ab, ihnen eine rasche Rückkehr zu ermöglichen. Bei dieser Gelegenheit können anläßlich ihrer Aufnahme auch andere Gesundheitsstörungen gesucht und behandelt werden. Ist die Erholung nur dürftig, kann Hilfe durch die Beschäftigungstherapie in der Klinik und auch zu Hause von Sozialarbeitern oder Geriatern erforderlich werden.

f) Aufnahme bei Verdacht auf Kindesmißhandlung: Besteht die Möglichkeit einer vorsätzlichen Körperverletzung (Kindesmißhandlungs- oder „Battered-baby"-Syndrom), so kann man ein in das häusliche Milieu entlassenes Kind dem Risiko weiterer, eventuell sogar lebensbedohlicher Verletzungen aussetzen, so daß die stationäre Aufnahme hier zwingend ist.
Man denke immer an die Möglichkeit einer Kindesmißhandlung, besonders bei Verletzungen von Kindern unter 3 Jahren (80% aller Fälle sind in dieser Altersgruppe). Aufmerken lassen sollten folgende weitere Faktoren:

1. Eine Fraktur ohne vorheriges Trauma in der Anamnese oder vage Angaben hierzu, die nicht zu Art und/oder Schwere der Verletzung passen.

2. Multiple Frakturen oder andere Verletzungen, besonders in unterschiedlichen Heilungsstadien, die dann anzeigen, daß es sich um die Folgen getrennter Ereignisse handelt.

3. Zahlreiche Weichteilverletzungen incl. Schwellungen, Hautabschürfungen, Verbrennungen, Striemen, Zerreißungen und Narben. Es können Handinfektionen infolge örtlicher Verbrennungen vorhanden sein; auch hier ist das Zeichen der unterschiedlichen zeitlichen Entstehung bedeutsam.

4. Bei Schädel-Hirn-Verletzungen können Röntgenaufnahmen des Schädels Zeichen einer Fraktur oder aufgeweiteter Suturen nachweisen, die wahrscheinlich bei gesteigertem intrakraniellen Druck infolge eines Hirnödems oder Subduralhämatoms entstanden sind (bei ca. 25% der mißhandelten Kinder).

5. Hinweise auf Gedeihstörungen, Wachstumsverzögerung, Fieber, Anämie oder Krämpfe. Meist findet man – in der Reihenfolge ihrer Häufigkeit – Frakturen von Rippen, Humerus, Femur, Tibia und Schädel, und dabei durchschnittlich 3–4 Brüche gleichzeitig. An den langen Röhrenknochen sind heute gesichert die Schäfte am häufigsten beteiligt; bei den älteren Läsionen können sich (wegen der fehlenden Ruhigstellung) schwere Deformitäten und überschießender Kallus zeigen. Hierbei sind zahlreiche Frakturen unterschiedlicher Heilungsphasen pathognomonisch.

In der Metaphysenregion können die Frakturen eingestaucht sein und reichlich Knochenneubildung aufweisen; der Knochen kann ohne stärkere Knochenneubildung vorgebuckelt sein, es können unregelmäßige Deformitäten mit lagenartig erscheinendem Knochen als Zeichen rezidivierender Traumen vorhanden sein. In einigen Fällen sieht man Periostabrisse mit auffälliger örtlicher Druckschmerzhaftigkeit, die in der ersten Röntgenuntersuchung noch unsichtbar bleiben können, aber dann (anhand der subperiostalen Knochenneubildung) in der Kontrolle nach 10 Tagen zutage treten.

Verletzungen der Epiphysen und der Wachstumsfugen sind bei der Kindesmißhandlung sehr selten (dagegen bei anderen Verletzungsarten oft zu beobachten).

Neben der stationären Aufnahme und der jeweils angemessenen Behandlung der Frakturen und anderer Verletzungen sollten die weiteren Untersuchungen folgende in der Regel beinhalten:

1. Prüfung früherer Behandlungsaufzeichnungen.
2. Bestimmung von Körpergröße und -gewicht.
3. Röntgenologische Skelettübersicht einschließlich Schädel.
4. Klinische Photodokumentation.

5. Wichtig: Benachrichtigung der zuständigen Behörden, so daß das häusliche Umfeld in Augenschein genommen wird und entsprechende Maßnahmen zum Schutz des Kindes getroffen werden, falls die Diagnose einer Kindesmißhandlung sehr wahrscheinlich ist.

3. Geschlossene Reposition und Fixation von Frakturen

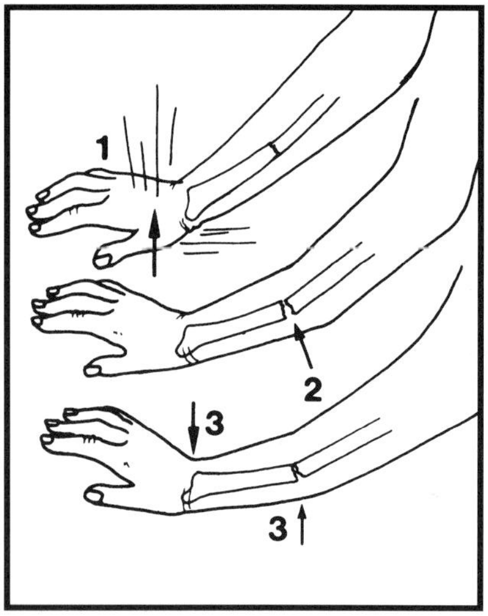

1. Geschlossene Reposition von Frakturen: Grundtechniken (1): Richtung und Größe der ursächlichen Kraft (1) und die Deformität (2) sind miteinander gekoppelt und aus der Anamnese, dem Aussehen der Gliedmaße und den Röntgenbildern erschließbar. Eine jede zur Korrektur der Fehlstellung erforderliche Kraft wird in Gegenrichtung zur ursprünglichen traumatisierenden Gewalt ausgeübt (3).

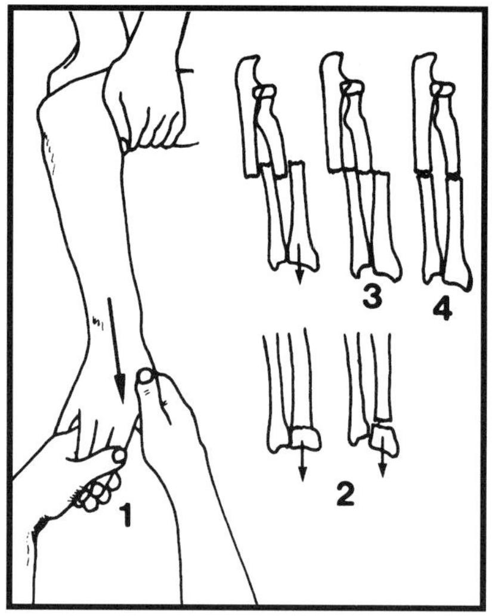

2. Grundtechniken (2): Bei den meisten geschlossenen Repositionen besteht der erste Schritt in der Ausübung eines Zugs – meist in Längsrichtung der Gliedmaße (1). Der Zug führt bei den meisten eingestauchten Brüchen zur Trennung der Fragmente (2); meist gelingt dies sofort, wenn der Patient in Vollnarkose relaxiert ist. Der Zug wird auch zur Verringerung einer Verkürzung (3) und in der Mehrzahl der Fälle zu einer Minderung der Deformität (4) führen.

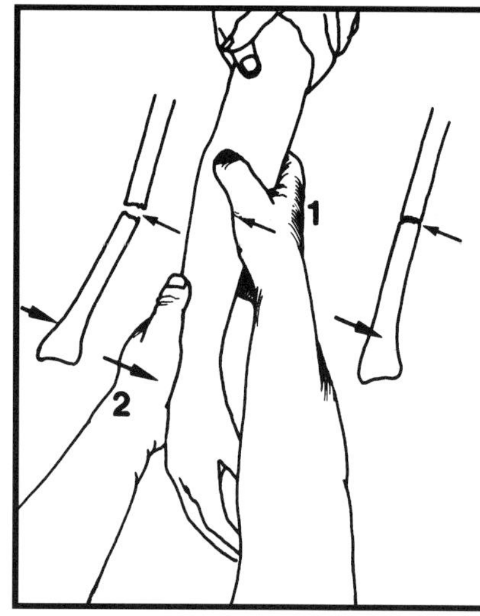

3. Grundtechniken (3): Jede verbleibende Abknickung nach der Anwendung von Zug kann man dadurch korrigieren, daß der Handballen der einen Hand in Höhe der Frakturstelle (an der konvexen Knickseite) aufliegt (1) und die andere Hand distal davon dagegendrückt (2).

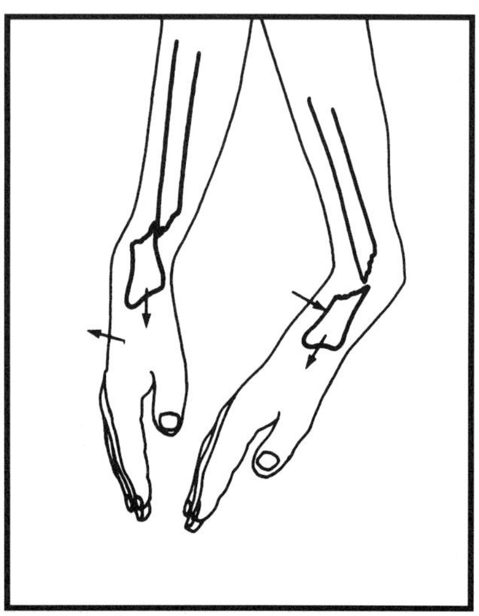

4. Grundtechniken (4): Bei einigen Frakturen können Schwierigkeiten auftreten, weil entweder spitze Knochenenden oder eine Weichteilinterposition vorliegen. Dann erreicht man die Reposition manchmal dadurch, daß man anfangs den Knick noch vergrößert und erst dann reponiert. Diese Art der Fragmentendenbefreiung muß aber vorsichtig erfolgen, will man eine Schädigung benachbarter Nerven und Gefäße vermeiden.

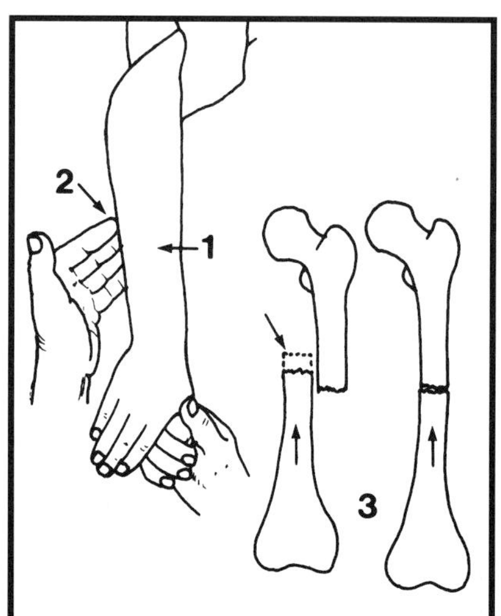

5. Grundtechniken (5): Den Erfolg der Reposition kann man einmal durch die Inspektion der Gliedmaße feststellen (1), aber auch durch Palpation, besonders bei langen Röhrenknochen (2), sowie ferner durch einen Kompresssionsversuch in Gliedmaßenlängsrichtung („Teleskopieren"), wobei dann die Gliedmaße keine weitere Verkürzung mehr erfährt (3), ferner durch Röntgenkontrolle.

6. Grundtechniken (6): Nach der Frakturreposition muß man eine erneute Fehlstellung zum zum Zeitpunkt der knöchernen Durchbauung verhindern; wofür es folgende Methoden gibt:
- Gipsfixation (s. S. 49–53);
- Haut- und Knochenzug (Beispiele hierzu S. 274–275);
- Thomas-Schiene (s. S. 276–280);
- Gipshülsen mit Scharniergelenk (s. S. 281, 310);
- Starre äußere Fixation (Fixateur externe) (s. S. 313).

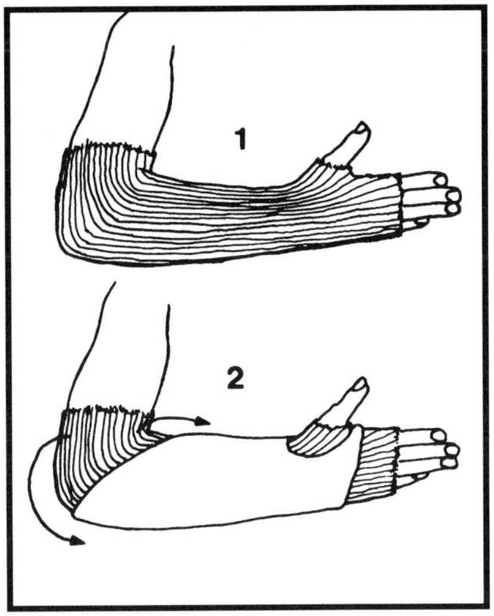

7. Hautschutz: Strumpfverband: Eine innere Schicht (aus Krepp oder Gewebe) wird der Haut direkt angelegt (1). Sie hat dann mehrere Funktionen: Sie verhindert, daß Haare in den Gips eingeschlossen werden; sie erleichtert die Ableitung der Transpiration seitens der Gliedmaße, sie mindert Rauhigkeiten an den Gipsenden und sie kann schließlich die Entfernung des Gipsverbands erleichtern. Nach dem Anlegen des Gipses wird der Strumpfverband umgeschlagen (2).

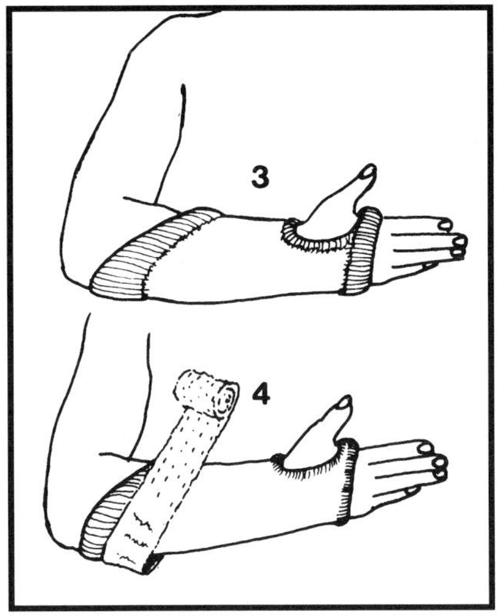

8. Strumpfverband (Forts.): Nach Umstülpen des Strumpfverbands entfernt man den überschüssige Rand, so daß nur 3–4 cm an beiden Enden verbleiben (3). Die losen Enden werden mit 1–2 Runden einer Gipsbandage befestigt (falls ein zirkulärer Gipsverband angelegt wurde), oder mit einer Gazebandage bzw. einer Gipsschiene.

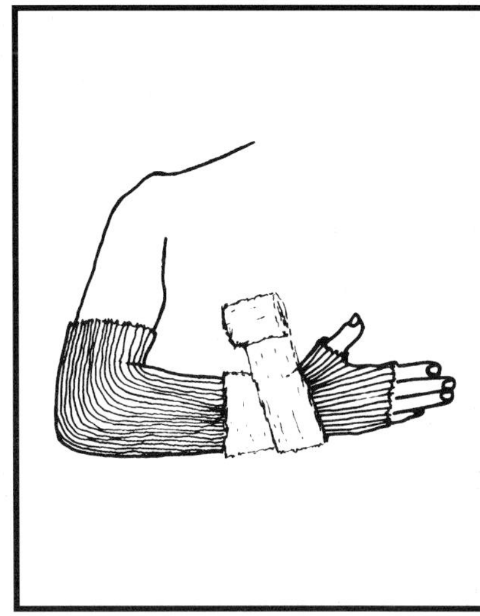

9. Wattepolsterung: Man verwende eine Schicht Watte, um die Knochenvorsprünge zu schützen (z.B. das distale Ulnaende). Bei kompletten (= zirkulären) Gipsverbänden, wo noch eine Schwellung zu befürchten ist, können auch mehrere Lagen Watteband über die ganze Länge der Gliedmaße gewickelt werden: Die innere Krepplage kann dann entfallen. Eine Wattepolsterung ist auch dann ratsam, wenn der Gipsverband mit einer elektrischen Säge entfernt werden soll.

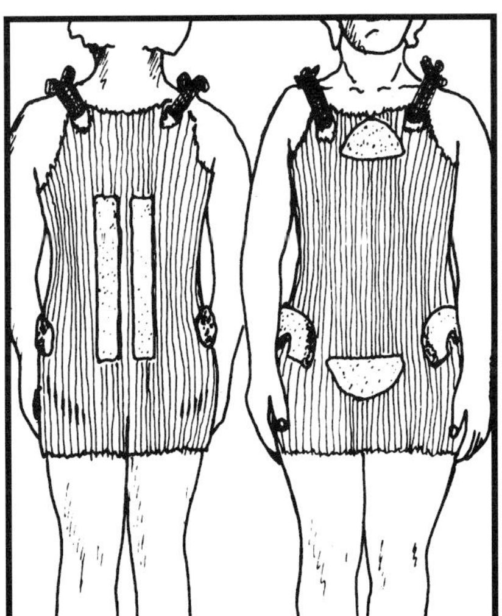

10. Filzpolsterung: Wo über Knochenvorsprüngen Reibung zu erwarten ist, kann man mit Filzstreifen oder mit zurechtgeschnittenen Filzstücken Schutz gewähren; diese sollen dann das zu schützende Gebiet bedecken oder umschließen (z.B. Dornfortsätze der Wirbelsäule und Darmbeinstacheln, Schambein und Manubrium sterni bei Gipskorsetten). Selbstklebenden Filz sollte man zur Vermeidung von Hautschäden nicht direkt auf die Haut aufbringen.

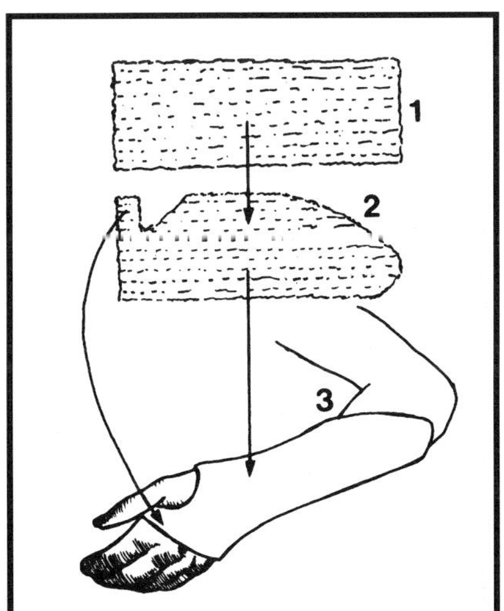

11. Gipsstreifen (1): Diese bestehen aus mehreren Lagen einer Gipsbinde (= Gipslonguette) und können bei der Behandlung kleinerer Verletzungen verwendet werden oder dann, wenn noch eine ernsthafte Schwellung bei einer Fraktur zu erwarten ist. Diese Streifen schneidet man zunächst auf passende Länge (1), dann nach Erfordernis aus (2) und paßt sie so bereits vor dem Auftragen der Gliedmaße an (3). Gipsstreifen können auch als Grundgerüst oder als Verstärkung eines zirkulären Gipsverbands zum Einsatz kommen.

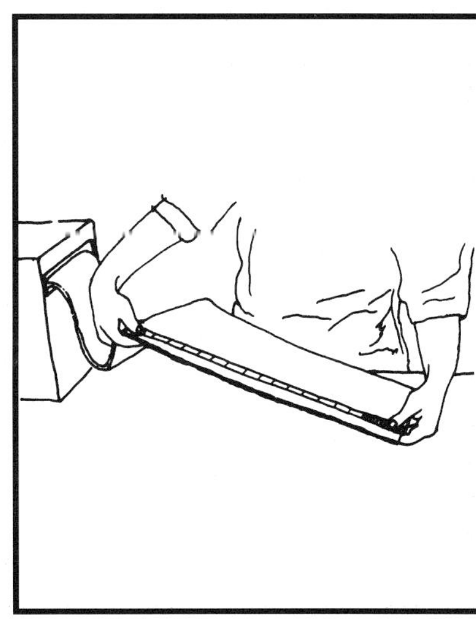

12. Gipsstreifen (2): Steht ein Gipsstreifenspender zur Verfügung, messe man zuerst die Länge des erforderlichen Streifens ab und schneide diesen dann ab. In der Regel genügen bei einem Kind 6 Lagen einer Gipsbinde; bei einem kräftigen Erwachsenen kann auch die doppelte Dicke erforderlich sein. Bei einem schlanken Erwachsenen wird meist eine einfache Schichtdicke mit umschriebener Verstärkung genügen.

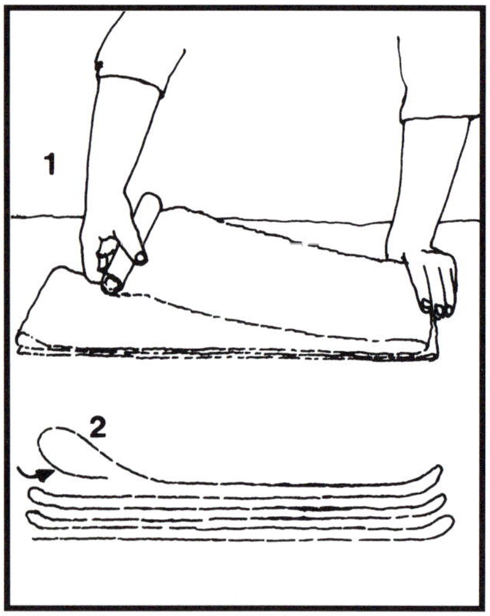

13. Gipsstreifen (3): Einen solchen kann man auch dadurch herstellen, indem man eine Gipsbinde mehrfach faltet, z.B. 8–10 Lagen bei einem Erwachsenen und 6 Lagen bei einem Kind, wie schon unter Nr. 12 gesagt (1). Das Ende der Gipsbinde wird nach innen eingeschlagen (2), so daß sich die oberste Lage beim Anfeuchten nicht ablösen kann.

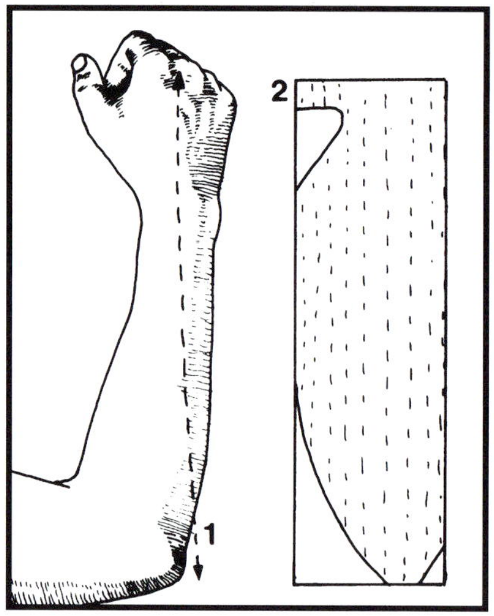

14. Gipsstreifen (4): Im Optimalfall sollte der Gipsstreifen mit einer Gipsschere zurechtgeschnitten werden, so daß dieser der Gliedmaße ohne Faltenbildung anzupassen ist. Ein solcher Verband zur Versorgung einer kindlichen Grünholzfraktur des distalen Radius sollte von den Metakarpalköpfchen bis zum Olekranon reichen. Die Distanz kann man leicht abmessen (1) und den Verband so zurechtschneiden (2), daß die Zunge zwischen Daumen und Zeigefinger zu liegen kommt.

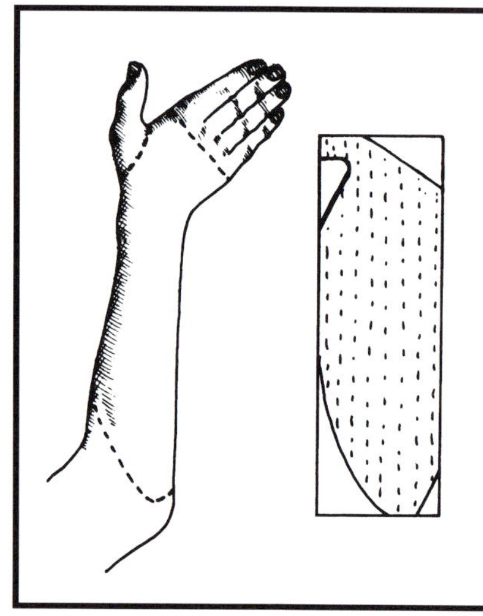

15. Gipsstreifen (5): Bei einer Colles-Fraktur, wo die Hand ulnar abgewinkelt gehalten werden soll, schneide man den Gipsstreifen so zu, daß diese Stellung auch ermöglicht wird, ein Vorgehen, das oft irrtümlich unterlassen wird. Die beiden zuletzt genannten Beispiele zeigen eine typische dorsale Gipsschiene.

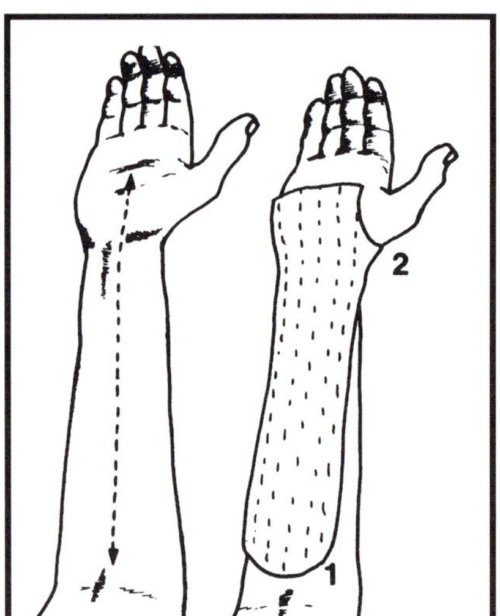

16. Gipsstreifen (6): Eine beugeseitige Gipsschiene kann man als Grundlage eines Kahnbeingipsverbandes verwenden oder auch bei Verletzungen, bei denen das Handgelenk in Dorsalflexion gehalten werden muß. (Als Maß hierfür gilt die Entfernung von dicht unterhalb der Ellenbogenfalte bis zur proximalen Handflächenfalte.) Das proximale Ende wird abgerundet (1), während der distale Rand der Kontur des Daumenballens angepaßt wird (2).

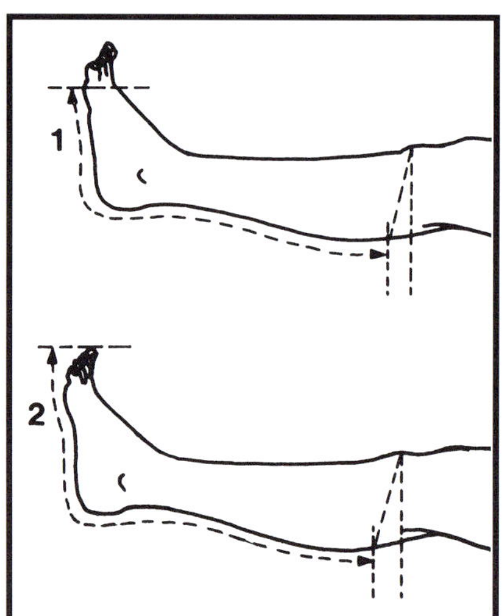

17. Gipsstreifen (7): Für das Sprunggelenk (1) kann man einen Gipsstreifen verwenden, der von den Metatarsalköpfchen bis etwa 3–4 cm distal der Höhe der Tuberositas tibiae zum Wadenoberrand reicht.
Für den Fuß (2) gelten die Zehenspitzen als distale Begrenzung, wenn die Zehen Unterstützung brauchen.

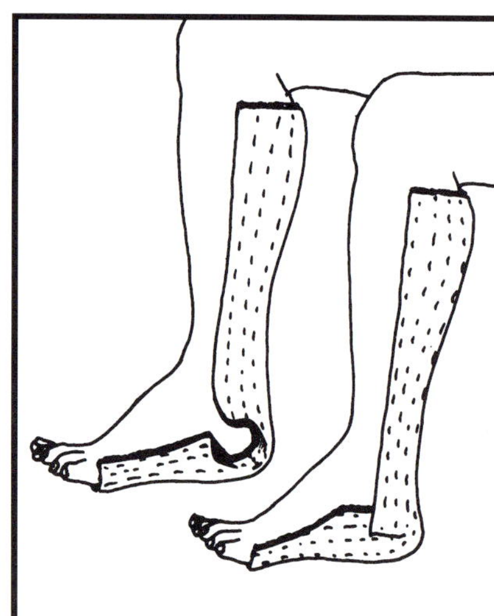

18. Gipsstreifen (8): Da die Gipsschiene in Höhe des Sprunggelenks stark abgewinkelt werden muß, ist ein entsprechendes Ausschneiden auf beiden Seiten erforderlich, so daß ein kantenloses Überlappen möglich wird.

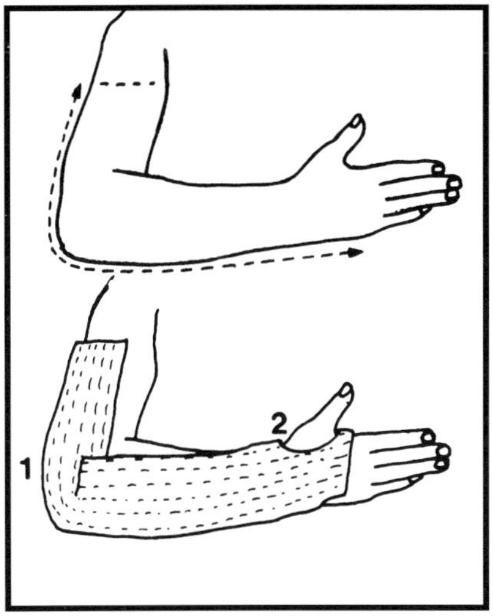

19. Gipsstreifen (9): Die gleiche Technik mit seitlichem Ausschneiden wird für längere Unrterarmgipsverbände erforderlich (1). Diese werden je nach Indikation vom Oberarm bis zu den Metakarpalköpfchen bemessen und erhalten eine Aussparung für den Daumen, z.B. bei der Versorgung einer Colles-Fraktur (2).

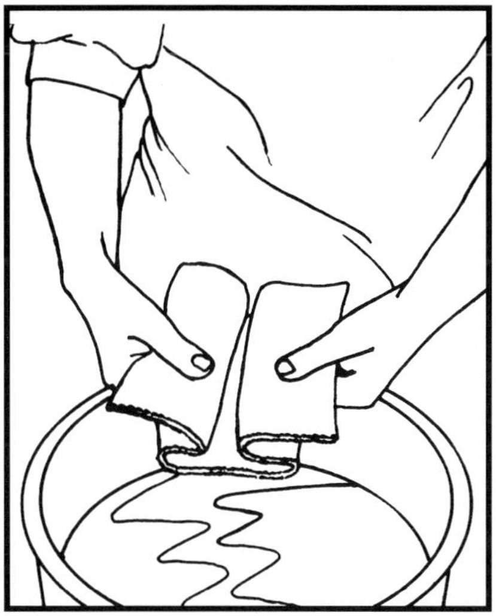

20. Gipsstreifen (10): Anfeuchten des Gipsstreifens: Man hält den Gipsstreifen sorgsam an beiden Enden, taucht diesen in lauwarmes Wasser, hebt ihn wieder heraus und winkelt ihn sofort derart zusammen, daß überschüssiges Wasser entfernt wird. Die Härtungszeit des Gipses wird sowohl durch heißes als auch weiches (kalkarmes) Wasser verkürzt.

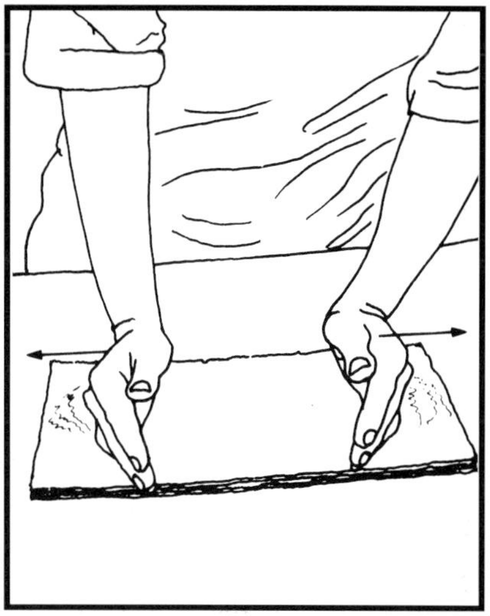

21. Gipsstreifen (11): Als nächstes verfestigt man den Gipsstreifen. Steht ein Gipstisch zur Verfügung, lege man rasch den Gipsstreifen auf den Tisch und presse mit einer Handkantenbewegung beider Hände die Lagen fest aufeinander (zurückgehaltene Luft vermindert nämlich die spätere Härte des Gipsverbandes und führt zu Einbrüchen oder gar zur Trennung der einzelnen Schichten voneinander.)

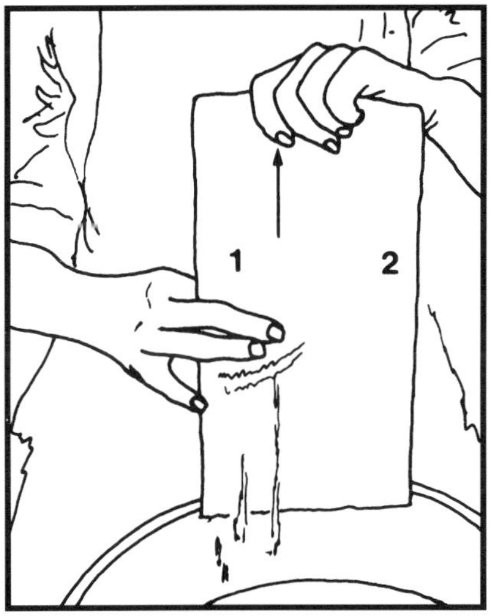

22. Gipsstreifen (12): Man kann den Gipsstreifen auch dadurch verfestigen, daß man ihn an einem Ende hochhält und ihn zwischen 2 adduzierten Fingern nach oben zieht (1). Dieses Vorgehen wiederholt man dann auf der gegenüberliegenden Seite (2).

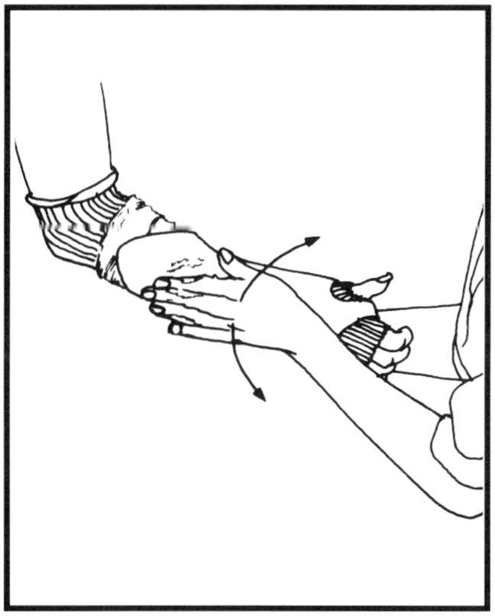

23. Gipsstreifen (13): Den Gipsstreifen paßt man der Gliedmaße sorgfältig an und glättet diesen mit den Fingern, so daß er der Kontur der Gliedmaße dicht anliegt, ohne Falten oder innere Kanten zu werfen, die dann Beschwerden verursachen.

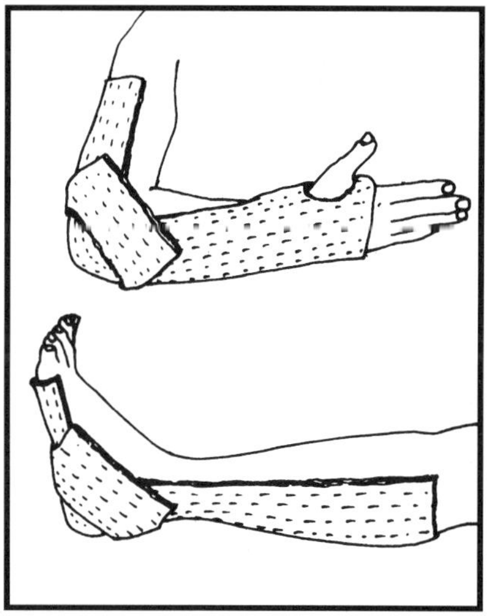

24. Gipsstreifen (14): Nach alldem sollte man Schwachstellen verstärken. An jeder rechtwinkligen Abknickung eines Gipsverbandes – z.B. an Ellbogen oder Sprunggelenk – können 2 kleine Gipsstreifen aus 10 cm breiten Gipsbandagen beidseits als dreieckförmige Verstärkungsleisten aufgetragen werden. Ein ähnlicher kleiner Streifen kann Verwendung finden, um den Handrücken zu stärken.

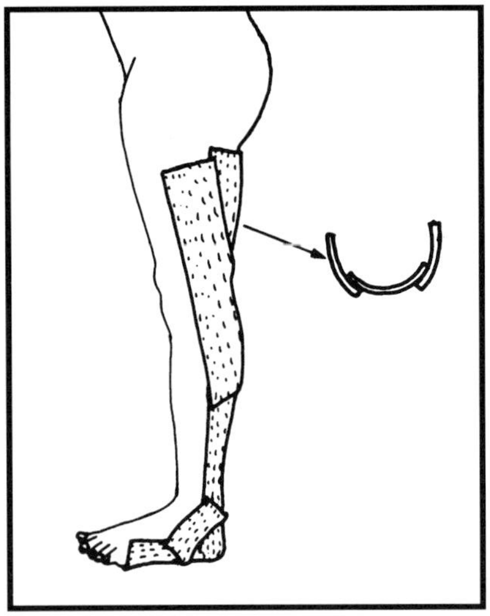

25. Gipstreifen (15): Bei einem sehr langen Gipsstreifenverband ist eine zusätzliche Verstärkung an Oberschenkel und Knie immer notwendig; diese kann durch 2 zusätzliche Gipsstreifen von 15 cm Breite erreicht werden.

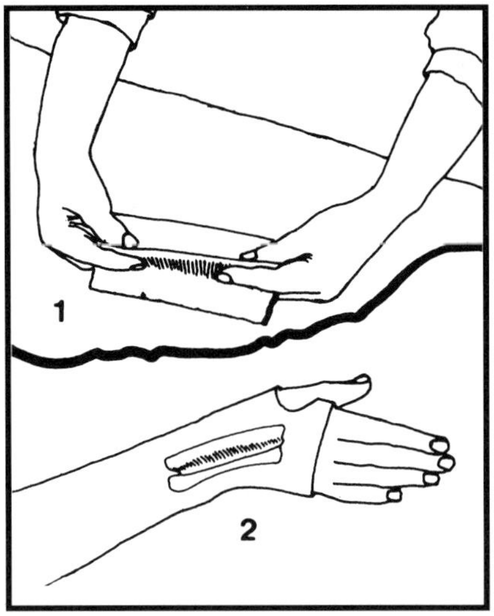

26. Gipsstreifen (16): Ist eine weitere Verstärkung erforderlich, kann der Gipsstreifen leistenartig aufgewulstet werden. So nimmt man am Handgelenk einen kleinen Gipsstreifen von 10 cm Breite und wulstet diesen in der Mitte auf (1). Dann feuchtet man ihn an, setzt ihn dem Gipsverband auf und formt ihn schließlich glatt zu einem T-Träger über dem Handrücken (2).

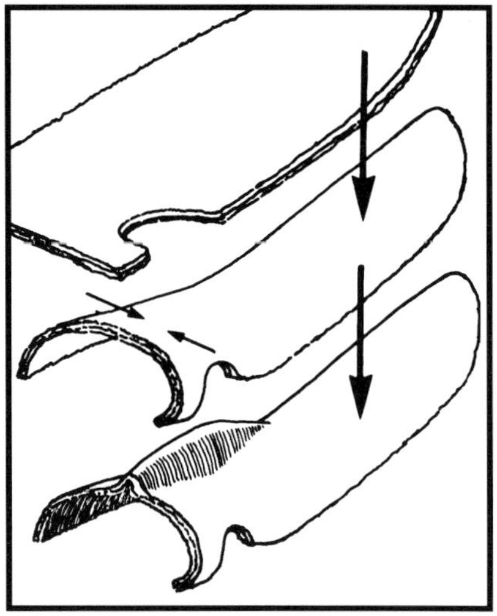

27. Gipsstreifen (17): Eine leistenförmige Verstärkung kann man auch mit einem einzigen Gipsstreifen erzielen. Dieser wird dann an umschriebener Stelle aufgewulstet, nachdem er zuvor schon der Gliedmaße angepaßt wurde. Dabei ist aber auf unerwünschte Faltenbildung an seiner Innenfläche zu achten.

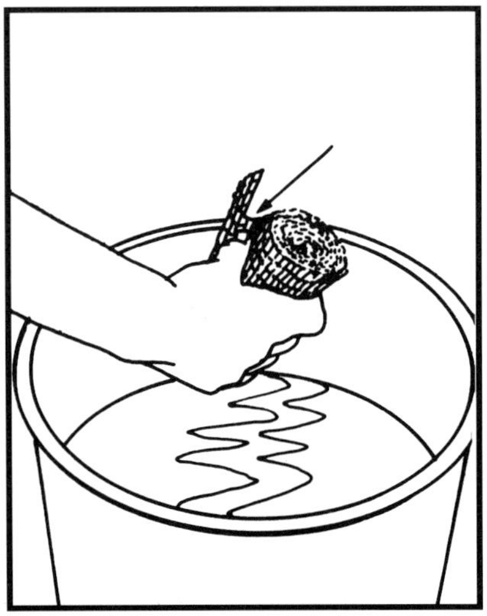

28. Gipsbinden (1): Gipsbinden, die einen Gipsschienenverband sichern sollen, sollen aus einem lockeren Gewebe bestehen (Baumwolle oder Musselin) und sorgsam angefeuchtet werden. Dies dient dazu, verstärkten Zug durch Schrumpfung nach Kontakt mit dem Gips zu verhindern. Man sichert das Ende der Bandage zwischen Daumen und Fingern und preßt diese unter Wasser mehrmals kräftig aus.

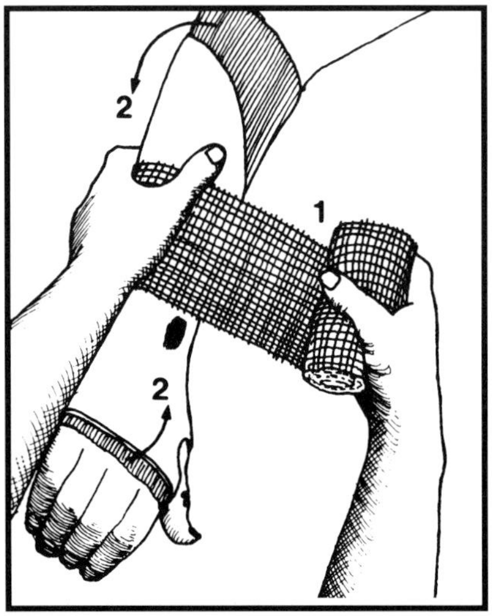

29. Gipsbinden (2): Die Gipsbinde wickelt man fest, aber nicht zu straff, um die Gliedmaße (1). Man verwende keine gegensinnigen Touren, die lokale Abschnürungen verursachen können. Die Enden eines darunter liegenden Strumpfverbandes kann man nach hinten umschlagen und mit den letzten Touren der Binde sichern (2). Zur Vervollständigung sichert man die Binde mit einem kleinen Stück einer angefeuchteten Gipsbinde.

30. Technik des zirkulären Gipsverbandes. (1) Die Haut sollte wie oben beschrieben geschützt werden; wo angebracht, verwende man einen Strumpfverband, Watterollen und Filz. (2) Folgende Gipsstreifengrößen sind für die normale Anwendung zu empfehlen:

Ober- und Unterarm	15 cm
Handgelenk	10 cm
Daumen und Finger	7,5 cm
Rumpf und Hüfte	20 cm
Ober-/Unterschenkel	20 cm
Sprunggelenk und Fuß	15 cm

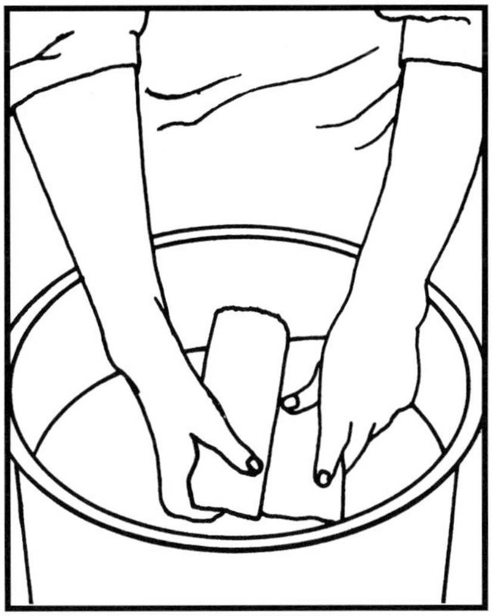

31. Anfeuchten der Gipsbinde (1): Diese sollte in feuchtes Wasser getaucht werden. Man sichert dabei das eine Ende der Gipsbinde mit einer Hand, um zu verhindern, daß es dann in der Masse der feuchten Binde verlorengeht. Mit der anderen Hand hält man die Binde leicht und ohne Kompression fest. Man taucht sie unter einem Winkel von 45 ° in das Wasser ein, und zwar so lange, bis keine Luftblasen mehr entstehen.

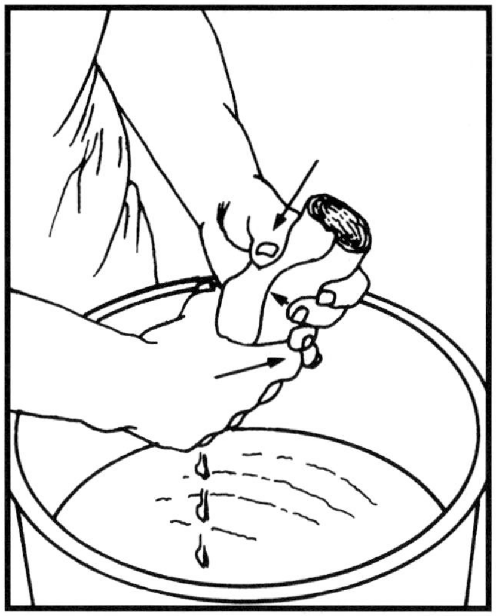

32. Anfeuchten der Gipsbinde (2): Das überschüssige Wasser entfernt man unter leichtem Druck in Längsrichtung bei gleichzeitiger Drehung. Man kann die Binde auch durch den ringförmig gehaltenen Daumen und Zeigefinger ziehen, wobei die Binde leicht komprimiert wird.

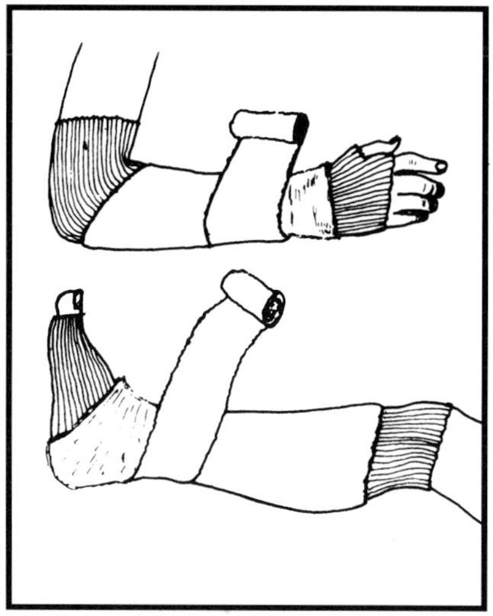

33. Anlegen der Gipsbinde (1): Die größte Anmodellierungsarbeit erfordern Gipsverbände des Handgelenks an der oberen und solche des Sprunggelenks an der unteren Extremität. Oft ist es vorteilhaft, zuerst die proximalen Anteile anzulegen, so daß das Anmodellieren leichter bei einem bereits liegenden teilweisen Gipsverband an Unterarm oder Unterschenkel erfolgen kann (d. h. man beginnt einen Unterarmgips am Ellbogen und einen unterhalb des Knies beginnenden Unterschenkelgipsverband an der Tuberositas tibiae).

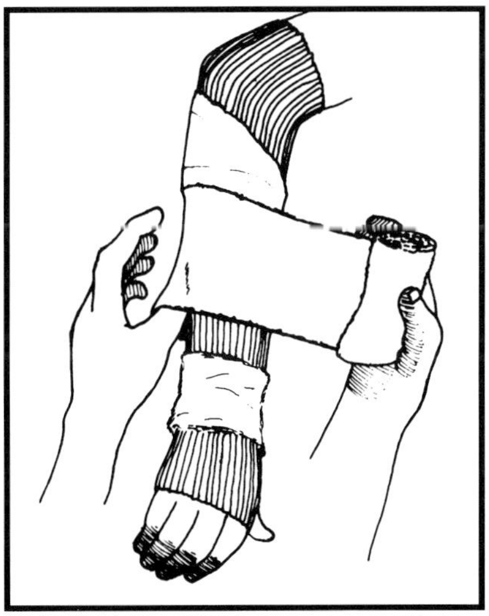

34. Anlegen der Gipsbinde (2): Man rollt die Gipsbinde, ohne diese zu strecken, um die Gliedmaße, wenn keine Watteschicht darunter liegt und keine Schwellung zu befürchten ist. Einen gewissen Druck kann man ausüben, um die Wattteschicht auf halbe Stärke zu komprimieren. Distal kann man einen Saum wickeln, um einen sicheren Sitz zu gewährleisten, doch verwende man keine Kornährenverbände oder gegensinnigen Touren, wenn man eine umschriebene Abschnürung vermeiden möchte.

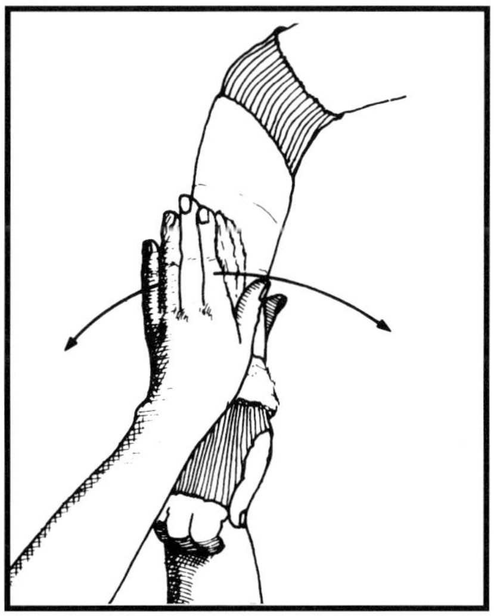

35. Anlegen der Gipsbinde (3): Nach dem Anbringen der Gipsbinde glättet man die Schichten unter leichtem Druck, um eingeschlossene Luft auszutreiben und den Gipsverband zu festigen. Eine 2. oder gar 3. Binde kann man aufbringen, um das proximale Ende zu vervollständigen. Dabei sollte jede Binde 2–3 cm proximal von der vorhergehenden reichen und sorgsam geglättet werden. Anschließend kann das distale Ende abgeschlossen und die Hand- bzw. Fußregion des Gipsverbandes anmodelliert werden, bevor der Verband gänzlich aufgebracht ist.

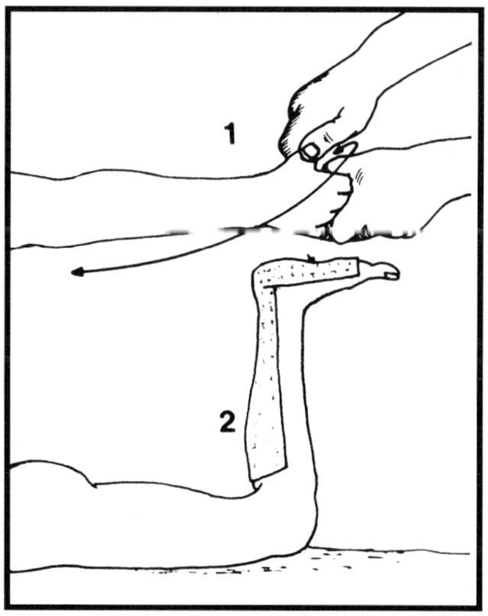

36. Anlegen der Gipsbinde (4): Wann immer es möglich ist, sollte ein Helfer die Gliedmaße so halten, daß der Chirurg freie Hand hat, den Gipsverband ungehindert anzubringen (1). Muß eine Region unterstützt werden, die im Bereich des Gipsverbands selbst liegt, sollte man immer die Hände flach auflegen, und zwar in der Längsrichtung etwas übereinander, damit sich nicht die Finger der beiden Hände ineinander „verzahnen". Werden Gipsschienen angesetzt, versuche man, die Schwerkraft als Hilfe und nicht als Behinderung wirken zu lassen (2).

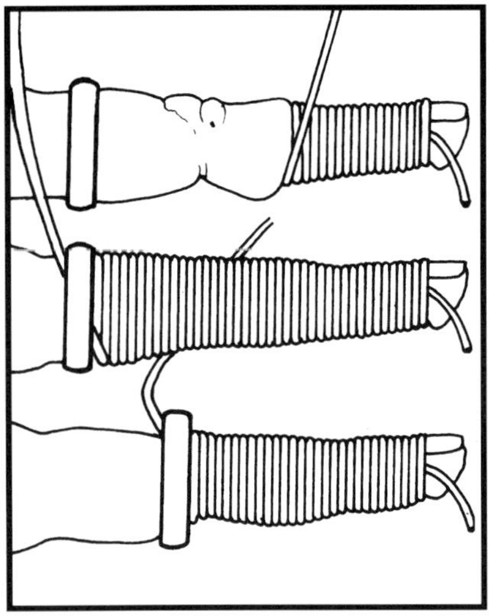

37. Entfernung von Ringen (1): Wann immer möglich, sollten Ringe entfernt werden, da eine Fingerschwellung bis zur kompleten Gangrän führen kann. Einen straff sitzenden Ring kann man entfernen, wenn man ihn mit Olivenöl oder einem anderen Gleitmittel benetzt. Gelingt dies aber nicht, so kann man den Finger in manchen Fällen genügend komprimieren, indem man ihn z.B. mit einem Macraméfaden umwickelt, was dann die Ringentfernung wie oben gezeigt ermöglicht.

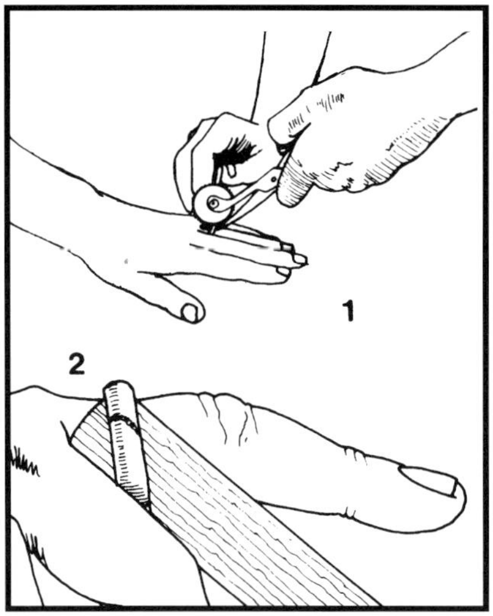

38. Entfernung von Ringen (2): Daneben kann man einen Ring aber auch mit einem Ringschneidegerät eröffnen (1) oder mit einer feinzähnigen Blattsäge über einem untergeschobenen Spatel aufsägen (2). Manchmal wird die Entfernung eines Ringes aber auch übereifrig betrieben. Ist eine bedeutsame Schwellung unwahrscheinlich, der Ring unterhalb des distalen Gelenks lose, der Patient einsichtig und vor der möglichen Gefahr gewarnt, dann kann ein Ring auch mit einem annehmbaren Sicherheitsgrad am Finger verbleiben.

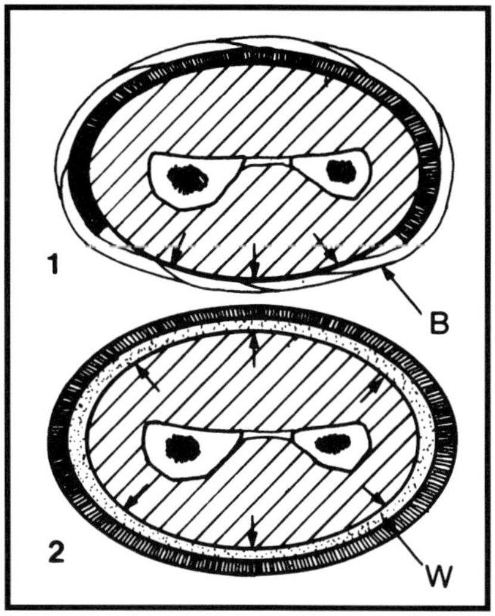

39. Vorsichtsmaßnahmen bei Gipsverbänden (1): Ist nach einem schweren Trauma eine stärkere Schwellung zu befürchten (1), dann ist dem zirkulären Gips eine Gipsschiene vorzuziehen. Die Bandagen geben stärker nach als Gips und sind im Notfall auch schneller zu entfernen. (2) Gibt eine Gipsschiene nicht genug Halt, dann ermögliche man einer möglichen Schwellung die Ausbreitng durch eine großzügig bemessene Wattelage unter dem Gips (W = Watte, B = Bandage).

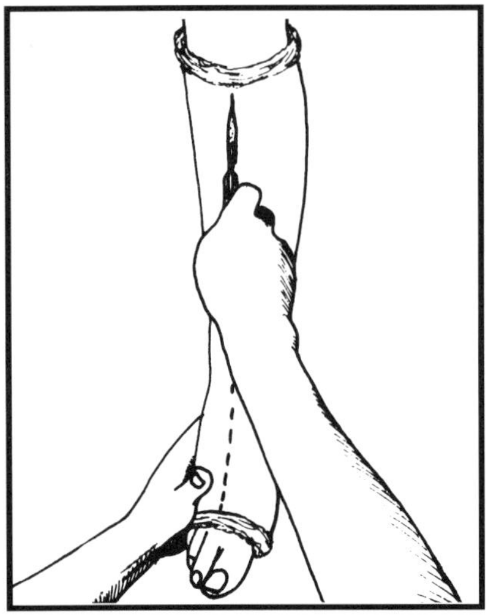

40. Vorsichtsmaßnahmen bei Gipsverbänden (2): (3) Man denke daran, einen jeden zirkulären Gipsverband längs zu spalten. **Routinemäßig** sollte dies nach jeder operativen Frakturversorgung geschehen, wenn eine Schwellung anzunehmen ist (z.B. postoperatives Ödem nach Lösung eines Tourniquets etc.). Man verwende hierfür ein scharfes Messer und durchschneide den Gips bis zur darunter liegenden Watte. (Die Watte schützt die Haut.) Dies sollte unmittelbar nach Anlegen des Gipsverbandes erfolgen und noch vor dem Trocknen des Gipses.

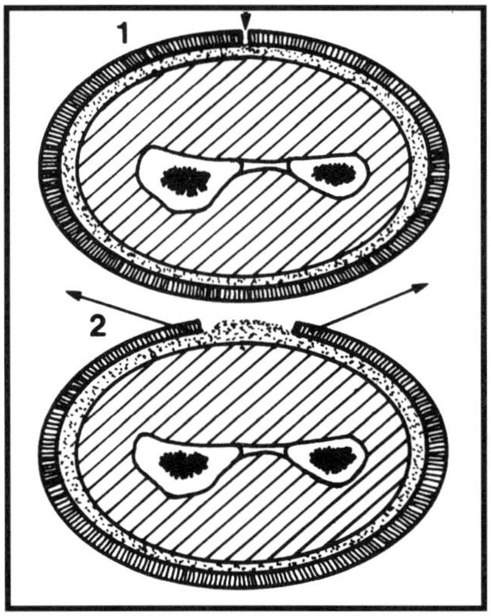

41. Vorsichtsmaßnahmen bei Gipsverbänden (3): Man vergewissere sich, daß der Gips **vollständig** bis zur Watteschicht über seine gesamte Länge durchtrennt ist (1). Alle verbliebenen Gipsbrücken wirken als gefährliche Abschnürbänder! Man sollte die Watte auch immer deutlich sehen können. Die Ränder des Gipsverbands sollten danach ca. 5–10 mm klaffen, oder sie werden mit einem Messergriff auseinandergebogen, wodurch ein bereits bestehender Druck innerhalb des Gipsverbandes erheblich nachläßt (2).

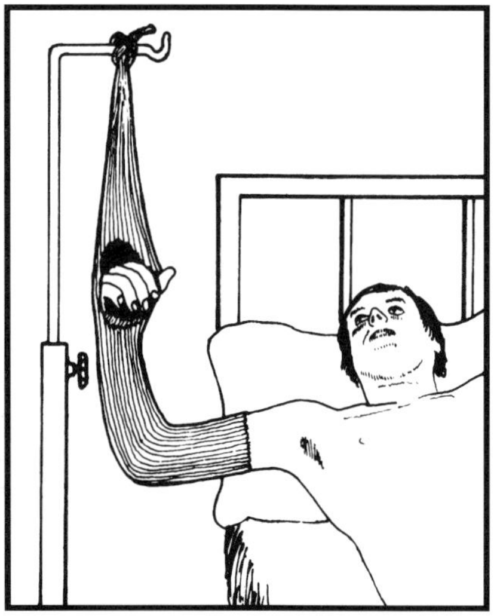

42. Anheben der Gliedmaße (1): Wenn möglich, lagere man die verletzte Gliedmaße hoch. Ist ein Patient mit einer Fraktur von Ober- bzw. Unterarm stationär aufgenommen worden, kann man die obere Gliedmaße durch einen elastischen Strumpfverband sichern (oder in einem zusammengerollten und mit Sicherheitsnadeln zusammengehaltenen Handtuch) und an einem neben dem Bett stehenden Infusionsständer befestigen. Den Arm lagere man so lange hoch, bis die Schwellung sich zurückzubilden beginnt.

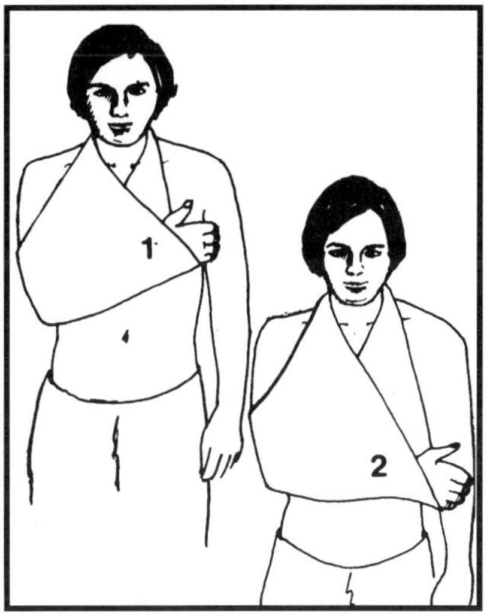

43. Anheben der Gliedmaße (2): Bei einem ambulanten Patienten kann man zu einer Schlinge greifen, vorausgesetzt der Arm wird darin genügend hoch gehalten (1). Ist die Schlinge zu lang, wird der Arm herabhängen und ein Ödem fördern (2).

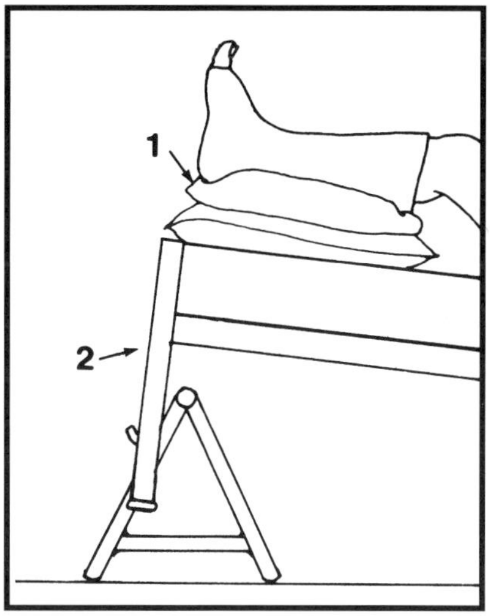

44. Anheben der Gliedmaße (3): Handelt es sich um die untere Gliedmaße, so kann das Bein auf Kissen hochgelagert werden (1): Es kann auch das Bettende aufgebockt werden (spezielle Rahmen oder Stühle). (2) Der ambulante Patient sollte darüber aufgeklärt werden, daß er das Bein so hoch wie möglich auf einer Couch oder einem Stuhl halten soll, wann immer er auch ausruht.

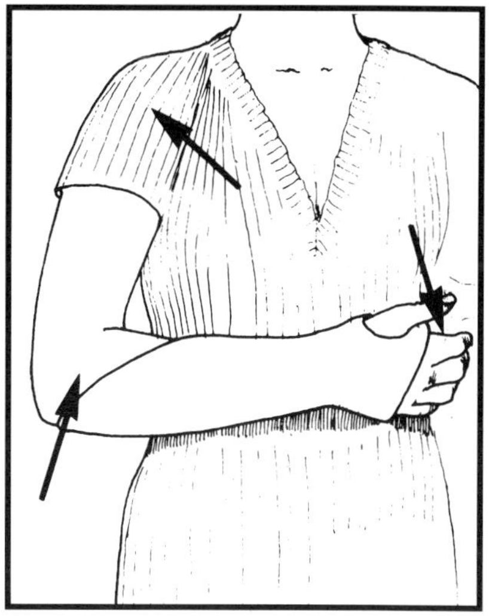

45. Übung: Alle Körperteile, die nicht eingegipst sind, sollten so oft wie möglich geübt werden: So z.B. die Finger bei einer Colles-Fraktur (und später auch Ellbogen und Schulter). Man solte dem Patienten zeigen, wie er die Finger vollständig beugen und strecken muß. Er sollte auch klare Anweisungen erhalten, wie oft er diese Bewegungsübungen durchführen soll (z.B. in jeder Stunde einmal 5 Minuten lang).

Anweisungen für Patienten mit Gipsverbänden

A.
1. Wenn Finger oder Zehen bläulich anschwellen, schmerzhaft oder steif werden, dann lagern Sie die Gliedmaße erhöht!
2. Stellt sich innerhalb einer halben Stunde keine Besserung ein, dann rufen Sie einen Arzt, oder kommen Sie sofort in die Klinik zurück!

B.
1. Bewegen Sie alle Gelenke, die nicht im Gipsverband eingeschlossen sind – besonders Finger und Zehen!
2. Wenn Sie mit einem Gehgips versorgt worden sind, dann laufen Sie auch damit herum!
3. Wenn der Gipsverband locker wird oder gar bricht, dann melden Sie sich bitte schnellstmöglich in der Klinik!

46. Wenn ein Patient nach Hause gehen darf, sollte er klare Warnhinweise erhalten, damit er eine Durchblutungsstörung erkennt und entsprechend handelt. Informieren Sie den Patienten oder falls angebracht einen Angehörigen, der sich um den Patienten kümmert. Es ist auch nützlich, diese Warnungen dadurch besonders zu betonen, indem man ein Informationsblatt (wie z.B. das obige) direkt auf den Gipsverband aufklebt.

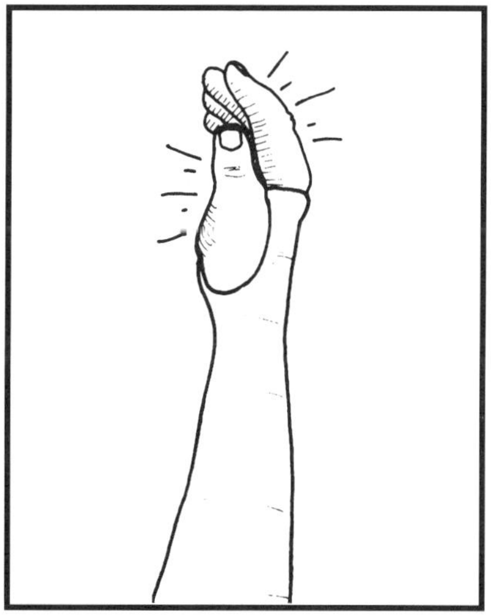

47. Nachsorge beim Patienten mit Gipsverband: Man achte auf folgende Punkte: (I) *Besteht eine Schwellung?* Schwellungen von Fingern und Zehen kommen bei Patienten mit Gipsverbänden oft vor, doch muß man den Patienten sorgsam nach anderen Zeichen untersuchen, die nahelegen können, daß eine Durchblutungsstörung hierfür ursächlich ist und es sich nicht nur um eine lokale Verletzungsfolge handelt. Besteht kein Anhalt für eine Durchblutungsstörung, sollte man die Gliedmaße hochlagern und den Patienten zum Üben angehalten.

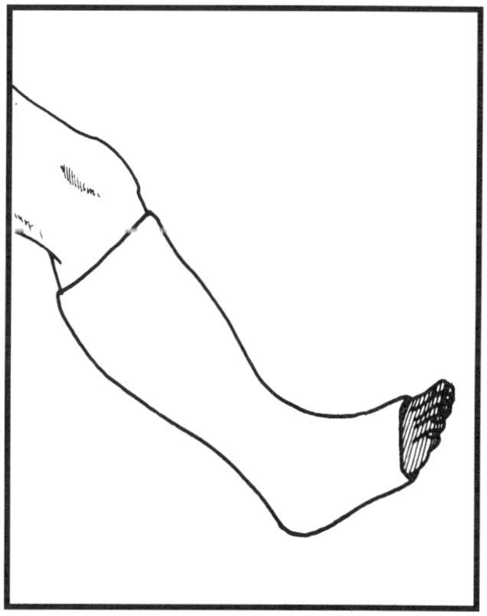

48. (II) Besteht eine Verfärbung von Fingern oder Zehen? Man vergleicht in dieser Situation beide Seiten. Eine bläuliche Verfärbung, insbesondere in Kombination mit Schwellung distal davon, legt den Verdacht nahe, daß die Gliedmaßenschwellung ein Ausmaß erreicht hat, das den venösen Rückstrom bereits stört, und muß zum sofortigen Handeln veranlassen.

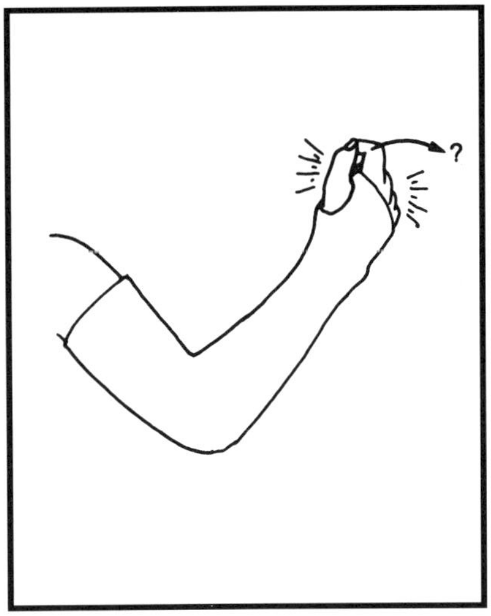

49. (III) Bestehen Zeichen einer arteriellen Durchblutungsstörung? Man achte auf folgende 5 Zeichen: Intensiver **Schmerz; Lähmung** der Finger- bzw. der Zehenbeuger; **Parästhesien** an Fingern und Zehen, **Abblassen der Haut** mit gestörter kapillärer Wiederauffüllung, "**Gefühl der Eiseskälte**" an Fingern und Zehen. Ein arterieller Verschluß erfordert *sofortiges* aktives Handeln. (Im Englischen *5P*: pain, paralysis, paraesthesia, pallor, pulselessness.)

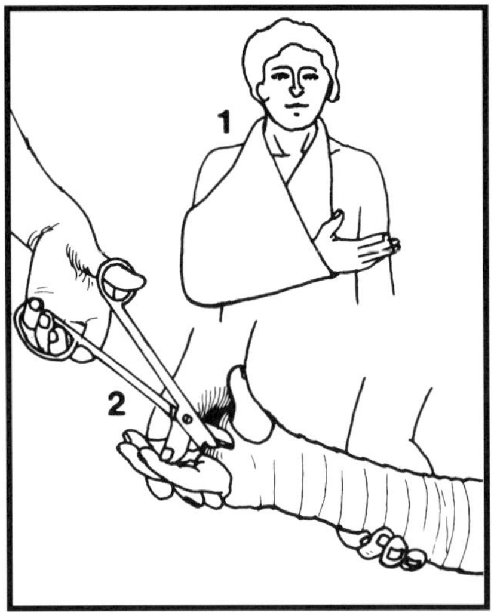

50. Behandlung bei Verdacht auf Durchblutungsstörung (1): (a) Hochlagerung der betroffenen Gliedmaße (1). (b) Bei einem Gipsschienenverband durchtrennt man einschnürende Bandagen und die darunter liegende Watteschicht (2), bis die Haut an dieser Stelle *völlig freiliegt*, und dehnt die Ränder des Gipsverbandes auseinander, bis offensichtlich ist, daß er die Gliedmaße in keinster Weise mehr einschnürt.

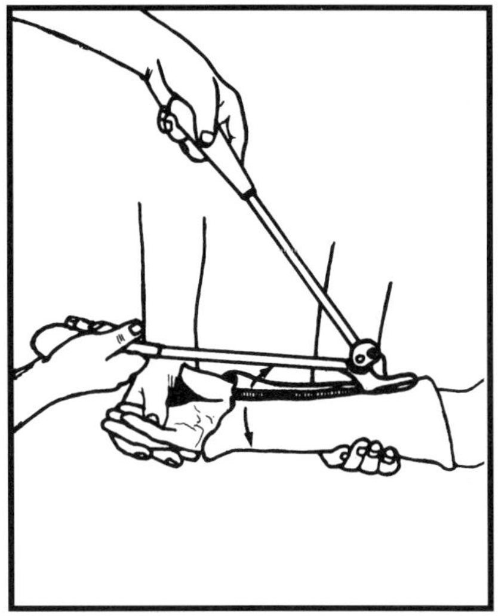

51. Behandlung bei Durchblutungsstörung (2): Bei einem zirkulären Gipsverband spaltet man diesen über seine gesamte Länge. Die so entstandenen Ränder werden *auseinandergedehnt*, und zwar zu beiden Seiten längs der Mittellinie. Man *durchtrenne* die gesamte darunter liegende Watte und auch den Strumpfverband und schiebe diese Schichten beiseite, bis die Haut freiliegt. Gleiches gilt für abschnürende Kleidungsstücke, die durch geronnenes Blut verhärtet sind.

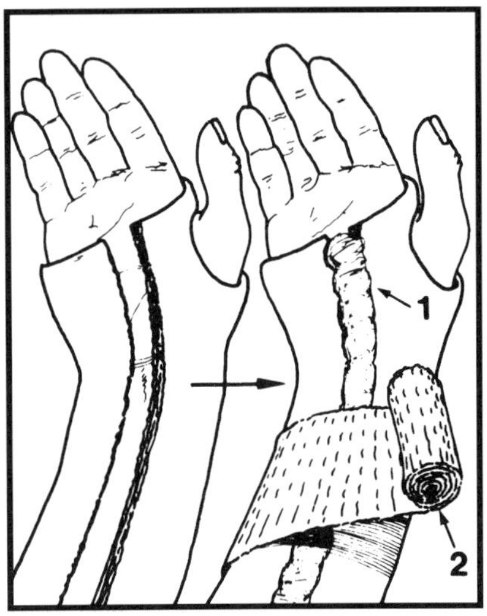

52. Behandlung bei Durchblutungsstörungen (3): Ist die reguläre Durchblutung wiederhergestellt, bringt man mit sanftem Druck Watte in den Spaltraum zwischen den Gipsschnittenden ein (1) und wickelt mit kräftigem Zug eine Kreppbandage um den Gipsverband (2). Wird dies unterlassen, besteht die Gefahr, daß die Haut an den scharfen Gipskanten Schaden erleidet. Ist die Durchblutung hingegen nicht wiederhergestellt, kontrolliert man erneut die Frakturstellung (schwerwiegendere Gefäßschädigung?). *Auf keinen Fall abwarten oder aufschieben!*

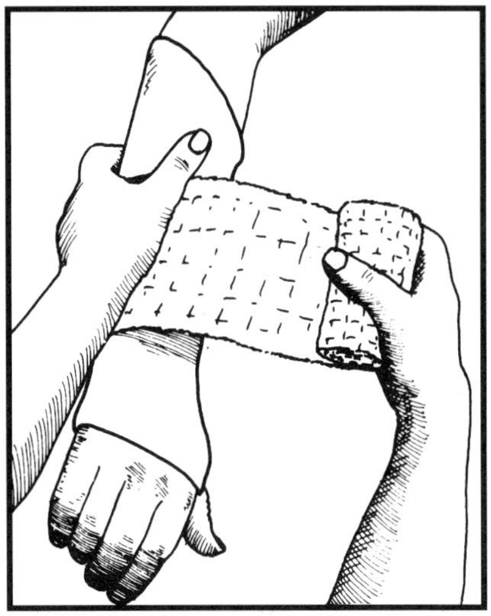

53. (IV) Kann der Gipsverband zu einem zirkulären Gips vervollständigt werden? Besteht der bisherige Gipsverband aus einer Gipsschiene oder einer Gipsschale, dann hängt die Vervollständigung von Ihrer Beurteilung ab, ob eine Schwellung vorliegt, sowie davon, ob Sie noch eine Schwellung erwarten. Die meisten unvollständigen Gipsverbände kann man nach 48 h komplettieren; ist aber die Schwellung ausgeprägt, dann sollte man die Vervollständigung um weitere 2 Tage verschieben, zumindest aber, bis sich eine Rückbildung der Schwellung zeigt.

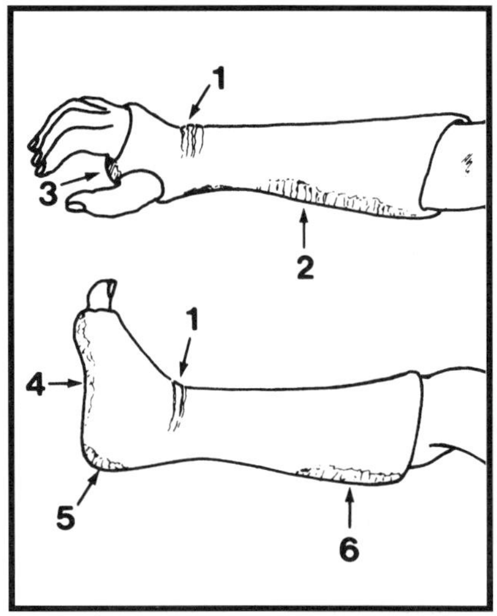

54. (V) Ist der Gipsverband intakt? Man achte auf Zeichen von Brüchen im Gipsverband, besonders in Gelenknähe (1). Bei Unterarmgipsverbänden ist auf einen weich gewordenen Gips an der Palmarseite (2) sowie an der Handfläche (3) zu achten. Am Bein achte man auf ein Weichwerden des Gipses an der Fußsohle (4), an der Ferse (5) sowie an der Wade (6). Eine jede Weichstelle des Gipses verstärkt man durch zusätzlichen Gips.

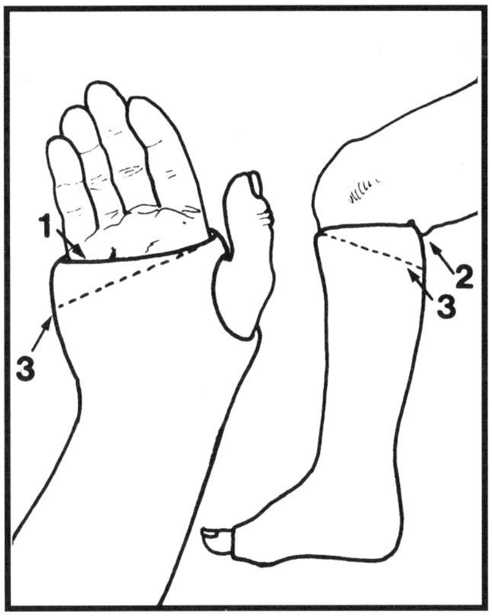

55. (VI) Verursacht der Gipsverband eine Bewegungseinschränkung? Man achte hierbei besonders auf eine ulnarseitige „Fesselung" der Handfläche, die die Beugung in den Fingergrundgelenken einschränkt (1). Bei Unterarmgipsen ist auch auf eine eingeschränkte Ellbogenbeweglichkeit zu achten. Bei Unterschenkelgipsen, die unterhalb des Knies ansetzen, achte man darauf, ob der obere Rand sich bei Kniebeugung in die Kniekehle eingräbt (2). Man schneide in diesen Fällen den Gipsverband wie oben dargestellt zurecht (3).

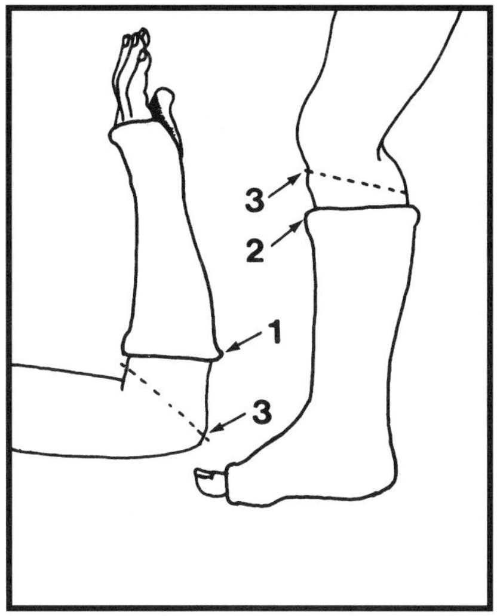

56. (VII) Ist der Gipsverband zu kurz? Man achte hier besonders auf den Unterarmgips bei einer Colles-Fraktur, der den Unterarm nicht richtig einschließt (1); bei einem Unterschenkelgips ist darauf zu achten, daß er auch bis zur Tuberositas tibiae reicht (2); er wird, außer daß er bei einer Sprunggelenkfraktur zu wenig Halt bietet, unvermeidlich auch eine Schädigung der Haut durch Reibung verursachen. Wo es angemessen erscheint, ergänze man immer die noch fehlenden Gipsanteile (3).

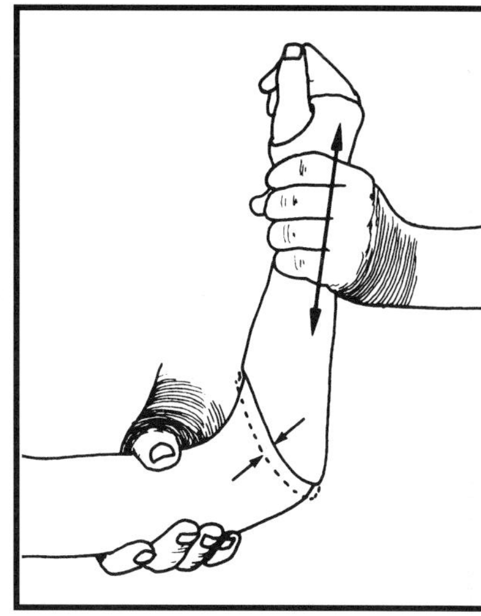

57. (VIII) Ist der Gipsverband zu locker geworden? Ein Gipsverband kann durch den Rückgang einer vorbestehenden Schwellung und auch durch die einsetzende Muskelatrophie locker werden. Hierbei kann dann die äußere Stützung einer Fraktur unzureichend werden. Den losen Sitz prüft man, indem man versucht, den Gipsverband in Längsrichtung nach distal und nach proximal zu verschieben, und dabei das Ausmaß der Verschiebung registriert.

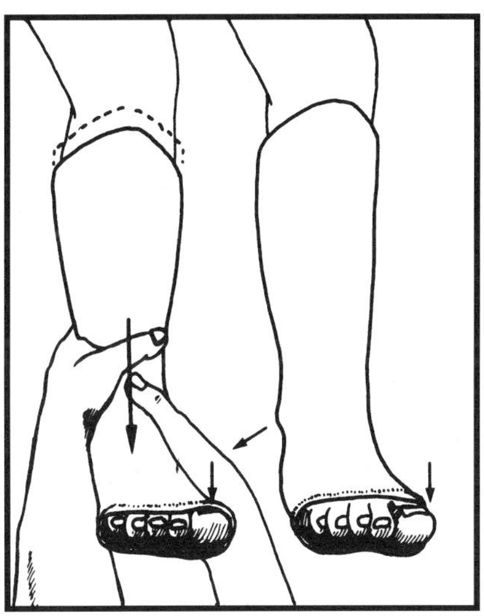

58. Ist der Gipsverband zu locker geworden? (Forts.): Am Bein umfaßt man den Gipsverband und zieht ihn nach distal; dabei beobachtet man, wie weit die Zehen darin verschwinden. Ist hier ein Gipsverband zu locker, dann wechsele man ihn aus, es sei denn (a) die knöcherne Durchbauung der Fraktur ist fast schon abgeschlossen und das Risiko der Fragmentverschiebung minimal, oder (b) die Frakturstellung ist noch gut, und das Risiko einer erneuten Fehlstellung beim Gipswechsel wird als größer erachtet als das der Verschiebung im belassenen Gipsverband.

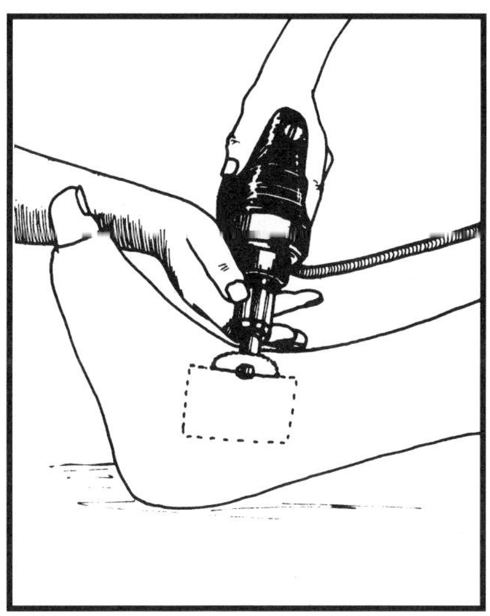

59. (IX) Klagt der Patient über umschriebenen Schmerz? Umschriebener Schmerz, besonders über Knochenvorsprüngen, kann ein fehlerhaftes Anmodellieren des Verbandes anzeigen, aber auch umschriebenen Druck oder die Bildung einer druckinduzierten Entzündung. Bei einem Kind ist mitunter auch daran zu denken, daß es einen Fremdkörper unter den Gipsverband geschoben hat. In all diesen Fällen inspiziere man die betreffende Region, indem man ein Fenster in den Gipsverband schneidet und es anschließend wieder schließt.

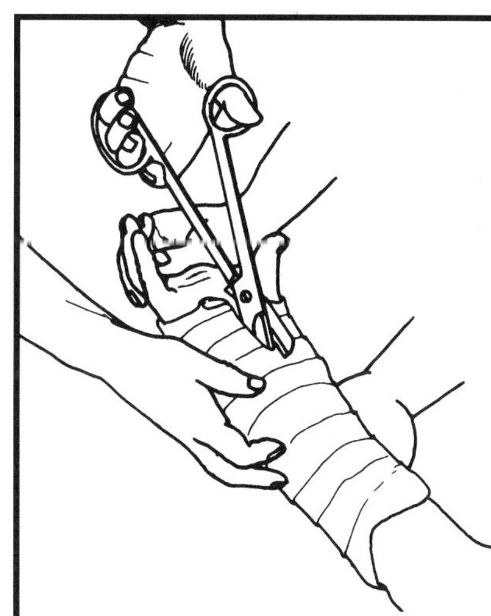

60. Wie wird ein Gips entfernt? Gipsschienen: Gipsschienen oder -schalen sind leicht zu entfernen, indem man die Binden, die den Gips in situ halten, durchschneidet. Es ist natürlich sorgsam darauf zu achten, daß man die Haut nicht verletzt, wobei eine Böhler-Schere recht gute Dienste leistet.

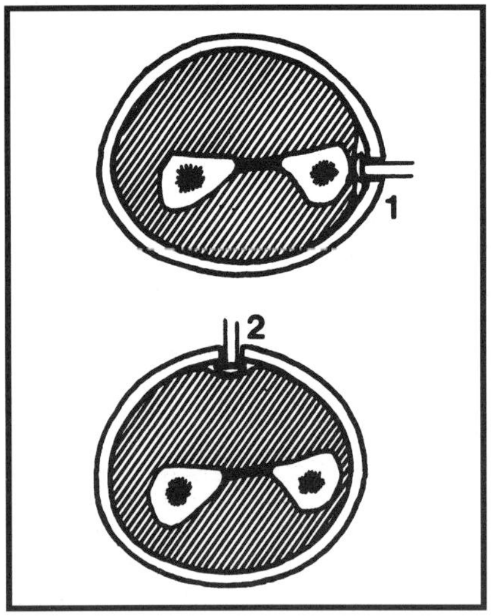

61. Entfernung eines zirkulären Gipsverbandes: Verwendung von Scheren (1): Das verdickte und abgerundete Ende der Gipsschere muß zwischen dem Gips und der Haut liegen. Subkutane Knochenvorsprünge wie z.B. am Schienbein (1) meide man hierbei, um das Risiko einer Hautschädigung und unnötiger Schmerzen zu umgehen. Hingegen sollte man die Schnittführung so planen, daß sie über gut komprimierbarem Weichteilgewebe zu liegen kommt (2).

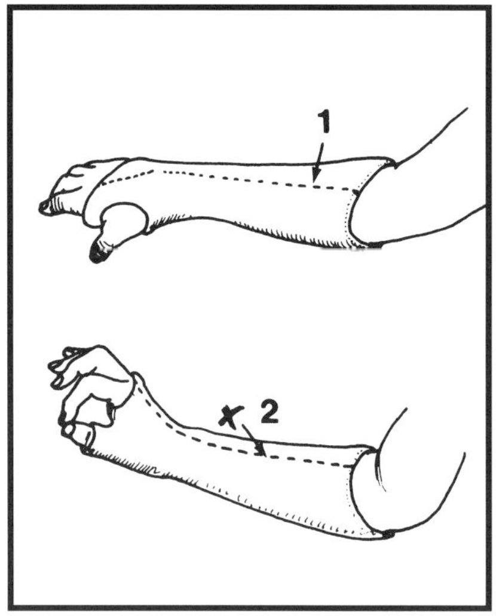

62. Verwendung der Gipsschere (2): Wenn möglich ist auch eine Schnittführung über konkaven Gebieten zu vermeiden. Steht z.B. das Handgelenk nach einer Colles-Fraktur in leichter Palmarflexion eingegipst, dann sollte der Gips über einen dorsal gelegten Schnitt entfernt werden (1). Bei einem Gipsverband nach Kahnbeinbruch hingegen sollte man diesen Weg vermeiden (2) und den Schnitt auf der Beugeseite anlegen.

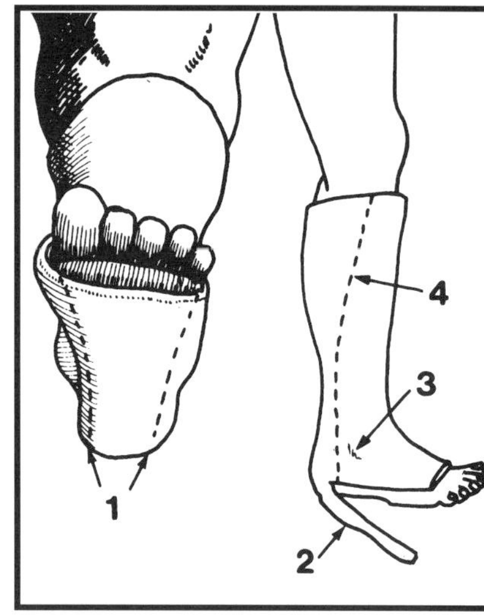

63. Verwendung der Gipsschere (3): Ist ein am Sprunggelenk rechtwinklig umknickender Gipsverband zu entfernen, dann erleichtert es das Vorgehen oft, erst 2 Schnitte in Längsrichtung an der Fußsohlenfläche des Gipses vorzunehmen (1) und das so gewonnene Sohlenteil herunter zu biegen (2). Dann hat die Schere ungehinderten Zutritt für einen senkrecht verlaufenden Schnitt ab dem Hinterrand des Außenknöchels (3); anschließend schneidet man schräg nach oben und vorne über die Peronäusgruppe hinweg (4). Die verbleibende Gipshülse läßt sich dann leicht aufbiegen und entfernen.

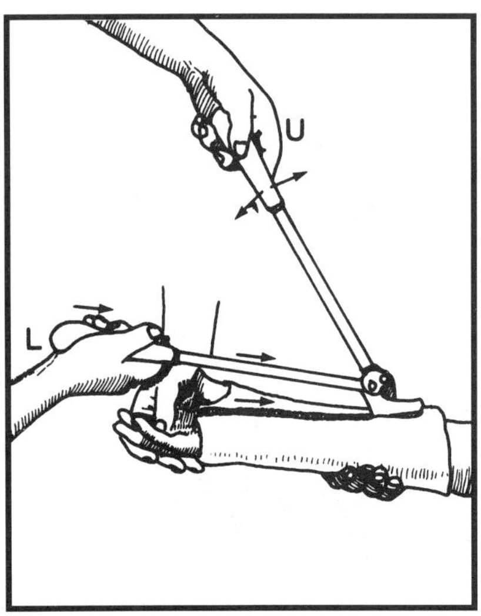

64. Verwendung der Gipsschere (4): Man hält die untere Branche der Gipsschiene (L) parallel zum Gips oder auch leicht nach unten. Der obere Griff (U) wird angehoben. Die Gipsschere wird durch Druck auf den unteren Griff nach vorne getrieben, so daß der Gips imer zwischen den Branchen der Schere zu liegen kommt. Dabei drückt man stets in Schneiderichtung leicht nach vorne, so daß die eigentliche Schneidearbeit mit der oberen Branche durchgeführt wird, die man wie einen Pumpenschwengel auf und ab bewegt (Bierzapfbewegung).

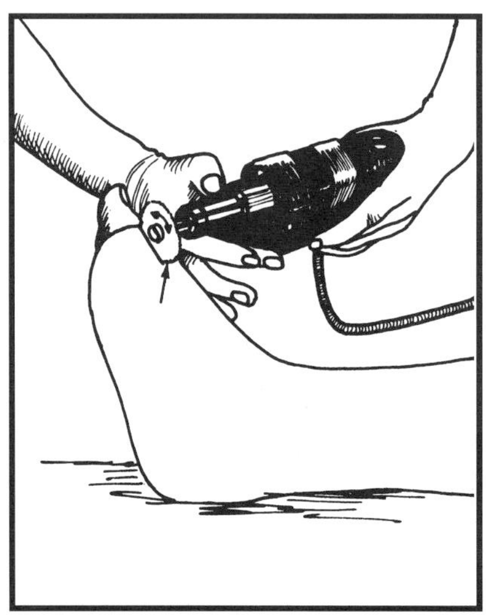

65. Verwendung einer elektrischen Gipssäge (1): Gipssägen verwendet man, um Gipsverbände zu entfernen oder Fenster in solche hineinzuschneiden. Sie sollten immer vorsichtig und mit Respekt gehandhabt werden. Verwenden Sie *nie* eine Gipssäge, wenn zwischen Gips und Haut keine Watteschicht liegt. Verwenden Sie sie *nie* über Knochenvorsprüngen, und verwenden Sie sie *nie,* wenn das Schneiderad verbogen, gebrochen oder stumpf ist. Zur Beachtung: Das Sägeblatt rotiert nicht, sondern schwingt hin und her.

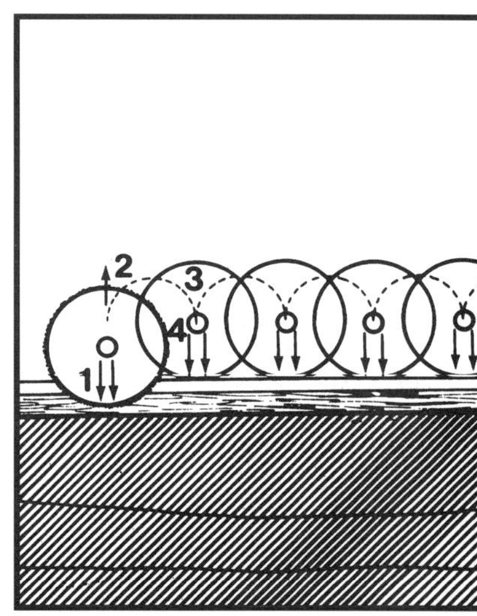

66. Verwendung einer Gipssäge (2): Elektrische Sägen machen Lärm; einen sensiblen Patient sollte man erst einmal beruhigen. Zuerst schneide man ohne Vorwärtsbewegung an einer Stelle in den Gips ein (1): Man spürt sofort, wenn der Gips durchgesägt ist; nehmen Sie die Säge wieder heraus (2), und versetzen Sie diese in Schnittrichtung um etwa 2,5 cm (3). Man verschiebe die Säge während des Einschneidens *nie in Schnittlängsrichtung; die eigentliche Schnittrichtung geht immer ab- und aufwärts.*

67. (Polymer)kunstharzverbände: Immer noch verwendet man den klassischen Gipsverband am häufigsten, es gibt jedoch Alternativen zu diesem: Die meisten verwenden Baumwollbandagen (z.B. Baycast[R] von Bayer) oder Fiberglas Dynacast XR[R] von Smith & Nephews), die mit einem Harz imprägniert sind, das bei Kontakt mit Wasser aushärtet. Vorteile sind: (1) Belastbarkeit bei geringem Gewicht, (2) schnelles Aushärten (5–10 min) mit Maximum nach 30 min (Gips: bis 48 h, ergo Bruchgefahr); (3) wasserabweisend und porös, (4) strahlentransparent. Nachteile: (1) Hohe Einzelkosten, doch mindert die Haltbarkeit Personal- und Transportaufwand, (2) sie formen sich schlechter an als Gips und geben nach.
Nach akuten Verletzungen mit wahrscheinlich hoher Schwellneigung, eignet sich der Gipsverband besser; er läßt sich der Gliedmaße sorgsam anmodellieren, gibt einen besonders guten Halt und läßt sich bei Bedarf auch als Longuette anpassen. Mit dem Rückgang der Schwellung und bei sicherer Stabilität der Fraktur kann man dann auf einen Kunststoffverband wechseln. Bei einer frischen stabilen Fraktur mit erwartungsgemäß nur leichter Schwellung kann man von Anfang an zu einem Kunststoffverband greifen. Bei wahrscheinlicher Überstrapazierung eines Gipsverbandes (z.B. bei feuchter Witterung und einem extrovertiertem Teenager mit einer Sprungelenksverletzung) spricht vieles für einen Kunststoff„gips", und selbstverständlich ist es auch möglich, einen gewöhnlichen Gips außen durch einen Kunstharzverband zu verstärken.

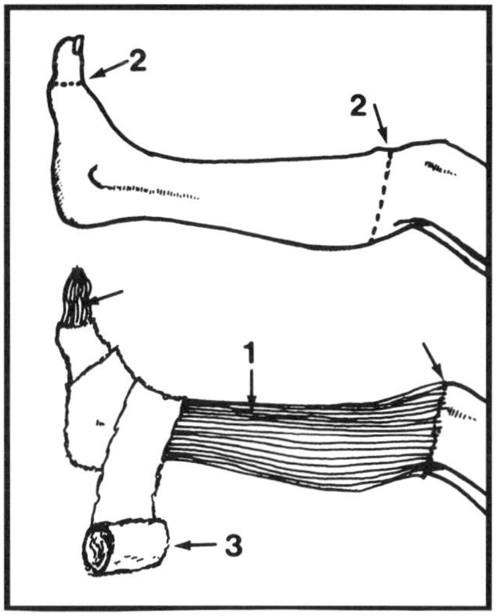

68. Anbringen (1): Man lege der Gliedmaße einen passenden Strumpfverband an (1), der 3–5 cm über die geplante Schienung übersteht (2). Als nächstes bringt man eine Lage Polstermaterial an (3) und achtet besonders auf den Schutz von Knochenvorsprüngen. Wo ein vermehrter Schutz gegen Wasser oder Feuchtigkeit erforderlich ist, kann man auch eine synthetische wasserfeste orthopädische Binde verwenden.

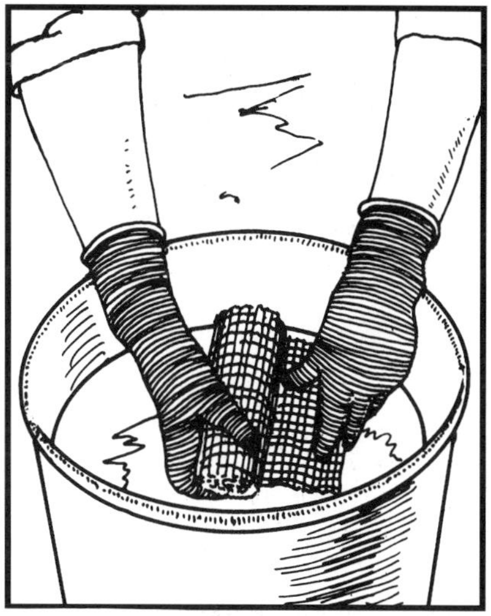

69. Anbringen (2): Man öffne jede Bandagenpackung nur so weit, daß man vorzeitiges Härten verhindert. Tragen Sie dabei Handschuhe, damit das Kunstharz nicht an Ihren Händen haftet oder zur Hautsensibilisierung führt. Dann taucht man die Bandage etwa 2–5 sec unter Wasser und quetscht sie 2- bis 4mal, um die Formbarkeit zu beschleunigen. Man braucht hierfür weniger Bandagen als beim Gipsverband – z.B. einen Streifen für einen Unterschenkelverband für einen Erwachsenen mit 7,5 cm Breite und 1–2 Lagen 10-cm-Bandagen. Für Regionen mit großen Anforderungen an die Paßgenauigkeit (z.B. Sprunggelenk) verwende man schmalere Bandagen.

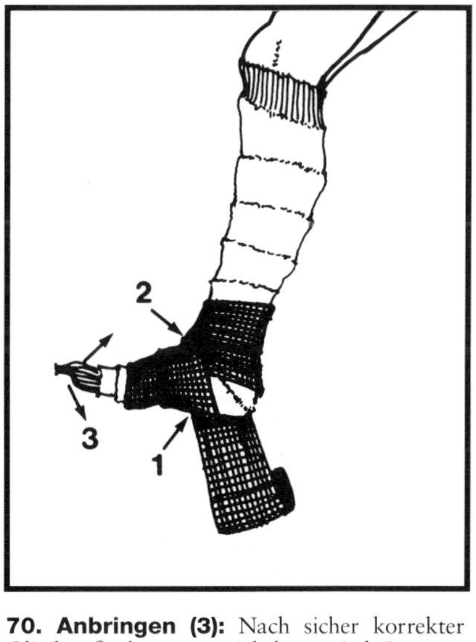

70. Anbringen (3): Nach sicher korrekter Gliedmaßenlagerung wickelt man jede Lage so, daß sie um halbe Breite die darunter gelegene überlappt. An Sprunggelenk, Ellbogen und Knie darf man auch eine Achter-Schleife wickeln (2), damit sich die Bandage auch gut den Konturen der distalen Gliedmaßenpartien anschmiegt. Schlagen Sie den Strumpfverband um (3), bevor Sie die äußerste Bindenschicht anbringen, und vergewissern Sie sich, daß keine scharfen oder harten Verbandkanten verbleiben, die zu Druckulzera der Haut führen können.

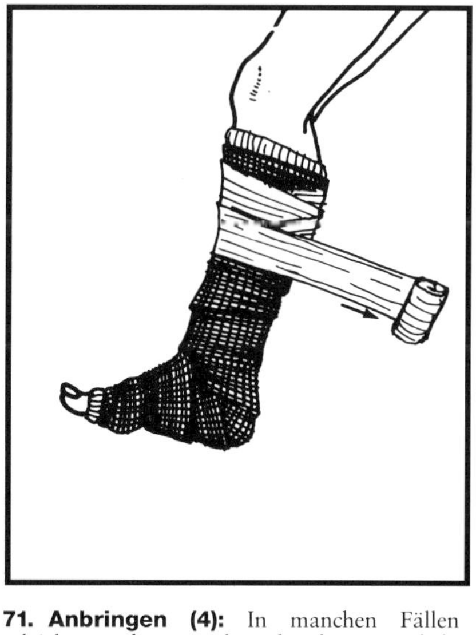

71. Anbringen (4): In manchen Fällen erleichtert das vorübergehende Anwickeln einer festen äußeren Bandage (Baumwolle oder Krepp) die enge Anformung des Verbands. Man feuchtet diese dann gut an und wickelt sie straff um die Gliedmaße. Dies ist auch hilfreich, wenn man die beiden letzten Touren der Kunstharzbinden zurückhält, die oft dazu neigen, sich abzulösen, bevor sie gehärtet sind. Nach Festigung des Kunststoffverbands entferne man die feuchten Bandagen.

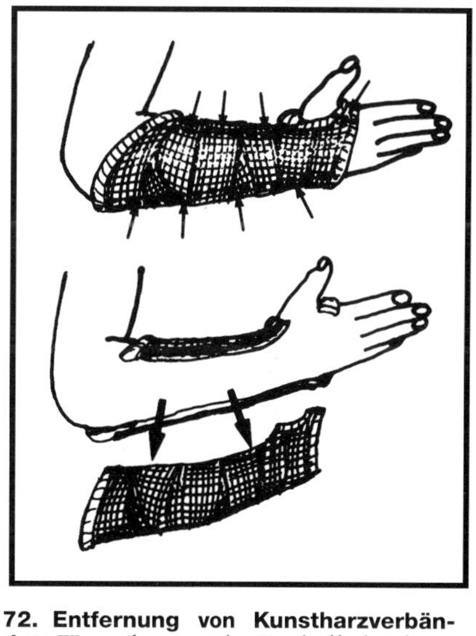

72. Entfernung von Kunstharzverbänden: Wegen ihrer spröden Beschaffenheit kann man Kunststoffverbände nach dem Aufschneiden nicht wie einen Gipsverband „knacken". In den meisten Fällen ist es nötig, sie längs zweier Seiten aufzuschneiden. Bei Unterschenkelverbänden entfernt man am besten zuerst den Sohlenteil (s. 58,63), wofür man sowohl Schere als auch oszillierende Säge verwenden kann, doch sollte man bei letzterer ein Absauggerät zur Stelle haben, damit man nicht den Kunstharzstaub einatmet. Kunstharzverbände neigen bei der Fensterung weniger zum Brechen als Gipsverbände.

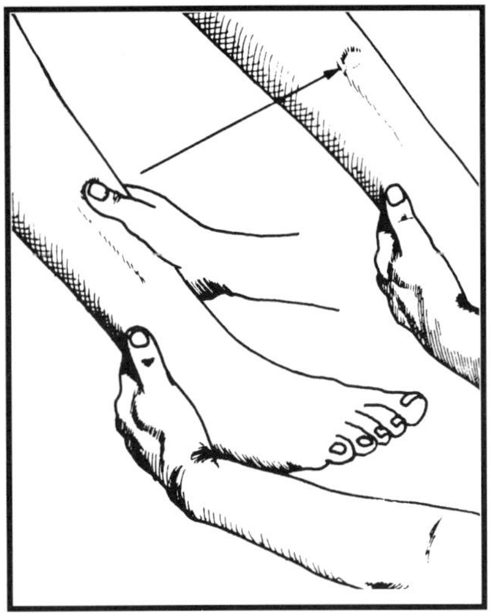

73. Feststellung der Durchbauung (1): Die knöcherne Heilung einer Fraktur kann man natürlich immer erst nach einer bestimmten Zeitspanne erwarten; es ist fruchtlos, diese zu früh feststellen zu wollen (vgl. hierzu die Angaben bei den einzelnen Frakturbeschreibungen). Liegt Grund zu der Annahme vor, daß eine Fraktur knöchern durchbaut ist, untersuche man die Gliedmaße nach Entfernen des Gipsverbandes. Ein noch bestehendes Ödem in Höhe der Frakturstelle zeigt dann an, daß die knöcherne Heilung wohl noch unvollständig ist.

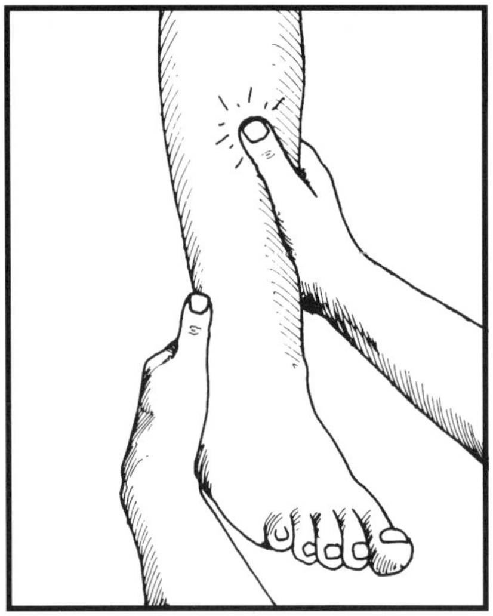

74. Feststellung der Durchbauung (2): Untersuchen Sie die betroffene Gliedmaße sorgfältig auf Schmerzhaftigkeit. Eine persistierende Schmerzhaftigkeit am Ort der Frakturstelle ist ebenfalls auf unvollständige Heilung verdächtig.

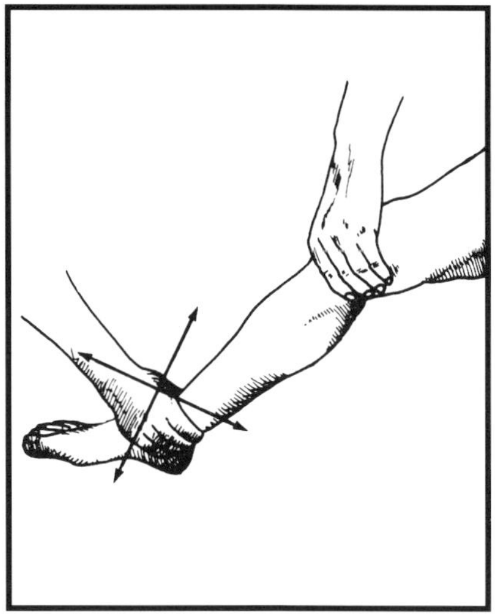

75. Feststellung der Durchbauung (3): Eine noch bestehende Beweglichkeit an der Frakturstelle ist ein sicheres Zeichen der ausgebliebenen knöchernen Heilung. Halten Sie die Gliedmaße mit der einen Hand dicht oberhalb der Frakturstelle fest, und versuchen Sie, den distalen Anteil sowohl nach vorn und hinten als auch nach medial und lateral zu bewegen. Ist die Fraktur knöchern durchbaut, wird diese Prüfung schmerzlos sein.

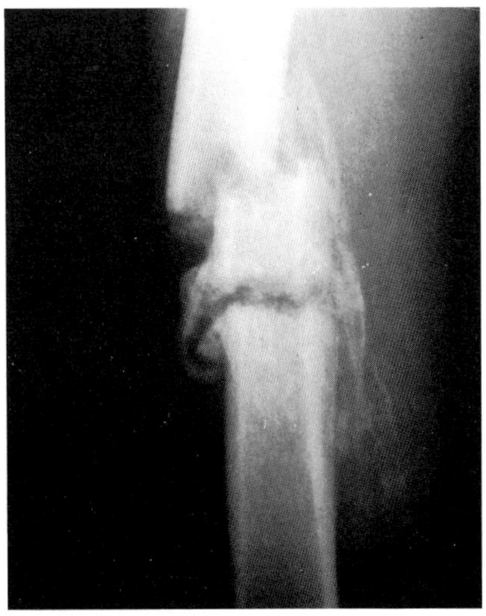

76. Feststellung der Durchbauung (4): Obwohl die rein klinische Untersuchung bei vielen Röhrenknochen bereits die adäquate Prüfungsmethode ist, erscheint es doch ratsam, bei Schaftfrakturen von Femur, Tibia, Humerus, Radius und Ulna Röntgenkontrollaufnahmen anzufertigen. Das nebenstehende Bild zeigt eine Doppelfraktur des Femurs nach 14 Wochen. Die Begrenzungslinie der oberen Fraktur ist unscharf, und es besteht ein Brückenkallus von guter Qualität: Hier ist die knöcherne Vereinigung schon recht weit fortgeschritten. Die distale Bruchlinie ist immer noch klar erkennbar, der Brückenkallus dort nur unregelmäßig. Die knöcherne Heilung ist inkomplett und erlaubt mit Sicherheit noch keine Belastung mit dem Körpergewicht.

Untersucht man Röntgenbilder auf knöcherne Heilung, fahnde man besonders nach einem diskontinuierlichen Kallus, nach Lücken und nach Sklerosierungen mit verbreiterten Fragmentenden. Bedenken Sie, daß insbesondere bei einer starren osteosynthetischen Versorgung der Brückenkallus minimal sein oder gänzlich fehlen und der enostale Kallus sich nur recht langsam bilden kann. Ist man sich über die Qualität der knöchernen Heilung im Zweifel, dann führe man lieber die Fixation fort und prüfe nach 4 Wochen erneut.

In allen Fällen ist auch zu prüfen, ob durch die Kräfte, denen die Gliedmaße ausgesetzt ist, eine Fehlstellung oder Knickbildung der Fragmente resultieren wird oder diese eine solche Mobilität verursachen, daß die knöcherne Durchbauung unmöglich wird: Man halte sich die folgende Gleichung vor Augen:

Äußere Kräfte < Ausmaß der Durchbauung + Stützung durch innere Fixation und/oder äußere Schienung.

4. Offene Frakturen: Innere Fixation

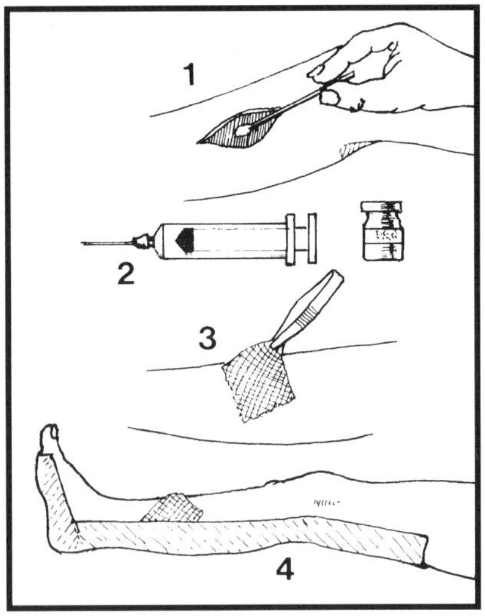

1. Sofortversorgung der offenen Fraktur: Bei der Erstvorstellung sichere man in jedem Fall die Durchführung folgender Schritte: (1) Wundabstrich für die Bakteriologie. (2) Beginn der Antibiose mit geeignetem Schema (S. 42). (3) Sorgfältige Wundabdeckung mit sterilem Verbandmaterial (um das Risiko der sekundären Infektion durch Klinikkeime zu mindern). (4) Vorübergehende Schienung (z.B. dorsale Gipsschale oder bei Eignung eine aufblasbare Schiene).

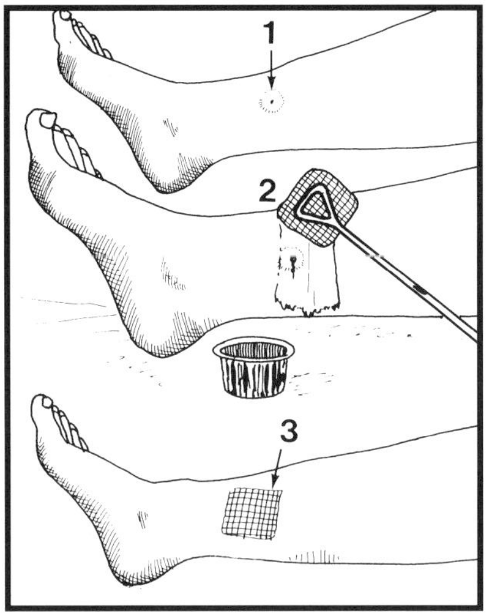

2. Typ I: Technisch offene Fraktur: Das Infektrisiko ist gering und wird wahrscheinlich durch weite Freilegung kaum vergrößert (was aber umstritten ist). Man reinige die Wunde sorgfältig (2) und decke sie steril ab (3). Danach muß man die Methode der Frakturstabilisierung bestimmen (s. S. 42 und die regionalen Verletzungen). Legt man einen Gipsverband an, dann *muß* eine Schwellung noch möglich bleiben, z.B. durch Gipsschale oder durch Spalten eines Gipsverbands mit reichlich Wattepolsterung.

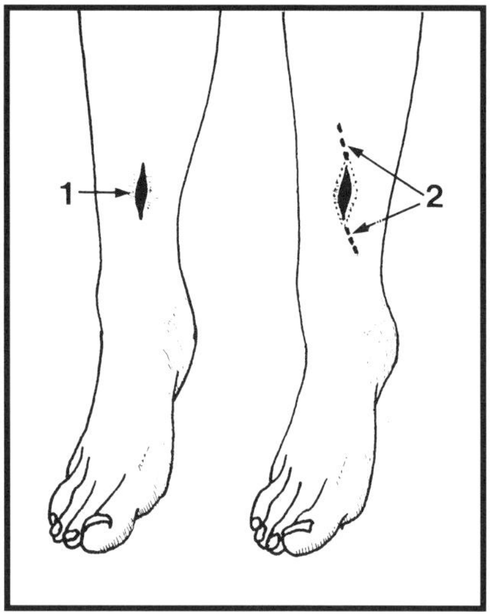

3. Typ I: Eröffnung von innen: (1) Die Wunde ist klein und hat saubere oder nur minimal verschmutzte und vitale Ränder (1). Man kann die Hautränder schmalst exzidieren und die Wunde erweitern (2), damit eine gründliche Inspektion möglich wird. Nur selten wird man hier eine größere Exzision von verschmutztem oder avaskulärem Gewebe vornehmen müssen, um ein gründliches Débridement zu erreichen. *Vorteilhaft kann die Freilegung sein, um die Fraktur offen präzis zu reponieren.*

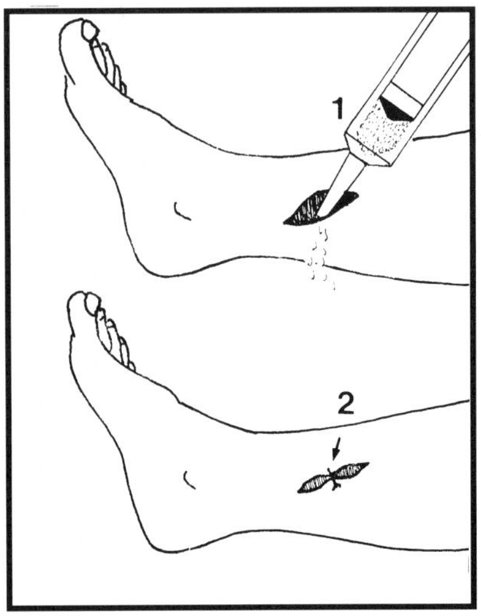

4. Typ I (Forts.): Dann spüle man die Wunde gründlich mit bis zu 10 Litern Kochsalzlösung, gefolgt von 2 Litern Bacitracin-Polymyxin-Lösung (1). Läßt man die Wunde offen (allgemein als sicherstes Verfahren empfohlen), dann kann es hilfreich sein, wenn man Nähte an strategischen Stellen setzt (2), um eine unbotmäßige Retraktion zu verhindern, die dann Sekundärnähte beeinträchtigt. Decken Sie die Wunde so ab, daß das Gewebe feucht bleibt (z.B. NaCl-getränkte Platten über einer Vaselinegaze). Ein primärer Hautverschluß ist nicht ratsam. Dann stabilisiere man die Fraktur.

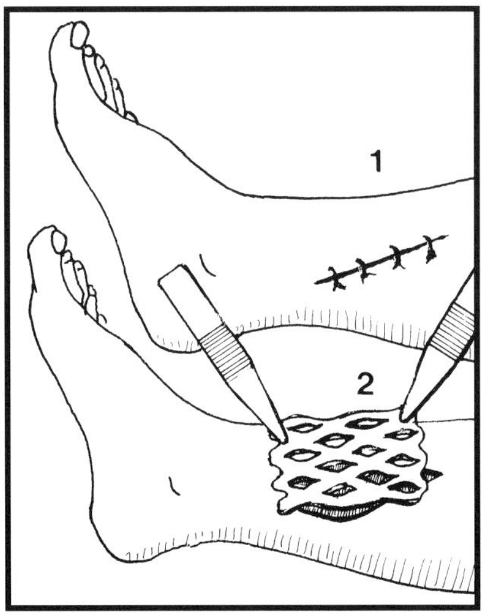

5. Typ I (Forts.): Man inspiziere die Wunde am 2. oder 3. Tag und revidiere diese falls nötig (sekundäres Débridement). Bleibt die Wunde sauber, so sollte man als Ziel einen verzögerten (primären) Wundverschluß unter erneuter Antibiose über 5–7 Tage durchführen (1). Läßt sich die Wunde nicht ohne Zug schließen, dann sollte man jeden Defekt mit einem Spalthauttransplantat abdecken (2). Ist die Wunde verschmutzt, sollte man radikal alle 2–3 Tage jegliches nekrotische und infizierte Gewebe exzidieren, bis die Wunde sauber ist und ein Hauttransplantat aufnehmen kann.

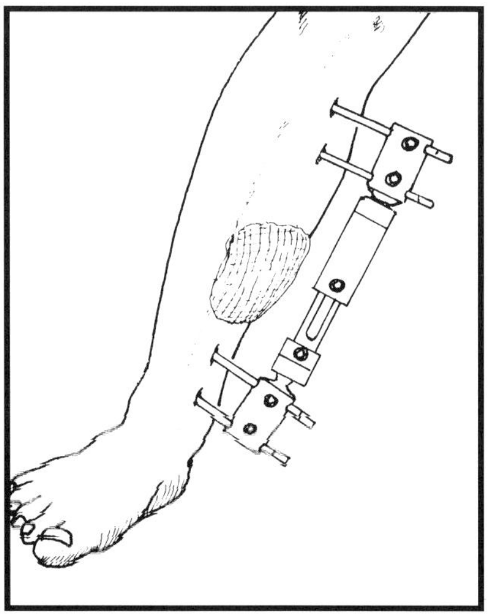

6. Offene Frakturen vom Typ II sollte man ähnlich versorgen. *Beim Typ III* führe man ein großzügiges Débridement mit reichlicher Wundspülung aus. Man muß alles Fremdmaterial und alles devitalisierte Gewebe (einschließlich von Knochenfragmenten) entfernen. Man lasse die Wund offen, decke sie aber so ab, daß das Gewebe darunter nicht austrocknen kann. Zur leichteren Wundversorgung (nach den Angaben von Kasten 5) ist wohl ein Fixateur externe die beste Stabilisierungsmethode.

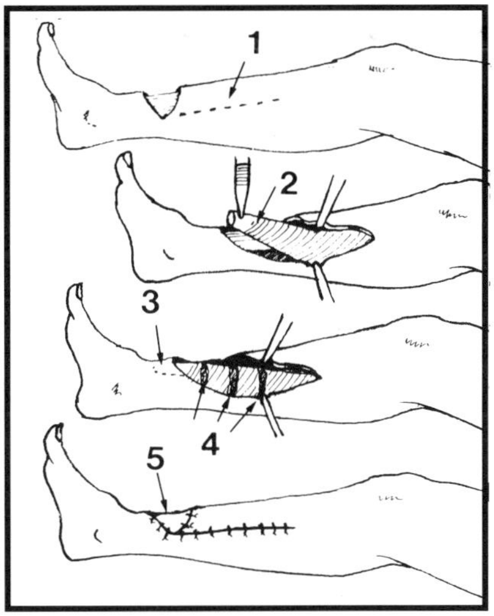

7. Typ III (Forts.): Liegt der Knochen offen, so sollte man das Ziel haben, ihn so früh wie möglich zu decken (vorzugsweise binnen < 2 Wochen), um das Risiko einer Sekundärinfektion zu vermeiden. An der Tibia kann man möglicherweise sofort oder mit kurzem Aufschub einen Soleuslappen bilden. Möglicherweise muß man die Hautwunde erweitern (1); den Muskel löst man bis 1 cm distal seines Muskel-Sehnen-Übergangs ab, schwenkt ihn um (2) und verankert ihn distal neu (3); zusätzliche Länge gewinnt man durch mehrere Querinzisionen in der Muskelscheide (4). Zum geeigneten Zeitpunkt kann man die äußere Oberfläche mit Spalthauttransplantaten schließen (Kasten 5.).

8. Typ III (Forts.): Ferner kann man an der Tibia bei Wunden außerhalb des für Soleusplastiken möglichen Bereichs den umgeklappten M. extensor digitorum communis verwenden.
Bei großem Gewebsverlust und höherem Hautbedarf als durch Spalthaut im Frakturbereich deckbar kann man auf folgende Methoden zurückgreifen:

(1) Myokutaner Gastroknemiuslappen; dieser kann die meisten Hautdefekte zwischen Unterschenkel und distalem Oberschenkel abdecken, wofür man mit einem jeweils ähnlichen Verfahren medialen oder lateralen Muskelbauch verwenden kann. (Man isoliert den Muskelbauch vom Soleus, trennt seinen Ansatz von der Achillessehne ab und befreit ihn vom anderen Muskelbauch, bevor man den Lappen formt.)
(2) Fasziokutaner Lappen: Dieser Typ eines örtlichen Lapens beinhaltet Haut, subkutanes Fett und Faszie, aber ohne Muskel. (Man bedenke, daß am Unterschenkel Lappen mit ganzer Hautdicke ohne Faszienschicht nur eine schlechte Prognose aufweisen.) Es bedarf einer sorgsamen Planung der Lappenkontur; der noch verbleibende unbedeckte Wundrest wird in gleicher Sitzung mit Spalthauttransplantaten gedeckt.
(3) Freie mikrovaskuläre Lappen: Häufigste und nützlichste Entnahmestellen sind aus dem M. latissimus dorsi oder dem M. rectus abdominis; dabei kann man die Haut mit dem Lappen übertragen, doch sind diese Techniken hochspezialisiert. Bei Mißerfolg ist meist ein Gefäßproblem einschließlich der Infektionen am Empfängerort ursächlich.

Ist eine Knochenspende erforderlich, so sollte man diese so bald wie möglich ausführen. Bei offenen Frakturen vom Typ I oder II gilt dafür ein Zeitraum von 2–3 Wochen nach erreichter Heilung. Bei solchen vom Typ III sollte man mit der Knochenimplantation noch 6 Wochen bis nach eingetretener Heilung abwarten.
Offene Frakturen vom Typ III haben die höchste Versager- und Amputationsrate, und zwar wegen der Probleme bei der Wiederherstellung der Durchblutung oder seitens einer Infektion. Bei der Versorgung dieser Fälle muß man die Fraktur sicher fixieren und binnen 4–6 Stunden die Arterie(n) versorgen (z.B. durch ein Interponat); die Gefäßprobleme sollte man zusammen mit einem erfahrenen Gefäßchirurgen betreuen, und nicht einfach delegieren. Ferner führe man prophylaktisch Fasziotomien aus (Kompartment-Syndrom!).

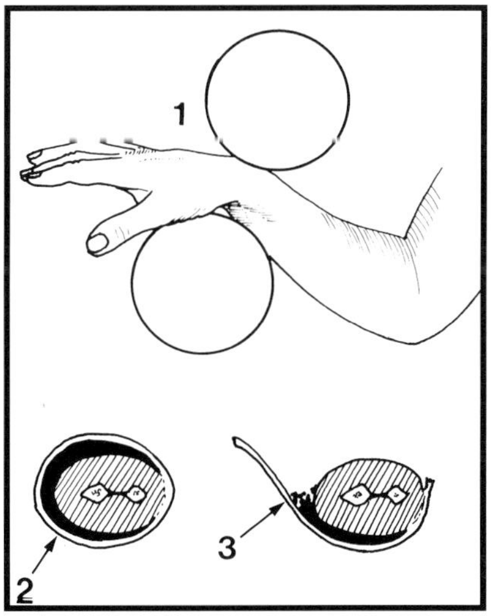

9. Ablederungsverletzung (1): Bei diesem Verletzungstyp wird ein größeres Hautareal von seinem Untergrund abgehoben und folglich von der Durchblutung ausgenommen. An Hand und Unterarm geschieht dies meist dadurch, daß die Gliedmaße zwischen Rollen eingequetscht wird (1). Am Bein kann der Abschereffekt eines Fahrzeugrades die Ursache sein, wenn bei einem Verkehrsunfall die Gliedmaße überrollt wird.

10. Ablederungsverletzung (II): Die Haut kann oberflächlich unversehrt sein (s. 2 in Kasten 9), wobei sich dann die Gliedmaße anfühlt wie ein Wasersack, weil ein großes Hämatom zwischen Haut und Faszie vorliegt. Ist die Haut zerrissen (s. 3 in Kasten 9.), so entsteht ein großer abgerissener Hautlappen von normal dicker Haut. In beiden Fällen droht eine massive Hautnekrose, wenn die Verletzung nicht sofort adäquat versorgt wird. Hierfür stehen heute eine Anzahl verschiedener plastischer Operationsverfahren zur Verfügung. Die bei gegebenen technischen Möglichkeiten wahrscheinlich beste Variante ist folgende: (a) Der Hautlappen sollte nach der Markierung exzidiert werden, damit die spätere Orientierung erleichtert wird. (b) Der abgelöste Hautlappen wird in einen sterilen Behälter gebracht und tiefgefroren). (c) Man nimmt ein gründliches Wunddébridement vor und schafft damit die Voraussetzungen für die optimale Granulation des Wundbetts. (d) Nach 1–2 Wochen wird die aufbewahrte Haut in Form eines einzigen Transplantats aufgebracht, nachdem die tieferen Hautschichten mit speziellen Instrumenten entfernt wurden.
Bei jeder offenen Fraktur ist es vital wichtig, sich die Gefahren einer schweren lebensbedrohlichen Wundinfektion vor Augen zu halten, insbesondere von Tetanus und Gasbrand, und folglich die geeigneten Schutzmaßnahmen zu ergreifen.

11. Grundsätze der inneren Fixation und häufige Fixationsmethoden

Beabsichtigt man die Implantation von Materialien zur Frakturbehandlung, so müssen folgende Kriterien erfüllt sein:

1. Keine Gewebereaktion: Es versteht sich von selbst, daß ein in Gewebe eingebrachtes Fremdmaterial biologisch inert sein sollte und keine toxischen Reaktionen, entzündlichen Veränderungen, Fibrose, Fremdkörperriesenzellreaktionen etc. auslösen sollte, die dann vermutlich wiederum lokal Schmerz, Schwellung und Funktionsstörungen hervorrufen. Es gibt Hinweise auf eine zwar extrem niedrige, aber doch eindeutige Inzidenz örtlicher und möglicherweise distal davon gelegener metallinduzierter Neoplasien; folglich werden bei jüngeren Patienten (< 40 J.) innere Osteosynthesematerialien routinemäßig entfernt, sobald sie ihren Dienst getan haben.

2. Keine Korrosion: Implantate sollten nicht korrodieren; implantiert man rostfreien Stahl, so sollte dieser von hinreichender Härte und frei von Verunreinigungen sein. Ferner sollte man Anstrengungen unternehmen, um die Initialisierung des Korrosionsprozesses zu vermeiden, der durch Reibung an Kontaktstellen verschiedener Komponenten eines Implantats entsteht. Wichtig ist auch, daß man die elektrolytische Zersetzung vermeidet, was in der Praxis bedeutet, daß man bei Verwendung von mehr als einem Implantat auf einer Seite (z.B. Platte und Schrauben) immer identische Werkstoffe verwendet.

3. Kein mechanisches Versagen: Implantate müssen den Belastungen genüge tun, für die sie konzipiert sind. Um den Kräften zu widerstehen, denen sie ausgesetzt sind, muß man einen befriedigenden Kompromiß aus Material und Formgebung eingehen. Bei der Frakturenbehandlung brauchen die Implantate meist große mechanische Festigkeit bei geringen Abmessungen, folglich bestehen die meisten aus Metall. Unter den geeigneten Metallen werden folgende häufig verwendet: (1) bestimmte rostfreie Stahlsorten, (2) Legierungen aus Chrom, Kobalt und Molybdän, (3) Titan. Chrom-Kobalt-Legierungen sind biologisch inert, aber maschinell nur schwer zu bearbeiten, so daß die meisten dieser Implantate einschließlich Schrauben Kleinabgüsse sind (Technik des verlorenen Wachses), was zu den hohen Kosten beiträgt. Rostfreier Stahl ist weniger inert, doch leichter zu bearbeiten und folglich billiger. In bestimmten Situationen verwendet man manchmal andere Materialien; z.B. ist es möglich, bei Femurfrakturen in der Nähe des Schaftes von Hüftgelenkprothesen Nylonplatten zu nehmen, die durch Nylonzerklagen gehalten werden. Am Sprunggelenk kann man biologisch abbaubare Plastikdübel für bestimmte Knöchelbrüche verwenden, die den Vorteil haben, daß ihre langsame Resorption die spätere Entfernung überflüssig macht. Leider ist eine Überempfindlichkeit auf solche Implantate (wenig virulente Entzündung) nicht selten. Wo man bei Platten eine gewisse Biegsamkeit wünscht, um die Bildung eines äußeren Brückenkallus anzuregen, setzt man mitunter Karbonfaserplatten ein.

Fixationsmittel und -systeme: Frakturmuster sind enorm unterschiedlich, desgleichen Größe, Textur und Stärke der Knochen. Zur Abdeckung der häufigsten Situationen und zur Bewältigung all der feinen Varianten bedarf es eines beeindruckenden Spektrums von Implantaten und Instrumenten für deren Einsetzen. Nun war die Form der Implantate früher etwas zufällig und hatte die Behandlung entweder einer bestimmten Fraktur oder die Lösung eines einzigen Fixationsproblem im Sinn. Viele Versuche wollten integrierte Systeme zur Frakturfixation schaffen: Implantat-Sets für einen jeden Frakturort. Das bekannteste und heute weithin etablierte System ist das von der Arbeitsgemeinschaft für Osteosynthesefragen (AO) entwickelte. (Diese Gruppe von Allgemein- und Unfallchirurgen wurde 1956 von Maurice E. Müller gegründet, um einige von Robert Danis propagierte Konzepte zu erforschen.) Als ein Ergebnis ihrer Arbeit, außer der Entwicklung einer

Reihe von Schrauben, Platten und anderen Implantaten sowie der zugehörigen Instrumente, ist die AO für bestimmte gewandelte Auffassungen zur Philosophie der Frakturenbehandlung verantwortlich. Die AO ist der Überzeugung, daß das gemeinsame Ziel, Wiederherstellung der vollen Funktion in kürzester Zeit, sich am besten mit Hilfe innerer Fixationsmittel solcher Stärke und Formgebung erreichen läßt, daß man äußere Stützmittel häufig weglassen kann und so die sofortige freie Gelenkbewegung, das frühe Gewichtsbelasten, nur kurze Klinikaufenthalte und den frühen Wiedereintritt in Beruf und sonstige Aktivitäten ermöglicht. Oft werden diese Ideale erreicht, doch sei betont, daß sich keine optimalen Ergebnisse ohne die nötigen technischen Kenntnisse des Systems und ein gewisses manuelles Geschick erzielen lassen, die man beide nur durch angemessene Übung und Erfahrung erwirbt.

Bei jeder Form der inneren Fixation ist immer großer Wert darauf zu legen, daß man erkennt, welche Fälle sich so am besten behandeln lassen. Gleich wichtig ist zu erkennen, welche Fälle sich nicht für diese Methode eignen, und welche sowohl operativ als auch konservativ behandelbar sind.

Gerade in letzterer Gruppe bestehen öfter Schwierigkeiten, so daß man sehr wohl an die Risiken von Infektionen denken soll; auch wenn diese nur selten sind, müssen sie immer als Komplikation befürchtet werden, die dann eine vergleichsweise simple Fraktur in eine Katastrophe verwandeln kann. Wie auf vielen Gebieten der Chirurgie, ist auch hier das Kernproblem die Entscheidung, wie viele hervorragende Ergebnisse erforderlich sind, um ein gelegentliches ernsthaftes Therapieversagen zu kompensieren, und einen Kompromiß zwischen den Besonderheiten eines Falles sowie der Sicht und Beurteilung des Operateurs zu finden.

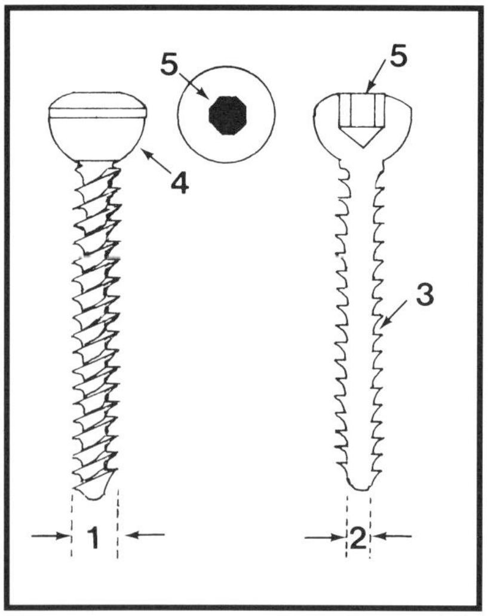

12. Prinzipien der inneren Fixation und häufige Implantate: Kortikalisschrauben (1): Die AO-Kortikalisschraube ist wahrscheinlich weltweit das häufigst verwendete Implantat. Die Standardschraube hat einen Außendurchmesser von 4,5 mm (1) und einen Kerndurchmesser von 3,0 mm (2). Die Gewindeform ist die eines modifizierten Pfeilers (3) mit 1,75 mm Wendelabstand. Der große Kopf hat eine halbkugelige Unterfläche (4) mit sechseckiger Aushöhlung für den Innensechskantschlüssel.

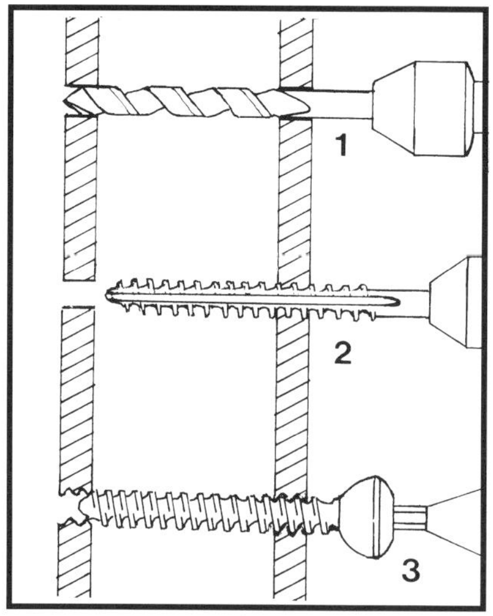

13. Kortikalisschrauben (2): Zum Einsetzen einer Kortikalisschraube bohrt man den Knochen auf 3,2 mm auf (1) und verwendet dabei eine Lothilfe. Dann wird in das Loch das Gewinde geschnitten (2) und es so vergrößert, daß man die korrekte Schraubenlänge auswählen kann. Diese Schraube schraubt man dann mit einem Sechskantschlüssel ein (3). Unter Umständen können auch kleinere Schrauben nötig werden (z.B. bei Phalangenfrakturen), wofür es im AO-Satz Schrauben von 3,5, 2,7, 2,0 und 1,5 mm Stärke gibt.

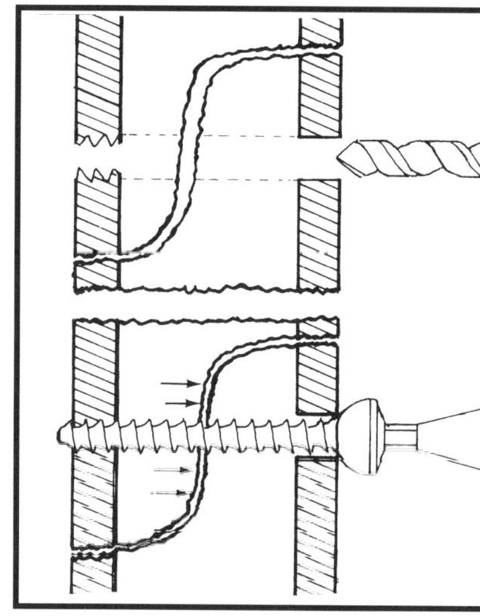

14. Kortikalisschrauben (3): Werden zwei Bruchenden mit einer Schraube angenähert, so sollten die beiden Bruchflächen vorzugsweise gegeneinander gepreßt werden, was die Qualität der Fixation verbessert, das Pseudarthroserisiko senkt und wesentlich werden kann, wenn die Fraktur ansonsten keine Stütze erhält (weil z.B. kein Gips angebracht wird). Hierfür bohrt man ein Gleitloch in das nächstgelegene Fragment. Das Anziehen der Schraube zieht die Fragmente aufeinander zu – das sog. Prinzip der interfragmentären Zugschraube.

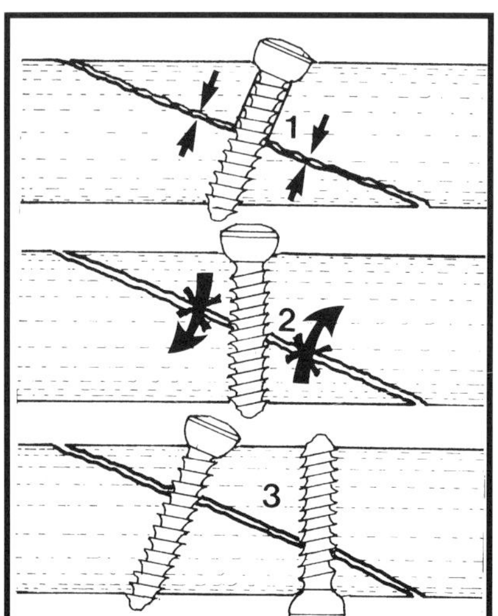

15. Kortikalischrauben (4): Plazierung der Schrauben. Man kann 2 Methoden wählen, die sich praktisch gegenseitig ausschließen: (a) Zur Erzielung der stärksten Kompression und zur Vermeidung von Scherkräften, die das Fragment-Alignment aufheben könnten, kann man die Schrauben senkrecht zur Bruchfläche einbringen (1); (b) für einen größtmöglichen Widerstand gegenüber Torsionskräften sollten die Schrauben senkrecht zur Knochenrinde ziehen (2). In der Praxis wird man eine Kombination beider Plazierungen wirkungsvoll einsetzen (3).

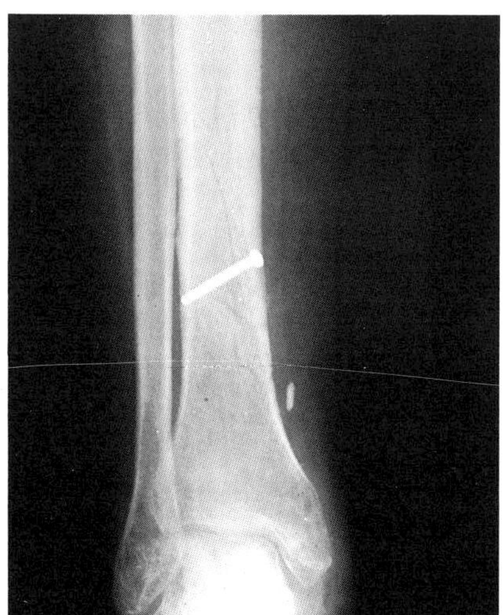

16. Kortikalisschrauben (5): An langen Röhrenknochen kann man mit einer oder mehreren Schrauben eine Fraktur in perfekter Stellung halten (Bild), doch kann eine solche Anordnung nur selten ohne äußere Stütze (wie z.B. durch einen Gipsverband) genügend Halt bieten; allerdings verwendet man häufig eine Platte zur Neutralisierung von Torsions- oder Biegebelastungen, denen der Bruch ausgesetzt sein könnte (Neutralisationsplatte). Man beachte, daß bei großen Kräften (z.B. Gewichtsbelastung ohne Stütze) ein *Teil der Last vom Knochen zu tragen ist,* weil ansonsten die Platte wahrscheinlich brechen würde.

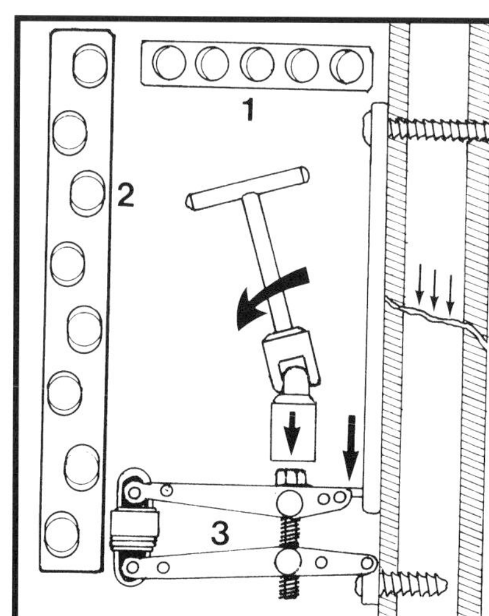

17. Häufige Implantate: Platten (1): Es gibt zahlreiche Plattentypen, einige davon in Leichtbauweise; sie haben wenig Volumen (1) und sollen nur die Hauptfragmente in Stellung halten, während andere schwer (2) und auch starr genug sind, so daß man auf äußere Fixationsmittel verzichten kann. Für deren erfolgreichen Einsatz und für die Ausbildung einer enostalen Kallusformation sollten die Fragmentenden unter bestimmte Kompression gebracht werden. Eine der Methoden hierfür ist der Einsatz eines Kompressionsgeräts (3), bevor man die Schrauben in das 2. Fragment einbringt.

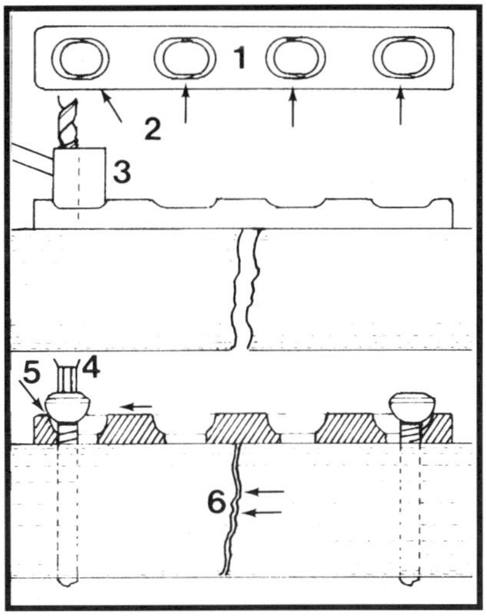

18. Platten (2): Eine weitere häufig verwendete Kompressionsmethode ist die der dynamischen Kompressionsplatte (1). Sie hat speziell geformte Löcher, die mehr schlitz- als kreisförmig sind, für die Kortikalisschrauben (2), die exzentrisch gesetzt werden, nachdem man eine Hilfe für die exzentrische Bohrung eingespannt hat (3). Wenn die Schrauben angezogen werden (4), pressen ihre Köpfe gegen die Platte (5) und bringen diese so in eine leichte Seitbewegung, mit der die Fragmentenden unter Kompression geraten (6).

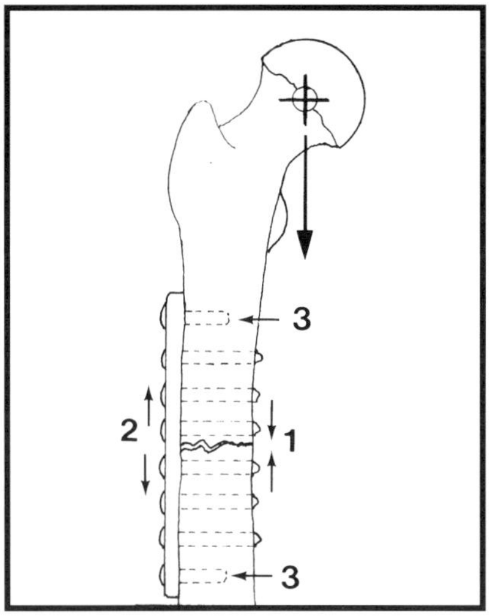

19. Platten (3): Platten bringe man an der Zugseite einer Fraktur an, so daß der Knochen die Kompressionskräfte aufnimmt (1) und die Platte den Zug neutralisiert (2). In der Praxis bedeutet dies, daß man eine Platte an der Femuraußenseite anbringt. An der Tibia können beide Seiten unter Zug stehen: am häufigsten bringt man hier die Platten vorne und innen an (außer bei einem Hautschaden hier). Jedes Fragment sollte mindestens 2 Schrauben tragen; lieber sollte man aber 3 oder mehr einsetzen, wenn die Endschrauben nur die nahe Kortikalis so fassen, damit die Belastungen sich verteilen können (3).

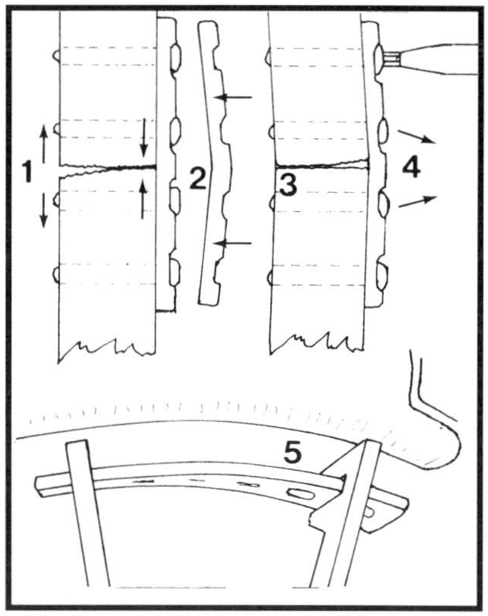

20. Platten (4): Setzt man einem Knochen eine flache Platte mit einem System zur Kompression auf, dann neigt diese Kompression zu ungleichmäßiger Verteilung; die Gegenseite kann sich bei Kompression der Plattenseite öffnen (1). Um dies zu verhindern, biegt man in der Praxis oftmals die Platte in Höhe der Frakturstelle vor (2). Dann wird die Gegenseite zuerst aufeinandergepreßt (3), gefolgt von der Frakturfläche, wobei sich die Platte dann begradigt (4). Beachten Sie auch, daß bei geeignetem Einsatz von Biegeklemmen die Platten sich individuell so biegen lassen, daß sie den Knochenkonturen gut anliegen (5).

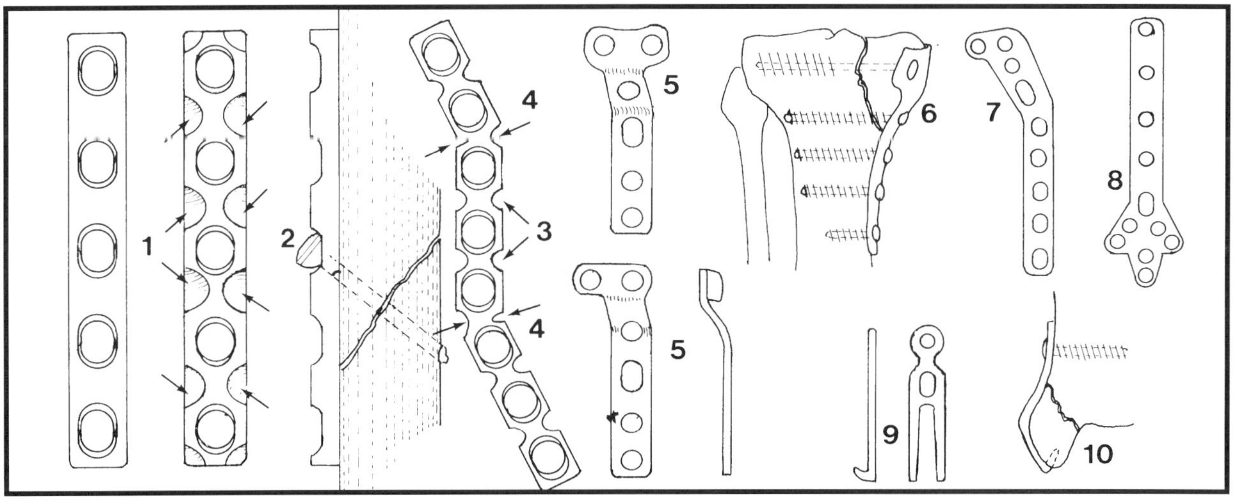

21. Platten (5): Es gibt Platten in einem großen Formen- und Größenreichtum; einige dienen einer speziellen Fraktur, andere dagegen bestimmten innewohnenden Problemen, zu denen es bei Platten des Standardprogramms kommt.

Die *dynamische Low-contact-Kompressionsplatte (LC-DCP)* hat an ihrer Unterfläche Aussparungen (1), so daß die Kontaktfläche zum Knochen darunter verringert wird: Dies verringert die Fläche von Periost und Knochen, die dann durch den Plattendruck ihrer Blutversorgung beraubt werden. Die Schraubenschlitze sind so geformt, daß sich die interfragmentären Zugschrauben in einem Winkel von bis zu 40 ° einführen lassen (2).

Biegeplatten haben V-förmige Einschnitte (3) zwischen den Schraubenlöchern, durch die sich die Platte zickzackartig (und auch in anderen Ebenen) biegen läßt (4), so daß man sie in bestimmten Situationen verwenden kann (z.B. bei bestimmten Beckenfrakturen).

T- und L-Abstützplatten (5) sind bei den Frakturen der proximalen Tibia von besonderem Wert (6). Platten für den lateralen Tibiakondylus *(Hockeyschlägertyp)* (7) verwendet man auch an der proximalen Tibia, *Kleeblattplatten* (8) vorrangig an der distalen Tibia. *AO-Hakenplatten nach Zülzer* (9) kann man einsetzen, wenn ein Fragment sich nicht für die Aufnahme von Schrauben eignet (z.B. bei Innenknöchelbrüchen (10) oder bei gewissen Spiralbrüchen).

Karbonfaserplatten (die sich nur zum Zeitpunkt der Herstellung formen lassen) sind leicht biegsam und ermöglichen die Ausbildung eines Brückenkallus. Aus dem gleichen Grund kann man *Wellenplatten* (mit biegsamem Hals) verwenden.

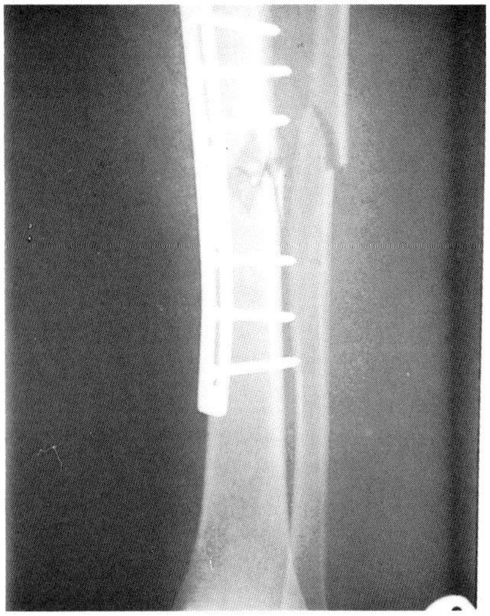

22. Platten (6): Die heute nur noch selten gebrauchte *Eggar-Platte* ist eine Platte in Leichtbauweise, die sich dem jeweiligen Knochen leicht anformen läßt, sie erfordert aber meist eine zusätzliche äußere Stütze (z.B. einen Gipsverband). Die Platte wird am Knochen mit selbstschneidenden Schrauben befestigt, die nicht ganz festgezogen werden. Dies erlaubt geringe Bewegungen in Längsrichtung, so daß bei der Resorption des Knochens die Fragmentenden nicht auseinandertreten, was die knöcherne Heilung unterstützt.

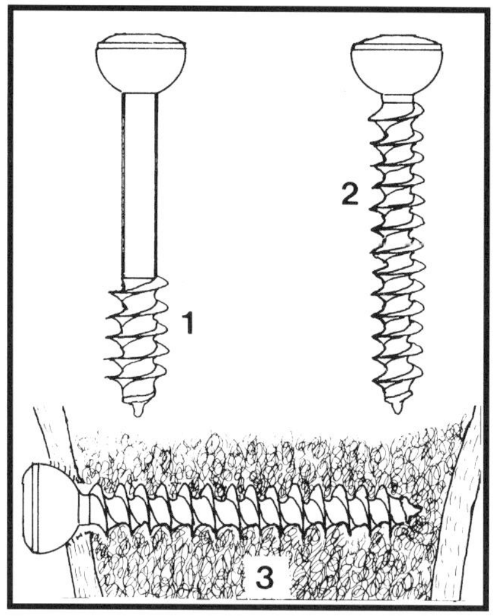

23. Spongiosaschrauben (1): In spongiösen Knochen einzubringende Schrauben haben ein grobes Gewinde bei flachem Winkel der Gewindetouren, eine Kombination, die im Extrem zur Form eines Erdbohreres führt. Die *AO-Spongiosaschrauben* mit Durchmessern von 6,5 oder 4 mm können ein nur *teilweises Gewinde (Zugschraube)* (1) oder ein *vollständiges Gewinde* (2) haben, wenn sie Platten in der Metaphysenregion der Röhrenknochen halten). Beim Einsetzen wird nur der nahe Kortex vorgebohrt, während sich die Schraube ihren Weg durch die Spongiosa selbst schneidet (3).

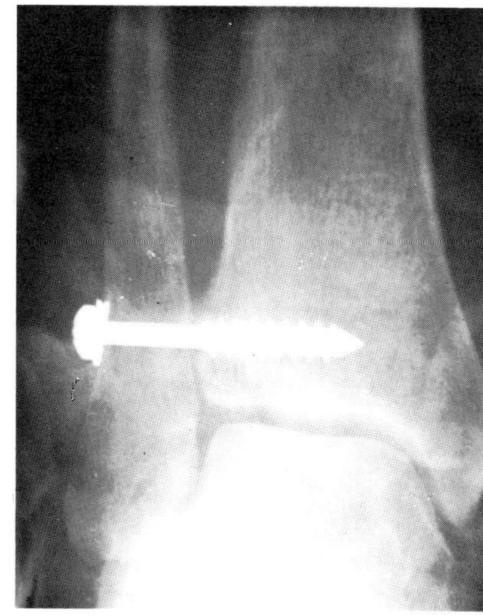

24. Spongiosaschrauben (2): Hier sehen Sie eine Spongiosaschraube zur Behandlung einer Syndesmosensprengung (bei der Verletzung wurden die Syndesmosis tibiofibularis distalis posterior gesprengt und so die beiden Knochen distanziert). Zuerst hatte man ein Führungsloch in die Fibula gebohrt, so daß dann das gewindetragende Ende der Spongiosaschraube dank ihres guten Griffs in der Metaphyse Tibia und Fibula zusammenpressen kann. Die Unterlegscheibe verteilt die Belastung, um das Einsinken des Schraubenkopfes in die Fibula zu verhindern.

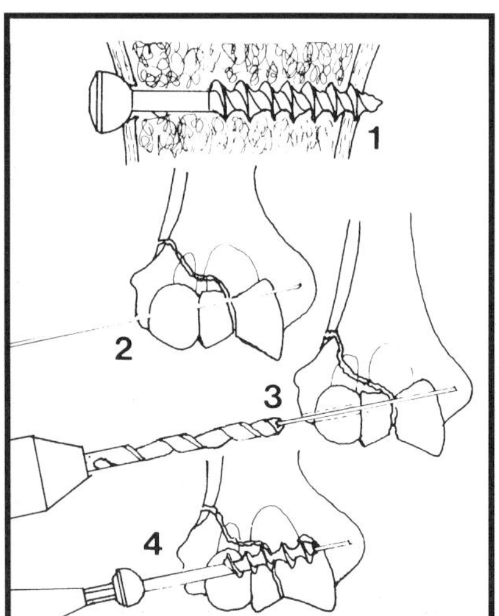

25. Spongiosaschrauben (3): In der Metaphysenregion haben Spongiosaschrauben den besten Griff, wenn sie die schmale Knochenrinde der Gegenseite fassen (die evtl. angebohrt werden muß) (1). Wurde die Reposition mit Kirschner-Draht gehalten (2), dann kann man *kanülierte Schrauben* von 3,5 und 6,5 mm verwenden, falls die vorzeitige Drahtentfernung die Reposition gefährden würde. Die nahe Kortikalis wird mit einem Hohlbohrer angebohrt (3) und die Schraube über den Draht eingebracht (4), der abschließend entfernt wird.

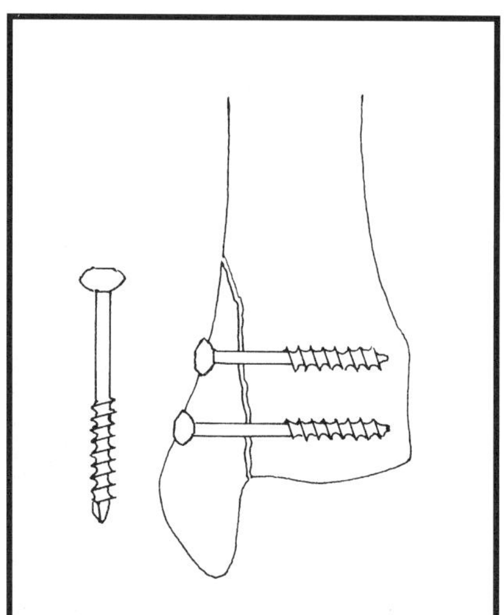

26. Spongiosaschrauben (4): *Malleolarschrauben* mit Teilgewinde sollen kleine knöcherne Malleolenfragmente sichern, indem sie das Widerlager in der festen Spongiosa der Tibia suchen. Sie haben einen Außendurchmesser von 4,5 mm und geriffelte selbstschneidende Spitzen, weshalb sie meist auch ohne vorherige Anbohrung direkt eingesetzt werden.

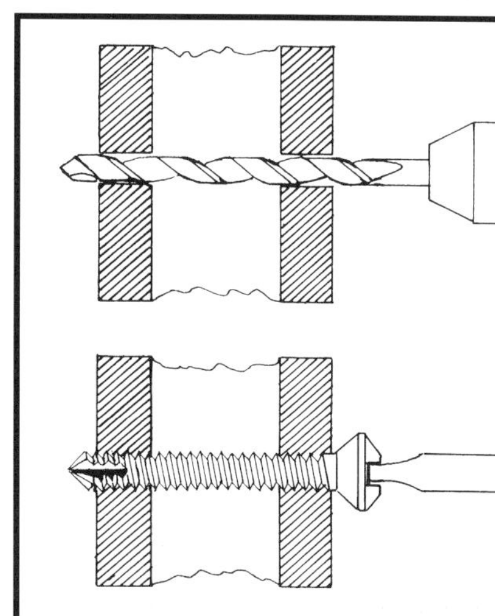

27. Selbstschneidende Schrauben: Wo die Knochenrinde sehr dünn ist, geben selbstschneidende Schrauben einen besseren Halt als solche mit Vorbohrung (vor der AO-Ära benutzte man solche Schrauben für nahezu alle Zwecke; Nachteil war aber, daß sie in dichte Kortikalis schwer einzuführen waren). Für die Sherman-Schraube (3,6 mm Außendurchmesser) bohrt man vor dem Einsetzen der Schraube ein Pilotloch, das nur gering breiter als ist als die Gewindespindel (2,8 mm).

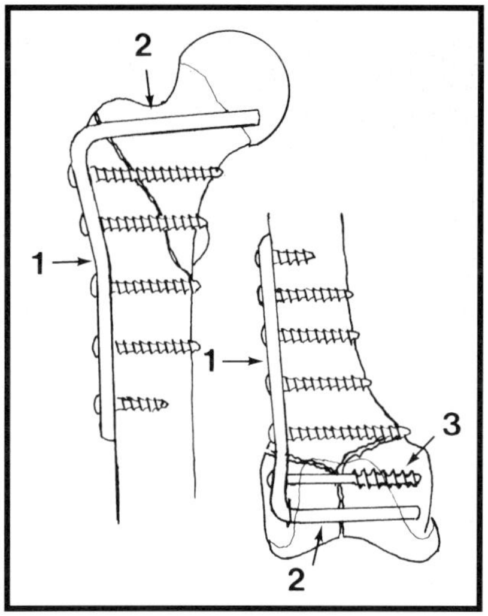

28. Winkelplatten: Man verwendet sie meist an den Femurenden, da auf der Epiphysenseite der Fraktur nur ungenügend Knochensubstanz für die Einbringung einer normalen Platte ist. Winkelplatten gibt es mit zahlreichen Winkeln und Formen: Den Plattenteil (1) schraubt man am Schaft an, nachdem die Winkelschneide (2) in den Knochen eingesetzt ist. Zur infragmentären Kompression kann man Spongiosaschrauben (3) verwenden.

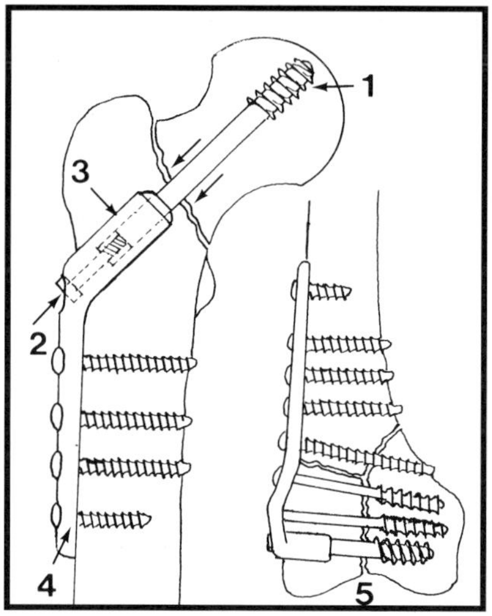

29. Dynamische Hüft-/Kondylenschraube: Hauptmerkmal dieses Implantats ist ein großkalibrige Spongiosaschraube (1), die sich durch eine kleine Schraube (2) in eine Hülse der Platte (3) anziehen läßt; die Platte wiederum wird dem Femurschaft aufgeschraubt (4). Am Femurhals erfaßt sie die weiche Spongiosa des Femurkopfes und kann so die Fragmente komprimieren; am distalen Femurende (5) hat sie besonderen Wert bei T- oder Y-Frakturen, weil sie die Fragmente zusammenhält (hier ist eine Winkelplatte schwieriger einzusetzen und weniger effektiv).

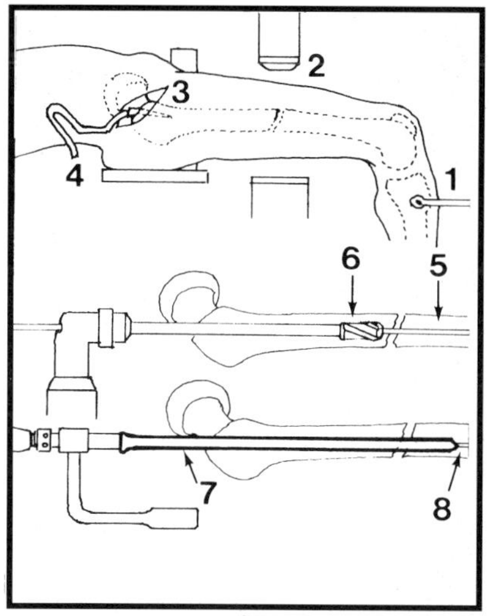

30. Marknagel (1): Man verwendet Marknägel vor allem zur Behandlung von Schaftfrakturen von Femur und Tibia. In vielen (wenn auch nicht allen) Fällen kann man die Operation ohne Bruchfreilegung ausführen. Die Reposition erhält man durch Skelettzug (1) und Bildwandlerkontrolle (2). Über eine proximale Inzision (3) lokalisiert man den Markkanal (4). Dann bohrt man den Markkanal über die Fraktur hinweg auf (5+6), damit ein eng anliegender Marknagel (7) geeigneter Länge und passenden Durchmessers sich über einen Führungsstab einführen läßt (8).

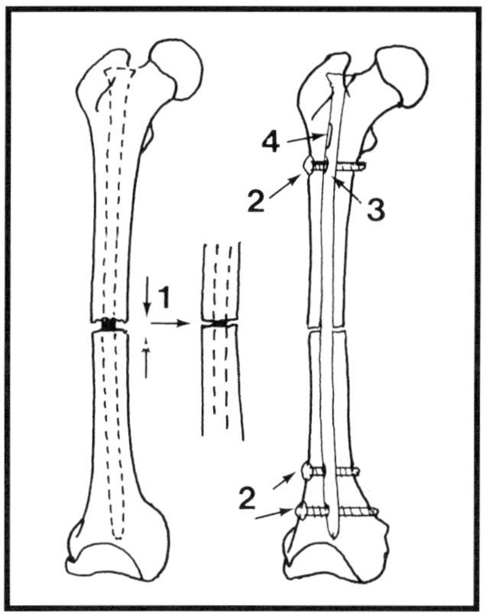

31. Marknagel (2): Die Fragmentverblokkung, ein gut aufgebohrter Kanal und ein paßgenauer Nagel können bereits hinreichende Stabilität gegenüber Drehkräften verschaffen, die die Qualität der inneren Fixation gefährden können. Die Knochenresorption an der Frakturstelle wird meist durch den Teleskopeffekt aufgefangen (1). Bei schlechter Drehkontrolle verwendet man Verriegelungsnägel, mit deren Querschrauben man Drehkräfte neutralisiert (2); diese laufen durch Löcher (3) oder Schlitze im Marknagel. Bei unerwünschter Aufbohrung (z.B. bei bestimmten offenen Frakturen) verwendet man einen soliden Marknagel.

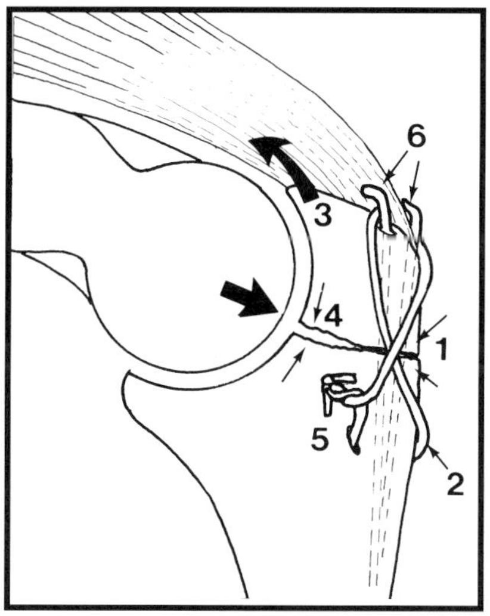

32. Zerklage (Zuggurtung): Diese verwendet man am häufigsten bei Olekranon- und Patellafrakturen. Man zieht die von der Gelenkfläche entfernten Fragmente aufeinander zu (1) und spannt sie mit einem hochbelastbaren Draht vor (2), während der Muskelzug (3) gegen den Drehhebel von Proc. coronoideus oder Femurkondylen den Rest einander anpaßt (4). Der Draht wird gegeneinander verdreht (5), und man kann Kirschner-Drähte verwenden, um die Längsausrichtung zu sichern.

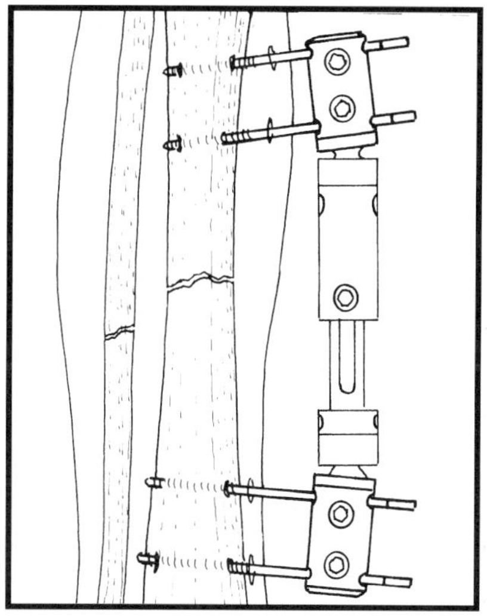

33. Fixateur externe: Es gibt heute eine große Vielfalt von Systemen für ein breites Knochenspektrum. Die *Gewindestifte* müssen starr sein (Schanz-Schrauben mit flachem Gewinde sind beliebt) und durch „sichere“ Gebiete eingeführt werden, um Schaden an darunter gelegenen Nerven und Gefäßen zu vermeiden. Einseitige Systeme (Monofixateur) geben den besten Zugang für die Abdeckung offener Wunden, beidseitige fungieren heute vor allem zur Arthrodese (Transfixateur). *Die Haut* ist sorgsam zu reinigen und muß rund um die Stäbe mit geeigneter Abdeckung versiegelt werden, um das Risiko einer Schraubenkanalinfektion zu verringern.

34. Innere Fixation bei offenen Frakturen

Die Anwendung innerer Fixationsmethoden bei offenen Frakturen ist teilweise umstritten, doch sind solche Problemfälle für einen Unvoreingenommenen in der Praxis relativ selten. Folgende Punkte sollten beachtet werden:

1. Bei Kindern braucht man eine innere Fixation nur selten zu erwägen; sind Abknickung oder Rotation erst einmal unter Kontrolle gebracht, dann kann man getrost auf die erstaunlich gute Fähigkeit des Organismus zur Selbstremodellierung des gebrochenen Knochens bauen, so daß eine Reposition in exakt anatomischer Stellung nur selten erforderlich ist.

Es ist von Nutzen, hier wie auch beim Erwachsenen immer die Möglichkeit zur direkten Reposition unter Sicht zu ergreifen, wenn die Fraktur mehr als nur im technischen Sinne offen ist; so läßt sich häufig eine stabile Reposition erreichen.

2. Liegt beim Erwachsenen eine Fraktur *ohne* Fehlstellung vor, kann man meist problemlos zu konservativen Methoden greifen; ist erst einmal die Haut verheilt, läßt sich jede weitere Maßnahme mit vergleichsweise hoher Sicherheit durchführen.

3. Ist eine Fraktur instabil und die Haut von innen her mit nur geringer Gewebeverschmutzung eröffnet (offene Fraktur vom Typ I), kann die innere Fixation relativ sicher angewendet werden, sobald die Wunde adäquat versorgt ist. *An der Tibia* kann man die Marknagelung mit Aufbohrung vornehmen, ohne hier das besondere Infektrisiko der offenen Frakturen vom Typ II eingehen zu müssen. Bei offenen Frakturen vom Typ III glaubt man, daß der Marknagel keine größeren Risiken bietet als andere Behandlungsmethoden, doch geben hier manche Autoren einem soliden Marknagel ohne Vorbohrung des Markkanals den Vorzug oder suchen nach einer Alternative der Frakturfixation (z.B. den Fixateur externe). *Am Femur* kann man die intramedulläre Nagelung mit Aufbohrung bei Frakturen vom Typ I und II versuchen, doch bringt dieses Verfahren bei Verletzungen vom Typ III ein ernstes Infektionsrisiko mit sich und ist folglich hier kontraindiziert.

4. Besteht eine erhebliche Schädigung oder gar ein Verlust von Haut- und Weichteilgewebe bei gleichzeitig schwerer Wundverunreinigung, so sollte man als Allgemeinregel von der inneren Fixation absehen; hier stabilisiere man den Bruch durch Gipsverband oder einen Fixateur externe; am Femur kann man auch zum Knochenzug in einer Thomas-Schiene greifen. (Denken Sie daran, daß nach einem Fixateur mit Schanz-Schraubenkanalinfektion eine Marknagelung mit Aufbohrung zu einem späteren Zeitpunkt wegen des dann inakzeptabel hohen Infektrisikos kontraindiziert ist. Verwendet man einen Fixateur externe, sollte dieser bis zur Bruchheilung oder zum möglichen Wechsel auf einen Gipsverband belassen werden.

Schwierigkeiten pflegen oftmals bei der Behandlung einer instabilen Fraktur aufzutreten, wenn die Hautdeckung wahrscheinlich ungenügend und/oder das Risiko einer Wundinfektion anzunehmen, aber nicht ganz sicher ist. *Gegen* den Einsatz innerer Fixationsmethoden spricht unter diesen Umständen folgendes:

(I) Das Risiko der Ausbreitung einer Wundinfektion in primär nicht kontaminiertes Gewebe durch eine größere Freilegung, um Osteosynthesematerialien einzubringen;

(II) das höhere Risiko des Gewebsuntergangs in der Wunde;

(III) die vermehrten Schwierigkeiten, eine Heilung zu erzielen, weil eine einmal eingetretene Infektion durch das als Fremdkörper wirkende Implantat aufrecht erhalten werden kann.

Für die Osteosynthese sprechen folgende Argumente:

(I) Die Chance, eine gute Reposition zu erzielen;

(II) die Möglichkeit, diese Reposition so lange wie erforderlich auch zu erhalten;

(III) die besseren Ausichten, die knöcherne Heilung zu sichern.

Ferner ist es wichtig, daß bei *multiplen Verletzungen* die Prognose am besten ist, wenn die Umstände eine frühe starre Fixation aller langen Röhrenknochen der unteren Extremität erlauben. (Dies beruht vor allem auf der Vermeidung respiratorischer Komplikationen dank der frühen Mobilisation.) Natürlich wird die letztendliche Entscheidung immer durch die Besonderheiten des Einzelfalls sowie durch die persönliche Beurteilung des Chirurgen bestimmt werden.

35. Schußverletzungen

Das Verletzungsmuster und die jeweils erforderliche Behandlung hängen vom Geschoßtyp ab; Grundprinzipien sind hierbei die verzögerte Naht und frühe Spalthauttransplantate.

Niedriggeschwindigkeits-Schußwunden (z.B. Handfeuerwaffen): Behandlungsprinzipien bei unkomplizierten Wunden:

(a) Die Wundränder von Ein- und Ausschußloch sollten exzidiert werden.

(b) Gründliche Spülung des Schußkanals mit Kochsalzlösung oder Wasserstoffperoxid.

(c) Man sollte wenn möglich einen kochsalzgetränkten Wattestab ganz durch den Kanal ziehen und dann entfernen.

(d) Man fülle den Schußkanal locker mit Vaselinegaze aus.

(e) Man bedecke die Wunde sodann mit kochsalzgetränkten Platten, trockener Gaze und Watte und sichere sie mit Kreppbandagen.

(f) Man inspiziere die Wunde alle 5 Tage und nähe sie dann, wenn sie sauber ist.

Befindet sich das Projektil im Gewebe, so sollte man die erforderliche Entfernung sorgsam gegen die Explorationsrisiken abwägen. Es sei vermerkt, daß die Toxizität der Metallbestandteile bei einem intraartikulären Geschoß verheerende Auswirkungen auf den Gelenkknorpel haben kann. Man kann hier nur energisch anraten, das betroffene Gelenk ausgiebig zu spülen und jeden denkbaren Versuch zur Projektilentfernung zu unternehmen.

Plastikgeschosse: Diese neigen zu umschriebenen stumpfen Verletzungen und verursachen nur selten Frakturen. Ist doch einmal eine Begleitfraktur dabei, kann man diese zumeist mit normalen geschlossenen Verfahren behandeln.

Hochgeschwindigkeitsprojektile: Hierfür kennzeichnend sind kleine Einschuß- und große Ausschußwunden. Die Schockwellen können zu ausgiebigen Gewebezerstörungen und selbst zu Frakturen außerhalb des direkten Schußkanals des Projektils führen. Ein kurzzeitige Unterdruckwelle in der Wunde kann in diese Kleidung und anderen Débris hineinsaugen. Wird der Knochen direkt getroffen, resultieren meist Multifragmentbrüche.

Man muß diese Verletzungen gemäß den Richtlinien zur Versorgung offener Typ-III-Frakturen mit großem Respekt versorgen. Wichtig ist hier die vollständige Exploration mit Entfernung allen devitalisierten Gewebes, ferner der primäre Wundverschluß kontraindiziert. In vielen Fällen sind prophylaktische Faszienspaltungen (Kompartment-Syndrom) anzuraten. Oft läßt sich die Fraktur am besten mit einem Fixateur externe stabilisieren, der so aufzusetzen ist, daß er einen guten Zugang zur Wunde gestattet. (Wird man voraussichtlich einen Muskel-Haut-Lappen brauchen, muß man die Schrauben so setzen, daß dieser möglich bleibt, wobei die vorherige Konsultation des plastischen Chirurgen oft hilfreich ist.)

Explosionen: Die Verletzungsschwere ist umgekehrt proportional der Entfernung des Opfers zur Explosionsquelle; auf die anfängliche Druckwelle folgt ein kurzlebiger Feuerball, doch erzeugt die begleitende Druckwelle den größten Schaden; sie kann zum Tode oder zur traumatischen Amputation führen, ferner kann man auch begleitende Atemwegsverletzungen oder Hörschäden antreffen, und herabfallendes Mauerwerk oder herabstürzende Teile können Quetsch- oder andere Verletzungen hervorrufen. Hier kennt die Vielfalt der Gewebeschäden keine Grenzen, und die Behandlung hängt von der Natur der jeweils erlittenen Verletzung ab.

Bei zahlreichen Unfallopfern geht man meist nach Katastrophen- oder Rettungsplänen vor, wobei zu den wichtigsten Grundregeln folgende gehören: Herstellung eines guten Kommunikationssystems, so daß man die Schwere des Unfalls und die Anforderungen daraus bestimmen und im Krankenhaus zwischen weniger schweren Fällen (die keiner Sofortbehandlung bedürfen), Schwerverletzten (auf die man die Ressourcen konzentrieren sollte) und Toten oder Sterbenden unterscheiden kann: Diese anfängliche Triage sollte normalerweise der erfahrenste Chirurg am Orte des Geschehens vornehmen. Bei den Erfahrungen mit Explosionen in Belfast zeigte sich allerdings (im Gegensatz zu anderen Katastrophensituationen), daß medizinische Teams vor Ort für die glatten Abläufe von Polizei, Feuerwehr und Ambulanzdienste oft eher als hinderlich denn hilfreich empfunden wurden.

Wie immer gehen Wiederbelebungsmaßnahmen der formalen Abklärung der Verletzungen und den Maßnahmen der definitiven Versorgung voran.

5. Heilungsbeeinträchtigende Faktoren, Komplikationen, pathologische Frakturen

1. Faktoren, die die Heilungsrate einer Fraktur beeinträchtigen

(1) Typ des Knochens: *(a) Spongiöser Knochen:* Die Heilung ist bei einem spongiösen Knochen in der Regel 6 Wochen nach der Fraktur so gut wie abgeschlossen; nach dieser Zeitspanne braucht man den Bruch nicht mehr zu schützen. Dies gilt sowohl für rein spongiösen Knochen als auch für die Spongiosa an den Enden langer Röhrenknochen. Folgende Beispiele sollen diese Regel veranschaulichen:

(I) 6 Wochen nach einer Kalkaneusfraktur kann man das Belasten mit dem vollen Körpergewicht erlauben.

(II) Ein Patient mit traumatischer Keilkompressionsfraktur eines Wirbelkörpers darf nach 6 Wochen aufstehen.

(III) 3–5 Wochen nach einer Colles-Fraktur darf der Gipsverband abgenommen werden.

(IV) 6 Wochen nach einem Tibiakopfbruch kann die Gewichtsbelastung gestattet werden.

(V) Eine 6wöchige Bettruhe ist in aller Regel bei klinisch bedeutsamen Beckenbrüchen zu empfehlen.

(b) Kortikalis (kompakter Knochen): Ein ausreichender enostaler Kallus kann etliche Monate beanspruchen, und viele komplizierte Frakturen langer Röhrenknochen brauchen oft 9–18 Wochen für die knöcherne Durchbauung. In manchen Fällen erlaubt jedoch eine ausgiebige äußere Brückenkallusbildung die frühere Wiederherstellung der Funktion. Beispiele: (I) Die durchschnittliche Heilungsdauer beträgt bei einer konservativ versorgten Tibiaschaftfraktur 16 Wochen; (II) Humerusschaftfrakturen kann man bereits nach 10 Wochen ohne äußere Stütze lassen. (III) Andererseits sind Frakturen von Metakarpalia, Metatarsalia und Phalangen, wo der Brückenkallus meist überschießend ist, meist schon nach 3–4 Wochen stabil.

(2) Alter des Patienten: Bei Kindern verläuft die Heilung sehr rasch. Die Heilungsgeschwindigkeit läßt aber mit zunehmenden Alter bis zum Erreichen der Skelettreife nach, so daß dann die Unterschiede zwischen jungen Erwachsenen und Älteren nicht mehr sehr groß sind. Z. B. braucht ein Kind für die Heilung einer Femurschaftfraktur nur wenig mehr Zeit in Wochen, als seinem Alter in Jahren entspricht; folglich ist der Bruch bei einem 3jährigen Kind in 4 Wochen ausgeheilt, die gleiche Fraktur bei einem 8jährigen in 9 Wochen. Im Gegensatz dazu beansprucht ein Femurschaftbruch beim Erwachsenen bis zur Durchbauung 3–6 Monate.

Außer der großen Heilungsgeschwindigkeit ist bei Kindern auch deren Remodellierungsfähigkeit erstaunlich. Was die Fehlstellung betrifft, sind diese Heilungskräfte exzellent, dies gilt auch noch oft für einen geringen bis mäßigen Achsenknick, allerdings ist die Korrektur bei Rotationsfehlstellung nur gering. Diese Remodellierungskraft läßt stark nach, sobald die Adoleszenz erreicht ist und die Wachstumsfugen sich schließen.

(3) Mobilität an der Bruchstelle: Eine fortbestehende starke Beweglichkeit an der Bruchstelle (z.B. durch schlechte Fixation) kann die Vaskularisation des Frakturhämatoms beeinträchtigen, zur Durchtrennung eines frühen Brückenkallus führen und die enostale Knochenneubildung verhindern.

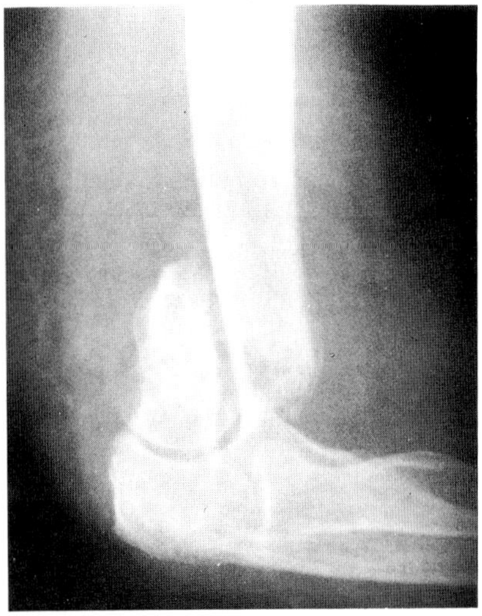

1. Suprakondyläre Humerusfraktur mit Weichteilinterpositon zwischen den Fragmentenden.

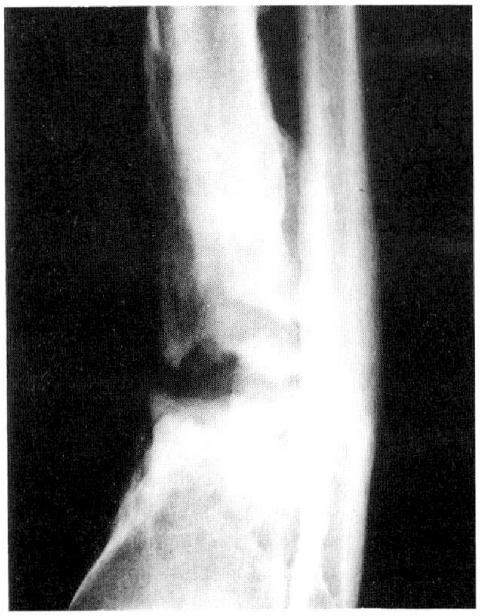

2. Chronische Infektion und Tibiapseudarthrose nach Plattenosteosynthese (Platte entfernt).

Eines der Hauptziele aller Formen innerer und äußerer Fixationsmethoden ist die Minderung von Bewegungen an der Frakturstelle, um so die knöcherne Heilung zu erleichtern. Ist die Stützung ungenügend, kann die Heilung verzögert oder gar unmöglich werden.

(4) Trennung der Bruchenden voneinander: Die knöcherne Heilung wird verzögert oder gar verhindert werden, wenn die Bruchenden keinen Kontakt zueinander haben, denn dies beeinträchtigt die normalen Mechanismen der Bruchheilung. Dazu kann es unter folgenden Umständen kommen:

(a) Interposition von Weichteilen zwischen den Knochenenden: So kann z.B. bei einer Femurschaftfraktur eines der Knochenenden wegen der Herniation durch umgebendes Muskelgewebe vom anderen Ende isoliert und so die Heilung verzögert oder verhindert sein. Innenknöchelbrüche können an der Heilung gehindert sein, weil sich eine Periostschicht zwischen die Fragmente geschoben hat.

(b) Exzessiver Zug: Übermäßiger Zug zur Aufrechterhaltung einer Reposition kann die Bruchenden voneinander distanzieren und somit die knöcherne Heilung vereiteln. Dies kommt z. B bei Femurschaftbrüchen vor, die mit Knochenextension behandelt werden.

(c) Nach innerer Fixation: In einigen Situationen kann bei einer Osteosynthese zur Frakturstabilisierung an der Bruchstelle eine Knochenresorption auftreten, wobei dann das Implantat die Knochenenden starr weiter distanziert, so daß diese nicht miteinander verschmelzen können.

(5) Infektion: Eine Infektion an der Bruchstelle kann die Heilung verzögern und auch verhindern. Dies kommt vor allem dann hinzu, wenn an der Bruchstelle selbst noch Beweglichkeit herrscht. Eine Infektion der Bruchstelle ist bei den konservativ behandelten geschlossenen Frakturen extrem selten; tritt eine Infektion auf, so entweder nach einer offenen oder einer osteosynthetisch versorgten Fraktur. Hat sich die Infektion in Gegenwart eines Implantats eingenistet, dann wird es nur selten möglich sein, die Heilung ohne Implantatentfernung zu erzielen, weil dieses als Fremdkörper und Nidus für eine bleibende Infektion fungiert. Dies gilt besonders dann, wenn die darüber liegende Haut nekrotisch wird und sich Fisteln ausgebildet haben. Nach der Implantatentfernung kann es unmöglich sein, eine angemessene äußere Frakturstützung zu erreichen. Die so mögliche Bewegung an der Bruchstelle kann Ursache einer ausbleibenden Heilung werden. Unter diesen Umständen ist es ratsam, erst einmal die Implantate zu belassen, bis die knöcherne Heilung genügend gut fortgeschritten ist, oder auf einen Fixateur externe umzusetzen.

(6) Gestörte Blutversorgung: Es liegt auf der Hand, daß für die normale Vermehrung der Knochenzellen und von deren Vorläufern eine angemessene Blutversorgung vonnöten ist. Wo diese Blutversorgung im Bereich eines oder beider Fragmente (z.B. bei der radiogenen Nekrose) gestört ist, kann die Heilung beeinträchtigt sein. Andererseits kann die Drosselung der Blutzufuhr zu einem Fragment – besonders bei spongiösem Knochen – folgenlos bleiben; ja sogar in manchen Fällen offensichtlich die Heilung fördern. Auffälligste Beispiele hierfür sind Schenkelhals- und Kahnbeinbrüche, wo das Phänomen der avaskulären Nekrose am häufigsten bei ungestört verheilten Brüchen zu sehen ist. Die Trennung des Fragments von seiner Blutversorgung im Moment des Traumas führt zur sofortigen Knochennekrose. Dieser folgt aber oft eine unauffällige Bruchheilung. Der Kollaps eines nekrotischen Knochens nach der knöchernen Heilung wird erst zu einem späteren Zeitpunkt beobachtet.

(7) Besonderheiten des betroffenen Knochens: Die Bruchheilung bestimmen außerdem auch eine Anzahl unerforschter Faktoren, welche zur unterschiedlich schnellen Bruchheilung beitragen. Herausragendstes Beispiel hierfür ist das Schlüsselbein: Hier ist die Pseudarthrose sehr selten, und kein anderer Knochen heilt schneller; dabei läßt sich doch die Beweglichkeit an der Bruchstelle praktisch kaum kontrollieren. Dagegen ist die Heilung an der Tibia oftmals so verzögert, daß sich dies klinisch kaum erklären läßt, selbst wenn man den Einfluß der arteriellen Versorgung und der Bruchmobilität miteinbezieht.

(8) Gelenkbeteiligung: Bei einer Fraktur mit Gelenkbeteiligung verläuft die Heilung manchmal verzögert. Dies könnte auf der Auswaschung des Frakturhämatoms durch die Synovia beruhen.

(9) Pathologisch veränderter Knochen: Viele der häufigsten Ursachen pathologischer Frakturen scheinen die Heilung nicht wesentlich zu beeinflussen. (Die knöcherne Heilung kann ganz normal erfolgen, z.B. bei Osteoporose, Osteomalazie, M. Paget und bei den meisten einfachen benignen Knochentumoren.) Einige primäre und sekundäre Knochentumoren können aber die Heilung verzögern oder auch ausschalten (s. S. 91–94).

2. Frakturkomplikationen

Komplikationen nach einer Fraktur oder Luxation lassen sich in folgende Gruppen einteilen:

(1) Komplikationen durch Gewebeschädigung: Diese umfassen (a) innere und äußere Blutung, hämorrhagischen Schock etc.; (b) Infektionen (bei offenen Frakturen); (c) Elektrolytverschiebungen, Eiweißabbau und andere metabolische Reaktionen des Organismus auf ein Trauma.

(2) Komplikationen durch längere Bettlägerigkeit: Dazu zählen (a) hypostatische Pneumonie, (b) Druckulzera, (c) Thrombosen der tiefen Beinvenen, (d) Muskelschwund, (e) Entkalkung des Skeletts und nachfolgende Urolithiasis sowie (f) Harnwegsinfektionen etc.

(3) Komplikationen durch Anästhesie und operativen Eingriff: Dazu gehören (a) Atelektase und Pneumonie, (b) Blutverlust bis zu Anämie und Schock mit deren Folgeerscheinungen, (c) Wundinfektion, mechanisch insuffiziente innere Fixation etc.

(4) Für bestimmte Frakturen charakteristische Komplikationen: Dazu zählen (a) Störungen von Geschwindigkeit und Qualität der knöchernen Heilung, (b) Gelenkversteifung, (c) Sudeck-Dystrophie, (d) avaskuläre Nekrose, (e) Myositis ossificans, (f) Infektionen sowie (g) neurologische, vaskuläre und viszerale Komplikationen.

Letztere Gruppe soll nun genauer betrachtet werden.

(1) Langsame Heilung: Bei einer langsamen Heilung braucht die Fraktur für die knöcherne Durchbauung länger als normal, durchläuft aber die verschiedenen Heilungsstadien ohne Abweichung vom klinischen oder radiologischen Normalverlauf.

(2) Verzögerte Heilung: Bei einer verzögerten Heilung tritt die knöcherne Durchbauung nicht innerhalb der erwarteten Zeit ein. Abweichend von der langsamen Heilung können aber die Röntgenaufnahmen der betroffenen Stelle Anomalien aufweisen. Man findet typischerweise eine Knochenresorption an der Bruchstelle mit Ausbildung einer Lücke zwischen den Bruchenden. Der äußere Brückenkallus kann ganz umschrieben beschränkt bleiben und auch qualitativ minderwertig sein. Es besteht jedoch keine Sklerose der Fragmentenden.

(3) Ausbleibende Knochenheilung: In diesen Fällen haben sich die Bruchenden nicht vereinigt, und es liegen Röntgenbefunde vor, die nahelegen, daß dieser Zustand dauerhaft bleiben wird – d. h. daß diese Fraktur **nie** heilen wird –, es sei denn die Behandlung wird grundlegend geändert. Es sind 2 Typen der Nichtheilung zu unterscheiden:

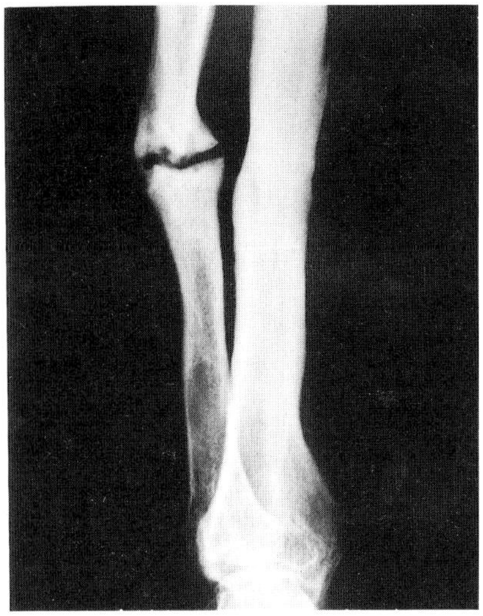

3. Hypertrophische Pseudarthrose der Ulna.

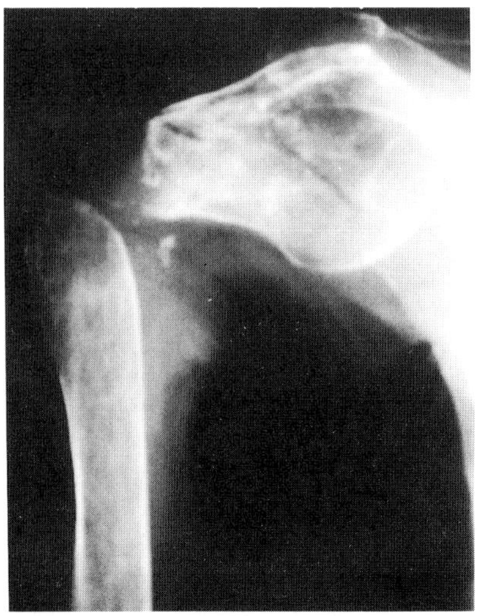

4. Atrophische Pseudarthrose des Humerus.

(a) Hypertrophische Nichtheilung: Hier sind die Knochenenden sklerosiert und verbreitert, so daß der Durchmesser beider Fragmentenden in Höhe der Bruchstelle vergrößert ist (Bild des „Elefantenfußes"). Die Bruchlinie selbst ist deutlich sichtbar, der Zwischenraum wird von Knochen- und Bindegewebszellen ausgefüllt. Die Zunahme der Knochendichte ist irreführend, suggeriert sie doch fälschlich, daß die Blutversorgung gut sei.

(b) Atrophische Nichtheilung: Hier besteht keinerlei Anhalt für eine Heilungsaktivität in Bruchhöhe. Die Knochenenden sind schmal, abgerundet und osteoporotisch; oftmals haben sie keine Gefäßversorgung.

Behandlung: (a) **Langsame Heilung:** Vorausgesetzt, die Fraktur ist adäquat versorgt, sollte der Patient bis zur endgültigen Heilung überwacht werden.

(b) Verzögerte Heilung: Hierbei ist die Schwierigkeit, zu differenzieren, ob eine verzögerte Heilung vorliegt, welche ansonsten weiterhin regelrecht ausheilen wird, oder eine solche, die schlußendlich zur Nichtheilung führen wird. Einzig sicherer Richter hierbei ist die Zeit, doch ist das große Handicap bei dieser Heilungsform, daß sie eine irreversible Versteifung der Gelenke, die zusammen mit der Fraktur immobilisiert sind, fördert (abgesehen von weiteren Problemen seitens des langen Klinikaufenthalts und der Arbeitsunfähigkeit).

Ist die Heilung nicht innerhalb der normalerweise erforderlichen Zeit (oder mit Gewißheit nicht binnen 4 Monaten) erfolgt oder besteht noch nach 2 Monaten eine starke Bruchinstabilität, sollte man die Röntgenaufnahmen und das weitere Behandlungsregime gründlich überprüfen. Da nun einmal die häufigste Ursache einer verzögerten Heilung die ungenügende Bruchruhigstellung ist, sollte man hierauf besonderes Augenmerk legen. Zeigen die Röntgenbilder die Veränderungen einer langsamen oder verzögerten Heilung, aber keine Anzeichen einer Nichtheilung bei gut stabilisierter Fraktur, dann sollte man die Immobilisation fortführen und den Befund 4–6 Wochen später röntgenologisch kontrollieren. Ein radiologisch gebessertes Erscheinungsbild ist dann ermutigendes Zeichen und gibt Anlaß zur Annahme, daß das bisherige Behandlungsregime zur Knochenheilung führen wird. Ist der Befund aber unverändert oder gar verschlechtert, ist die Indikation zu einer aktiveren Therapie (z.B. starre Osteosynthese) gegeben.

(c) Hypertrophische Form der Nichtheilung: Läßt sich die Fraktur mit mechanischen Mitteln, die den erwünschten primären Brückenkallus unterstützen) absolut stabilisieren, so wird das Knorpel- und Bindegewebe zwischen den Bruchenden mineralisieren und sich in Knochen umwandeln. Am Femur läßt sich dies durch sorgsames Aufbohren der Markhöhle und Einbringen eines kräftigen Marknagels großen Durchmessers erzielen, wobei die Knochenenden selbst nicht gestört werden. An Tibia und anderen langen Röhrenknochen kann man die stabile innere Fixation durch Kompressionsplatten erreichen.

Es gibt Anhaltspunkte, daß der Induktionsprozeß, der in der Umwandlung des Gewebes an der Bruchstelle in Knochengewebe resultiert, auch durch geringe elektrische Ströme in der Lücke zwischen den Bruchenden stimuliert wird. Dies kann man auch durch die Einbettung perkutaner Elektroden in den Bruchspalt oder den Aufbau elektrischer Felder mittels Spulen um die Gliedmaße herum erreichen. Diese Behandlungsmethode ist langwierig (mehrere Monate), aber auch ambulant durchführbar und besonders dann indiziert, wenn es wünschenswert erscheint, einen chirurgischen Eingriff zu vermeiden (z.B. bei einer chronischen Infektion).

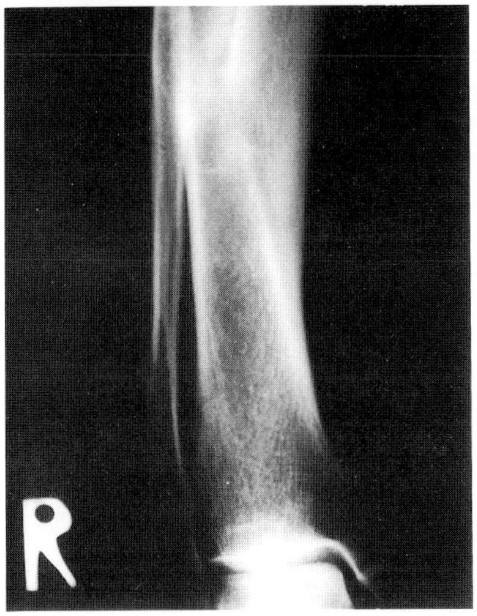

5. Tibiapseudarthrose mit möglicher Sprunggelenküberlastung.

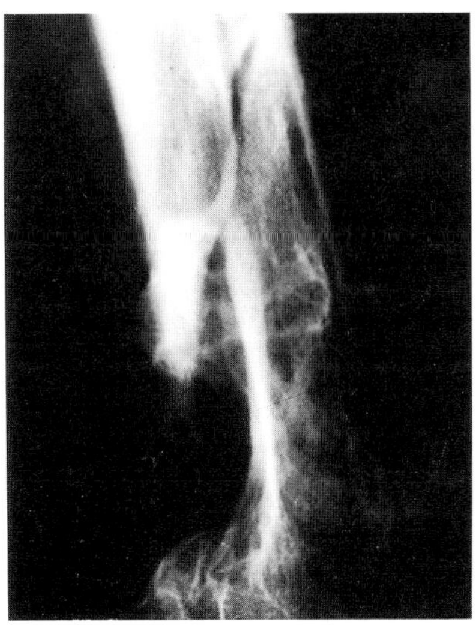

6. Fehlverheilte Femurfraktur mit Verkürzung.

(d) Atrophische Nichtheilung: Die Behandlung der atrophischen Nichtheilung ist schwieriger und unzuverlässiger und beinhaltet 4 wichtige Aspekte:

(I) Die Fraktur muß starr stabilisiert werden, was in der Regel eine innere Fixation voraussetzt (z.B. großkalibriger Marknagel oder starre Kompressionsplatte).

(II) Man muß Bindegewebe aus dem Bruchspalt entfernen und diesen mit einem Osteotom begrenzt anfrischen.

(III) An den Knochenenden nehme man eine Dekortikation in Bruchhöhe bis zum gesunden Knochen vor. Voneinander abgesetzte Einschnitte nehme man von der äußeren Oberfläche der Knochenrinde aus vor, bis diese ein gefiedertes Aussehen hat.

(IV) Das Gebiet um die Frakturstelle herum wird ringförmig mit Spongiosatransplantaten umscheidet.

(4) Heilung in Fehlstellung: Theoretisch kann man natürlich diesen Begriff auf alle Frakturen übertragen, die nach ihrer Heilung auch nur gering von der anatomischen Stellung abweichen. Für die Praxis mögen hier aber folgende Umstände dazu gezählt werden:

(a) Wenn eine Fraktur mit einer solchen dauerhaften Knickbildung oder Rotation verheilt ist, daß dies der Gliedmaße ein unansehnliches Aussehen verschafft oder deren Funktion beeinträchtigt. Z. B. kann die Fehlstellung einer Colles-Fraktur zum unerwünschten Überstehen der Elle führen. Der kosmetische Effekt kann hierbei für den Patienten sehr störend sein, auch wenn das funktionelle Resultat gut ist. Eine bleibende Femurabknickung kann dagegen relativ unauffällig sein, vermag aber die Gliedmaßenfunktion durch die Verkürzung und die Auswirkung der anomalen Druckbelastung von Knie- und Hüftgelenk zu beeinträchtigen (und letztlich zu einer Fehlstellungsarthrose dieser Gelenke führen).

(b) Wenn eine Fraktur zwar nur gering fehlgestellt geheilt ist, allerdings in einer Situation, wo selbst die geringste Dislokation oder Abknickung Ursache von Problemen werden kann. Dies gilt insbesondere für Brüche mit Gelenkbeteiligung. So kann eine leichte bleibende Deformität bei einer Sprunggelenkfraktur zur späteren Sprunggelenksarthrose disponieren.

Behandlung: Bei der Frakturenbehandlung gehören die adäquate Reposition und das Vermeiden einer Heilung in Fehlstellung zu den obersten Maximen. Bedauerlicherweise ist manchmal die Fehlstellung Ausdruck einer mangelhaften Behandlung.

Wird eine Abknickung noch vor der endgültigen knöchernen Durchbauung aufgedeckt, so kann sie manchmal noch durch eine entsprechende Abknikkung des Gipsverbandes mit Keil (s. S. 309) oder kraftvolle Manipulation in Vollnarkose manipuliert werden – d. h. durch eine Manipulation, die die Gliedmaße durch den frühen Kallus hindurch refrakturiert. Ist die knöcherne Heilung bereits abgeschlossen, so kann man bei besonders schwerer Fehlstellung auch eine Osteotomie in Erwägung ziehen.

(5) Verkürzung: Diese ist in der Regel Folgezustand einer Heilung in Fehlstellung. Sie kommt bei Querfrakturen vor, wo die Bruchenden keinen Kontakt zueinander haben, und oft auch bei dislozierten Spiral- oder Schrägbrüchen, ferner bei stark abknickenden Brüchen.

Bei Kindern ist das Knochenwachstum einer Gliedmaße mit Fraktur immer beschleunigt, vermutlich deshalb, weil die vermehrte Blutzufuhr die Epiphysen stimuliert. Hier wird aber eine jede Seitendifferenz der Gliedmaßenlänge meist schnell wieder ausgeglichen. So kann bei einer kindlichen Femurschaftfraktur mit einander seitlich überlagernden Fragmenten eine Heilung unter Verkürzung von 3–4 cm eintreten; bereits ein Jahr später kann aber die Beinlänge beidseits wieder gleich oder das verletzte Bein gar geringfügig länger sein als das gesunde.

Bei Erwachsenen beobachtet man eine Beinverkürzung am häufigsten nach Tibiaschaftbrüchen, daneben aber auch nach Frakturen von Femur und Femurhals, wo dann eine Coxa vara verbleibt.

Eine Verkürzung um 1,5 cm wird meist leicht toleriert und durch Beckenschiefstand ausgeglichen, dagegen sollte man größere Differenzen durch orthopädisches Schuhwerk ausgleichen: So kann eine Verkürzung um 3,5 cm durch Fersenanhebung um 2 cm kompensiert werden, wobei in vielen Fällen bereits eine Korkeinlage genügen mag. Geht die Verkürzung auf eine schwere und bleibende Knickbildung zurück, dann ist die Korrekturosteotomie angezeigt, und zwar nicht nur, um die Verkürzung zu korrigieren, sondern auch um die abnorme Druckbelastung der Gelenke zu normalisieren.

An der oberen Extremität bereitet eine Verkürzung nur selten Probleme – außer dem Schneider des Patienten. (Man beachte hierbei aber, daß eine Verkürzung von Radius und Ulna bei einer insgesamt nur geringen Gesamtverkürzung eine schwere Funktionsbeeinträchtigung von Handgelenk oder Ellbogen verursachen kann.)

(6) Traumatischer epiphysärer Wachstumsstillstand: Die Epiphysenplatte kann durch ein Trauma geschädigt sein. Ist die gesamte Wachstumsfugenfläche betroffen, kann dies zum Wachstumsstillstand an dieser Stelle und damit zur zunehmenden Gliedmaßenverkürzung führen. Die endgültige Längendifferenz der Gliedmaßen hängt von der betroffenen Epiphyse und dem Alter des Kindes zum Verletzungszeitpunkt ab: Je jünger das Kind, desto größer ist noch das potentielle Wachstum und desto stärker die resultierende Verkürzung.

Häufiger wird die Wachstumsfuge nur teilweise geschädigt, so daß das Wachstum an einer Seite mehr oder minder normal weitergeht, während es an der anderen Seite stark verzögert oder aufgehoben sein kann. Dieses Ungleichgewicht führt zu einer gewissen Verkürzung der Gliedmaße sowie zur Fehlstellung des beteiligten Gelenks, welche nur teilweise durch Remodellierung ausgeglichen werden kann; ergo kann eine progrediente Achsabweichung im Gelenk zustande kommen. So kann z.B. auf eine suprakondyläre Humerusfraktur eine Cubitus-varus-Deformität infolge einer gewissen Heilung in Fehlstellung folgen. Diese Fehlform wird weiter zunehmen, wenn ein ungleichmäßiges Epiphysenwachstum erfolgt. Ein traumatischer epiphysärer Wachstumsstillstand tritt auch bei offenen Frakturen auf, wenn die empfindliche Wachstumsfuge verletzt wird, z.B. durch Reibungsschäden. Dies beobachtet man oft bei Verkehrsunfällen, wo ein Kind vom Fahrzeug mitgeschleift, die Haut abgeschmirgelt und durch die Reibung gegen den Straßenbelag zunehmend tiefere Gewebsschichten abgerieben wurden.

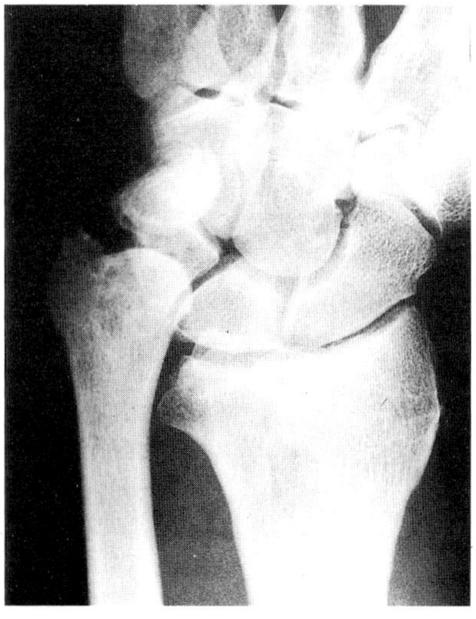

7 Traumatischer epiphysärer Wachstumsstillstand mit Radiusverkürzung.

Bei jeglichem Verdacht auf eine Epiphysenschädigung ist sorgsame Nachbeobachtung erforderlich. Das Kind sollte alle 6–12 Monate vorgestellt und jede Restdeformität klinisch und radiologisch gründlich ausgemessen werden. Nimmt eine Fehlform an der oberen Gliedmaße zu, dann kann sie optisch sehr stören und für spätere neurologische Schäden verantwortlich sein. An der unteren Extremität kann eine abnorme Druckbelastung der gewichttragenden Gelenke auftreten und Ursache von Schmerz, Einsteifung, Instabilität und einer oft sehr raschen posttraumatischen Arthrose sein.

Behandlung: Manchmal kann man dieses Problem mittels einer Epiphysiolyse angehen. Bei diesem Eingriff exzidiert man den abnormen Knochen, der die Wachstumsfuge überbrückt, und füllt den Defekt mit Fett oder Knochenwachs auf, um ein Rezidiv zu verhüten. Bei Spätfällen kann auch eine Korrekturosteotomie indiziert sein.

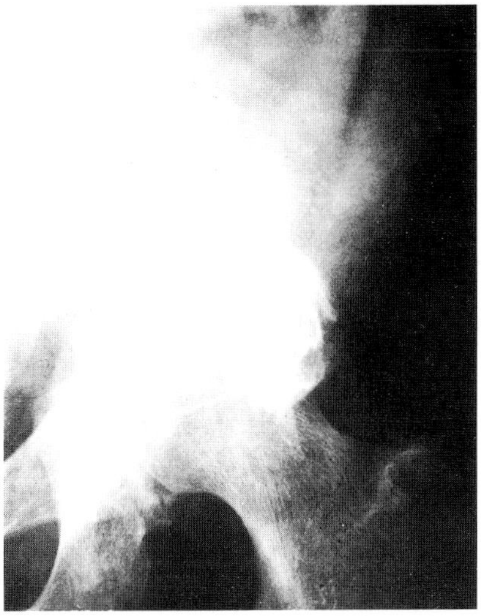

8. Fehlverheilte Azetabulumfraktur mit nachfolgender Einsteifung und sekundärer Koxarthrose.

(7) Gelenkeinsteifung: Dies ist eine häufige Komplikation. Man muß in jeglichem Behandlungsstadium daran denken, damit man deren Auswirkungen so gering wie möglich halten kann. Eine Gelenkeinsteifung kann aus mehreren Faktoren resultieren, wozu pathologische Veränderungen (a) intraartikulär, (b) paraartikulär sowie (c) fernab des Gelenks zählen.

Intraartikuläre Ursachen einer Gelenkeinsteifung: (a) Verwachsungen im Gelenk: Bindegewebige Adhäsionen können im Gelenk durch mehrere Ursachen entstehen: (I) Durch Organisation eines Frakturhämatoms, welches auftritt, wenn der Bruch die Gelenkfläche durchsetzt; (II) durch Schädigung der knorpligen Gelenkflächen mit nachfolgender Organisation in den Gelenkspalt hinein; (III) durch langdauernde Immobilisation, welche zu degenerativen Veränderungen innerhalb des Gelenks geführt hat.

(b) Mechanische Hemmnisse: (I) Die Fraktur kann die Gelenkarchitektur so stark stören, daß eine mechanische Beweglichkeitseinschränkung resultiert – z.B. können Knochenfragmente das Bewegungsausmaß eines Gelenks blokkieren. (II) Die Beweglichkeit kann durch freie Gelenkkörper eingeschränkt sein.

(c) Arthrose: Die Gelenkbeweglichkeit kann infolge einer Sekundärarthrose eingeschränkt sein. Ursachen hierfür sind: (I) Unregelmäßigkeiten der Gelenkflächen (z.B. durch Verletzung des Gelenkknorpels oder Bruchfehlstellung mit Erfassung der Gelenkflächen); (II) eine avaskuläre Nekrose (infolge gestörter Blutversorgung eines gelenkbildenden Knochenfragments); (III) Heilung einer Fraktur in Fehlstellung (welche zu abnormer Druckbelastung der Gelenkflächen durch Abknickung führt).

Periartikuläre Ursachen einer Gelenkeinsteifung: (a) Gelenkkapsel und Muskel-Sehnen-Züge des Gelenks können funktionell gestört sein und zur Ankylose führen. Die Gründe hierfür sind zahlreich, u. a. (I) Fibrosierung durch direkte traumatische Schädigung, durch passiven Zug oder durch fehlende Gelenkübung; (II) Ödem, das oft durch herabhängende Gliedmaße, Immobilisation und Sudeck-Dystrophie noch gefördert wird.

(b) Bleibende Fehlstellung einer gelenknahen Fraktur kann das Bewegungsausmaß eines Gelenks mechanisch blockieren.

(c) Die bleibende Achsabweichung einer gelenknahen Fraktur kann zum teilweisen Verlust der Gelenkbeweglichkeit führen (manchmal auch mit davon abhängiger Mehrbeweglichkeit in einem anderen Gelenk). So kann z.B. die bleibende Dorsalabknickung nach einer Colles-Fraktur zu einer verminderten Palmarflexion führen; dagegen stellt sich oft ein Zugewinn an Dorsalflexion ein.

(d) Bei einer gelenknahen Fraktur können die Bewegungen auch durch Adhäsionen, die sich zwischen Fraktur und dem darüber liegenden Muskel- oder Sehnengewebe bilden, teilweise eingeschränkt sein. Dies führt zu einer Fesselung der beteiligten Strukturen und folglich zu Bewegungseinschränkung. Als Faustregel kann gelten: Je gelenknäher eine Fraktur ist, um so größer ist die Gefahr der dadurch eingeschränkten Gelenkbewegung. Diese Bewegungsminderung durch Sehnenfesselung ist besonders bei Fingergliedbrüchen ein Problem.

(e) Die Myositis ossificans wirkt, einmal eingetreten, als mechanisches Bewegungshemmnis.

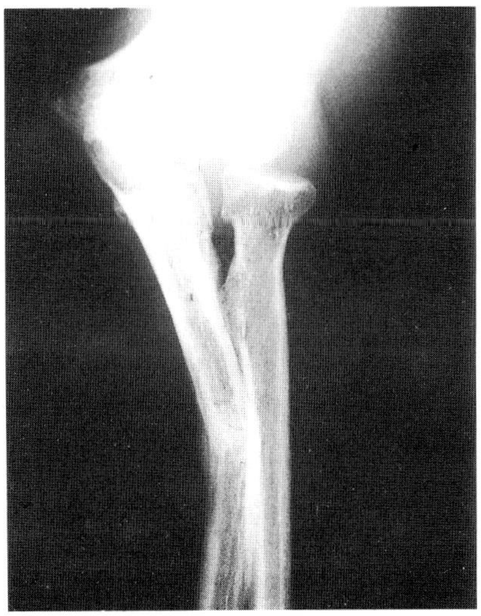

9. Fehlgestellt geheilte Monteggia-Luxationsfraktur des Ellbogens mit Verlust an Pronation und Supination.

Gelenkferne Ursachen der Ankylose: (a) Die Einsteifung kann durch Fesselung oder das Verfangen eines Muskels durch Adhäsionen zwischen der Fraktur und der darüber liegenden Muskulatur entstehen. Häufig sieht man dies bei Schenkelschaftbrüchen, wo der M. quadriceps femoris an den Knochen gefesselt sein kann, was mitunter durch einen operativen Eingriff noch verschlimmert wird, wenn die Bruchfreilegung eine weitere Muskelspaltung erfordert. Verringern kann man diesen Effekt durch frühzeitige Mobilisation.

(b) Die Ischämie eines Muskels mit nachfolgendem Ersatz durch Fibrose und Kontrakturen können auftreten, wenn eine Gefäßverletzung die Fraktur begleitet. Oft sind die distalen Anteile deformiert, und passive wie aktive Bewegung können eingeschränkt sein (z.B. die ischämische Volkmann-Kontraktur an Unterarm und Wade, die zur Bewegungseinschränkung an Hand und Fuß führt).

Vermeiden einer Gelenkversteifung: Folgende Grundsätze zur Vermeidung einer Ankylose sind immer zu beachten:

(a) Akkurate Reposition einer Fraktur, wann immer dies möglich ist.

(b) Schienung der geringst möglichen Zahl von Gelenken, soweit der Sicherheitsgedanke dies zuläßt.

(c) Bruchschienung über kürzest mögliche Dauer, soweit Schmerzlinderung und Bruchheilung dies erlauben.

(d) Rasche Mobilisation aller ungeschienten Gelenke der Gliedmaße; ein Patient mit einer Colles-Fraktur sollte bereits ab dem ersten Tag Finger, Ellbogen und Schultergelenk üben.

(e) Hochlagerung der verletzten Gliedmaße während der ersten Phase, um Gelenkerguß/Ödem gering zu halten.

(f) Wo immer möglich, sollen die Gelenke in einer Position gestützt werden, die es erlaubt, sie nach Entfernung des Gipsverbandes schnellst möglich zur vollen Beweglichkeit zu trainieren.

(g) Hat eine Fraktur die Gelenkfläche erfaßt, wird die frühe Bewegung besonders wichtig, wenn ein angemessenes Bewegungsausmaß wiedererreicht werden soll.

(h) Liegt eine Gelenkeinsteifung vor oder ist dies zu befürchten, sollten Physio- und ggf. Beschäftigungstherapie baldigst beginnen.

(i) Man denke immer bereits vorab an mögliche Komplikationen und vermeide es, deren Diagnose zu verschleppen, besonders in Hinsicht auf eine ausbleibende knöcherne Heilung.

(j) Wird eine innere Fixation angestrebt, macht es sich bezahlt, Techniken und Osteosynthesematerialien zu verwenden, die die Fraktur so gut stabilisieren, daß die Gliedmaße ohne äußere Stütze geübt werden kann.

(8) Sudeck-Dystrophie: Im Vordergrund stehen hierbei chronische posttraumatische Schmerzen mit begleitenden anatomischen Veränderungen. (Kausalgien, die dem Versorgungsgebiet eines Nerven folgen, gelten als Begleitstörung.) Diese Bruchkomplikation sieht man am häufigsten nach einer Colles-Fraktur des Handgelenks. In den meisten Fällen erkennt man sie erst bei Gipsabnahme nach 4–6 Wochen Ruhigstellung. Man sieht dann eine Schwellung an Hand und Fingern bei warmer, rosiger und glänzender Haut. Die Fingerbeweglichkeit ist auffallend eingeschränkt, und Radiokarpalgelenk sowie Karpus sind diffus schmerzhaft. Zuerst läßt diese Schmerzhaftigkeit daran denken, daß der Bruch nicht verheilt ist, doch schließen Röntgenkontrollen dies aus. Die Röntgenbilder zeigen im typischen Fall eine geheilte Fraktur mit einer diffusen fleckförmigen Entkalkung der Handwurzelknochen. Zwar kommt die Sudeck-Dystrophie am häufigsten nach Colles-Frakturen vor, sie kann aber auch nach Kahnbeinbrüchen, ja praktisch nach jeder Fraktur im Karpalbereich folgen. Man beobachtet das Krankheitsbild auch an der unteren Gliedmaße, z.B. nach Sprunggelenkfrakturen, wobei der Fuß ähnlich erkrankt. Am Knie können die Auswirkungen besonders schwer sein.

Die eigentliche Ursache des Sudeck-Syndroms, bei dem eine ungewöhnliche sympathetische Antwort auf ein Trauma folgt, ist ungeklärt. Es kann auf einen Gips hin folgen, der zu straff oder zu locker war; es kann zusammen mit länger erhöhtem Druck in einem Muskelkompartment einer Gliedmaße vorkommen; es kann auftreten, wenn die betroffene Gliedmaße längere Zeit tief gelagert war. Meist begrenzt es sich selbst, wobei die Durchblutungsstö-

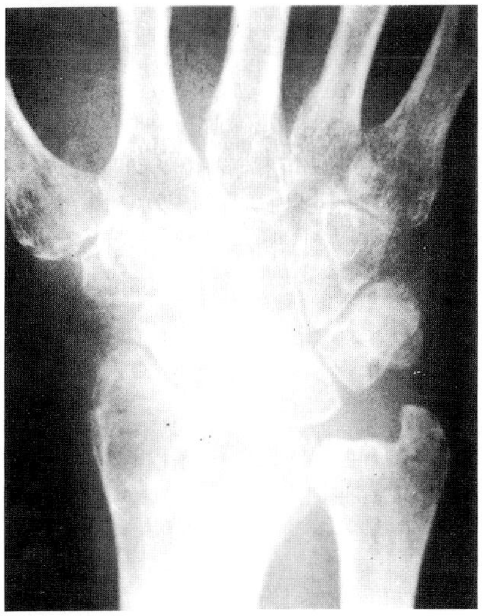

10. Sudeck-Dystrophie: Man achte auf die fleckige Entkalkung.

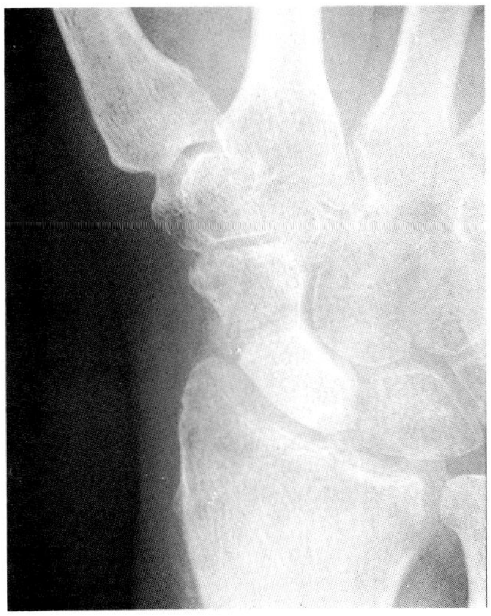

11. Avaskuläre Nekrose des proximalen Kahnbeinpols.

rungen und die Entkalkung langsam binnen 4–12 Monaten schwinden. Dennoch kann eine bleibende Bewegungseinschränkung resultieren; um diese minimal zu halten, verschreibt man eine intensive Physiotherapie und führt diese bis zur Heilung weiter. In schwereren Fällen kann auch eine weitergehende Behandlung anzuraten sein.

Diagnose: Die Diagnose ist nur selten unsicher, doch erachtet man eine Reihe von Tests als wertvoll für die sichere Festlegung, vor allem dann, wenn man aggressive Behandlungsformen in Erwägung zieht; dazu zählen (I) die 3-Phasen-Szintigraphie (die die asymmetrische Blutzufuhr und vermehrte paraartikuläre Nuklidaufnahme nachweisen kann und die in den Frühstadien den größten Wert besitzt); (II) die Thermographie, (III) die Messung der vaso- und sudomotorischen Antwort und (IV) die Synovialisbiopsie (die eine unspezifische Synovialisfibrose mit Proliferation zeigen kann).

Als diagnostisch wertvollstes Zeichen erachtet man allerdings das Nachlassen der Symptome durch Sympathikusblockade. Die regionale Sympathikusblockade sollte eine Schmerzlinderung auslösen; für die obere Gliedmaße kann man in das Ganglion stellatum, für die untere in den Sympathikusgrenzstrang injizieren. Als Alternative kann man eine Perfusionstechnik verwenden. Hierfür setzt man eine Kanüle in eine oberflächliche Vene ein und legt der Gliedmaße ein Tourniquet an. Mit einer Esmarch-Binde wird Blutleere erzeugt, dann die Manschette auf 250 mm Hg aufgepumpt. Dann injiziert man 20 mg Guanethidinsulfat in 40 ml Lösung und hebt den Stau nach 20 Minuten auf. Schmerzlinderung und klinische Besserung über 1–4 Tage betrachtet man als diagnostisch beweisend, auch wenn man glaubt, daß die periphere Vasodilatation die Hauptwirkung des Guanethidin ist.

Zusatzbehandlung: Die regionale Guanethidinperfusion kann man mit oder ohne orale Sympathikolytika (wie Prazosin oder Phenoxybenzamin) wiederholen; auch wird manchmal Nifedipin versucht, und es wurden auch gute Erfolge nach empirischer Gabe von Prednisolon berichtet. Nur selten einmal sind operative oder chemische Sympathektomie angeraten.

Bei der Sudeck-Dystrophie des Kniebereichs ist ein besonders aggressiver Therapieansatz zu empfehlen, der angeblich oft zur schnellen und völligen Heilung führen soll. Nach der Diagnosesicherung (wie oben beschrieben) erhält man 4 Tage lang eine Epiduralblockade aufrecht und mobilisiert in dieser Zeitspanne die Gliedmaße kräftig mittels andauernder passiver Bewegung, abwechselnd heißer und kalter Aufgüsse, Muskelstimulation und Manipulation.

(9) Avaskuläre Nekrose: Sie beinhaltet das Absterben eines Knochen(teil)s aufgrund gestörter Blutzufuhr. Sie ist eine wichtige und ernste Komplikation so mancher Frakturen.

Zweifellos werden bei vielen Trümmerbrüchen Knochenfragmente von den benachbarten Geweben komplett getrennt und ihrer Durchblutung beraubt. Sind diese Fragmente klein, dann ist die Heilung meist ungestört; ist ein solches Fragment dagegen größer, kann sich die Heilung verzögern, doch ist es oftmals schwierig, die jeweiligen Auswirkungen der avaskulären Nekrose und der schlechteren Fixation bei einem Trümmerbruch auseinanderzuhalten. Dieses Krankheitsbild ist auch nicht so sehr mit Schaftfrakturen langer Röhrenknochen verbunden, sondern man sieht es am Femurkopf nach intrakapsulären Schenkelhalsfrakturen oder nach einer Hüftluxation. Sie tritt im Os scaphoideum nach bestimmten Frakturen der proximalen Hälfte auf und kommt mitunter im Talus nach Frakturen oder Luxationen vor. Am Mondbein ist sie Folge freier (perilunärer) Luxationen, kommt aber auch ohne früheres Trauma vor.

Die klinische Bedeutung der avaskulären Nekrose liegt darin, daß der betroffene Knochen weich und verformt wird, was zu Schmerz und Einsteifung sowie zur Sekundärarthrose führt. Folgende Punkte sind wichtig:

(a) Die gestörte Knochendurchblutung ist eine direkte Frakturfolge: Der Bruch durchtrennt die Gefäße, die innerhalb des Knochens zu dessen Gelenkfläche ziehen.

(b) Da die Fraktur für die aufgehobene Blutversorgung des Knochens verantwortlich ist, folgert daraus direkt, daß diese Durchtrennung dem Trauma zuzuschreiben ist und zeitlich auf den Moment des Traumas zu datieren ist.

(c) Die Wiederherstellung der Mikrozirkulation innerhalb des Knochens ist durch keine Therapie erreichbar.

(d) Je größer die Fehlstellung einer Fraktur ist, desto größer sind die Gefäßschädigung und die Wahrscheinlichkeit dieser Komplikation.

(e) Wenn ein Trauma an Stellen mit hohem Risiko einwirkt, besteht die Gefahr, daß alle noch offenen Gefäße leicht verletzbar sind. Hier sollte man mit minimaler Kraft reponieren und sogar die Reposition verschieben, wenn man hoffen kann, dadurch diese Komplikation zu vermeiden.

(f) Die avaskuläre Nekrose unterscheidet sich grundsätzlich von der Pseudarthrose; bei der Mehrzahl der Schenkelhals- und Kahnbeinfrakturen mit avaskulärer Nekrose ist die Fraktur geheilt.

(g) Eindeutige radiologische Zeichen dieser Komplikation können sehr langsam auftreten, insbesondere am Femurkopf. Meist gehen die Symptome Schmerz und Einsteifung den radiologischen Veränderungen voraus. Bei Schenkelhalsfrakturen sucht man in der Praxis noch bis zu 3 Jahren nach dem Trauma nach der Nekrose.

Behandlung: Der langsame Spontanverlauf der avaskulären Nekrose beruht auf der langsamen Revaskularisation des nekrotischen Knochens von der Peripherie her. Dieser Vorgang beansprucht 6–18 Monate, doch sind trotz des Heilungsprozesses Sekundärarthrosen des betroffenen Gelenks unvermeidlich. An der unteren Extremität kann man eine Deformität des avaskulären Knochens minimal halten, wenn man die Gewichtsbelastung vermeidet; zumindest ist dieses Vorgehen am Talus von gewissem Wert. Ansonsten hat die Behandlung bei diesem Krankheitsbild nur wenig Einfluß.

Wenn die Symptome es erfordern und bereits ein deutliche Sekundärarthrose eingetreten ist, kann eine Operation erforderlich werden (z.B. Hüftgelenkersatz bei Schenkelhalsfraktur; s. dazu einzelne Regionen).

(10) Myositis ossificans: Die Myositis ossificans (M. o.) ist Komplikation eines Traumas. Bei ihrer häufigsten Erscheinungsform tritt eine gelenknahe verkalkte Masse auf, die meist wegen ihrer mechanischen Auswirkungen zu einer stark eingeschränkten Gelenkbeweglichkeit führt.

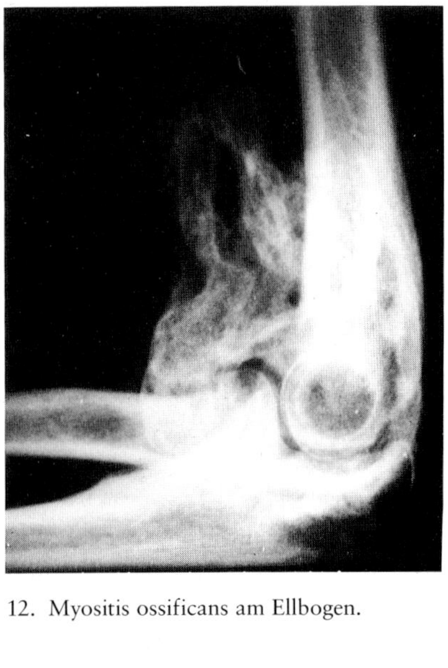

12. Myositis ossificans am Ellbogen.

Häufigster Ort ist der Ellbogenbereich. Die M. o. kann sich einige Wochen nach einer suprakondylären Humerusfraktur entwickeln, besonders dann, wenn die Reposition schwierig war und wiederholt versucht wurde. Man findet diese auch nach Ellbogenluxationen oder Speichenkopfbrüchen. Als hierfür ursächlich betrachtet man Hämatome im M. brachialis an der Beugeseite des Ellbogens und die Tatsache, daß diese Hämatome vom umliegenden Gewebe genauso wie Frakturhämatome behandelt werden – d. h. sie verkalken und verknöchern.

Die hierbei entstehende Masse kann Pflaumengröße erreichen und stört dann die Bewegung im Ellbogengelenk erheblich. Ferner ist bekannt, daß eine M. o. im Gefolge einer passiven Überstreckung auftreten kann, wie das früher bei einigen Fällen zu sehen war, wo eine solche Streckung in therapeutischer Absicht vorgenommen wurde, um die Beweglichkeit nach einem Trauma zu verbessern, doch ist das Risiko dieser Komplikation dermaßen hoch, daß man **nie** eine Überstreckung des Ellbogens durchführen darf.

Die M. o. sieht man auch an anderen Stellen, insbesondere an Schulter, Hüfte und Knie, speziell bei Patienten mit neurologischen Leiden oder Paraplegie. Bei einigen dieser Patienten – vor allem denen mit spastischer Lähmung – kann die routinemäßige passive Durchbewegung der Gliedmaße sogar Ursache hierfür sein.

Behandlung: Eine zu frühe Exzision der verkalkten Masse führt zu schlechten Ergebnissen, weil fast immer ein massives Rezidiv folgt. Dagegen ist die Spätresektion (nach 6–12 Monaten) oft erfolgreich; sie entfernt das mechanische Bewegungshindernis bei weit geringerer Rezidivgefahr.

(11) Osteitis/Osteomyelitis: Eine (hämatogene) Infektion ist bei geschlossenen Frakturen selten und wird auch kaum einmal im Anfangsstadium diagnostiziert. Manchmal sieht man diese bei Patienten mit rheumatoider Arthritis unter antiphlogistischer Medikation. Wiederholte Fieberschübe, beschleunigte Blutsenkung, Leukozytose und ungewöhnlich lange Schmerzdauer, lokale Schmerzempfindlichkeit und Schwellung sollten den Verdacht hierauf lenken. Radiologische Veränderungen können anfangs fehlen und treten nur allmählich auf.

Die Infektion des Knochens ist bei offenen Frakturen eine gefürchtete Komplikation und gelegentlich auch nach offener Reposition gedeckter Frakturen zu sehen. Die Zeichen sind dieselben wie oben genannt, daneben findet man meist eitriges Wundsekret mit Verfärbung von Gips und Verbänden sowie fauligem Geruch.

Behandlung: (a) An das Risiko dieser Komplikation sollte man immer denken, wenn man eine geschlossene Fraktur behandelt oder die osteosynthetische Versorgung eines geschlossenen Bruches plant, so daß die angewendeten Methoden über jeden Zweifel erhaben sein sollten.

(b) Ist eine solche Infektion erst einmal eingetreten, dann zeigt sie sich meist recht therapieresistent, ja kann sogar inkurabel werden. Man muß immer – koste es, was es wolle – eine verzögerte Behandlung vermeiden.

(c) Wenn möglich sollte man immer für die sichere Keim- und Resistenzbestimmung einen Eiterabstrich gewinnen. Anschließend ist ein geeignetes Antibiotikum in angemessener Dosierung über eine angemessene Zeitspanne einzusetzen (in der Regel mindestens 4 Wochen). Kommen aufgrund der Resistenzbestimmung mehrere Antibiotika in Frage, dann ist dasjenige mit dem höchsten Knochengewebsspiegel vorzuziehen. Bei Patienten mit Gipsverbänden kann man durch Gipsfensterung einen Zugang zur Wunde schaffen.

(d) Erfolgt die Diagnosestellung erst später, sollte die Wunde drainiert und regelmäßig unter sterilen Bedingungen verbunden werden, damit sie unter Ausbildung von Granulationsgewebe verheilen kann.

(e) Auch wenn die Wundsekretion bis zur endgültigen Entfernung eines jeglichen Osteosynthesematerials fortbestehen kann, sollte man diesen Schritt erst vollziehen, wenn der Bruch stabil verheilt ist.

(f) Ist die Infektion fest etabliert und therapieresistent, können eingreifendere Behandlungsmaßnahmen erforderlich werden. Dazu zählen dann:

(I) Revision des Wundbetts mit radikaler Entfernung allen infizierten Knochenmaterials und offene Wundtamponade.

(II) Anhebung der lokalen Antibiotikaspiegel durch Installieren von Spülsystemen, gentamycinimprägnierten Antibiotikakugelketten oder ähnlichem.

(III) Man muß auch selten einmal die Amputation erwägen, wenn schwere Sepsis oder Toxinämie mit einem erheblich verschlechterten und therapeutisch unbeeinflußbaren Allgemeinzustand des Patienten einhergehen, oder wenn ausgedehnte Knochenzerstörung oder ausbleibende Vaskularisation des Knochens, schlechte Infektbeherrschung sowie eine mit Sicherheit chronisch werdende Infektion bei ausbleibender Knochenheilung vorliegen.

(12) Akuter arterieller Verschluß: Gelegentlich wird die Blutversorgung einer Gliedmaße unterhalb der Frakturstelle unterbrochen; dann ist die Durchblutungsprüfung der entsprechenden Gliedmaße wichtiger Teil der klinischen Untersuchung. Ein Arterienverschluß führt zum Verlust der peripheren Pulse, zu Abblassen und Abkühlung der Haut, zum Verlust der Kapillarpulsation, zu schwerem Gliedmaßenschmerz, Parästhesien und eventuell auch zu Muskellähmungen. Häufigste Ursache ist die Abknickung und damit auch Abquetschung der Arterienhauptstämme durch Fragmentfehlstellung oder Luxation. Bei diesen Fällen läßt sich die Durchblutung durch Korrektur der Fehlstellung sofort wiederherstellen, weshalb dies immer schnellstmöglich geschehen sollte. Bei geschlossenen Frakturen finden sich auch andere arterielle Durchblutungsstörungen. Sie sind aber doch relativ selten. Ein spitzes Fragmentende kann eine Arterie eröffnen und zerreißen und somit zur schnellen Ausbildung eines großen Hämatoms führen. Ein Bruch kann aber auch einen hochgradigen Arterienspasmus, ein Aneurysma oder eine Intimadissektion bewirken. Bei offenen Frakturen verrät sich die Arterienruptur durch Art und Ausmaß der beobachtbaren Blutung selbst.

Diagnose: Lassen sich die Pulse distal der Fraktur nicht mehr tasten, beginne man die Sofortbehandlung und prüfe innerhalb der 1. Stunde erneut. Zuverlässigste Methode ist in dieser Situation die Doppler-Sonographie mit Druckmessung. Hierfür legt man dicht unterhalb der Frakturstelle eine Druckmeßmanschette an und lokalisiert dann das Doppler-Geräusch. Nach Aufblasen der Manschette prüft man, wann das Doppler-Geräusch verschwindet, und vergleicht mit der Gegenseite.

Sind die Druckwerte inadäquat, sollte man **sofort** den Rat eines Gefäßchirurgen einholen. Steht keine Doppler-Ausrüstung zur Verfügung, dann suche man sofort Rat, falls die peripheren Pulse der verletzten Seite abgeschwächt sind oder fehlen.

Behandlung: Es ist klar, daß das Überleben einer ansonsten voll funktionsfähigen Gliedmaße von der wiederhergestellten Durchblutung abhängt. Erreicht man dies nicht durch die Bruchreposition allein, so ist die Freilegung und Untersuchung der betroffenen Arterie(n) zwingend. Die weitere Behandlung hängt dann vom Befund ab. Ist die Arterie scharfrandig durchtrennt, kann man eine End-zu-End-Anastomose vornehmen. Besteht ein zu überbrückender Wandverlust, so kann man ein in Gegenrichtung eingesetztes autologes Venentransplantat verwenden. In jedem dieser Fälle ist die Anastomosensicherung durch eine stabile osteosynthetische Versorgung der Fraktur wesentlicher Bestandteil des Vorgehens und wird auch oft vorab ausgeführt.

Die meisten der Fälle, die zunächst als „Arterienspasmus" imponieren, sind in Wirklichkeit mit einer Intimaschädigung verbunden. Dies sicher zu klären, bedarf es der Gefäßeröffnung, auch wenn eine vorherige Papaverininfusion in das Gefäß („erfolgreich") versucht wurde. Liegt eine Intimaschädigung vor, kann die Resektion des betreffenden Arteriensegments mit plastischem Ersatz erforderlich werden.

Ein Arterienverschluß mit nachfolgender Muskelnekrose und Nervenlähmung kann auch aus einer Schwellung innerhalb einer straffen Muskelloge der Gliedmaße herrühren. Z. B. können eine Blutung oder ein Ödem in der vorderen Muskelloge des Unterschenkels durch Trauma oder Überlastung zu einem exorbitanten Druckanstieg über den systolischen Blutdruckwert hinaus führen. Daraus resultieren dann Muskelnekrosen, Leitungsunfähigkeit des N. peronaeus profundus, sensible Störungen am Fuß sowie Hängefuß. Die sofortige Spaltung der Muskelfaszie der Peronäusloge kann diese Komplikation eventuell noch verhindern.

(13) Sofortige neurologische Störung: Neurologische Störungen, die zeitlich unmittelbar auf eine Fraktur oder Luxation folgen, sind verhältnismäßig selten. Dennoch kann unter bestimmten Bedingungen ein Nerv über einem Fragmentende beim Bruch eines langen Röhrenknochens in Fehlstellung oder auch über einem Knochenende bei einer Luxation überdehnt werden. Hält dieser Zustand länger an, führt dies zu lokaler Ischämie und Leitungsunterbrechung des Nerven. Ist diese Dehnung sehr stark, können einzelne Axone oder Nervenfasern reißen: Die sofortige komplette Nervenruptur ist allerdings selten, meist sieht man diese bei offenen Brüchen (vor allem bei Schußverletzungen). Zu den Frakturen und Luxationen mit häufiger Nervenlähmung zählen folgende:

Schulterluxation	Lähmung des N. axillaris, selten auch andere Plexusschäden
Humerusschaftfraktur	Lähmung des N. radialis
Ellbogenluxation	Lähmung des N. ulnaris, manchmal auch des N. medianus
Ellbogennahe Frakturen	Lähmung des N. medianus; seltener des N. ulnaris oder des R. interosseus posterior nervi radialis
Hüftluxation	Lähmung des N. ischiadicus
Kniegelenkluxation oder Riß des äußeren Längsbandes und medialer Tibiakopfbruch	Lähmung des N. peronaeus communis

Behandlung: Bei der Mehrzahl der Nervenschädigungen liegt keine Kontinuitätstrennung vor. Vorausgesetzt die Fraktur oder Luxation wurde reponiert, so beginnt die Erholung oft schon nach 6 Wochen und verläuft dann weiterhin recht schnell. **Die Haut** muß, solange die Sensibilität noch gestört ist, vor Reibungsschäden und Verbrennungen sowie vor Traumen geschützt werden. **Die Gelenke** sollen passiv geübt werden, um Versteifungen zu verhindern. Man verhüte **Deformitäten** durch die relative Überaktivität unbehelligter Muskeln. Dies betrifft vornehmlich die Fallhand bei Radialislähmung und den Hängefuß bei Ischias- oder Peronäuslähmung. Bei solchen Zuständen kann eine federnde Schienung recht hilfreich sein.

Besteht eine Nervenschädigung bei einer Fraktur, die operativ angegangen werden soll, so kann man diese Gelegenheit gleich zur Inspektion des betroffenen Nerven an Ort und Stelle nutzen. Oft hilft dies bei der Abschätzung der Prognose und vermag auch die definitive Verletzungsversorgung erlauben (z.B. durch die Befreiung eines komprimierten Nerven).

Bleibt die erwartete Erholung des Nerven aus, so können Elektromyographie und Bestimmung der Nervenleitgeschwindigkeit diagnostisch weiterhelfen, doch wird dann oft die operative Revision erforderlich.

Kompliziert eine Nervenverletzung eine offene Fraktur, so sollte man die primäre Nervennaht versuchen, wenn man das Infektrisiko als gering erachtet und die Möglichkeiten hierfür gut sind. Andernfalls sollten die Nervenenden nur mit röntgendichtem Nahtmaterial einander angenähert und die gezielte Endversorgung des Nerven aufgeschoben werden, bis eine gute Wundheilung erreicht ist. Ist die operative Nervenversorgung nicht möglich, so können ein rekonstruktiver Eingriff oder eine Stützung des gelähmten Teils der Gliedmaße mit orthopädischen Mitteln nötig werden.

(14) Verzögerte neurologische Störung: Manchmal entwickelt sich eine Nervenlähmung erst allmählich, nachdem die Fraktur längst verheilt ist.

(a) Die Ulnarisspätlähmung ist das anschaulichste Beispiel hierfür. Im klassischen Fall entwickelt der Patient über mehrere Monate hinweg eine allmähli-

che Ulnarislähmung, die auch komplett werden kann. Verantwortliche Verletzung hierfür ist meist eine suprakondyläre Humerus- oder eine Monteggia-Luxationsfraktur. Auffallendstes Merkmal ist das Zeitintervall zwischen Trauma und Nervenlähmung. Es beträgt normalerweise mehrere Jahre, ja kann sogar 60 Jahre beanspruchen.

Bei einer Anzahl dieser Patienten besteht eine Cubitus-valgus-Deformität des Ellbogens; hierbei wird die gleichzeitige Überdehnung des N. ulnaris als für die Lähmungen ursächlich angesehen. Daneben entsteht eine Ulnarislähmung aber auch bei einer Cubitus-varus-Stellung, wobei die zunehmende Ischämie des Nerven als weiterer möglicher ursächlicher Faktor zu betrachten ist.

Behandlung: Die Ulnarisspätlähmung behandelt man meist durch die frühe Verlagerung des Nerven, der dann aus seinem exponierten Verlauf hinter dem Epicondylus humeri medialis gelöst, auf die Ellbogenvorderseite verlagert und in die Unterarmbeugermuskulatur dicht unterhalb von deren Ursprung versenkt wird.

(b) Medianusspätlähmung: Nach einer Colles-Fraktur können sich über einen Zeitraum von mehreren Monaten die Zeichen einer Medianuskompression entwickeln. Diese entsprechen im allgemeinen der Nerventeillähmung, wie man sie beim Karpaltunnelsyndrom sehen kann. Eine Restdeformität der Fraktur kann den freien Raum im Karpaltunnel einengen und zu Druck gegen den Nerven sowie damit zu dessen unvollständiger Lähmung führen.

Behandlung: Meist behebt man die Symptome durch eine Dekompression des Karpaltunnels (d. h. durch Spaltung des Retinaculum flexorum).

(15) Verzögerte (zweizeitige) Sehnenruptur: Diese insgesamt recht seltene Bruchkomplikation sieht man meist am Handgelenk, wo der Patient nach einer Colles-Fraktur die Fähigkeit zur Streckung des Daumeninterphalangealgelenks verliert. Dies beruht auf dem Riß der Sehne des M. extensor pollicis longus einige Wochen oder Monate nach der Fraktur. Dabei kann die Ruptur durch allmähliches Aufsplittern der Sehne entstehen, wenn diese gegen die Ränder einer abheilenden Fraktur reibt; sie kann aber auch infolge einer Durchblutungsstörung der Sehne durch Trauma oder Fibrosierung auftreten, was zur umschriebenen Erschlaffung der Sehne führt.

Behandlung: Am Daumen sind die besten Ergebnisse durch die Transposition und Fixation des Sehne des M. extensor indicis an das distale Segment der Sehne des M. extensor policis longus durch Anastomosierung zu erreichen (s. 177,45).

(16) Viszerale Komplikationen: (I) Harnröhren- und Harnblasenrupturen sowie Rektumperforationen können eine Beckenfraktur komplizieren.

(II) Rupturen von Milz, Niere und Leber können nach einem umschriebenen schweren Trauma, abdominaler Kompression oder Aufprallverletzungen eintreten (z.B. nach Verkehrsunfällen mit Überrolltrauma).

(III) Nach einer abdominalen Kompressionsverletzung können auch Hohlorgane wie Magen und Darm rupturieren oder das Mesenterium (ein)reißen.

(IV) **Paralytischer Ileus:** Diesen sieht man manchmal nach Frakturen des Beckens oder der Lendenwirbelsäule, wobei die wahrscheinlichste Ursache der gestörten autonomen Kontrolle der Peristaltik ein retroperitoneales Hämatom ist. Geblähtes Abdomen, fehlende oder schwache tympanitische Darmgeräusche und Erbrechen sind die üblichen Zeichen. Selbstverständlich muß man hier immer eine Perforation sicher ausschließen, besonders wenn der Patient überfahren wurde. Die Diagnose läßt sich anhand der Anamnese und der klinischen Befunde stellen, doch können Nativaufnahmen des Abdomens, Peritoneallavage, Laparoskopie und Laparotomie notwendig sein, wenn die Anamnese nur ein indirektes Trauma ergibt.

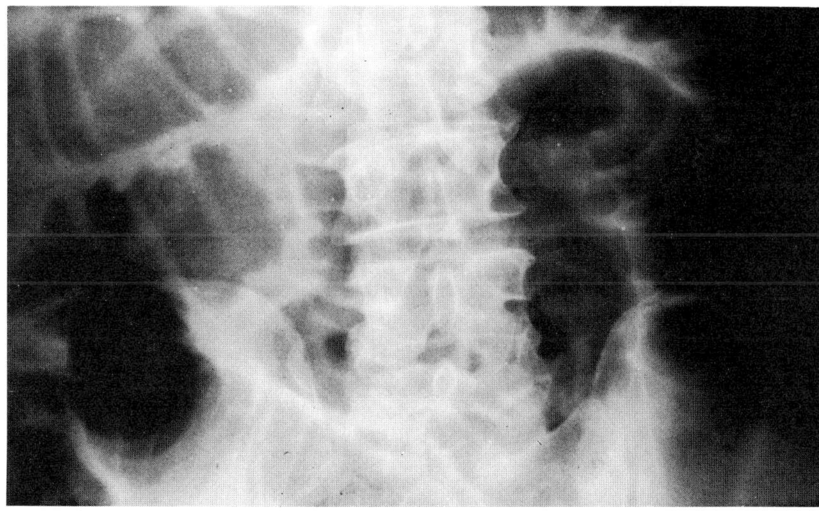

13. Paralytischer Ileus nach Beckenfraktur: Man achte in dieser Abdomenübersicht auf die gasgeblähten Darmschlingen.

Behandlung: (a) Magensonde. (b) Intravenöse Flüssigkeitszufuhr, wobei Menge und Zusammensetzung durch die Verluste über die Absaugung, aber auch andere Verluste sowie durch die Bestimmung der Elektrolyte festgelegt werden. Bei den meisten Patienten setzt binnen 36 h die Peristaltik wieder ein; kurz danach kann man Infusions- und Absaugbehandlung einstellen.

(V) Mesenterica-superior-Syndrom: Stark geblähtes Abdomen und Erbrechen treten manchmal bei Patienten auf, die mit Rumpf- oder Hüftkorsettgipsen oder Gipsliegeschalen behandelt werden, besonders aber dann, wenn hierbei die Wirbelsäule überstreckt wird. Ist der Beginn sehr schnell und führt er zum Schock sowie dazu, daß der Patient sich sofort hinlegen muß, kommt das Mesenterica-superior-Syndrom ursächlich in Frage (d. h., es besteht eine hohe Darmabklemmung durch Duodenalkompression seitens der A. mesenterica superior).

Behandlung: (a) Ein Rumpfgipskorsett sollte entfernt werden. Einen Patienten, der in einer Gipsschale gepflegt wird, sollte man in ein normales Bett oder einen Stryker-Rahmen umlagern. (b) Man lege eine großlumige Magensonde. (c) Eventuell Flüssigkeitsersatz nach Bedarf.

(17) Fettembolie: Diese Komplikation ist wohl darauf zurückzuführen, daß Mikropartikel von Knochenmarkfett von der Frakturstelle aus in den Kreislauf gelangen. Im grunde ist die Pathogenese aber doch ungeklärt, für einige Fälle können durchaus Fettstoffwechselstörungen mitverantwortlich sein.

Eine Fettembolie tritt am häufigsten nach Schenkelhals- und Beckenfrakturen auf. Eine außerordentlich starke Beweglichkeit an der Bruchstelle kann ebenfalls mit dazu beitragen. Im Regelfall tritt einige Tage nach der Fraktur eine ansonsten unerklärliche Verschlechterung im Befinden des Patienten ein. Geringes Fieber und petechiale Hautblutungen können auftreten, der Patient kann verwirrt, aggressiv oder auch bewußtlos werden, ferner können sich Zeichen der Niereninsuffizeinz einstellen. Thoraxröntgenaufnahmen zeigen oft fleckförmige Lungenverschattungen; solche Veränderungen werden im allgemeinen auf eine Fettembolisierung der Lungen zurückgeführt. Die systemischen Auswirkungen auf Hirn, Nieren und Haut sind dagegen schon schwieriger erklärbar, es sei denn Herzscheidewanddefekte sind häufiger, als derzeit angenommen wird.

Vorbeugung: Man mindert das Risiko dieser Komplikation, wenn (I) der Flüssigkeitsersatz während und nach der Operation einwandfrei ist, (II) wenn bei multiplen Verletzungen eine jede Femurfraktur starr fixiert wird, was in praxi Marknagelung bedeutet.

Behandlung: (I) Man führe alle Routinemaßnahmen wie Sauerstoffgabe und i.v. Infusionsbehandlung durch. Falls anhand der Blutgase indiziert, intratracheale Intubation; (II) bei sich weiter verschlechternden Blutgasen ist die operative Femurstabilisierung angeraten. Danach sollte man den Patient mindestens weitere 24 h beatmen, bis sich die Blutgase bessern, das spontane Atemzugvolumen höher wird und die Bewußtseinslage sich bessert.

(18) Arthrose: Siehe hierzu bei Ursachen der Gelenkeinsteifung (S. 81).

(19) Implantatkomplikationen: **Mechanische Effekte:** Platten und Marknägel mindern die natürliche Elastizität des Knochens in dem Bereich, in den sie eingebracht wurden. Infolge dessen werden die Kräfte, denen ein Knochen ausgesetzt ist, nicht gleichmäßig über seine gesamte Länge verteilt; es kommt zu Lastkonzentrationen an den Implantatenden. In einigen Fällen kann dies für Frakturen empfänglich machen, die bereits bei geringerer Gewalt eintreten als in einem normalen Knochen. Es ist wohl bekannt, daß nach Heilung einer Tibiafraktur mit Plattenosteosynthese bereits relativ geringe Kräfte zu einer weiteren Tibiafraktur an den Plattenenden führen. Ähnlich können nach einem Bagatellsturz auf die Seite die ansonsten von einem normalen Femur absorbierten Kräfte zur Schenkelhalsfraktur führen, wenn jemand mit einem Marknagel versorgt ist.

Korrosion: Kein Metallimplantat ist völlig inert, und noch sind die Langzeitrisiken im Körper belassener Implantate nicht völlig erforscht. Nicht selten verfärben sich die Gewebe in der Nachbarschaft eines rostfreien Stahlimplantats und bilden dann massiv Bindegewebe aus. Dazu kommt es mit besonders hoher Wahrscheinlichkeit, wenn sich Komponenten aneinanderreiben (z.B. Platte und Schraube). Dies kann mit umschriebenem Schmerz einhergehen und dann die Implantatentfernung veranlassen, vorausgesetzt die Fraktur ist korrekt durchbaut.

Die einzelnen in der Legierung verwendeten Implantatbestandteile können sich abspalten, örtlich toxisch wirken und sogar die Fähigkeit erlangen, nach dem systemischen Übertritt auch andernorts Probleme zu verursachen. Rostfreier Stahl enthält im Regelfall 13 % Chrom, ein Element, das als lokal reizend und als sensibilisierend bekannt ist. An Implantatstellen wurde über Neoplasien berichtet, wobei man hier die Implantate verantwortlich gemacht hat. Möglicherweise können freigesetzte Metalle nach ihrem Transport Neoplasmen in der Leber und anderswo auslösen. In manch anderen Implantatlegierungen verwendet man das neurotoxische Aluminium, das bei der Bildung von Tubulin, einem primären Strukturprotein des Nervensystems, mit Magnesium konkurriert: Dieser Mechanismus wurde schon mit dem Morbus Alzheimer in Verbindung gebracht.

Behandlung: Zwar sei betont, daß die oben erläuterten Probleme nur selten sind, man aber doch die Langzeitrisiken wo immer möglich vermeiden sollte, indem man die Implantate nach getanem Dienst routinemäßig entfernt. Dies sei allgemein für Patienten unter 40 Jahren geraten. Im Alter darüber ist diese Indikation nicht mehr so zwingend, doch sollten als Allgemeinregel ein Marknagel sowie jedes andere Implantat entfernt werden, wenn sich Zeichen einer örtlichen Gewebereaktion einstellen.

3. Pathologische Frakturen

Als pathologische Fraktur bezeichnet man eine, die in einem abnormen oder krankhaft veränderten Knochen aufgetreten ist.

In einigen Fällen führt der Krankheitsprozeß zur zunehmenden Schwächung des Knochens, so daß eine Fraktur spontan oder bereits nach einem Bagatelltrauma entstehen kann. Die Fraktur kann auch unvermeidbares Ergebnis einiger Krankheitsprozesse sein – z.B. im Verlauf einer chronisch destruierenden Osteitis; sie ist dann immer unwillkommen, aber nicht unerwartet. Andererseits kann für Patient und behandelnden Arzt das Grundleiden unbekannt sein und erst durch die Fraktur zutage kommen.

Ist die Knochenfestigkeit nicht wesentlich beeinträchtigt, dann wird die Größe der Gewalteinwirkung kaum Gegenstand der Diskussion sein; unter diesen Umständen zeigen dann erst die nach dem Trauma angefertigten Röntgenaufnahmen jedem Betrachter, daß hier noch eine weitere Störung vorliegt. Daraus folgt, daß praktisch alle röntgenologisch diagnostizierbaren Krankheiten in diese Kategorie fallen können, also eine Vielzahl kongenitaler, metabolischer und neoplastischer Leiden. Die endgültige Diagnosestellung kann schwierig sein, doch ist glücklicherweise eines im Auge zu behalten: Ist eine pathologische Fraktur das Leitsymptom, dann ist die Zahl der ursächlich verantwortlichen Krankheitsbilder doch recht klein. Dazu zählen die folgenden:

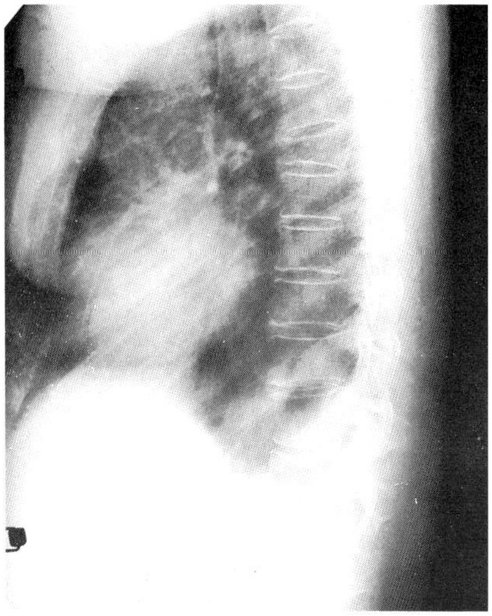

14. Osteoporose: Diese ist die häufigste Ursache pathologischer Frakturen und besonders bedeutsam an Wirbelsäule, Handgelenk und Femurhals. Meist beruht sie auf sinkenden Blutspiegeln von Östrogenen in Zusammenhang mit dem Altern und der Menopause; seltener folgt sie auf Immobilisation, rheumatoide Arthritis oder Vitamin-C-Mangel, die zu mangelnder Bildung von Osteoid im Knochen und damit zu dessen „durchsichtigem" Erscheinungsbild in Röntgenaufnahmen führen (hier: Fraktur von BWK 6).

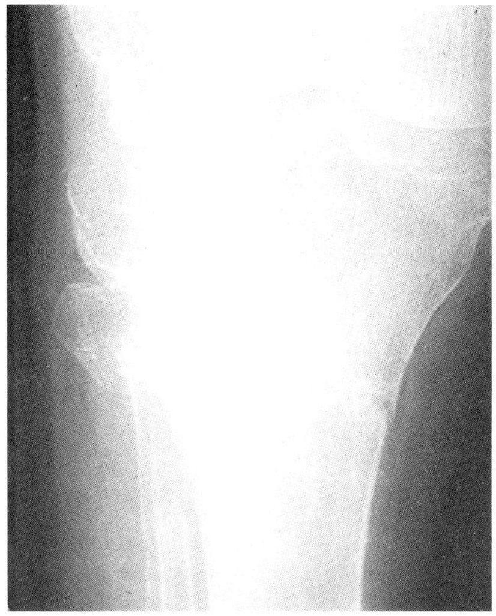

15. Osteomalazie (1): Diese beruht auf mangelnder Mineralisation des Osteoids, wobei das radiologische Bild nur schwer von der Osteoporose abgrenzbar sein kann (Abb.: Tibia- und Fibulafraktur). Sie ist meist Folgesymptom einer Unfähigkeit zur Vitamin-D-Utilisation („Rachitis" des Erwachsenen), wird aber auch bei Kalziummangelzuständen gesehen oder bei vermehrter Kalziumausscheidung bei renaler Azidose, ferner bei massiver Kalziumausscheidung (Fanconi-Syndrom) oder bei fehlender Resorption von Vitamin D (wie z.B. bei der Steatorrhö).

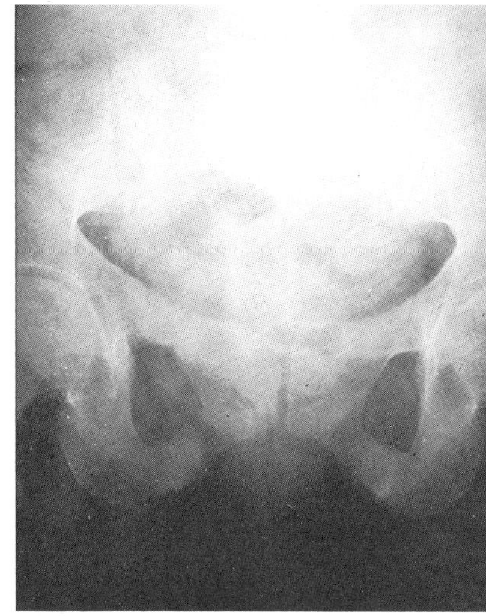

16. Osteomalazie (2): Häufig sind auch Streßfrakturen mit den hierfür charakteristischen Aufhellungsbereichen in den Knochen (Looser-Umbauzonen) des Beckens oder in den langen Röhrenknochen. (Abb.: Man beachte die Veränderungen mit Frakturen von Sitz- und Schambein.) Es liegen Störungen des Kalzium- und Phosphatstoffwechsels vor: PO_4 ist vermindert, das Serumkalzium normal oder reduziert. Wenn das Produkt aus Serumkalzium und -phosphat (in SI-Einheiten: mmol/l) $<$ 2,25 ist, ist die Diagnose gesichert.

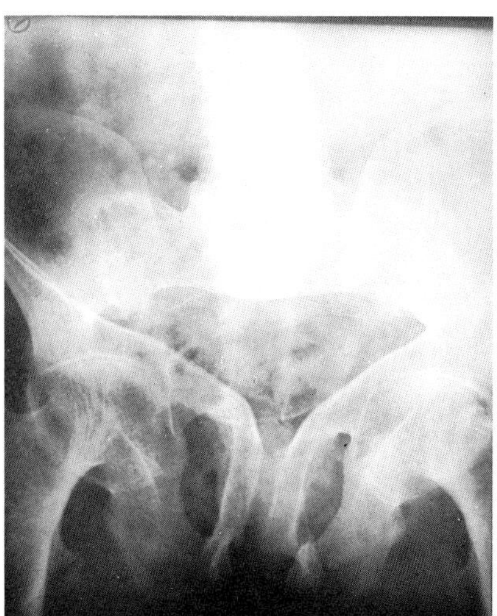

17. Osteomalazie (3): Gelegentlich liegt eine Kartenherzform des Beckens vor und kann dann Leitsymptom sein. Die Osteomalazie ist mit Calciferol (Vitamin D_3) in einer Dosierung von 1,25 mg/die oder mit 1–2 g Calciumgluconat täglich behandelbar. Serumkalzium, -phosphat und -harnstoff sollten regelmäßig überwacht werden. Hormonsubstitution (mit weiblichen Sexualhormonen oder anabolen Steroiden) und kalziumreiche Diät stoppen die fortschreitende Osteopenie, doch ist eine Heilung ungewiß. Die Bruchheilung ist weder bei Osteomalazie noch bei Osteoporose wesentlich gestört.

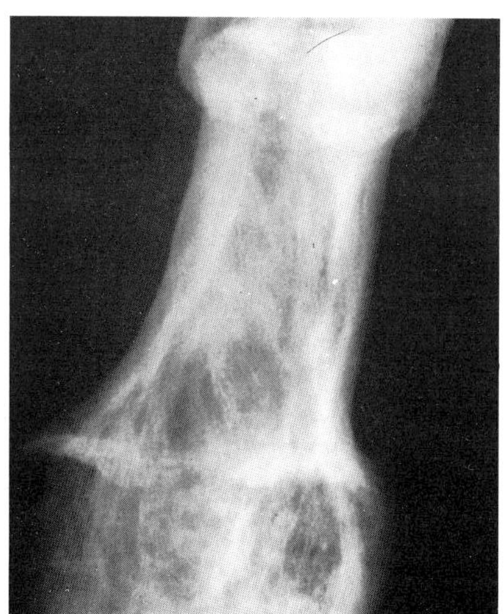

18. Morbus Paget (1): Bei diesem häufigen Leiden beobachtet man oft Frakturen, besonders an Tibia und Femur (Abb.: 2 verheilende Femurfrakturen). Das radiologische Bild ist bunt und zeigt häufig Zystenbildung, Knochenverdickung, vermehrte Knochendichte und Störungen der Knochenstruktur. Streßfrakturen sind hierbei häufig; die kompletten Frakturen sind meist Querbrüche.

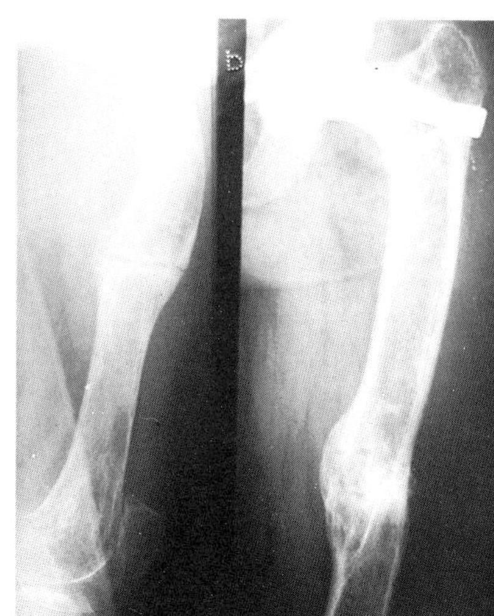

19. Morbus Paget (2): Vermehrte Knochendichte und Knochendeformität können in vielen Situationen die Verwendung von Osteosynthesematerialien schwierig gestalten. (Abb.: Schenkelhalsfraktur, mit einem Schenkelhalsnagel in Coxa-vara-Stellung versorgt; heilende Schaftfraktur.) Heilungsvorgang und Stabilität der Knochenfusion sind aber in der Regel nicht wesentlich betroffen. In vielen Situationen lassen sich konservative Methoden erfolgreich anwenden.

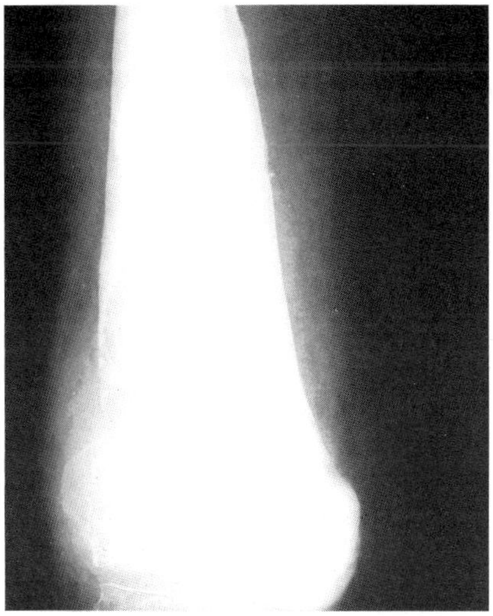

20. Morbus Paget (3): Die sarkomatöse Entartung eines M. Paget (Paget-Sarkom; Abb.) kann bei dieser Krankheit eine Fraktur nach sich ziehen, wenn hierdurch die Kortikalis erodiert wird. Man denke daran, daß Knochenveränderungen beim Hyperparathyreoidismus und manchmal auch bei Knochenmetastasen die Veränderungen des M. Paget nachahmen können.

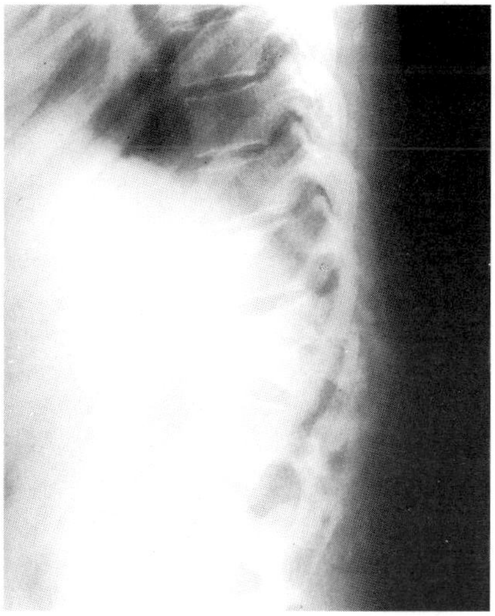

21. Osteitis: Der plötzliche Wirbelkörperzusammenbruch infolge einer Infektion ist als Leitsymptom ein vergleichsweise seltenes Geschehen, aber auch dann zu beobachten, wenn die destruierenden Veränderungen relativ geringgradig sind. Gründliche Abklärung und angemessene Therapie sind wichtig. (Abb.: Wirbeltuberkulose des thorakolumbalen Übergangs.)

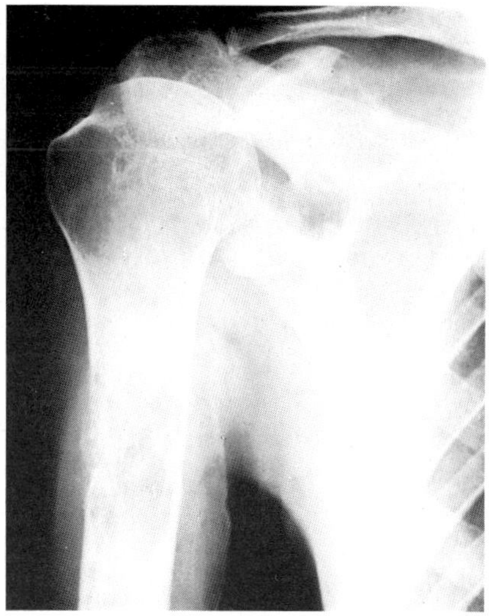

22. Maligne Knochentumoren (1): Der häufigste maligne Knochentumor ist die Knochenmetastase. Knochenmetastasen sind am häufigsten bei einem Primärtumor von Lunge/Bronchien (Abb.), Mamma, Prostata und Niere. Jeder Knochen kann betroffen sein, doch zählen Wirbelsäule, subtrochantere Femurregion und Humerusschaft zu den bevorzugten Befallsorten.

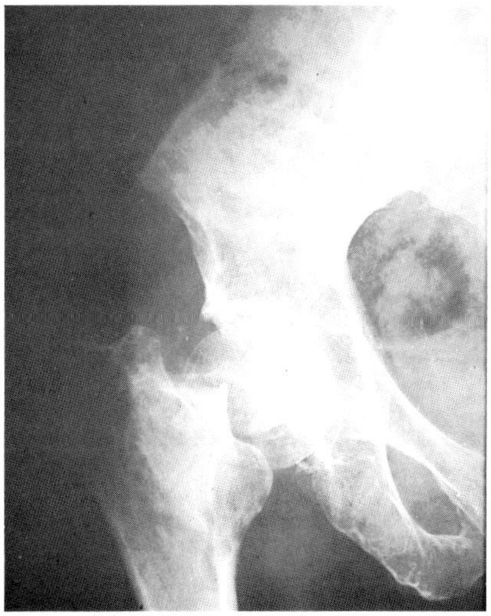

23. Maligne Knochentumoren (2): Das multiple Myelom wird im Beckenbereich manchmal mit Metastasen eines Prostatakarzinoms oder anderer bösartiger Tumoren verwechselt (Abb.: Plasmozytom mit Schenkelhalsfraktur und Darmbeinosteolysen). Immer ist die vollständige Durchuntersuchung erforderlich.

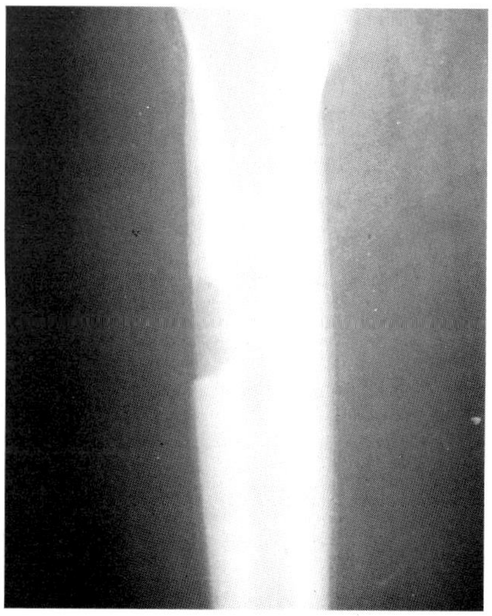

24. Maligne Knochentumoren (3): Die primären malignen Knochentumoren zeigen sich eher durch Schmerz und Schwellung als durch eine Fraktur; dies ist jedoch nicht immer so, insbesondere beim Ewing-Sarkom (Abb.: Röntgenbild vor der Fraktur) und beim Osteosarkom. Der aggressive und lokal destruktiv wachsende Riesenzelltumor geht dagegen meist mit Schmerz und Schwellung einher, während bei ihm Frakturen eher selten sind.

25. Maligne Knochentumoren (4):
Behandlung: Folgende Punkte sind zu beachten:
(a) Ohne Behandlung wird eine Fraktur im Bereich eines malignen Knochentumors nur selten heilen.
(b) Spricht der Tumor auf Strahlen- oder Chemotherapie an, so wird die Heilung bei ordnungsgemäßer Schienung zu erwarten sein, allerdings langsam verlaufen.
(c) Bei Metastasen empfiehlt sich durchaus eine innere Fixation, es sei denn der Patient ist moribund. Manchmal wird ein Knochendefekt durch Acrylzement verstärkt (Verbundosteosynthese).
(d) Bei malignen Knochentumoren wird eine Fraktur in bestimmten Situationen auch ein Beweggrund sein, die Amputation zu befürworten. (Anm. d. Übers.: Heutige Therapieregime zielen zunehmend auf Organerhaltung oder plastisch rekonstruktive Verfahren ab, z.B. Unterschenkelrotationsplastik nach van Nees etc. bei primären malignen Femurneoplasmen.)

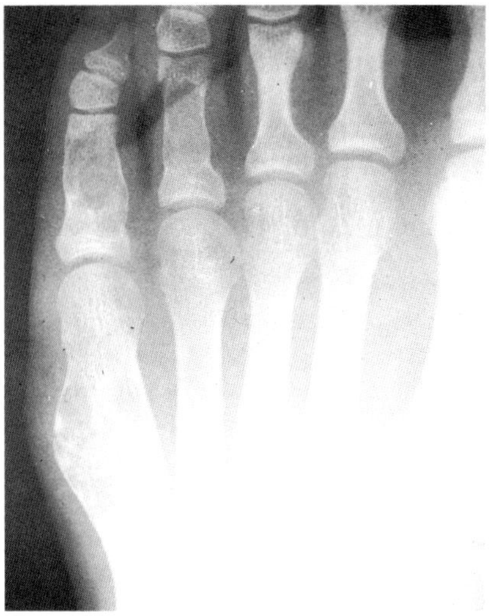

26. Einfache Knochentumoren und -zysten (1): An den Metakarpalia, Metatarsalia und Phalangen (Abb.) sind Enchondrome häufige Ursache von pathologischen Frakturen. Die beste Behandlung besteht darin, diese Tumoren nach der Exploration zu kürettieren und die entstandene Knochenhöhle mit Autotransplantaten aus Spongiosachips auszufüllen.

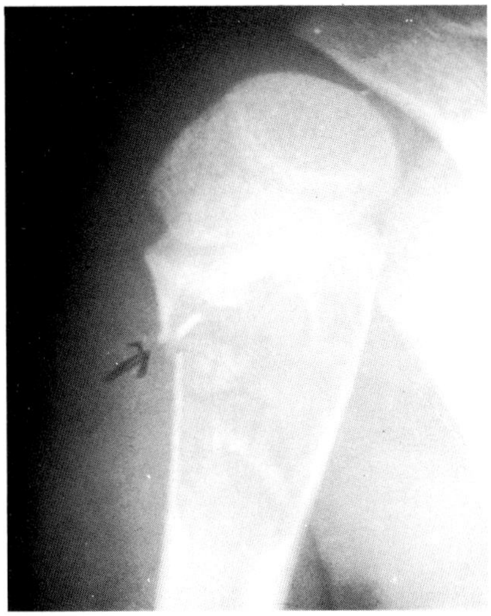

27. Einfache Knochentumoren und -zysten (2): Bei Kindern zwischen 5 und 15 Jahren sind ungekammerte Knochenzysten die häufigste Ursache pathologischer Frakturen, besonders im proximalen Humerusschaftanteil. Die Knochenrinde kann ausgedünnt sein, ein nach außen expandierendes Wachstum der Zyste ist aber selten. Den Bruch sollte man konservativ behandeln. (Bleibt die Frakturheilung bei persistierender Zyste aus, wird diese kürettiert und die Höhle mit Knochenchips gefüllt.)

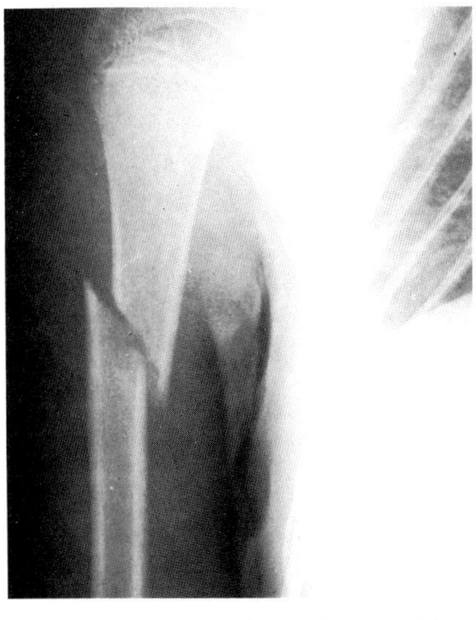

28. Osteogenesis imperfecta: Diese dominant vererbte Störung zeichnet sich vor allem durch die Fragilität der Knochen aus, die zu Verbiegung der Röhrenknochen, Deformitäten der Knochenmodellierung, pathologischen Frakturen und Wachstumshemmung führt. (Abb.: Humerusfraktur: Man beachte hier auch die Rippendeformitäten.) Taubheit und blaue Skleren sind häufig mit der Störung verbunden. Die Krankheit manifestiert sich sich gewöhnlich im Säuglings- oder Kindesalter, wird gelegentlich aber auch erst diagnostiziert, wenn im späteren Lebensalter eine Knochendemineralisation auffällt. Die Brüche heilen meist sehr schnell, wobei man die meisten Frakturen konservativ behandeln kann. Mitunter kann man bei schwereren Verlaufsformen in der Kindheit die innere Fixation der langen Röhrenknochen durch Marknägel befürworten, um späteren Frakturen vorzubeugen und Beuge- bzw. andere Deformitäten der Beine zu verringern.

Abklärung von pathologischen Frakturen:
Die Suche nach dem Grundleiden bei einer pathologischen Fraktur kann einige oder auch alle der folgenden Maßnahmen erfordern:

(a) Gesamte Eigen- und Familienanamnese.
(b) Komplette klinische Untersuchung incl. der Beckenorgane.
(c) Röntgenaufnahme des Thorax.
(d) Röntgenaufnahme des Beckens.
(e) Schädel- und Skelettübersichtsaufnahmen.
(f) BSG.
(g) Vollständiges Blutbild incl. Differentialblutbild.
(h) Bestimmung von Kalzium, Phosphat, alkalischer und saurer Phosphatase.
(i) Bestimmung der Serumeiweiße.
(j) Serumelektrophorese.
(k) Bence-Jones-Protein im Urin.
(l) Ganzkörperskelettszintigramm.
(m) Knochenmarkbiopsie.
(n) Knochenbiopsie.
(o) Eventuell Röntgenaufnahmen von Eltern und Blutsverwandten.

4. Aufzeichnungen und Mitteilungen: Vorschläge:

Aufzeichnungen: Sorgfältige Aufzeichnungen bei einer guten Patientenversorgung sollten anerkannt und und auch praktiziert werden; heute sind diese im Umfeld einer Medizin, wo Klarheit für versicherungsrechtliche Ansprüche und juristische Auseinandersetzungen häufig erforderlich ist, ganz besonders wichtig. Es folgen einige Bereiche, wo man oft Ungenauigkeiten findet:

(a) Nicht selten entstehen beim Studium eines Falles einige Zeit nach dem Ereignis Probleme, weil Aufzeichnungen oder Briefe **ohne Datum** sind. Wenn sie außerdem noch, was leider oft der Fall ist, sich auf getrennten Blättern finden, kann man den Zeitpunkt ihrer Erstellung allein aus dem Kontext heraus nicht bestimmen. Es ist wichtig, daß ein jeder Eintrag eindeutig datiert ist, und gerade bei einem ernsthaft verletzten Patienten, dessen Zustand sich in den ersten Stunden nach Klinikaufnahme noch sehr rasch ändert, sollte **die Zeit** auch klar vermerkt sein.

(b) Unleserliche Handschriften sind immer ein Problem, doch sollte es keine Ausreden für so unleserlich geschriebene Zahlen und Buchstaben geben, daß weder andere noch der Schreiber selbst diese entziffern können. Verwendet man Abkürzungen (und diese können durchaus hilfreich und auch sehr klar sein), dann sollte man lediglich allgemein gängige verwenden.

(c) (Oft ungeziemend) spärliche Notizen lassen an eine ähnlich kurze und – dies sei dann unterstellt – unvollständige Untersuchung denken. Bei der Behandlung eines ernsthaft Verletzten ist in der Aufregung natürlich keine Zeit für detaillierte Aufzeichnungen, doch verfasse man, sobald der Druck nachläßt, einen vollständigen Bericht, was **noch am Tag der Aufnahme** geschehen sollte.

(d) Man füge die Interpretation von Röntgenaufnahmen hinzu und teile positive wie auch negative Befunde mit. Mit zunehmender Tendenz zu einer gewissen defensiven Medizin sollte man Röntgenaufnahmen immer vornehmen lassen, wenn irgendwelche Zweifel zur Verletzungsschwere bestehen; falls keine Röntgenuntersuchung stattfindet, kann es klug sein, mitzuteilen, warum man diese nicht für nötig befunden hat.

Gibt es zu irgendeinem Punkt Unsicherheiten, so benenne man diese klar (so daß man Sie später nicht beschuldigen kann, sie hätten dies nicht überlegt), und stellen Sie Ihre Absichten klar, wie Sie diese angehen wollen (gegebenenfalls mit den Gründen für Ihr Tun).

Telefonate: Seien Sie sich im klaren darüber, ob der Zweck Ihres Telefonats eine Information ist, die Bitte um Rat oder die Bitte um Hilfe, und halten Sie alle Informationen parat. Es ist nötig, daß man einen Patienten mit Fraktur eindeutig beschreiben kann, so daß sich ein klares Bild des Problems ergibt. Hierfür gibt es zwar unleugbar unterschiedliche Stilarten, doch schlagen wir folgende Methode vor: (I) Vorspann, (II) präzise Details zur Fraktur, (III) besondere Merkmale, (IV) Grund des Anrufs.

Vorspann: Nach den anfänglichen Höflichkeiten einschließlich der eventuell erforderlichen Angabe, wer man genau ist, gebe man Alter und Geschlecht des Patienten nebst den Besonderheiten an, die dieses Gespräch direkt notwendig machen: Z.B.: „Ich habe einen 35jährigen Mann, einen professionellen Eisschnelläufer, aufgenommen, der einen Verkehrsunfall erlitt, wobei das Hauptproblem folgendes ist ..." (Achten Sie darauf, daß es wahrscheinlich besser ist, Abkürzungen wie „VU" zu vermeiden, da sie eventuell übersetzt werden müssen und bei ihrer Verwendung am Telefon den Zuhörer nerven könnten.

Genaue Details zur Fraktur: Die Beschreibung einer Fraktur sollte immer damit beginnen, ob diese offen oder geschlossen ist, mit nachfolgender Angabe des Knochens und der Bruchhöhe; dann sollte man das Muster der Fraktur sowie Fragmentverschiebung, Achsenknick etc. angeben: z.B. „...

offene Tibiafraktur in Schaftmitte, eine Querfraktur mit Verschiebung des distalen Fragments nach medial und Abknickung des distalen Fragments nach lateral mit leichter Verkürzung ohne Kontakt der Bruchenden."

Besondere Merkmale: Wenn sie relevant sind, erwähne man die folgenden:

(a) Komplikationen der örtlichen Verletzung; dazu gehört die Beschreibung von Größe, Art, Ort und möglicher Kontamination der Wunde, ferner auch Details einer Gefäß- oder Nervenschädigung.

(b) Details einer jeden anderen Zusatzverletzung: z.B. andere Frakturen, Schädel-Hirn-Trauma oder Abdominalverletzung.

(c) Allgemeinzustand des Patienten mit Zeitangabe, wann man glaubt, daß er für Vollnarkose und Operation ausreichend stabilisiert ist.

(d) Details der bislang durchgeführten Behandlung – z.B. Flüssigkeitsersatz, Schienungsmaßnahmen etc.: z.B. „... von innen eröffnete Fraktur mit 1 cm langer Wunde. Sie sieht recht sauber aus, es gibt keine Gefäß- oder Nervenprobleme, und es liegen keine weiteren Verletzungen vor. Der Allgemeinzustand ist gut, der Blutverlust scheint nur gering, Puls und Blutdruck sind in Ordnung. Es liegen ein intravenöser Zugang und eine dorsale Gipsschiene. Nüchtern seit 6 Stunden. Der Anästhesist hat den Patienten bereits gesehen und führt gerne jederzeit die Narkose durch.

Grund des Anrufs: (a) Wenn das Gespräch nur informieren soll, so kann man die Details der bislang erfolgten Behandlung und die weiteren Absichten gerne ausführen: z.B. „... ich plane, in den Operationssaal zu gehen und ein Wunddébridement durchzuführen. Ich glaube, man kann eine gute stabile Reposition unter Sicht erreichen und anschließend die Gliedmaße mit einem Gipsverband versorgen."

(b) Sucht man dagegen Rat, sollte man deutlich die Art des Problems herausstellen: z.B.: „... Ich glaube, man sollte die Fraktur am besten osteosynthetisch versorgen, aber ich frage mich, ob man dies sofort tun sollte, oder ob ich besser nur reponiere, einen Gipsverband anlege und den Patienten auf das Programm des Folgetags setze." (Nicht immer die beste Lösung!)

(c) Bittet man um Hilfe, dann sollte man dies klar formulieren: z.B. „... ich bin der Meinung, dies ist eine Fraktur, die Sie wahrscheinlich mit einem Marknagel versorgen würden, und ich habe den Patienten für 7^{30} auf das Tagesprogramm gesetzt."

Vorschläge für die Anfertigung von Notizen zur Verlaufskontrolle finden Sie im Kapitel: „Traumatologische Nachsorgesprechstunde".

Teil B:
Die Verletzungen der einzelnen Regionen

6. Schultergürtel und Humerus

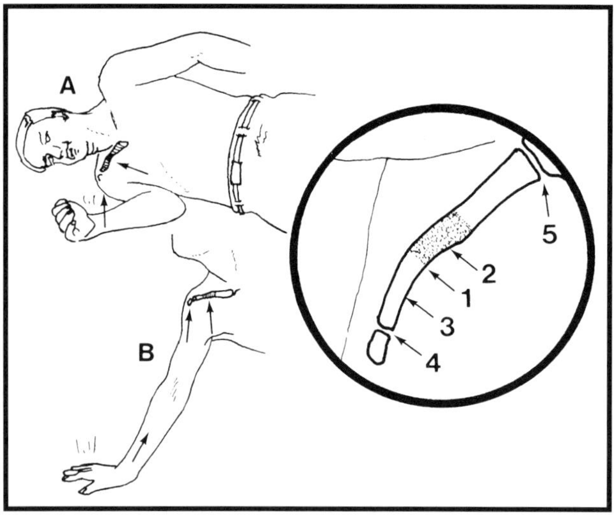

1. Klavikulaverletzungen: Die meisten Klavikulaverletzungen (94 %) entstehen durch einen direkten Schlag gegen die Schulter, meist nach einem Sturz auf die Seite (A). Seltener wird die Kraft nach einem Sturz auf die gestreckte Hand über den Arm übertragen (B).
Am häufigsten findet sich eine *Fraktur* am Übergang vom mittleren zum äußeren Drittel (1), häufig aber auch im mittleren Drittel (2) und deutlich seltener im äußeren Drittel (3). *Subluxationen und Luxationen* können Schultereckgelenk (4) und Sternoklavikulargelenk (5) betreffen.

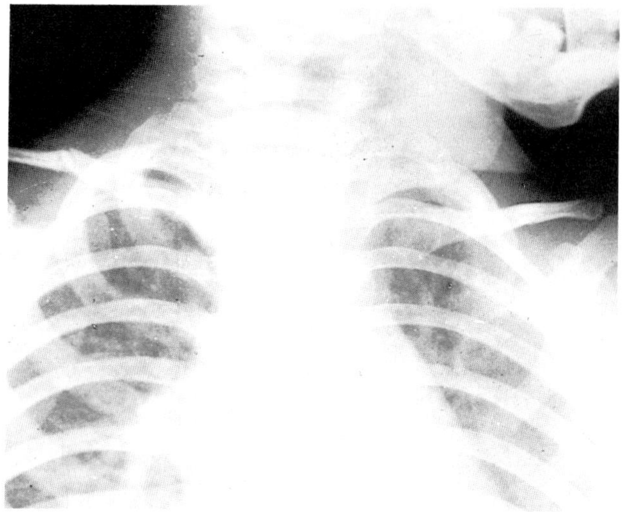

2. Häufige Bruchmuster (1): Grünholzfrakturen sind häufig, besonders am Übergang vom mittleren zum äußeren Drittel. Solche Frakturen brauchen auf den Röntgenaufnahmen nicht unbedingt sichtbar zu werden; bei Kindern kann es oft hilfreich sein, zum Vergleich beide Schultern in die Aufnahme miteinzubeziehen. Einzige Auffälligkeit ist oft ein Knick in der Schlüsselbeinkontur. (Abb.: Fraktur des rechten Schlüsselbeins.) Die Heilung erfolgt bei dieser Bruchart *sehr schnell*, eine *Reposition* ist *nicht erforderlich*.

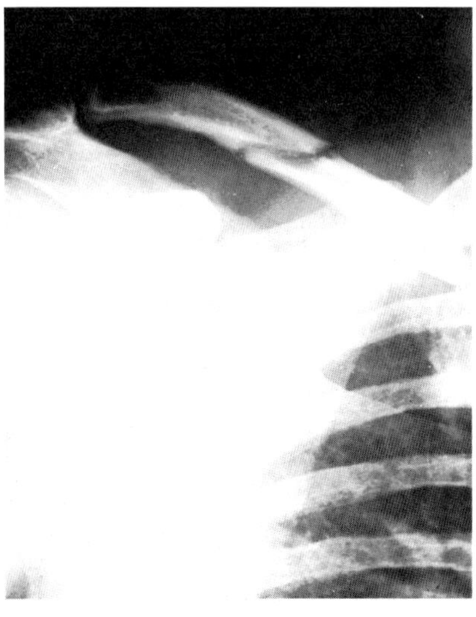

3. Häufige Bruchmuster (2): Beim Erwachsenen sind Frakturen ohne Fehlstellung ebenfalls häufig und vergleichsweise stabile Verletzungen. Die spätere Fragmentverschiebung ist selten. Die Symptome klingen sehr schnell ab, und es ist nur eine minimale Therapie erforderlich.

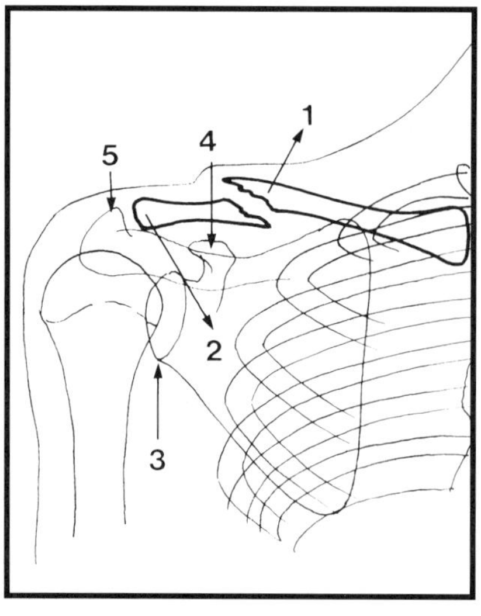

4. Häufige Bruchmuster (3): Bei stärkerer Gewalt werden die Fragmente voneinander entfernt. Dabei wird das mediale Fragment unter dem Zug des M. sternocleidomastoideus nach oben gezogen (1). An der Schulter entfällt die stützende Wirkung der Clavicula. so daß die Schulter dazu neigt, nach vorne und unten abzusinken (2). Man achte auch auf Labrum glenoidale (3), Processus coracoideus (4) und Akromion (5).

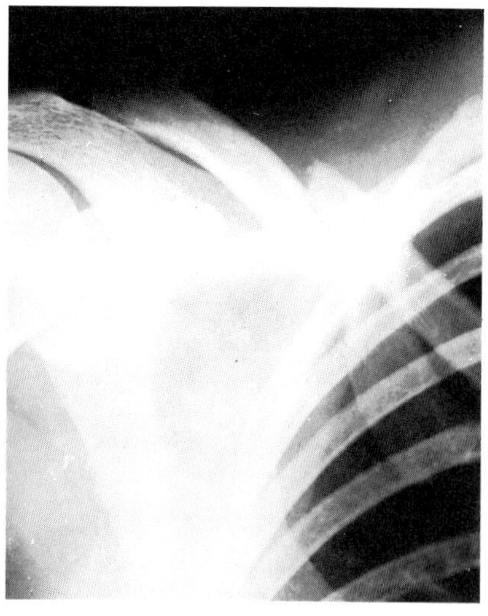

5. Häufige Bruchmuster (4): Bei stärkerer Fehlstellung des äußeren Fragments kommt es zur Überlappung mit dem medialen und zur Verkürzung. Trotz der Fehlstellung verläuft die knöcherne Heilung sehr schnell, und die Remodellierung ist – selbst beim Erwachsenen – so wirksam, daß übertriebene Repositionsbemühungen unnötig sind. Ein pathologischer Schlüsselbeinbruch kann durch radiogene Osteonekrose (nach Strahlentherapie bei Mammakarzinom) entstehen und mit einem Lokalrezidiv verwechselt werden.

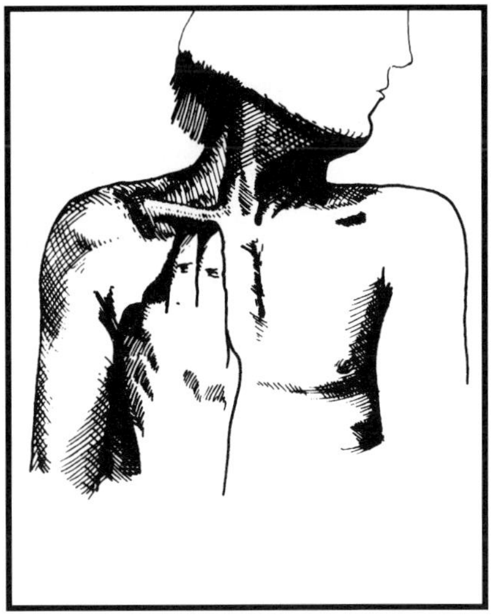

6. Diagnose: Klinisch ist die Bruchstelle schmerzhaft; manchmal liegt auch eine sichtbare Fehlform mit örtlicher Schwellung vor; dann hält der Patient öfter den Arm der verletzten Seite mit der anderen Hand. Bei Fällen, die erst Tage nach dem Trauma zur Vorstellung kommen, sind oft örtliche Prellmarken das auffallende Merkmal. Die Diagnose wird durch entsprechende Röntgenaufnahmen gestellt: Beim Erwachsenen genügt oft eine einzige a.-p. Aufnahme der Schulterregion.

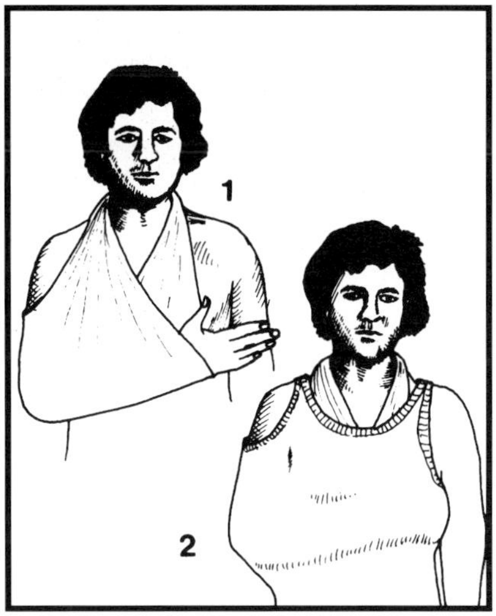

7. Behandlung (1): Wichtigster Aspekt der Behandlung ist, das Eigengewicht des Armes abzufangen, der seine „Aufhängung" durch das Schlüsselbein verloren hat. In der Regel erreicht man dies am besten durch eine Armschlinge (1). Zusätzliche Fixation läßt sich gewinnen, wenn der so gestützte Arm unter Kleidungsstücken gehalten wird (2). Bei Grünholzfrakturen und solchen ohne Fehlstellung ist keine weitere Behandlung nötig.

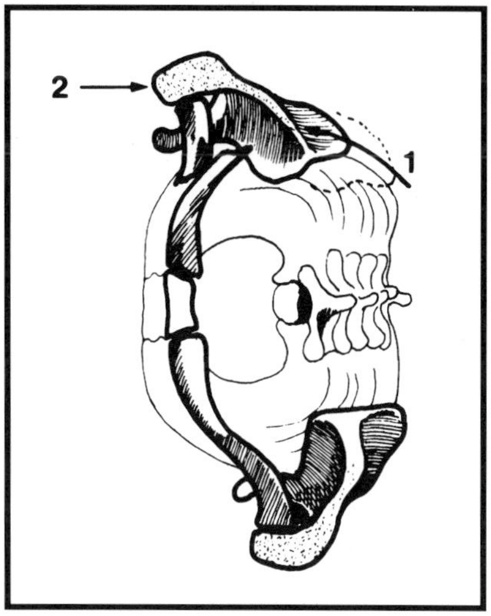

8. Behandlung (2): Ist der Schlüsselbeinbruch stärker fehlgestellt, gehört es zur üblichen Praxis, das Abdriften der Skapula nach vorne um den knöchernen Thorax herum zu korrigieren (1). Leider gibt es keine einfachen Methoden, dies zu erreichen. Bei allen Methoden wird versucht, von vorn Druck gegen die Schulter auszuüben (2); auch wenn dies für das Repositionsergebnis relativ wirkungslos ist, so hilft es doch, den Schmerz zu lindern.

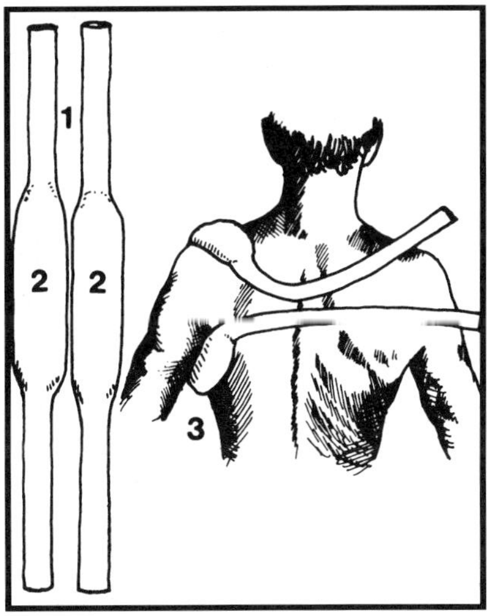

9. Behandlung (3): Ring- oder Rucksackverband: Es werden 2 Stücke von je 1 m Meter Länge von einem Strumpfband abgeschnitten (1). Den Mittelteil hiervon füllt man mit Watte aus (2). Nun wird der erste Streifen mit dem gepolsterten Abschnitt von vorn um die Schulter gelegt und fest nach hinten gezogen (3).

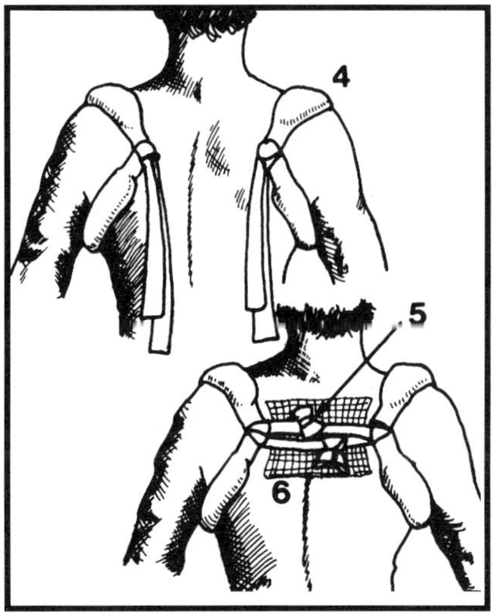

10. Behandlung (4): Der zweite Streifen wird in gleicher Weise an der gesunden Schulter angelegt (4). Dann fordert man den Patienten auf, die Schultern nach hinten zu nehmen, worauf man die freien Enden miteinander verknotet (5). Eine Schaumstoffplatte kann den Knoten unterpolstern (6).

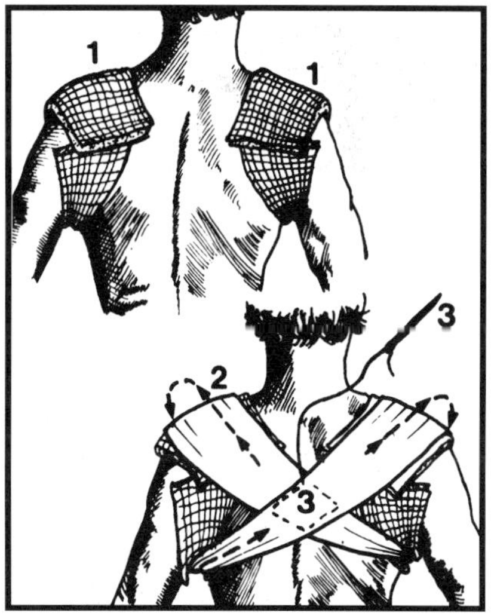

11. Behandlung (5): Achterförmiger Schlingenverband: Polster aus Gaze- und Watteschichten bzw. aus Watte allein legt man sorgsam um die Schultern (1). Den Patienten, der dabei auf einem Stuhl sitzen sollte, fordert man auf, die Schultern nach hinten zu ziehen; dann wird in Form einer Achter-Schleife eine Wollebandage gewickelt (2). Als zusätzliche Sicherheit können die Bindenlagen an ihrer Kreuzungsstelle leicht miteinander vernäht werden (3).

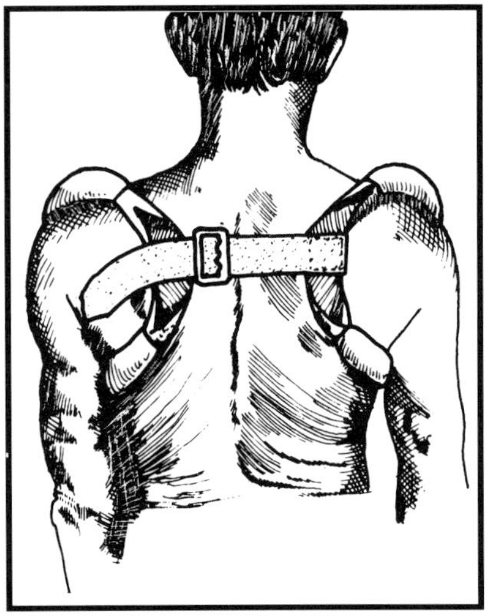

12. Behandlung (6): Im Handel erhältliche Klavikularinge, die mit Weichleder überzogen sind, kann man ebenfalls anlegen und mit einem Gurtband mit Schnalle sichern. Bei all diesen Methoden achte man darauf, daß man Druck gegen Gefäße und Nerven der Achselhöhle vermeidet und eine zusätzliche Armschlinge nur während der beiden ersten Wochen wünschenswert ist. Man beachte auch, daß ältere Patienten solche Klavikulaverbände nur schlecht tolerieren und folglich eher ein bloßer Armschlingenverband empfehlenswert ist.

13. Nachsorge: 1. Schlüsselbeinverbände aller Art erfordern sorgfältige Nachsorge und sollten – zumindest anfangs – alle 2–4 Tage kontrolliert und gegebenenfalls nachgezogen werden. 2. Werden Verbände zusammen mit einer Armschlinge verwendet, kann man die Schlinge in der Regel nach 2 Wochen weglassen. 3. Alle Verbände kann man entfernen, sobald der Schmerz an der Frakturstelle abgeklungen ist. 4. Eine Physiotherapie ist selten notwendig, außer beim älteren Patienten, der eine Schultersteife entwickelt hat. 5. Man sollte Mütter von Kindern immer darüber aufklären, daß Kallusbildung an der Bruchstelle mit Vorwölbung ein normaler Vorgang ist und beim Remodellieren innerhalb weniger Monate verschwinden wird.
Cave: Ergeben sich bei einem Schlüsselbeinbruch Anzeichen eines **Tortikollis**, so ist die weitere Untersuchung der HWS indiziert, da dies auf eine gleichzeitige Verletzung in Höhe C1/C2 (Facettengelenkblockade) hindeutet. Klären Röntgenaufnahmen dies nicht, so sollte man wenn möglich eine CT-Untersuchung ausführen lassen.

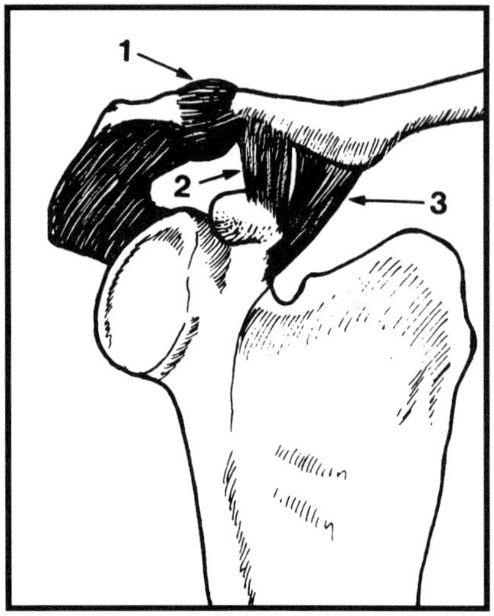

14. Verletzungen des Schultereckgelenks: Eine Verletzung des Akromioklavikulargelenks entsteht meist durch einen Sturz, bei dem der Patient über die Schulter abrollt. Normalerweise ist das Schlüsselbein über das Lig. acromioclaviculare (1), das Lig. conoideum (2) und das Lig. trapezoideum (3) mit dem Schulterblatt verbunden. Die im Schulterblatt erfolgende Komponente der Armabduktion erfordert freie Beweglichkeit im Schultereckgelenk.

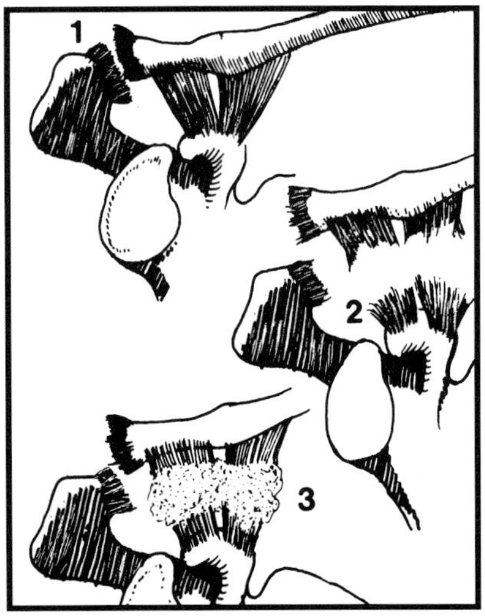

15. Pathogenese: Beachten Sie, daß bei Subluxationen und Zerrungen (1) die Schädigung auf die akromioklavikulären Bänder beschränkt ist und das Schlüsselbein noch in Restkontakt mit dem Akromion verbleibt. Bei Luxationen (2) verliert die Clavicula jegliche Verbindung mit dem Schulterblatt, wobei Lig. conoideum und Lig. trapezoideum vom Unterrand des Schlüsselbeins abreißen. Die Luxation kann hochgradig sein und ein nachfolgendes Hämatom verknöchern (3).

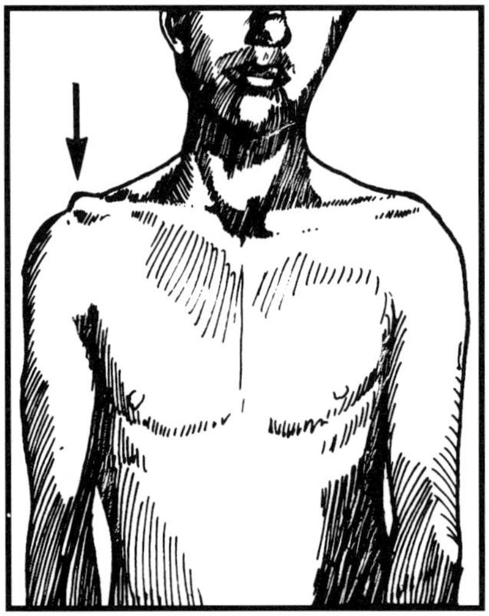

16. Diagnose (1): Man vergleiche am stehenden Patienten beide Schultern. Das äußere Schlüsselbeinende ragt dann vor, was bei einer Schädigung von Lig. conoideum und trapezoideum stark auffallen kann. Immer besteht örtliche Schmerzhaftigkeit.

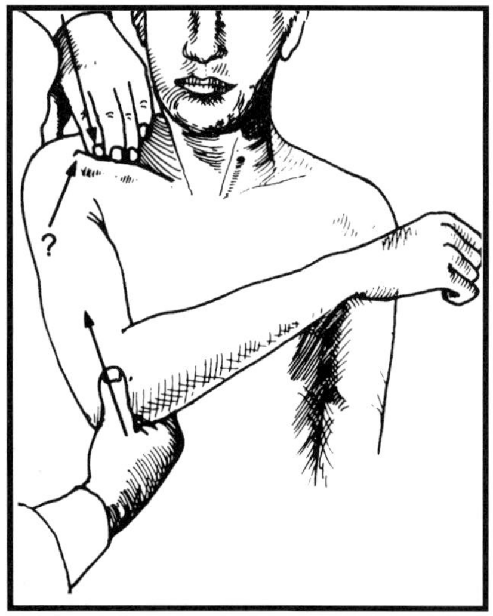

17. Diagnose (2): Man sichert eine jede Subluxation, indem man den Ellbogen mit einer Hand festhält und mit der anderen das Schlüsselbein sanft nach unten drückt. Eine jetzt normale Kontur am lateralen Schlüsselbeinende bestätigt die Diagnose einer Subluxation oder Luxation („Klaviertastenphänomen“).

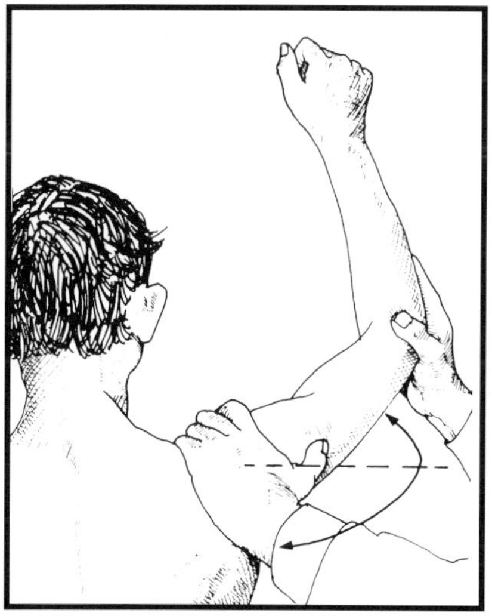

18. Diagnose (3): Anschließend stellen Sie sich hinter den Patienten und abduzieren dessen Arm um 90 °. Bewegen Sie den Oberarm nun nach vorn und hinten, und palpieren Sie dabei das Akromioklavikulargelenk. *Begleitet bei diesen Bewegungen das äußere Schlüsselbeinende das Akromion nicht, dann zeigt dies eine Ruptur von Lig. conoideum oder Lig. trapezoideum an.*

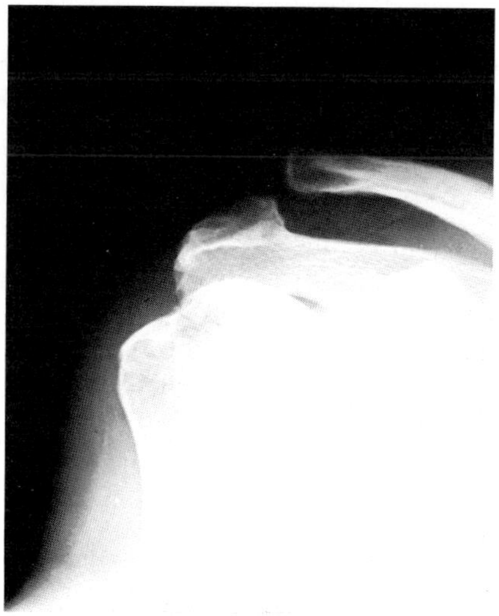

19. Röntgenaufnahmen (1): Eine Verschiebung der Clavicula um mehr als ihre Knochenbreite gegenüber dem Akromion (Abb.) ist hochverdächtig auf eine Ruptur von Lig. conoideum und trapezium. Die Röntgenaufnahmen geben aber kein verläßliches Maß für die Verletzungsschwere (ja mögen diese gar völlig verschweigen). Grund ist die Tendenz zur Spontanreposition, wenn der Patient sich hinlegt – die Position, in der eine a.-p. Aufnahme angefertigt wird.

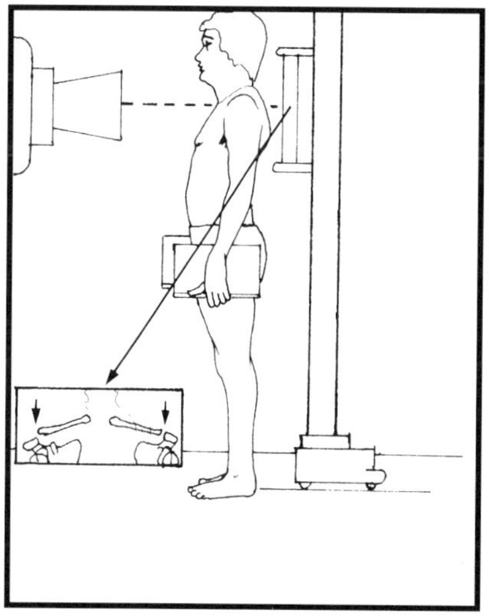

20. Röntgenaufnahmen (2): Man muß auf dem Anforderungsschein klar vermerken, daß das AC-Gelenk klinisch verdächtig ist. Dann sollten auch die Röntgenaufnahmen im Stehen gemacht werden. Oft genügt das Eigengewicht des Armes, um die Luxation nachzuweisen, es ist aber durchaus übliche Praxis, Gewichte an den Unterarmen anzubringen (15 kg) und vergleichend beide Schultern abzubilden (Panorama-Streßaufnahme).

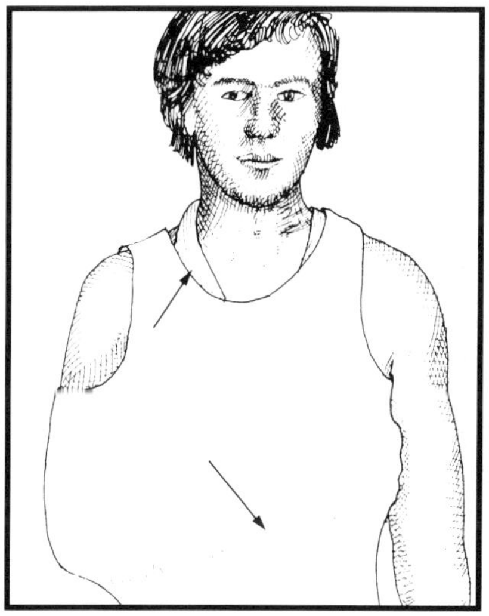

21. Behandlung (1): Besteht keine größere Instabilität, dann man behandelt 4–6 Wochen mit einer breiten Armschlinge unter der Kleidung. Krankengymnastische Behandlung ist selten erforderlich, ein exzellentes Heilungsresultat die Regel. *Anmerkung:* Subluxationen sind leicht reponierbar und durch Klebepflaster zu halten, doch wende man diese Therapieform nicht an, da frühzeitige Hautreaktionen immer zum Behandlungsabbruch zwingen werden.

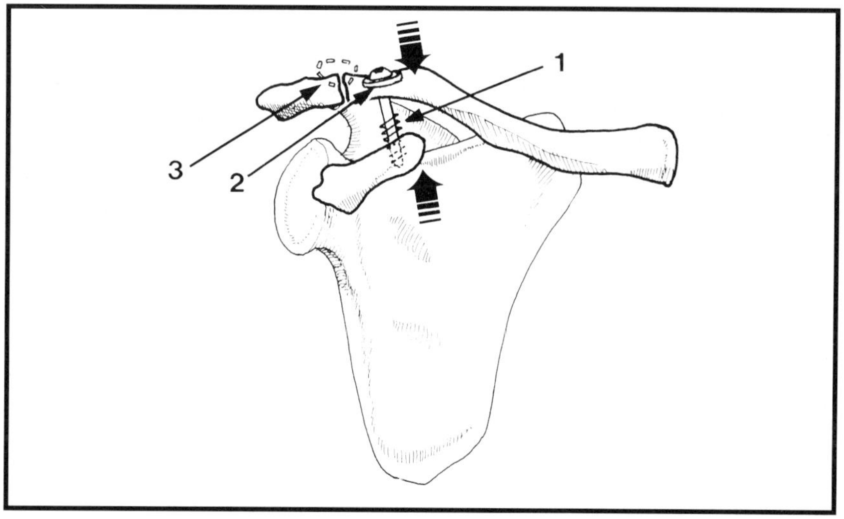

22. Behandlung (2): Bei stärkerer Instabilität erreicht die konservative Behandlung meist auch gute Erfolge. Zwar sind postoperative Komplikationen häufig, doch sollte man die Operation bei den Patienten erwägen, die beruflich Schwerarbeit leisten oder mit den Armen über dem Kopf arbeiten müssen. Bevorzugte Methode, das Schlüsselbein in Höhe des Akromions herabzuziehen, ist das Einbringen einer Schraube mit Teilgewinde (1) in den Rabenschnabelfortsatz. Zur Druckverteilung verwendet man eine Unterlegscheibe (2). Das Schlüsselbein wird großzügig vorgebohrt; einige Autoren empfehlen auch die verstärkte Fixation durch absorbierbares transartikuläres Nahtmaterial (3) im AC-Gelenk (PDS-Bänder). Ferner sollte man Rupturen von M. deltoideus oder M. trapezius versorgen.

Behandlung (3): Weitere Methode der inneren Fixation ist die Drahtzerklage. In das Gelenk eingebrachte Kirschner-Drähte neigen zum Auswandern, so daß man diese allein nicht empfehlen kann. Hier haben die Drähte eine starke Tendenz, die Haut zu perforieren, so daß zusätzlicher Halt in Form einer breiten Armschlinge (unter den Kleidern oder mit Körperbandagen) zwingend wird. *Implantate zur inneren Fixation müssen 6–8 Wochen vor der Mobilisation entfernt werden.*

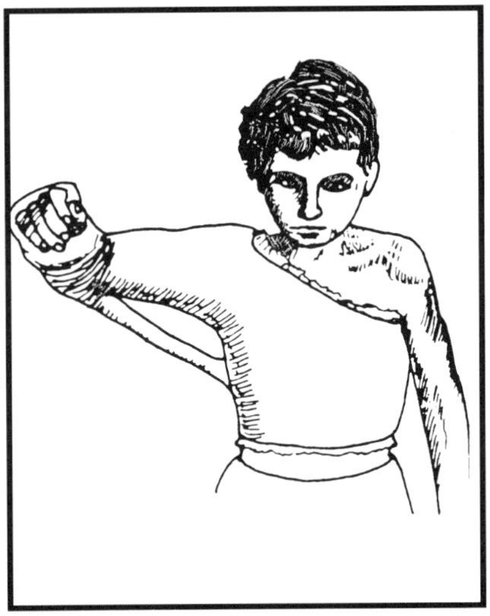

23. Behandlung (4): Ist eine Luxation mit dem Arm in Abduktionsstellung reponierbar, lege man als Alternative zur operativen Behandlung einen Schultergipsverband über 6–8 Wochen an. *Komplikationen:* (1) Symptome seitens einer AC-Gelenkarthrose lassen sich durch Abtragung des Akromions oder die Resektion der beiden äußersten Zentimeter des Clavicula lindern. (2) Die Rekonstruktion der AC-Gelenkbänder durch Faszien kann man bei dauerhafter Instabilität versuchen.

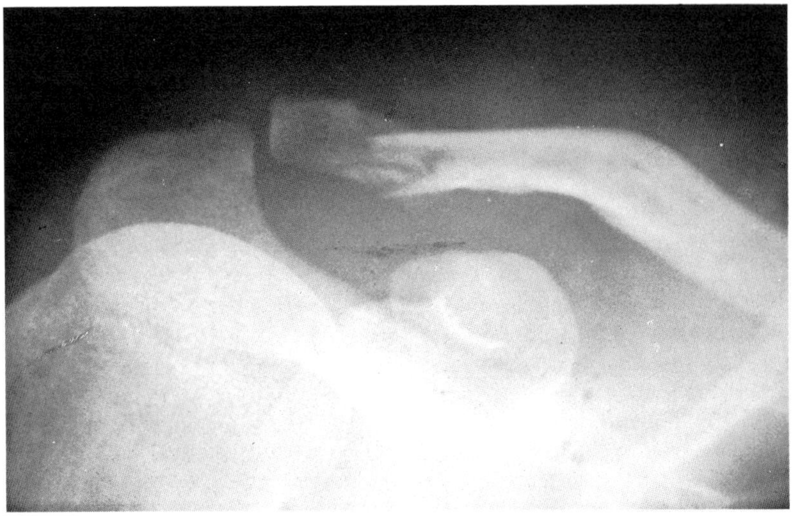

24. Frakturen des äußeren Klavikuladrittels: Die Fehlstellung ist in der Regel gering, da die korakoakromialen Bänder meist nicht zerrissen sind. Sind sie aber geschädigt, kann die Fehlstellung sehr deutlich werden und (selten auch) Ursache für das spätere Ausbleiben der knöchernen Fusion sein. Diese Verletzungen versorge man ähnlich wie die des Schultereckgelenks. Eine direkte Stützung des Schlüsselbeins ist wertlos; eine unterhalb der Kleidung über 4–5 Wochen getragene Armschlinge genügt in der Regel vollauf.
Komplikationen von Schlüsselbeinbrüchen: 1. Die Einsteifung des Schultergelenks kann bei älteren Patienten eine Physiotherapie erfordern. 2. Auch nach normaler Remodellierung (welche viele Monate beanspruchen kann) kann ein bleibender spitzer Klavikulasporn unangenehm gegen die Kleidung scheuern und eine Resektion erforderlich machen. 3. Die Pseudarthrose ist extrem selten und wird mit den üblichen Techniken osteosynthetisch und mit Knochentransplantaten behandelt.

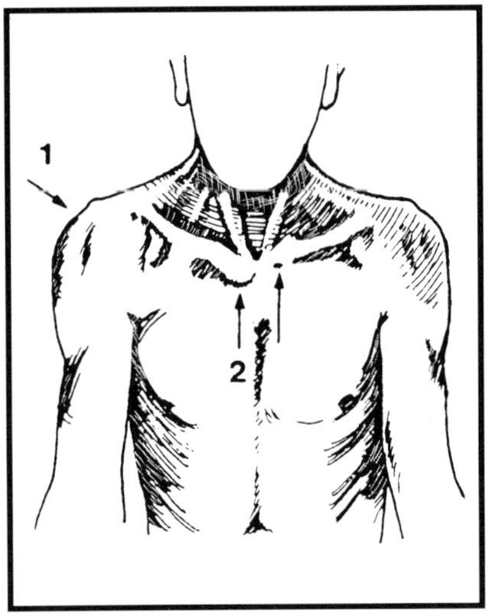

25. Sternoklavikulare Luxation: Diese sieht man mitunter ohne Trauma in der Anamnese, doch meist folgt die häufigste Verletzung, eine leichte Subluxation, einem Fall oder einem Schlag gegen die Schultervorderseite (1) oder einem Sturz auf die gestreckt gehaltene Hand. *Es besteht eine Asymmetrie der medialen Klavikulaenden* (2), weil das Schlüsselbein der verletzten Seite nach unten und vorn subluxiert, ferner örtlicher Schmerz. *Die Diagnose wird klinisch gestellt.*

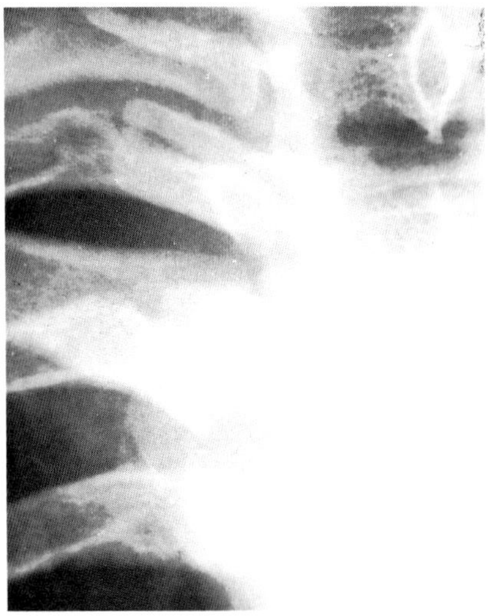

26. Röntgenaufnahmen: a.-p. und Schrägaufnahme sind schwer zu deuten. Bei Luxationen mit nur geringer Fehlstellung ist der diagnostische Wert meist gering. Röntgenaufnahmen können stärkere Luxationen sichern, wenn das mediale Klavikulaende auf das Sternum geglitten ist, oder in den seltenen Fällen (s. Abb.), wo das Schlüsselbein *hinter* das Sternum gerutscht ist und dort die großen Gefäße gefährdet. Hier können Tomographie und CT (3D-CT, Anm. d. Übers.) bei der Abklärung bessere Dienste tun.

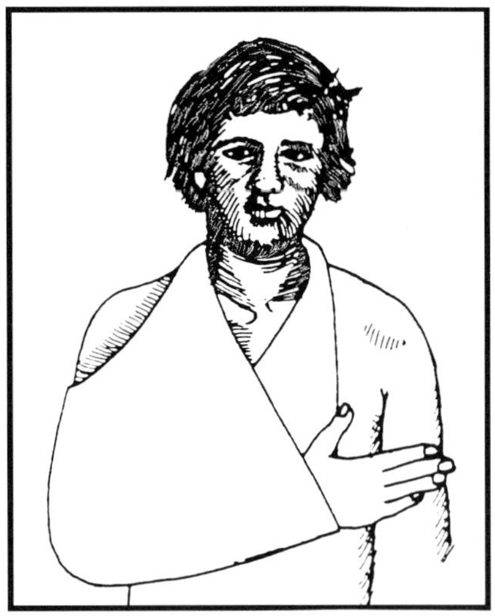

27. Behandlung (1): Geringere Subluxationen sollte man hinnehmen. Die Klavikula stabilisiert sich in der subluxierten Position selbst. Ein leicht überstehendes Schlüsselbein mag verbleiben, wodurch auch eine asymmetrische Supraklavikulargrube bedingt ist, doch ist ein Heilungsergebnis ohne Schmerz die Regel. Bis der akute Schmerz sistiert, stelle man den Arm 2–3 Wochen lang in einer Armschlinge ruhig.

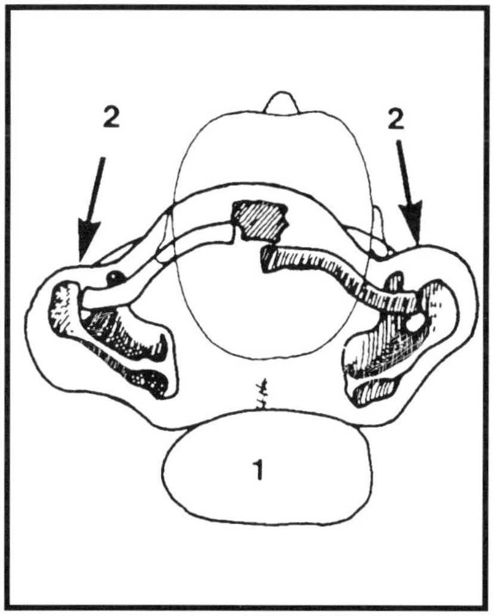

28. Behandlung (2): Stärkere Fehlstellungen sollte man in Vollnarkose reponieren. Man legt einen Sandsack zwischen die Schultern (1), die ihrerseits fest nach hinten gedrückt werden (2). Anschließend bringt man Schlüsselbeinverbände (101 u. 102,8–12) und eine Armschlinge über 4–5 Wochen Dauer an. Sollte die Reposition extrem instabil sein, so erwäge man die operative Fixation mit einer Fascia-lata-Schlinge. Die seltene nichtreponierbare Luxation kann die offene Reposition erfordern, die dann aber nicht risikoarm ist.

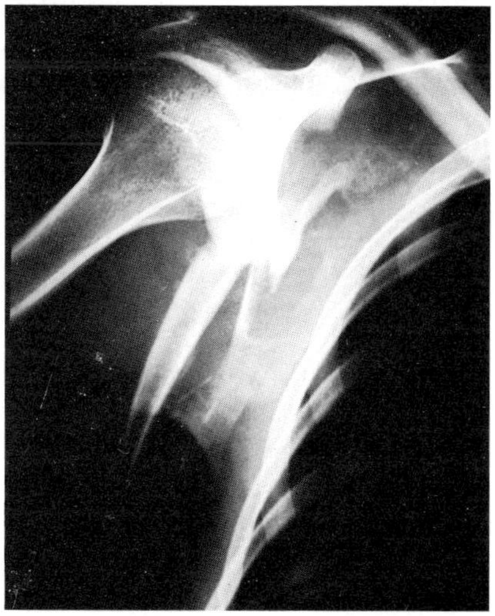

29. Skapulafrakturen (1): Frakturen des Skapulablatts werden gewöhnlich durch direkte Gewalteinwirkung verursacht. Selbst bei Trümmerfrakturen oder Knickbildung (Abb.) erfolgt die Heilung meist sehr schnell und führt in der Regel zu hervorragenden Ergebnissen. Die Behandlung besteht gewöhnlich aus breiter Armschlinge und Analgetika. Mit der Mobilisation beginnt man, sobald die akuten Symptome abgeklungen sind; in der Regel ist dies nach 2 Wochen möglich.

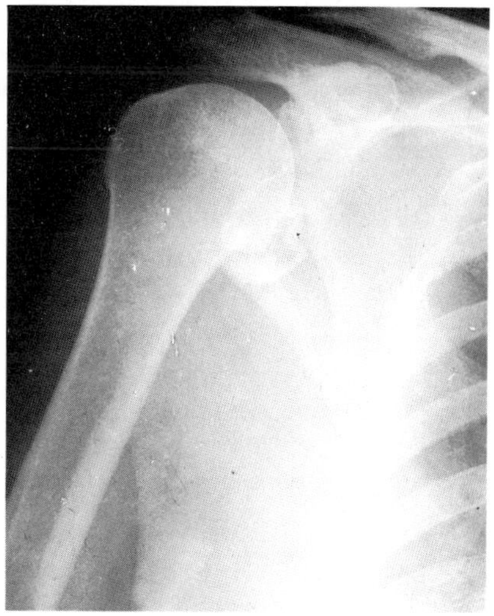

30. Skapulafrakturen (2): Frakturen des Skapulahalses gehen mit starken Prellmarken und deutlicher Schwellung einher. Trümmerbrüche sind hierbei häufig, manchmal auch mit Beteiligung des Schultergelenks selbst. In diesem Fall sollte man die Stellung des Humeruskopfes kontrollieren. Auch wenn die Röntgenbilder oft furchterregend aussehen, ist eine gute Heilung die Regel, vorausgesetzt, die Moblisation wird frühestmöglich begonnen. (Behandlung wie 105,29). Ähnlich behandelt man Frakturen der Spina scapulae und des Processus coracoideus.

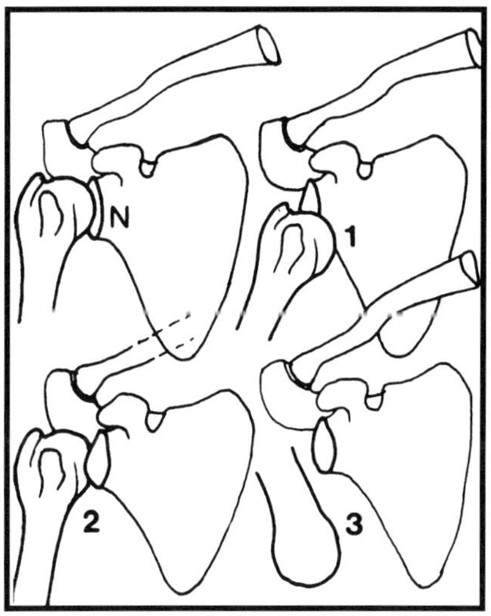

31. Schulterluxation: Wenn die Schulter luxiert, kommt der Humeruskopf *hauptsächlich* (1) vor die Schultergelenkpfanne (vordere Schulterluxation) zu liegen oder (2) hinter die Fossa glenoidalis (hintere Schulterluxation) oder (3) unterhalb der Schulter in die Axilla hinein (Luxatio erecta). Die vordere Luxation ist *bei weitem* die häufigste.

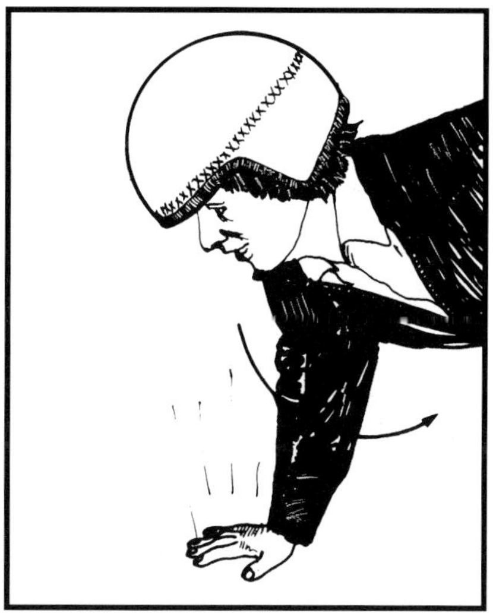

32. Vordere Luxation (1): Diese entsteht meist durch einen Fall, der die Schulter nach außen rotiert (z.B. wenn der Rumpf gegen die fixierte Hand nach innen rotiert). Bei Kindern selten, ist sie in der Altersgruppe von 18–25 Jahren häufig (durch Motorrad- und Sportunfälle) und wiederum auch relativ häufig bei Älteren, wo die Schulterstabilität durch degenerative Muskelveränderungen gestört ist und Stürze häufig sind.

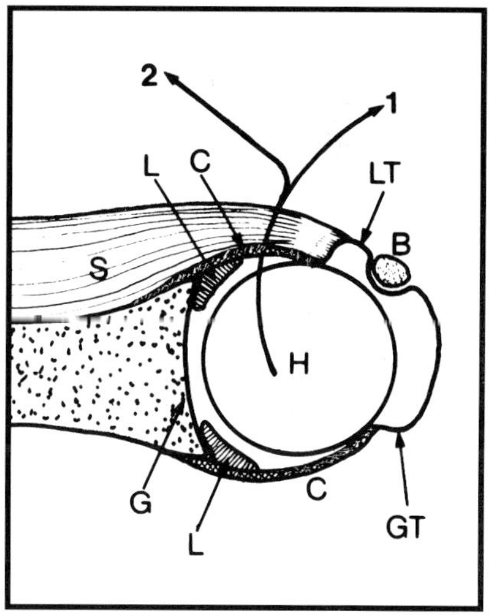

33. Vordere Luxation (2): Der Humeruskopf rotiert nach lateral aus der Gelenkpfanne heraus (1) und kommt nach seiner Befreiung nach medial vor der Scapula zu liegen (2). B = Bizepssehne (Caput longum), C = Gelenkkapsel; G = Gelenkpfanne; GT = Tuberculum majus; H = Humeruskopf; L = Labrum glenoidale; LT = Tuberculum minus; S = M. subscapularis.

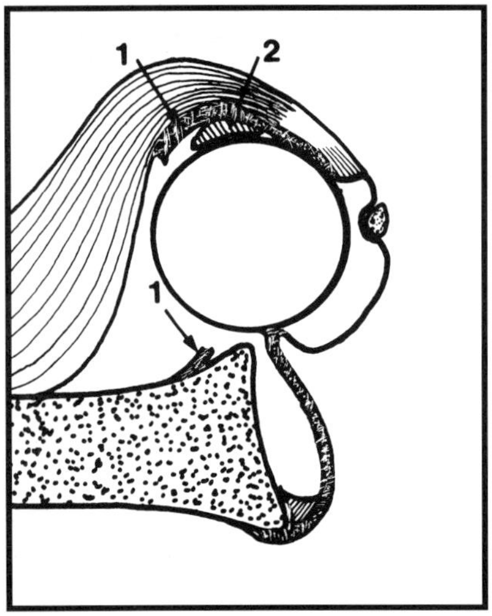

34. Vordere Luxation (3): Die vordere Luxation ist unausweichlich mit Verletzungen der vorderen Schulterstrukturen verbunden. In der Regel wird die Gelenkkapsel von ihrem Ansatz am Labrum glenoidale abgerissen (1). Dies ist die sog. Bankart-Läsion, wenn auch meist der häufig gleichzeitige Ausriß des Labrum glenoidale (2) mit unter diesen Terminus fällt.

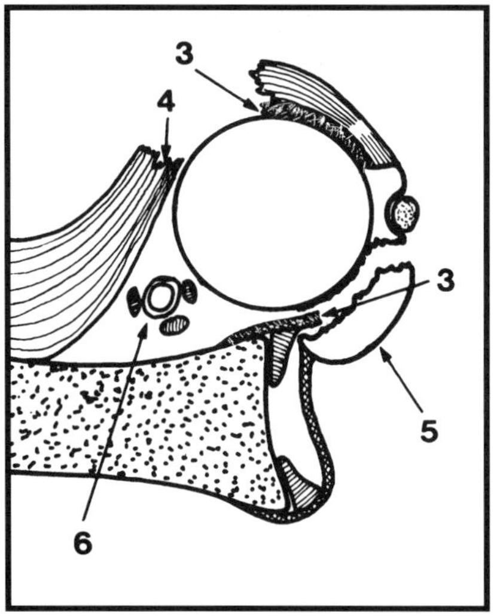

35. Vordere Luxation (4): Besonders beim älteren Patienten kann die Kapsel in ihrem vorderen Anteil gezerrt oder zerrissen werden (3), manchmal auch mit begleitenden Rupturen der Rotatorenmanschette, vor allem des M. subscapularis (4). Das Tuberculum majus kann abreißen (5); gelegentlich kommt es auch zur Schädigung der Arteria axillaris oder des Plexus brachialis (6).

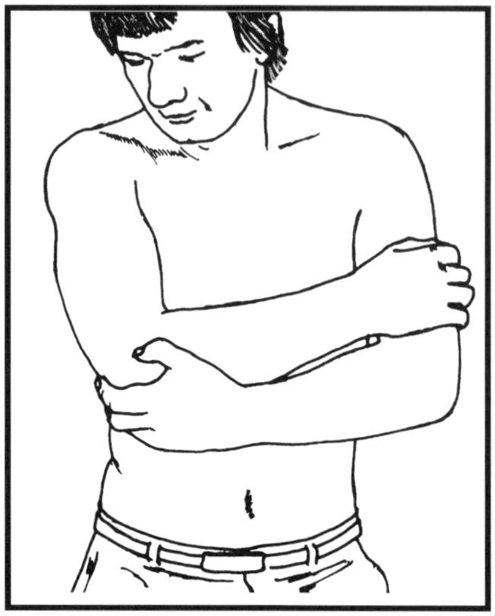

36. Diagnose (1): Die Schulter ist sehr schmerzhaft; der Patient wehrt sich gegen jede Bewegung und hält oft, um dies zu verhindern, den verletzten Arm mit der Hand der gesunden Seite am Ellbogen. Nicht immer liegt der Arm dem Rumpf an, er erscheint dann in leichter Abduktion. Die Außenkontur der Schulter kann aufgrund der Humeruskopffehlstellung einen leichten Knick aufweisen.

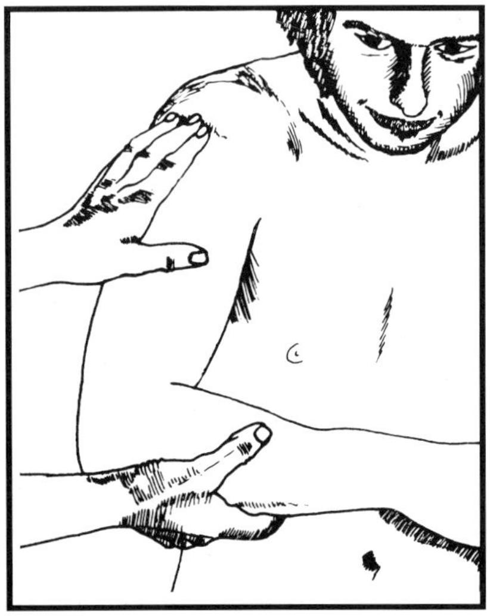

37. Diagnose (2): Man palpiert unter der Akromionspitze. Der sonst durch den Humeruskopf zu spürende Widerstand wird jetzt fehlen. Der luxierte Humeruskopf kann weiter vorne liegend palpiert werden.

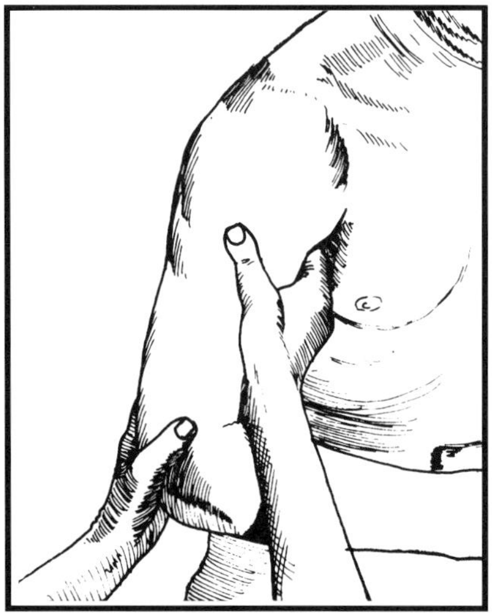

38. Diagnose (3): Nichtsdestoweniger können Akromion und Schlüsselbein die Untersuchung erschweren. Bei Zweifelsfällen kann es hilfreich sein, wenn man versucht, die Stellung von Humeruskopf und Schultergelenkpfanne zueinander durch Austasten der Achselhöhle zu bestimmen.

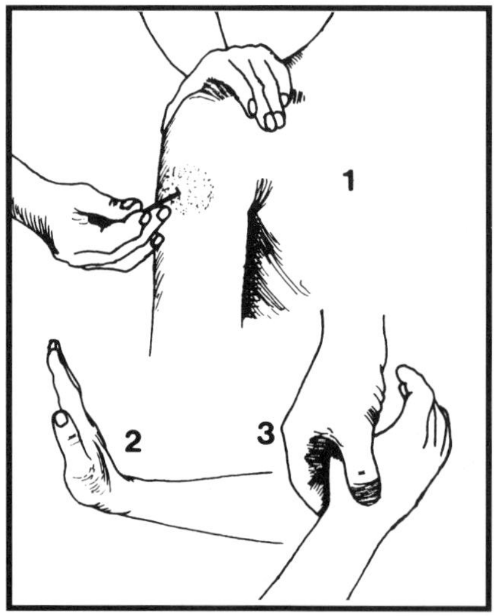

39. Diagnose (4): Eine Lähmung des R. circumflexus n. axillaris ist die häufigste neurologische Störung. Die Unversehrtheit des Nerven prüft man durch den Nadeltest (1) in dessen sensibler Versorgungsregion, dem „Regimentsabzeichen-Bezirk“. (Die Schulter ist in der Regel zu schmerzhaft, als daß eine Prüfung des M. deltoideus zu sicheren Aussagen führen könnte.) Man achte weiter auf die (seltene) Beteiligung der den N. radialis speisenden Anteile des Fasciculus posterior (2) sowie eine Verletzung der A. axillaris (3).

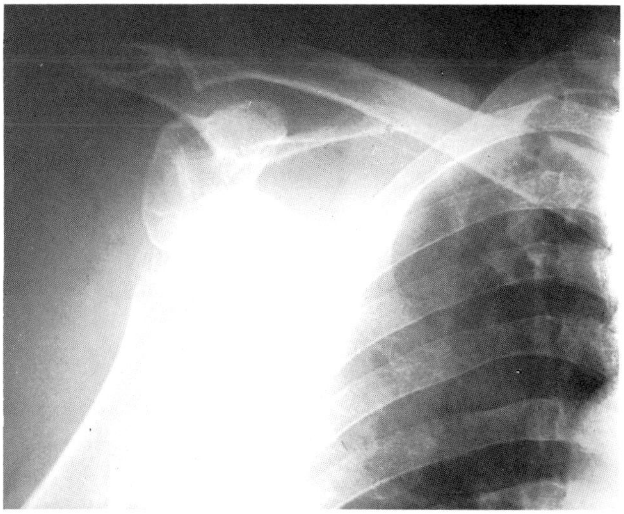

40. Röntgenaufnahmen (1): Die meisten der vorderen Schulterluxationen stellen sich in der a.-p. Aufnahme der Schulter recht deutlich dar. Der Humeruskopf ist nach vorne und medial luxiert; nach seiner Endposition kann man ihn als (a) präglenoidal, (b) subkorakoidal und (c) subklavikulär liegend beschreiben. Diese Einteilung ist aber nur von geringem praktischen Wert. Wichtiges diagnostisches Zeichen ist die fehlende Kongruenz zwischen Humeruskopf und Gelenkpfanne, wie oben abgebildet.

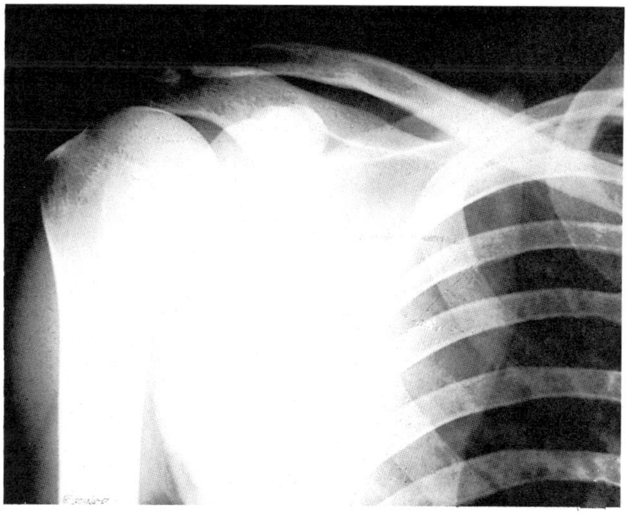

41. Röntgenaufnahmen (2): Dieses Röntgenbild einer normalen Schulter sei zu Vergleichszwecken eingefügt. Sie sollten in der Lage sein, auf beiden Aufnahmen folgende Details zu erkennen: (1) Die Schultergelenkpfanne, (2) den Humeruskopf, (3) den Rabenschnabelfortsatz, (4) das Akromion, (5) das Schlüsselbein, (6) den Margo medialis der Scapula, weniger deutlich hingegen (7) den Skapulaaußenrand und (8) die Spina scapulae.

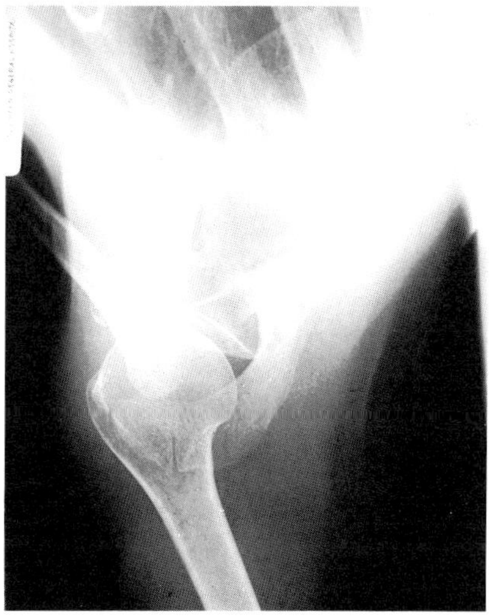

42. Röntgenaufnahmen (3): *Bei zweifelhafter Diagnose ist eine 2. (axiale oder transaxilläre) Projektion nötig.* Man beachte, daß bei nur geringer Fehlstellung des Humeruskopfes nach medial die a.-p. Aufnahme als *normal* imponieren kann. (Dies ist besonders bei der hinteren Luxation der Fall.) Nützlichste Zweitprojektion ist die axiale oder transaxilläre Aufnahme (die manchmal auch tangential-laterale Aufnahme genannt wird.) Die Abb. zeigt einen Normalbefund in dieser Technik.

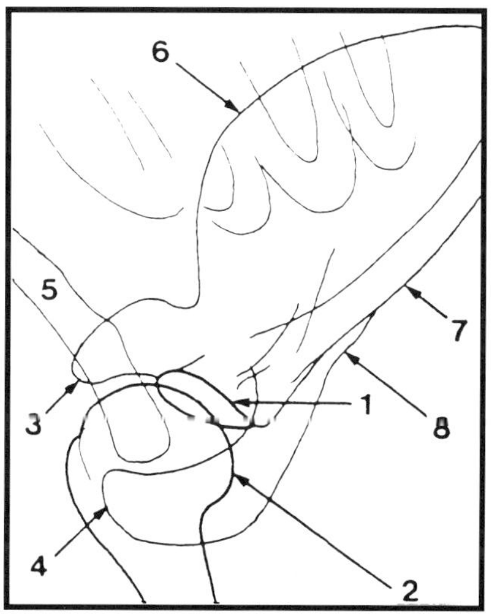

43. Röntgenaufnahmen (4): Die axiale Aufnahme erfolgt in Rückenlage des Patienten bei um 90 ° abduziertem Arm. Der Zentralstrahl wird so eingestellt, daß er nahezu parallel zum Rumpf durch die Axilla hindurch verläuft. Die Platte wird der Schulter oben angestellt. Die einzelnen Knochenstrukturen sind leicht zu identifizieren. (Die Ziffern entsprechen denen der Abb. 41.)

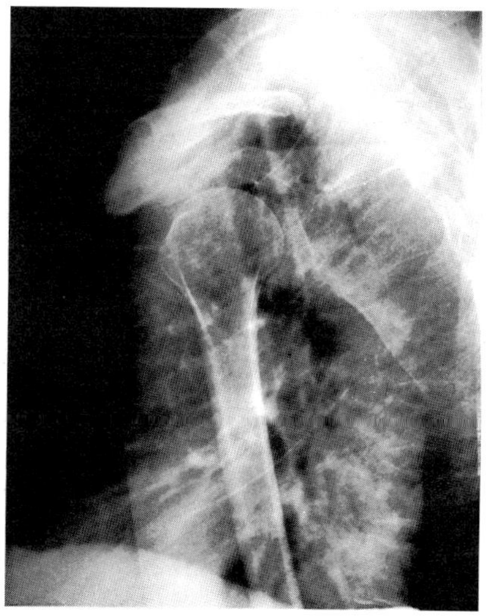

44. Röntgenaufnahmen (5): Leider kann die Schulter aber auch zu schmerzhaft sein, um die Anfertigung einer axialen Aufnahme zu erlauben. Dann empfiehlt sich eine *apikale Schrägaufnahme*; die Leitstrukturen ähneln denen der a.-p. Aufnahme, doch ist die Beziehung Kopf-Pfanne leichter erkennbar. Ist der Patient nicht adipös, so kann die streng *transthorakal-laterale Aufnahme* helfen. Diese Aufnahme ist oft schwer deutbar, doch beachte man, daß bei *normaler* Schulter (Abb.) der Hinterrand des Humerus und die Margo lateralis der Scapula eine *flach parabolische Kurve* bilden (vgl. 110,60).

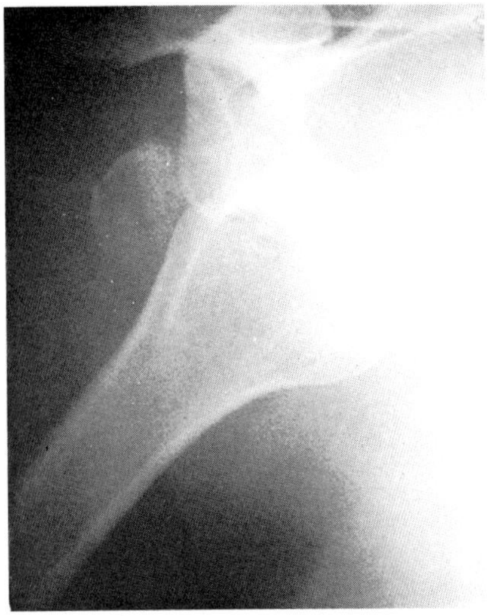

45. Röntgenaufnahmen (6): Eine gleichzeitige Fraktur des Tuberculum majus ist nicht selten (zum Mechanismus 106,35). Diese beeinflußt zwar die anfängliche Behandlung der Luxation durch die Reposition nicht, kann aber eine weitere genaue Überwachung erfordern (109,56). Die Röntgenaufnahmen können bei einer akuten Luxation auch zeigen, daß bereits vorher Luxationen stattgefunden haben (näheres hierzu 112,70).

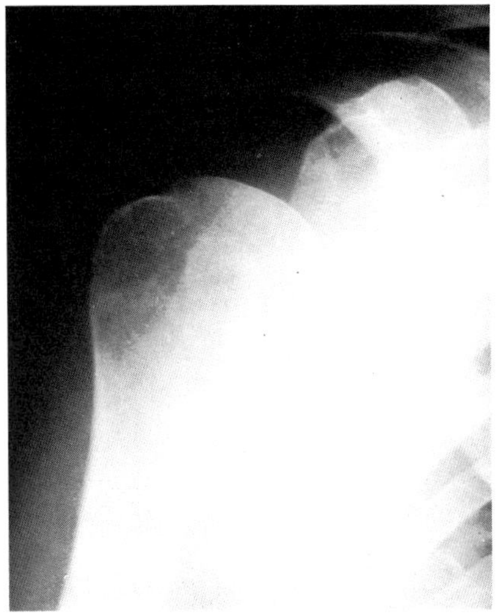

46. Röntgenaufnahmen (7): Subluxation des Schultergelenks: Man bedenke immer, daß bei der mehrwöchigen Behandlung einer jeden schmerzhaften Schulterverletzung in einer Armschlinge die dadurch entstehende Atrophie der Schultergürtelmuskulatur zu einer leichten Subluxation führt: Diese ist am besten in der a.-p. Aufnahme bei stehendem Patienten sichtbar. Eine aktive Therapie ist nicht nötig, doch sollte durch die seitliche Aufnahme eine echte Luxation sicher ausgeschlossen werden.

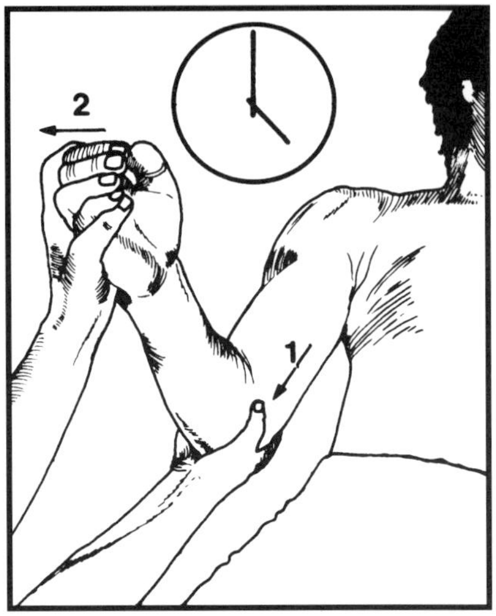

47. Behandlung: Einrenkung mit der Methode nach Kocher (1): Diese wohl am besten bekannte Einrenkungsmethode kann man beim älteren Patienten nach i.v. Diazepam oft erfolgreich durchführen, oder aber beim jüngeren Patienten nach ausreichender Gabe eines stark wirksamen Analgetikums (z.B. Pethidin). Starker Schmerz oder besonders muskulöser Körperbau sind der Vollnarkose vorzubehalten. Zuerst übe man einen Längszug aus (1) und beginne dann, den Arm nach außen zu rotieren (2).

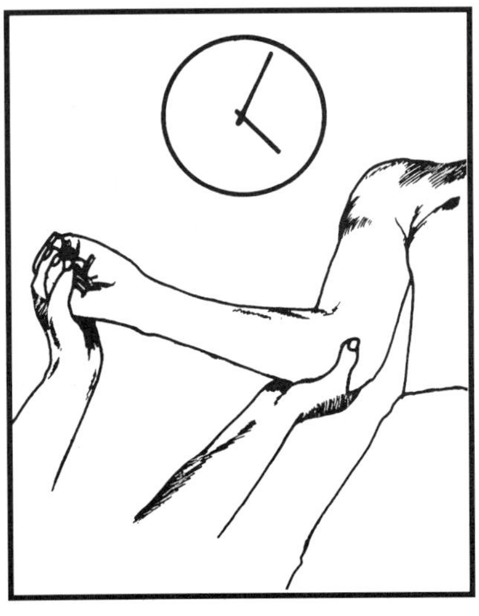

48. Methode nach Kocher (2): Die Außenrotation soll langsam erfolgen. Spürt man beim nicht bewußtlosen Patienten einen Muskelwiderstand, hält man einen Moment lang inne und fährt dann weiter mit der Drehung fort – wobei ein ablenkendes Gespräch mit dem Patienten sehr gelegen kommt. Eine Außenrotation von 90 ° sollte erreichbar sein. (Verhindern starke Schmerzen und Muskelanspannung die Rotation, wird die Vollnarkose notwendig.)

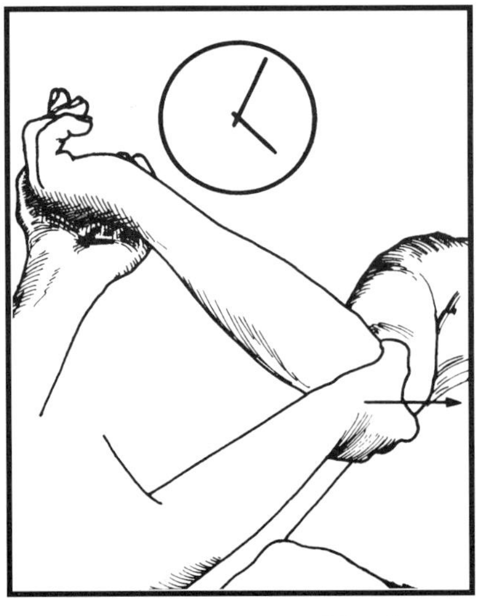

49. Methode nach Kocher (3): Oft renkt sich das Schultergelenk mit einem deutlich wahrnehmbaren „Einrasten" unter der Außenrotation wieder ein; geschieht dies aber nicht, dann adduziere man den Arm so weit, daß der Ellbogen des Patienten über den Brustkorb zu liegen kommt. (Diese und die nachfolgend beschriebenen Handgriffe kann man sehr schnell ausführen.)

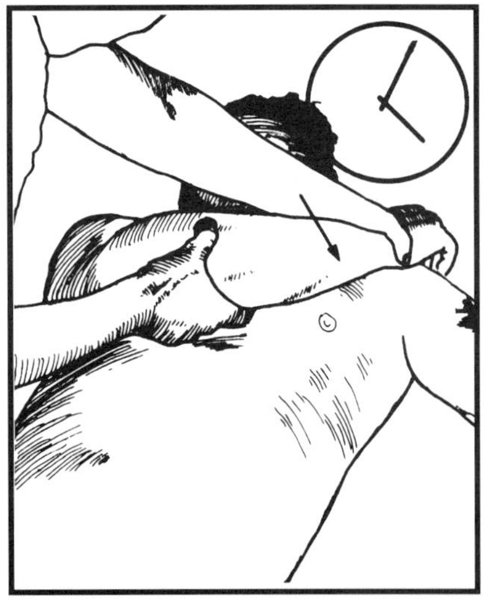

50. Methode nach Kocher (4): Rotieren Sie jetzt die Schulter nach innen, und führen Sie die Hand des Patienten zur gegenüberliegenden Schulter hin. Ist keine Reposition erfolgt, wiederholt man alle Bewegungsabfolgen und versucht vor allem, während der 2. Phase eine größere Außenrotation zu erreichen. Ist die Einrenkung zweifelhaft, werden Kontrollröntgenaufnahmen angefertigt. Unter Vollnarkose ist ein totales Mißlingen selten. Beim sedierten Patienten weist dies aber darauf hin, daß eine Vollnarkose indiziert ist.

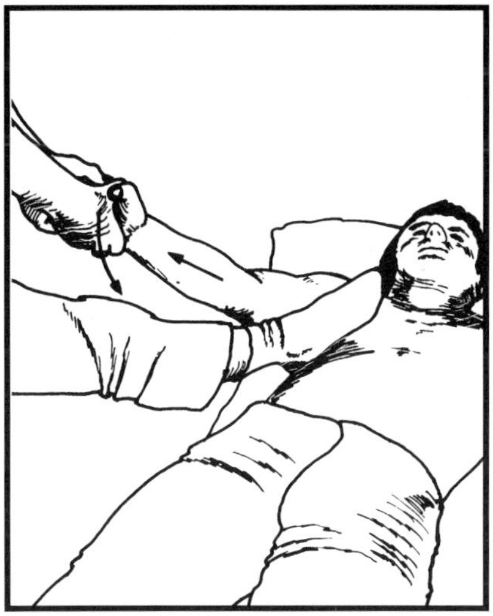

51. Andere Einrenkungsmethoden: Mehode nach Hippokrates: Hierbei besteht das Prinzip darin, daß man auf den Arm Zug ausübt, so daß dadurch der Humeruskopf in die anatomische Stellung zurückgehebelt wird. Die Ferse (ein griffiger Strumpf empfiehlt sich) wird (ohne dabei zu stark in die Axilla zu drücken) dem Brustkorb aufgesetzt, der dann als Widerlager dient; dabei hält man den Arm in Adduktion.

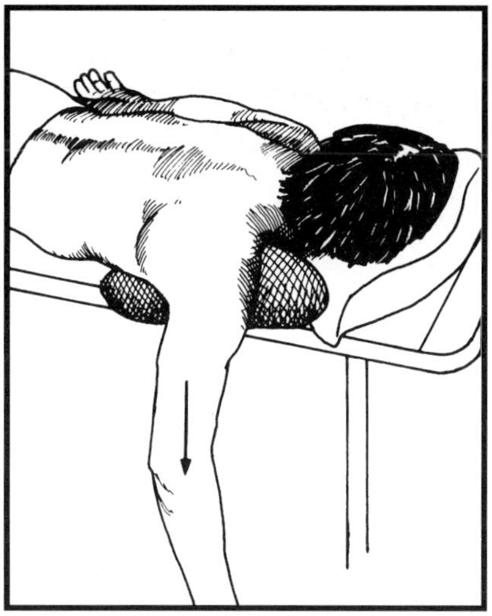

52. Zug durch Schwerkraft: Der Patient erhält reichlich dosiert ein potentes Analgetikum (z.B. 200 mg Pethidin bei einem trainierten athletischen Mann). Unter Schlüsselbein und Oberarm legt man einen Sandsack, der das Herabhängen des Armes über den Liegenrand nicht behindert. Durch die Muskelrelaxation dank Analgesie und Armgewichtszug kann die Schulter binnen einer Stunde spontan wieder einrenken. Bei Mißerfolg ist die Vollnarkose indiziert.

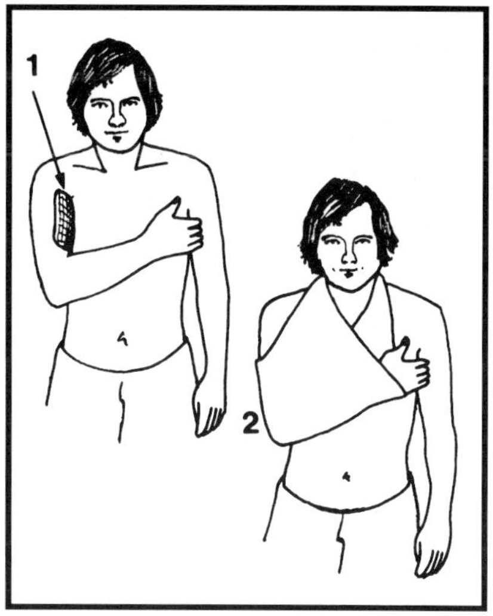

53. Nachsorge (1): Kontrollaufnahmen sind anzufertigen. Dies sollte noch unter Vollnarkose geschehen, wenn die Einrenkung zweifelhaft ist. Handelt es sich um die 1. oder 2. Luxation eines jungen Erwachsenen, so sollte die Schulter 4 Wochen lang ruhiggestellt werden, um das Risiko einer erneuten Luxation zu verringern. Zunächst polstert man die Axilla z.B. mit Watte ab (Transpiration!) (1), dann wird eine breite Armschlinge angelegt (2).

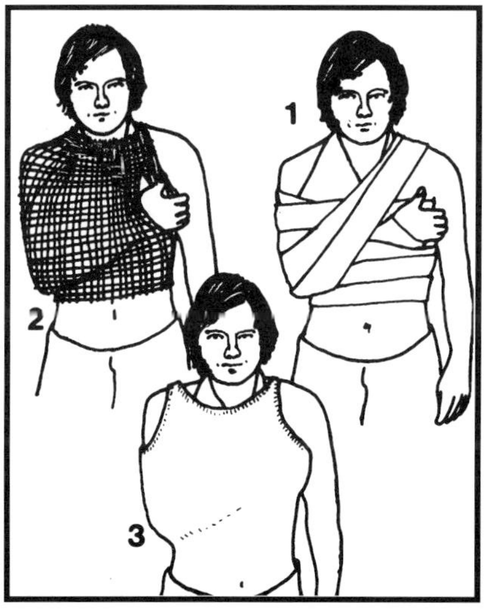

54. Nachsorge (Forts.): Eine mögliche Außenrotation sollte man durch Anlegen einer Leibbandage (1), eines elastischen Netzverbands (2) oder weniger sicher durch Kleidung darüber (3) verhindern. Diese erneuere man aus hygienischen Gründen von Zeit zu Zeit, bis man sie dann nach 4 Wochen weglassen kann. Bestehen noch Schmerzen, empfiehlt sich für eine weitere Woche eine frei zu tragende Armschlinge. Die Mobilisation erfolgt meist rasch und ohne Physiotherapie.

55. Nachsorge (2): Beim jüngeren Patienten ist die Rezidivwahrscheinlichkeit (ca. 50%) in den ersten 2 Jahren relativ hoch. In der Praxis stützt man hier häufig die Gliedmaße wie oben beschrieben *4–6 Wochen lang* unter der Vorstellung, daß dies den zerrissenen Sehnen genügend Zeit zur Heilung läßt.
Allerdings wird die Wirksamkeit dieser langen Fixation angezweifelt; daneben gibt es andere Gründe, die die Frühmobilisation erstrebenswert machen, so daß man lieber nicht zu lange immobilisieren sollte. War die Schulter schon 1mal oder öfter luxiert, dann sollte man unterstellen, daß der Patient unter diesen Luxationen leidet, und ihn für einen rekonstruktiven Eingriff vormerken.
Nachsorge (3): Beim älteren Patienten ist das Risiko der habituellen Schulterluxation gering, hingegen das der Gelenkeinsteifung sehr hoch. Ein unter der Kleidung zu tragender Schlingenverband sollte angelegt und sofort wieder entfernt werden, sobald die Beschwerden abklingen. Die Mobilisation von Schulter *und Ellbogen* kann meist nach 1–2 Wochen beginnen. Eine Überweisung zur Physiotherapie empfiehlt sich bei älteren Patienten mit Schulterluxation fast immer. Bei einigen älteren Patienten können sich durch die Rotatorenmanschettenruptur Instabilitätsprobleme ergeben, wobei man dann arthroskopieren kann; Sofortrekonstruktionen sollen gute Ergebnisse gezeigt haben.

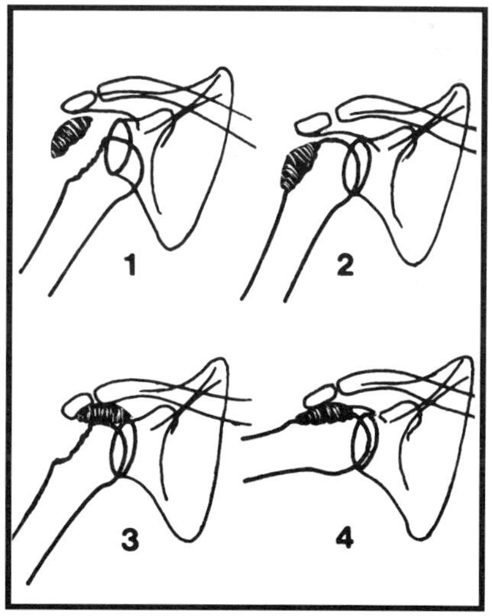

56. Nachsorge (4): Ist zugleich das Tuberculum majus gebrochen (1), zeigt sich dieses nach Reposition meist gut adaptiert (2). Auch hier sollte man die Mobilisation beginnen, sobald der Schmerz es erlaubt (in der Regel nach 3–4 Wochen). Verbleibt eine ernsthafte Fehlstellung des Tuberculum majus – z.B. unterhalb des Akromions (3) -, und kann diese nicht durch abduzierten Oberarm reponiert werden (4), dann sollte man diese offen reponieren und mit einer Schraube fixieren (s.a. 115,90 und 118,106).

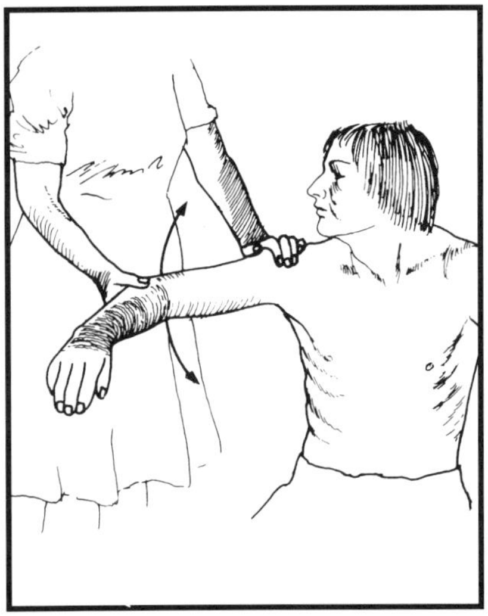

57. Nachsorge (5): Liegt eine Lähmung des N. axillaris mit einem Deltoideusausfall vor, ist Physiotherapie erforderlich. Obwohl meist keine Kontinuitätstrennung des Nerven besteht und auch vollständige Erholung eintreten kann, mag diese doch mehrere Monate beanspruchen und recht unterschiedlich ausfallen. Unterstützte Bewegungen werden notwendig sein – entweder im Normalfall unter Zuhilfenahme von Schlingen und womöglich von Gewichten oder in Form einer Hydrotherapie.

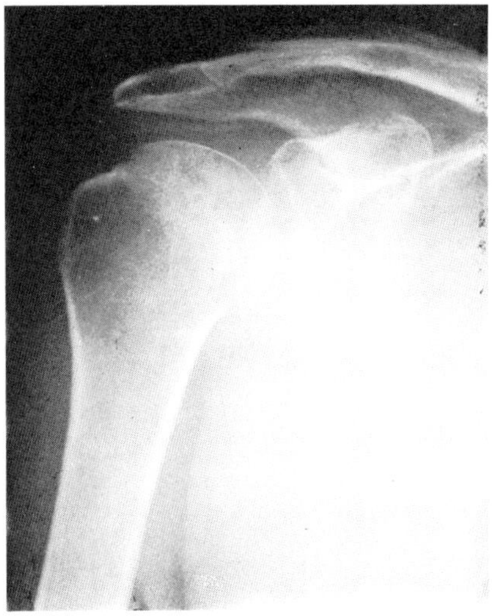

58. Hintere Schulterluxation (1): Diese kann von einem Fall auf die ausgestreckte und dabei innenrotierte Hand oder von einem direkten Schlag gegen die Schultervorderseite herrühren. Der Humeruskopf wird direkt nach hinten verschoben, weshalb die a.-p. Projektion allein keine oder nur geringe Auffälligkeiten (Abb.) bieten kann. Klinisch bestehen dagegen Schmerz, Deformität und Druckschmerz. *Anmerkung:* Die hintere Luxation kann eine Erb-Duchenne-Lähmung begleiten (und wird dabei oft übersehen).

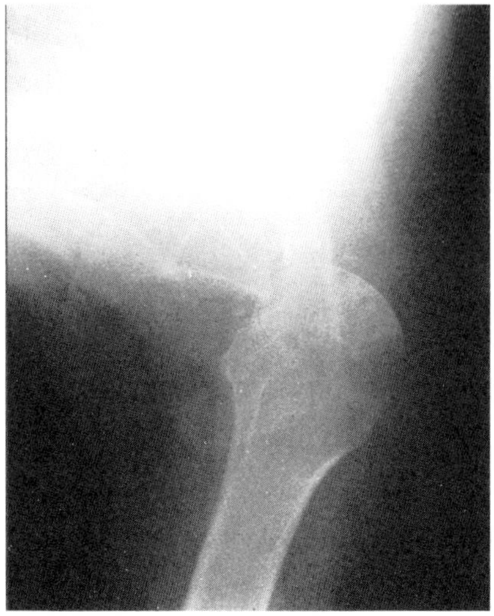

59. Hintere Schulterluxation (2): Die häufig unauffällige a.-p. Aufnahme macht eine zusätzliche Seitaufnahme wichtig, wenn der Verdacht auf eine hintere Luxation besteht. Ist der Schmerz nicht stark (z.B. wenn die Luxation Komplikation eines neurologischen Grundleidens ist), dann kann eine tangentiale Seitaufnahme zeigen, daß der Humeruskopf deutlich hinter der Gelenkpfanne liegt.

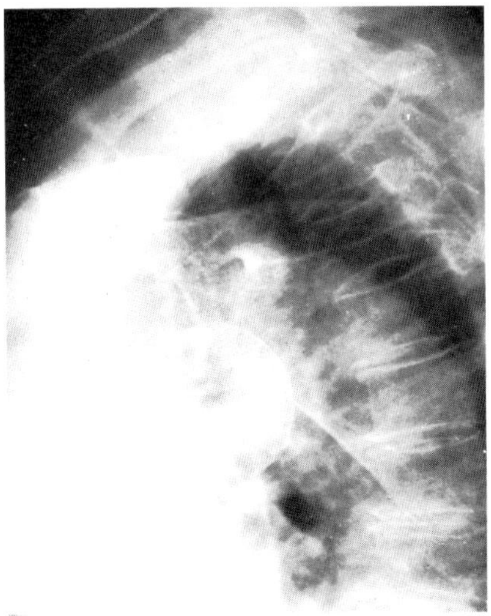

60. Hintere Schulterluxation (3): In der Regel werden die Schmerzen aber nur eine Seitaufnahme erlauben. Die kometenschweifförmige Parabolkurve, die von Humerusschaft und Skapularand gebildet wird, erscheint unterbrochen; die weitere Untersuchung zeigt dann, daß der Humeruskopf hinter der Gelenkpfanne liegt (vgl. 107,44).

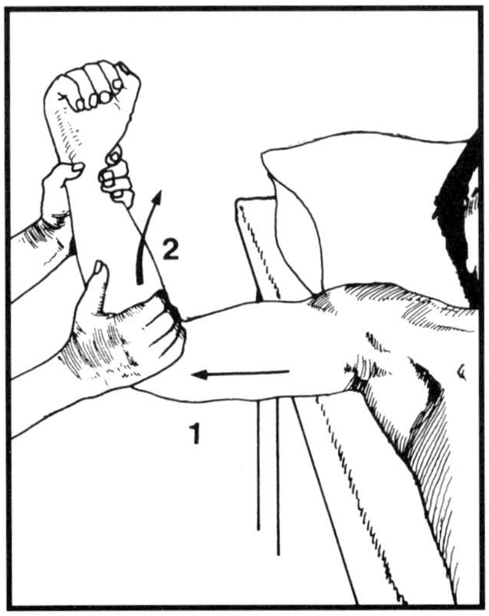

61. Behandlung (1): Die Einrenkung läßt sich in der Regel dadurch leicht erzielen, daß auf den um 90 ° abduzierten Arm (1) Zug ausgeübt und dann die Gliedmaße nach außen rotiert wird (2). Erscheint die Reposition ziemlich stabil, dann stelle man den Arm in einer Schlinge ruhig, wie dies schon bei der vorderen Schulterluxation beschrieben wurde.

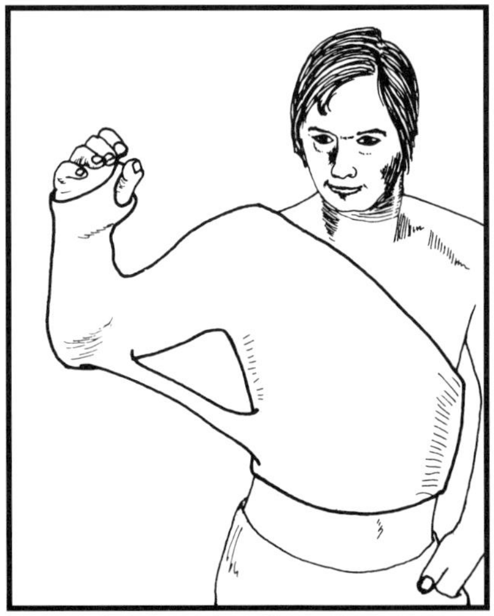

62. Behandlung (2): Ist die Reposition dagegen instabil, dann sollte der Arm über 4 Wochen in einer Außenrotation und Abduktion von 60 ° gehalten werden, damit die zerrissene Gelenkkapsel und das Labrum glenoidale eine wirkliche Heilungschance haben. Dies kann man nur durch einen Schultergips genügend sicher erreichen, wobei der Oberarm um 40 ° abduziert, um 60 ° außenrotiert und ganz nach vorne gestreckt ist.

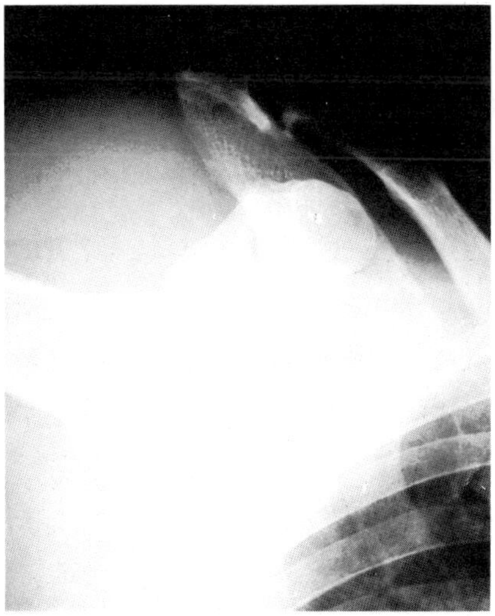

63. Luxatio erecta (1): Bei dieser relativ seltenen Form der Schulterluxation besteht eine unübersehbare Deformität mit einem in Abduktion gehaltenen Arm. Die Röntgenaufnahmen bereiten diagnostisch keinerlei Schwierigkeiten. Man untersuche den Patienten sorgsam nach Zeichen einer neurologischen oder vaskulären Begleitschädigung und nehme die Reposition ohne unötige Verzögerung möglichst bald vor.

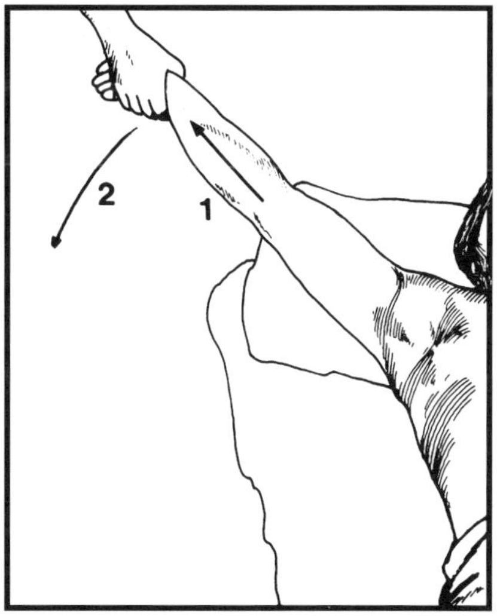

64. Luxatio erecta (2): Die Einrenkung ist meist leicht zu erreichen, sie erfolgt unter Zug an der abduzierten Gliedmaße (die Stellung, in der der Arm sowieso schon steht) (1) und durch kreisförmige Adduktion des Armes (2). Die Schulter sollte nach gelungener Reposition in gleicher Weise wie nach einer vorderen Luxation gestützt werden.

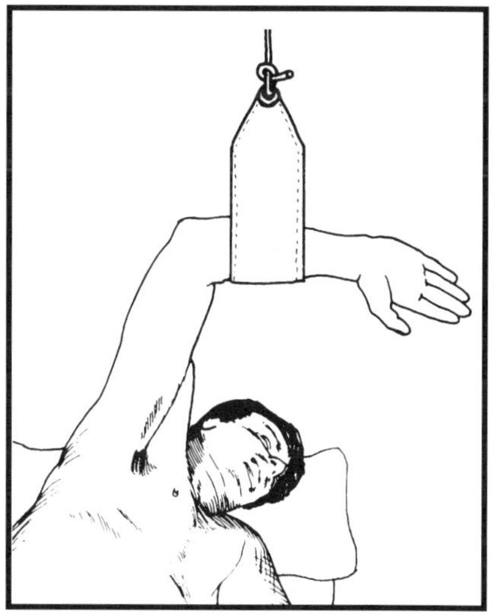

65. Spät diagnostizierte vordere Luxation (1): Die Diagnose mag übersehen worden sein und so die Luxation bis zu mehreren Wochen nach der Verletzung bestanden haben. Noch bis 6 Wochen danach sollte man die (oft erfolgreiche) geschlossene Reposition versuchen. Dazu hänge man den Unterarm in einer Segeltuchschlinge oder Bandage an einem Dekkenhaken oder sonstigen improvisierten Halterung am Tisch auf. Hierfür ist eine Vollnarkose nötig, wobei für die Manipulation selbst ein Muskelrelaxans gute Dienste leistet.

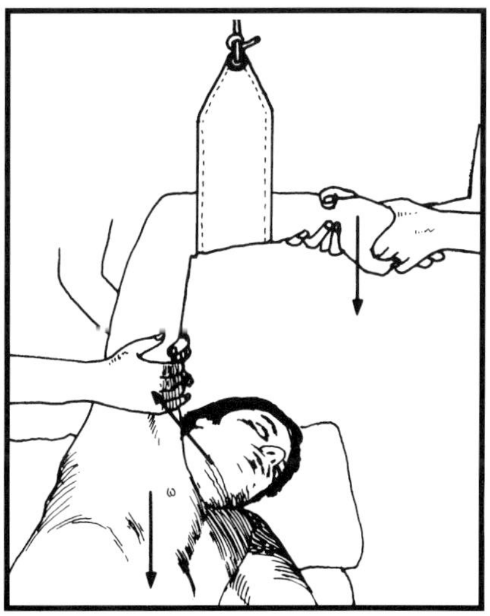

66. Spät diagnostizierte vordere Luxation (2): Der Patient soll auf der Seite liegen und die Schlinge so angebracht sein, daß mit dem Arm als Hebel ein Helfer über das Körpergewicht des Patienten erheblichen Zug aufbringen kann. Dann manipuliert man den Humeruskopf über die Pfannenlippe hinweg, wobei ein Bildverstärker gute Dienste leisten kann. Mobilisation schon im Frühstadium (ca. 1 Woche).

67. Spät diagnostizierte vordere Luxation (3): Bei mißlungener geschlossener erwäge man die offene Reposition, die nur selten einmal leicht ist und eventuell einen erheblichen Blutbedarf mit sich bringt. Meist wählt man den vorderen Zugang (112,71); bei instabiler Reposition kann vorübergehende Spickdrahtfixation nötig sein. Gelingt die Reposition nicht, muß man die Humeruskopfresektion mit oder ohne Gelenkersatz (Resektionsarthroplastik, mit partiellem oder totalem Gelenkersatz) erwägen.

Ist die Luxation schon seit Monaten nach dem Trauma unentdeckt geblieben, dann belasse man sie bei einem älteren Patienten, bis man das Ergebnis einer längeren Physiotherapie absehen kann. (Viele werden damit schmerzfrei, wenn auch unter stark eingeschränkter Schulterbewegung.) Beim jüngeren Patienten sollte man lieber explorieren, offen reponieren und evtl. eine Arthroplastik vornehmen.

Spät diagnostizierte hintere Luxation: Man sollte die geschlossene Reposition noch bis zu einem Jahr nach der Luxation angehen. Hierbei verwende man die gleiche Technik wie zur Spätbehandlung der vorderen Luxation beschrieben, wobei man im Fall der hinteren Luxation den Druck gegen den dorsal luxierten Humeruskopf von hinten aufbringe. Auch behandle man das Versagen dieser Methode genauso wie bei der vorderen Luxation, jedoch über einen dorsalen Operationszugang.

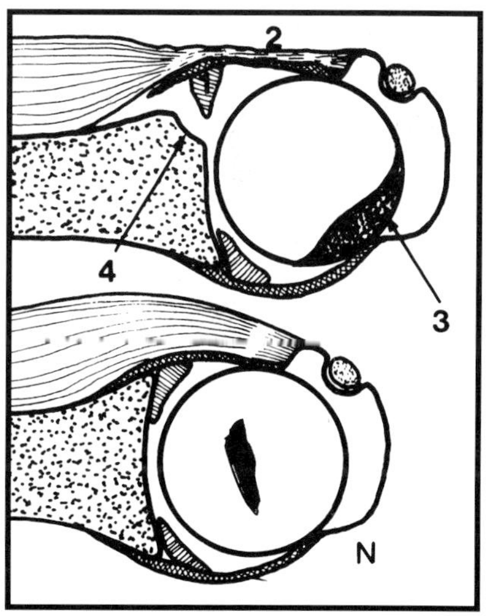

68. Rezidivierende Schulterluxation (1): Selbst nach früher und adäquater Behandlung kann eine erneute Schulterluxation auftreten. Ein immer geringeres Trauma wird bei den einzelnen Episoden zum Auslöser: Mitunter kann der Patient seine Luxation sogar selbst beheben. Zu den pathologischen Zeichen zählen: (1) Bankart-Läsion, (2) vorn mürbe gewordene Rotatorenmanschette, (3) Defekt mit Abflachung des Humeruskopfes hinten außen (Hill-Sachs-Läsion) und (4) abgerundeter Pfannenrand.

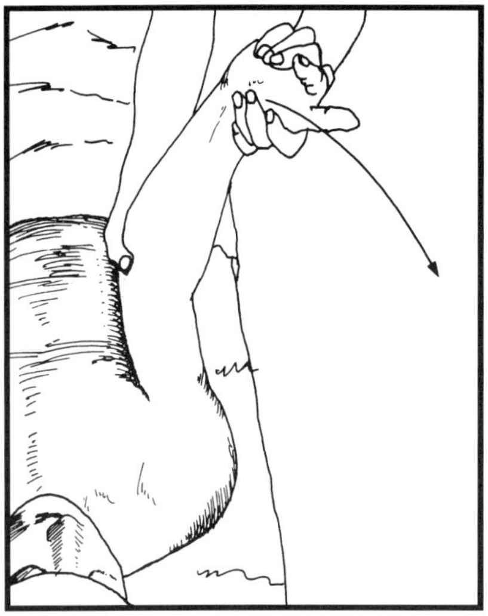

69. Diagnose (1): Meist eindeutige Anamnese; die Außenrotation kann dem Patienten erheblich erschwert sein. Man unterscheide rezidivierende und habituelle Luxation: Bei letzterer handelt es sich oft um psychiatrische Patienten oder solche mit Bindegewebsschwäche. Sie renken die Schulter oft freiwillig und schmerzfrei bei müheloser Reposition aus. Die Arthroskopie weist eine schlaffe Kapsel mit großem Gelenkraum, aber keine sonstigen Zeichen wiederholter Luxationen nach. Behandlung: Erziehung mit Bio-Feedback der Schultermuskulatur Op. vermeiden.

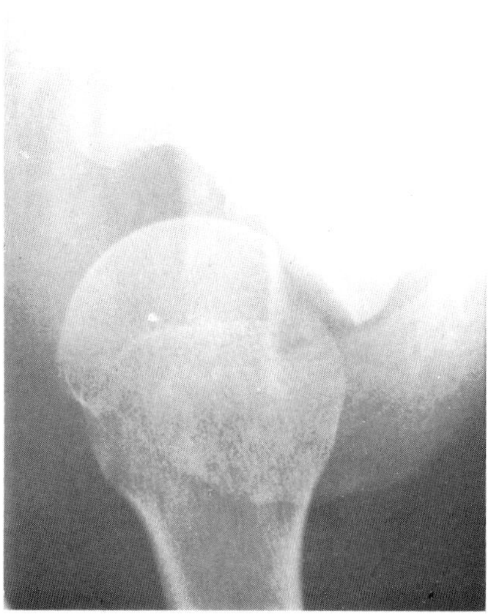

70. Diagnose (2): Eine axiale Aufnahme kann die Diagnose erhärten. Posterolaterale Defekte im Humeruskopf (Abb.) sind bei der wiederholten Luxation oft auffällig und kommen bei der habituellen Luxation nicht vor. *Weitere Untersuchungen:* (I) Arthroskopie oder (II) CT mit Luftfüllung des Gelenks können knöcherne Defekte oder eine Bankart-Läsion nachweisen; (III) man suche unter Durchleuchtung (oder mittels Streßaufnahmen) nach abnormer Humeruskopfbewegung bei um 90 ° abduziertem Arm.

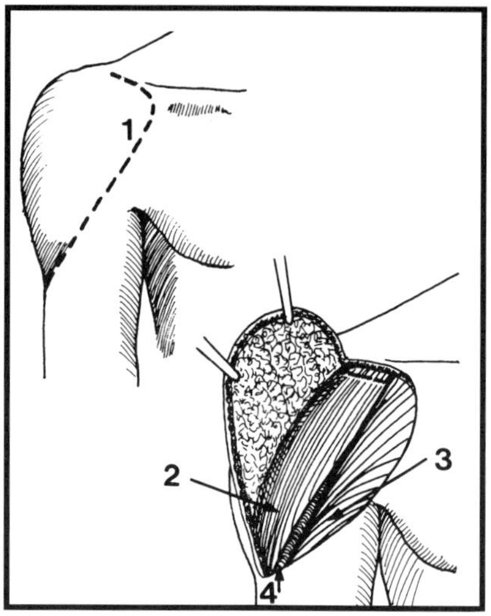

71. Behandlung (1): Heute sind 2 operative Korrekturverfahren üblich: die Operation nach Bankart und die nach Putti-Platt. Bei beiden wählt man den vorderen Zugang zur Schulter. Der Hautschnitt folgt dem Innenrand des M. deltoideus (2) und wendet sich nach oben außen zum Schlüsselbein (1). Man sucht die Rinne zwischen M. deltoideus und M. pectoralis major auf (3) und eröffnet sie. Eventuell muß man dabei die V. cephalica (4) unterbinden.

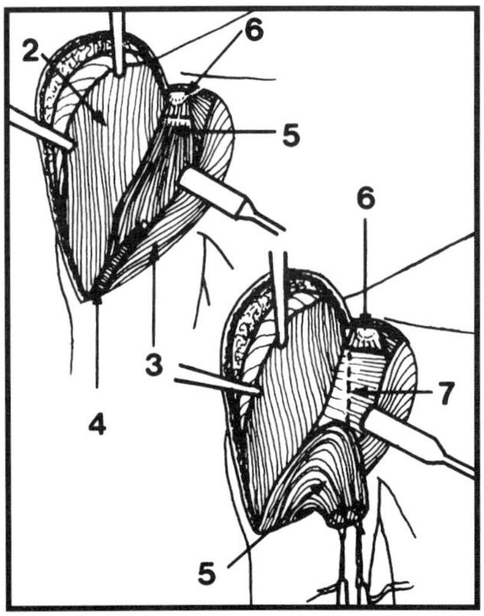

72. Behandlung (2): Den M. deltoideus zieht man nach hinten, nachdem man Teile seiner schlüsselbeinnahen Fasern durchtrennt hat (2). Die gemeinsame Sehne von M. coracobrachialis und kurzem Bizepskopf (5) wird nahe am Korakoid (6) durchtrennt und nach unten umgeschlagen, wobei besonders auf den N. musculocutaneus brachii zu achten ist. Dadurch wird der M. subscapularis freigelegt (7).

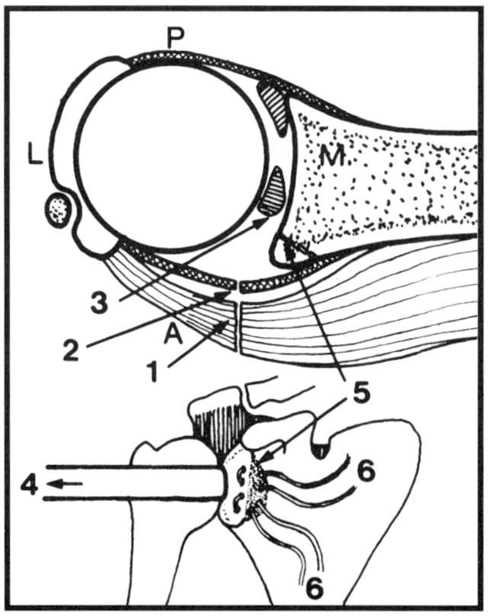

73. Behandlung (3): Operation nach Bankart (1): Man eröffnet das Schultergelenk nach der Spaltung des M. subscapularis (1) und der Gelenkkapsel (2). Ist das Labrum glenoidale lose oder zur Mitte der Gelenkpfanne hin verschoben (3), dann wird es reseziert; wenn nicht, bleibt es unberücksichtigt. Der Zugang wird durch Zurückziehen des Humeruskopfes nach lateral verbessert (4). Man rauht den Pfannenrand auf (5), durchbohrt ihn schräg und setzt danach Verankerungsnähte (6).

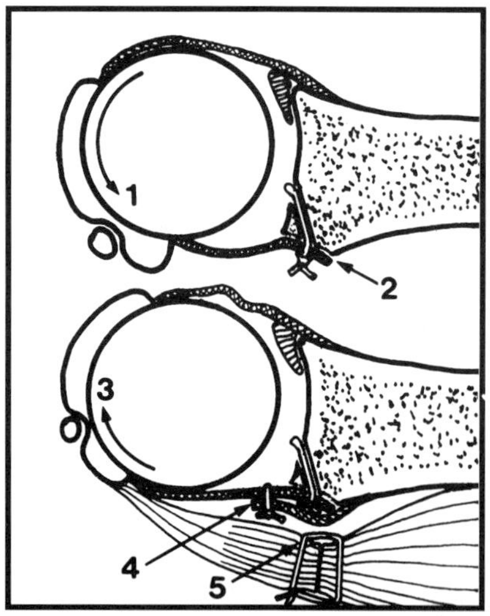

74. Operation nach Bankart (2): Jetzt rotiert man die Schulter nach innen (1), und die vorher durch den Knochen gezogenen Haltefäden verankern den lateralen Kapselanteil am aufgerauhten Pfannenrand (2). Mit der Schulter in Neutralstellung (3) wird der mediale Teil der Gelenkkapsel über den lateralen genäht (4). Der M. subscapularis wird wieder vereinigt (5), anschließend erfolgt der schichtweise Verschluß. Den Arm bandagiert man 4 Wochen lang am Rumpf anliegend, danach beginnt die Mobilisation.

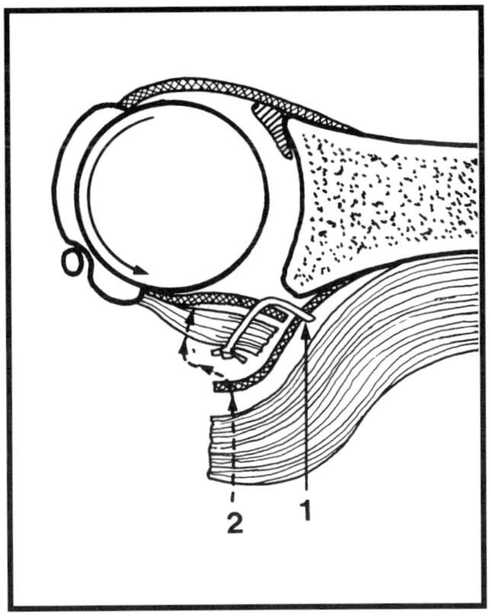

75. Operation nach Putti-Platt: Kräftige Matratzennähte werden ins Periost, aber auch in die Kapsel und andere intakte Gewebe am Humerushals gesetzt (1) und dienen dann der Verankerung der lateralen Kapselanteile und des M. subscapularis. Die medialen Anteile werden vorn vernäht (2), wobei man sorgsam eine Außenrotation vermeide und eine 4schichtige Gewebebarriere vor dem Gelenk anlegt. Man stellt den Arm vor der Mobilisation 4–6 Wochen lang in Innenrotation ruhig. Jedes der beiden Verfahren hat eine nur geringe Versagerquote von < 10 %.

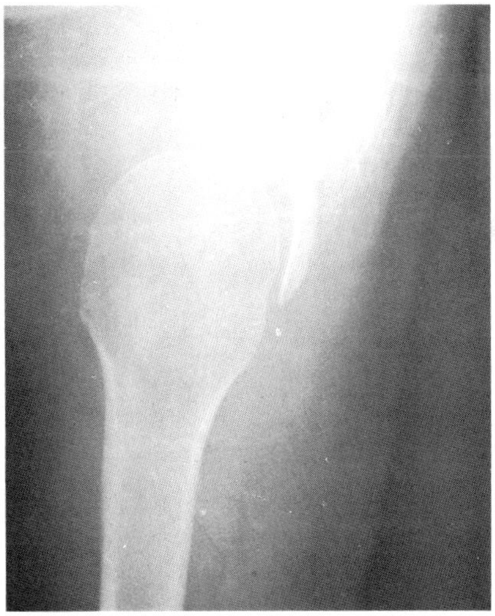

76. Knochenspan (Eden-Lange-Hybinette): Sowohl bei der vorderen als auch bei der hinteren (Abb.) rezidivierenden Luxation kann man bei erheblichem knöchernen Defekt einen Knochenspan zur mechanischen Abstützung an der Gelenkpfanne anbringen. Daneben taugt er auch für den seltenen (und meist nicht lohnenden) Fall, wo trotz bekannt schlaffer Gelenkkapsel oder von lähmungsbedingten Luxationen starke Argumente für eine operative Korrektur sprechen. Bei der rezidivierenden vorderen Luxation kann man das Gelenk auch durch Versetzung des Proc. coracoideus abstützen.

77. Rezidivierende hintere Schulterluxation: Man bedenke hier die operative Korrektur (nach Bankart- oder Putti-Platt-Verfahren über hinteren Zugang) und wähle dafür ähnliche Kriterien wie für die rezidivierende vordere Luxation. Es gibt heute bereits etliche arthroskopische Op.-Techniken einschließlich der Naht. Allerdings sind die Versagerquote beträchtlich und die Langzeitergebnisse noch unbekannt.

Luxationsfrakturen der Schulter:

1. Mit Fraktur des Tuberculum majus (115,90 u. 118,106).
2. Mit Fraktur des Humerushalses (119,110–112).

Neurologische Komplikationen der Schulterluxationen: Man sieht einen jeglichen Typ von Plexusschaden, meist mit guter *funktioneller* Erholung ohne Operation. Am häufigsten ist die isolierte Schädigung des N. axillaris, sie hat auch zur Motorik die schlechteste Prognose; Paresen des M. subscapularis haben eine vorzügliche Erholungsrate.

Bei einer diffusen Plexusschädigung mit unüberwindbarer Gelenkeinsteifung vor der neurologischen Erholung kann die Funktion auch dauerhaft gestört bleiben; folglich sollte man die Schulter bei *einer jeglichen* neurologischen Komplikation so bald als möglich mobilisieren.

Ist bei stärkeren Plexusläsionen nach 3–5 Monaten keine Erholung eingetreten, so ist die Exploration indiziert, die eine großzügige Freilegung erfordert, damit man bei gegebener Indikation die Nervenresektion mit freiem Nerventransplantat vornehmen kann.

78. Rotatorenmanschettenrupturen: Mit zunehmendem Alter treten in der Rotatorenmanschette degenerative Veränderungen auf, so daß dann bereits ein geringfügiges Trauma kleine Risse hervorrufen kann, die durch das Impingement gegen das Akromion zum sog. „schmerzhaften Bogen“ bei 90 ° Abduktion führen können. Zur Symptomenlinderung helfen meist Physiotherapie in Form örtlicher Wärme und Übungen sowie örtliche Infiltrationen mit Hydrocortison.

Ausgiebigere Risse können auf plötzlichen Zug am Arm entstehen und dann die Schulterabduktion erschweren. Anfangs besteht Schmerz unter dem Akromion, und der Patient krümmt die Schulter, wenn er den Arm abduziert; später lernt er dann, dieses Problem mit Ausweichbewegungen zu meistern. Diagnose und Ausmaß kann man mit Arthroskopie oder Luftkontrast-CT (oder MRT) abklären. Man behandelt diese Verletzungen meist nach den Akutsymptomen mit längerer Physiotherapie; bleibt der Schmerz problematisch, kann die Op. angeraten sein; noch 2 Jahren nach Symptomenbeginn erzielte man gute Ergebnisse. (Die Operation versucht nötigenfalls die Versorgung der Ruptur mittels Techniken der plastischen Chirurgie; wenn die Weichteile gegen das Akromion anschlagen, kann man dieses partiell resezieren; auch sind arthroskopische Techniken im Einsatz.) Bei jüngeren Patienten sollte man bei (den allerdings seltenen) Problemen bereits früher zur Operation raten.

Frakturen des proximalen Humerus: In dieser Region gibt es viele unterschiedliche Frakturmuster, von denen einige zwar selten sind, aber wegen der Folgekomplikationen wichtig werden können.

Es wurden für diese Region schon zahlreiche Klassifikationsversuche unternommen, doch durch das Ziel, sich der verwirrenden Vielfalt der Verletzungsmuster hier anzunähern, waren die Ergebnisse nicht gerade von Einfachheit gekennzeichnet. (Ein ähnliches Ergebnis kann man bei den Sprunggelenkfrakturen betrachten.)

Wichtig sind heute 2 Hauptklassifikationen: Neer- und AO-Klassifikation. (Letztere finden Sie am Ende dieses Kapitels.) Wir schlagen diese quasi als Referenzen vor und empfehlen nur die harten Fakten aus dem Kasten 79 in Erinnerung zu behalten.

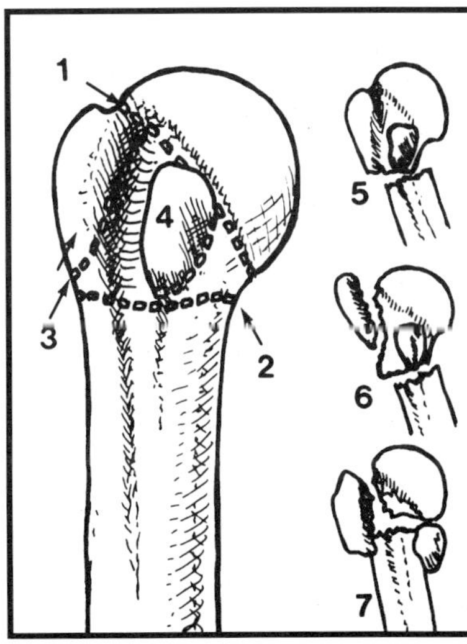

79. Proximale Humerusfrakturen: Die Frakturen dieser Region betreffen Collum anatomicum (selten) (1), Collum chirurgicum (2), Tuberculum majus (3) oder Tuberculum minus (4). Kombinationen hiervon sind häufig, wobei es Usus ist, die Brüche dieser Region nach der Zahl der Fragmente zu beschreiben – z.B. 2-Teile- (5), 3-Teile- (6) oder 4-Teile-Fraktur (7).

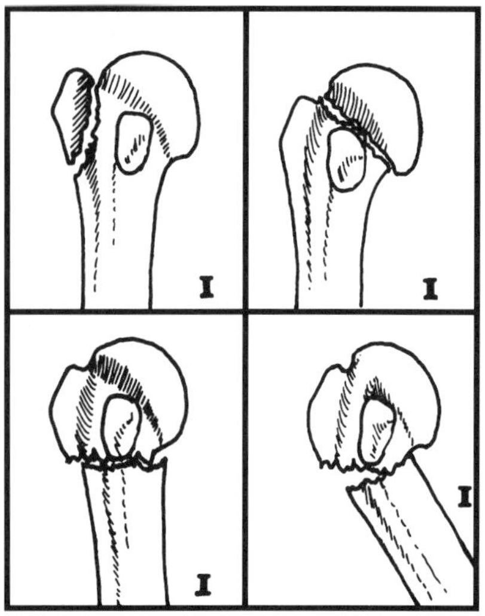

80. Neer-Klassifikation der proximalen Humerusfrakturen: Die weithin anerkannte Neer-Klassifikation unterteilt die proximalen Humerusfrakturen in 6 Gruppen.
Gruppe I: Diese beinhaltet *alle* Frakturen dieser Region (unabhängig von Trümmerbrüchen) mit nur minimaler Fehlstellung oder Abknikkung. (Dabei ist als minimal eine Verschiebung < 1 cm und (recht überraschend) eine Abknikkung ≤ 45 ° definiert.)

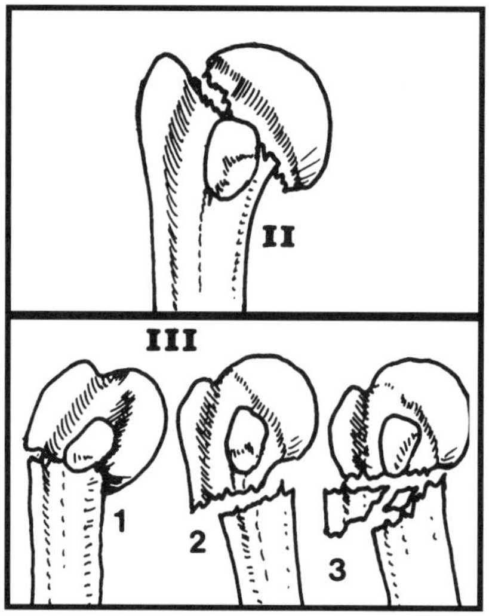

81. Neer-Klassifikation: Gruppe II: Dazu zählen alle Frakturen des Collum anatomicum mit Fehlstellung > 1 cm. Diese seltenen Verletzungen können durch eine avaskuläre Humeruskopfnekrose kompliziert sein. **Gruppe III:** Sie beinhaltet alle wesentlich verschobenen oder abgeknickten Frakturen, die auch eingestaucht (1), disloziert (2) oder multifragmentär (3) sein können. Die Abknickung weist oft nach vorn und kann das fälschliche Bild einer Abduktion oder Adduktion abgeben.

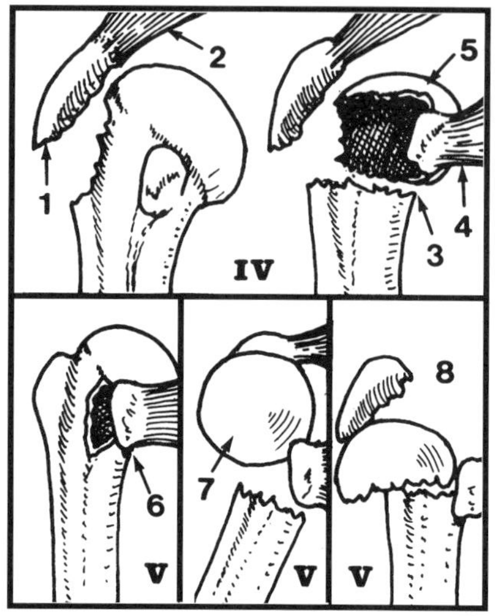

82. Gruppe IV umfaßt alle Frakturen des Tuberculum majus (1) mit Dislokation durch die Supraspinatussehne (2). Bei 3-Teile-Frakturen ermöglicht ein Bruch des Collum anatomicum (3) dem M. subscapularis (4), den Humeruskopf nach innen zu drehen, so daß dessen Gelenkfläche (5) überwiegend nach hinten zeigt. **Gruppe V** umfaßt das Tuberculum minus (6). Bei 3-Teile-Frakturen kann der Humeruskopf abduziert und nach außen rotiert sein, so daß dessen Gelenkfläche nach vorne zeigt (7). 4-Teile-Frakturen (8), identisch mit Brüchen der Gruppe IV, können den Kopf seiner Durchblutung berauben.

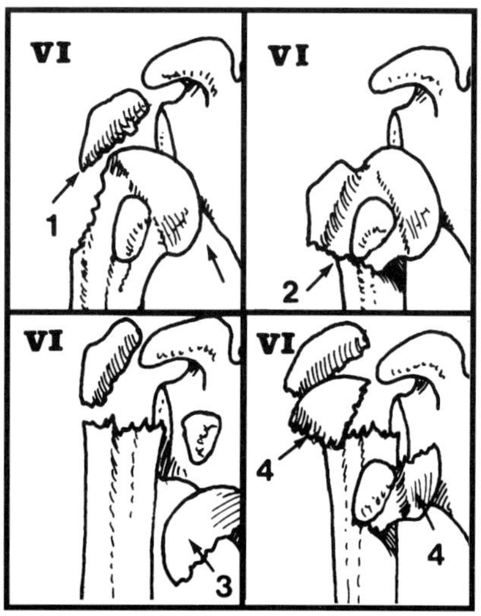

83. Gruppe VI umfaßt die Luxationsfrakturen. Schulterluxationen mit Abrißfraktur des Tuberculum majus (1) gehören dabei zu den 2-Teile-Frakturen der Gruppe VI (s. a. 109,56). Ernster sind schon die Luxationen, wo die 2-Teile-Fraktur durch das Collum chirurgicum geht (2). Am schwersten sind alle 3- und 4-Teile-Frakturen, vor allem wenn der Humeruskopf völlig abgetrennt und verlagert (3) oder, schlimmer noch, geborsten ist (4).

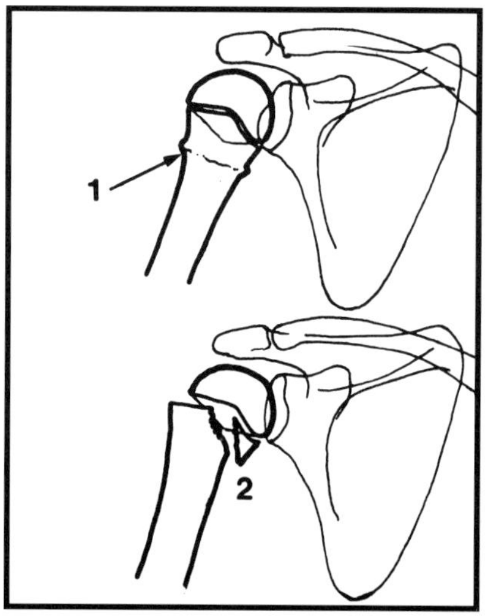

84. Kindliche Verletzungen: Bei Kindern ist der Grünholzbruch des Collum chirurgicum (1) die häufigste Verletzung; nach Neer kann man diesen als Gruppe I, 2-Teile-Fraktur, klassifizieren. Häufig ist auch eine leicht bis mäßig verschobene Verletzung der proximalen Humerusepiphyse mit begleitender juxtaepiphysärer Fraktur (2) (Typ II nach Salter-Harris). Diese paßt in Gruppe I oder II (je nach Stärke von Fehlstellung und Abwinkelung).

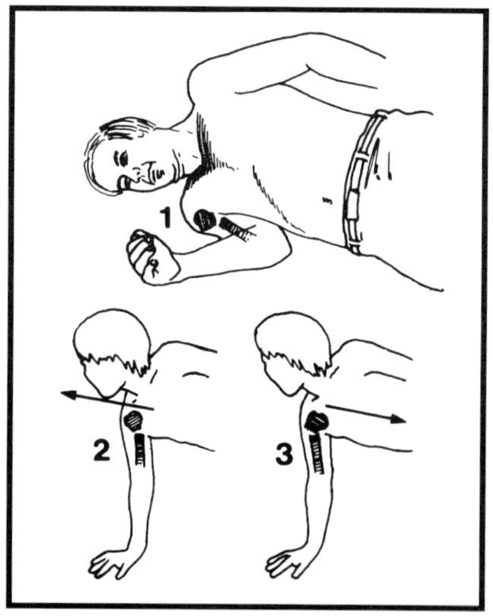

85. Verletzungsmechanismus: Verursacht sein können diese Frakturen durch einen Fall auf die Seite (führt oft zu einer eingestauchten, nur sehr gering dislozierten Fraktur) (1), durch direkte Gewalteinwirkung oder durch einen Sturz auf die überstreckte Hand. Das Verletzungsmuster wird bei letzterem von der Bewegungsrichtung des Rumpfes gegenüber dem fixierten Arm bestimmt (2, 3).

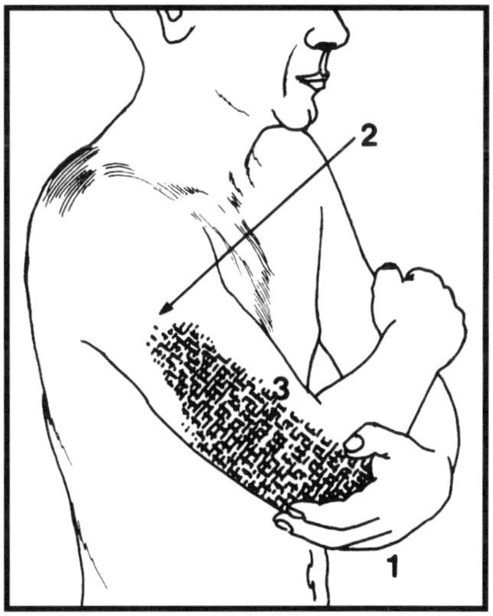

86. Diagnose: Der Patient wird meist seinen verletzten Arm mit der gesunden Hand halten (1). Es besteht Druckschmerz über dem Humerus (2), und besonders bei Abduktionsfrakturen kann eine deutliche Deformität zu sehen sein. Später wird ein großes, sich wegen der Schwerkraft nach unten ausbreitendes Hämatom zum Leitzeichen werden (3). (Dieses kann den Patienten sehr ängstigen, wenn der Arzt es nicht schon vorher erklärt.)

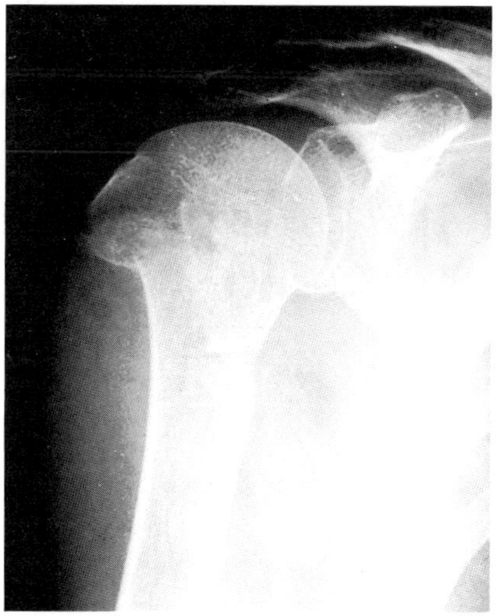

87. Röntgenaufnahmen (1): Die Diagnose wird letztlich durch die Röntgenaufnahmen gesichert. Bei einer großen Zahl von Patienten werden hierdurch vor allem 2 Faktoren abgeklärt, nämlich daß die Fraktur die Spongiosa von Humeruskopf und -hals durchsetzt, und daß daneben die Fragmente ineinander eingekeilt sind. Beide Faktoren tragen zur raschen Heilung von Oberarmhalsfrakturen bei. (Abb.: 3-Teile-Fraktur der Gruppe I)

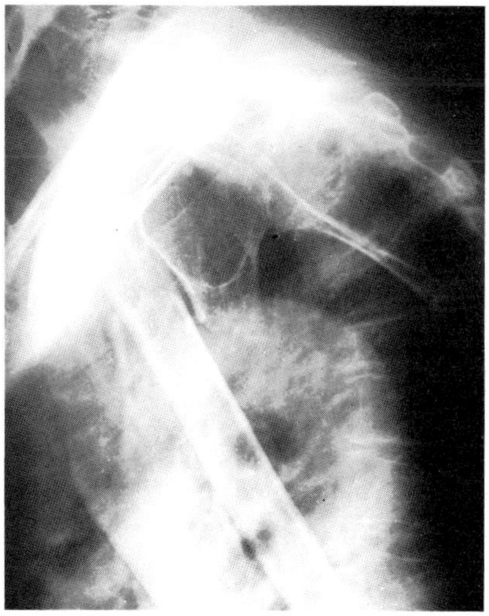

88. Röntgenaufnahmen (2): Man beachte, daß die Darstellung in einer weiteren Projektionsebene wünschenswert ist, will man diese Verletzungen sicher abklären. Eine schräg apikale oder streng lateral transthorakale Aufnahme wird meist die Beziehung der Hauptfragmente zueinander klären. Die Abbildung, eine seitliche transthorakale Aufnahme, zeigt den völligen Verlust des Knochenkontakts zwischen den beiden Bruchenden einer 2-Teile-Fraktur.

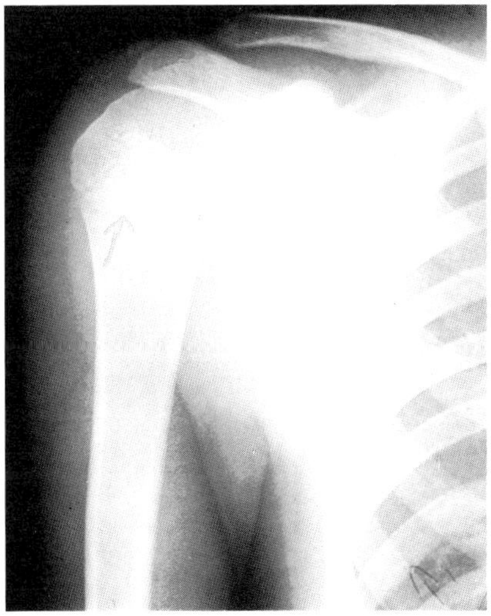

89. Röntgenaufnahmen (3): Man denke auch daran, daß bei Kindern die Wachstumsfuge oft mit einer Fraktur verwechselt wird. Bei vielen Röntgenprojektionen liegt die Wachstumsfuge schräg zum Zentralstrahl, so daß sie anstelle einer Linie als ovale Figur erscheint. Da ein Teil dieses Ovals weniger scharf imponiert als der andere (siehe Pfeil), kann es zu Fehlinterpretationen kommen. (Abb.: Normale Schulter.)

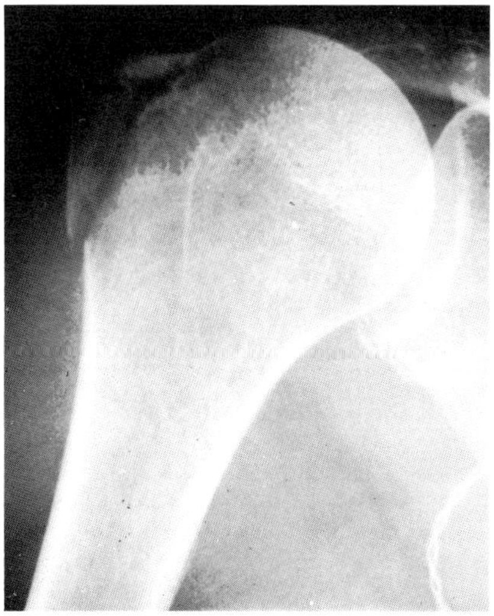

90. Behandlungsrichtlinien: Gruppe I: Die folgenden klassischen Beispiele sind nach ihrer Schwere geordnet.
Nichtdislozierte Fraktur des Tuberculum majus: Dieser Verletzungstyp kann isoliert vorkommen oder eine spontan reponierte Schulterluxation begleiten. Man sollte den Arm in einer Cuff-and-Collar-Schlinge stützen, bis die Akutsymptome abklingen (1–2 Wochen), und dann mit der Mobilisation beginnen. Man achte sorgfältig auf eine späte Fehlstellung.

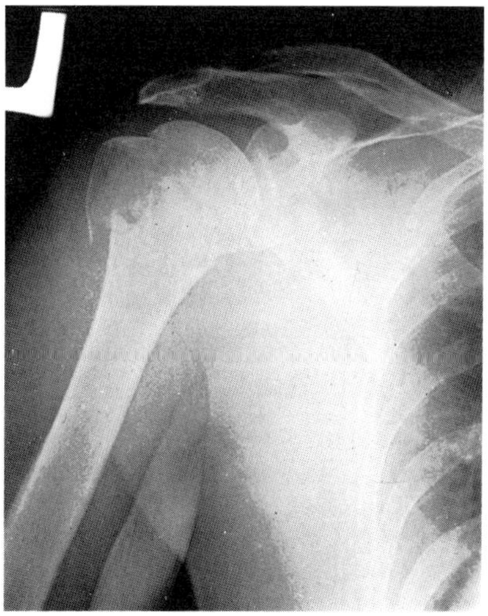

91. Behandlungsrichtlinien: Gruppe I: Eingestauchte Fraktur des Collum chirurgicum (Abb.: 3-Teile-Fraktur durch Tuberculum majus und Collum chirurgicum). Verschiebung und Abwinkelung sind in dieser Einzelprojektion nur minimal. Eine längere Immobilisation ist nicht nötig. Auch hier Collar-and-Cuff-Schlinge bis zum Schwinden der Schmerzen (meist 2–3 Wochen); anschließend Mobilisation. Sind die anfänglichen Beschwerden sehr groß, verfahre man wie in 116, 93 beschrieben.

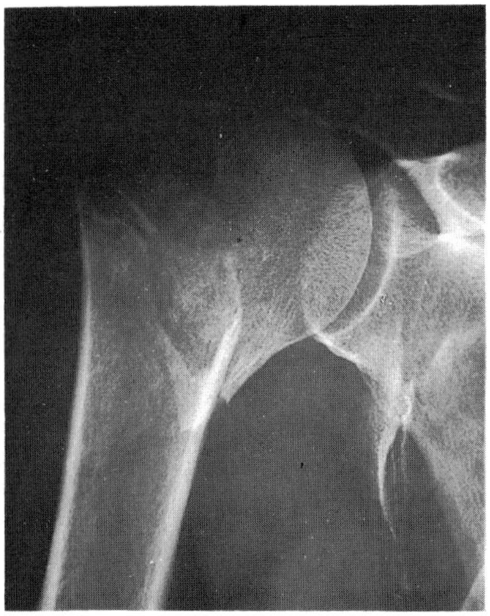

92. Behandlungsrichtlinien: Gruppe I (3): Nichteingestauchte Fraktur des Collum chirurgicum (Abb.: 2-Teile-Fraktur). Zwar ist dieser Bruch nicht eingekeilt, doch hat ein größerer Bereich spongiösen Knochens Kontakt und sichert so meist eine sehr schnelle Heilung. Eine sekundäre Dislokation ist unwahrscheinlich, vorausgesetzt die Gliedmaße bekommt anfangs eine Stützung (die man sowieso braucht, um den durch Bewegung verstärkten Schmerz zu lindern, was bei diesen Frakturen oft der Fall ist). Man behandle gemäß den Angaben von 116,93–97.

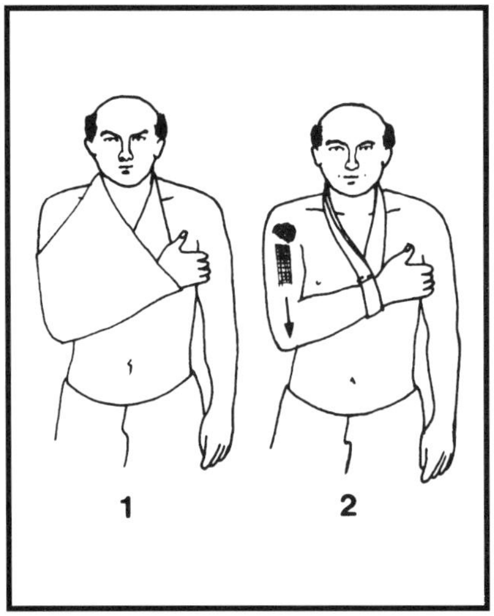

93. Behandlungsrichtlinien: Gruppe I (4): Leicht verschobene und angulierte Humerushalsfrakturen wie auch viele andere Verletzungen kann man allein durch äußere Stützung zufriedenstellend behandeln. Zuerst sollte der Arm in einer Schlinge unterstützt werden. Wo die Lösung einer Enstauchung unerwünscht ist (z.B. 115,91), ist eine breite Armschlinge zu bevorzugen (1). Wo die Fraktur die Einstauchung aufgegeben hat (z.B. 116,92), kann in gewissem Rahmen eine Collar-and-cuff-Schlinge durch die Schwerkraft eine Abwinkelung korrigieren.

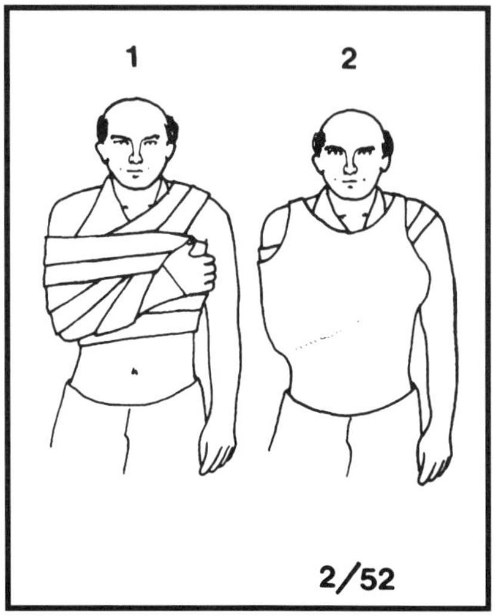

94. Behandlungsrichtlinien: Gruppe I (5): Zusätzlich schütze man den Arm vor Rotationsbelastungen durch Leibbinden (z.B. Kreppbandagen) (1), die der Patient unter der Kleidung trägt (2). Alternativ dazu kann man auch einen Strumpfverband verwenden (z.B. Stülpa®), der bei warmer Witterung sicher angenehmer zu tragen ist. Der Schmerz ist oft stark, so daß dann in den ersten beiden Wochen Analgetika vonnöten sind.

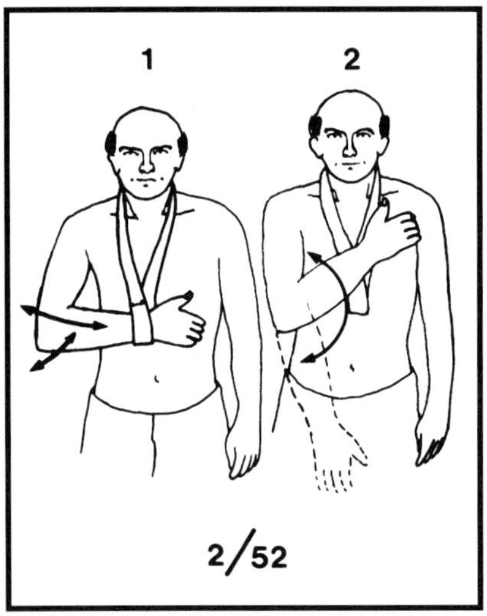

95. Behandlungsrichtlinien: Gruppe I (6): Nach 2 Wochen kann man die Leibbinden weglassen, es sei denn, der Schmerz erlaubt dies noch nicht. Die Schlinge sollte unter der Oberbekleidung getragen werden. Dem Patienten zeigt man, wie er schaukelnde Bewegungen der Schulter (Adduktion, Beugung (1)) beginnen soll, und daß er täglich 3–4mal den Arm aus der Schlinge nehmen soll, um den Ellbogen zu beugen und zu strecken (2).

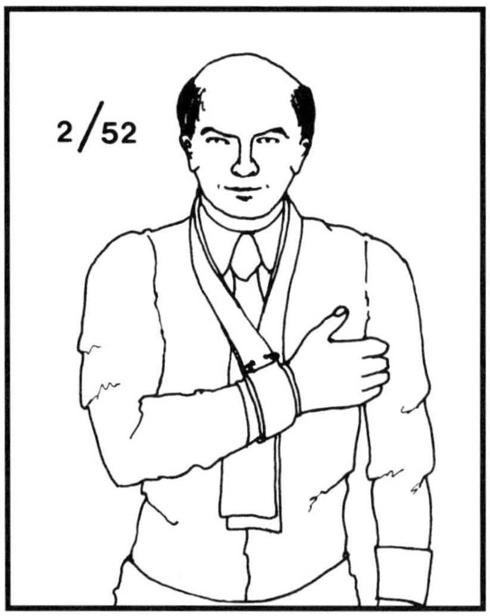

96. Behandlungsrichtlinien: Gruppe I (7): Nach 4 Wochen kann die Schlinge über der Kleidung getragen werden. Jetzt sollten über den ganzen Tag verteilt leichte Bewegungsübungen durchgeführt werden. Man ermutigt dann den Patienten, während der folgenden 2 Wochen allmählich die Schlinge mehr und mehr wegzulassen.

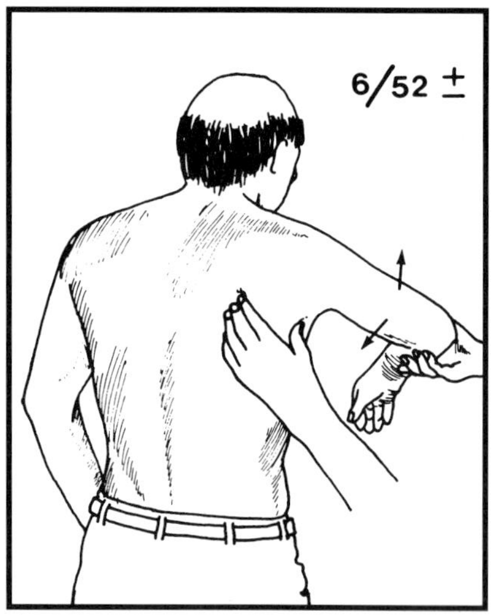

97. Behandlungsrichtlinien: Gruppe I (8): Nach 6 Wochen sollte man den Patienten der Physiotherpaie zuweisen, wenn – wie gewöhnlich – eine erhebliche Bewegungseinschränkung besteht. Das Bewegungsausmaß (insbesondere im Schultergelenk; s. Abb.) ist in 14tägigen Intervallen zu dokumentieren, um die Physiotherapie abzubrechen, wenn der Zugewinn stockt. Eine leichte bleibende Bewegungseinschränkung ist häufig, macht die Gliedmaße aber nur selten gebrauchsunfähig.

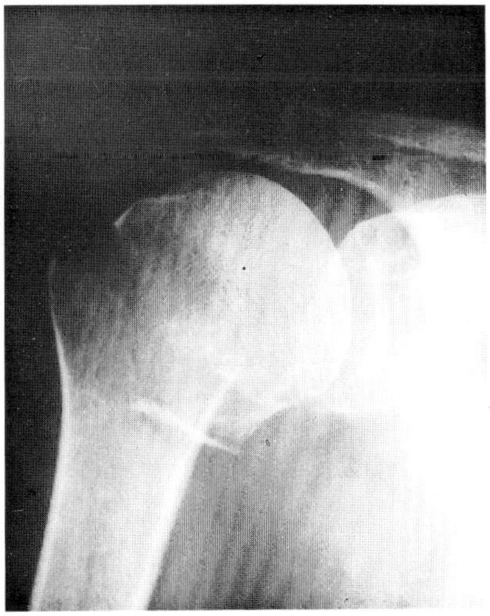

98. Behandlungsrichtlinien: Gruppe II (dislozierte Frakturen des Collum chirurgicum): Diese Frakturen sind oft durch eine avaskuläre Humeruskopfnekrose kompliziert. Außer bei sehr schwerer Dislokation (z.B. ohne Knochenkontakt) oder bei Komplikationen (wie Gefäßverschluß am Arm) vermeide man Manipulationen oder offene Reposition und behandle nach 116,93–97. Ist die manuelle Reposition erforderlich, dann s. 117,100–102. Folgt eine avaskuläre Nekrose, so muß man den Gelenkersatz erwägen.

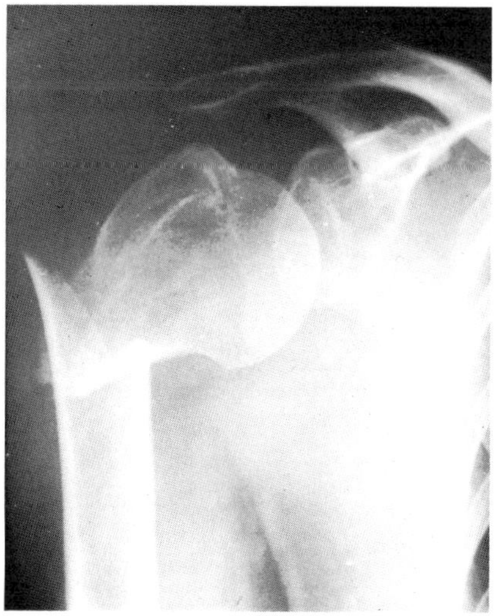

99. Behandlungsrichtlinien: Gruppe III (stark dislozierte oder angulierte Frakturen des Collum chirurgicum): Bei älteren Patienten mit Frakturen dieses Musters kann man ein gutes Ergebnis erwarten, wo man die Deformität akzeptiert und eine konservative Behandlung gemäß 116,93–97 verfolgt. Dennoch wird es zu etwas eingeschränkter Abduktion kommen, so daß man, wenn die Deformität besonders schwer oder der Patient aktiv ist, eine aktive manuelle Reposition versuchen sollte.

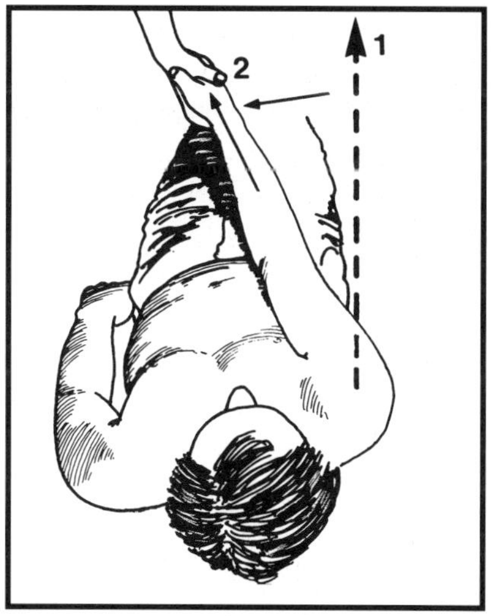

100. Behandlungsrichtlinien: Gruppe III: Manuelle Reposition (1): Der Patient erhält eine Vollnarkose; steht ein Bildverstärker zur Verfügung, sollte man ihn benutzen und so positionieren, daß der Chirurg ungehinderten Zugang zur Schulter hat. Man ziehe in Richtung der Gliedmaße (1) und bringe den Arm mit einer bogigen Bewegung in *Adduktion* (2).

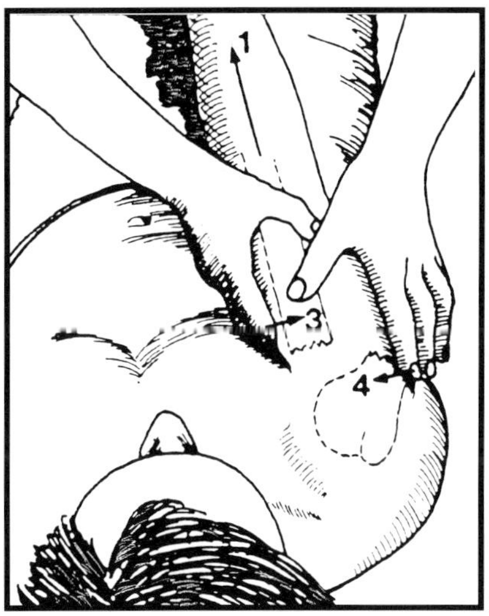

101. Behandlungsrichtlinien: Gruppe III: Manuelle Reposition (2): Ein Helfer behält den Zug in Adduktion bei (1); nun drückt der Arzt gegen den Humerusschaft und führt ihn dabei nach lateral (3). Gleichzeitig versucht man mit der anderen Hand, das proximale Fragment unter Kontrolle zu bringen, und übt festen Druck dicht unterhalb des Akromions aus (4).

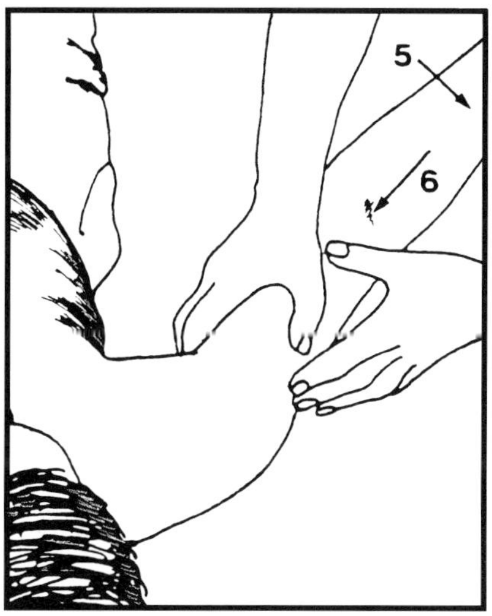

102. Behandlungsrichtlinien: Gruppe III: Manuelle Reposition (3): Lassen sich die medialen Frakturränder direkt gegenüber ausrichten, kann man die Reposition dadurch vervollständigen, daß der Helfer den Arm leicht abduziert (5) und allmählich den Zug verringert (6). Nach der Reposition der Fraktur sollte man die Gliedmaße in einer breiten Armschlinge und Leibbandage stützen (116,93–97).

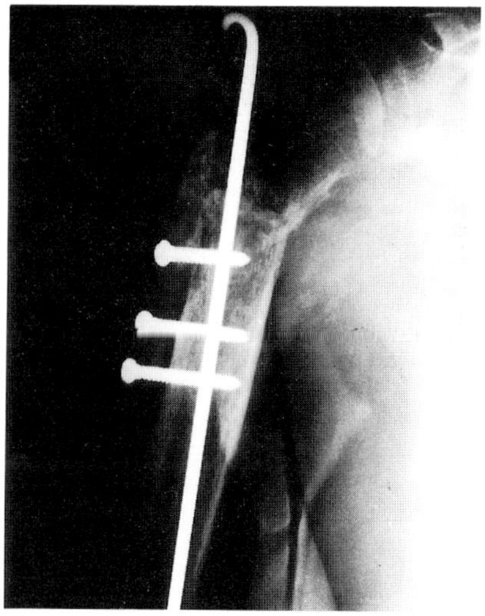

103. Behandlungsrichtlinien: Gruppe III (Forts.): Versagen geschlossene Methoden, erwäge man offene Reposition und Osteosynthese. In der Abb. wurden ein Rush-Pin und 3 Kortikalisschrauben verwendet, um ein weiteres Fragment zu halten. (Rush-Pins sind solide Marknägel mit hakenartigen Enden, sie können nur das Alignment halten, kontrollieren aber kaum die Achsendrehung; diesen Nachteil kann man überwinden, wenn man sie paarig und diametral zueinander versetzt einbringt, was leider nicht immer möglich ist.

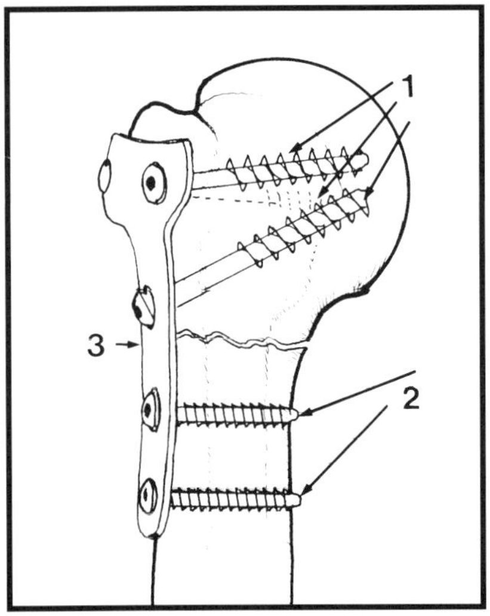

104. Behandlungsrichtlinien: Gruppe III (Forts.): Statt dessen kann man die Fraktur mit Platte und Schrauben fixieren. Man kann einen guten Halt in der weichen Spongiosa des proximalen Humerus mit Spongiosaschrauben erzielen (1), die Platte dagegen am Schaft mit Kortikalisschrauben fixieren (2). Wünschenswert sind mindestens 2 Schrauben im Humeruskopf, wofür man eine T-Abstützplatte verwenden kann (3). Ist die Bizepssehne im Sulcus intertubercularis im Wege, kann man auch zu einer L-Abstützplatte greifen.

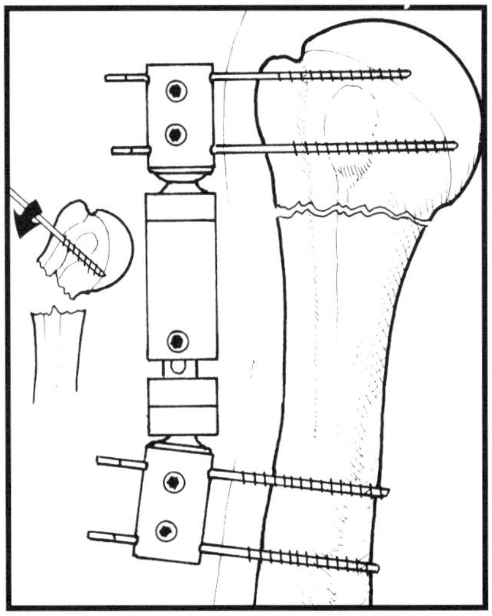

105. Behandlungsrichtlinien: Gruppe III (Forts.): Man erzielt in dieser Frakturklasse auch mit einem Fixateur-externe-System gute Resultate. Unter Bildverstärkerkontrolle bringt man in den Humeruskopf einen Steinmann-Nagel ein und reponiert damit die Fraktur. In den Kopf inseriert man 2 Half-pins mit durchgehendem Gewinde, ferner 2–3 in den Schaft. Nach der Befestigung am äußeren Neutralisationsstab entfernt man den Steinmann-Nagel.

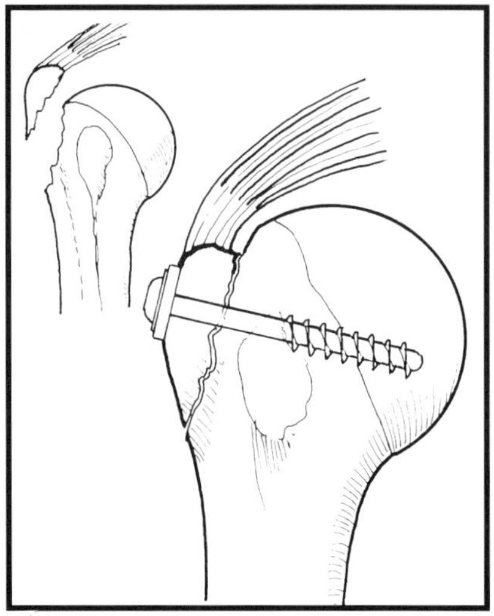

106. Behandlungsrichtlinien: Gruppe IV (dislozierte Fraktur des Tuberculum majus): Man kann 2-Teile-Frakturen geschlossen reponieren, doch neigen diese durch den Zug des M. supraspinatus (kein Gegenspieler!) zur Dislokation. Deshalb sollte man diese Brüche am besten osteosynthetisch versorgen, z.B. mit einer Spongiosaschraube (mit Unterlegscheibe unter dem Schraubenkopf). Auch indiziert bei Frakturen der Gruppe I mit deren Spätdislokation.

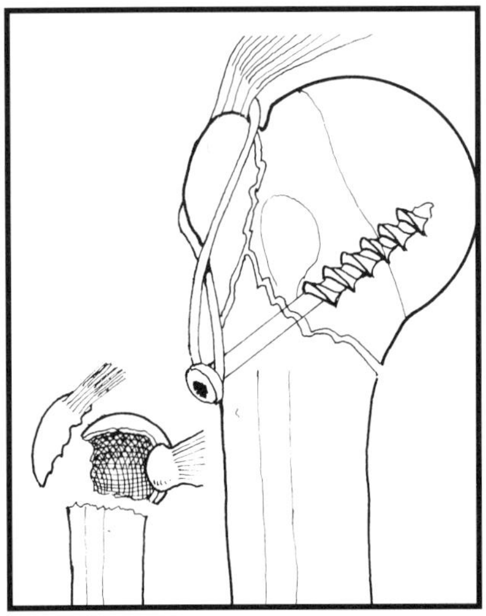

107. Behandlungsrichtlinien: Gruppe IV (Forts.): Bei 3-Teile-Frakturen zeigt die Gelenkfläche durch den M. subscapularis nach dorsal. Meist ist der Humeruskopf noch vital. Bei älteren Patienten behandle man konservativ (116,93–97). Beim jungen und aktiven Menschen denke man an offene Reposition und Osteosynthese. Dies kann zwar technisch schwierig sein, doch ist es möglich, alle 3 Fragmente zu fassen, wobei die Spongiosaschraube Kopf und Schaft hält und eine Zerklage von dieser Schraube aus das Tuberculum majus fixiert.

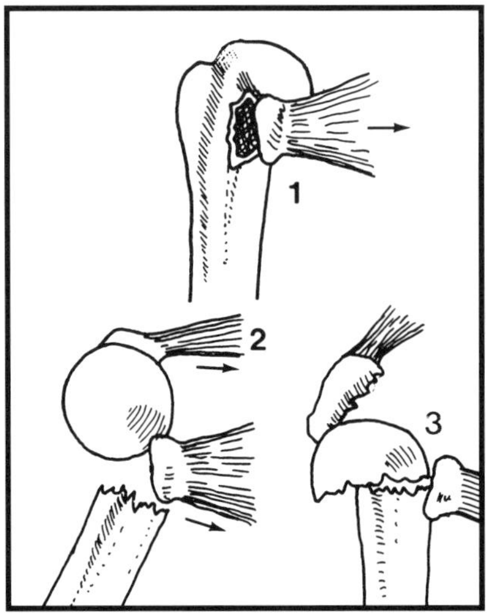

108. Behandlungsrichtlinien: Gruppe V (dislozierte Frakturen des Tuberculum minus): 2-Teile-Brüche (1) sind selten und konservativ zu behandeln. Bei 3-Teile-Frakturen hat der M. supraspinatus (2) keinen Opponenten, so daß der Humeruskopf nach vorne zeigt. Therapie wie bei Gruppe IV. 4-Teile-Frakturen der Gruppe V (3) entsprechen denen der Gruppe IV; avaskuläre Nekrosen des abgetrennten Kopfes sind hier häufig. Man kann diese Verletzungen auch konservativ behandeln, wobei man Komplikationen gleich nach Entstehen angeht.

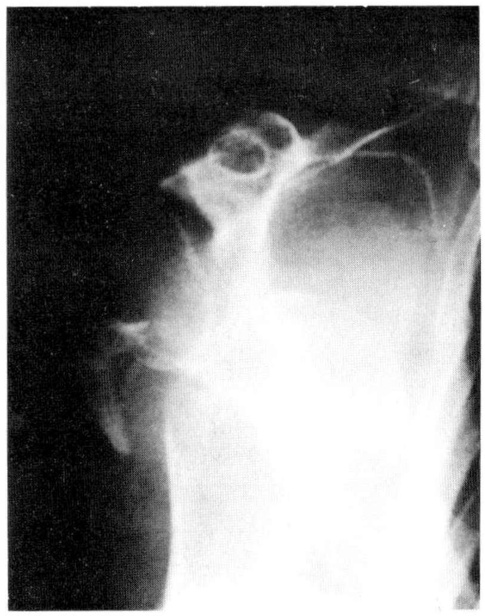

109. Behandlungsrichtlinien: Gruppe VI (Luxationsfrakturen): 2-Teile-Frakturen mit Schulterluxation und Bruch des Tuberculum majus werden als unkomplizierte Luxationen angegangen, z.B. manuell reponiert. Meist kehrt das Tuberculum majus in seine normale Position zurück; bleibt es allerdings stärker disloziert, sollte man es reponieren (109,56; 118,106).

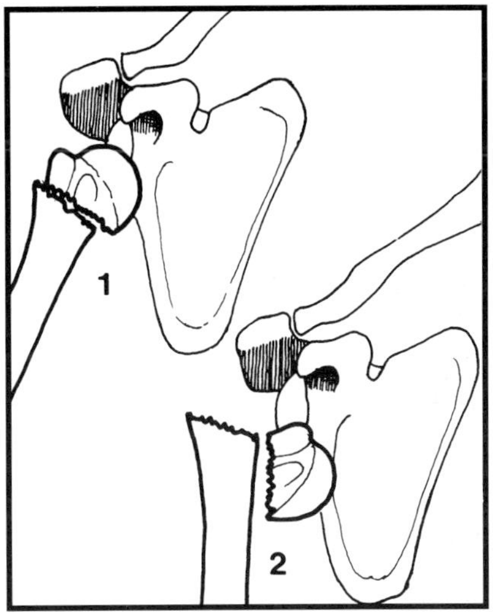

110. Behandlungsrichtlinien: Gruppe VI (Luxationsfrakturen) (Forts.): Betrifft eine 2-Teile-Fraktur das Collum anatomicum des Humerus, dann beeinflußt das Ausmaß der Fragmenttrennung die Chancen einer befriedigenden geschlossenen Reposition. Ist die Diastase nur gering (1), dann gestattet eine intakte Periostmanschette meist die manuelle Reposition; klaffen die Fragmentenden weit auseinander (2), dann wird diese recht schwierig.

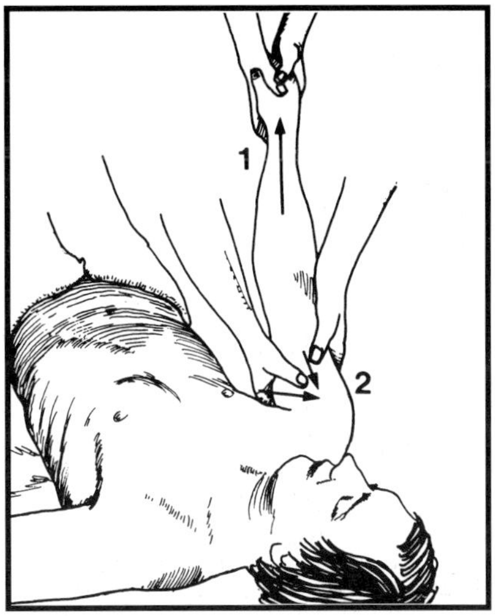

111. Behandlungsrichtlinien: Gruppe VI (Forts.): Wenn der Patient nicht zu gebrechlich ist, sollte man reponieren. Bei weit klaffenden Fragmenten ist das Risiko des Mißlingens besonders hoch, also sollten in jedem Fall getestete Blutkonserven und die Möglichkeiten eines Operationssaals zur Verfügung stehen, wenn die offene Reposition erforderlich wird. *Technik der geschlossenen Reposition:* Man übe in Neutralstellung oder leichter Abduktion geringen Zug aus (1) und drücke von der Schultervorderseite und durch die Axilla hindurch mit der Hand gegen den Humeruskopf (2). Man vermeide überstarke Abduktion.

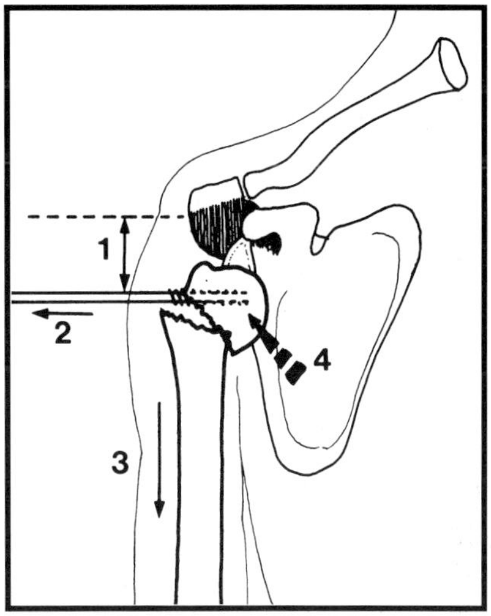

112. Behandlungsrichtlinien: Gruppe VI (Forts.): Versagt die vorherige Technik, so bohrt man einen Gewindestift in den Humeruskopf (unter Bildwandlerkontrolle); man bringe diesen Stift an der Oberarmaußenseite 3 cm unterhalb des Akromionbogens ein (1); dann zieht man an diesem Stift nach außen (2), zieht dabei leicht am Arm (3) und drückt mit der Hand gegen den Humeruskopf (4). *Nachsorge* wie bei den Verletzungen der Gruppe III.

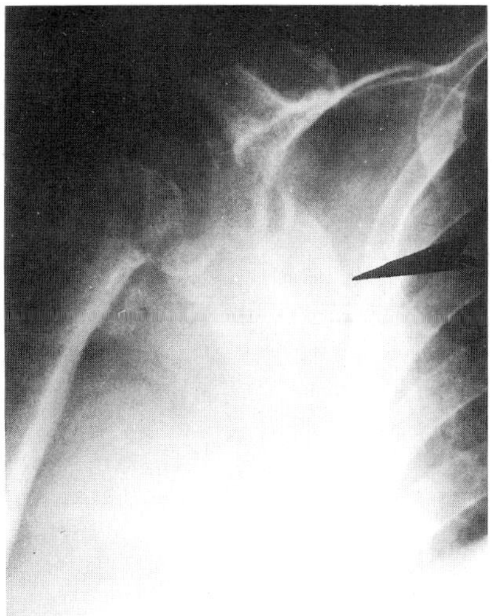

113. Behandlungsrichtlinien: Gruppe VI (Forts.): Versagt die geschlossene Methode, erwäge man die offene Reposition, außer bei ernstlichen Kontraindikationen. Bei *3- und 4-Teile-Frakturen,* vor allem bei gespaltenem Humeruskopf, ist das Risiko der avaskulären Nekrose mit Dauerschmerz und Einsteifung hoch. Unter diesen Umständen denke man besser an Resektionsarthroplastik, Hemiarthroplastik oder totalen Gelenkersatz. (Abb.: 4-Teile-Luxationsfraktur; Pfeil zeigt auf Humeruskopf.)

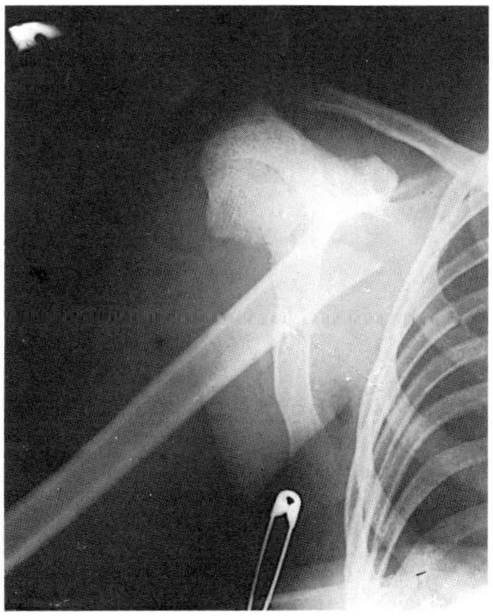

114. Behandlung: Bei Kindern können uneingestauchte Frakturen vom Erwachsenentyp sein (Abb.) oder der Gruppe II der Epiphysenfrakturen angehören. *Man vermeide eine offene Reposition.* Reposition wie beschrieben; kehrt die Fehlstellung zurück, sobald der Arm dem Rumpf anliegt, ist ein Schultergips in Abduktion anzulegen. Man sollte die Fragmentapposition erreichen, allerdings ist ein bleibender Achsenknick von bis zu 30 ° kein Anlaß zu Pessimismus, da die rasche Funktionswiederherstellung mittels der Remodellierung die Regel ist.

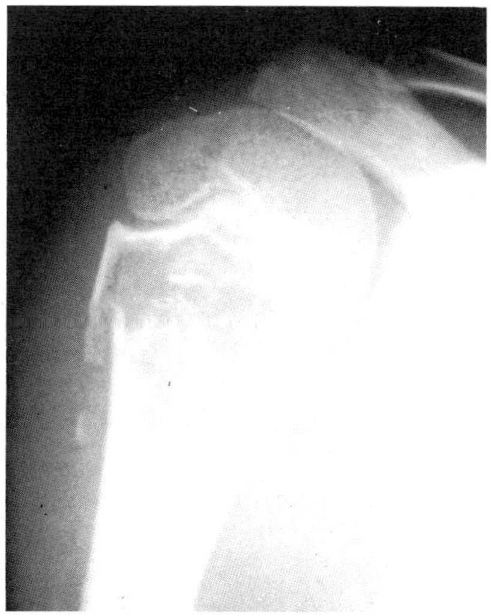

115. Komplikationen (1): Pathologische Frakturen durch eine einfache Knochenzyste im proximalen Humerusschaft sind bei Kindern häufig. Diese Verletzung sollte als unkomplizierte Fraktur behandelt werden. Die Heilung schreitet meist normal voran, oft sogar mit spontaner Zystenrückbildung. Nur selten (z.B. nach wiederholten Frakturen oder bei weiterem Zystenwachstum) ist die Kürettage der Zyste mit Füllung durch Knochenspäne indiziert.

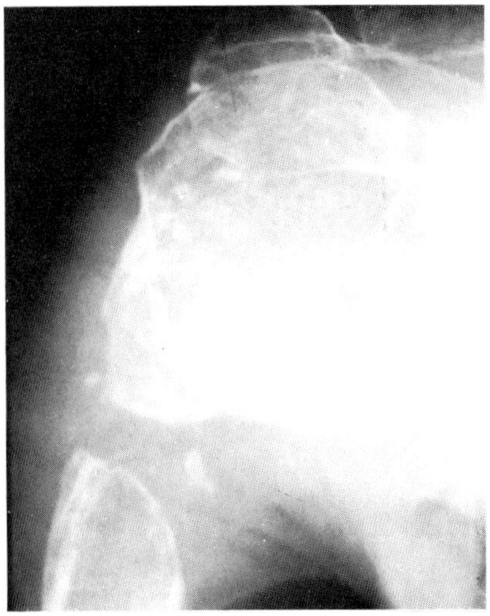

116. Komplikationen (2): Auf eine Strahlentherapie bei Mammakarzinom hin kann eine Radionekrose mit pathologischer Fraktur nachfolgen. Wegen der lokalen Fibrose und der Gefäßveränderungen ist die aktive Therapie erschwert, doch kann man in ausgesuchten Fällen den Gelenkersatz erwägen. **Komplikationen (3):** Ein Arterienverschluß reagiert meist auf die Bruchreposition; ist eine Exploration erforderlich, muß zuerst die Freilegung und die Anschlingung des Stamms der A. subclavia am Hals erfolgen.

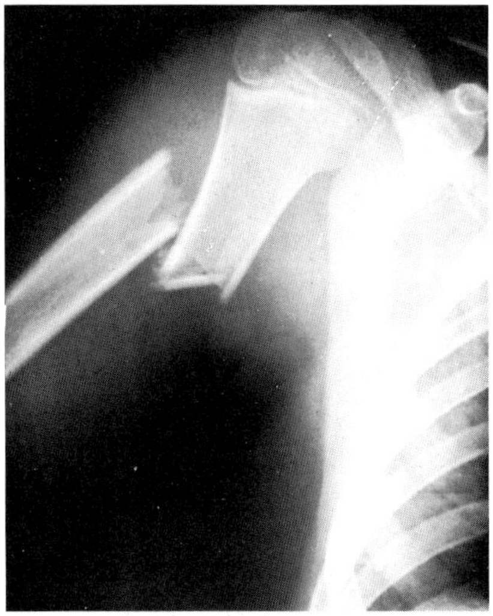

117. Humerusschaftfrakturen: Pathogenese (1): (a) Frakturen des Humerusschafts können durch indirekte Gewalteinwirkung (z.B. Fall auf den ausgestreckten Arm) oder durch direkte Gewalt (z.B. Sturz auf die Seite oder Schlag gegen den Oberarm) entstehen. (b) Bei Frakturen des oberen Drittels (Abb.) neigt das proximale Fragment wegen des gegenspielerfreien Zugs des M. pectoralis zur Adduktionsfehlstellung.

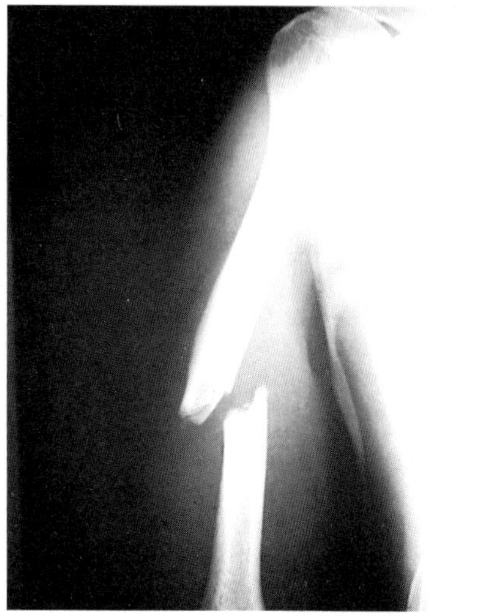

118. Pathogenese (2): (c) Bei Frakturen des mittleren Drittels neigt das proximale Fragment zur Abduktion durch die Zugkraft des M. deltoideus. (d) Verletzungen des N. radialis, Pseudarthrose und offene Brüche sind bei Frakturen *des mittleren Humerusdrittels* am häufigsten.

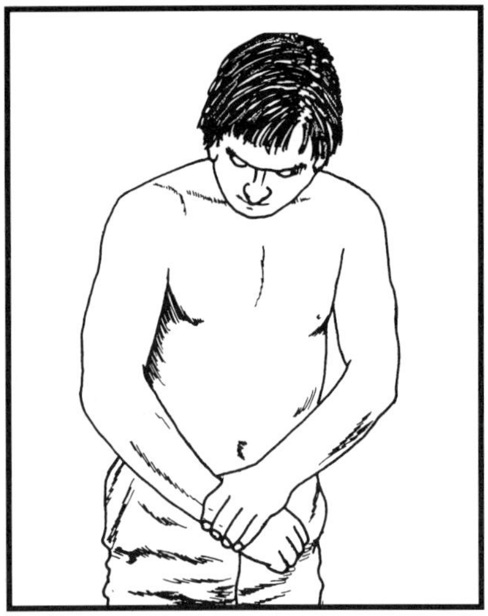

119. Diagnose (1): Der Arm hängt dreschflegelartig an der Seite herab, der Patient hält ihn meist mit der Hand der gesunden Seite fest. Ganz offensichtlich läßt die Beweglichkeit an der Frakturstelle kaum Zweifel an der Diagnose aufkommen. Letzte Sicherheit geben die Röntgenaufnahmen, die nur selten zu Interpretationsschwierigkeiten Anlaß geben.

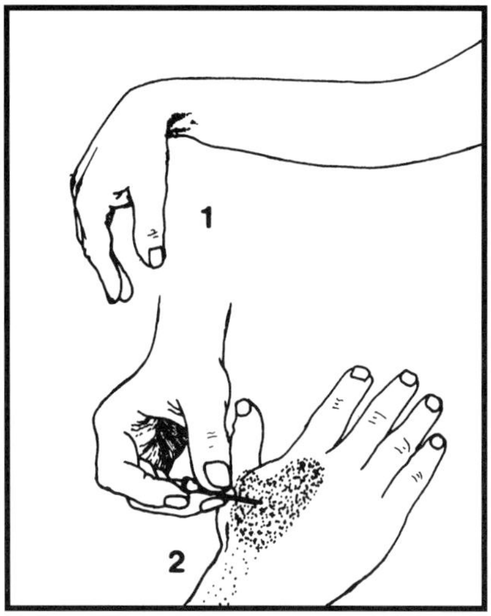

120. Diagnose (2): In jedem Fall suche man nach Zeichen einer Radialisschädigung: Fallhand (1) sowie einer sensiblen Störung am Handrücken (2). Diese Schädigung ist in der Tat selten, da ein Teil des M. brachialis unter dem Nerven liegt und diesen meist vor direktem Kontakt mit den Fragmenten schützt. Begleitet aber eine N.-radialis-Verletzung eine Fraktur, so ist immer die operative Abklärung erforderlich.

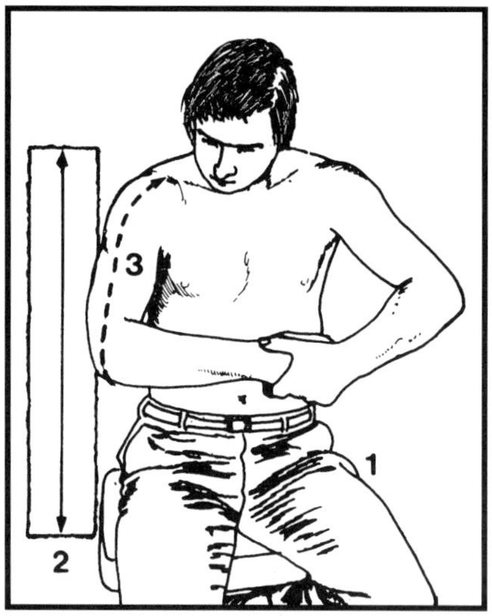

121. Behandlung (1): U-förmige Gipsschiene: Einfache isolierte Frakturen können durch Anbringen eines U-förmig gestalteten Gipsschienenverbands behandelt werden. Ist die Achsenknickung nur gering, braucht man auch keine Narkose. Der Patient sollte sitzen (1). Vorbereitet wird ein Gipsschienenverband von ca. 15 cm Stärke aus 8 Lagen einer Gipsbinde (2). Die Länge ist so zu wählen, daß die Gipsschiene von der Arminnenseite um den Ellbogen herum bis hoch zur Schulterspitze reicht (3).

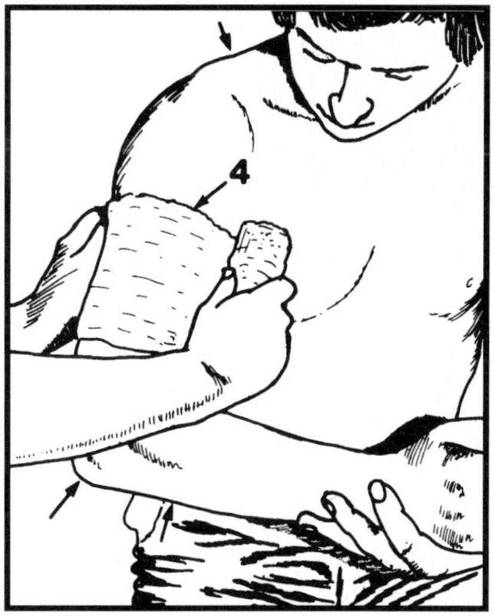

122. Behandlung (2): Als nächstes wird eine Watterolle angewickelt (4). Dabei ist besonders auf den Ellbogen zu achten. Die Polsterung sollte von der Schulter bis einschließlich zum proximalen Drittel des Unterarms reichen.

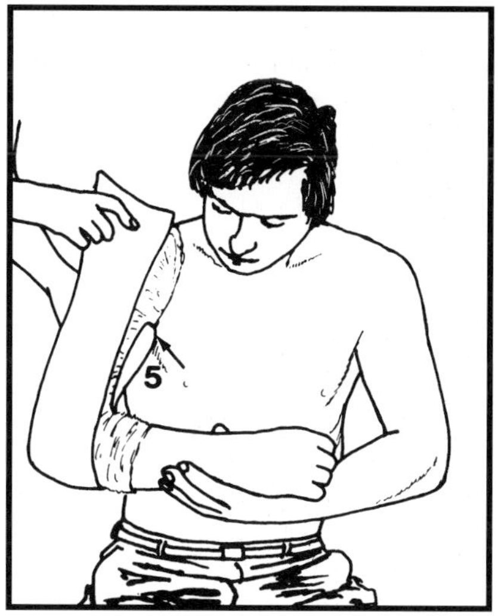

123. Behandlung (3): Der Gipsverbandstreifen wird jetzt angefeuchtet und dem Oberarm angelegt. Man beginnt dabei an der Innenseite der Achselfalte (5) und umfährt dann den Ellbogen bis zurück zur Schulter. Die Gipsschiene glätte man sorgsam. Das Überlappen ihrer Ränder vorn oder hinten ist klinisch belanglos.

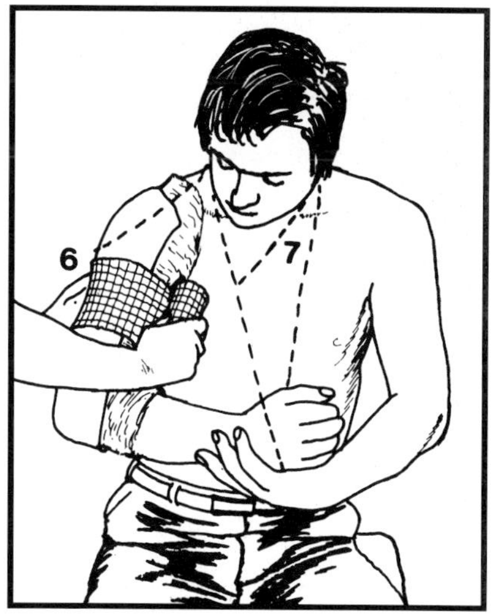

124. Behandlung (4): Die Gipsschiene wird mit einer angefeuchteten Baumwollbandage gesichert (6). Während der Gips härtet, kann die Fraktur noch geformt und ihre Achsenknickung korrigiert werden. Danach sollte man den Arm in einer Schlinge stützen (7), die unter der Kleidung zu tragen ist.

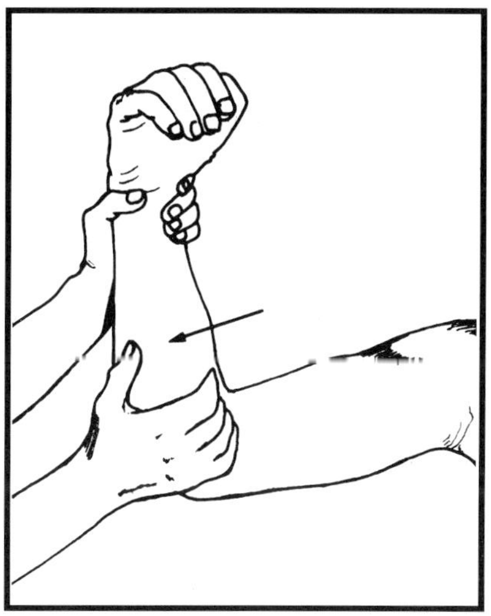

125. Behandlung (5): Ist die Fraktur stark disloziert, so erscheint eine tiefe Sedierung oder gar die Vollnarkose wünschenswert. Ein Helfer übt dann leichten Zug am Oberarm aus. Eine U-Schiene wird wie oben beschrieben angelegt, wobei die Fraktur sorgsam modelliert wird, während der Gips härtet. Zusätzlichen Halt bietet eine unter der Kleidung zu tragende Schlinge.

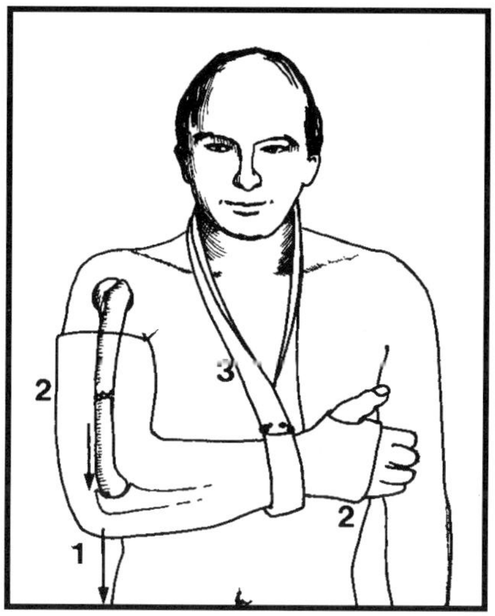

126. Behandlung (6): Hängegipsmethode: Prinzip dieser Behandlungsmethode ist, daß das Eigengewicht der Gliedmaße und des Gipsverbandes die Bruchfehlstellung verringern und die Reposition aufrecht erhalten (1). Ein langer Oberarmgipsverband wird angelegt (2) und von einer *Collar-and-cuff-Schlinge* (3) gehalten. Bei dieser Behandlungsweise muß es sich, will man erfolgreich sein, um einen ambulanten Patienten handeln. Es kann hierbei eine höhere Rate von Pseudarthrosen durch gelegentliches Auseinanderweichen der Fragmente auftreten.

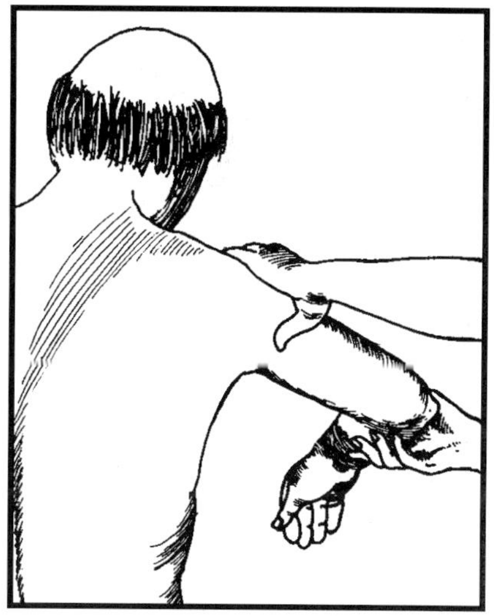

127. Behandlung (7): Nach Abklingen des anfänglichen Schmerzes (ca. 2–3 Wochen) kann man den Hängegips durch eine Polyäthylenmanschette oder eine andere Form von funktionellem Brace ersetzen, viele bevorzugen jedoch den Gips bis zur erfolgten Heilung. Nach 9 Wochen prüfe man klinisch und radiologisch. Bei gutem Ergebnis kann der Patient noch 2 Wochen lang vorsorglich eine Schlinge tragen, doch sollte nun die Mobilisation von Schulter und Ellbogen beginnen. Je nach den Fortschritten des Patienten denke man auch an Physiotherapie.

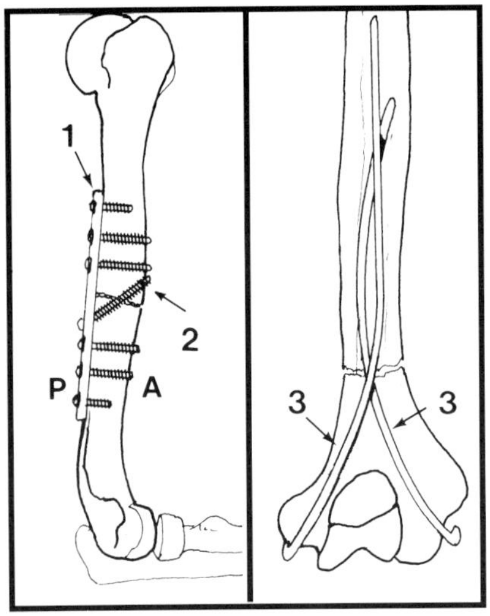

128. Behandlung (8): Man bedenke die Osteosynthese, wenn (a) eine Gliedmaße 2 oder mehr Brüche hat oder beide Arme gebrochen sind oder multiple Frakturen vorliegen; (b) bei Radialisparese bei einer offenen oder oder sonstwie geeigneten Fraktur, oder wenn die Lähmung erst nach manueller Reposition auftritt. *Methoden:* (I) Dorsal anzubringende, vorgebogene 4,5 mm starke AO-DCP-Platte (1) mit interfragmentärer Zugschraube (2); (I) gekreuzte Rush-Pins (3) über kleine Inzisionen beiderseits des Ellbogens.

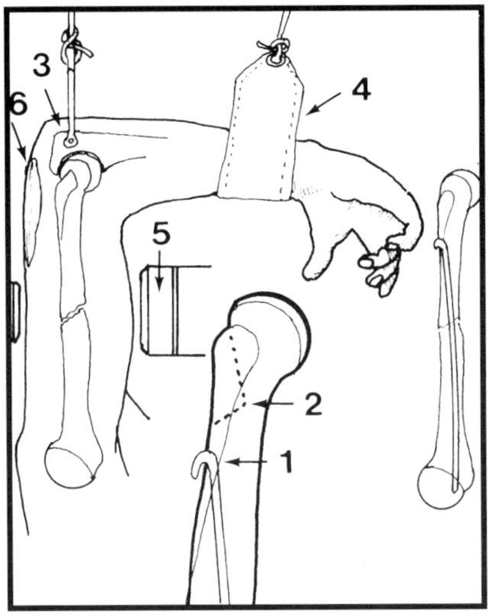

129. Behandlung (9): (III) Marknägel (incl. Rush-Pins, Ender-Nagel etc.) kann man dicht oberhalb (1) der Fossa olecrani (2) einsetzen. Der Patient liegt auf dem Rücken; man zieht (über eine Olekranontraktion) (3) und stützt dabei Hand und Unterarm über eine Schlinge am Overhead-Gestänge (4). Frakturdarstellung und -reposition mittels Bildverstärkerkontrolle (5) (auf guten Zugang achten). Dann bringt man die Implantate über eine kleine, den M. triceps spaltende Inzision ein (6).

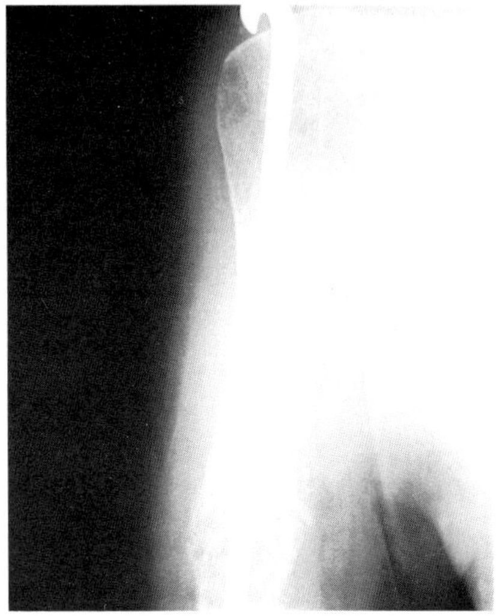

130. Behandlung (10): (IV) Man kann eine Fraktur auch über einen durch die Region des Tuberculum majus eingebrachten Marknagel halten. (Abb.: einzelner Rush-Pin.) Zu diesem greift man am häufigsten bei proximalen Frakturen, wo die Freilegung die gleichzeitige Reposition unter Sicht gestatten kann. Diese Fixationsmethode hält die Hauptfragmente in guter Stellung, kontrolliert aber kaum die Rotation. Der Verriegelungsnagel nach Seidel hat eine hohe Komplikationsrate, meist durch Schulter-Impingement.

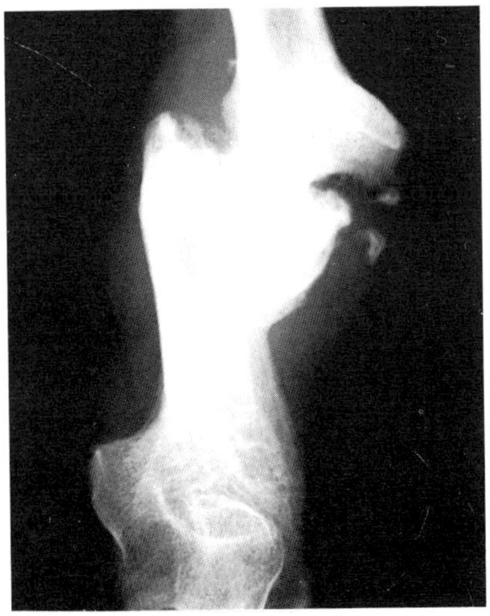

131. Komplikationen (1): Pseudarthrose (1): Diese sieht man am häufigsten nach Brüchen des mittleren Drittels, vor allem bei adipösen Patienten, wo eine Stützung schwierig sein oder die Schwerkraft die Fragmente distrahieren kann. Hier sind starre innere Fixation (gut sitzender Küntscher-Nagel, Kompressionsplatte etc.) und ein anschließender Schultergipsverband anzuraten.

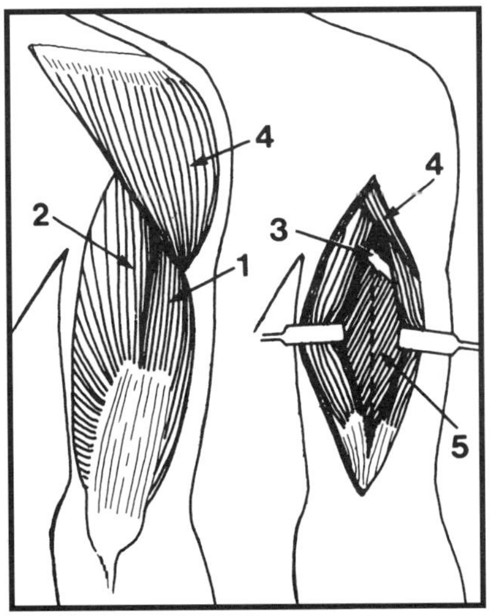

132. Pseudarthrose (2): Um Schaden zu vermeiden, ist die Darstellung des N. radialis wichtig, wofür man meist den hinteren Zugang wählt. Die dorsale mittelständige Inzision gibt Zugang zum lateralen (1) und langen Trizepskopf (2), die man voneinander trennt. Der Nerv (3) liegt dicht am Rand des Deltamuskels (4) und sollte hier identifiziert werden. Den medialen Trizepskopf (5) spaltet man, um zum Humerusschaft zu gelangen.

133. Komplikationen (2): Radialisparese: Hier ist meist die Kontinuität des Nerven erhalten, so daß die Erholung oft schon 6–8 Wochen nach dem Ereignis einsetzt. Gibt es keine Indikation zur Freilegung (z.B. Radialisparese bei offener Humerusfraktur), dann sollte man den Patienten abwartend behandeln.

Man versorge den Patienten so bald wie möglich mit einer Fallhandschiene, am besten mit Federung, und weise ihn der Physiotherapie zu, so daß er zu aktiven und passiven Bewegungen von Fingern, Daumen und Handgelenk angeleitet wird. Zeigt sich binnen 8 Wochen keine Erholung, sollte man eine Elektromyographie durchführen. Zeigt auch diese keine Erholungszeichen, so lege man den N. radialis frei.

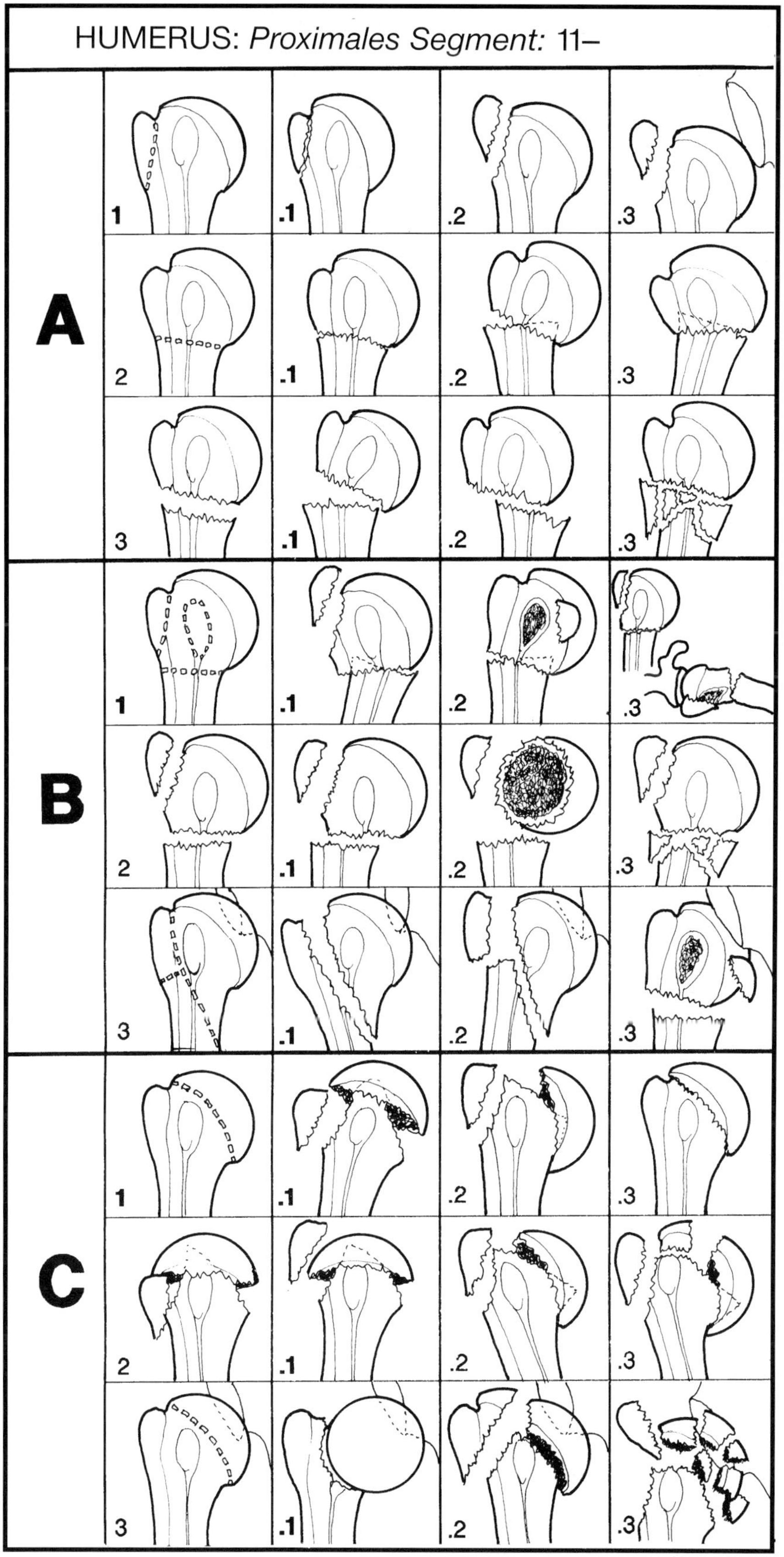

134. AO-Klassifikation der Humerusfrakturen, proximales Segment (11-):

Typ A. Diese Einzelfrakturen sind extraartikulär und erfassen entweder Collum chirurgicum *oder* Tuberculum majus *oder* Tuberculum minus.
A1 = Fraktur des Tuberculum majus: .1 nicht verschoben; .2 verschoben; .3 mit begleitender Luxation.
A2 = Eingestauchte Fraktur des Collum chirurgicum: .1 nicht verschoben; .2 mit Varusdeformität; .3 mit Valgusdeformität.
A3 = Nichteingestauchte Fraktur des Collum chirurgicum: .1 mit Abknickung; .2 mit Fehlstellung; .3 multifragmentär.

Typ B. Frakturen von Collum chirurgicum und einem Tuberkulum.
B1 = Eingestauchte Fraktur des Collum chirurgicum mit Fraktur von Tuberculum majus/minus; .1 mit Valgusdeformität und Bruch des Tuberculum majus; .2 mit Varusdeformität und Fraktur des Tuberculum minus; .3 mit Abknickung nach vorn und Fraktur des Tuberculum majus.
B2 = Nichteingestauchte Fraktur des Collum chirurgicum mit Fraktur eines Tuberkulums: .1 ohne Rotation (Torsionsdeformität); .2 mit Rotation; .3 multifragmentärer Bruch der Metaphyse.
B3 = Doppelfraktur mit Schulterluxation (Schulterluxationsfraktur): .1 mit vertikaler Bruchlinie bei intaktem Tuberculum majus (hier wegen des schrägen Bruchverlaufs atypisch als bifokal klassifiziert); .2 Vertikalfraktur und Begleitbruch des Tuberculum majus; .3 hintere Luxation und Fraktur des Tuberculum minus.

Typ C. Artikuläre Fraktur mit Beteiligung des Collum anatomicum und der Gelenkfläche.
C1 = Leicht fehlgestellte Gelenkfraktur: .1 mit Beteiligung des Collum anatomicum und des Tuberculum majus mit leichter Valgusdeformität; .2 Beteiligung des Collum anatomicum und des Tuberculum majus mit Varusdeformität; .3 allein des Collum anatomicum.
C2 = Deutlich fehlgestellte, aber eingestauchte Fraktur: .1 mit Beteiligung von Collum anatomicum und Tuberculum majus sowie Valgusdeformität; .2 mit Beteiligung von Collum anatomicum und Tuberculum majus sowie Varusdeformität; .3 mit Humeruskopf- und Tuberculum-majus-Fraktur und Varusfehlstellung.
C3 = Dislozierte Gelenkfraktur (dislozierter Bruch des Collum anatomicum); .1 unifokal; .2 mit Tuberkulumfragmenten; .3 multifragmentärer Kopfbruch.

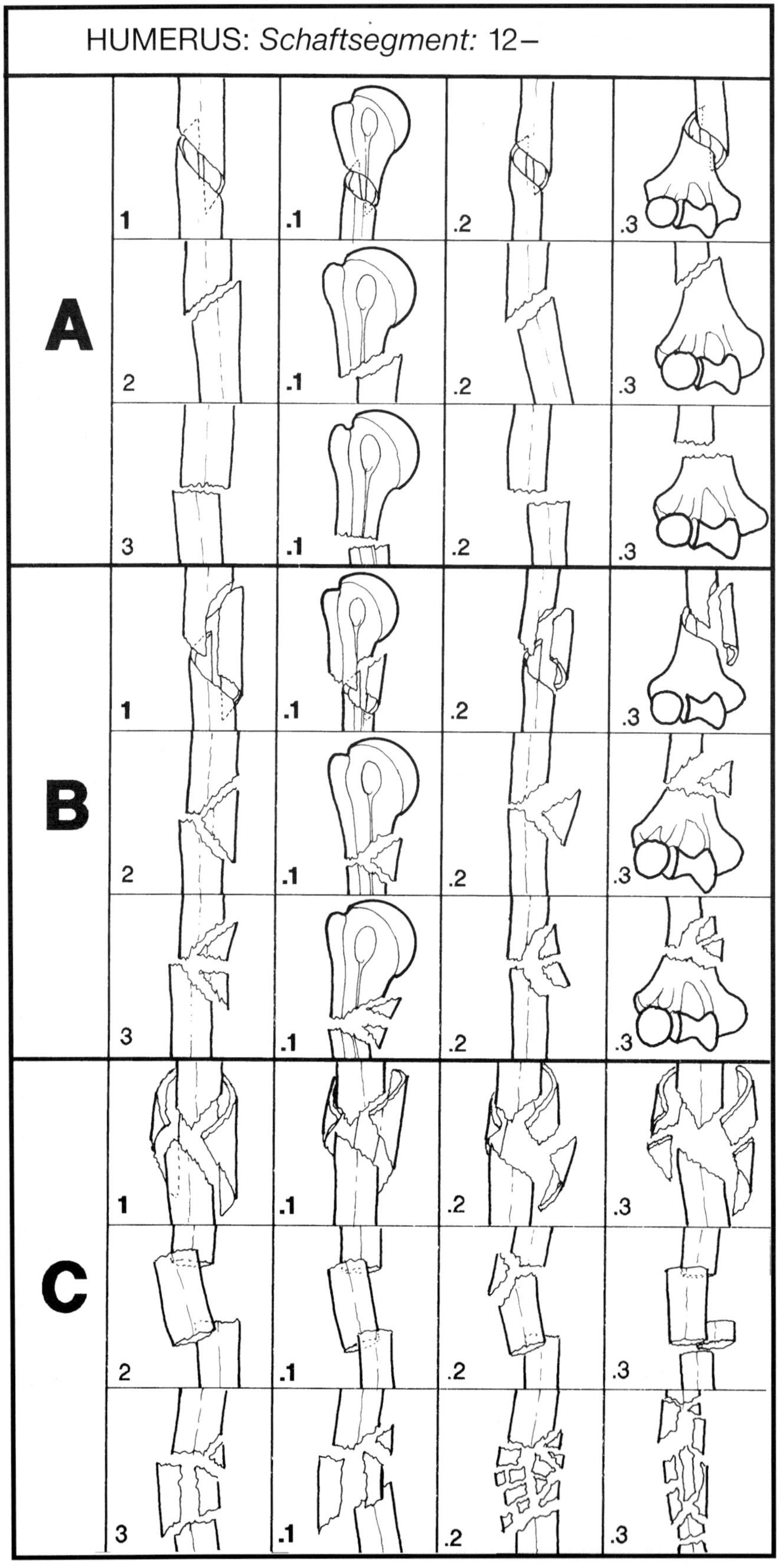

135. AO-Klassifikation der Humerusfrakturen, Schaftsegment (12-):

Typ A. Einfache Frakturen (d. h. zirkumferentielle Knochendurchtrennung).
A1 = Spiralfraktur: .1 in der proximalen Zone; .2 in der mittleren oder zentralen Zone; .3 in der distalen Zone.
A2 = Schrägfraktur (d. h. der Bruchwinkel verläuft steiler als 30 ° zum Lot auf die Schaftlängsachse); die Untergruppen sind die gleichen wie in A1.
A3 = Querfrakturen (d. h. der Bruchwinkel verläuft flacher als 30 ° zum Lot auf die Schaftlängsachse); die Untergruppen sind die gleichen wie in A1.

Typ B. Keilfrakturen (d. h. es liegt ein getrenntes Schmetterlingsfragment vor), doch besteht nach der Reposition Kontakt zwischen Hauptfragmenten (sog. „hitch“).
B1 = Spiralkeilfraktur (meist durch Drehbelastungen): .1 in der proximalen Zone; .2 in der zentralen Zone; .3 in der distalen Zone.
B2 = Biegungskeilfraktur (meist infolge einer Biegebelastung); gleiche Untergruppen wie unter B1.
B3 = Biegungskeilfraktur; der Keil ist selbst fragmentiert. Gleiche Untergruppen wie in B1.

Typ C. Diese Frakturen sind komplex (d. h. sie haben mehr als 2 Fragmente, und selbst nach der Reposition ergibt sich keinerlei Kontakt zwischen proximalem und distalem Hauptfragment).
C1 = Komplexe Spiralfraktur: .1 mit 2 Intermediärfragmenten; .2 mit 3 Intermediärfragmenten; .3 mit mehr als 3 Intermediärfragmenten.
C2 = Komplexe segmentale Fraktur: .1 mit einem intermediären Segment („Doppelfraktur“); .2 mit einem intermediären Segment und zusätzlichem Keilfragment; .3 mit 2 Intermediärsegmenten.
C3 = Komplexe unregelmäßige Fraktur: .1 mit 2 oder 3 Intermediärfragmenten; .2 mit Knochenzertrümmerung über eine Länge von < 4 cm; .3 mit Knochenzersplitterung über eine Länge von >4 cm.

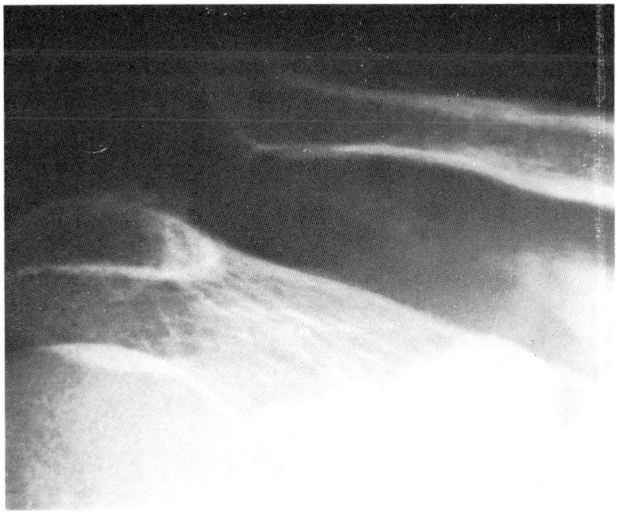

136. Welche Verletzung und welche Verletzungsfolge sind auf dieser Röntgenzielaufnahme der Schulter zu erkennen?

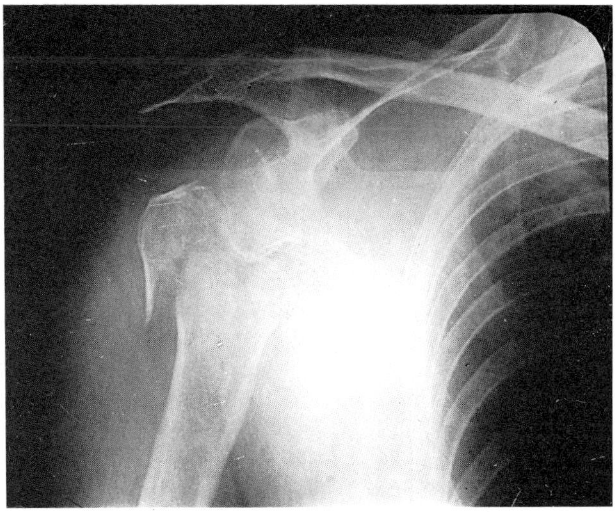

137. Analysieren Sie diese Verletzung!

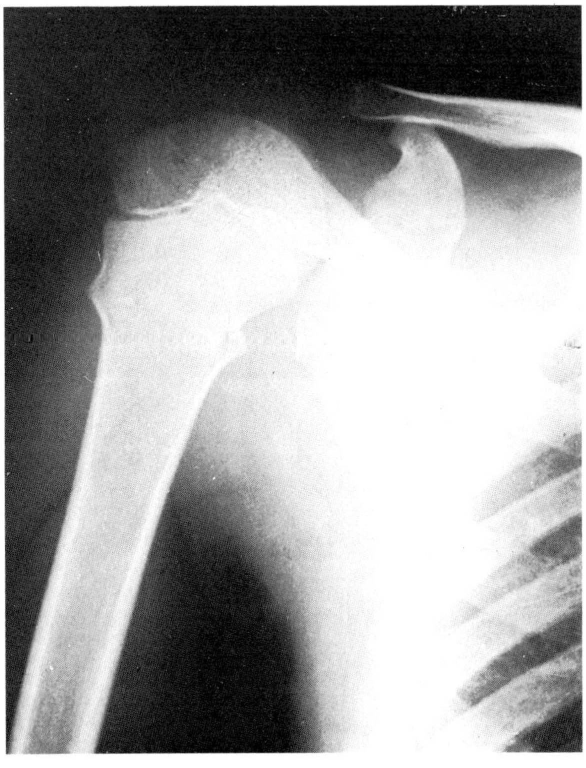

138. Ordnen Sie diese Verletzung ein, und beschreiben Sie die Lagebeziehung/Position!

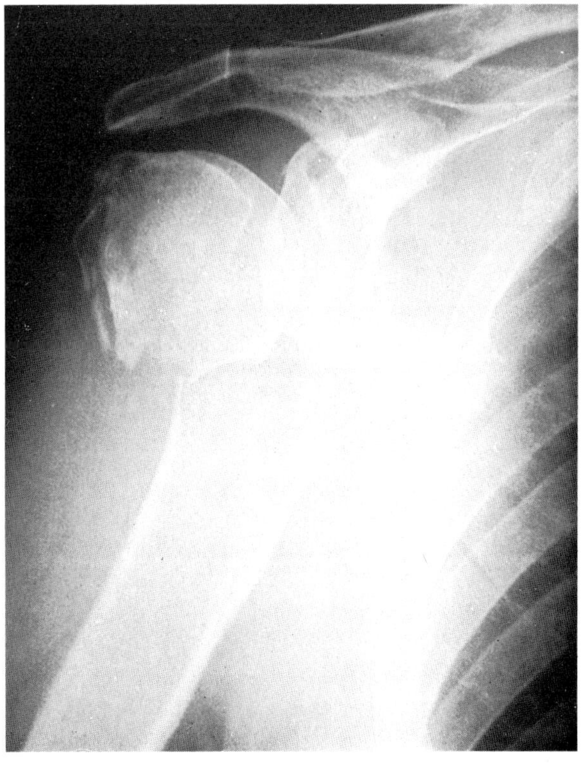

139. Beschreiben Sie diese Verletzung! Welche Komplikationen sind hier zu befürchten?

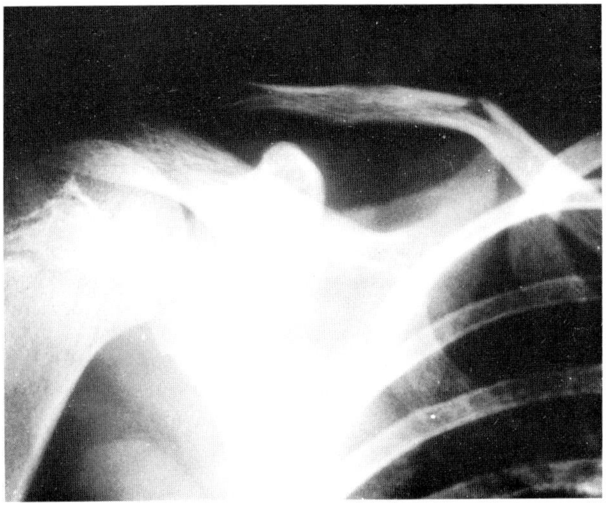

140. Welche Verletzung liegt hier vor? Ist eine Reposition erforderlich?

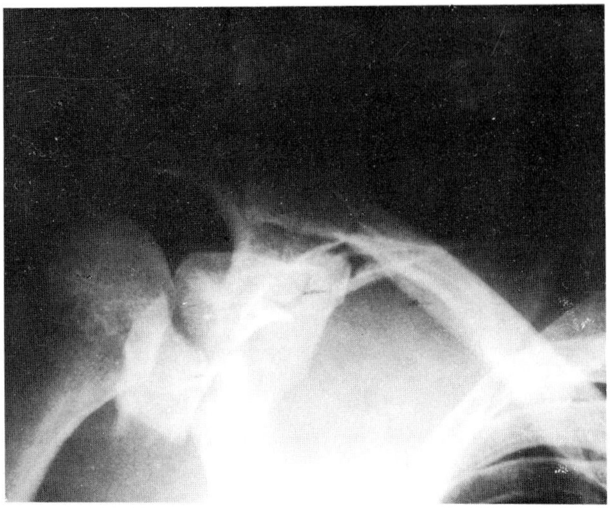

141. Um welche Verletzung handelt es sich? Welche Behandlung würden Sie anraten?

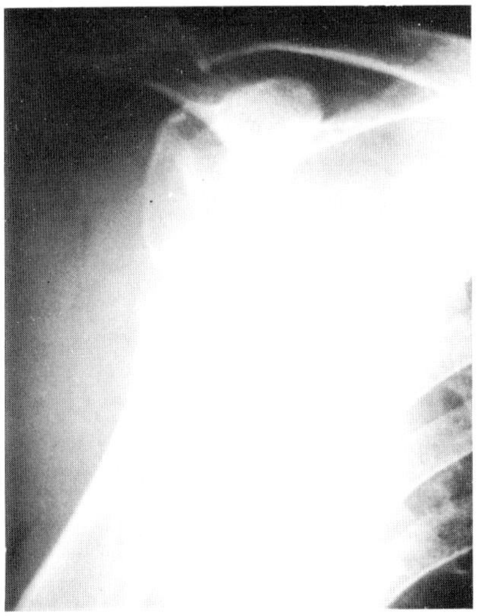

142. Welche Verletzung liegt vor? Was ist dabei die häufigste neurologische Komplikation?

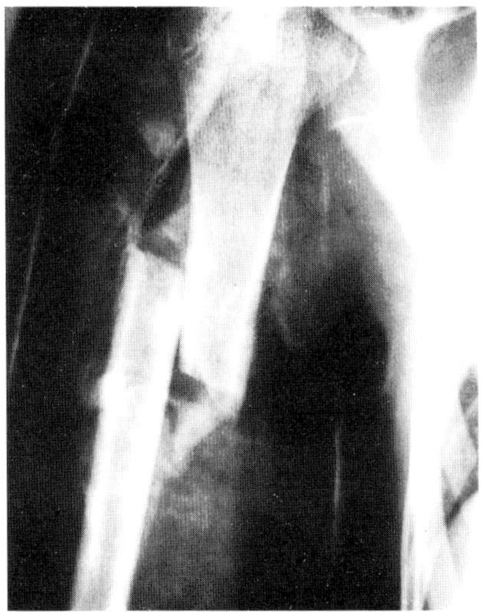

143. Was zeigt dieses Röntgenbild? Wie ist die Prognose bei der Annahme, daß die 2. Ebene keine weitere Fehlstellung zeigt? Welche neurologische Komplikation könnte diese Verletzung begleiten?

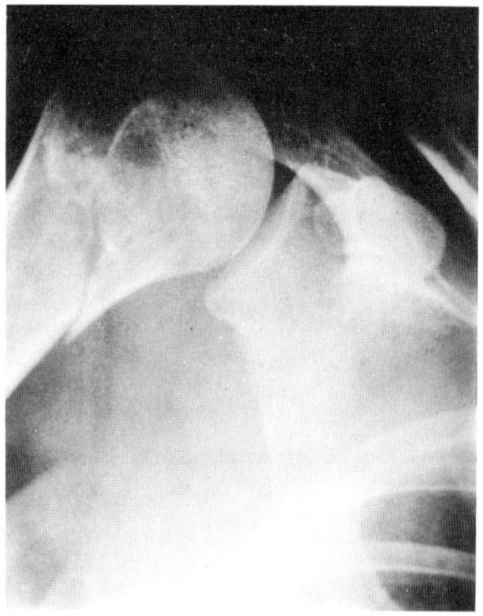

144. Klassifizieren Sie diese Verletzung! Wie würden Sie diese behandeln?

136. Luxation des Akromioklavikulargelenks mit massiver Verkalkung im Ligamentum acromioclaviculare (hier ist wahrscheinlich außer Krankengymnastik keine aktive Behandlung erforderlich).

137. Luxationsfraktur der Schulter (Neer-Gruppe VI, 3-Teile-Fraktur). Der zart schattengebende Humeruskopf liegt an der medialen Achselhöhlenwand, ferner ist eine Fraktur des Tuberculum majus vorhanden. (AO = 11-C3.2.)

138. Dies ist ein Grünholzbruch des proximalen Humerus ohne erkennbare Abknickung, doch ist zur Sicherung derselben eine 2. Projektion vonnöten. Wahrscheinlich Neer-Gruppe I, 2-Teile-Fraktur. (AO = 11-A2.1.)

139. Fraktur des Collum chirurgicum humeri; der Bruch ist vom instabilen Typ und der Schaft nach medial verschoben, so daß er den Kontakt mit dem Humeruskopf verloren hat. Arteria axillaris und Plexus brachialis sind gefährdet. Es liegt ein Trümmerbruch des Tuberculum majus vor (Neer-Gruppe IV, 3-Teile-Fraktur). (AO = 11-B2.1.)

140. Dies ist ein Grünholzbruch des Schlüsselbeins. Hier ist keine Reposition erforderlich.

141. Schulterpfannenfraktur. Ferner findet sich eine nichtdislozierte Akromionfraktur. Normalerweise würde man diese durch Armschonung in einer Schlinge mit anschließender Mobilisation behandeln, sobald die Beschwerden abklingen.

142. Vordere Schulterluxation (was eine zusätzliche 2. Ebene zur Sicherung erfordern würde). Hiermit einhergehen kann eine Lähmung des Nervus axillaris.

143. Das Röntgenbild zeigt eine kindliche Humerusfraktur ohne Kontakt der Fragmentenden miteinander. Kallus ist reichlich vorhanden und die Heilung unter erheblicher Verkürzung weit vorangeschritten. Normalerweise ist das Heilungsergebnis hervorragend, wobei auch der Längenunterschied gut ausgeglichen wird. Mögliche Begleitkomplikation dieses Verletzungstyps ist die Lähmung des Nervus radialis. (AO = 12-A1.1; diese Fraktur ist leicht spiralig.)

144. Nichtdislozierte Fraktur des Collum chirurgicum humeri bei einem Erwachsenen (Neer-Gruppe I, 2-Teile-Fraktur). Man würde diese konservativ mit einer Armschlinge behandeln. (AO = 11-A2.1.)

Zur Übung können Sie die Röntgenaufnahmen der Kästen 45, 87, 88, 90, 91, 92, 98, 99, 114, 117, 118 nach dem AO-System klassifizieren.

Antworten:

45 = 11-A1.3
87 = 11-B1.1
88 = 11-A3.2
90 = 11-A1.1
91 = 11-B1.1
92 = 11-A3.1
98 = 11-C1.3
99 = 11-A3.1
114 = 11-A3.2
117 = 12-A3.2
118 = 12-A2.2

7. Verletzungen im Bereich des Ellbogens

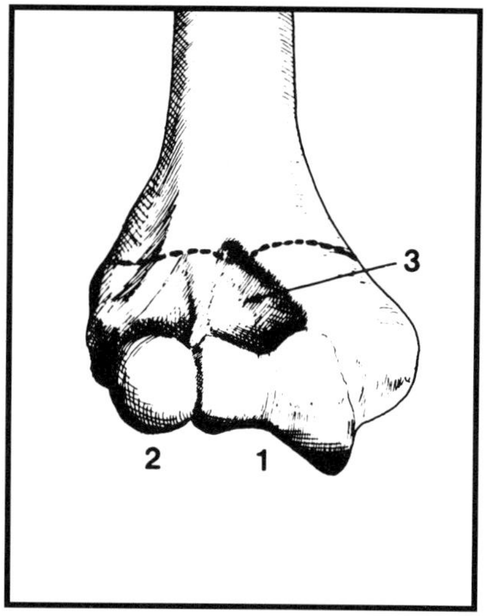

1. Definition: Als suprakondylär wird eine Fraktur im distalen Drittel des Humerus bezeichnet. Die Bruchlinie liegt dicht über den proximalen Enden der Knochenmassen von Trochlea humeri (1) und Capitulum humeri (2) und verläuft oft durch die Spitze der Fossa coronoidea (3) und der Fossa olecrani. Meist zieht die Fraktur in querem Verlauf.

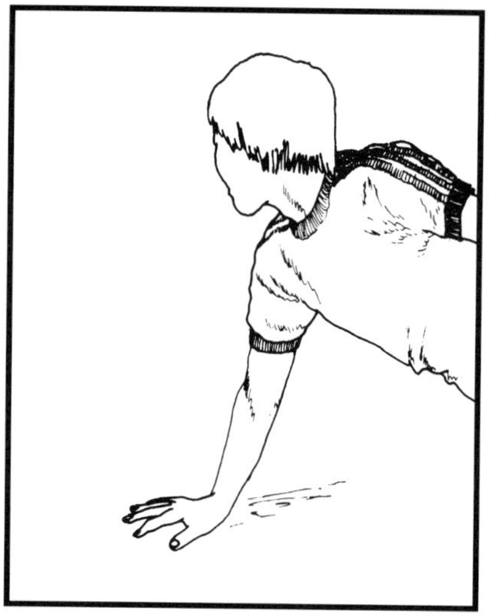

2. Vorkommen: Die suprakondyläre Fraktur ist im Kindesalter mit einem Gipfel zwischen 6 und 8 Jahren recht häufig. Im allgemeinen entsteht sie durch einen Fall auf die überstreckte Hand und sollte immer dann vermutet werden, wenn ein Kind nach einem solchen Trauma Schmerz am Ellbogen angibt.

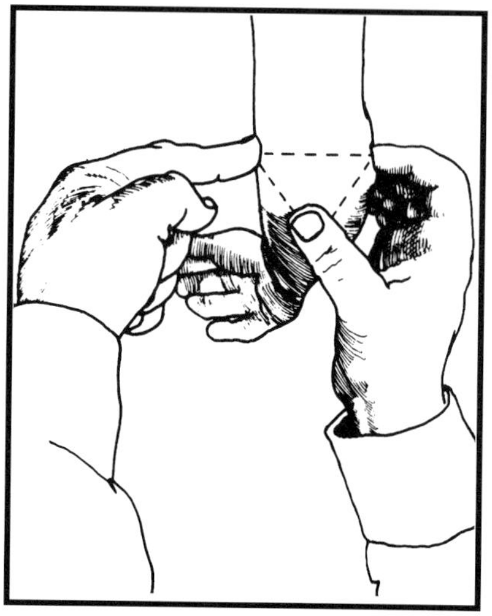

3. Diagnose: Das Olekranon und die beiden Epikondylen bilden bei normaler Stellung zueinander ein gleichseitiges Dreieck (außer bei der Ellbogenluxation, die bei Kindern ebenfalls häufig ist). Es besteht Schmerzempfindlichkeit im distalen Humerusbereich, daneben eventuell auch eine deutliche Schwellung und Deformität; meist wird sich das Kind der Untersuchung widersetzen. Röntgenaufnahmen sind unbedingt erforderlich; ihre Auswertung bedarf immer großer Sorgfalt.

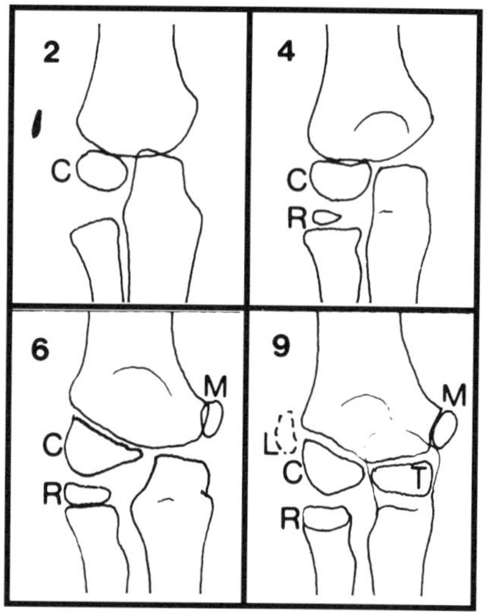

4. Röntgenaufnahmen (1): Die Deutung der Röntgenbilder kann durch die äußerst wechselhafte komplizierte Gestaltung der Epikondylen erschwert sein. Das typische röntgenologische Erscheinungsbild vermittelt die Abbildung für das Alter von 2, 4, 6 und 9 Jahren.

C = Capitulum humeri – meist schon im 1. Lebensjahr angelegt.
R = Radiusköpfchen – erscheint mit 3–5 Jahren.
M = Epicondylus medialis – mit 6 Jahren.
T = Trochlea humeri – erscheint mit 7–9 Jahren.
L = Epicondylus radialis 11–14 Jahre. (Olekranon – 8–11 Jahre).

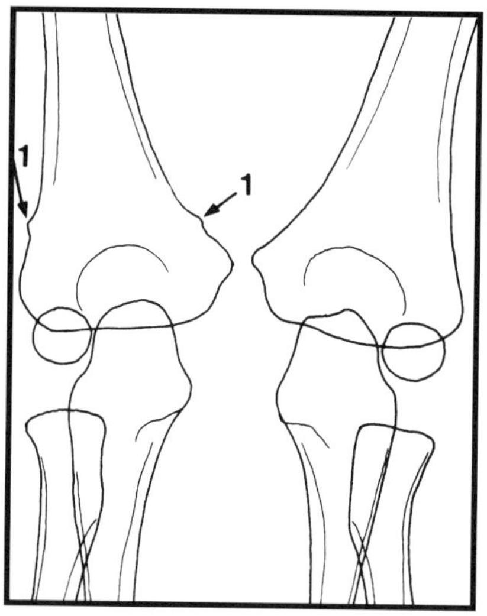

5. Röntgenaufnahmen (2): Es gibt Variationen im Auftreten der Knochenkerne; sollten bei der Interpretation der Röntgenbilder Schwierigkeiten auftreten, zögere man nicht, zum direkten Vergleich auch Aufnahmen der Gegenseite anfertigen zu lassen. Diese können dann z.B. die Aufmerksamkeit auf die leichte Kortikalisunregelmäßigkeit (1) einer Grünholzfraktur lenken.

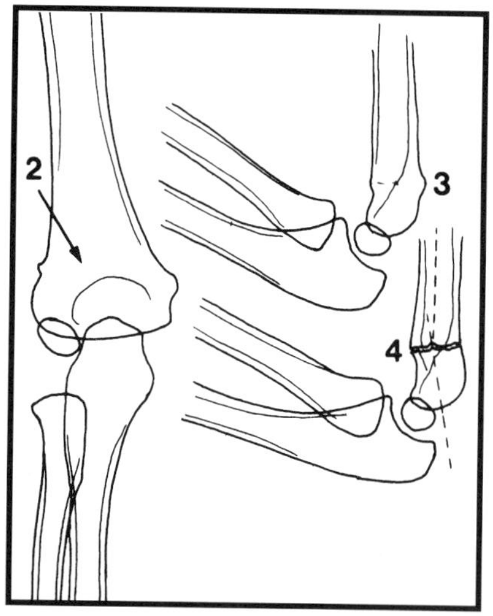

6. Röntgenaufnahmen (3): Bei Frakturen infolge einer bereits stärkeren Gewalteinwirkung kann dann das nächste entdeckbare Zeichen eine Haarlinienfissur sein, die nur auf der a.-p. Aufnahme erkennbar ist (2). Bei noch stärkerer Gewalteinwirkung wird die Bruchlinie auch auf der Seitaufnahme erkennbar (3). Als nächster Schritt wird das distale Fragment nach hinten umgeknickt (4).

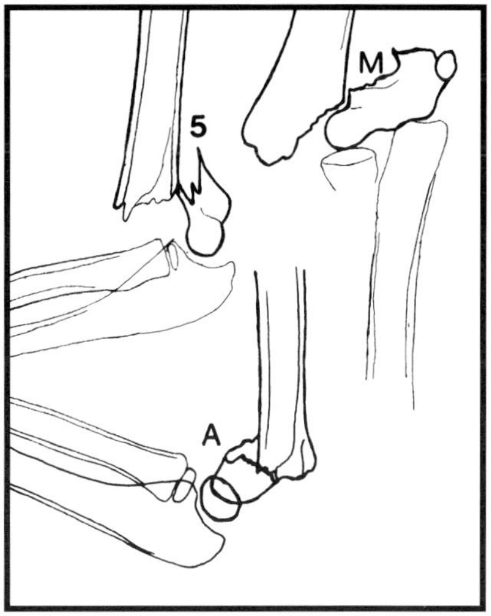

7. Röntgenaufnahmen (4): Bei noch größerer Gewalt wird das distale Fragment nach hinten verschoben (5) und verliert oft jeglichen Kontakt mit der anderen Bruchfläche. In der a.-p. Aufnahme ist oft der gesamte Epiphysenbereich nach innen (M) oder außen abgeglitten. Das Epiphysenfragment kann auch gegenüber der Humerusachse rotieren (meist Außenrotation). Selten wird das distale Fragment auch infolge anderer Verletzungsmechanismen disloziert und nach vorn geschoben (A).

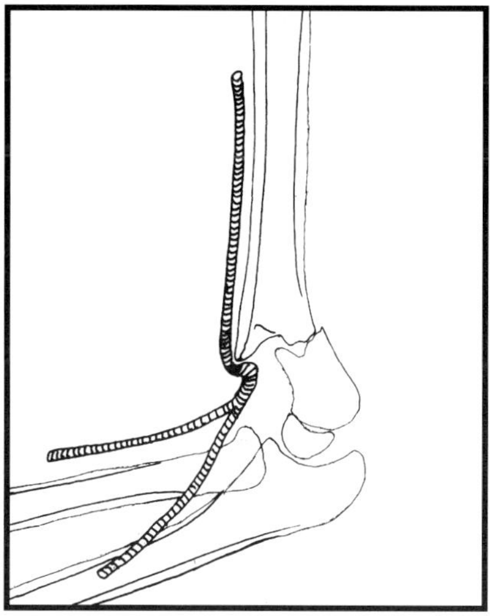

8. Gefäßkomplikationen (1): Wo immer eine beträchtliche Fragmentverschiebung vorliegt, kann die Arteria brachialis durch das proximale Fragment geschädigt sein. In der Mehrzahl dieser Fälle ist die Arterie lediglich abgeknickt, gelegentlich kann aber eine echte Wandschädigung mit dem Risiko der ischämischen Volkmann-Kontraktur auftreten. (Nur selten verfängt sich das Gefäß-Nerven-Bündel zwischen Fraktur und Bizepssehne und fesselt dabei auch die Haut darüber; dies ist dann Indikation zur Freilegung.)

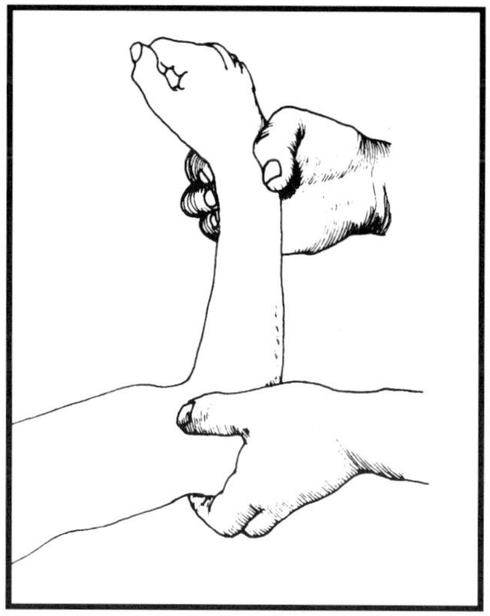

9. Gefäßkomplikationen (2): In jedem Fall ist die Durchblutung vor jeglicher Reposition zu prüfen und zu dokumentieren. Achten Sie auf fehlenden Radialispuls, und suchen Sie als weitere Zeichen eines Arterienverschlusses Abblassen und Abkühlung der Gliedmaße, Schmerz und Parästhesien am Unterarm, zunehmende Schwäche oder gar Lähmung der Unterarmmuskeln). Man notiere auch eine besonders starke Schwellung und Hämatombildung im Ellbogenbereich.

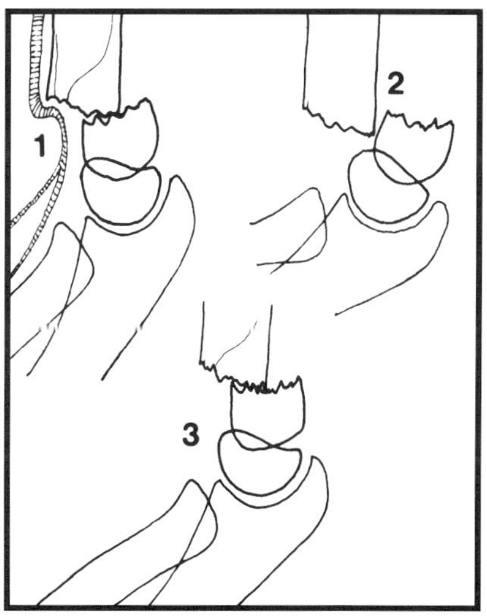

10. Indikationen zur Reposition (1): Eine manuelle Reposition sollte bei folgenden Bedingungen erfolgen (andere sind hier bedeutungslos):

(1) Bei Zeichen einer Arterienverlegung und gleichzeitiger Fehlstellung und/oder Achsenknickung der Fraktur.

(2) Wenn die Fragmentenden klaffen.

(3) Im Idealfall, wenn die Fragmentenden nur noch 50% Knochenkontakt zueinander haben.

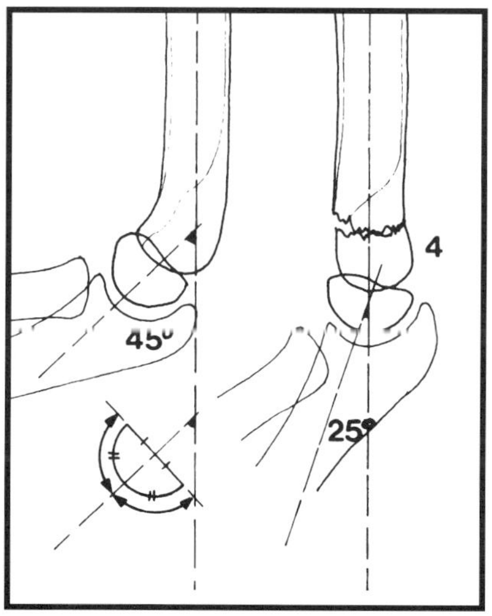

11. Indikationen zur Reposition (2): (4) Ist das distale Fragment um 15 ° und mehr nach dorsal abgeknickt (nach vorn konvexer Knick), so ist die Indikation gegeben. Man beachte hierbei, daß beim normalen Ellbogen die Gelenkflächen des Humerus zu dessen Längsachse bereits einen Winkel von 45 ° bilden. (Die Abbildung zeigt die Ermittlung der Achsabweichung: Hier beträgt die Abknikkung 20 ° = 45 °-25 °.) Eine bleibende Achsabknickung führt zu eingeschränkter Beugefähigkeit und zeigt auch eine schlechte Remodellierung.

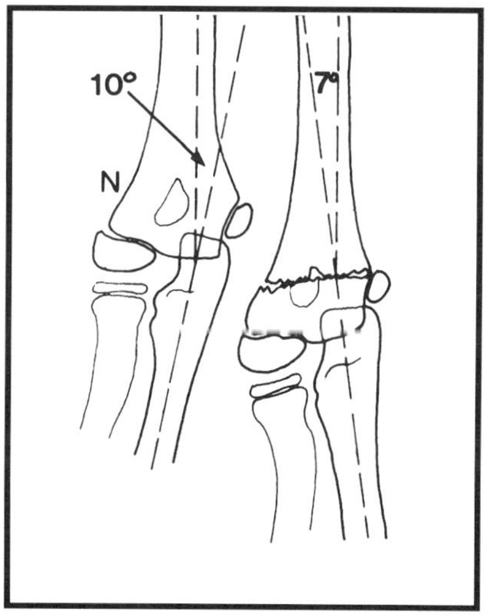

12. Indikationen zur Reposition (3): (5) Wenn eine Abknickung nach medial oder lateral um 10 ° und mehr besteht. Man beachte hierbei, daß der normale „Tragewinkel" des Ellbogens 10 ° beträgt (physiologische Cubitus-valgus-Position). Abgebildet ist hier eine Cubitus-varus-Deformität von 17 ° (10 ° + 7 °). Cubitus-varus- und Cubitus-valgus-Deformitäten remodellieren sich nach einer Fraktur nur schlecht.

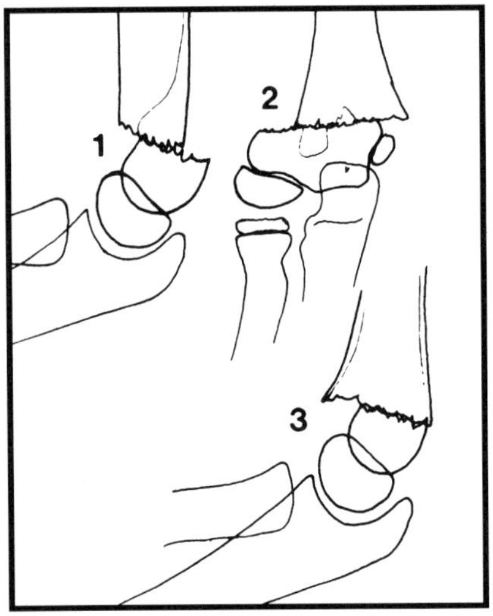

13. Indikationen zur Reposition (4): Kann man annehmen, daß keine Gefäßschädigung vorliegt, dann können die rein dorsale Verschiebung (1), die laterale Verschiebung (2) oder eine Verschiebung des distalen Fragments bis zu 50% der Knochenbreite *hingenommen werden, da die Remodellierung in der Regel sehr schnell und wirkungsvoll verläuft.* Eine schwere Rotationsdeformität (Achsrotation) (3) sollte man in jedem Fall reponieren.

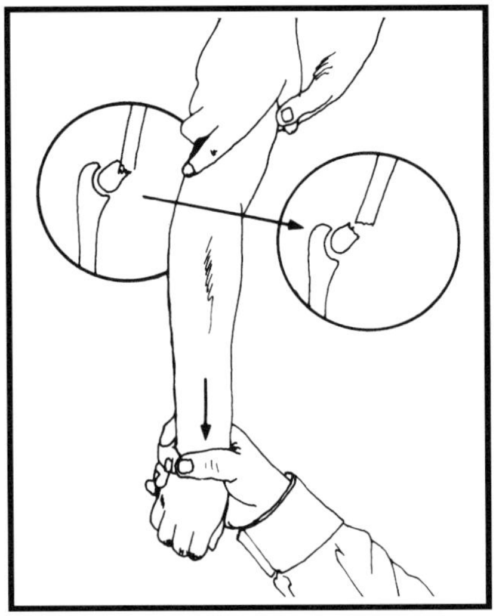

14. Geschlossene Repositionstechniken (1): Alle Manipulationen sollten in Vollnarkose erfolgen. Ein leichter bis mäßiger Zug wird bei gebeugtem Ellbogen ausgeübt; ein Helfer bringt gleichzeitig am Oberarm den Gegenzug auf. Dies führt zur Lösung einer eingestauchten Fraktur. Einige Operateure empfehlen auch das gleiche Vorgehen (wie hier und in den folgenden Abbildungen) in Supinationsstellung des Unterarms.

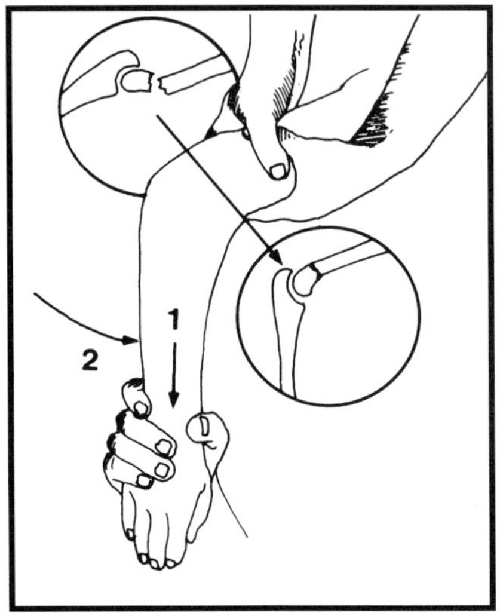

15. Manuelle Reposition (2): Unter Aufrechterhaltung von Zug und Gegenzug (1) beuge man nun den Ellbogen auf 80 ° (2). Dies befreit das distale Fragment und verringert dadurch eine jede hintere Fehlstellung oder Abknickung nach dorsal (nach vorn konvexer Knick).

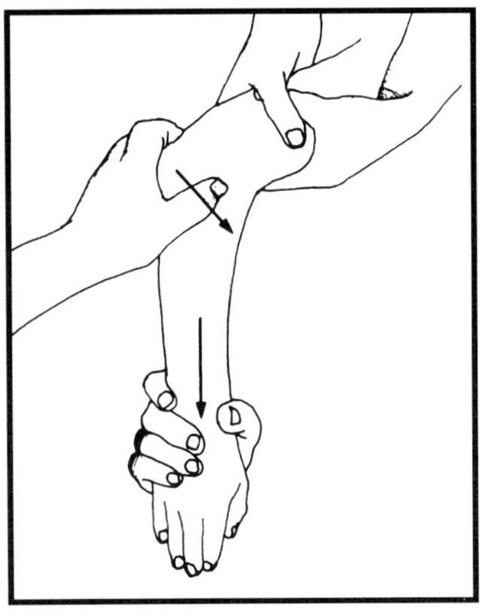

16. Manuelle Reposition (3): Während dieses Manövers kann man die Epiphyse weiter korrigieren, indem man sie mit der freien Hand umgreift. Der Daumen fixiert hierbei den Humerusschaft. Die Verschiebung nach lateral und eine Rotationsfehlstellung lassen sich auf diese Weise ebenfalls korrigieren.

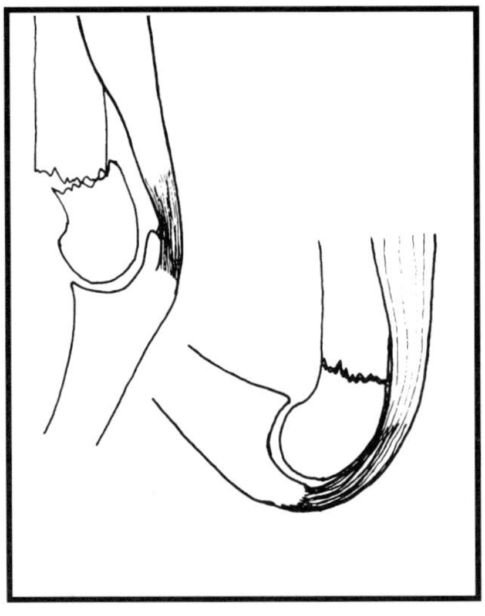

17. Fixation (1): Nach der Reposition ist die Fraktur in einer stabilen Stellung zu halten. Die Beugung im Ellbogen spannt den M. triceps brachii über der Fraktur und führt dadurch oftmals zu einer sehr wirkungsvollen Schienung. *Ziel sollte es sein, den Ellbogen so stark zu beugen, wie es die Durchblutung gerade noch erlaubt.*

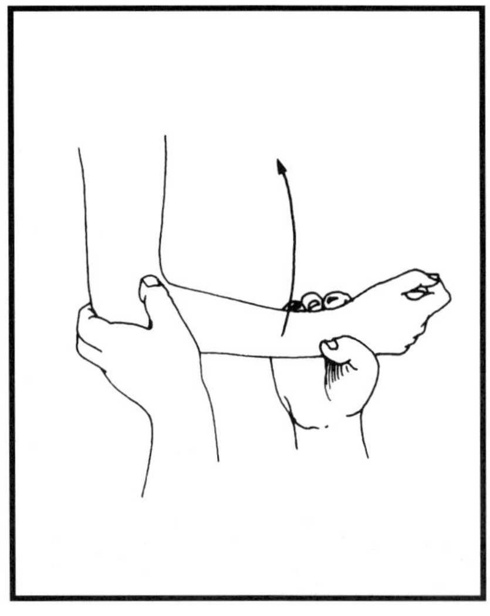

18. Fixation (2): Angenommen bei einer Beugung von 80 ° ist der Puls noch tastbar (falls er schon vor der Manipulation tastbar war, sollte er auch weiterhin fühlbar sein; falls nicht, wird er hoffentlich wiederhergestellt werden können), führt man die Beugung fort, bis der Puls erlischt (weil die Beugung des Ellbogens zusammen mit der Schwellung die A. brachialis komprimiert).

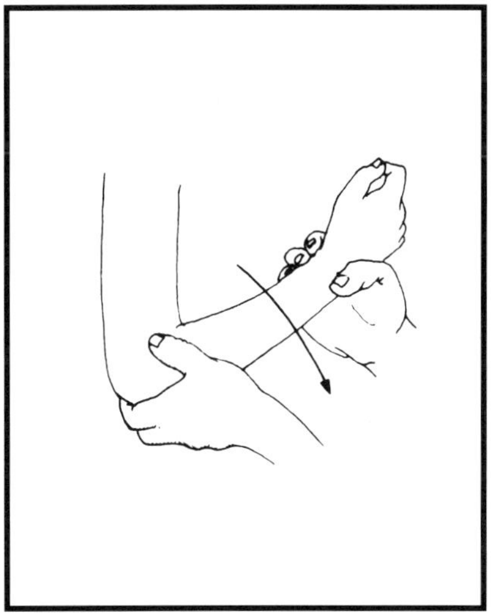

19. Fixation (3): Jetzt strecke man den Ellbogen langsam, bis der Puls wieder auftritt. *Genau in dieser Position soll der Arm fixiert werden.* Sind 110°-120° Beugung oder gar mehr zu erreichen, können eine Armschlinge und eine Leibbinde, die man durch Klebestreifen sichert, zur Fixation durchaus genügen.

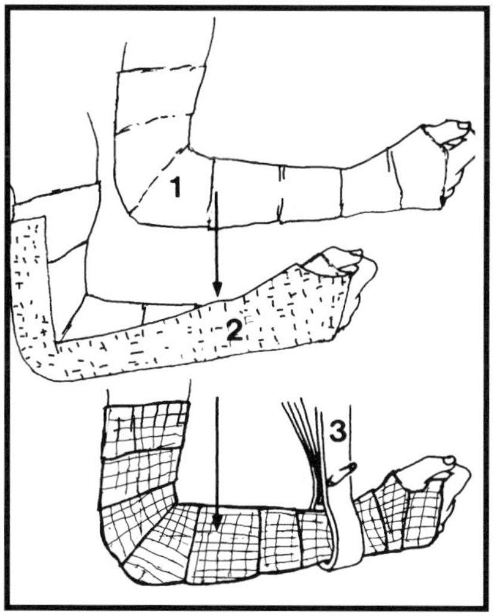

20. Fixation (4): Leider kann auch eine weitere Streckung im Ellbogen erforderlich werden, damit die Durchblutung am Unterarm erhalten bleibt. In einem solchen Fall wickelt man eine großzügige Schicht Watterolle (1) um den Arm, legt dann eine dorsale Armschiene an (2) und sichert diese mit einer Bandage und einer Schlinge (3). *Viele Chirurgen bevorzugen dieses Verfahren ausnahmslos. Cave:* Wegen der Schwellungsgefahr darf man *nie* einen *zirkulären* Gipsverband anlegen.

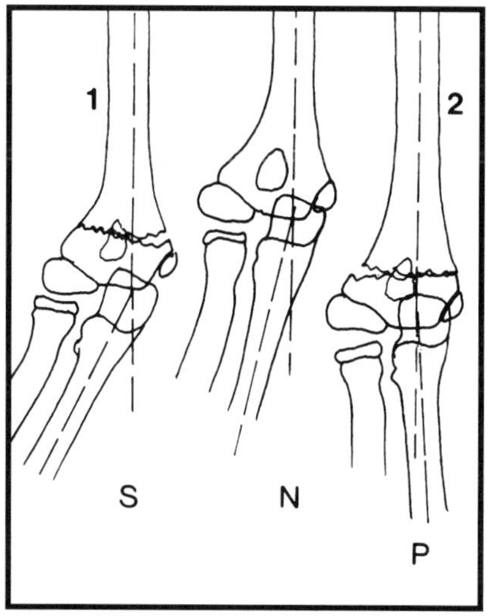

21. Fixation (5): Während der Gips noch angelegt wird, kann man die Gefahr der Valgus- oder Varusdeformität mindern, indem man sorgsam auf die Stellung des Unterarms achtet: Lag eine Valgusfehlform vor (mit Fragmentverschiebung nach lateral und medialer Knickbildung) (1), so bringt man den Unterarm in Supination; bei einer Varusfehlform (2) entsprechend in Pronation. Bei nur unbedeutender Knickbildung ist die Neutralstellung zu bevorzugen.

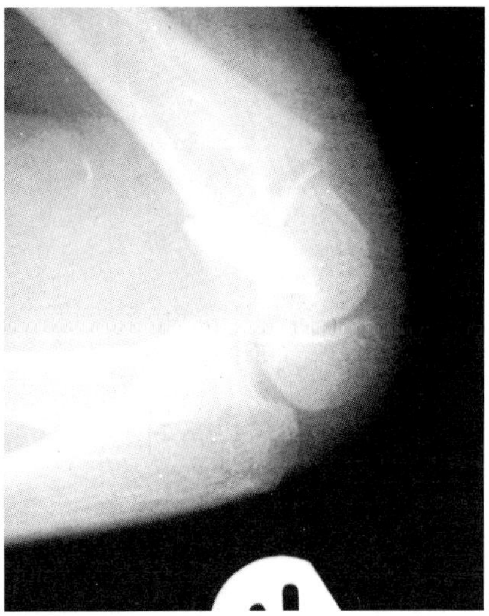

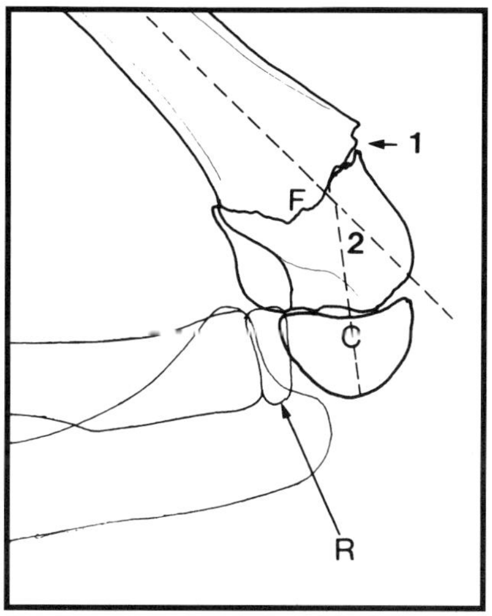

22. Kontrollröntgenaufnahmen: Diese sind immer in 2 Ebenen anzufertigen. (Zur Interpretation der a.-p. Aufnahme siehe später.) Die hier gezeigte Seitaufnahme beweist eine gute Reposition. Man beachte insbesondere, daß die Fragmentverschiebung nach hinten vollständig behoben (1) und die normale Abschrägung der Epiphyse weitgehend wiederhergestellt wurde (2). (F = Frakturlinie; C = Capitulum humeri; R = Radiuskopf.) Wurde eine gute Reposition erzielt, kann man die Narkose beenden; ein Kind sollte man zur Nachbeobachtung über nacht stationär aufnehmen; den Arm hebe man in einem U-förmig zusammengehaltenen Handtuch oder einem ähnlichen Hilfsmittel an; der Verband ist immer wieder einmal so weit zu öffnen, daß man Puls und Fingerdurchblutung überprüfen kann.

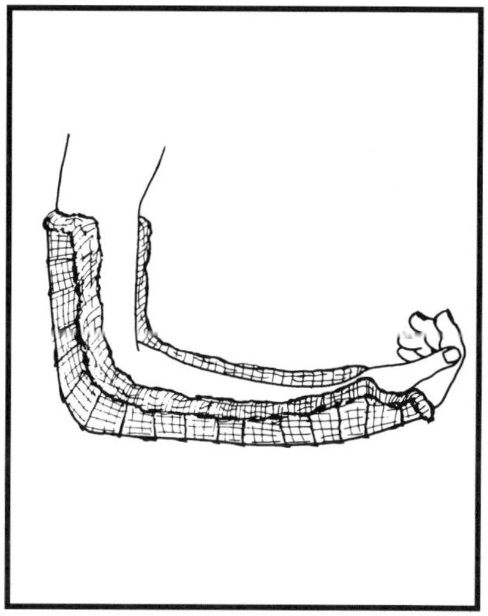

23. Spätes Angehen einer Ischämie: Erlischt der Puls noch unter der Beobachtung und vor allem unter weiteren Ischämiezeichen, so sollten *alle* zirkulären Bandagen durchtrennt und auch *alle* Watteschichten an der Ellbogenvorderseite entfernt werden. Führt dies noch zu keiner Besserung, sollte man den Ellbogen stärker strecken (z.B. durch Knicken des Gipsverbandes und Lockerung der Schlinge).

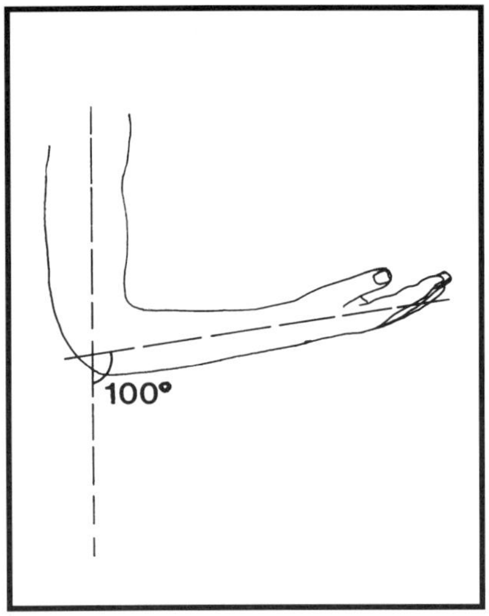

24. Fehlender Puls nach manueller Reposition: Kehren wir zur Abb. 18 zurück: Ist nach der Reposition der Puls *nicht tastbar*, sollte man den Ellbogen in einer Beugung von *weniger als 100°* fixieren und in dieser Stellung mit einer Schlinge und einer dorsalen Gipsschiene halten (die über einer Watteschicht angebracht und mit einer locker gewikkelten Bandage gehalten wird). Noch unter Narkose sollte man die Kontrollaufnahmen anfertigen.

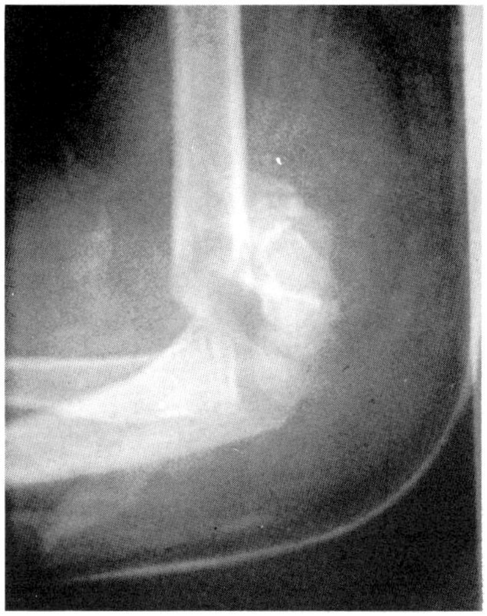

25. Röntgenaufnahmen (1): Zeigen die Röntgenbilder eine nur unzureichende Reposition, so können innerhalb der gleichen Narkose noch 2 weitere Repositionsversuche unternommen werden. Die Abbildung zeigt das typische Bild einer unbefriedigenden Reposition, bei der das distale Fragment keinerlei Knochenkontakt der Bruchfläche hat und auch nach lateral verschoben ist (vgl. Abb. 23).

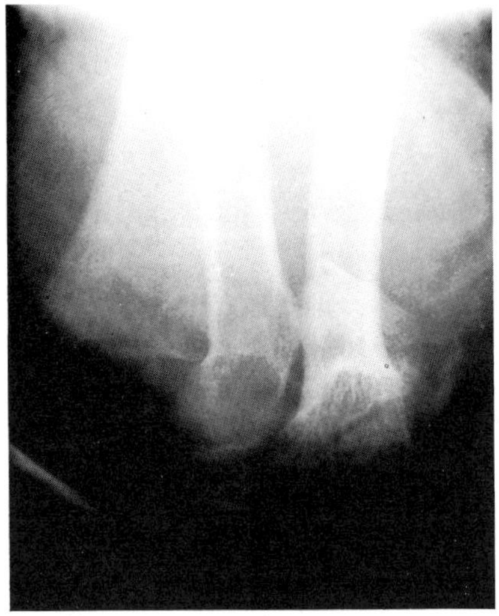

26. Röntgenaufnahmen (2): Immer sollte man eine a.-p. Aufnahme anfertigen und sorgsam mustern, auch wenn eine fehlerhafte Reposition, wie man sie auf der Seitaufnahme sieht, in der Regel eher eine Durchblutungsstörung verursacht. Da man hier keine a.-p. Aufnahme des Ellbogens in Streckstellung anfertigen kann, wird die Überlagerung von Radius, Ulna und Humerus die Interpretation erschweren (siehe hierzu die nächste Abbildung).

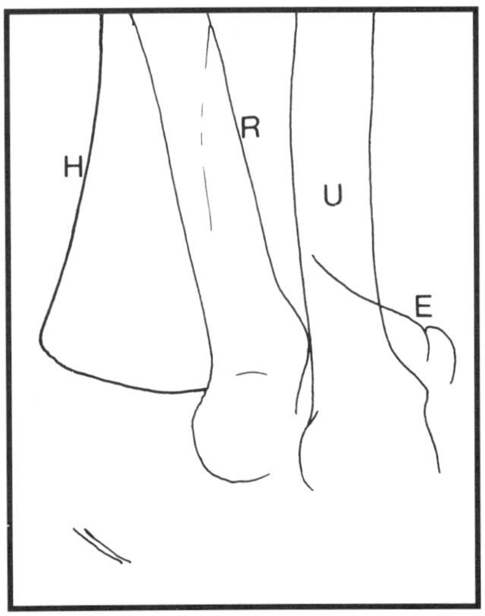

27. Röntgenaufnahmen (3): Der Epiphysenkomplex behält seine Stellung zu Radius und Ulna bei. Nach einer guten Reposition kommt nun der Humerus auch wieder in seine anatomische Stellung zu Radius und Ulna. Bei der hier gezeigten ungenügenden Reposition sind Radius (R), Ulna (U) und Epiphysenkomplex (E) gegenüber dem Humerus (H) nach medial verschoben.

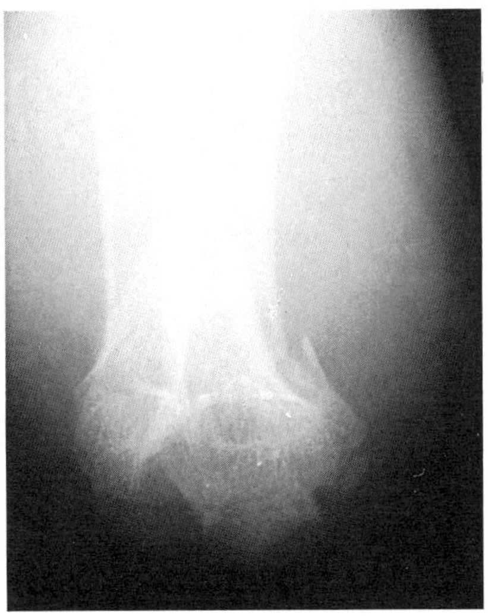

28. Röntgenaufnahmen (4): Bei dem eben gezeigten Fall wurde eine weitere manuelle Reposition vorgenommen und dabei das obige Ergebnis erzielt, welches als gut zu bezeichnen ist. War die Durchblutung zuvor noch gestört, so ist jetzt der Puls am Handgelenk wieder tastbar. (Zur Bilddeutung siehe die nächste Abbildung.)

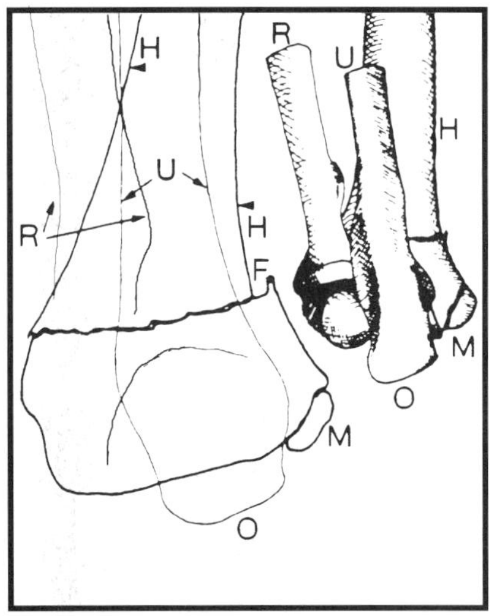

29. Röntgenaufnahmen (5): Die obige Abbildung zeigt eine Umrißzeichnung der vorherigen Abbildung zusammen mit einer skizzenhaften Darstellung der Unterarmknochen in etwa gleicher Stellung (vgl. hierzu auch 136,26). R = Radius; U = Ulna; H = Humerus; F = Fraktur; O = Olekranon; M = Epicondylus medialis.

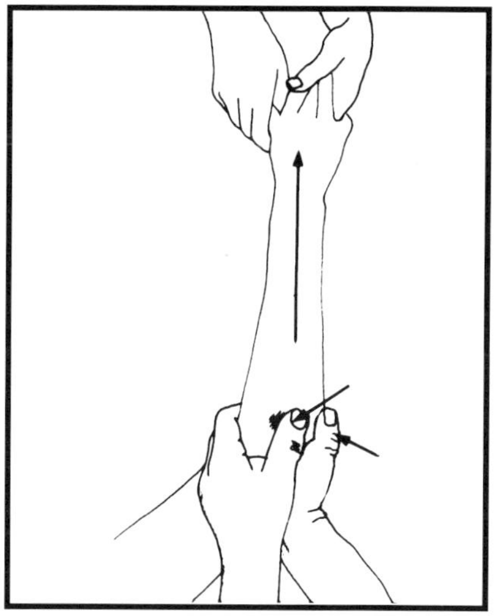

30. Wiederholte manuelle Reposition: Wurde eine nur unzureichende Reposition erzielt, die eine erneute Manipulation erfordert, kann man die vorherige Technik wiederholen. Unter abgewandeltem Vorgehen übt nun ein Helfer leichten Zug am Unterarm aus, und das distale Fragment wird mit dem Daumen nach vorne gedrückt, während die übrigen Finger das proximale Fragment kontrollieren. Die Gipsfixation entspricht dann der bereits beschriebenen.

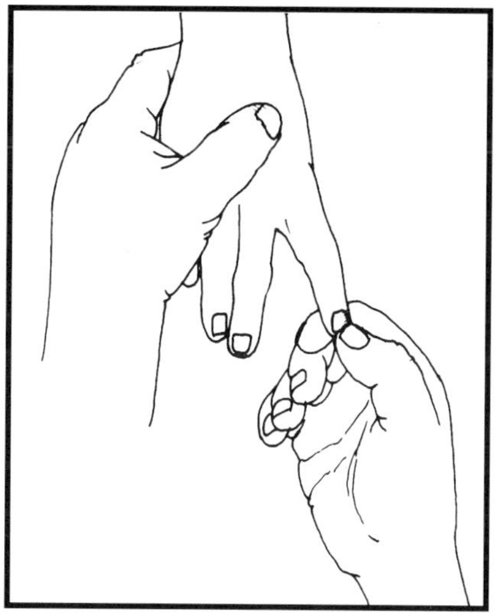

31. Fehlender Puls bei ausreichender Durchblutung: Wurde zwar eine gute Reposition erzielt, bleibt der Puls aber dennoch aus, sollte die Durchblutung eingehender untersucht werden. Oft nutzt hier ein Pulsoxymeter vor und nach der Manipulation. Ist die Hand klinisch warm und rosig sowie die kapilläre Füllung nach Druck im Nagelbereich gut, besteht keine Indikation für sofortiges weiteres Vorgehen. *Wichtig sind aber stationäre Aufnahme, Armhochlagerung und enge Überwachung über 24 h.* (Meist kehrt der Puls spontan binnen 2–3 Tagen zurück.)

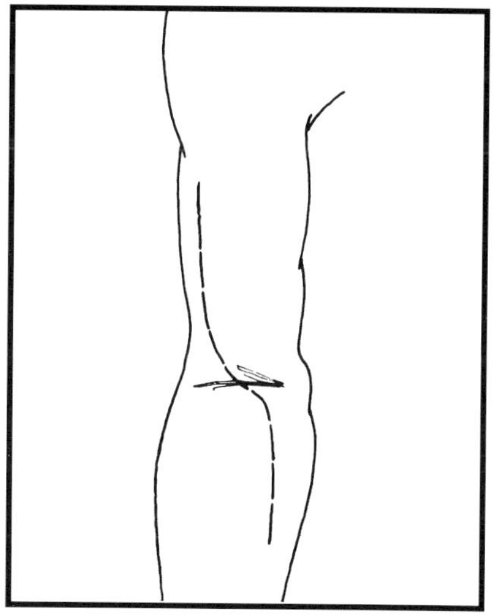

32. Fehlender Puls, Ischämie: Bestehen untrügliche Zeichen einer schweren Ischämie und trotz guter Reposition oder aber nach mißlungenem Repositionsversuch, ist sofort und absolut vorrangig die *Freilegung der Kubitalarterie* vorzunehmen. (a) Dazu kann man einen leicht gekrümmten S-förmigen Hautschnitt wählen, der am lateralen Rand des M. biceps brachii beginnt und die Fossa cubiti nahe der Beugefalte quert.

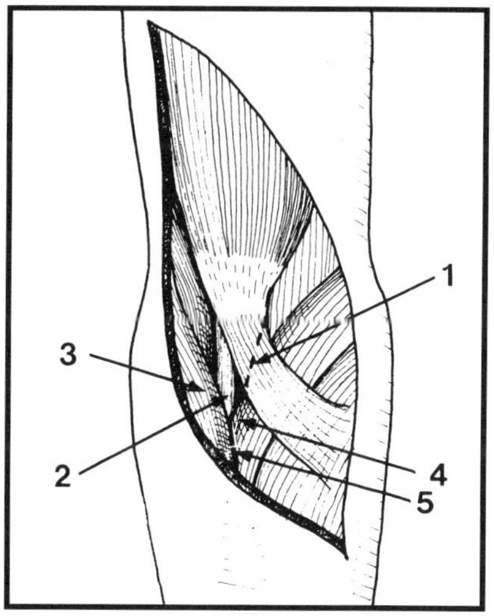

33. Exploration der A. brachialis (Forts.): (b) Die Hautränder werden umgeschlagen, die Aponeurosis bicipitalis (1) sehnennah durchtrennt (2). (c) Der Unterarm wird in volle Pronation gebracht und der freie Rand (5) zwischen dem M. brachioradialis lateral (3) und dem M. pronator teres medial (4) mit den Fingerkuppen eröffnet.

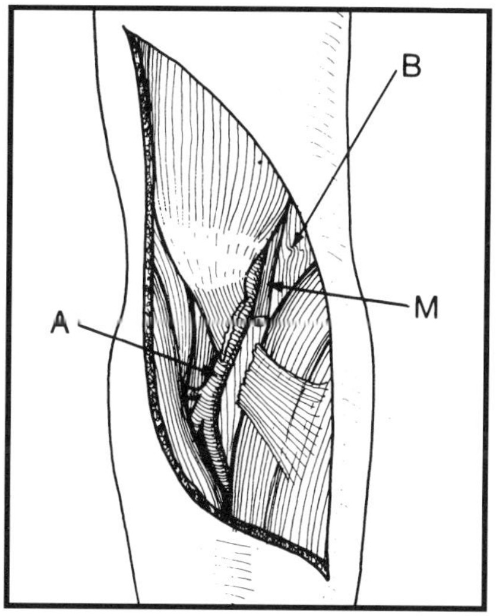

34. Exploration der A. brachialis (Forts.): Die A. cubiti befindet sich dicht neben der Bizepssehne. Der N. medianus (M) liegt auf deren Medialseite. Die Fraktur liegt tief unter dem M. brachialis (B) am Boden des Operationsbetts. In einigen Fällen führt allein schon die Druckentlastung (z.B. durch Druck seitens der Fraktur selbst) zur Wiederkehr der Durchblutung, doch können auch weitere operative Maßnahmen, die Erfahrung in der Gefäßchirurgie voraussetzen, erforderlich sein.

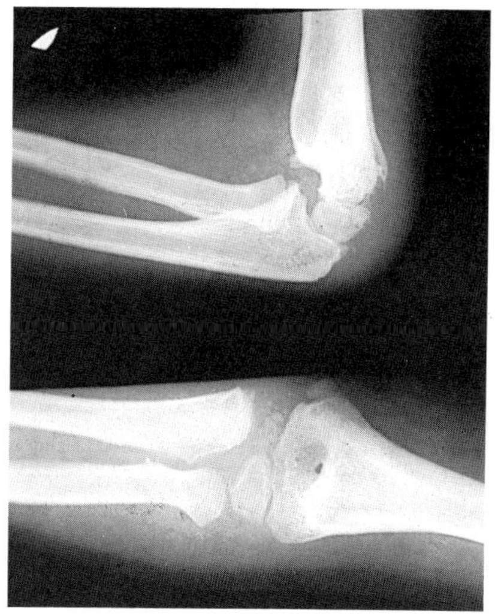

35. Fehlgeschlagene Reposition bei guter Durchblutung (A): Es ist nicht ratsam, einen Repositionsversuch öfter als 3mal anzustellen, steigt doch das Risiko der Schwellung hiermit stark an. Unter solchen Umständen kann man auch eine deutliche Fehlstellung (nicht aber eine Achsabknickung!) hinnehmen und der späteren Selbstremodellierung vertrauen. Die hier gezeigte Fraktur hatte lateral keinen knöchernen Kontakt mehr: Nach einem Jahr ist eine beachtliche Remodellierung eingetreten, wobei der Verlust der Beugefähigkeit nur 15 ° beträgt.

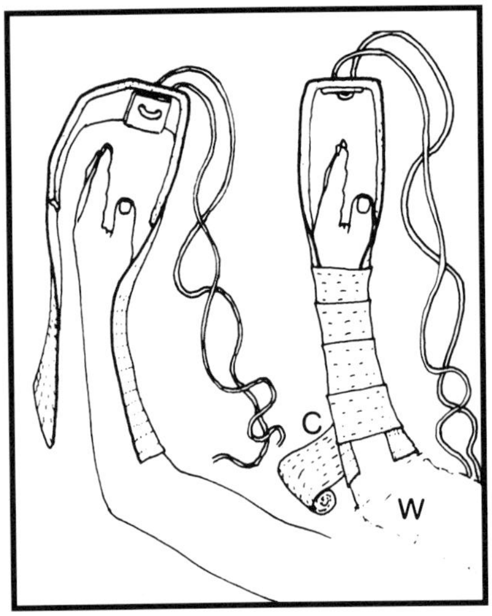

36. Fehlgeschlagene Reposition (B) (1): Überschreiten Verschiebung und Achsknikkung das annehmbare Ausmaß, ist eine offene Reposition nicht zu empfehlen. Statt dessen richtet man einen Dauerzug ein (Extension nach Dunlop). Dieser ist besonders dann indiziert, wenn nur eine geringe Durchblutungsstörung besteht und der Ellbogen nicht gebeugt werden kann, jedoch noch keine Exploration der A. cubiti erforderlich ist. Die Zugbänder werden am Unterarm angelegt. W = Watte; C = locker gewickelte Kreppbandagen.

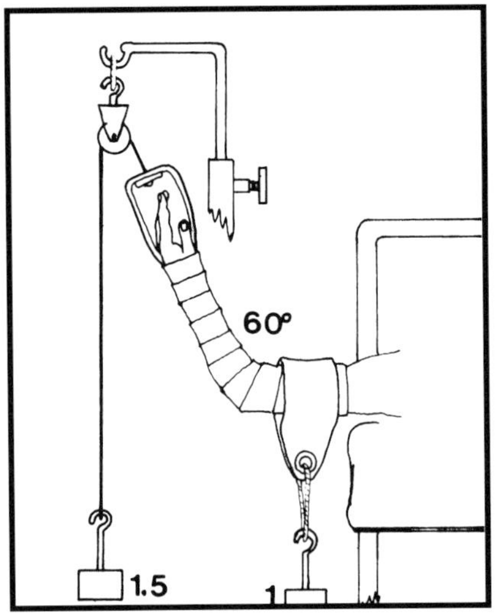

37. Fehlgeschlagene Reposition (B) (2): Der Arm wird in der Schulter abduziert und bei 60 ° gebeugtem Ellbogen ein Zug von 1,5 kp ausgeübt. Den Gegenzug von etwa 1 kg übt man über eine Segeltuchschlinge aus. Nach Rückgang der Schwellung kann man die Situation erneut überprüfen oder die Extension entfernen und statt dessen 2–3 Wochen lang einen Gipsverband anlegen.

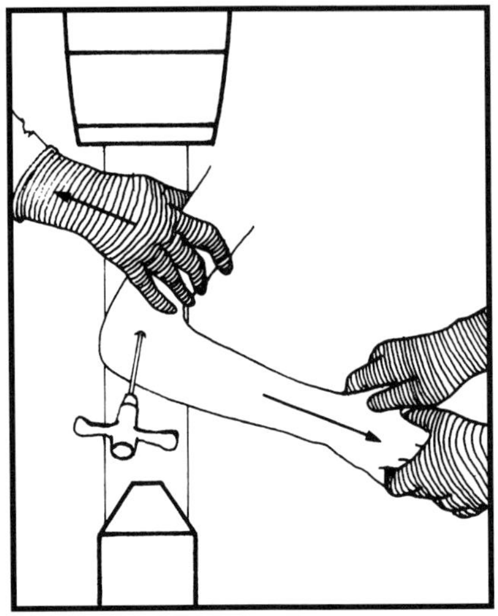

38. Fehlgeschlagene Reposition (C) (1): Bei einer Reihe von Fällen läßt sich das Mißlingen der Reposition von vornherein verhindern, wenn ein Bildverstärker zur Verfügung steht. Mit dieser technischen Möglichkeit erkennt man oft, daß die Schwierigkeit auf einer erheblichen Bruchinstabilität beruht. Dann bringt man perkutan Kirschner-Drähte ein, um die Fraktur zu fixieren. (Aufrechterhaltung der Reposition durch Dauerzug wie beschrieben.)

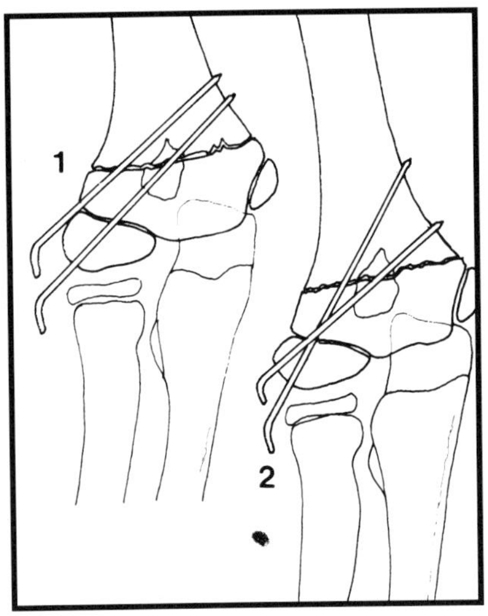

39. Fehlgeschlagene Reposition (C) (2): 2 Kirschner-Drähte sind entweder parallel zueinander (1) oder aber gekreuzt (2) einzubringen. Die Enden werden gekürzt und umgebogen (um zu verhindern, daß die Drähte wandern) und unter die Haut versenkt. 4 Wochen lang wird eine Gipsschiene als zusätzliche externe Stütze getragen. Nach 3 Wochen entfernt man die Drähte.

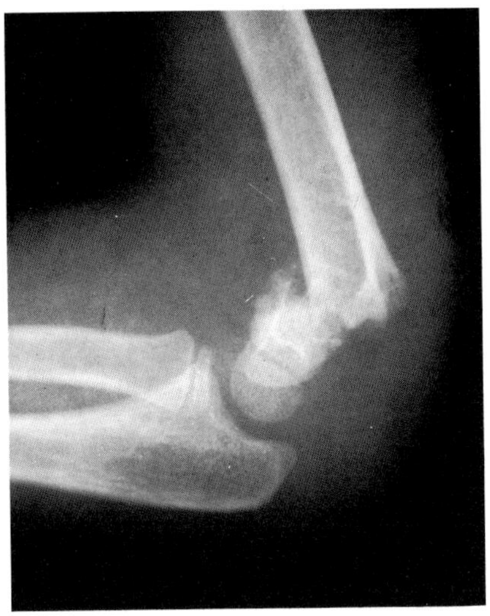

40. Vordere (umgekehrte) suprakondyläre Fraktur (1): Suprakondyläre Frakturen, bei denen das distale Fragment nach vorne verschoben wird (Flexionsfraktur), sind verhältnismäßig selten. Der normale Winkel (von 45 °) zwischen dem Epiphysenkomplex und dem Schaft ist vergrößert. *Diese Deformität wird durch Beugung im Ellbogen noch verstärkt.*

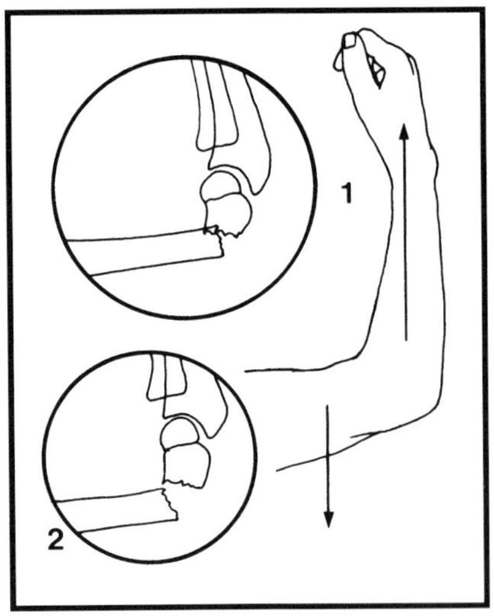

41. Vordere suprakondyläre Fraktur (2): Eine ebenfalls seltene, aber damit verwandte Fraktur ist die weiter distal gelegene Epiphysenabtrennung (Typ I oder II nach Salter und Harris), bei der die Fehlstellung die gleiche ist. Bei jeder der beiden Bruchformen reponiert man die Fraktur durch Zug am gebeugten Ellbogen (1). Dadurch wird die Fragmenteinkeilung gelöst (2).

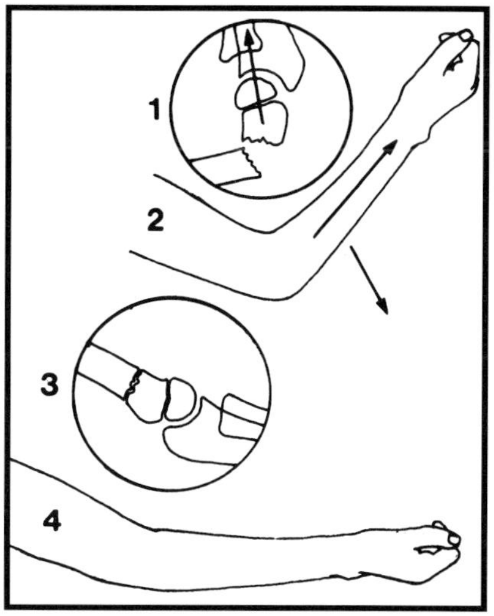

42. Vordere suprakondyläre Fraktur (3): Unter fortgesetztem Zug (1) wird der Ellbogen langsam gestreckt (2) und damit die Achsenknickung reduziert (3). In 10 ° Beugestellung wird der Arm in einer Gipsschiene gestützt (4). *Diese Stellung sollte man aber nicht länger als 3 Wochen beibehalten.* Danach soll der Ellbogen leicht gebeugt (meist auf 70 °-80 °) und anschließend mit einer Armschlinge oder einer neuen Gipsschiene bis zur endgültigen Bruchheilung gestützt werden.

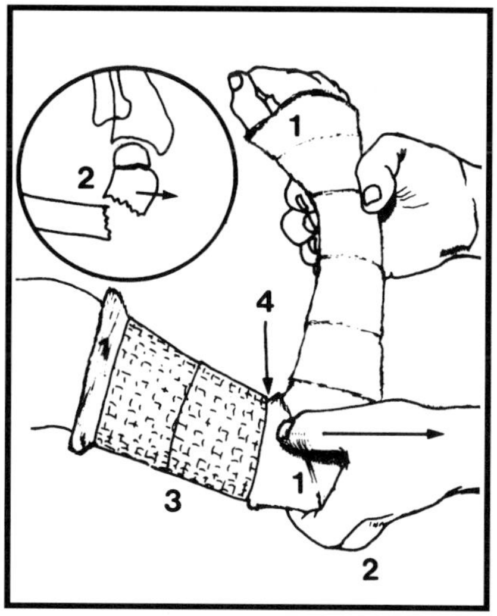

43. Vordere suprakondyläre Fraktur (4): Eine andere Technik besteht darin, Watte um die Gliedmaße zu wickeln (1) und die Fragmenteinkeilung durch direkten Zug am Epiphysenkomplex zu lösen (2). Anschließend läßt man einen Helfer eine Gipsbinde anlegen (3) und den Gips am Arm härten. Es ist dabei besonders darauf zu achten, daß man den Epiphysenkomplex nicht mehr verrutschen läßt (4).

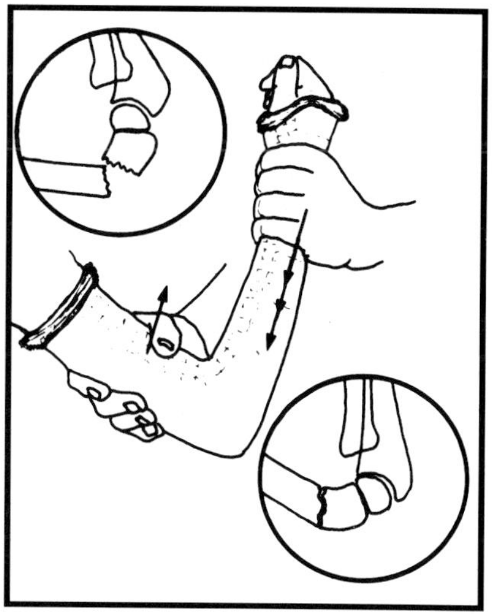

44. Vordere suprakondyläre Fraktur (5): Den restlichen Gipsverband legt man dann schnell an und beugt ihn, noch während er aushärtet, auf 110 ° oder weniger; dabei übt man auf das distale Fragment über den Unterarm Druck aus. Diese Position wird so gehalten, bis der Gips fest geworden ist; anschließend fertigt man Kontrollröntgenaufnahmen an und beläßt den Gipsverband wie bei einer normalen suprakondylären Fraktur

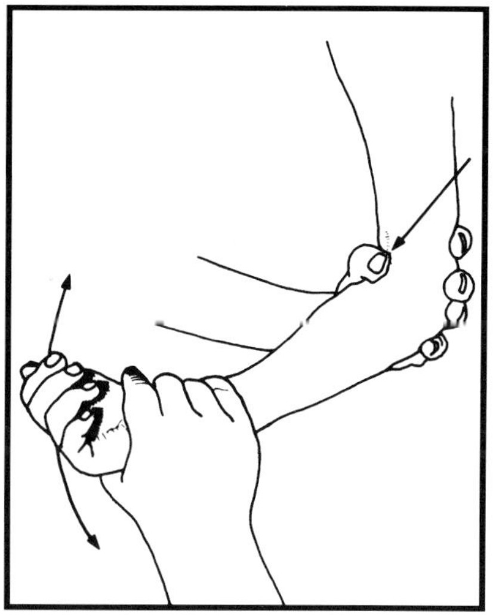

45. Suprakondyläre Frakturen: Nachsorge (1): Die knöcherne Heilung prüft man bei einem 4jährigen Kind nach 3–4 Wochen und bei einem 8jährigen Kind nach 4–5 Wochen mit Hilfe von Röntgenaufnahmen und der Schmerzhaftigkeit an der Frakturstelle. Ein weiterer recht nützlicher Test besteht darin, den Daumen auf die Bizepssehne zu legen und dann den Ellbogen jeweils um 20 ° zu beugen und zu strecken. Ein Spasmus des M. biceps zeigt dann an, daß die Zeit für die Mobilisation noch nicht reif ist.

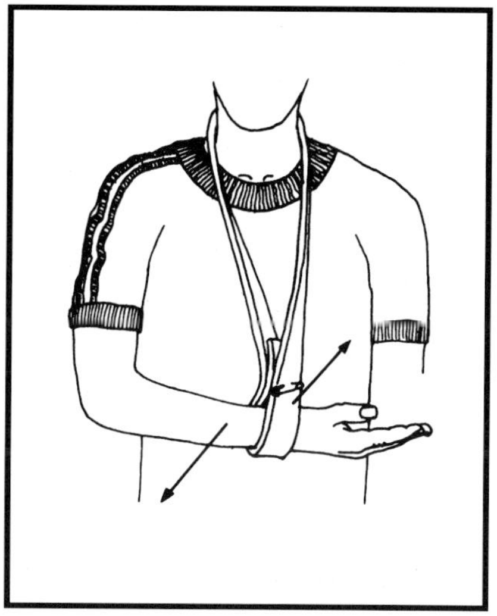

46. Suprakondyläre Frakturen: Nachsorge (2): Bei angelegter Schiene kann man die Mobilisation beginnen (d. h. der Arm wird 3–4mal täglich 10 Minuen lang während der aktiven Übungen aus der Schlinge genommen). Die Schlinge wird gänzlich entfernt, sobald alle unangenehmen Symptome abgeklungen sind. Dieses Vorgehen läßt sich auch anwenden, wenn nur noch geringer Schmerz vorhanden ist. Die Physiotherapie ist indiziert, wenn 2 Wochen nach Beginn der Mobilisation immer noch größere Einschränkungen vorliegen.

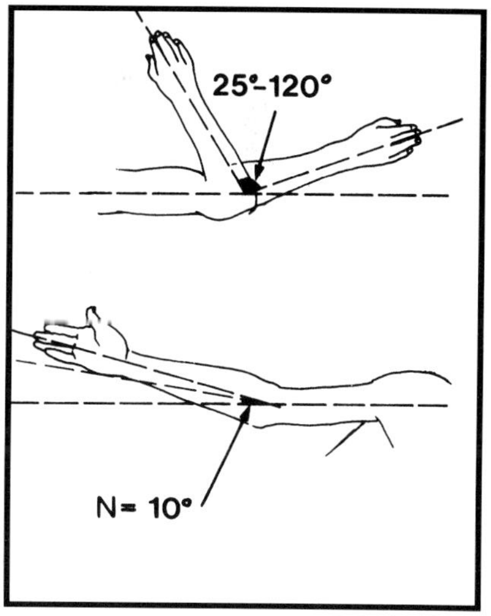

47. Suprakondyläre Frakturen: Nachsorge (3): Bei jeder Vorstellung des Patienten sollte man das Bewegungsausmaß dokumentieren; die Physiotherapie ist sicher beendbar, wenn ein Umfang von 25 °-120 ° Beugung erreicht ist (Normalwert 0 °-145 °). Auf keinen Fall sind passive Übungen zu erlauben und die *Eltern* davor eindringlich zu warnen! Besteht ein Cubitus varus oder valgus, sollte dies vermerkt und das Kind hinsichtlich Verschlechterung oder Indikation zur Korrekturosteotomie untersucht werden.

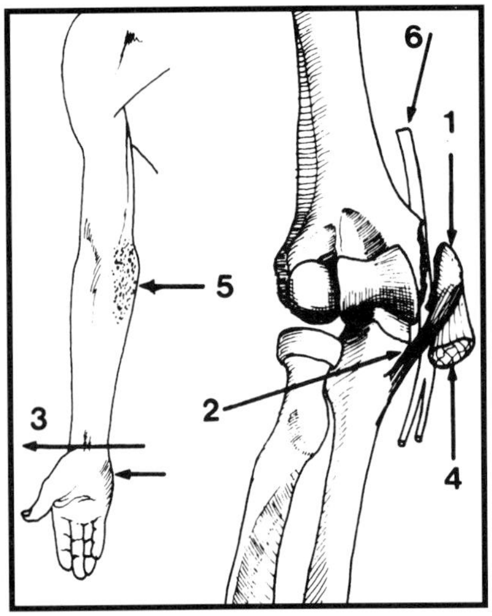

48. Verletzungen des Epicondylus medialis: Pathogenese (1): Der Epicondylus medialis (1) kann durch das Lig. collaterale ulnare (2) ausgerissen werden, wenn der Ellbogen gewaltsam abduziert wird (3). Er kann durch direkte Gewalteinwirkung traumatisiert werden, aber auch möglicherweise durch plötzliche Kontraktion der Unterarmbeuger, die an ihm ihren Ursprung haben (4), abreißen. Man denke immer bei einem Hämatom an der Ellbogeninnenseite (5) an diesen Bruch und prüfe dann auch die Unversehrtheit des N. ulnaris (6).

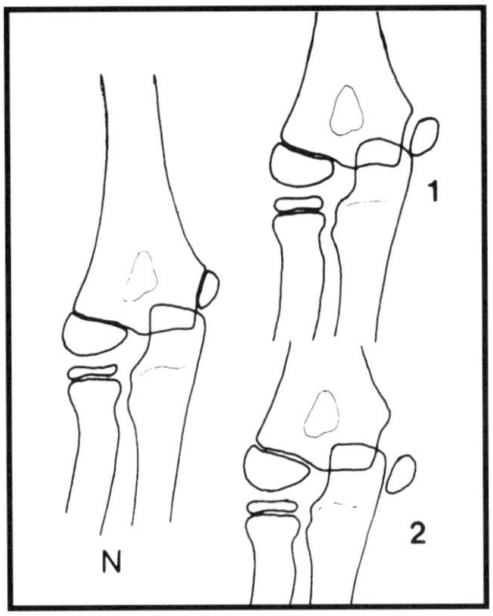

49. Pathogenese (2): Bei recht geringer Gewalteinwirkung entsteht nur eine leichte Abtrennung der Apophyse des Epicondylus medialis (1). Hier können dann Vergleichsaufnahmen der Gegenseite hilfreich sein. Bei größerer Gewalteinwirkung wird die Epiphyse abgerissen und etwas nach distal gezogen (2). Verletzungen dieser Art kann man durch Immobilisation in einem langen gepolsterten Armgips über 2–3 Wochen behandeln.

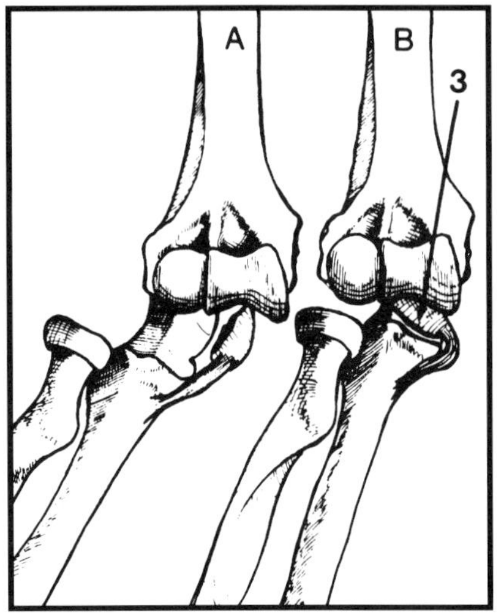

50. Pathogenese (3): *Die potentiell ernsthafteste Verletzung liegt dann vor, wenn der Epicondylus medialis sich im Ellbogengelenk verfängt.* Dies kann nach einer Ellbogenluxation (A) erfolgen, die aber immer mit einer Ruptur des Lig. collaterale ulnare oder einem Ausriß des Epicondylus medialis einhergehen muß. In letzterem Fall kann sich der Epicondylus medialis bei der Reposition des Ellbogens (B) im Gelenk verfangen (3).

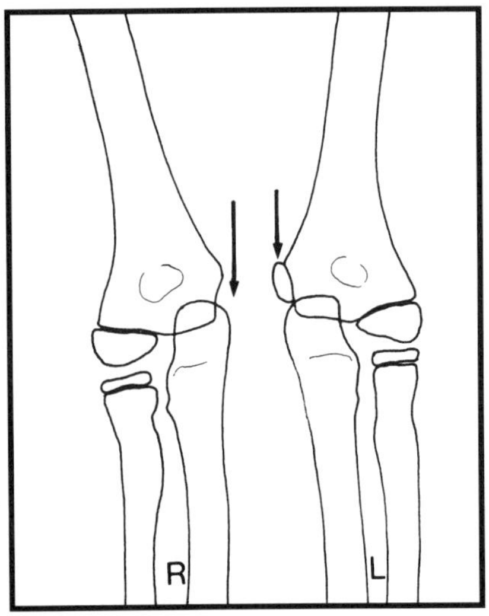

51. Pathogenese (4): Eine weitere diagnostische Tücke entsteht, wenn sich der Epicondylus medialis im Ellbogengelenk verfangen hat, nachdem dieser zwar momentan luxiert war, aber spontan wieder einrenkte. Man beachte Folgendes: (1) Kann man bei einem über 6jährigen Kind den Epicondylus medialis auf einer a.-p. Aufnahme nicht sehen, so liegt er wahrscheinlich im Gelenk. (2) Bestehen Zweifel, fertige man immer eine Vergleichsaufnahme der Gegenseite an.

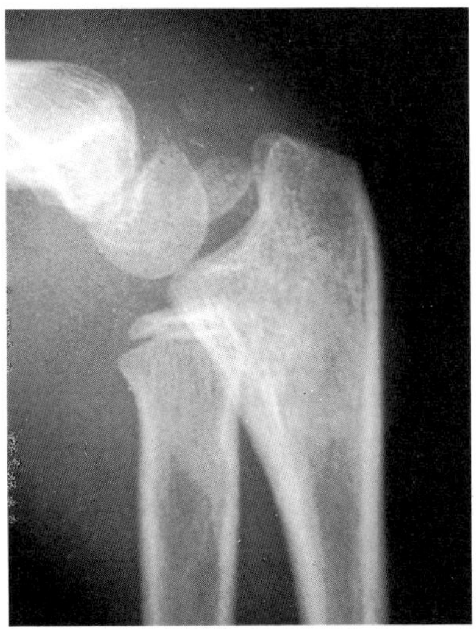

52. Pathogenese (5): In einer normalen Seitaufnahme kann man den Epicondylus medialis nicht erkennen: Falls aber doch – wie in dieser Abbildung -, so liegt er im Gelenk selbst. Die Kernfragen sind ganz einfach: (a) Kann der Epicondylus medialis überhaupt schon sichtbar sein? (Alter des Kindes). (b) Zeigt er sich in der a.-p. Aufnahme? (c) Ist er auf der Seitaufnahme zu sehen?

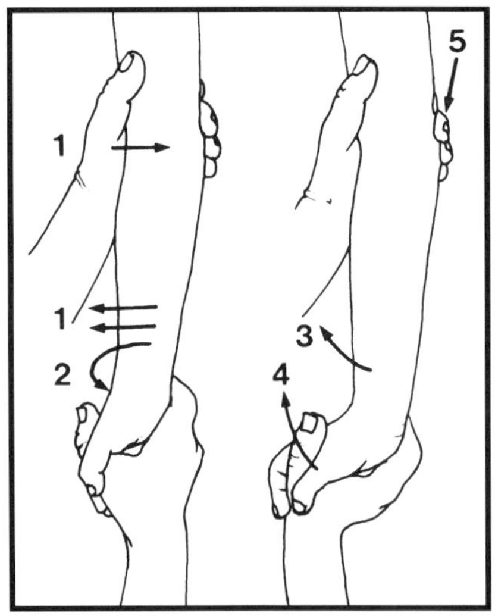

53. Behandlung des „gefangenen" Epicondylus medialis (1): Seine Entfernung aus dem Gelenk durch Manipulationsversuche ist oft erfolgreich durchzuführen. In Vollnarkose vergrößert man den Valguswinkel (1), supiniert den Unterarm (2), streckt den Ellbogen (3) und drückt das Handgelenk in Dorsalflexion (4). Mit einem auf die Ellbogeninnenseite gelegten Finger (5) kann man fühlen, wie der Epicondylus medialis aus dem Gelenk herausschlüpft. (Nachsorge 138, 49.)

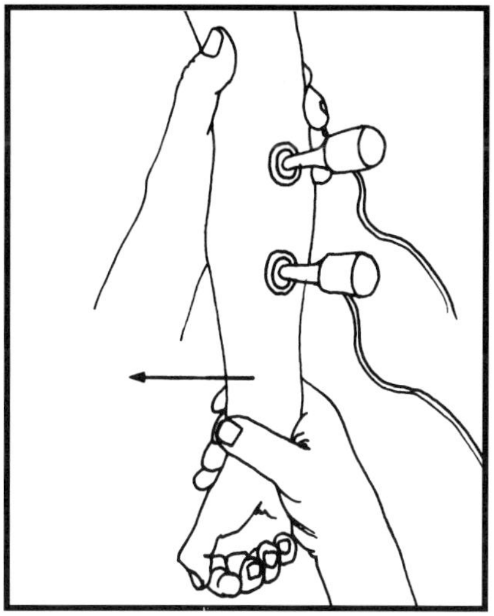

54. „Gefangener" Epicondylus medialis (2): Führt die erwähnte Methode nicht zum Erfolg, dann kann der gefangene Epicondylus medialis durch elektrische Stimulation der Flexorengruppe befreit werden. Dazu ist eine Allgemeinnarkose notwendig; man *muß* den Ellbogen stark abduzieren und eine kräftige Muskelkontraktion erreichen. Die notwendige Ausrüstung und Erfahrung kann eventuell die physiotherapeutische Abteilung der Klinik stellen.

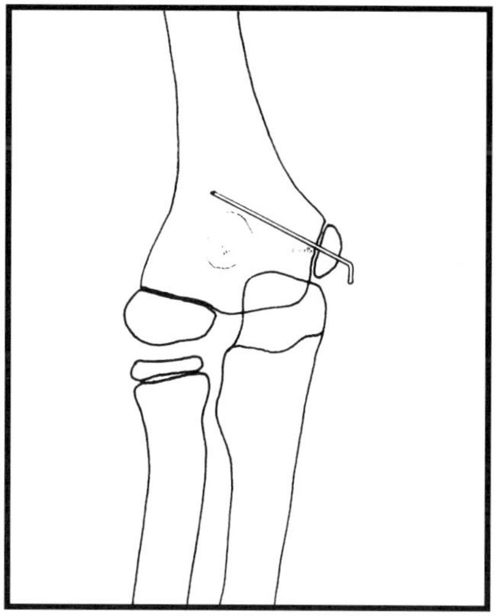

55. „Gefangener" Epicondylus medialis (3): Mißlingen gar beide Methoden, so ist der Epikondylus über einen ventromedialen Schnitt zu extrahieren und entweder durch einen Kirschner-Draht (3 Wochen lang) oder durch Weichteilnähte in situ zu halten.
Die meisten Ulnarislähmungen bei dieser Verletzungsart weisen keine Kontinuitätstrennung auf: Eine wieder einsetzende Erholung ist nach etwa 3–6 Wochen zu erwarten.

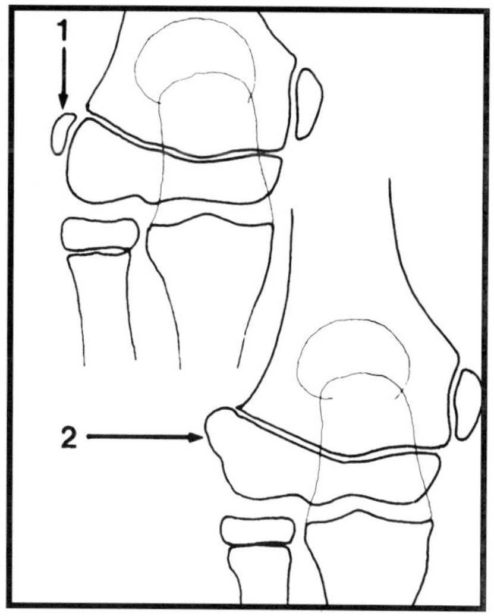

56. Verletzungen des Epicondylus lateralis bei Kindern: Die Apophyse des Epicondylus lateralis ist sehr inkonstant, erscheint aber meist mit 11 Jahren und verschmilzt etwa 2–3 Jahre danach mit der Kondylenepiphyse (1). Sie kann aber direkt durch die Ausweitung des Capitulum humeri verknöchern (2). Ein Abriß kann durch Adduktionsbelastung im Ellbogen erfolgen, selten einmal kann der Epicondylus lateralis nach einer Ellbogenluxation sich im Gelenk verfangen. Die Behandlung entspricht dann der des medialen Epikondylus.

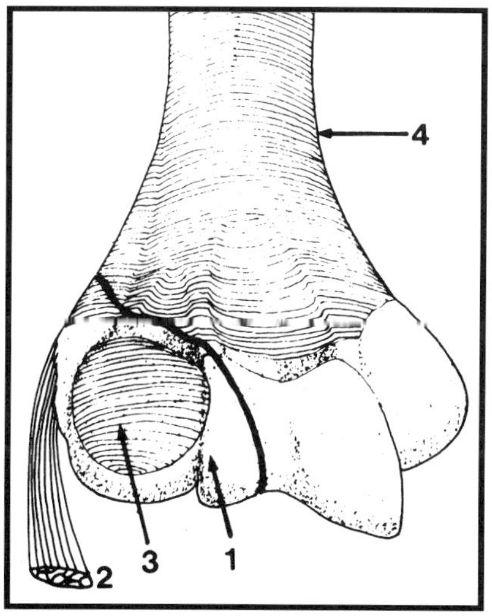

57. Verletzungen des Condylus lateralis (1): Pathogenese (1): Das häufigste Verletzungsmuster betrifft *das gesamte Capitulum humeri und nahezu die Hälfte der Trochlea humeri* (1). Dieses große Fragment kann durch den Zug der Handgelenkstrecker am Unterarm (2) oder das äußere Seitenband in Fehlstellung gezogen werden. Da die Epiphyse des Capitulum humeri (3) und der Humerusschaft (4) mitunter die einzig sichtbaren Knochenstrukturen auf den Röntgenbildern sein können, *kann man dann ihre gegenseitige Lagebeziehung nur durch den Verletzungshergang erschließen.*

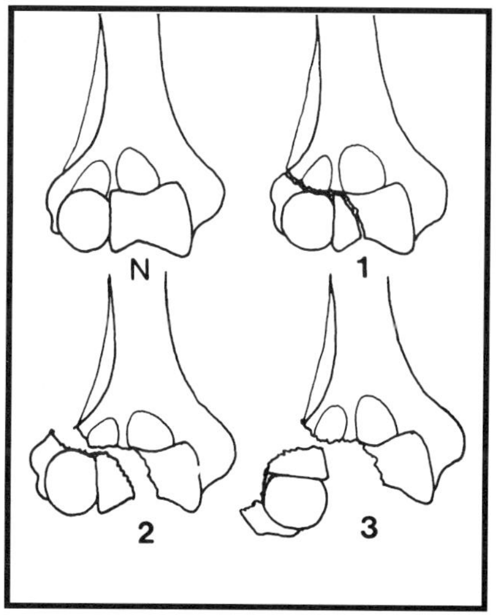

58. Verletzungen des Condylus lateralis (2): Pathogenese (2): Frakturen des Epicondylus lateralis können sein: (1) ohne Fehlstellung, (2) nach lateral verschoben, (3) in Fehlrotation.

Behandlung (1): *Frakturen ohne Fehlstellung* behandle man konservativ mit einer langen, gepolsterten dorsalen Gipsschiene und einer Schlinge 3–4 Wochen lang. Da es wichtig ist, sicher zu gehen, daß keine spätere Fragmentverschiebung eintritt, *sollen allwöchentlich Röntgenaufnahmen angefertigt werden.*

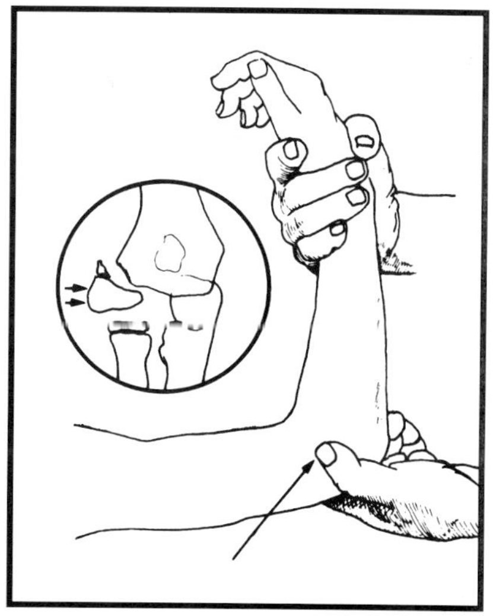

59. Verletzungen des Condylus lateralis (3): Behandlung (2): Ist das Fragment leicht bis mäßig nach lateral verschoben, kann man die geschlossene Reposition durch den Versuch der örtlichen Druckausübung (in Vollnarkose) vornehmen. Ist diese Reposition erfolgreich, sollte eine lange gepolsterte dorsale Armgipsschiene angelegt und mit einer Schlinge 3–4 Wochen lang getragen werden. Auch hier ist es sehr wichtig, jede frühzeitige Fragmentverschiebung durch wöchentliche Röntgenkontrollen aufzudecken.

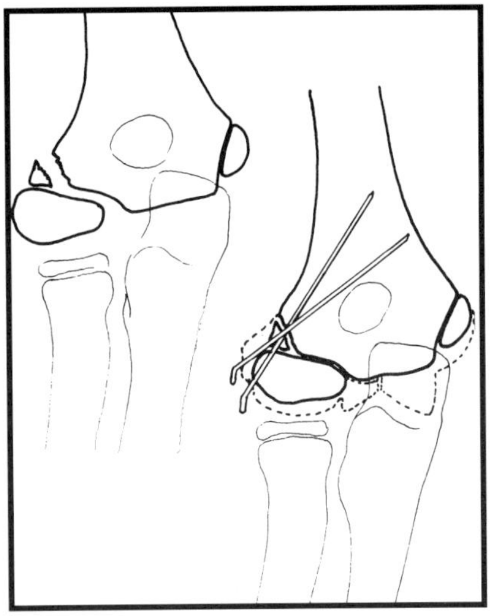

60. Verletzungen des Condylus lateralis (4): Behandlung (3): Bei instabiler Fragmentverschiebung nach lateral oder bei späterem Abgleiten des Fragments ist die Fixation mit Kirschner-Drähten indiziert. Wenn ein Bildverstärker bereitsteht, kann dies womöglich auch ohne Operation erfolgen, doch ist diese in vielen Fällen erforderlich. Dazu braucht man 2 Kirschner-Drähte, anschließend Gipsschale und Schlinge. Die Hautfäden kann man nach 2–3 Wochen entfernen, die Mobilisation beginnt nach etwa 4 Wochen.

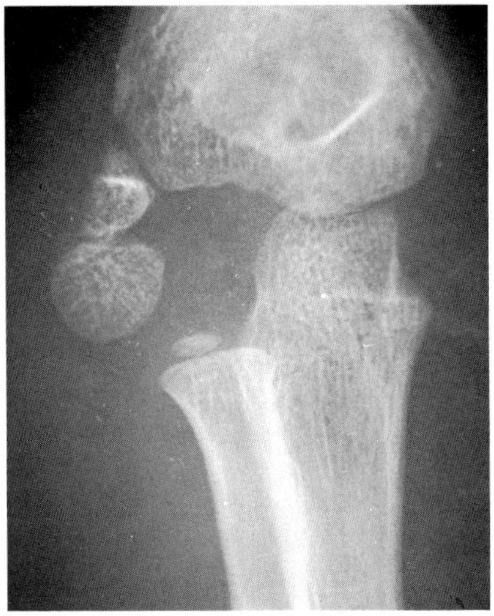

61. Verletzungen des Condylus lateralis (5): Behandlung (4): Bei Fragmentrotation – wie hier gezeigt – führen geschlossenen Verfahren vermutlich zu keiner befriedigenden Reposition, so daß das Risiko von Pseudarthrose, Wachsstumsstörung und zunehmendem Cubitus valgus besteht. Deshalb ist die offene Reposition und Fixierung durch Kirschner-Drähte indiziert. (Nachsorge wie oben.) (Bei unsicherer Epiphysenfragmentlage oder -größe kann die Injektion von Kontrastmittel in das Frakturhämatom für die Röntgenaufnahme hilfreich sein.)

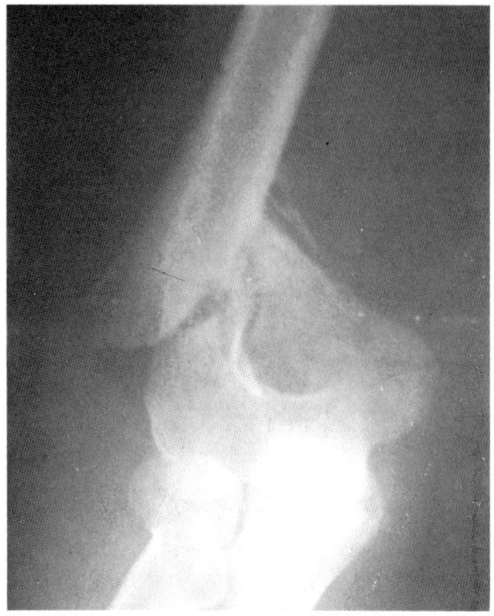

62. Frakturen des Erwachsenen: Suprakondyläre Frakturen (1): Bei Erwachsenen liegt die Bruchlinie meist etwas weiter proximal als bei Kindern; Trümmer-, Schräg- und Spiralbrüche sowie Verschiebung des distalen Fragments nach innen oder außen sind häufig. Die meisten sind jedoch ebenso erfolgreich wie bei Kindern nur durch manuelle Reposition und Gipsfixation behandelbar. Die nötige Immobilisationszeit beträgt 6–8 Wochen.

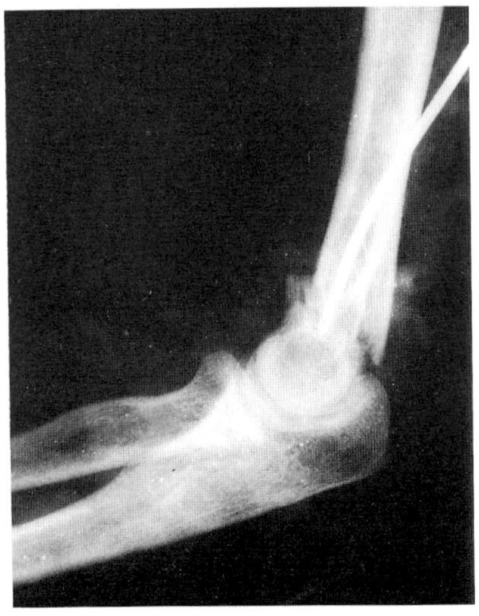

63. Suprakondyläre Frakturen (2): Stellt die Instabilität ein ernstes Problem dar, so ist es möglich, die Fraktur mit perkutanen Spickdrähten zu kontrollieren (Abb.). Bei Mißlingen oder anderen Faktoren zugunsten einer primären inneren Fixation (z.B. multiple Verletzungen) gib es hierfür eine Vielzahl an Techniken, z.B. (a) AO-Platten (vgl. 142,74); (b) doppelter Rush-Pin; (c) einzelner Rush-Pin und Gipsverband. In allen Fällen ist die Frühmobilisation nötig, um die Gelenkeinsteifung möglichst gering zu halten.

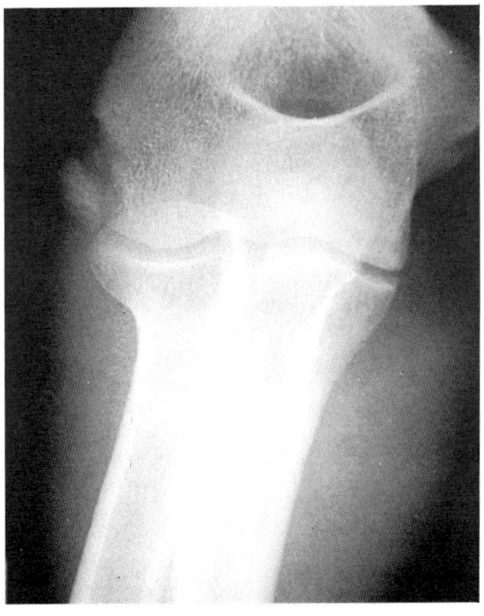

64. Frakturen des Epicondylus medialis und lateralis: Bei diesen Brüchen ist die Fehlstellung nie schwerwiegend, und selbst bei möglicher Gelenkinstabilität wird die alleinige symptomatische Behandlung meist ausreichen. Eine Kreppbandage über einer Watteschicht zur Begrenzung der Schwellung sowie über 3–4 Wochen eine Armschlinge sind meist angemessen. Bei starken Schmerzen ist auch eine kurze Verweildauer in einem langen Armgips angebracht.

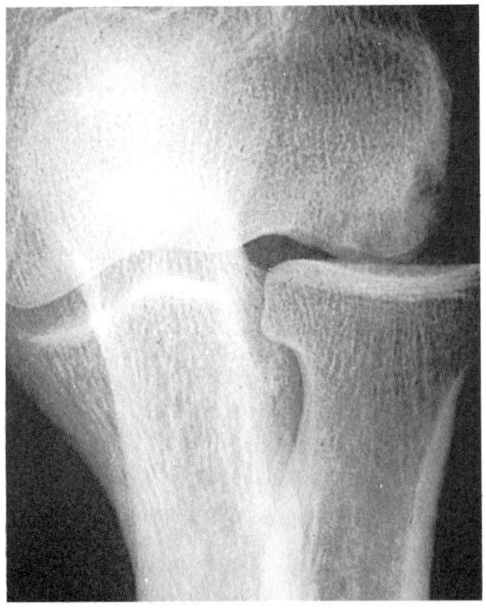

65. Frakturen des Capitulum humeri (1): Knorpel- und Knochenoberfläche des Capitulum humeri können durch die Krafteinwirkung über den Radius bei einem Fall auf die überstreckte Hand – oft auch kombiniert mit Radiuskopfbrüchen selbst – geschädigt werden. Daraus können später Osteochondrosis dissecans oder Arthrose entstehen.

Behandlung: Anfangs symptomatisch; später werden freie Gelenkkörper entfernt und das Capitulum humeri angebohrt, um die Revaskularisation anzuregen.

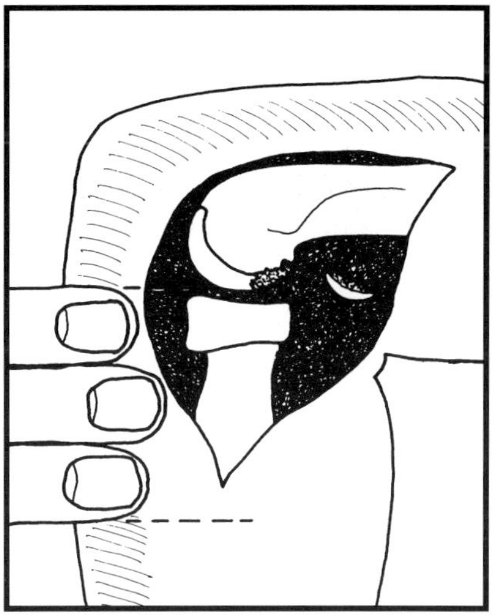

66. Frakturen des Capitulum humeri (2): Infolge der durch den Radius übertragenen Gewalt kann ein kleines flaches Fragment aus dem Capitulum humeri ausgesprengt werden und auf die Vorderseite des Gelenks zu liegen kommen. Man sollte dies wie einen freien Gelenkkörper behandeln und über eine Inzision entfernen. In der Regel kann man einen kleinen lateralen Einschnitt wählen (der sich nicht weiter als 3 Querfinger breit unterhalb des Gelenkspalts erstrecken darf, um nicht den N. interosseus posterior zu verletzen).

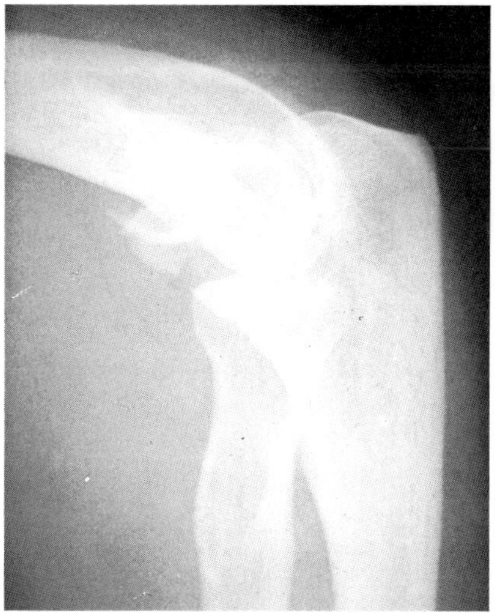

67. Frakturen des Capitulum humeri (3): Eine schon ernstere Fraktur betrifft den Großteil der vorderen Gelenkflächenhälfte. In der Regel ist der entsprechende Anteil der Trochlea humeri mitbeteiligt. Eine schwere Beeinträchtigung wird resultieren, wenn eine solche Fraktur nicht sorgsam reponiert wird; meist wird auch die Freilegung über einen vorderen Zugang erforderlich sein. Zur Fixation kann man hierfür Smillie-Pins oder eine Herbert-Schraube verwenden.

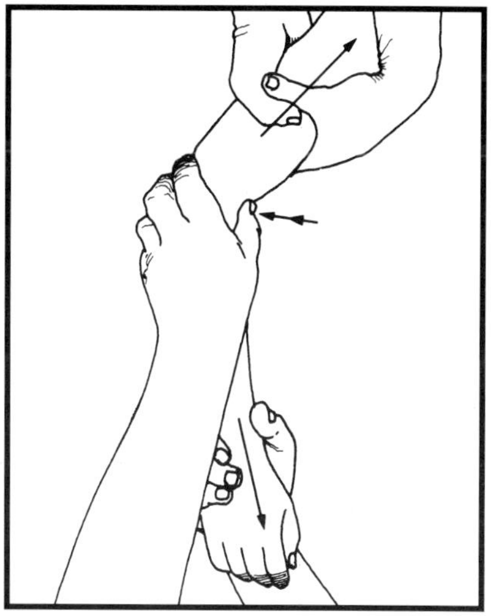

68. Frakturen des Capitulum humeri (4): Manchmal läßt sich die Reposition auch durch Druck gegen das Fragment erreichen, während der Arm unter Zug gehalten wird. Nie sollte man hier eine nicht perfekte Reposition tolerieren! Nach der Reposition sollte ein Oberarmgips ungefähr 5 Wochen getragen werden, bis dann die Mobilisation beginnt.

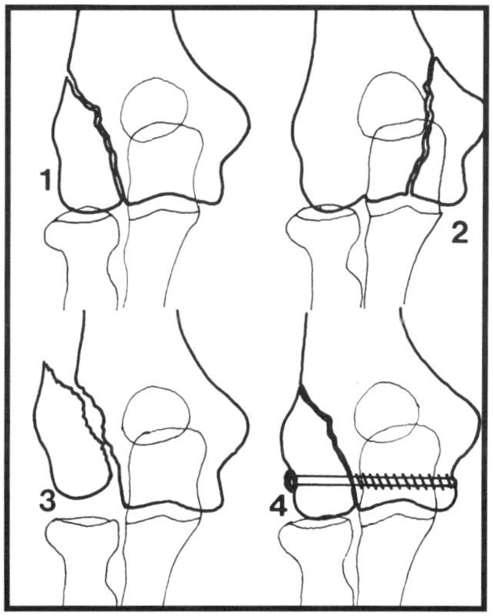

69. Fraktur eines einzelnen Kondylus (1): Eine Fraktur des Außenkondylus (1) (AO = 13-B1*) oder des Innenkondylus (2) (AO = 13-B2) kann durch den gleichen Mechanismus bedingt sein, wie er ansonsten für die schwereren T-Frakturen verantwortlich ist. Die Fehlstellung kann hierbei gering oder markant sein (3). Ist die Fehlstellung schwerwiegend, erzielt man in der Regel die besten Ergebnisse durch offene Fixation mit einer oder zwei Spongiosaschrauben (4).
(*Zusammenfassung der AO-Klassifikation dieser Region s. S. 150.)

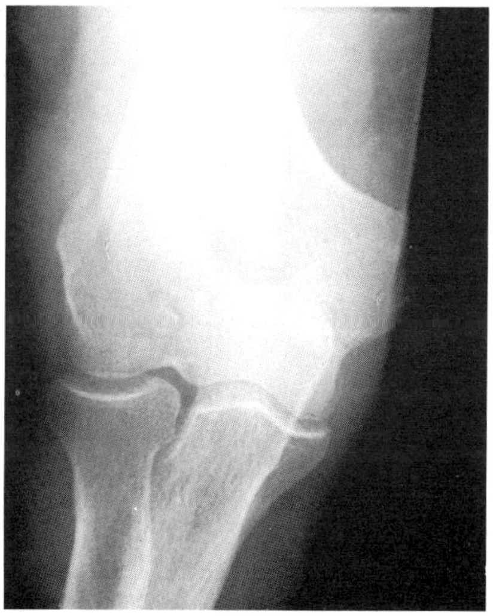

70. Fraktur eines einzelnen Kondylus (2): Ist die Fehlstellung nur minmal, wie hier dargestellt, oder aber der Patient alt und gebrechlich, lege man einen Oberarmgips (über einer Lage Watte) und eine Schlinge an. Den Gipsverband kann man in der Regel gefahrlos nach 4–5 Wochen abnehmen und die Mobilisation bei noch zu tragender Schlinge beginnen. Die Physiotherapie kann kurz danach beginnen.

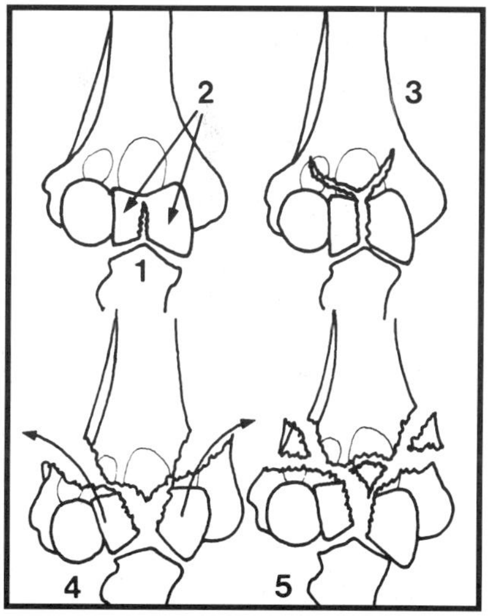

71. Interkondyläre Y- oder T-Fraktur (1): Diese eventuell sehr ernste Verletzung entsteht dadurch, daß der Proc. coronoideus ulnae (1) wie ein Keil zwischen die Trochleahälften (2) vorgetrieben wird, oftmals bei einem Fall oder Schlag auf den Ellbogen. Der zunächst vertikale Bruchspalt teilt sich auf (3), und mit zunehmender Gewalt werden die beiden Fragmente voneinander getrennt und rotieren (4) (AO = 13-C1). Weiteres Problem ist dann der Trümmerbruch (5) (AO = 13-C2).

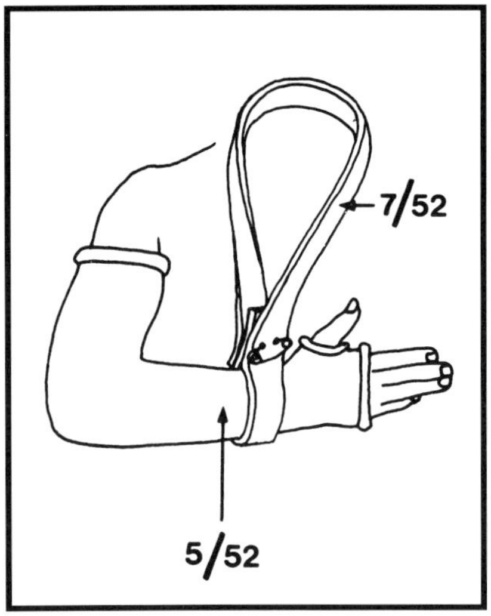

72. Interkondyläre Frakturen (2): Sind die Fragmente nicht voneinander getrennt, kann man diese Verletzung wie eine nichtdislozierte unikondyläre Fraktur behandeln (141,70); sind sie getrennt und erscheint eine Operation nicht angeraten (z.B. wegen des Alters des Patienten oder technisch nicht angehbarer Trümmerfraktur), dann lege man einen Oberarmgipsverband über Watte an; bevor dieser noch aushärtet, bringt man Zug und Druck von beiden Seiten auf. Man entferne den Gipsverband und mobilisiere aus einer Schlinge heraus schon frühzeitig (z.B. 4–5 Wochen).

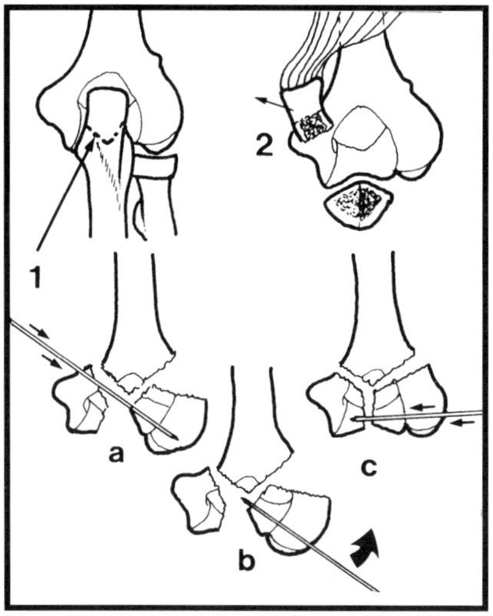

73. Interkondyläre Frakturen (3): Bei dislozierten und mäßigen Trümmerfrakturen jüngerer Patienten sollte man offen reponieren. *Zugänge:* (a) über lateralen Schnitt, (b) über eine den Trizeps spaltende Inzision oder (c) über eine Chevron-Osteotomie des Olekranons (1) mit Umschlagen desselben (bei belassener Sehne) (2). *Reposition:* Zunächst reponiere man die Gelenkfragmente mittels Kirschner-Dähten: Dabei kann es nützlich sein, das äußere Fragment mit einem in umgekehrter Richtung eingebrachten K-Draht zu manipulieren (a, b, c).

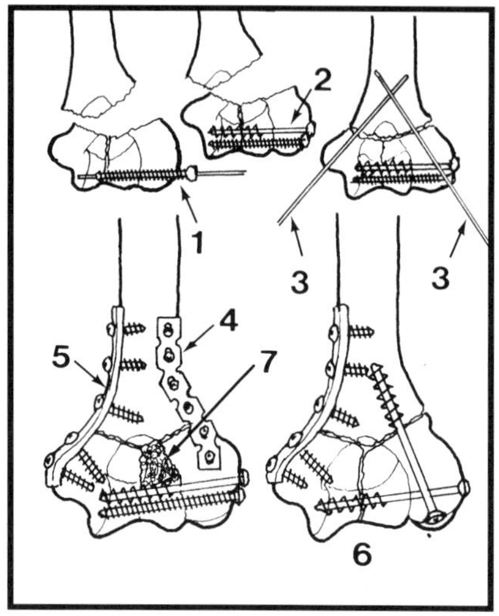

74. Interkondyläre Frakturen (4): Nach der Reposition bringt man eine Schraube mit Hohlkanal ein (1) und komprimiert dann mit einer Spongiosaschraube mit Teilgewinde (2). Dann kann man den Gelenkkomplex zum Schaft ausrichten und vorläufig mit Kirschner-Drähten halten (3). Die AO empfiehlt dann, dorsolateral eine 3,5-mm-Rekonstruktionsplatte (4) und medial eine Drittelrohrplatte anzubringen (5). Weniger schwere Frakturen kann man mit 2 Spongiosaschrauben und einer Platte fixieren (6). Defekte sollte man mit Spongiosa-Chips füllen (7). (Versorgung der Osteotomie wie 147,103).
Früh mobilisieren!

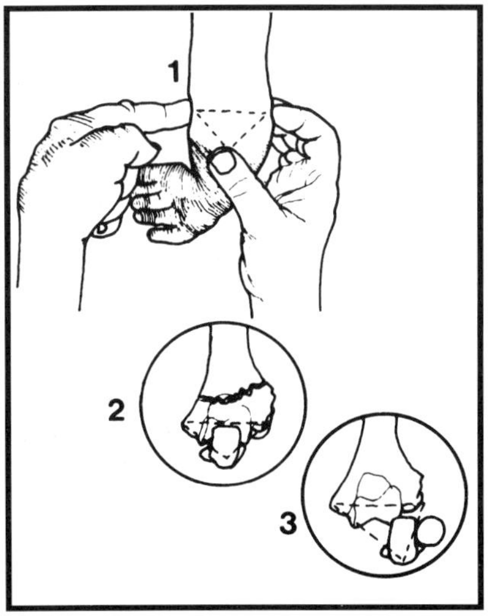

75. Ellbogenluxation (1): Ellenbogenluxationen sind bei Kindern wie auch Erwachsenen häufig. Sie sind meist Folge eines Sturzes auf die überstreckte Hand. Manchmal werden sie mit einer suprakondylären Humerusfraktur verwechselt. Klinisch lassen sich beide durch die Untersuchung des gleichseitigen Dreiecks aus Olekranonspitze und den beiden Epikondylen unterscheiden (1). Bei suprakondylären Frakturen ist dieses Dreieck unverändert (2), dagegen bei der Luxation verformt (3).

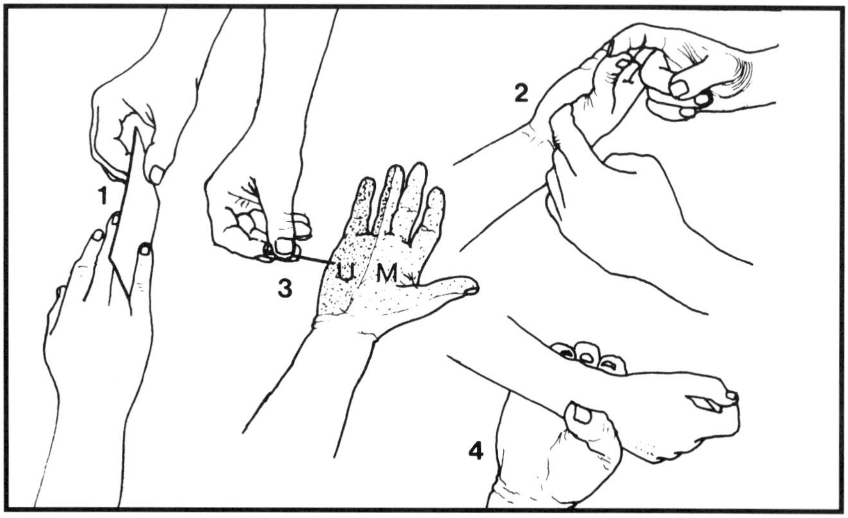

76. Ellbogenluxation (2): Eine Schädigung des Ulnaris- oder Medianusnerven und der A. cubiti (bzw. A. brachialis) ist zwar selten, doch sollte man immer danach fahnden.
Zur Prüfung dieser Nerven kann man eine ganze Reihe motorischer Funktionsprüfungen heranziehen. *Für den N. ulnaris* zeigt die Fähigkeit, ein Stück Papier zwischen Ring- und Kleinfinger zu halten (1), die ungestörte Funktion der Mm. interossei an. Wichtig ist dabei, daß die Finger nicht in den Grundgelenken gebeugt werden dürfen. *Für den N. medianus* kann man Kontraktion und Stärke des M. abductor pollicis durch Palpation des Muskels feststellen (2), wobei der Patient Widerstand leisten muß, wenn der Untersucher versucht, den senkrecht abgehaltenen Daumen in die Handflächenebene zurückzudrücken. Auch sollte man kurz die sensible Innervation der von N. medianus und N. ulnaris versorgten Gebiete prüfen (3). *Für die A. brachialis* ist natürlich die rascheste Prüfung das Aufsuchen des Radialispulses (4).

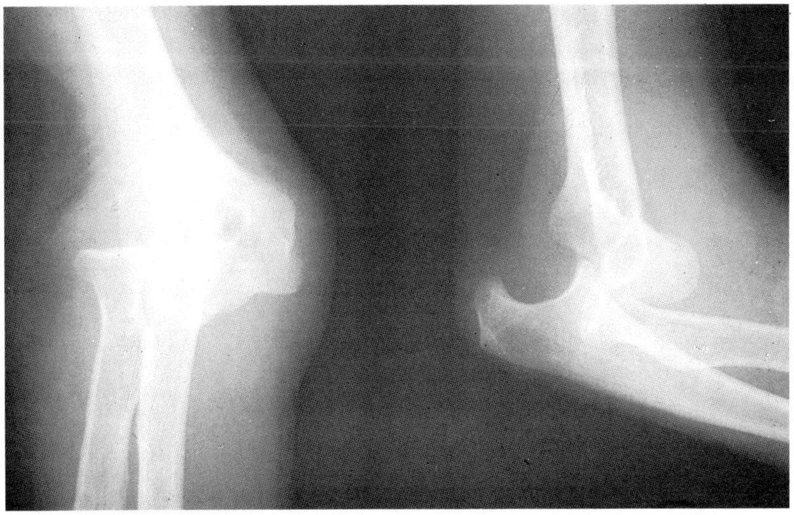

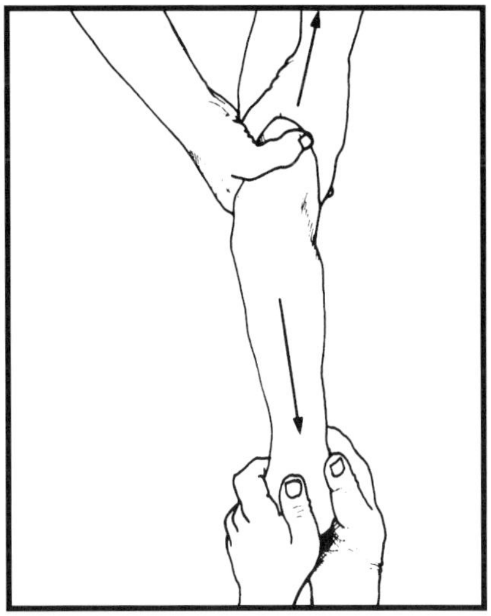

77. Röntgenaufnahmen: Die obigen Röntgenbilder zeigen eine typische Ellbogenluxation. Man beachte, wie hierbei Radius und Ulna gegenüber dem Humerus nach hinten und nach lateral verschoben sind. Dies ist auch die bei weitem häufigste Luxationsform („posterolaterale Ellbogenluxation"). Frakturen, die eine Ellbogenluxation begleiten, sind verhältnismäßig selten. Dennoch sollte man besonders bei Erwachsenen nach Frakturen des Processus coronoideus ulnae und des Radiusköpfchens suchen. Bei Kindern können vorwiegend die Epikondylen oder der Außenkondylus beteiligt sein, wonach man immer *routinemäßig* suchen muß.

78. Behandlung (1): Die Einrenkung nehme man in Vollnarkose vor. Man braucht hierzu nämlich doch erhebliche Kraft, auch wenn die Verwendung von Muskelrelaxantien diese mindern wird. Man übt einen kräftigen Zug in Längsrichtung der Gliedmaße aus und beugt wenn nötig den Ellbogen, ohne diesen Zug zu verringern. Bei einem erfolgreichen Versuch hört man in der Regel das charakteristische Repositions-„Klicken".

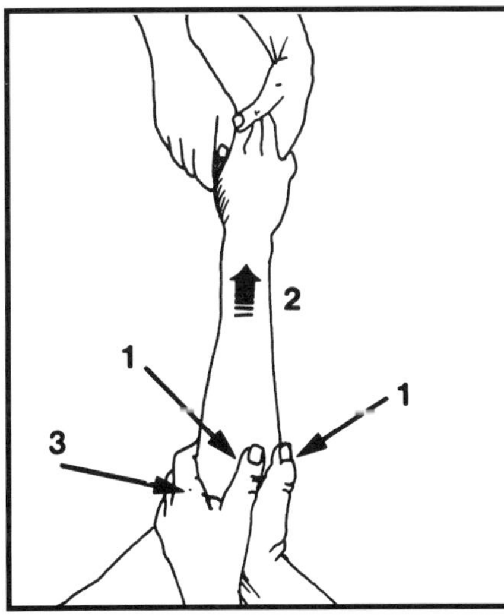

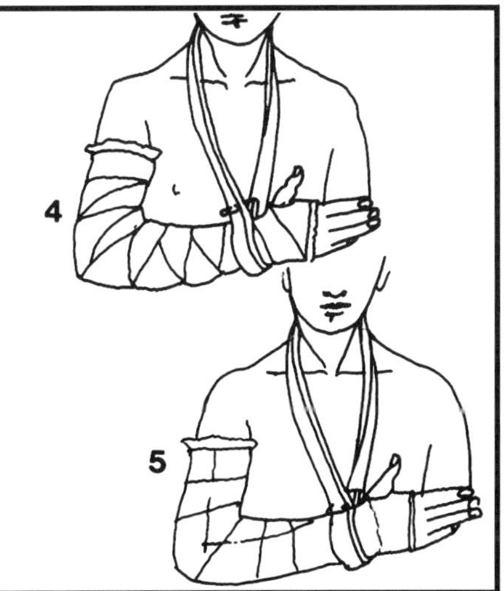

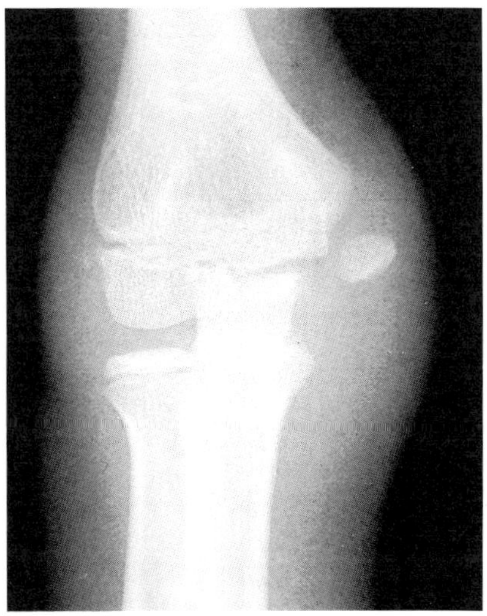

79. Behandlung (2): Hat das letztgenannte Manöver keinen Erfolg, dann umfaßt man den Humerus von hinten und drückt das Olekranon nach vorne (und medial) (1), wobei ein Helfer bei leicht gebeugtem Ellbogen in Gliedmaßenlängsrichtung zieht (2). (Den Gegenzug üben die Finger des Arztes aus (3).) Immer nehme man eine Röntgenkontrolle vor. Ist die Reposition gut, dann wickelt man eine gepolsterte Kreppbandage an und läßt diese mit einer Armschlinge 2–3 Wochen tragen (4). Alternativ legt man eine dorsale Gipsschiene mit Armschlinge bei 90° gebeugtem Elbogen an (5). Eine zu frühe oder kräftige Mobilisierung birgt das Risiko der Myositis ossificans in sich, auch sind passive Bewegungen zu vermeiden.

80. Spät diagnostizierte hintere Luxation bei Kindern: In der Zeit zwischen 3 Wochen und 2 Monaten trägt die offene Reposition das unannehmbare Risiko der Myositis in sich; entdeckt man in dieser Phase eine Luxation, so sollte man sie konservativ behandeln und den Ellbogen gleich mobilisieren. Einem Viertel der Patienten geht es so ohne weiteren Behandlungsbedarf gut; bei den übrigen Patienten (und bei der Spätentdeckung nach >2 Monaten) sollte man die offene Reposition versuchen.

81. Begleitverletzungen (1): Bei Kindern kann die Apophyse des Epicondylus medialis abgerissen sein. *Bei der Einrenkung des Ellbogens* läßt sich diese meist in eine annehmbare Stellung bringen (wie Ziffer 1 u. 2 auf S. 138,49). In diesen Fällen sind eine Gipsschiene und Oberarmschlinge für die Dauer von 4 Wochen anzuraten. *(2) Der Epicondylus medialis kann im Gelenk gefangen sein:* Dieses Vorkommnis muß man immer ausschließen (138,48ff).

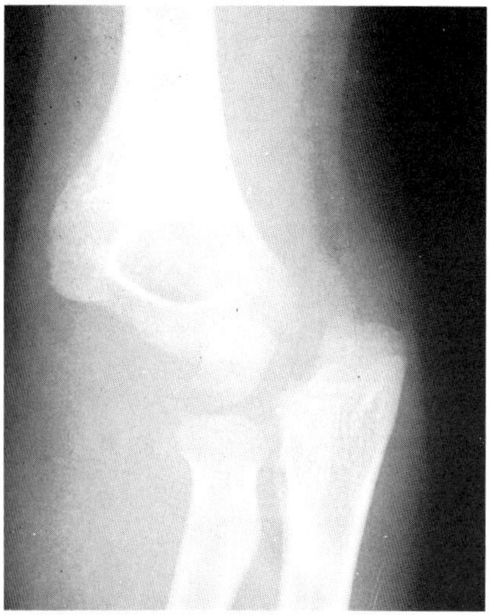

82. Begleitverletzungen (3): Verletzung des Außenkondylus: Man beachte hierzu die folgenden Punkte: (a) Die Epiphyse des Capitulum humeri (und mit ihr die Hälfte des knorpligen Anteils der Trochlea humeri) wurde vom Radius nach medial abgedrängt und ist dabei leicht rotiert. (b) Die Apophyse des Epicondylus medialis ist gerade erst aufgetreten und befindet sich nicht in Fehlstellung. (c) Es liegt die seltene Form einer *medialen* Ellbogenluxation vor.

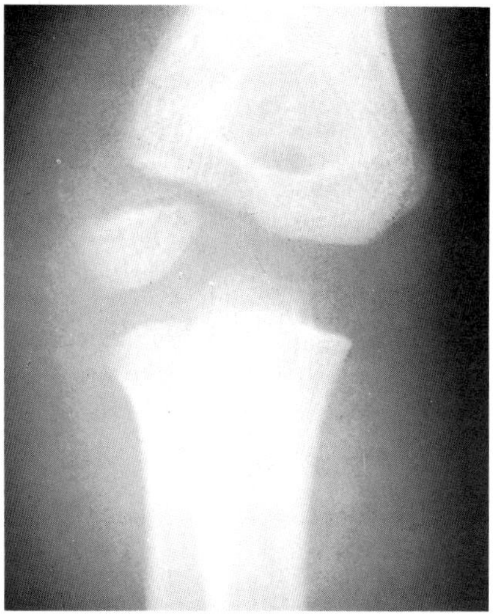

83. Begleitverletzungen: Verletzungen des Außenkondylus (Forts.)*:* Die vorige Verletzung wurde durch manuelle Reposition behandelt; dabei blieb aber der Condylus lateralis in Fehlstellung. (Die Reposition konnte durch festen umschriebenen Druck erreicht werden, die Fehlstellung trat aber bei dieser instabilen Verletzung ein, sobald der Druck gelockert wurde.)

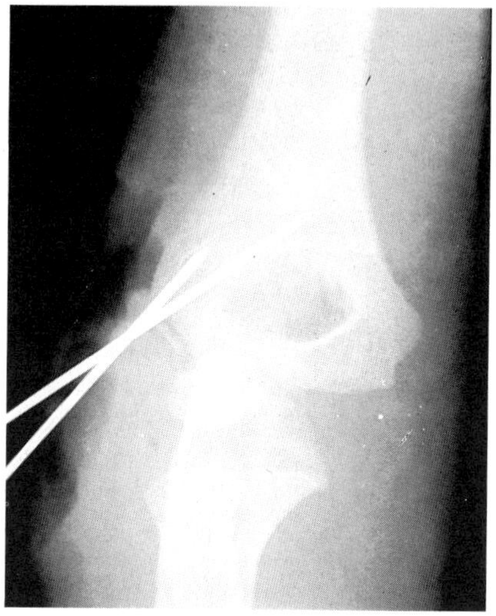

84. Begleitverletzungen: Verletzungen des Außenkondylus (Forts.)*:* Deshalb wurde offen reponiert und das Fragment durch 2 Kirschner-Drähte in situ gehalten. Beachten Sie hier, wie beide durch die Knorpelanteile der Epikondylen verlaufen. Beachten Sie auch das kleine Fragment aus dem Humerusschaft (Verletzung vom Typ II nach Salter-Harris). Abgeschlossen wurde die Fixation durch eine 4 Wochen lang getragene Oberarmgipsschiene.

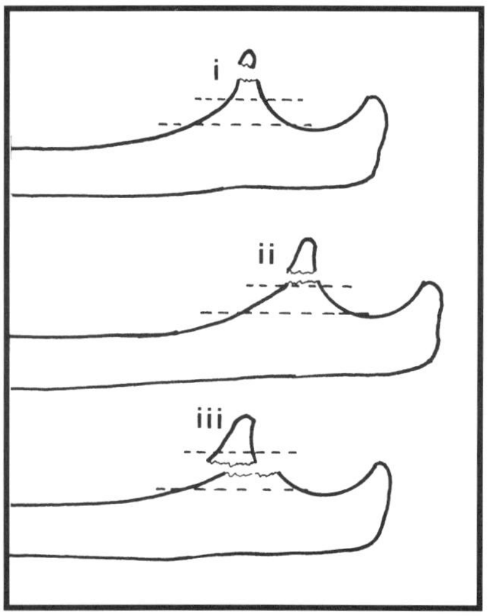

85. Begleitverletzungen (4): Fraktur des Proc. coronoideus ulnae: Frakturen des Proc. coron. sind in 3 Typen einteilbar: (I) Einfacher Ausriß; (II) Bruch mit Beteiligung von weniger als der Hälfte des Proc. coron.; (III) Frakturen mit Beteiligung von mehr als der Hälfte des Kranzfortsatzes. Gruppe I und II sind konservativ behandelbar, beginnend mit einer Mobilisation nach weniger als 3 Wochen. Gruppe III kann man offen fixieren, um das Risiko der wiederholten Luxation zu mindern. Die (seltene) *gesicherte rezidivierende Luxation* kann man durch Rekonstruktion des Kranzfortsatzes mittels Knochenblocks und/oder Versorgung von Kapsel und innerem Längsband behandeln.

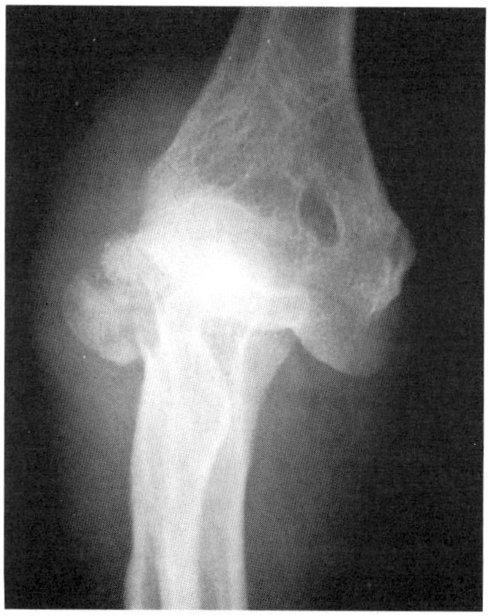

86. Begleitverletzungen (5): Fraktur des Radiusköpfchens: (a) Besteht eine hochgradige Trümmerfraktur des Radiusköpfchens (Abb.), dann verringert man die Fehlstellung des Ellbogens und *verschiebt die Resektion des Radiuskopfs um mindestens 4 Wochen*, um das Risiko einer Myositis ossificans zu mindern. (b) Kleinere Frakturen des Radiuskopfs sollten die Behandlung nicht weiter beeinflussen. (c) Fraktur des Radiushalses: Reponieren Sie den Ellbogen, und behandeln Sie weiter, wie auf 149,115 beschrieben.

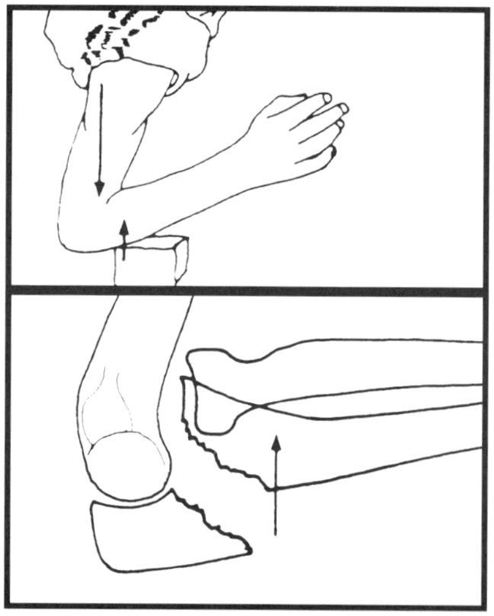

87. Vordere Ellbogenluxation: Dies ist eine recht seltene Verletzung. Sie kann nach einem Fall auf den Ellbogen entstehen, wenn die Unterarmknochen dabei nach vorne gestoßen werden. Damit dieser Luxationstyp überhaupt angehen kann, muß das Olekranon brechen, wodurch diese Verletzung allerdings sehr instabil wird.

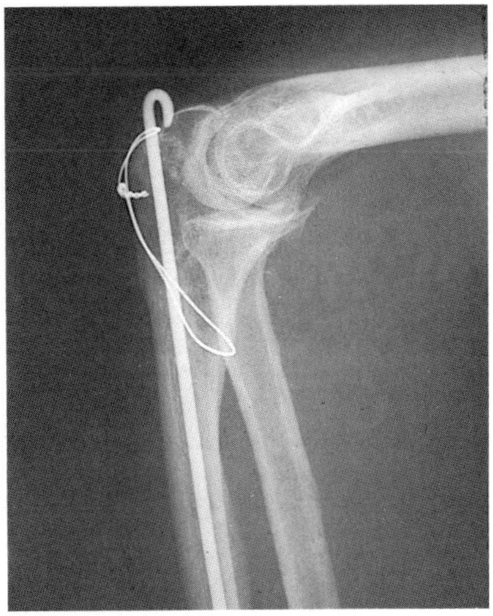

88. Vordere Luxation (2): Der gestreckte Ellbogen kann unter Zug wieder eingerenkt werden. Ist diese Reposition stabil, dann kann der Ellbogen eingegipst und über eine begrenzte Zeitspanne in einer Extension wie bei einer suprakondylären Humerusfraktur gehalten werden. Es besteht aber dennoch das erhebliche Risiko der späteren Subluxation, auch ist die Ellbogenluxation schwer fixierbar, weshalb für diese Verletzung die innere Fixation empfohlen wird. (Abb.: Drahtzerklage mit Rush-Pin.)

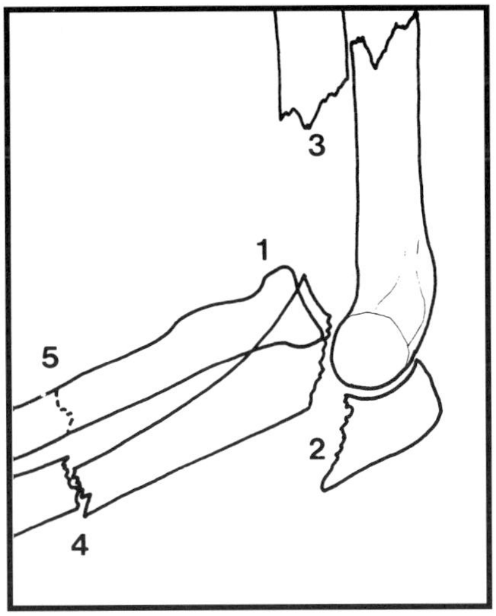

89. Vordere Luxation (3): Einen wesentlich komplizierteren Verletzungstyp sieht man bei einem Trauma, das im angloamerikanischen Sprachraum als „baby car fracture" bezeichnet wird. Diese kommt dann vor, wenn ein Autofahrer den Ellbogen auf der Seitenfensterlehne hält und dabei von einem entgegenkommenden Fahrzeug erfaßt wird. Beim typischen Fall beinhaltet diese Verletzung (1) eine vordere Ellbogenluxation mit Frakturen von (2) Olekranon, (3) Humerus, (4) Ulna und manchmal auch (5) Radius.

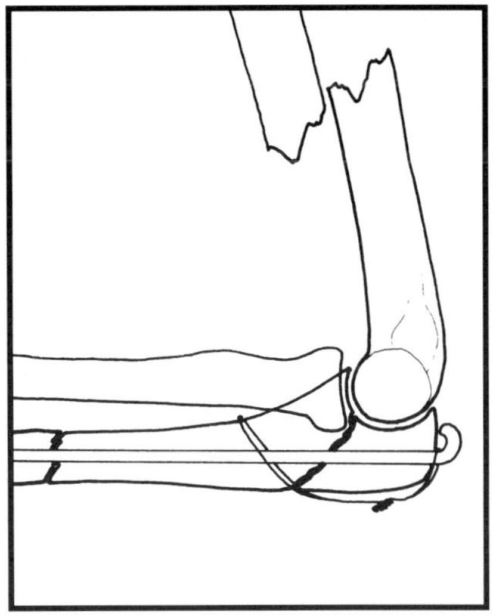

90. Vordere Luxation (4): Es ist sehr wichtig, die Luxation sofort zu beseitigen; diese kann auch durch eine innere Fixation (Abb.) oder Gipsfixation in Extension für 2–3 Wochen behandelt werden, bevor dann die aufgeschobene innere Fixation des Olekranons erfolgt. Die weiteren Verletzungen kann man weniger dringlich entweder konservativ oder operativ behandeln. Oft ist es nicht möglich und auch nicht ratsam, bei dieser schweren Verletzung die sofortige Osteosynthese aller Frakturen zu versuchen.

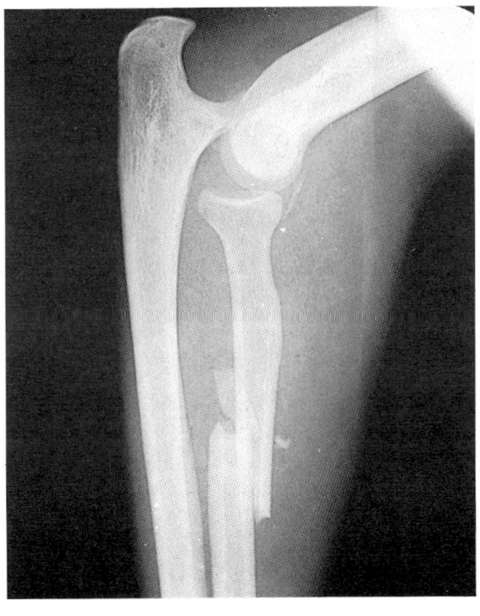

91. Isolierte Luxation der Ulna: Eine Ulnaluxation kann bei gleichzeitiger Radiusschaftfraktur auftreten. Da diese Fraktur sehr weit distal liegen kann, ist es wichtig, auch entsprechende Röntgenaufnahmen des Unterarms anzufertigen. Diese Zweifachverletzung läßt sich durch manuelle Reposition des Ellbogens mit anschließender Fixation durch einen Oberarmgips bis zur knöchernen Heilung der Radiusfraktur behandeln (falls die Reposition befriedigend ist). Dagegen kann die innere Fixation des Radius eine frühere Mobilisation ermöglichen.

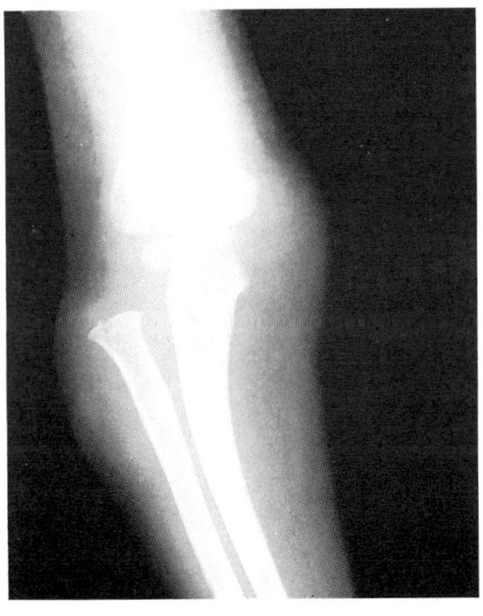

92. Isolierte Luxation des Radius: Eine seitliche vordere oder hintere Luxation des proximalen Radiusendes ist praktisch immer Teilverletzung bei einer Monteggia-Fraktur (s. hierzu auch das Kapitel Unterarm), die aber manchmal durch eine Grünholzfraktur der Ulna getarnt bleibt (Abb.). Große Sorgfalt ist bei Diagnose und Therapie dieser Verletzungen aufzubringen, die im einzelnen später besprochen werden (s. unter Monteggia-Luxationsfraktur, 162).

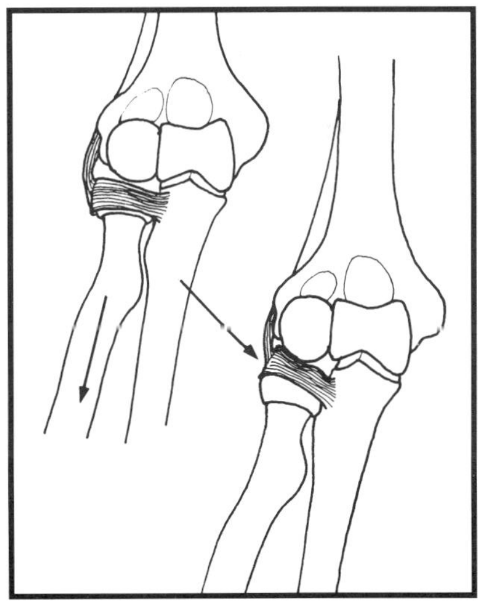

93. Ellbogenzerrung (Chassaignac-Syndrom) (1): Dieses Krankheitsbild entsteht dadurch, daß das Radiusköpfchen das Lig. anulare radii dehnt und dann unter diesem nach distal herausgleitet. Es kommt hauptsächlich bei Kindern zwischen 2–6 Jahren vor, und zwar meist dann, wenn ein Elternteil das Kind plötzlich am Arm zieht (z.B. um zu verhindern, daß das Kind auf die Straße rennt). Auch soll es bei Ringern vorkommen.

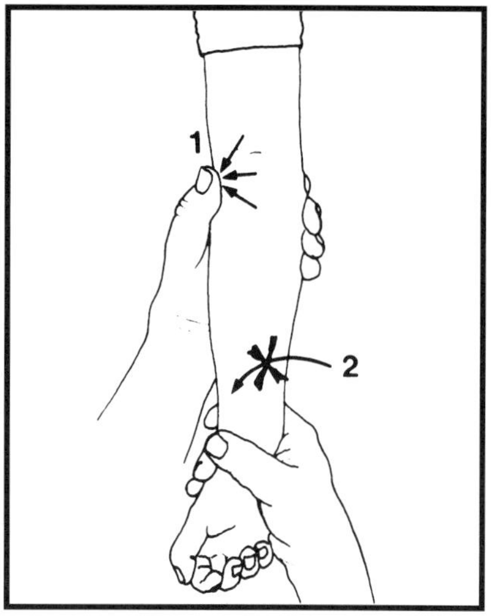

94. Chassaignac-Syndrom (2): Neben der typischen anamnestischen Angabe eines plötzlichen Zuges am Arm wird man als weiteres Zeichen ein verstörtes Kind vorfinden. Es besteht Schmerzhaftigkeit an der Ellbogenaußenseite (1) bei eingeschränkter Supination (2). Röntgenaufnahmen sind meist unauffällig; nur selten findet man – selbst im Seitenvergleich – eine sichtbare Gelenkspaltverbreiterung der Articulatio humeroradialis.

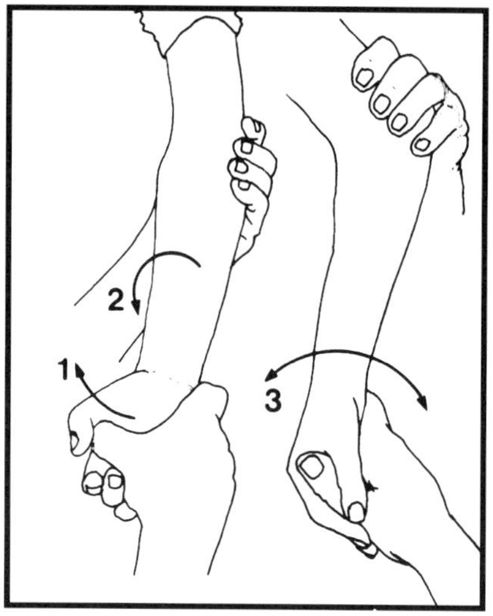

95. Chassaignac-Syndrom (3): Behandlung: In den meisten Fällen läßt sich die Reposition auf zweierlei Art herbeiführen: (a) Entweder abduziert man das Handgelenk ganz nach radial (1) und supiniert dann den Unterarm kräftig (2), oder aber (b) man proniert und supiniert den Unterarm in schnellem Wechsel (3).
Führen diese Manöver nicht zum Erfolg, sollte der Arm in einer Schlinge gehalten werden, wobei dann die spontane Reposition gewöhnlich binnen 48 Stunden eintritt.

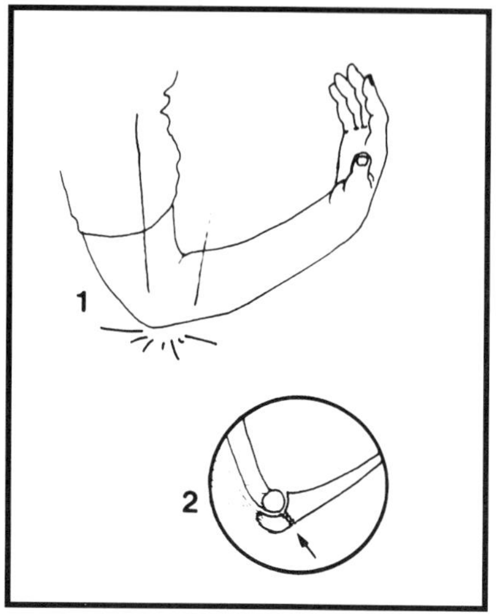

96. Olekranonfrakturen (1): Das Olekranon kann durch einen Sturz auf den Ellbogen brechen (1). Durch den Zug des M. triceps brachii kann eine solche Fraktur dann dislozieren (2). Daneben kann es aber auch zu einer Abrißfraktur des Olekranons unter Zugwirkung des M. triceps brachii selbst kommen.

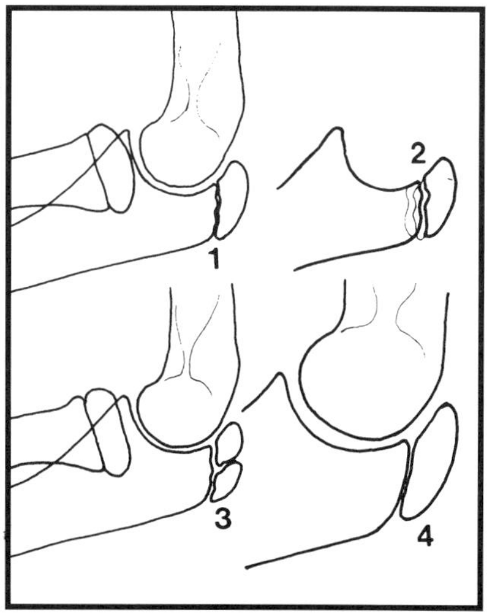

97. Olekranonfrakturen (2): Die Diagnose liegt meist klar auf der Hand, man hüte sich aber vor folgenden Tücken: (1) Verwechslung mit einer normalen Wachstumsfuge, (2) doppelte Wachstumsfuge aufgrund einer Schrägprojektion, (3) Doppelung der Olekranonapophyse (die Apophysen treten im Alter von 8–11 Jahren auf und verschmelzen mit ca. 14 Jahren), (4) Patella cubiti, welche durch Ossifikation der Trizepssehne entsteht (man beachte hierbei die abgerundeten Ecken).

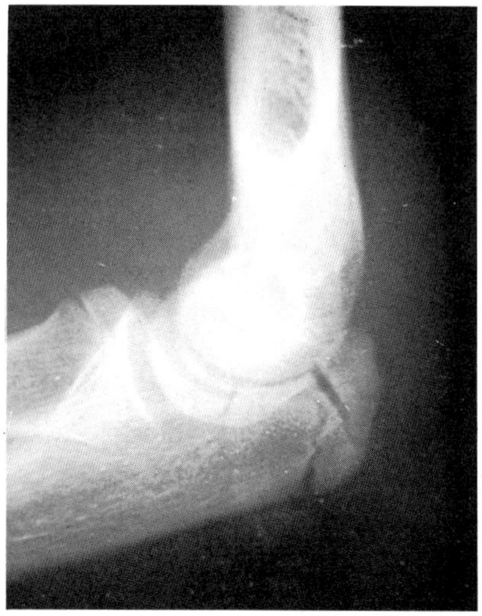

98. Behandlung (1): (A) *Handelt es sich um eine Haarlinienfraktur ohne Fehlstellung,* so kann man diese durch *Immobilisation in einem Oberarmgipsverband* behandeln (3–4 Wochen beim Kind, 6–8 Wochen beim Erwachsenen). In dieser Röntgenaufnahme fallen 3 Linien durch das Olekranon auf: Die distale davon ist die Fraktur, die mittlere die Wachstumsfuge die proximale entweder eine gedoppelte Apophyse oder eine Apophysenfraktur (Unterscheidung durch Schmerzhaftigkeit bei Palpation).

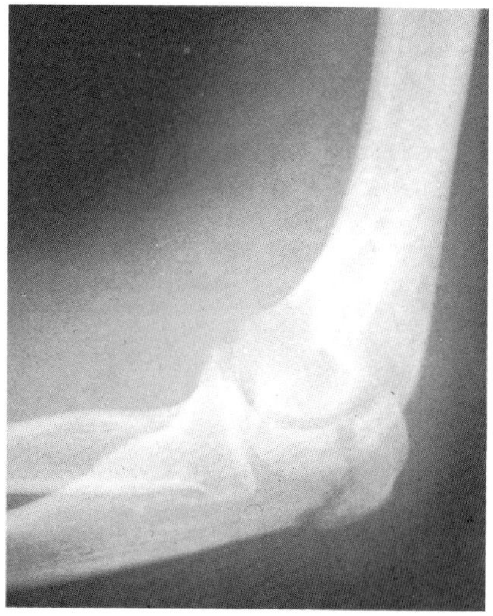

99. Behandlung (2): (B) Ist die Bruchlinie zwar deutlich sichtbar, aber nicht fehlgestellt, kann man sie in gleicher Weise wie eben genannt behandeln, doch sollte man 3 Wochen lang wöchentlich einmal Röntgenkontrollen durchführen, und zwar wegen einer (wenn auch relativ unwahrscheinlichen) späten Fehlstellung.
(C) Ähnlich kann man auch kleinere Apophysenabtrennungen konservativ behandeln.
(D) Eine leichte Fehlstellung kann man bei älteren gebrechlichen Patienten hinnehmen.

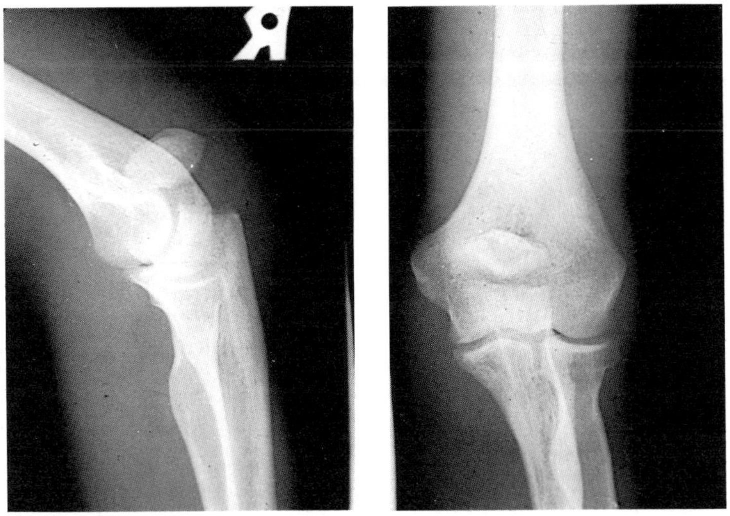

100. Behandlung (3): Bei einem jungen Erwachsenen mit einem nur kleinen Fragment (ein Drittel oder weniger der Gelenkfläche des Olekranon) und einer erheblichen Fehlstellung durch den Trizepszug liefert die Resektion hervorragende Ergebnisse. *Operation:* Der Eingriff erfolgt in Vollnarkose nach Anlegen eines pneumatischen Tourniquets zur Erzielung eines blutleeren Operationsfeldes. Das Fragment wird durch dorsalen Längsschnitt freigelegt und reseziert. Anschließend wird der Trizepssehnenriß sorgsam durch waagrechte Matratzennähte versorgt und die Wunde schichtweise verschlossen. Druckverband (mit Krepp- oder Baumwollbandagen) und Cuff-and-Collar-Schlinge werden dann angelegt (möglich ist auch eine dorsale Gipsschale mit Schlinge). Nach 2 Wochen kann der Ellbogen dann mobilisiert werden.

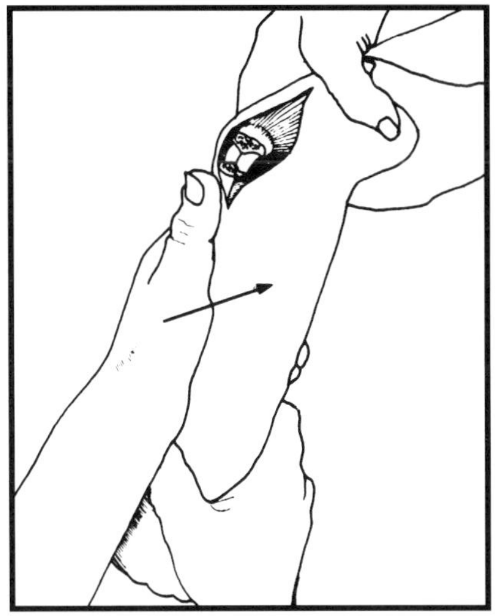

101. Behandlung (4): Bestehen noch Zweifel zur Stabilität des Ellbogens (z.B. wenn das Olekranonfragment recht groß ist), prüft man diese noch auf dem Operationstisch durch den Versuch, bei um 90° gebeugtem Ellbogen eine vordere Luxation herbeizuführen. Läßt sich der Ellbogen dabei subluxieren, muß man das Olekranon fixieren.

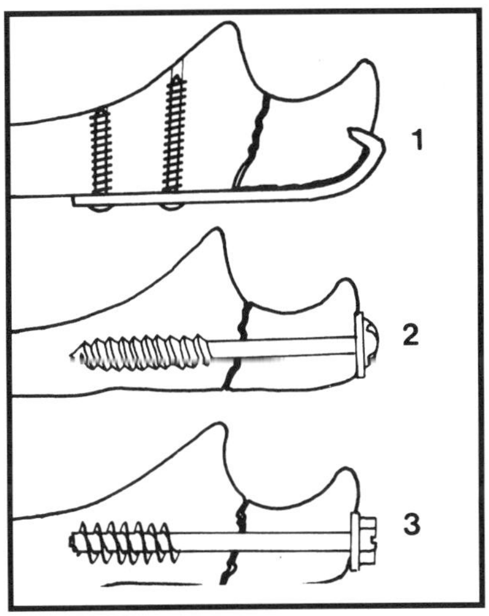

102. Behandlung (5): (F) Wenn das Olekranonfragment groß ist, muß man es reponieren und osteosynthetisch fixieren. Zu den hierbei verfügbaren Methoden zählen folgende: (1) Gebogene Zülzer-Platte und Schrauben; (2) Olekranonschraube nach Croll; (3) Spongiosaschraube. Während des endgültigen Anziehens der beiden letztgenannten Schrauben ist es wichtig zu prüfen, daß die Ellbogenbewegung nicht durch einen Greifbremsen-Mechanismus verhindert wird.

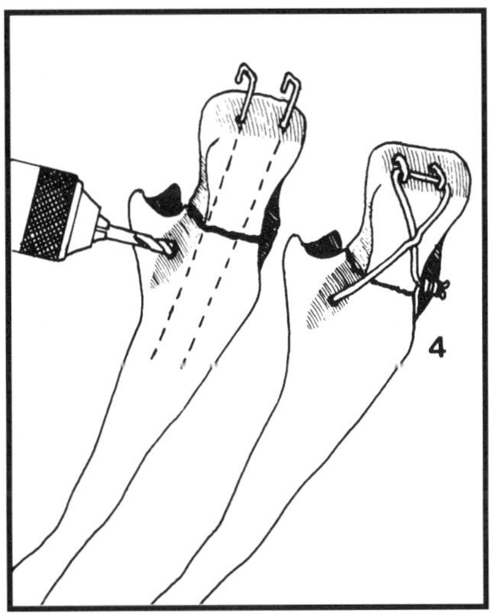

103. Behandlung (6): (4) Zuggurtungsosteosynthese: Die eingebrachten Kirschner-Drähte sichern die Fragmentstellung und verhindern eine Rotation; der anschließend daran befestigte rostfreie Stahldraht preßt dann die Fragmente fest gegeneinander. Die Enden der Kirschner-Drähte werden umgebogen und in den Knochen eingeschlagen. Anstelle der Kirschner-Drähte kann man auch einen Rush-Pin verwenden. Die notwendige Sicherheit der Fixation gebietet eine zusätzliche äußere Schienung, vor allem auch, damit die Mobilisation ohne Gefährdung beginnen kann.

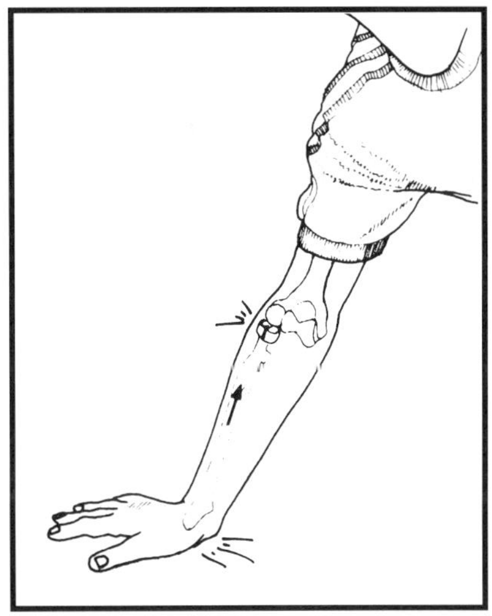

104. Radiusköpfchenfrakturen: Verletzungsmechanismen (1): Zwar kann das Radiusköpfchen auch durch eine direkte Gewalteinwirkung brechen, so z.B. durch einen Sturz oder einen Schlag auf die Außenseite des Ellbogens, doch resultiert diese Verletzung meist aus indirekter Gewalt. (Abb.: Ein Sturz auf die überstreckte Hand überträgt die Kraftwirkung auf den Radius, dessen Kopf dann gegen das Capitulum humeri prallt.)

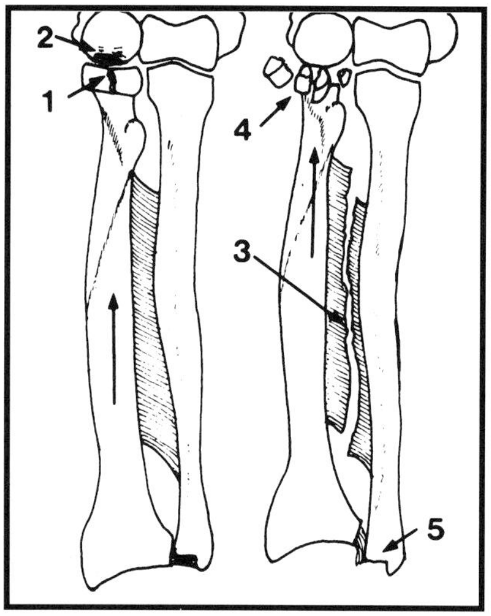

105. Verletzungsmechanismen (2): Das Radiusköpfchen bricht dabei (1), kann aber auch die Gelenkfläche des Capitulum humeri verletzen (2) und damit die Heilung verzögern. Bei einigen Fällen mit sehr starker Gewalteinwirkung zerreißt die Membrana interossea (3); es entsteht ein hochgradiger Trümmerbruch des Radiusköpfchens (4) mit *Subluxation des distalen Ulnaendes* (5) durch die Proximalverschiebung des Radius (= Essex-Lopresti-Fraktur).

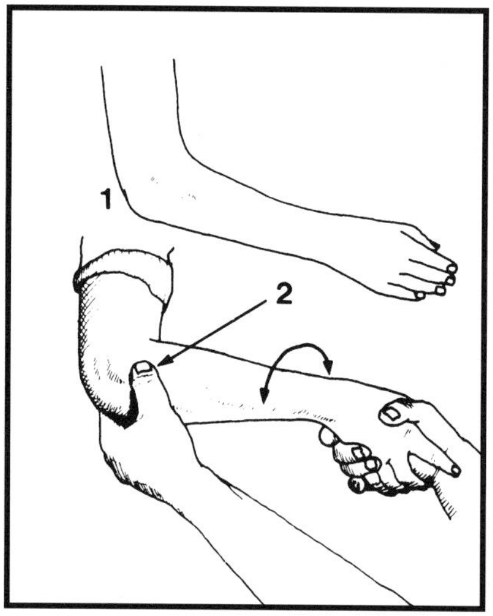

106. Diagnose (1): Man findet Schmerzen im Ellbogen und evtl. auch Hämatom oder Schwellung (1). Bei *leichteren Frakturen* kann die Schmerzempfindlichkeit noch fehlen, solange nicht der Radiuskopf unter dem tastenden Daumen des Untersuchers rotiert wird (unter Palpation des des Radiusköpfchens supiniere und proniere man den Unterarm vorsichtig) (2). Pronation und Supination sind zwar meist voll möglich, doch ist in der Regel die *Ellbogenstreckung eingeschränkt.*

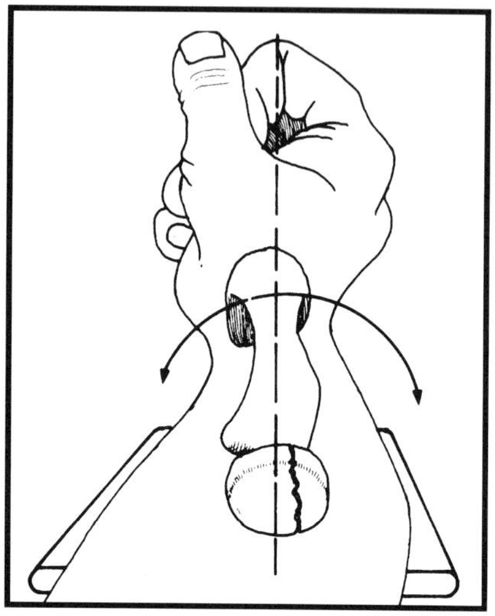

107. Diagnose (2): Röntgenaufnahmen: Die meisten Radiuskopfbrüche sind auf den üblichen Seit- und a.-p. Aufnahmen (in Supination) erkennbar; besteht jedoch bei negativen Röntgenaufnahmen klinisch der Verdacht auf diese Fraktur,so sollten *zusätzliche* a.-p. Aufnahmen bei halber oder völliger Pronation vorgenommen werden, damit alle Radiuskopfanteile auch abgebildet sind (ferner: Greenspan-Aufnahme; Anm. d. Übers.).

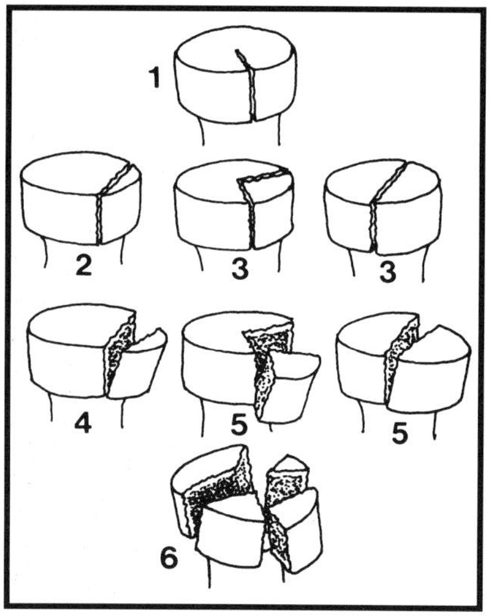

108. Diagnose (3): Man bestimme den Typ und die Schwere der Fraktur anhand der Röntgenaufnahmen: (1) Haarlinenfraktur (Infraktion); (2) Randfraktur ohne Fehlstellung; (3) Segmentfraktur ohne Fehlstellung (2 Typen); (4) Randfraktur in Fehlstellung; (5) (deprimierte) Segmentfraktur in Fehlstellung; (6) Trümmerfraktur.
Man untersuche auch den Unterarm und das Handgelenk, um eine Essex-Lopresti-Fraktur auszuschließen.

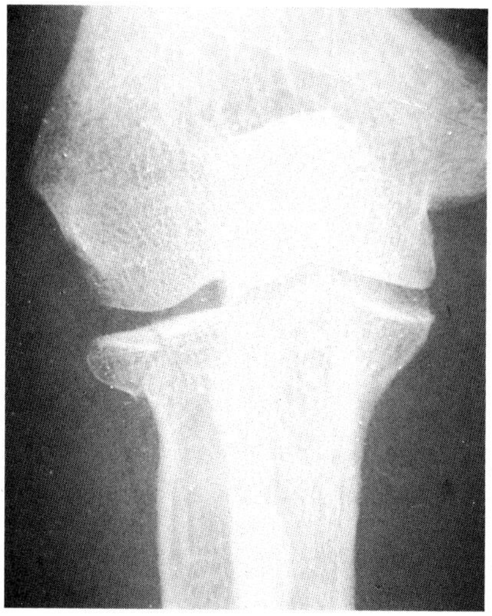

109. Behandlung (1): Frakturen ohne Fehlstellung (1–3) sollte man mit einer lockeren Kompressionsbandage und einer Schlinge vor der Mobilisation nach 2–3 Wochen behandeln. Anschließend kann weitere 2 Wochen lang die Schlinge allein getragen werden. Ist der Schmerz anfangs noch sehr stark, kann eine dorsale Gipsschiene Verwendung finden. Ein sehr gutes Ergebnis ist die Regel, man bedenke aber, daß bis zur vollständigen *Streckfähigkeit* noch Monate vergehen können.

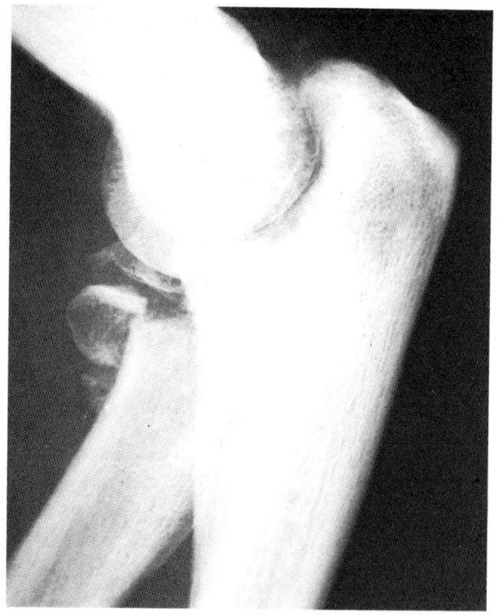

110. Behandlung (2): Hochgradige Trümmerbrüche des Radiuskopfs (6) sollte man mit der sorgfältigen Resektion des Caput radii behandeln. Dies kann über einen langen Hautschnitt erfolgen (141,66); man achte hierbei aber besonders auf den N. interosseus posterior. Alle Fragmente sind zu entfernen. Anschließend ruht der Arm 2–3 Wochen in einer Schlinge und wird danach mobilisiert. Implantiert man primär eine Silkonprothese des Radiuskopfes, so kann man früher mobilisieren.

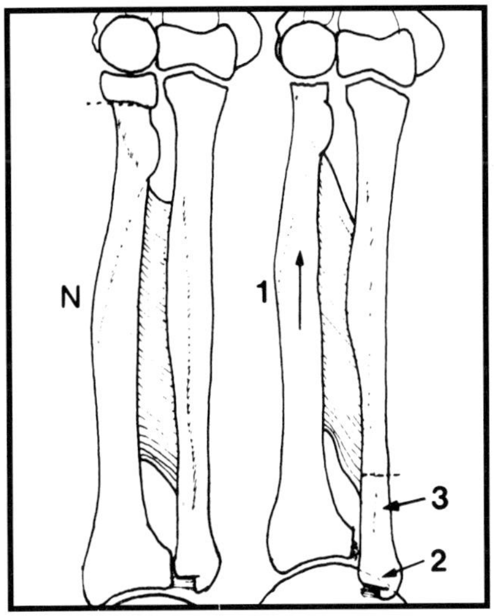

111. Behandlung (3): Manchmal verschiebt sich nach der Resektion des Caput radii der Radius nach proximal (1), so daß das distale Ulnaende übersteht und schmerzhaft wird (2). Dies kann man wiederum durch Resektion des distalen Ulnaendes behandeln, allerdings um den Preis einer nun herabgesetzten Griffstärke. Die Proximalverschiebung ist Zeichen einer Essex-Lopresti-Fraktur und kann dadurch hintangehalten werden, daß man die Radiuskopfresektion um 6 Wochen verschiebt. In beiden Fällen kann man prophylaktisch eine Radiuskopf-Silikonprothese implantieren.

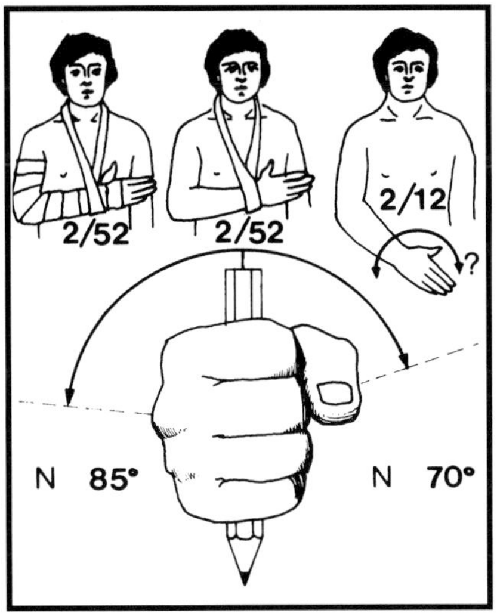

112. Behandlung (4): Rand- und Segmentfrakturen (4 u. 5) sollten konservativ behandelt und nach 2–3 Monaten nachuntersucht werden. Bei stärkerer Einschränkung von Pronation, Supination und Streckung erwäge man die *Spätresektion* des Radiuskopfs. *Notabene:* Bei jeder Fraktur sollte der Radiuskopf entweder innerhalb der ersten 48 h *oder* aber nach der knöchernen Fusion reseziert werden (bei Terminen dazwischen besteht das Risiko der Myositis ossificans). *Spät diagnostizierte Verletzungen belasse man bis zur Fragmentheilung.*

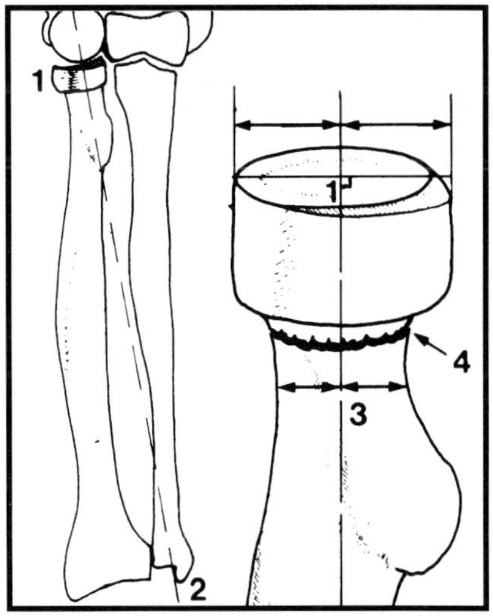

113. Frakturen des Radiushalses (1): Die Drehachse des Radioulnargelenks verläuft durch den Mittelpunkt des Radiuskopfes (1) und die Ansatzstelle der distalen Bandverbindung zwischen Radius und Ulna (2). Die Achse verläuft durch das Zentrum des Radiushalses (3) und rechtwinklig zur Drehscheibenfläche des Radiuskopfes. Radiushalsbrüche bergen die Gefahr in sich, daß die Lagebeziehungen zwischen Kopf und Hals gestört werden (4).

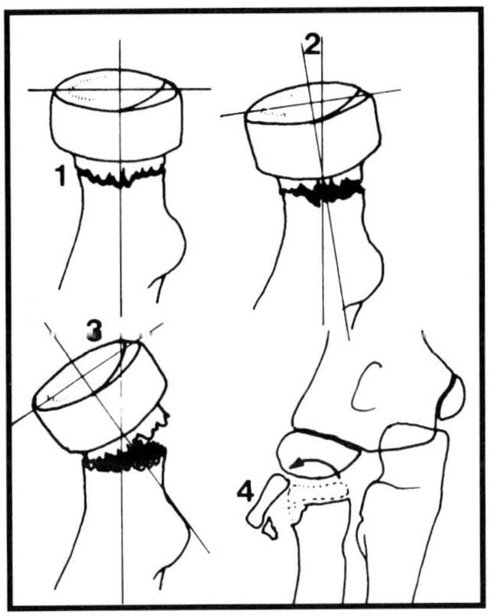

114. Frakturen des Radiushalses (2): Die Ursachen sind hier die gleichen wie bei den Radiuskopfbrüchen: Es kommen vor: Haarlinienfrakturen ohne Fehlstellung (1) oder Brüche mit geringerer (2) bzw. größerer (3) Abkippung des Kopfes. Bei Kindern kann die Epiphyse komplett abgetrennt sein und weitab zu liegen kommen (4).

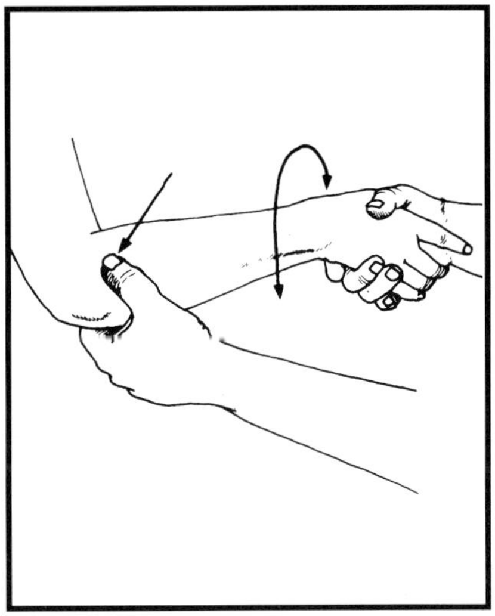

115. Behandlung (1): (a) Bei leichter oder fehlender Abkippung (1 u. 2) und bei Kippung bis zu 30 ° behandelt man bei Kindern konservativ (wie 148,109). (b) Bei ausgeprägter Abkippung (< 20 ° bei Erwachsenen) (3) reponiert man manuell; unter leichtem Zug proniert und supiniert man den Unterarm und tastet dabei nach dem vorstehenden Anteil des Radiusköpfchens. Wenn das Köpfchen maximal vorspringt, übt man Druck gegen dieses aus (anschließend wie 148,109). Die offene Reposition ist bei Versagen der geschlossenen Methoden indiziert.

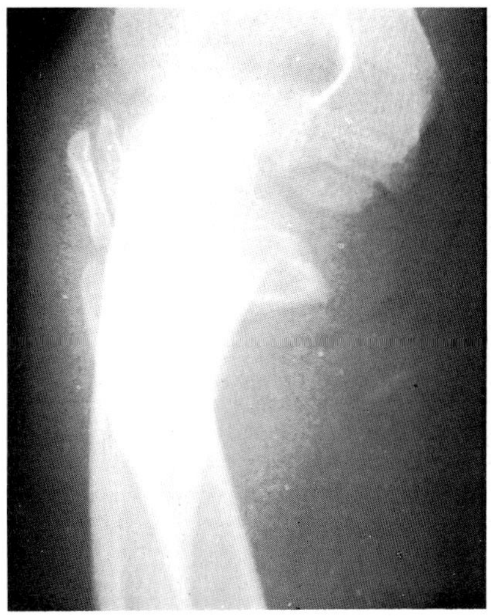

116. Behandlung (2): (c) Ist die Epiphyse stark fehlgestellt, dann ist die offene Reposition indiziert. Dabei können sich die Fragmente in einer stabilen Lage befinden; falls aber nicht, kann man zur Stabilisation 2–3 Wochen lang einen Kirschner-Draht verwenden. *Cave:* Bei einigen Fällen mit starker Abkippung kann man die Reposition bewahren, indem man temporär einen perkutanen Draht in den Radiuskopf einbringt und diesen unter Bildverstärkerkontrolle in die korrekte Position zurückhebelt.

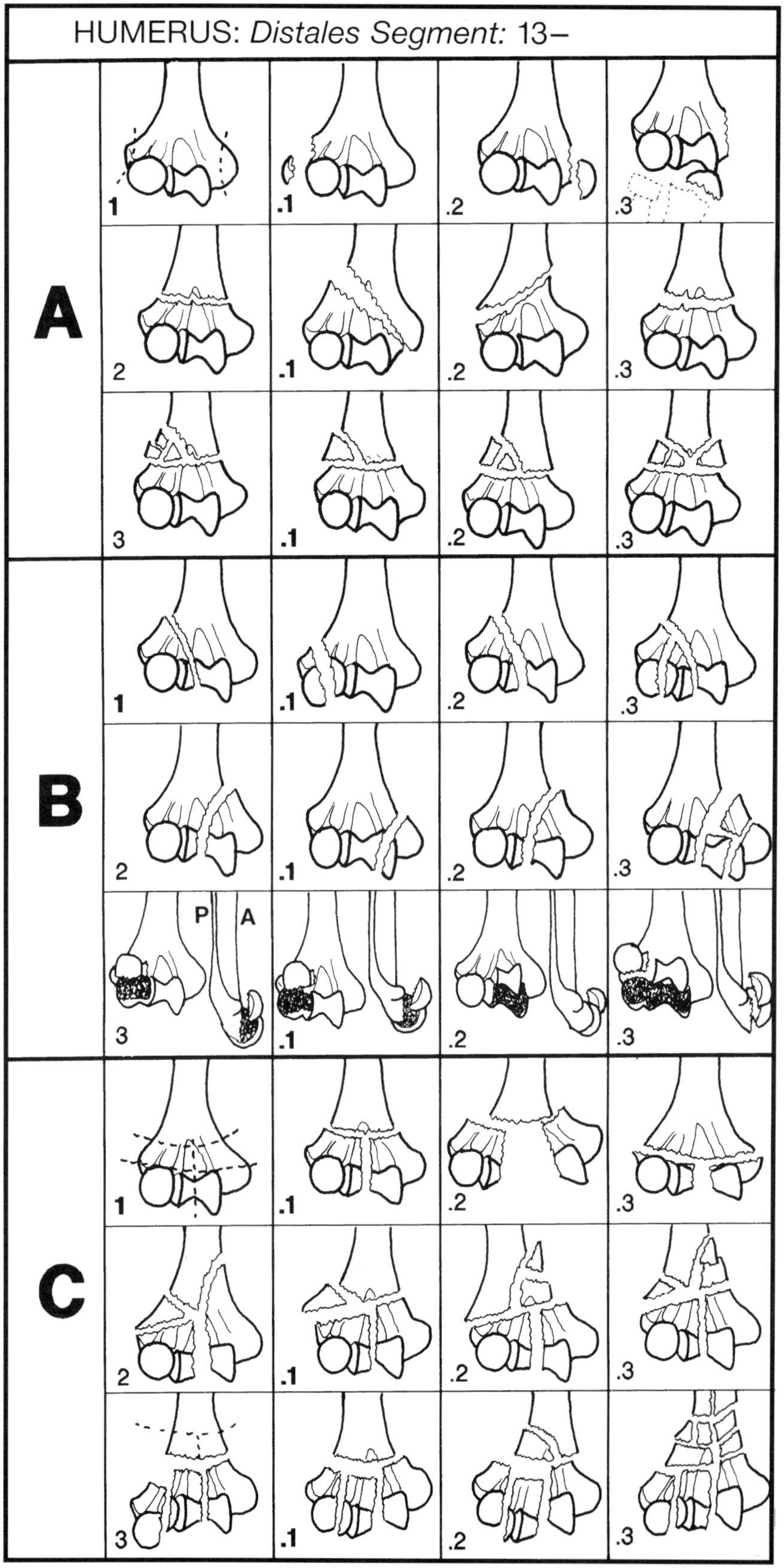

117. AO-Klassifikation der Humerusfrakturen, distales Segment (13-):

Typ A. Diese Frakturen sind vollkommen extrartikulär.
A1 = Abrißfraktur (der Apophyse): .1 lateral; .2 medial; .3 medial mit im Gelenk gefangenem Fragment.
A2 = Einfache metaphysäre (suprakondyläre) Fraktur) .1 der proximale Bruchanteil liegt lateral; .2 der proximale Bruchanteil liegt medial; .3 die Bruchlinie verläuft quer.
A3 = Multifragmentär metaphysär: .1 mit nicht gebrochenem Keil; .2 mit gebrochenem Keilfragment; .3 komplex.

Typ B. Die Frakturen sind teilweise intraartikulär.
B1 = Lateral sagittal (d. h. in der a.-p. Aufnahme am besten sichtbar): .1 Capitulum humeri erfaßt; .2 einfache Fraktur der Trochlea humeri; .3 multifragmentärer Bruch der Trochlea humeri.
B2 = Medial sagittal: .1 Innenseite der Trochlea humeri; .2 durch die Trochleasenke; .3 multifragmentärer Bruch der Trochlea humeri.
B3 = Koronarer Bruch (d. h. in der Seitaufnahme am besten sichtbar): .1 Fraktur des Capitulum humeri; .2 Fraktur der Trochlea humeri; .3 Fraktur von Capitulum und Trochlea humeri.

Typ C. Diese Frakturen sind vollständig intraartikulär und multifragmentär.
C1 = Einfache Frakturen von Epiphyse und Metaphyse (T- und Y-Fraktur): .1 nur leichte Verschiebung; .2 betonte Verschiebung; .3 T-Frakturen mit horizontalem Bruchverlauf nach distal ziehend, so daß die Epiphyse beteiligt ist.
C2 = Einfache Epipyhsenfraktur, multigfragmentäre Metaphysenfraktur: .1 intakter Bruchkeil; .2 Bruchkeil gebrochen; .3 komplexe Fraktur.
C3 = Multifragmentäre Epiphysenfraktur mit einfacher oder multifragmentärer Metaphysenfraktur: .1 einfache Metaphysenfraktur; .2 Keilfraktur der Metaphyse; 3. komplexe Metaphysenfraktur.

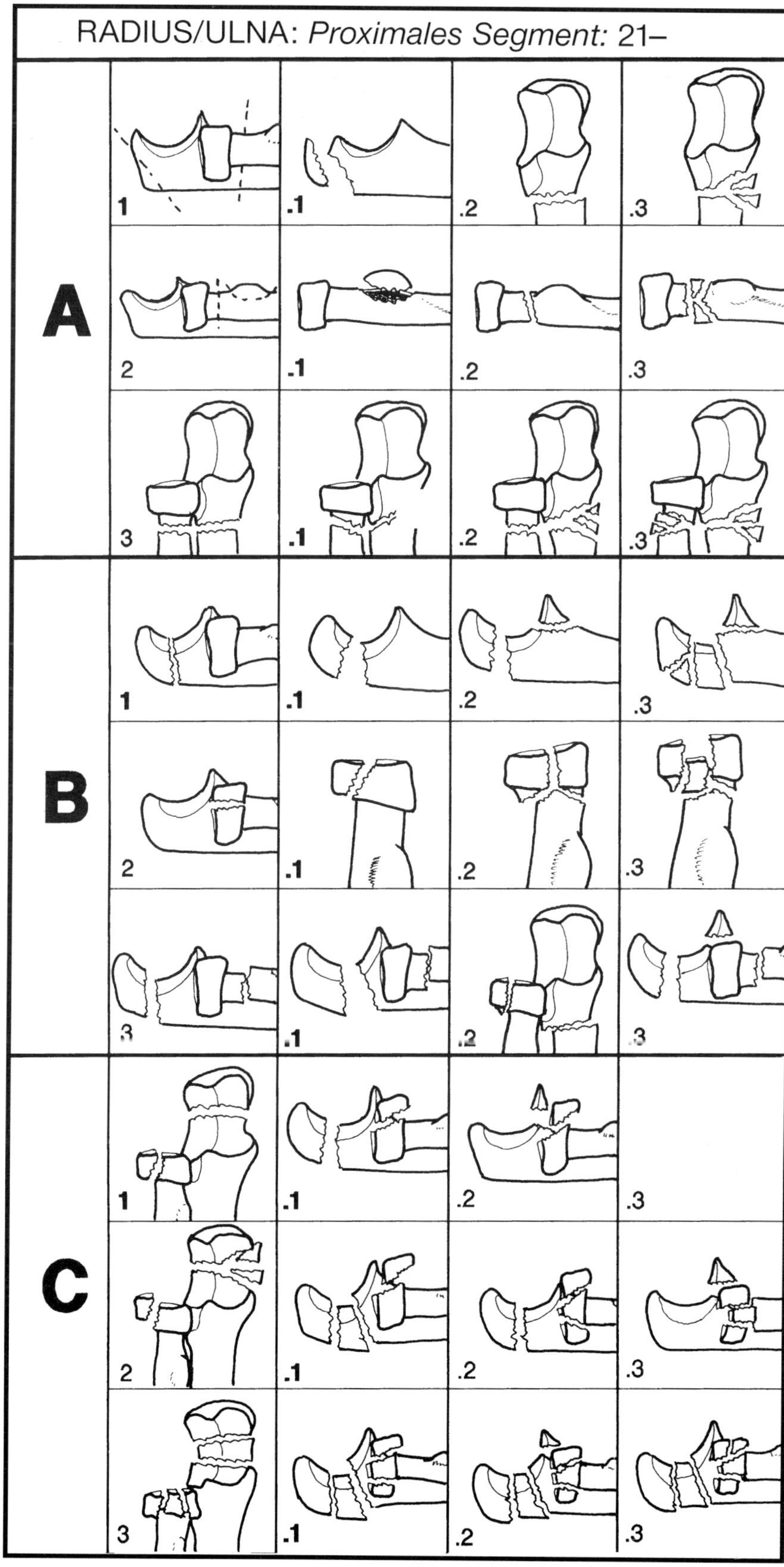

118. AO-Klassifikation der Frakturen von Radius/Ulna, proximales Segment (21-):

Typ A. Extraartikuläre Frakturen.
A1 = Fraktur nur der Ulna: .1 Abriß des Trizepsansatzes (Olekranon); .2 einfache metaphysäre Fraktur; .3 multifragmentärer Bruch der Metaphyse.
A2 = Fraktur nur des Radius: .1 Ausriß des Bizepsansatzes (Tuberositas radii); .2 einfache Fraktur des Radiushalses; .3 multifragmentärer Bruch des Radiushalses.
A3 = Fraktur von Radius plus Ulna: .1 beide Frakturen sind einfach; .2 ein einfacher und ein multifragmentärer Bruch; . 3 beide Brüche multifragmentär.

Typ B. Die Frakturen sind teilweise artikulär.
B1 = Gelenkfraktur der Ulna bei intaktem Radius: .1 unifokal des Olekranons oder des Proc. coronoideus); .2 bifokal (Olekranon und Proc. coronoideus) – beide einfach; .3 bifokal und multifragmentär.
B2 = Gelenkfraktur des Radius bei intakter Ulna: .1 einfacher Radiuskopfbruch; .2 multifragmentärer Bruch des Radiuskopfes ohne Depression; .3 multifragmentärer Radiuskopfbruch mit Depression.
B3 = Gelenkfraktur eines Knochens mit extraartikulärer Fraktur des anderen: .1 einfache Gelenkfraktur der Ulna; .2 einfache Gelenkfraktur des Radius; .3 multifragmentärer Gelenkbruch beider Knochen.

Typ C. Diese Frakturen sind vollständig intraartikulär.
C1 = Einfache Gelenkbrüche beider Knochen: .1 Radiuskopf und Olekranon; 2. Radiuskopf und Processus coronoideus. Hier gibt es keine 3. Untergruppe.
C2 = Gelenkfrakturen beider Knochen, eine einfach, die andere multifragmentär; .1 Radiuskopf einfacher Bruch, Olekranon multifragmentär; .2 Olekranonbruch einfach, Radiuskopf multifragmentär; .3 Processus coronoideus einfach, Radiuskopf multifragmentär.
C3 = Beide Frakturen sind multifragmentär; .1 drei Fragmente in jedem Knochen; .2 mehr als drei Fragmente in der Ulna; .3 mehr als drei Fragmente im Radius.

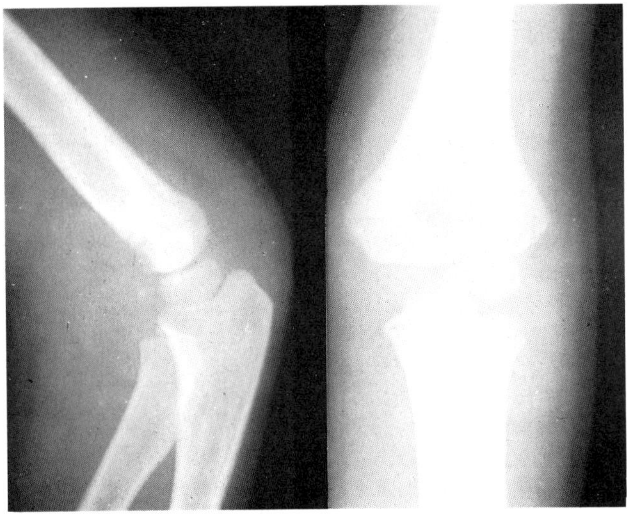

119. Stellen Sie die Diagnose und schlagen Sie die Behandlung vor! (Als zusätzliche Übung können Sie hier und in den folgenden Abbildungen die AO-Klassifizierung vornehmen.)

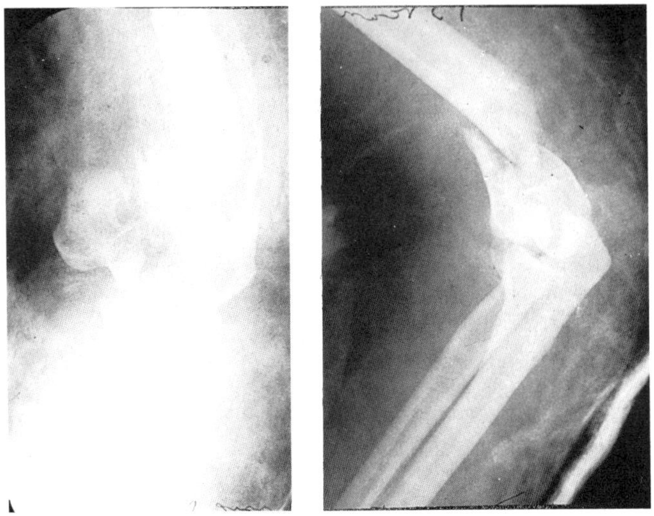

120. Um welche Verletzung handelt es sich hier? Beschreiben Sie die Stellung!

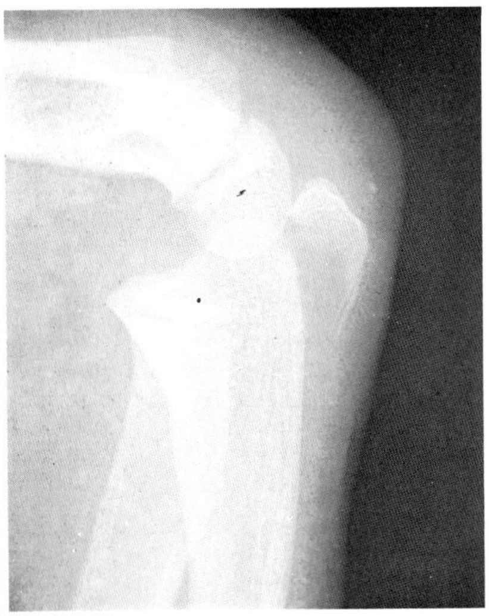

121. Stellen Sie die Diagnose, und schlagen Sie eine Behandlung vor!

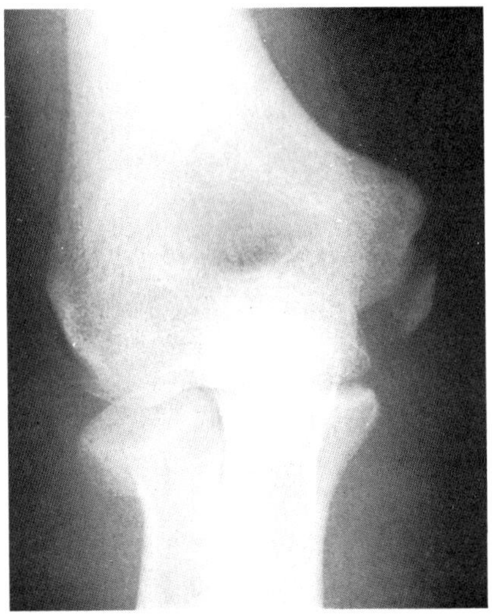

122. Beurteilen Sie diese a.-p. Aufnahme des Ellbogens! Welche Krafteinwirkung war für diese Verletzung verantwortlich?

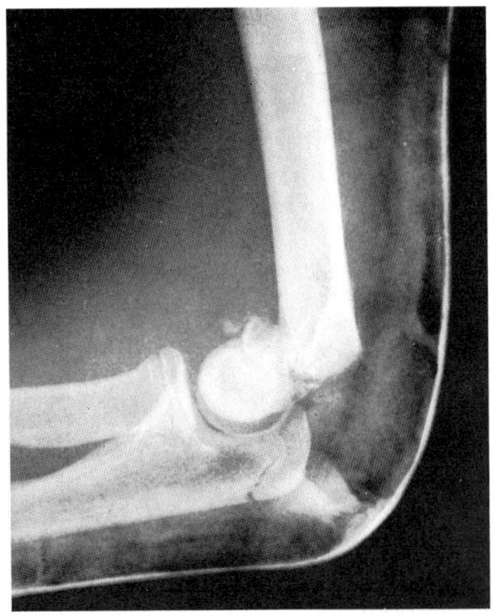

123. Beurteilen Sie diese suprakondyläre Fraktur, die manuell reponiert und eingegipst wurde.

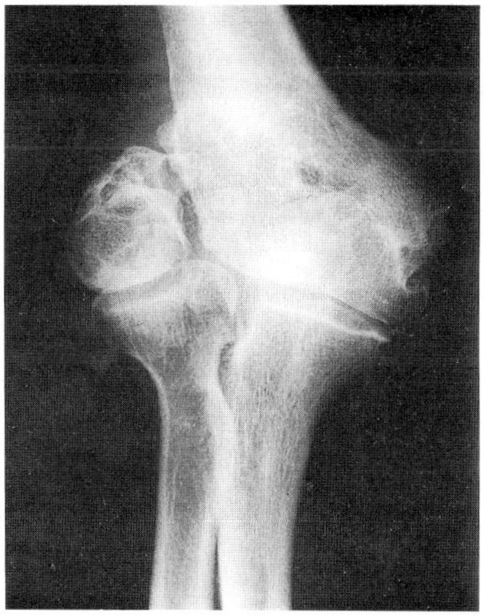

124. Um welche Fraktur handelt es sich? Welche Komplikation ist eingetreten?

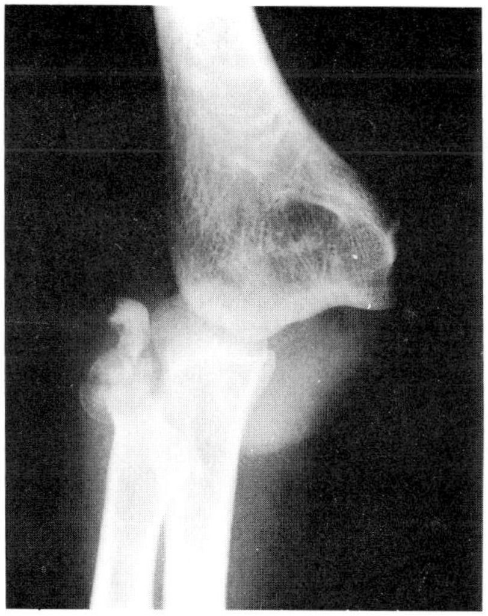

125. Welche Verletzung liegt vor? Wie sollte man diese behandeln?

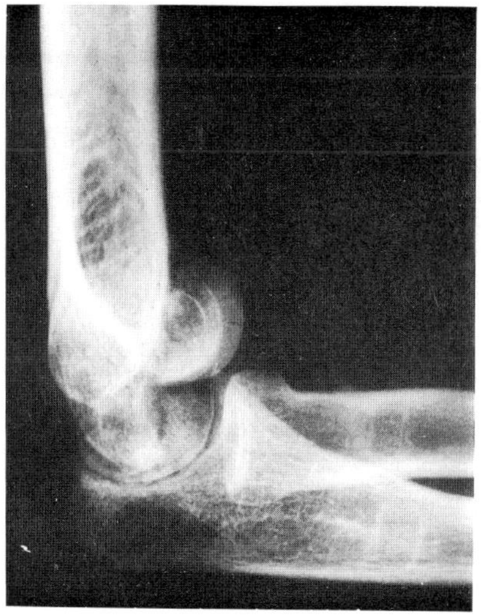

126. Was zeigt diese Röntgenaufnahme? Welche Behandlung wird wohl erforderlich sein?

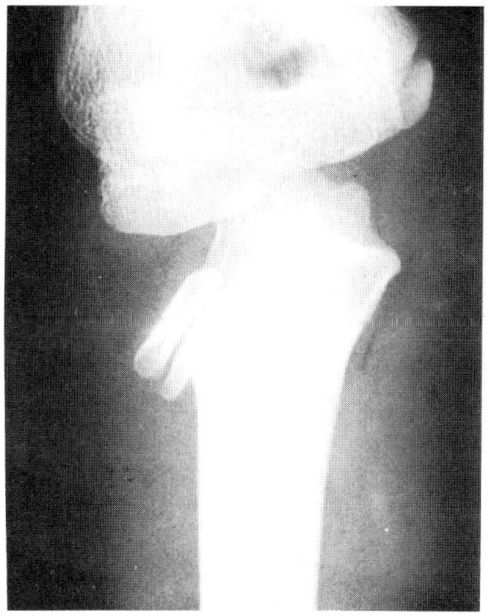

127. Welche Verletzung zeigt diese Röntgenaufnahme?

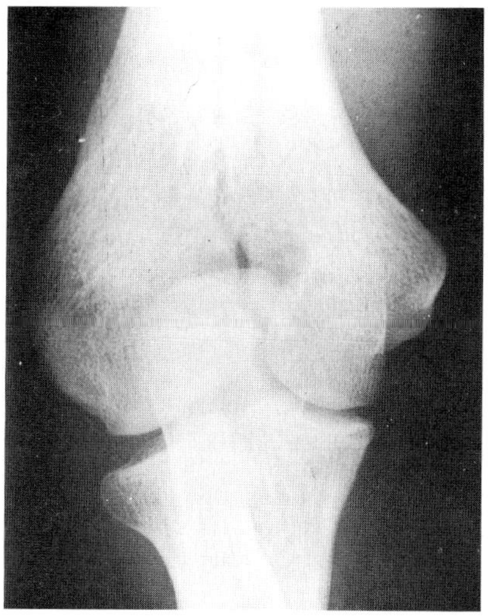

128. Welche Fraktur liegt hier vor? Wie sollte man diese behandeln?

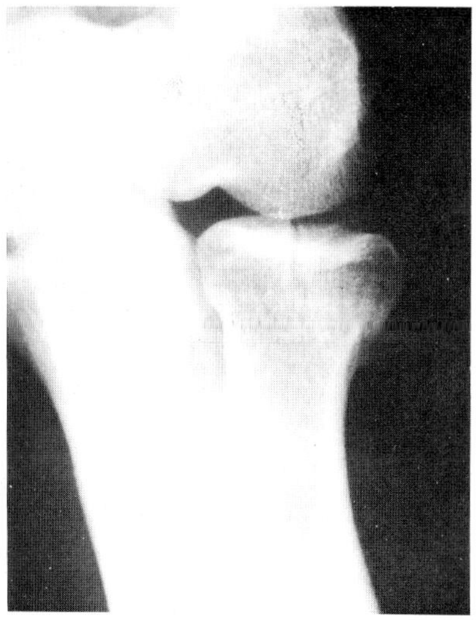

129. Wie würden Sie diese Verletzung behandeln?

119. Die Röntgenbilder zeigen eine suprakondyläre kindliche Humerusfraktur ohne Fehlstellung. Unter der Voraussetzung, daß keine Durchblutungsstörungen bestehen, wird eine Cuff-and-Collar-Schlinge für die anfängliche Behandlung ausreichend sein. AO = 12-A2.3.

120. Y-Fraktur des Humerus. Die beiden distalen Komponenten klaffen erheblich auseinander, so daß man hier eine offene Reposition und Osteosynthese erwägen sollte, es sei denn der Patient ist besonders gebrechlich (bei der Wiederholung kann man eine Manipulation mit Seit-zu Seit-Kompression versuchen). AO = 13-C2.1.

121. Ellbogenluxation mit Olekranonfraktur. Man sollte den Ellbogen reponieren und Kontrollröntgenaufnahmen anfertigen lassen. Eine leichte Restfehlstellung des Olekranons sollte man hierbei hinnehmen; es ist sehr unwahrscheinlich, daß eine offene Reposition erforderlich sein wird. Beachten Sie auch, daß die Ossifikationszentren des Olekranons noch nicht aufgetreten sind und daß dies eine Epiphysenverletzung vom Typ II nach Salter und Harris darstellt. AO = 21-B1.1.

122. Hier liegt eine Doppelverletzung vor – Abrißfraktur des Epicondylus medialis und Fraktur des Radiushalses, beide wahrscheinlich infolge einer Abduktions- (oder Valgisierungsverletzung). Humerus: AO = 13-A1.2; Radius: AO = 21–A2.2.

123. Suprakondyläre Humerusfraktur vom Flexionstyp mit inakzeptabler Reposition. AO = 13-A2.3.

124. Fraktur des Außenkondylus mit Pseudarthrose. AO = 13-B1.1.

125. Ellbogenluxation mit hochgradiger Trümmerfraktur des Radiuskopfes. Man behandle mittels Reposition und sofortiger Radiuskopfresektion mit oder ohne prothetischen Kopfersatz. AO = 21-B2.3.

126. Dislozierte Fraktur des Capitulum humeri. Wahrscheinlich erfordert sie die offene Reposition mit Fixation durch Kirschner-Draht oder Herbert-Schraube. AO = 13-B3.1.

127. Dislozierter Radiuskopfbruch bei einem Kind. Man sollte zunächst die manuelle Reposition versuchen. AO = 21-A2.2.

128. Nichtdislozierte distale Humerusfraktur mit Beteiligung des Ellbogens; hier hätte eine stärkere Gewalteinwirkung wahrscheinlich eine Y-Fraktur bewirkt. Behandlung durch Ruhigstellung in Schlinge und Frühmobilisation. AO = 13-B2.2.

129. Nichtdislozierte Fraktur des Radiuskopfes; Behandlung mittels Kreppbandage und Ruhigstellung in einer Schlinge. Mobilisierung nach 2 Wochen. AO = 21-B2.1.

8. Verletzungen der Unterarmknochen

Notabene:
Frakturen des Olekranons s. Kapitel Ellbogen: S. 146–147
Frakturen des Radiusköpfchens s. Kapitel Ellbogen: S. 147–149
Frakturen des Radiushalses s. Kapitel Ellbogen: S. 149
Colles-Fraktur und handgelenknahe Frakturen: (Handgelenk und Hand) Kapitel

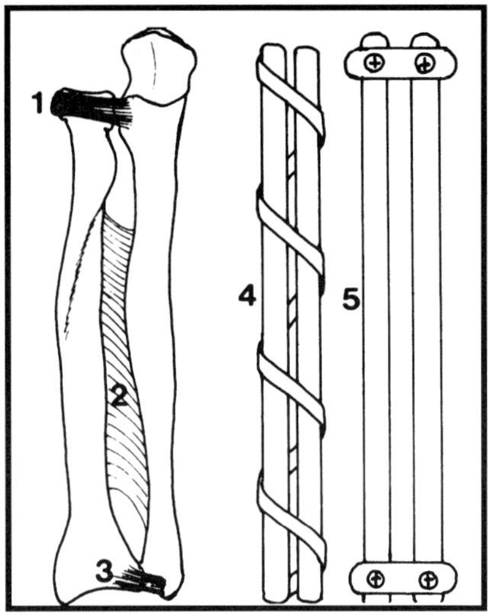

1. Anatomische Besonderheiten: Radius und Ulna werden durch das Ligamentum anulare radii (1), die Membrana interossea (2) und die Capsula articularis radioulnaris distalis (3) zusammengehalten. Dies verleiht beiden Knochen mechanische Gemeinsamkeiten mit zusammengebundenen Stöcken (4) und einem gelenkig verbundenen Parallelogramm (5).

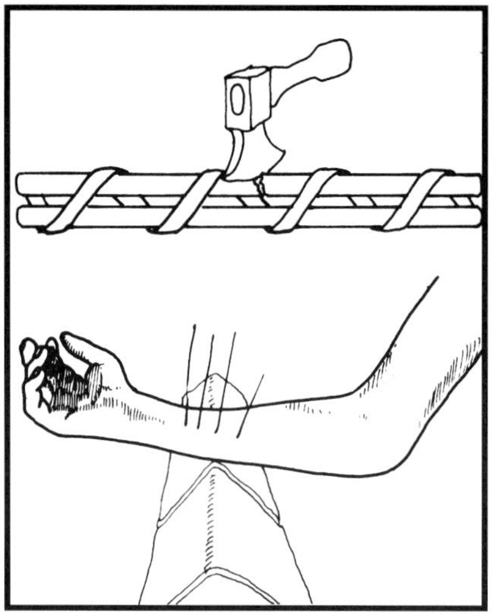

2. Direkte Gewalteinwirkung: Bei einer direkten Gewalteinwirkung ist es möglich, daß nur isoliert einer der beiden Unterarmknochen bricht. Diese Verletzungen sind zwar recht selten, kommen aber doch vor, besonders an der Ulna, wenn bei einem Fall der Schaft des jeweiligen Knochens auf eine scharfe Kante aufschlägt. Ferner können sie eintreten, wenn die Ulna von einer Schlagwaffe getroffen wird, wobei das Opfer versucht hat, sein Gesicht mit dem hochgehaltenen Arm zu schützen.

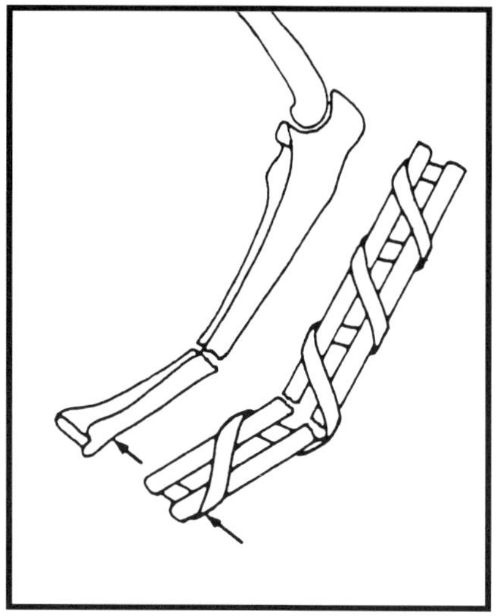

3. Indirekte Gewalteinwirkung: Häufiger wird der Unterarm infolge einer indirekten Gewalteinwirkung verletzt, so z.B. beim Fall auf die Handfläche oder den Handrücken bei ausgestrecktem Arm. Die Aufschlagstärke auf die Hand wird dann voll auf die Unterarmknochen übertragen: Am häufigsten brechen dann beide Kochen.

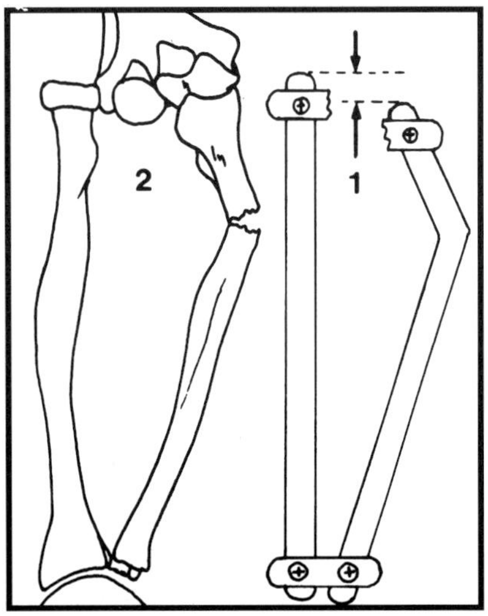

4. Luxationsfrakturen (1): Ist *nur ein* Unterarmknochen gebrochen und abgewinkelt, so ist dieser unweigerlich verkürzt (1). Bleibt dabei seine Bandhafte an Handgelenk und Humerus intakt, dann muß der andere Knochen luxieren. Häufigste Luxationsfraktur dieser Art ist die Ulnafraktur mit einer Luxation des Radiusköpfchens (Monteggia-Fraktur) (2).

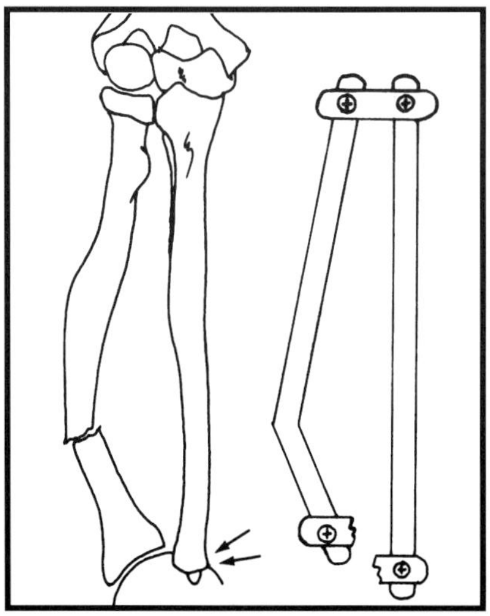

5. Luxationsfrakturen (2): Dasselbe Verletzungsmuster tritt bei der Galeazzi-Luxationsfraktur ein, wo eine Ulnaluxation eine Radiusschaftfraktur begleitet. *Nie betrachte man eine isolierte Fraktur eines Unterarmknochens als Ganzheit, bevor nicht eine Monteggia- oder Galeazzi-Fraktur ausgeschlossen ist!*

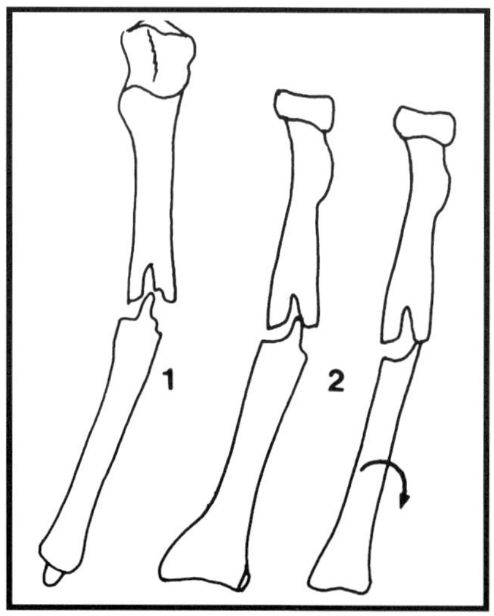

6. Achsendrehung (1): Bricht bei einer Verletzung des Unterarms die Ulna, dann kann diese wie jeder andere Knochen auch abknikken oder dislozieren (1). Bricht dagegen der Radius, dann kann *zusätzlich* zur Achsabknikkung oder Dislokation noch das eine Fragment gegenüber dem anderen um seine Lägsachse rotieren (Achsendrehung; Dislocatio ad peripheriam) (2).

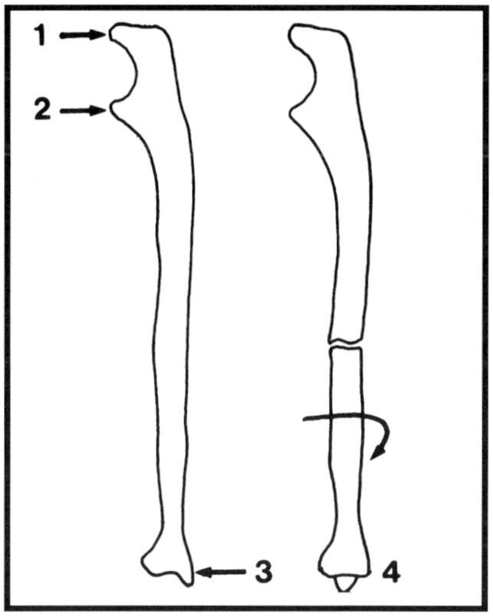

7. Achsendrehung (2): Eine Achsendrehung der Ulna ist zwar selten, doch prüfe man immer nach, ob eine solche vorliegt. Hierbei achte man darauf, daß auf einer Seitaufnahme das Olekranon (1), der Proc. coronoideus ulnae (2) und der Proc. styloideus ulnae (3) immer deutlich sichtbar sein sollten. Deren Beziehung zueinander geht bei der Achsendrehung verloren (4).

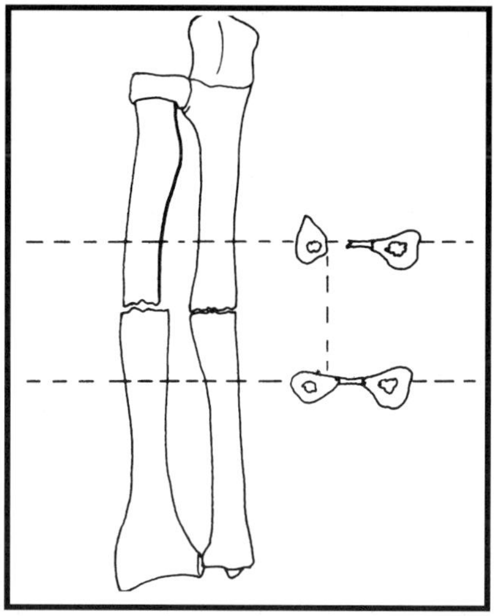

8. Achsendrehung (3): Beim Radius achte man auf eine jegliche Diskrepanz der Breite der Fragmentenden an der Bruchstelle. Ein Unterschied wie hier in diesem Schema zeigt dann eine Achsenrotation an.

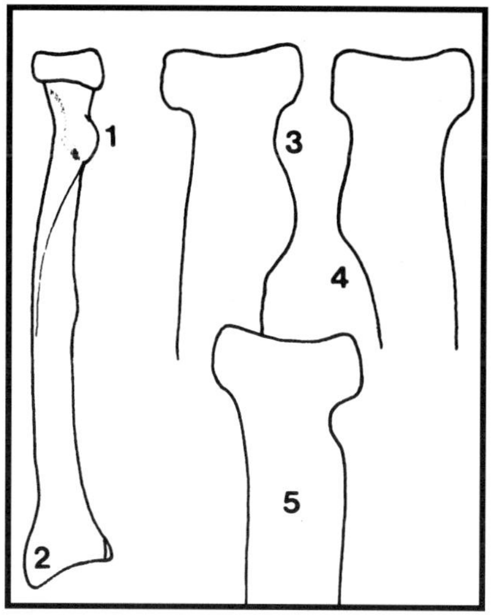

9. Achsendrehung (4): Man beachte auch die normale Lagebeziehung zwischen der Tuberositas radii (1) und dem Proc. styloideus radii (2) in dieser p.-d. (a.-p.) Aufnahme in vollständiger Supination. *Bei vollständiger Supination* liegt die Tuberositas radii *medial* (3). *In Pronation* liegt sie *lateral* (4). In der Mittelstellung wird sie verdeckt (5). Die Stellung des Griffelfortsatzes der Speiche sollte dem immer entsprechen.

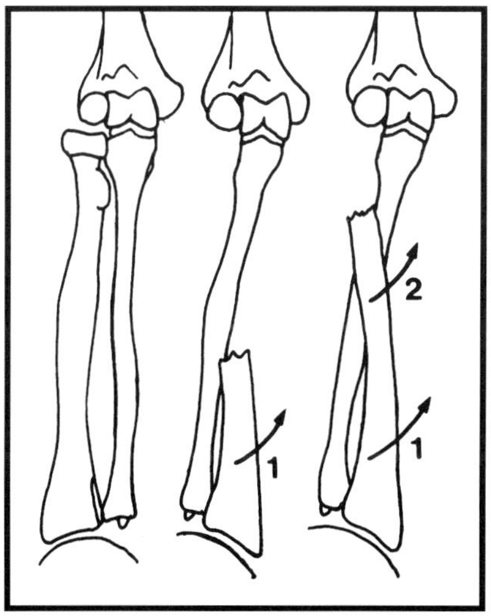

10. Achsendrehung (5): Verantwortliche Kräfte (a): Bei allen Radiusschaftbrüchen zieht der M. pronator quadratus das distale Fragment in Pronationsstellung (1). Bei allen Frakturen des oberen Drittels hilft der M. pronator teres mit, das distale Fragment zu pronieren (2), und unterstützt darin den M. pronator quadratus.

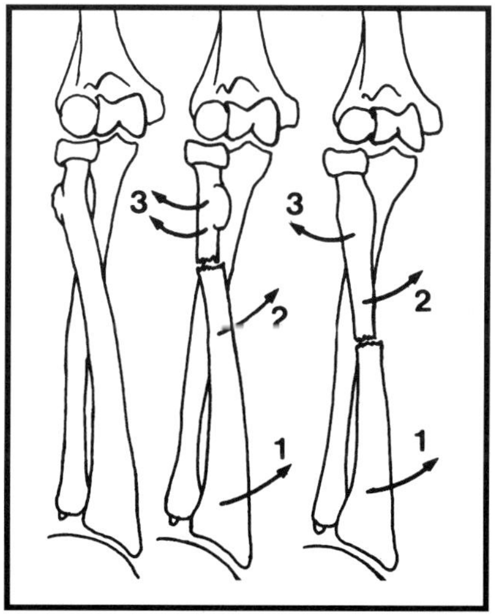

11. Achsendrehung (6): Verantwortliche Kräfte (b): Bei allen Frakturen des proximalen Drittels wird das proximale Fragment durch den M. biceps brachii vollständig supiniert (3), während das distale Fragment durch die Mm. pronator teres et quadratus (1 und 2) vollständig proniert wird (d. h., es besteht eine sehr starke Rotationstendenz). Bei Frakturen unterhalb des mittleren Drittels ist der M. biceps wirksamer Antagonist der Pronation, so daß das proximale Fragment in Neutralstellung steht.

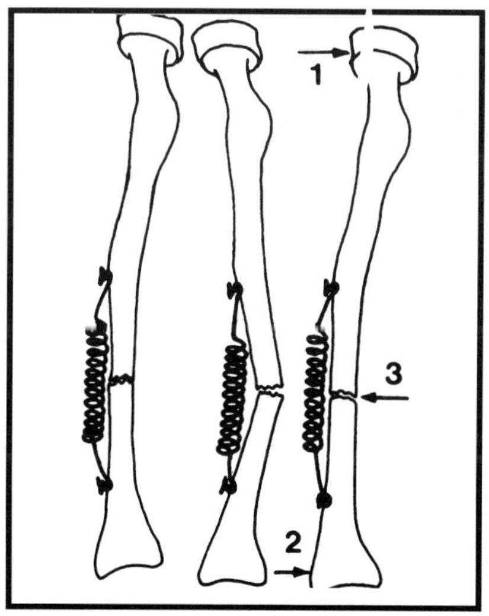

12. Frakturgleiten (1): Grünholzfrakturen: Bei den kindlichen Grünholzfrakturen kann das intakte Periost auf der urspünglichen Konkavseite der Fraktur einen dauerhaften elastischen Zug ausüben, der dann zur Wiederkehr der ursprünglichen Abknickung führt, wenn der Gipsverband sich lockert und dadurch die 3-Punkt-Fixation gestört wird. *Häufige Kontrollaufnahmen können daher bei einer jeden konservativ behandelten Fraktur wichtig sein.*

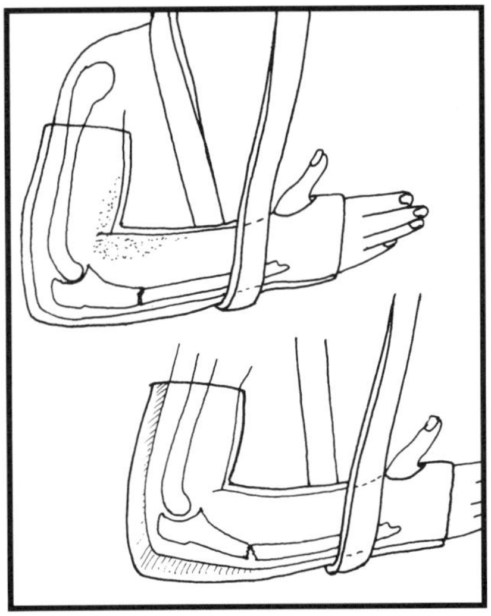

13. Frakturgleiten (2): Eine andere Mitursache einer instabilen Fraktur kommt in Form des Muskelschwunds hinzu, wenn der Patient den Arm in einem Gipsverband mit einer Cuff-and-Collar-Schlinge trägt. Ein Schwund der Muskelbäuche von Brachialis und Brachioradialis führt zur Gipsverbandlockerung und fördert die Achsabknickung. (Beachten Sie hierzu den Weichteilschatten in 160,26.) *Patienten mit konservativ behandelten Frakturen sollten breite Armschlingen tragen.*

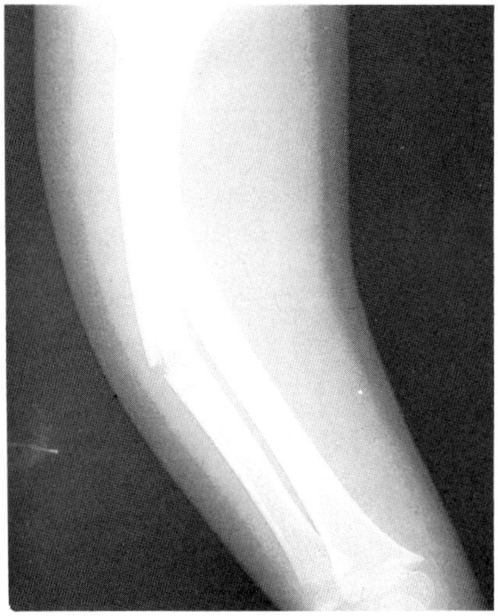

14. Fraktur beider Unterarmknochen bei Kindern: Muster (1): Die meisten Brüche sind Grünholzfrakturen, wie hier in der Abb., die eine Fraktur von Radius und Ulna im mittleren Drittel zeigt. Die distalen Fragmente sind nach palmar abgeknickt, ansonsten besteht keine weitere Fehlstellung. Hierbei kann meist angenommen werden, daß das Periost an der Dorsalseite intakt und nur die Korrektur der Knickbildung erforderlich ist.

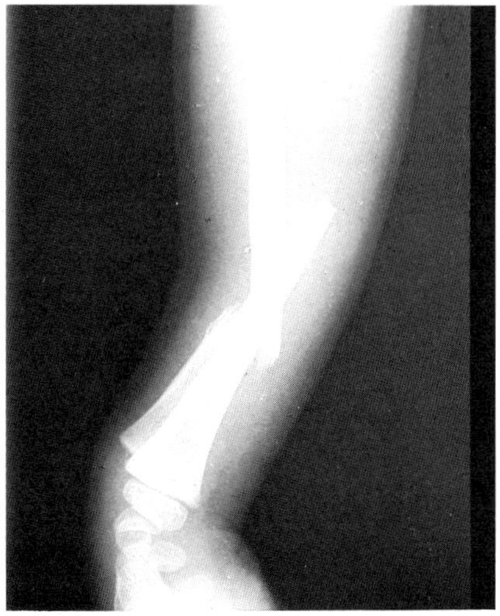

15. Muster (2): Weichen die Enden eines oder beider Knochen auseinander, besteht die Gefahr der Instabilität. Dabei sind Verkürzung und Achsenabweichung eher wahrscheinlich, es kann aber auch zur Rotation kommen, weshalb hier die Reposition schwieriger werden kann.

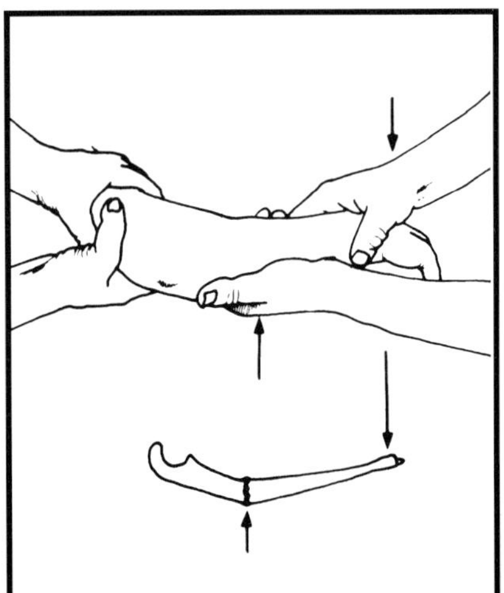

16. Behandlung (1): Bei einer Grünholzfraktur mit Abknickung, aber ohne weitere Fehlstellung, sollte das Kind eine Vollnarkose erhalten und anschließend die Achsabweichung korrigiert werden. Dabei übt eine Hand einen leichten Zug und die korrigierende Kraft aus, während die andere unter der Frakturstelle als Widerlager fungiert.

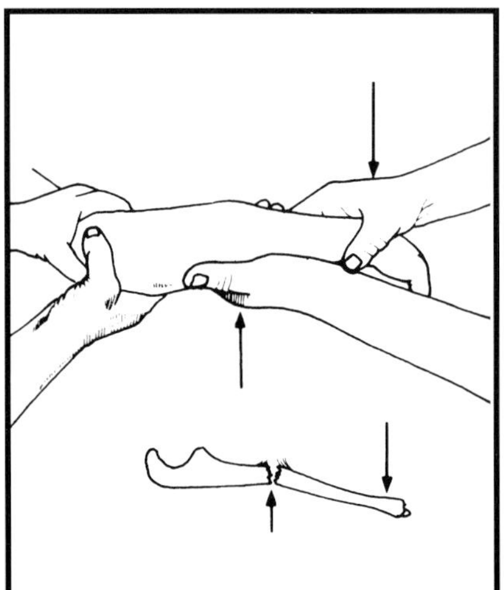

17. Behandlung (2): Wurde die Fraktur überkorrigiert, spürt man, wie das Periost an der ursprünglich konkaven Seite zerreißt und damit unverzüglich der Fraktur eine vermehrte Mobilität verschafft. Dies hat zwar den Vorteil, das Risiko einer späteren Achsabknickung zu mindern, aber auch den Nachteil, daß die Frakturreposition im Gipsverband wesentlich sorgsamer zu kontrollieren ist.

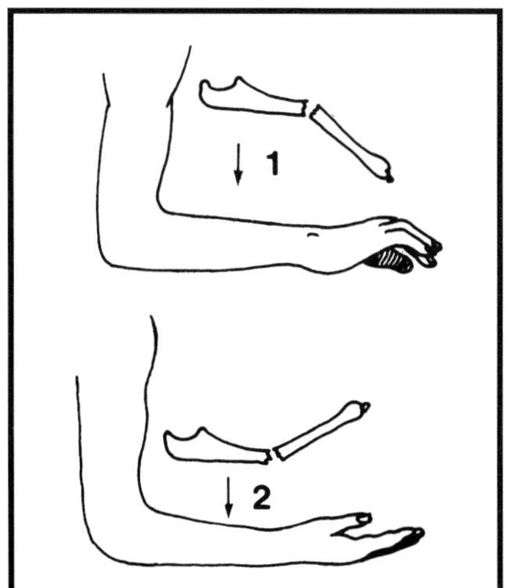

18. Behandlung (3): Bei einer Grünholzfraktur ohne Fragmentverschiebung und ohne Rotation der Fragmente ist die richtige Haltung des Unterarms zur Verhütung eines späteren Achsenknicks sehr wichtig. Frakturen mit einer nach vorn konvexen Abknickung (1) sollten in voller Pronation gehalten werden. *Die sehr häufigen Frakturen mit Abknickung nach dorsal* (2) sollten in voller Supination gehalten werden.

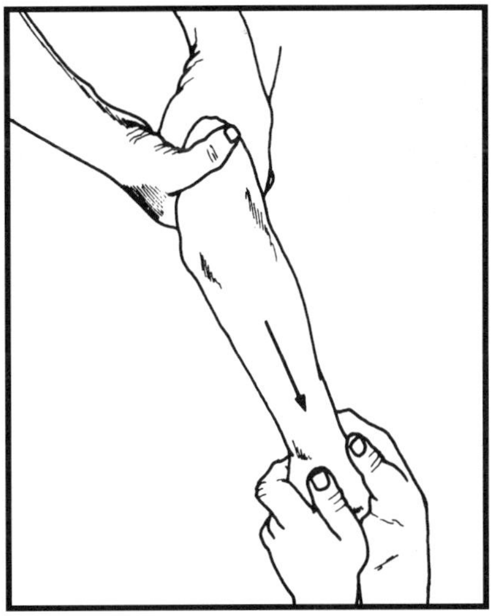

19. Behandlung (4): Dislozierte Frakturen: Steht die Fraktur in Fehlstellung, sollte man immer nach einer Achsenrotation suchen und eine für die Reposition geeignete Pronations- bzw. Supinationsstellung ausfindig machen. Dann wird der Arm in dieser Stellung gehalten und ca. 15 Sekunden lang Zug ausgeübt. Hierbei ist der Patient in Vollnarkose relaxiert. Der Ellbogen wird für das Aufbringen des Gegenzugs rechtwinklig gebeugt.

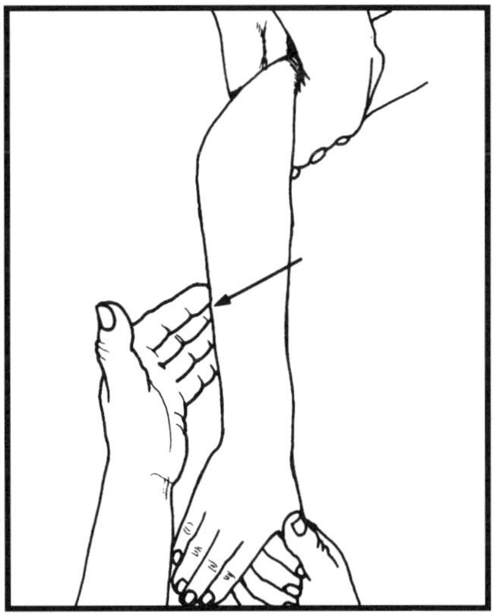

20. Behandlung (5): Dislozierte Frakturen (Forts.): Die Prüfung der Reposition ist schwierig; oft kann man aber unter der Haut eine noch verbliebene Fehlstellung an der Ulnarseite der Fraktur tasten. In schwierigen Fällen ist es manchmal möglich, eine exakte Reposition zu erzielen, wenn man Zug ausübt und zunächst noch die Deformität *vergrößert*, bevor man sie endgültig korrigiert. Nur selten ist eine offene Reposition mit innerer Fixation angezeigt.

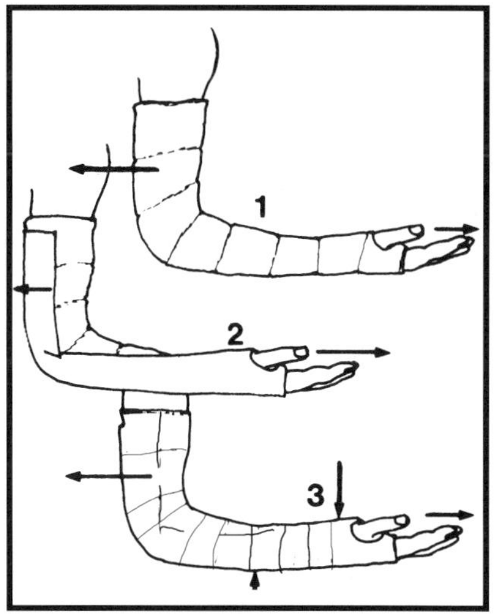

21. Behandlung (6): Fixation: Um die Risiken einer Ischämie zu verringern, legt man lediglich unter Zug eine dorsale Gipsschiene an. Auf die Watteschicht (1) folgt die Gipsschale (2), die durch Bandagen gehalten wird. Kurz vor dem endgültigen Härten des Gipses werden letzte Formkorrekturen angebracht (z.B. hier dargestellt für eine Achsenknickung nach dorsal (3)). Man prüfe das Röntgenbild noch vor Narkoseende. (Cave: Einige Frakturen des proximalen Drittels sind bei Kindern nur in Ellbogenstreckung stabil, die man ca. 5 Wochen relativ sicher erhalten kann.)

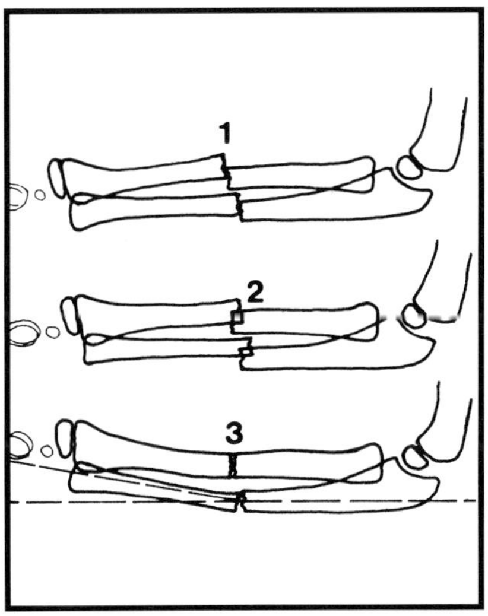

22. Röntgenaufnahmen: (1) Eine bleibende Fehlstellung ohne Achsenknick ist durchaus tolerierbar. (2) Vollständiger Kontaktverlust der Fragmentenden: Erneute Reposition, aber keine weiteren Versuche, wenn keine Verbesserung möglich ist. Wichtig ist die sorgfältige Überwachung, um einen frühen Achsenknick aufzudecken. (3) Eine leichte Achsabweichung (< 10 °) ist zwar unerwünscht, wird sich aber bei einem jüngeren Kind von selbst korrigieren und sollte deshalb belassen werden. Stärkere Achsabweichungen erfordern eine erneute Reposition.

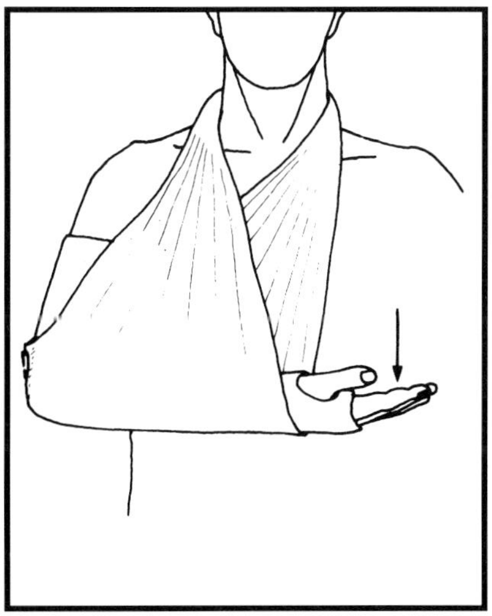

23. Behandlung (7): Man sollte eine breite Armschlinge, die den Arm gut hochhält und die Finger frei läßt, verwenden. Besteht eine stärkere Schwellung oder war die Reposition schwierig, sollte der Patient für Armhochlagerung und Durchblutungskontrolle stationär aufgenommen werden. Andernfalls muß man ein Kind binnen 24 Stunden nach Anlage des Verbandes nachuntersuchen und den Eltern die üblichen Warnhinweise mitteilen.

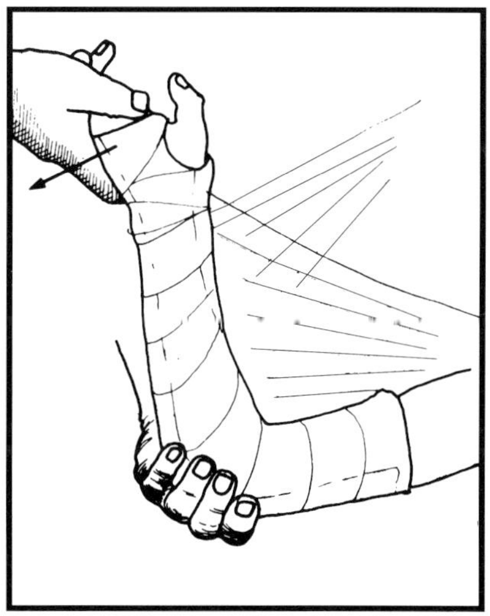

24. Behandlung (8): Bei der Nachuntersuchung kontrolliert man die Finger auf Schwellung, Verfärbung und aktive Beweglichkeit. Ist dieser Befund unklar, strecke man langsam und sanft die Finger – Schmerzen sind hierbei auf eine Ischämie verdächtig. Besteht bereits eine Ischämie, müssen alle Bandagen durchtrennt und kurz danach die Situation überprüft werden. Ist die Durchblutung ungestört, kann man eine Gipsschiene auch zu einem zirkulären Gipsverband vervollständigen.

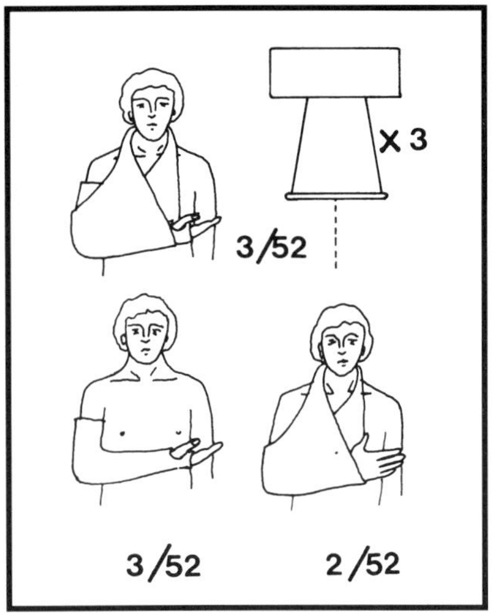

25. Behandlung (9): Bei einer instabilen Fraktur überprüft man 3–4 Wochen lang in wöchentlichen Intervallen den Gipsverband und die Frakturstellung. Ist alles in Ordnung, kann man den Gipsverband weglassen. Der Gips bleibt bis zur Frakturheilung (meist weitere 3–4 Wochen später beim Kind über 10 Jahren bzw. 1–2 Wochen beim Kind unter 4 Jahren). Bei stabilen Frakturen genügen meist 14tägige Kontrollen. Die Mobilisation beginnt von einer Armschlinge aus.

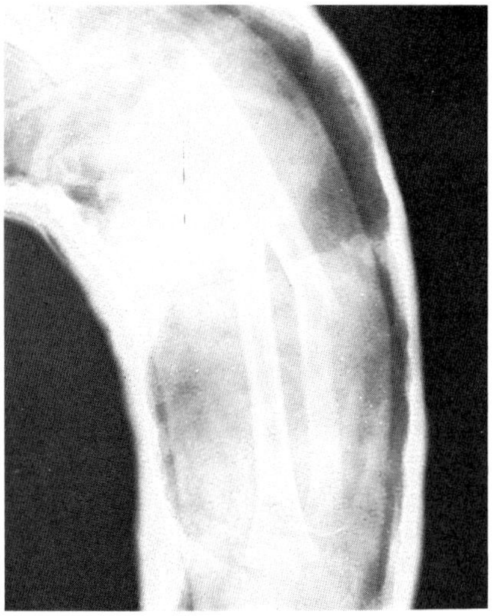

26. Behandlung der späten Achsenknickung (1): (Aufgedeckt durch Röntgenkontrollen). (1) Eine leichte Knickbildung unter 10 ° ist tolerabel, besonders bei Kindern bis 10 Jahren, doch muß ein lockerer Gipsverband ausgewechselt werden, um *weitere Knickbildung* zu verhindern. (2) Ist die Achsabweichung stärker und vor der Kallusbildung entdeckt worden (s. Abb.), sollten der Gipsverband in Vollnarkose ausgetauscht und der Achsenknick manuell reponiert werden.

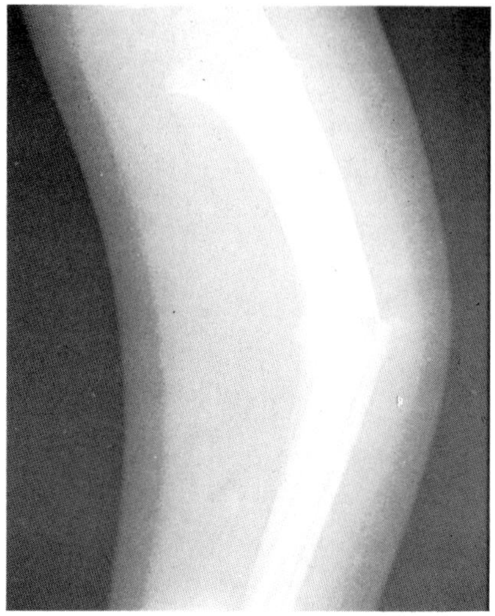

27. Behandlung der späten Achsenknickung (2): (3) Ist bei einem jungen Kind bereits Kallus aufgetreten, dann akzeptiert man noch eine Knickbildung bis etwa 20 °. Bei älteren Kindern ab etwa 10 Jahren mit einer deutlichen Achsabweichung sollte man auch bei vorliegendem Kallus die erneute Reposition erwägen (s. Abb.), da hier die Remodellierungskräfte bereits deutlich geringer sind. Die knöcherne Heilung nach der Zweitreposition erfolgt in der Regel sehr schnell.

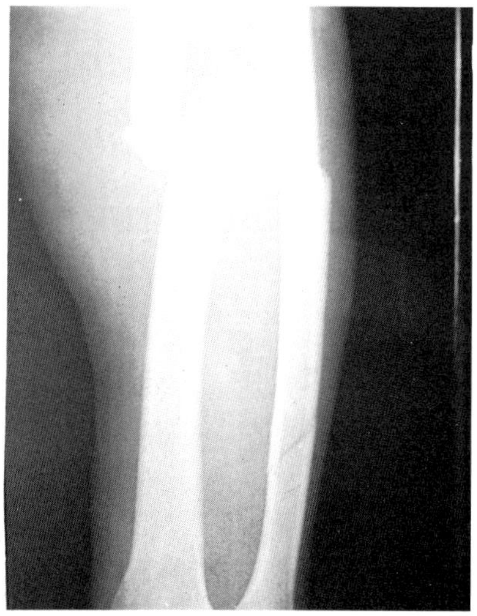

28. Frakturen des Erwachsenen: Die Fragmentverschiebung ist oft stark und mit Kontaktverlust der Fragmentenden des Knochens oder der Knochen zueinander (Abb.). Häufig treten Rotationsfehlstellungen auf, und die geschlossene Reposition ist schwer erreichbar oder unmöglich. Selbst wenn man eine akzeptable Position halten kann und ein Gipsverband mit Erfolg angelegt wurde, kommt es sehr häufig zum späten und schwer behandelbaren Abrutschen der Fraktur.

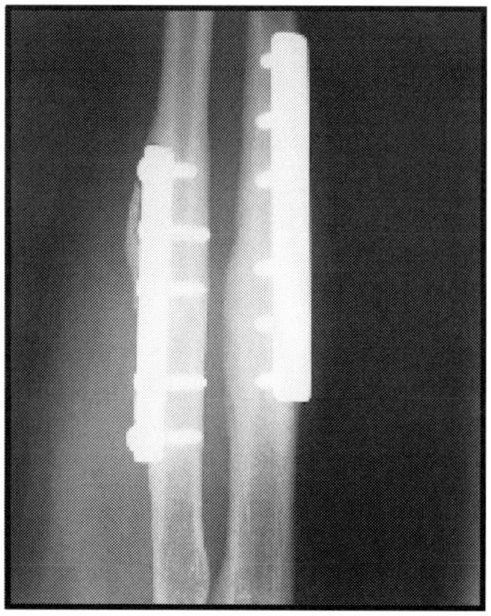

29. Frakturen des Erwachsenen (Forts.): Korrekt ist beim gesunden Erwachsenen mit dislozierter kompletter Unterarmfraktur die offene Reposition mit innerer Fixation, einer Verplattung der Knochen über getrennte Zugänge mit meist zufriedenstellenden Ergebnissen. Hat man eine starre Fixation erreicht (z.B. mit dynamischen AO-Kompressionsplatten), sind Frühmobilisation und wiedererreichte Beweglichkeit so gut wie garantiert, doch achte man darauf, daß die Platten nicht kürzer als 21 Monate belassen werden, um das Risiko der Refraktur zu verringern.

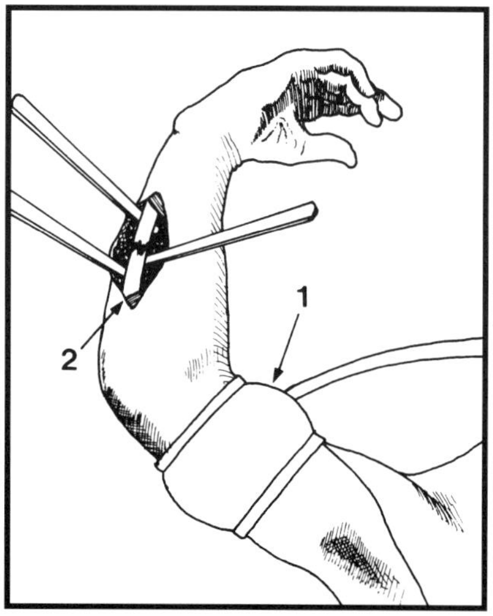

30. Behandlung (1): Die Operation erfolgt in Blutleere (Tourniquet) (1). Die Ulna ist im Bereich ihres Hinterrands subkutan gelegen, so daß ein hinterer Längsschnitt mit nachfolgender Freilegung und Reinigung der Bruchenden meist die technisch leichte Reposition erlaubt (2). In aller Regel nimmt man zur Bruchstabilisierung Platten; Marknägel ermöglichen nicht immer eine sichere Kontrolle der (leichten) Rotationstendenz.

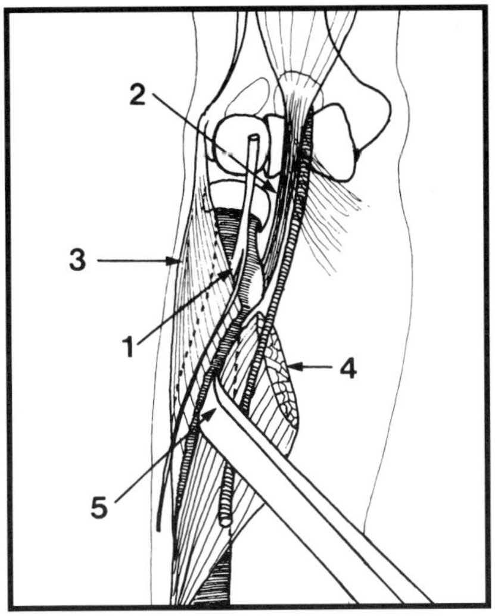

31. Behandlung (2): Liegt die Radiusfraktur nicht im distalen Drittel, wird formal (nach Henry) eine Freilegung erforderlich, um eine Schädigung des N. interosseus posterior zu vermeiden (1). Die Bizepssehne (2) wird bis zur Tuberositas radii verfolgt und die Fläche zwischen dem M. supinator (3) und dem M. pronator teres (4) aufgesucht. Der M. supinator wird nach lateral weggezogen (5), wodurch der Nerv aus dem Gefahrenbereich gebracht wird. Dann kann man den restlichen Schaft sicher für die Reposition und Verplattung freilegen.

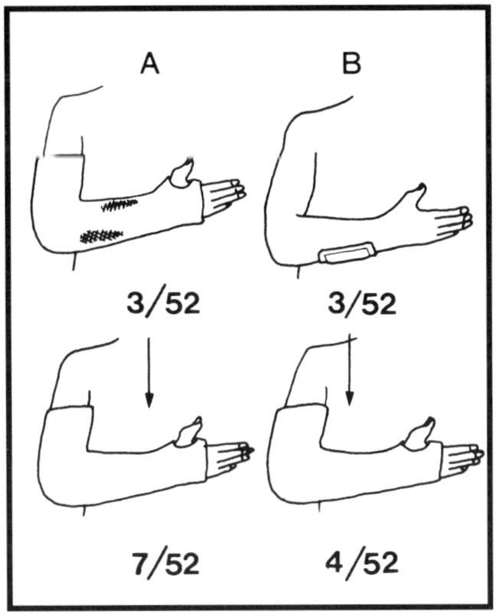

32. Behandlung (3): Postoperativ kann man bei nicht starrer Fixierung (A) einen Gipsverband anlegen, bis sich an beiden Brüchen genügend Kallus gebildet hat (oft nach ca. 10 Wochen); dann wechsle man nach 3 Wochen den Gips und entferne die Hautnähte. Nach zunehmender Fixierung unter einer Kreppbandage innerhalb weniger Tage (B) kann man den Arm vollständig mobilisieren und nach der Klinikentlassung noch für eine kurze Zeit einen Gipsverband anlegen. *Ist die innere Fixation dagegen fest, braucht man keine äußere Stütze mehr und kann den Arm von Beginn an vollständig mobilisieren.*

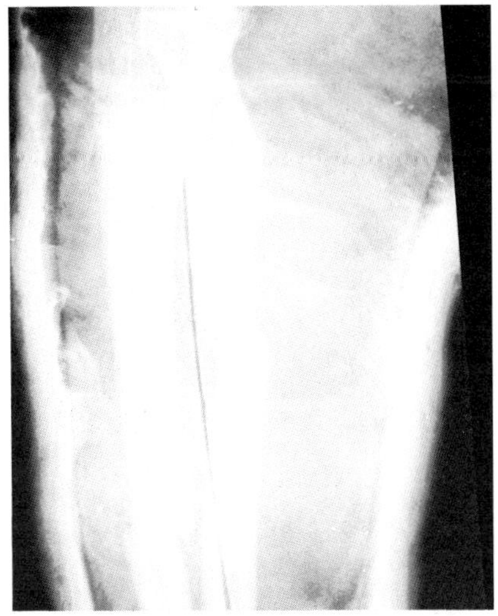

33. Behandlung (4): Es ist dann ratsam, Frakturen der Unterarmknochen bei Erwachsenen konservativ zu behandeln (Abb.), wenn (a) die Fraktur keine Fehlstellung hat; (b) bei älteren Patienten oder bei polytraumatisierten Patienten, wo die für offene Reposition und innere Fixation als nötig erachtete Narkosedauer als riskant eingestuft wird. Ist eine manuelle Reposition erforderlich, gehe man vor, wie auf in 159,19 beschrieben, und achte besonders auf eine Achsendrehung.

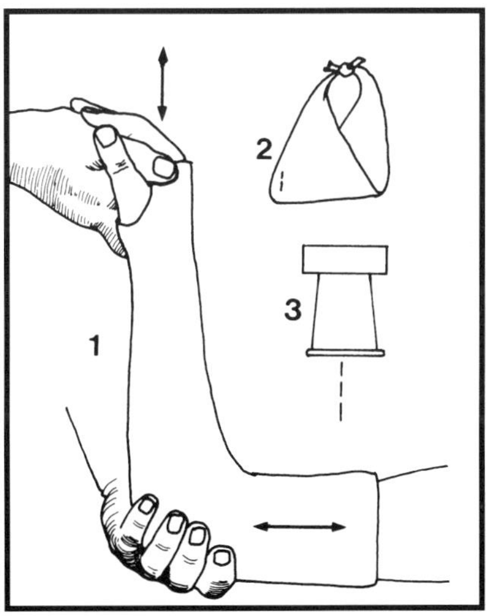

34. Behandlung (5): Greift man nicht zur inneren Fixation, so sind die folgenden Vorsichtsmaßnahmen zu ergreifen. (1) Der Gips ist wöchentlich auf festen Sitz zu prüfen und nötigenfalls zu wechseln. (Beim Erwachsenen sollte man einen zirkulären Gipsverband über einer Lage Watte anlegen.) (2) Man verwende nur eine leichte Oberarmschlinge. (3) Wöchentliche Röntgenkontrollen zur Frühdiagnose und Korrektur der Fragmentverschiebung sind nötig.

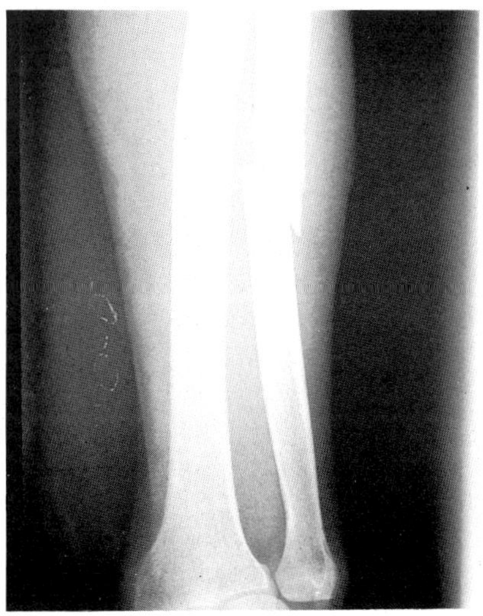

35. Isolierte Fraktur der Ulna (1): Diese Verletzung kann durch eine direkte Gewalt entstehen (z.B. bei Abwehr eines Schlags oder eines fallenden Gegenstands oder durch Aufschlagen des Arms gegen eine scharfe Kante, z.B. eine Maschine oder eine Treppenstufe). In allen Fällen sollte man jedoch den gesamten Radiusschaft darstellen, um insbesondere einen luxierten Radiuskopf zu erfassen.

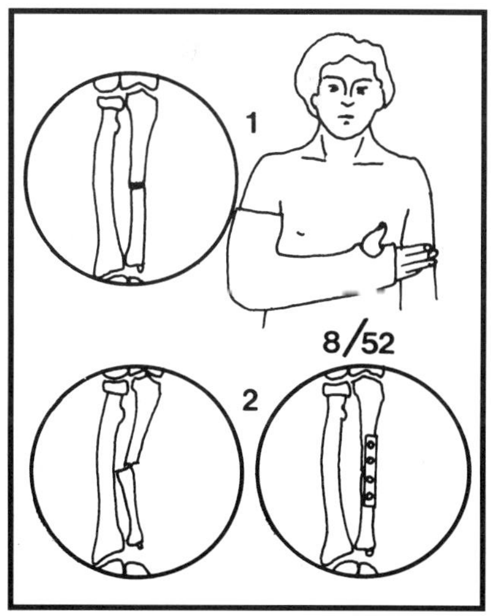

36. Isolierte Fraktur der Ulna (2): Behandlung: Die Fehlstellung ist meist nur gering; in diesem Falle sollte man einen Oberarmgips mit der Hand in mittlerer Pronationsstellung anlegen (1): Man achte besonders auf eine späte Fragmentfehlstellung. Der Gipsverband wird belassen, bis die knöcherne Heilung gut vorangeschritten ist (in der Regel 8 Wochen). Liegt eine stärkere Knickbildung vor, müssen offene Reposition und innere Fixation erwogen werden.

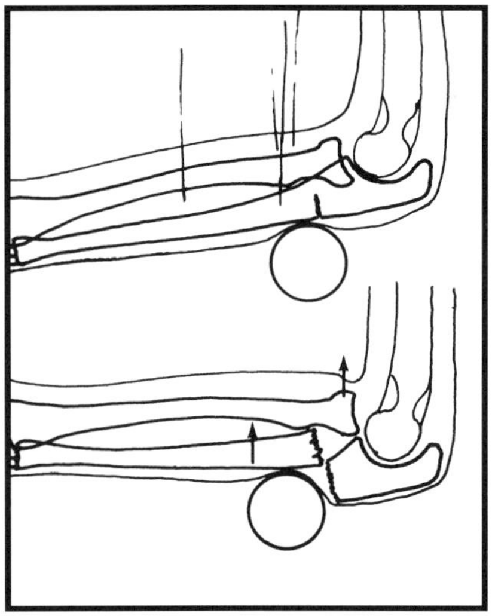

37. Monteggia-Luxationsfraktur und verwandte Verletzungen: Mechanismen (1): Normalerweise wird der schwere Achsenknick eines Unterarmknochens von einer Fraktur oder Luxation des anderen begleitet (156,4). Bei der Monteggia-Fraktur geht ein Ellenbruch mit einer Radiusköpfchenluxation einher. Am leichtesten zu verstehen ist dieser Mechanismus an dem Beispiel, wo ein heftiger Fall oder Schlag auf den Unterarm die Elle brechen und das Radiusköpfchen zur Luxation bringen.

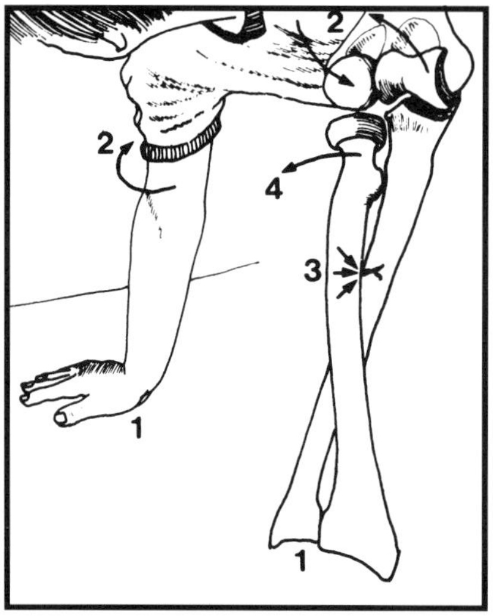

38. Mechanismen (2): Noch häufiger resultieren solche Verletzungen aus einer starken Pronation. Einem Fall auf den gestreckten und vollständig pronierten Unterarm (1) folgt eine weitere Pronation, wenn sich der Rumpf weiter über die überstreckte Hand dreht (2). Dabei wird der Radius gegen die Ulna gepreßt und bricht diese (3), er selbst wird dabei vom Capitulum humeri weggehebelt (4). Selten kann auch einmal das Radiusköpfchen luxieren, ohne daß hierbei die Ulna verletzt wird; zur Reposition ist dann eine Supination des Unterarms erforderlich.

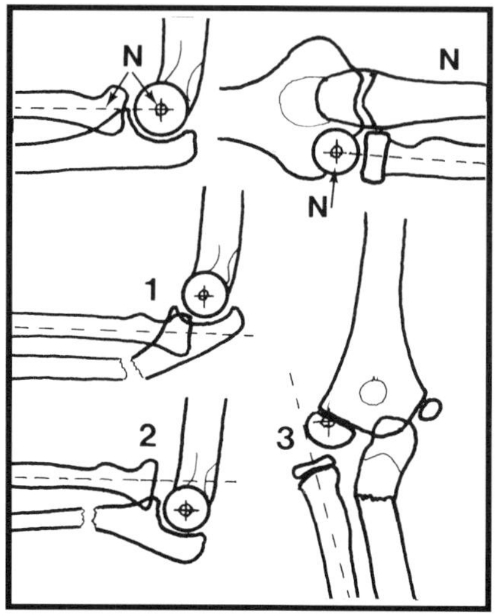

39. Muster (1): (1) Das Radiusköpfchen kann nach dorsal luxieren (beim normalen Ellbogen schneidet eine Linie durch die Radiusachse das Zentrum des kugeligen Capitulum humeri), und die Ulna kann unter Knickbildung nach hinten brechen (hinterer Monteggia); oder aber der Radiuskopf luxiert nach vorn unter vorderer Knickung der Ulna (vorderer Monteggia) (2), oder aber (3) der Radiuskopf luxiert nach lateral mit Abknickung der Elle nach lateral (lateraler Monteggia).

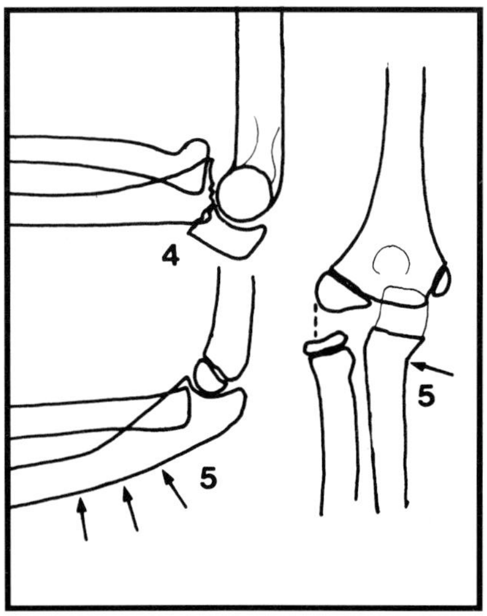

40. Muster (2): Das Radiusköpfchen kann nach vorne luxieren, begleitet von einer Olekranonfraktur (= Hume-Fraktur). (5) Oft schwer erkennbare Grünholzfrakturen der Ulna sind teils mit schuld daran, daß Monteggia-Frakturen bei Kindern häufiger übersehen werden. Man untersuche die Stellung des Radiusköpfchens immer in 2 Ebenen und suche die Elle *immer nach* einer Verbiegung oder Stufenbildung ab.

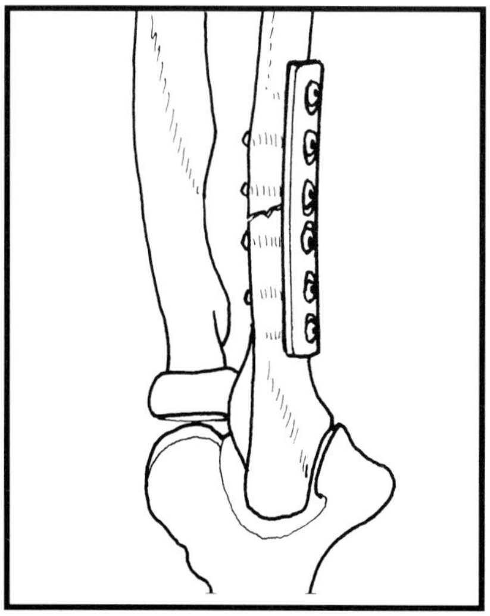

41. Behandlung (1): Der Schlüssel zur erfolgreichen Behandlung dieser potentiell gefährlichen Verletzung liegt in der genauen Reposition der Ulnafraktur. Beim Erwachsenen, wie auch bei Kindern mit Fraktur in Fehlstellung, erreicht man dies am besten durch eine offene Reposition mit innerer Fixation. Leicht zugänglich ist die Fraktur über einen dorsalen Zugang; das Repositionsergebnis läßt sich durch eine Schraubenplatte an der Innenseite des Ellenschafts mit Kortikalisschrauben halten.

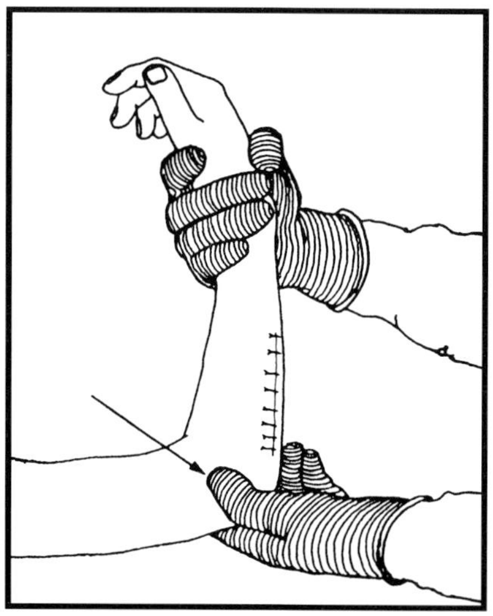

42. Behandlung (2): Danach sollte der Ellbogen in rechtwinkliger Beugung gehalten werden. Stellungskontrolle des Radiuskopfes durch Palpation und Röntgen. Zur Erhaltung der Reposition kann vollständige Supination nötig sein, doch reicht hierzu meist völlig befriedigend eine Neutralstellung nach Fixation der Elle aus. Reponiert der Radiuskopf nach vollständiger Supination nicht, so sollte man ihn freilegen und lockere Knorpelfragmente entfernen sowie Risse im Lig. anulare radii mit Naht versorgen.

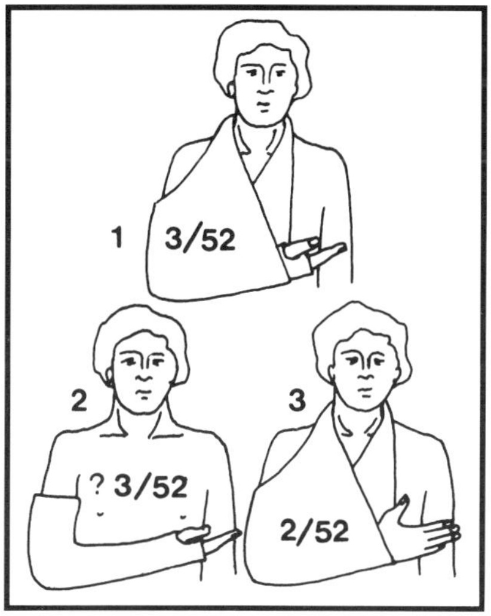

43. Behandlung (3): Nachsorge: Nach 3 Wochen erfolgt der Gipswechsel; die Fäden und die Kirschner-Drähte werden gezogen. (2) Der Gips wird dann endgültig entfernt, wenn bei der Untersuchung eine genügende Stabilität vorliegt. Dabei hängt die Meinungsbildung von der Fixationsart, der technischen Qualität sowie von der Kallusbildung und anderen Faktoren ab. In der Praxis beginnt man oft schon die Mobilisation von einer Schlinge aus nach ca. 6 Wochen. (3) Eine Physiotherapie wird häufig vonnöten sein.

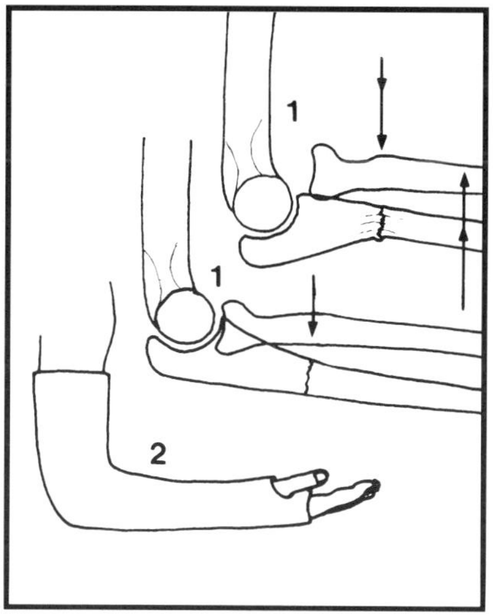

44. Behandlung (4): Monteggia-Frakturen bei Kindern (a): Jede Knickbildung der Ulna sollte man bei einer Grünholzfraktur manuell reponieren (1). Vordere Monteggia-Frakturen sollten bei um 90 ° gebeugtem Ellbogen in Supinationsstellung gehalten werden (2).

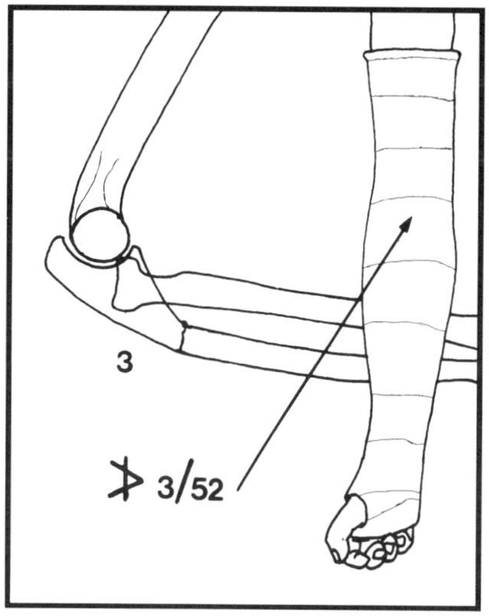

45. Behandlung (5): Monteggia-Frakturen bei Kindern (b): Hintere Monteggia-Frakturen sind oft in Streckstellung stabil (3) und brauchen dann nicht länger als 3 Wochen so gehalten werden; den Ellbogen sollte man dann bei der weiteren Versorgung durch einen Gipsverband eher gebeugt fixieren. Die Stellung des Radiusköpfchens ist durch wöchentliche Röntgenaufnahmen zu kontrollieren: Bestehen Anzeichen einer Inkongruenz, sollte man ohne Verzug zur Fixation perkutane Kirschner-Drähte einbringen.

46. Spät diagnostizierte Monteggia-Frakturen: (1) Beim Erwachsenen kann eine eingeschränkte Ellbogenbeweglichkeit einzige Beschwerde sein. Die Resektion des Radiusköpfchens kann zu zeitweiliger Linderung führen, ist aber oft von einem Abdriften des Radius nach proximal sowie von einer schmerzhaften Subluxation der Ulna am Handgelenk gefolgt. (2) Eine schleichende Ulnarislähmung kann die einzige Beschwerde des Patienten sein: Oft stoppt die Verlagerung des Ulnarisnerven mit Erfolg des Fortschreiten dieses Prozesses. (3) Bei Kindern ist die Resektion des Radiusköpfchens kontraindiziert (sie würde zu einer Wachstumsstörung führen). In einigen Fällen kann, je nach Verzögerungszeitpunkt, die späte manuelle Reposition noch möglich sein.
In Ausnahmefällen kann die Diagnose auch einmal erst sehr spät ans Licht kommen. Bei Kindern unter 10 Jahren gab es angeblich gute Ergebnisse selbst bei operativen Eingriffen erst 4 Jahre nach dem Anfangstrauma. (Solche Spätrekonstruktionen beinhalten dann (1) die Resektion von Narbengewebe im Bereich der Articulatio humeroradialis, (2) eine proximale Osteotomie der Elle, (3) die Reposition des Radiusköpfchens und (4) die Rekonstruktion des Lig. anulare radii mittels der Sehne des M. palmaris longus.)

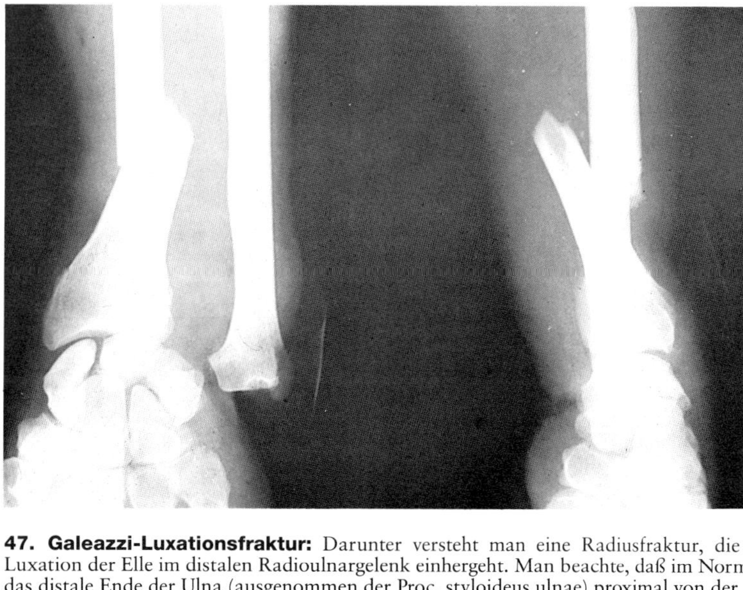

47. Galeazzi-Luxationsfraktur: Darunter versteht man eine Radiusfraktur, die mit einer Luxation der Elle im distalen Radioulnargelenk einhergeht. Man beachte, daß im Normalzustand das distale Ende der Ulna (ausgenommen der Proc. styloideus ulnae) proximal von der Gelenkfläche des Radius am Handgelenk liegt, wobei der Zwischenraum zwischen Speiche und Elle von der Fibrocartilago triangularis ausgefüllt wird. Ist der Radius gebrochen, suche man immer nach einer Subluxation der Ulna.

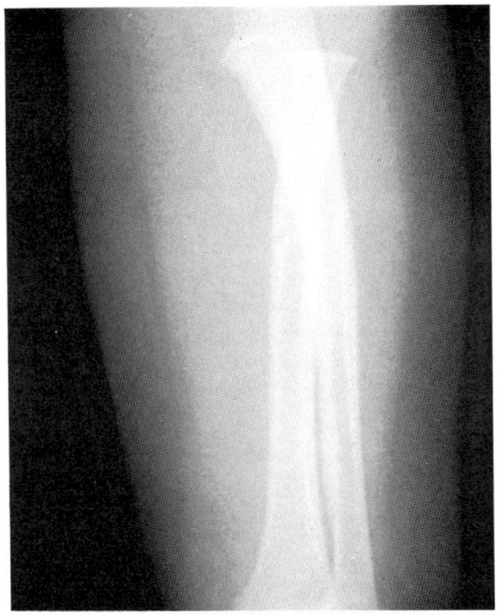

48. Isolierte Fraktur des Radius: Eine Radiusfraktur kann auch ohne anfängliche Beteiligung des distalen Radioulnargelenks entstehen. Diese relativ seltene Situation kann nach einer direkten Gewalteinwirkung auf den Radius eintreten, welche zu einer Fraktur ohne Fehlstellung führt. Nichtsdestotrotz kann eine spätere Subluxation des distalen Radioulnargelenks entstehen, wenn es – wie recht häufig – zur späten Achsenfehlstellung der Fraktur kommt.

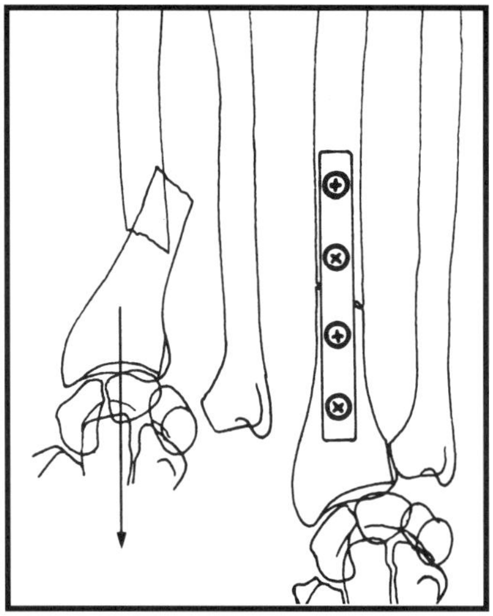

49. Galeazzi-Fraktur: Behandlung: (1) Bei einem Erwachsenen schalten die offene Reposition und die Versorgung mit einer Platte über einen vorderen Zugang das Risiko der späteren Fehlstellung aus. Der Reposition des Radius folgt die spontane Reposition der Ulnasubluxation; ergo braucht dann das distale Radioulnargelenk nicht eröffnet zu werden. Bei einer stabilen Osteosynthese und bei intakter Elle besteht keine so große Notwendigkeit einer zusätzlichen äußeren Schienung mehr.

50. (2) Beim Erwachsenen kann man eine isolierte Radiusfraktur mit dem Unterarm in Supinationsstellung in einem Gipsverband behandeln, wenn keine größere Knickbildung oder Rotationsfehlstellung besteht. Eine leichte Achsendrehung kann man durch eine sorgsame Stellung des Unterarms unter Kontrolle bekommen. Bei all diesen Fällen ist eine genaue Überwachung sehr wichtig, um die frühzeitige Fragmentverschiebung zu entdekken, die Anlaß zur operativen Korrektur ist. (3) Bei Kindern sollten isolierte Radiusfrakturen konservativ behandelt werden. Galeazzi-Luxationsfrakturen sollte man manuell reponieren und dann in Supinationsstellung in einem Gipsverband ruhigstellen. (4) *Spät diagnostizierte Galeazzi-Frakturen:* Häufigste Klage hierbei ist das schmerzhafte Vorstehen der Elle; die Resektion des distalen Ulnaendes kann dann Erleichterung bringen. (5) Eine ausbleibende knöcherne Heilung behandelt man durch innere Fixation mit Einbringen von Knochenspänen.

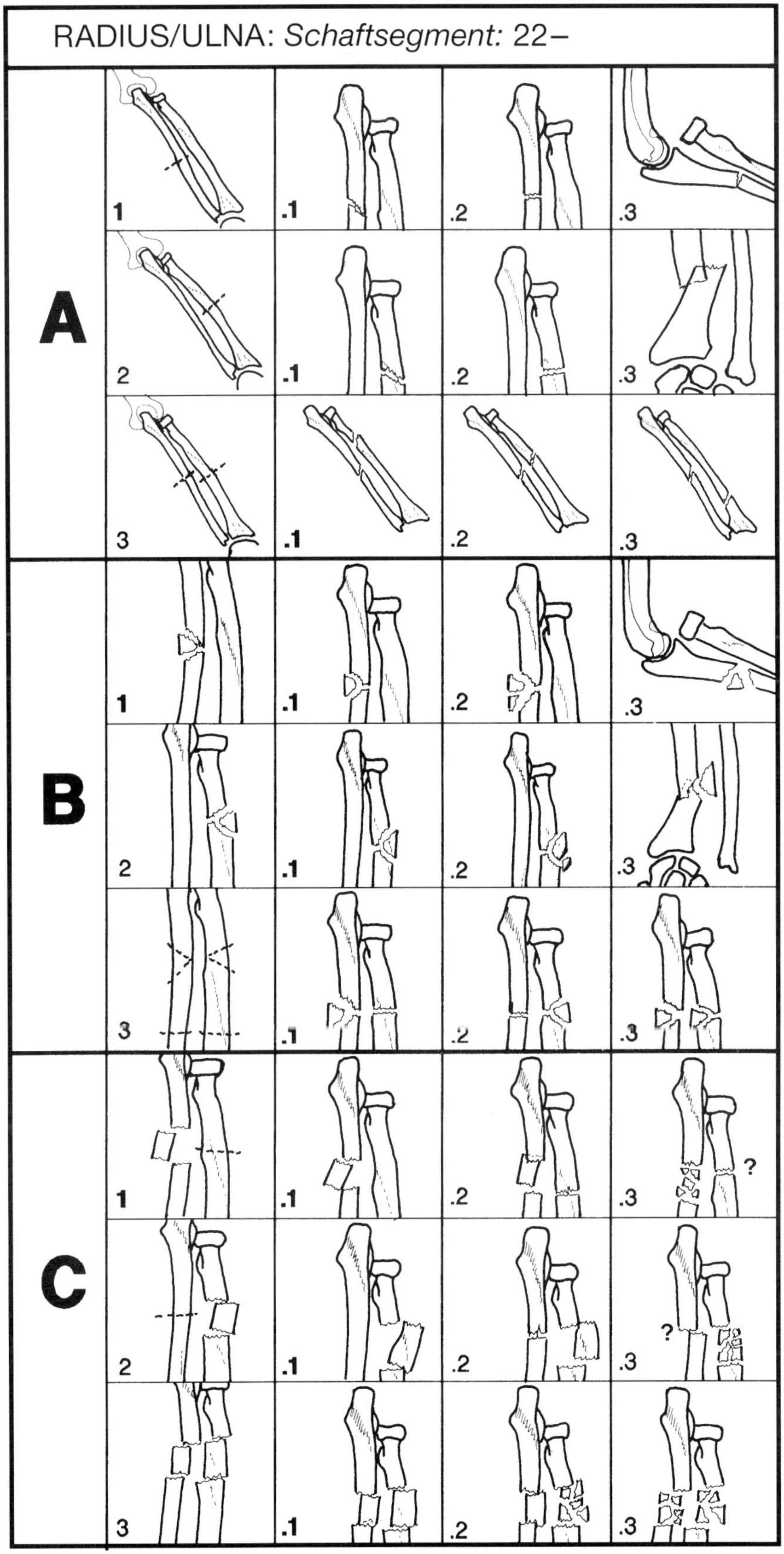

51. AO-Klassifikation der Frakturen von Radius/Ulna, Schaftsegment (22-):

Typ A. Einfache Fraktur(en) (d. h. der Knochen ist vollständig durchtrennt) eines oder beider Knochen).
A1 = Einfache Fraktur der Ulna mit intaktem Radius: .1 Schrägbruch; .2 Querbruch; 3. mit luxiertem Radiusköpfchen (Monteggia-Luxationsfraktur).
A2 = Einfache Fraktur des Radius mit intakter Ulna: .1 Schrägbruch; .2 Querbruch; .3 mit Luxation im distalen Radioulnargelenk (Galeazzi-Luxationsfraktur).
A3 = Einfache Fraktur beider Knochen: .1 proximaler Radiusanteil betroffen; .2 mittleres Radiusdrittel betroffen; .3 Fraktur des distalen Radius.

Typ B. Keilfrakturen (d. h. es ist ein getrenntes (Schmetterlings)fragment vorhanden), aber nach Reposition haben die Hauptfragmente miteinander Kontakt; ein oder beide Knochen sind beteiligt.
B1 = Keilfraktur der Ulna bei intaktem Radius; .1 Keil intakt; .2 multifragmentärer Bruchkeil; .3 mit Radiusköpfchenluxation (Monteggia-Luxationsfraktur).
B2 = Keilfraktur des Radius bei intakter Ulna; .1 Keil intakt; .2 multifragmentärer Keil: .3 mit Luxation des distalen Radioulnargelenks (Galeazzi-Luxationsfraktur).
B3 = Keilfraktur eines Knochens mit einfacher oder Keilfraktur des anderen: .1 Keilfraktur der Ulna; .2 Keilfraktur des Radius; .3 Keilfraktur beider Knochen.

Typ C. Komplexe Frakturen (d. h. sie haben mehr als 2 Fragmente, und selbst nach Reposition besteht kein Kontakt der Hauptfragmente); es können ein oder beide Knochen betroffen sein.
C1 = Komplexe Fraktur der Ulna: .1 bifokal mit intaktem Radius; .2 bifokal mit gebrochenem Radius; .3 irregulär mit oder ohne Ulnafraktur.
C2 = Komplexe Fraktur des Radius: .1 bifokal mit intakter Ulna; .2 bifokal mit gebrochener Elle; .3 irregulär mit oder ohne Fraktur der Ulna.
C3 = Komplexe Frakturen beider Knochen: .1 bifokale Fraktur beider Knochen; .2 bifokale Fraktur eines Knochens und irregulärer Bruch des anderen; .3 irreguläre Frakturen beider Knochen.

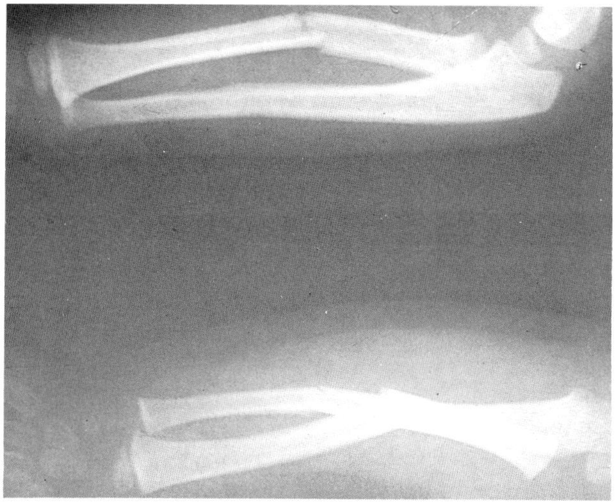

52. Beschreiben Sie diese Fraktur. Welche Behandlung schlagen Sie vor?

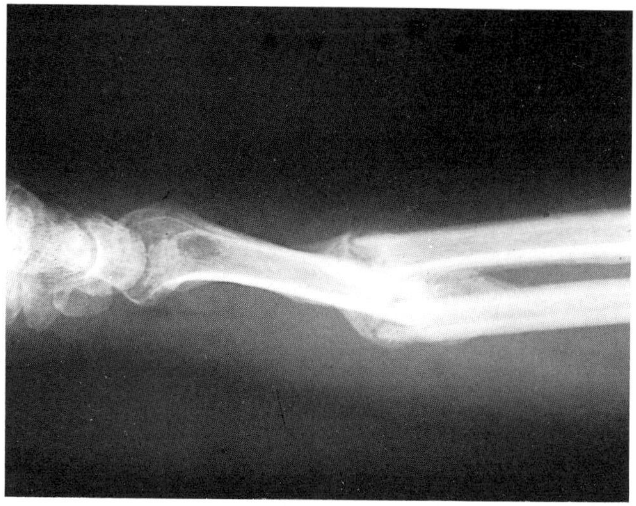

53. Deuten Sie diese Röntgenaufnahme. Wie ließe sich ein solcher Befund verhindern?

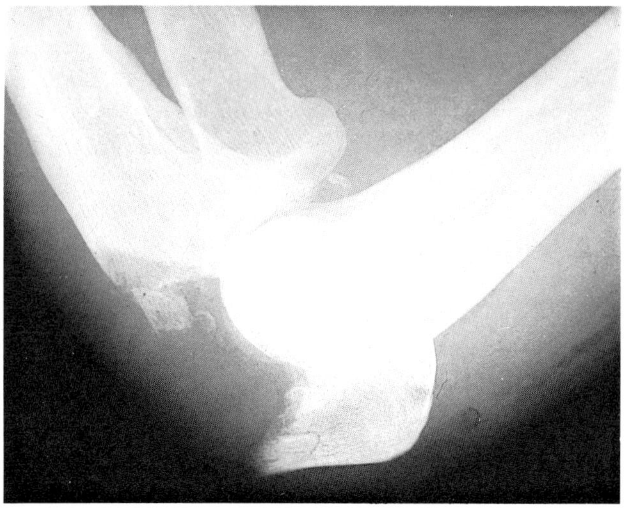

54. Welche Verletzung liegt hier vor?

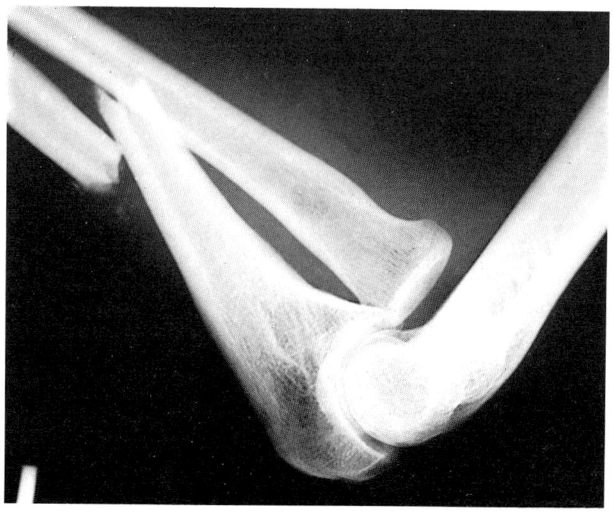

55. Beschreiben Sie diese Verletzung. Wie würden Sie diese behandeln?

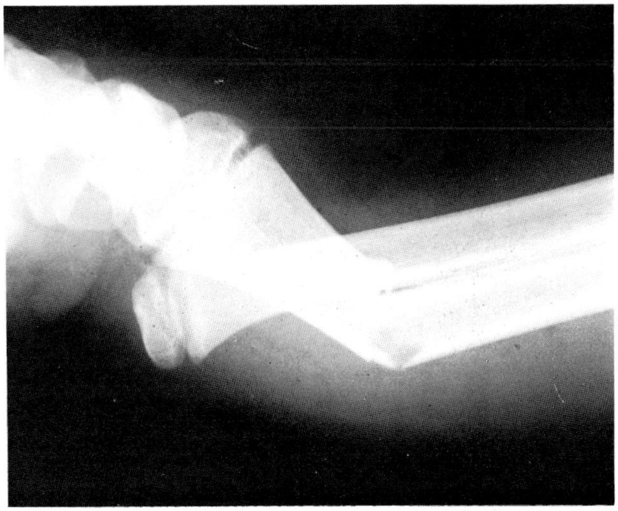

56. Beschreiben Sie diese Verletzung? Welche Behandlung würden Sie ergreifen?

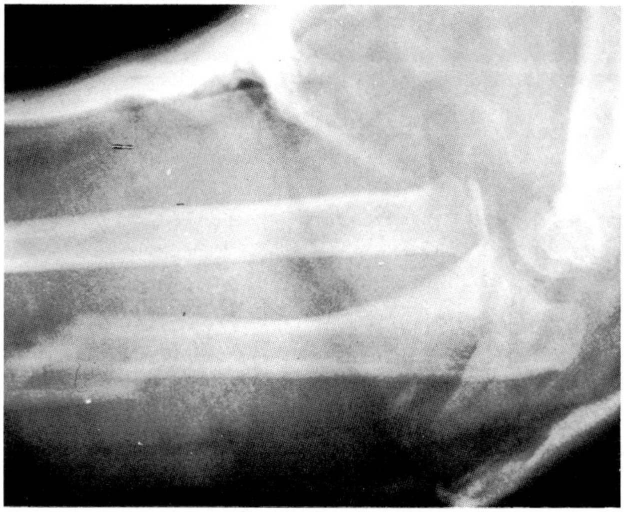

57. Kommentieren Sie die Röntgenaufnahme.

Antworten zum Wissenstest

52. Grünholzfraktur von Radius und Ulna mit Abknickung der Fraktur nach vorn. Die Behandlung besteht in der manuellen Reposition unter Vollnarkose und dem anschließenden Anlegen eines Oberarmgipsverbandes. AO = 22-A3.3.

53. Bei dieser kompletten Unterarmfraktur ist es zu einer überkreuzten knöchernen Vereinigung gekommen. Die distalen Fragmente sind gegenüber den proximalen um 90 ° rotiert (Heilung in Fehlstellung). Pronation und Supination sind hierbei nicht mehr möglich. Diesen Zustand kann man durch offene Reposition und Osteosynthese über 2 unabhängige Zugänge verhindern. AO = 22-A3.3.

54. Hume-Fraktur (vordere Monteggia-Luxationsfraktur, wo der Ellenbruch eine Olekranonfraktur ist.) (In der AO-Klassifikation erschiene dies als spezielle Variante des proximalen Radius-/Ulnasegments; da ein kleines Fragment aus dem Processus coronoideus vorliegt, klassifiziert man als 21-B1.2.)

55. Vordere Monteggia-Luxationsfraktur beim Erwachsenen mit Ulnafraktur im proximalen Anteil des mittleren Drittels und Knickbildung nach vorn; der Radiuskopf ist nach ventral luxiert. Man behandle mittels offener Reposition und innerer Fixation der Ulna; anschließend sichere man die Reposition des Caput radii. AO = 22-A1.3.

56. Galeazzi-Luxationsfraktur bei einem Kind mit Grünholzfraktur des Radius und Frakturknick nach palmar. Das distale Ende der Elle ist nach palmar luxiert. AO = 22-A2.3.

57. Das Röntgenbild zeigt einen Arm im Gipsverband. Es besteht eine Ulnafraktur mit offensichtlich guter Stellung, soweit aus dieser alleinigen Aufnahme beurteilbar ist, doch ist das Radiusköpfchen nach ventral luxiert, d. h. es handelt sich um eine Monteggia-Luxationsfraktur, die nicht befriedigend reponiert wurde. Der Arm scheint in mittlerer Pronationstellung zu stehen – womöglich wäre die Reposition des Radiusköpfchens in Supinationsstellung des Unterarms erreicht worden. Eine weitere Behandlung ist hier zwingend erforderlich (z.B. die manuelle Reposition mit anschließender Armhaltung in Supination); sollte die Reposition des Radiusköpfchens mißlingen, so sehe man die Freilegung des proximalen Radioulnargelenks vor. AO = 22-A1.3.

9. Handgelenk und Hand

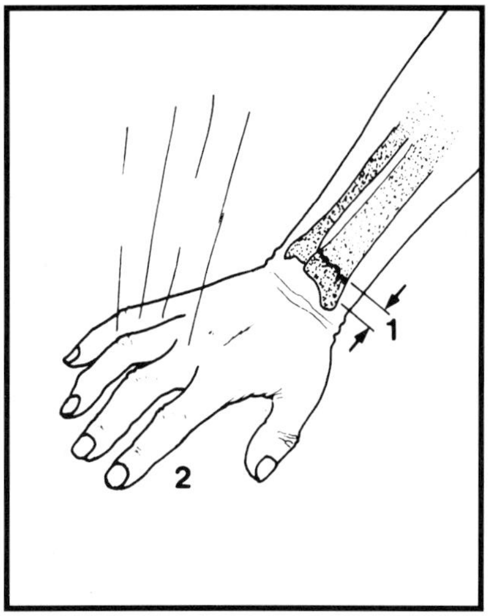

1. Colles-Fraktur. Die Colles-Fraktur ist ein Bruch des Radius näher als 2,5 cm vom Handgelenk entfernt (1), die bei einer Fehlstellung eine charakteristische Deformität hervorruft. Sie ist die häufigste aller Frakturen überhaupt; hauptsächlich sieht man sie bei Frauen im mittleren Lebensalter und bei älteren Frauen, wobei die Osteoporose eine wichtige Rolle als Teilfaktor spielt. Meist entsteht dieser Bruch durch einen Sturz auf die überstreckte Hand (2).

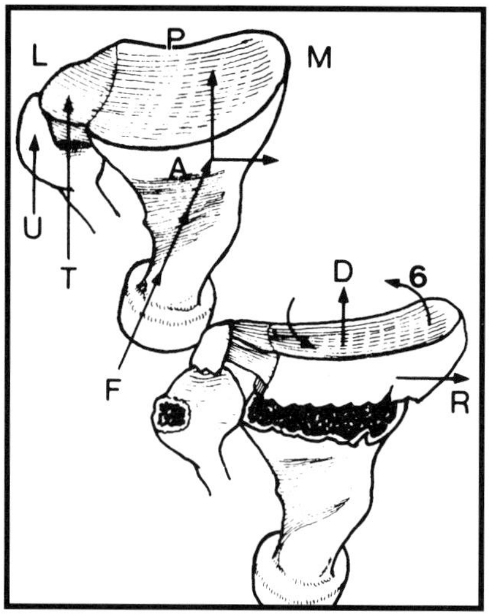

2. Fehlstellungen (1): Die *sechs* charakteristischen Merkmale einer Fraktur in Fehlstellung (weitere Details siehe später) sind in dieser schematischen Zeichnung des perspektivisch verkürzten und pronierten rechten Unterarms in der Ansicht von distal dargestellt. Die leichte Schrägstellung der Stauchungsfraktur (F) verursacht die 2 auffälligsten Merkmale, nämlich die *Fragmentverschiebung nach radial und nach dorsal* (R und D) des distalen Fragments. (T = Fibrocartilago triangularis; U = Processus styloideus ulnae).

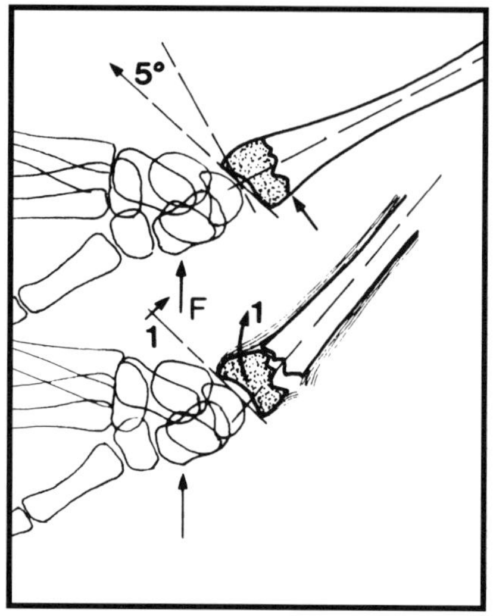

3. Fehlstellungen (2): Man kann die Deformität verfolgen, indem man das Handgelenk in den beiden normalerweise aufgenommenen Ebenen studiert. Der Aufprall (F) bricht den Radius durch die Spongiosa der Metaphyse hindurch. Mit zunehmender Gewalteinwirkung zerreißt das Periost an der Palmarseite, und das distale Fragment knickt *nach dorsal ab* (1); dabei verringert sich die Neigung der um 5°-15°nach palmar zeigenden Radiusgelenkfläche.

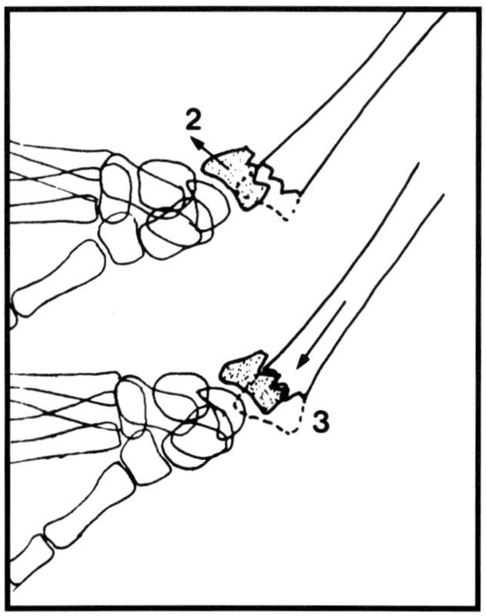

4. Fehlstellungen (3): Mit zunehmender Gewalteinwirkung kommt es zu einer *Verschiebung des distalen Fragments nach dorsal* (2). Der Radiusschaft wird in das distale Fragment hineingetrieben, es kommt zur Einstauchung der Fraktur (3). (Die punktiert gezeichneten Linien geben die Stellung des distalen Fragments vor der Fraktur an.)

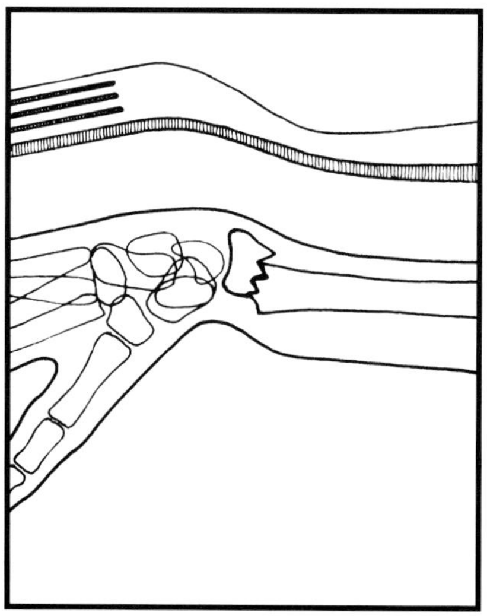

5. Fehlstellungen (4): Die veränderte Handkontur bei einer Colles-Fraktur mit Fehlstellung ist unverkennbar und wird als Gabeldeformität bezeichnet. Beim Anblick von der Seite zeigt die Hand die gleiche Biegung wie eine Gabel, wobei die Finger den Gabelzinken entsprechen.

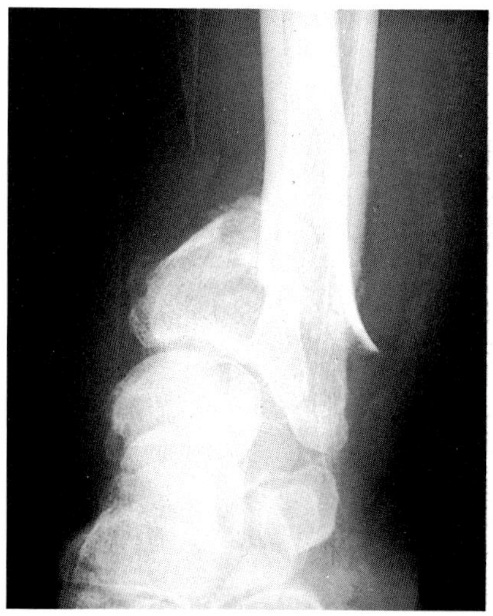

6. Fehlstellungen (5): Dieses Röntgenbild zeigt die typische Fehlstellung bei einer Colles-Fraktur. Die Abknickung des distalen Fragments und seine Verschiebung nach dorsal sowie die Einstauchung sind augenfällig (hier liegen die Deformitäten 1, 2 und 3 vor).

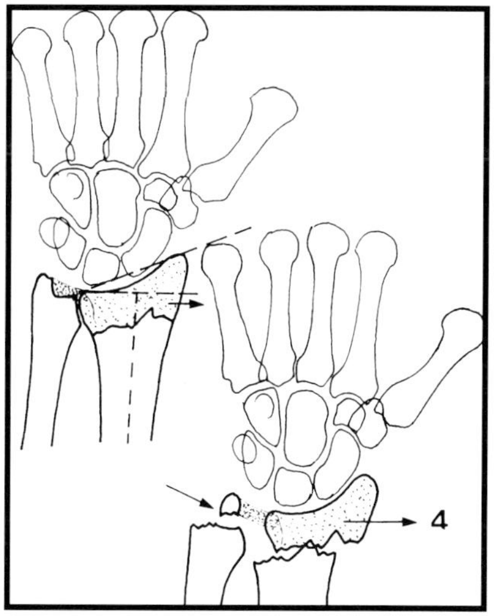

7. Fehlstellungen (6): Auf der dorsopalmaren (=d.-p.) Aufnahme sieht man, wie eine kleine Teilkomponente der Krafteinwirkung eine *Verschiebung des distalen Fragments nach radial* verursacht (4). Das distale Fragment ist mit der Fibrocartilago triangularis zwischen Ulna und Radius verbunden und führt zur Abrißfraktur des Ellengriffelfortsatzes. Merke: In der d.-p. Aufnahme des normalen Handgelenks hat die Radiusgelenkfläche eine Schräge von ca. 22° zur Elle hin.

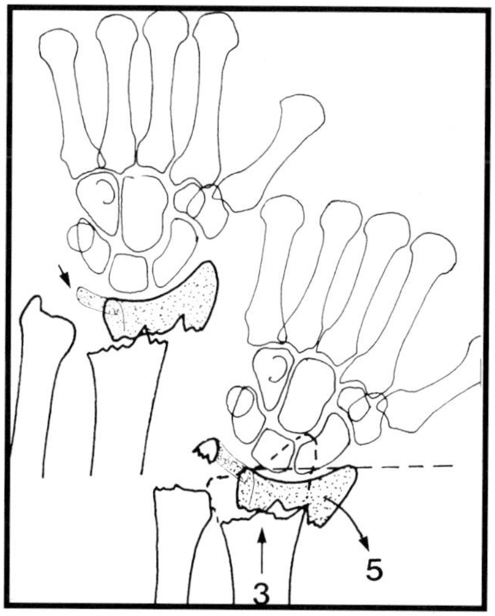

8. Fehlstellungen (7): Manchmal wird auch die Fibrocartilago triangularis zerrissen: In jedem Fall resultiert hieraus eine Sprengung des distalen Radioulnargelenks. Das distale Fragment wird nach radial in eine *ulnare Abknickung* verschoben (mit Verringerung des Radiusgelenkflächenwinkels auf < 22°) (5) und eingestaucht. Das 6. Merkmal ist eine Rotations- oder Torsionsdeformität (6) (vgl. 170,1), die man in den Übersichtsaufnahmen nicht erkennen kann.

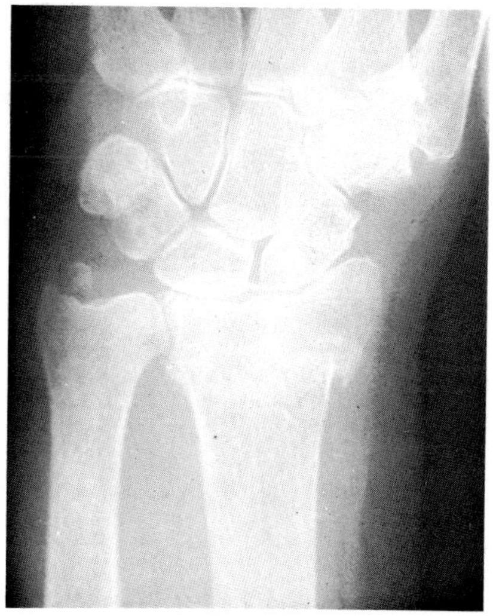

9. Fehlstellungen (8): In dieser Röntgenaufnahme einer Colles-Fraktur beachte man die eben erwähnten Merkmale, also die Radialabweichung, die Ulnarabknickung und die Einstauchung des distalen Fragments.

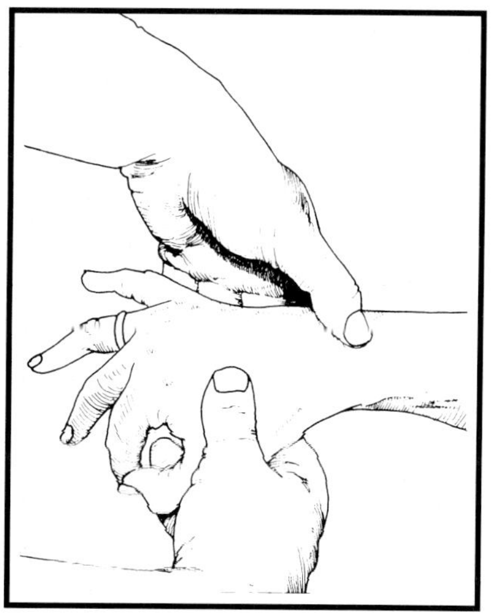

10. Diagnose: Besteht nach einem Sturz Schmerz im Handgelenk und Schmerzhaftigkeit über dem distalen Radiusende, müssen Röntgenaufnahmen angefertigt werden. Der Ort des größten Schmerzes wird helfen, eine Kahnbeinfraktur (s. dort) von einer Colles-Fraktur abzugrenzen. (b) Bei stärkerer Fehlstellung und charakteristischer Deformität bleiben kaum Zweifel. Achten Sie darauf, daß beim normalen Handgelenk der Proc. styloideus radii distal der Ulna gelegen ist.

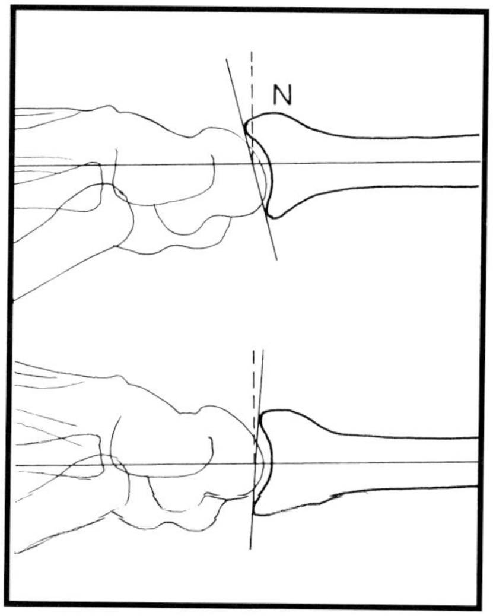

11. Röntgenaufnahmen (1): In der Mehrzahl der Fälle ist die Fraktur leicht zu erkennen. (2) Mitunter kann man den Bruch übersehen, weil die Einstauchung die Bruchlinie unsichtbar gemacht hat. In Zweifelsfällen sehe man nach dem Winkel zwischen dem distalen Radiusende und dem Radiusschaft in der Seitaufnahme. Eine Abnahme dieses Winkels auf weniger als 0° ist auf eine Fraktur verdächtig (man erkundige sich aber nach einem früheren Trauma).

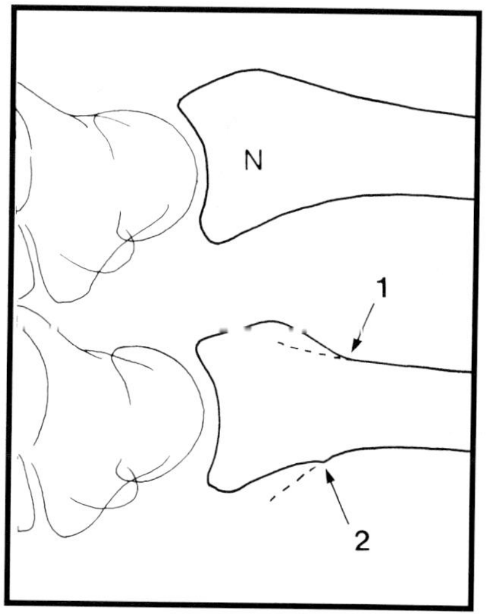

12. Röntgenaufnahmen (3): Eine nur minimal verschobene Fraktur wird sich in der Seitaufnahme zu erkennen geben, und zwar durch eine Zunahme der dorsalen Konkavität, oft sogar mit umschriebener Knickbildung (1), oder aber durch eine isolierte oder begleitende Unterbrechung der sanften Krümmung der palmaren Fläche des Radius (2).

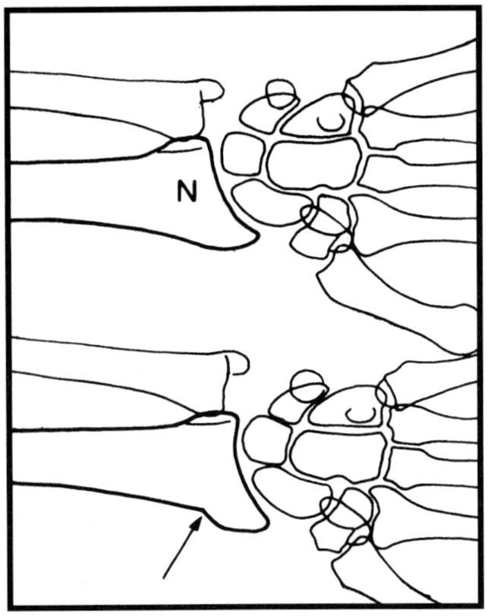

13. Röntgenaufnahmen (4): Man suche in der d.-p. Aufnahme des Handgelenks nach jeder Unregelmäßigkeit der sanft gekrümmten Außenkontur des Radius.
Liegen auch nur fragliche Bruchzeichen vor, so untersuche man den Patienten *und vergewissere sich, ob über dem verdächtigen Gebiet Druckschmerzhaftigkeit besteht.*

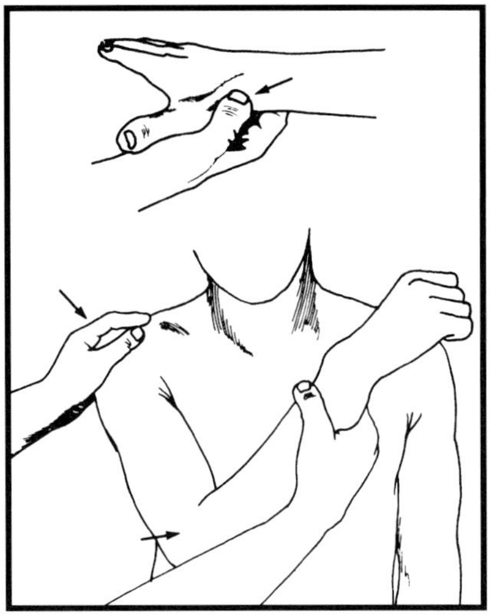

14. Diagnose (Forts.): Eine Colles-Fraktur wird in der Regel durch einen Fall auf die überstreckte Hand verursacht – ein häufiger Mechanismus bei den Brüchen der oberen Extremität. Zwar sind am Arm Begleitverletzungen einer Colles-Fraktur *selten,* doch sollte man klinisch Kahnbein, Ellbogen und Schulter untersuchen und in den Röntgenaufnahmen der Handgelenkregion das Kahnbein gut durchmustern. (Bei direktem Bruchverdacht sind allerdings Spezialaufnahmen erforderlich.)

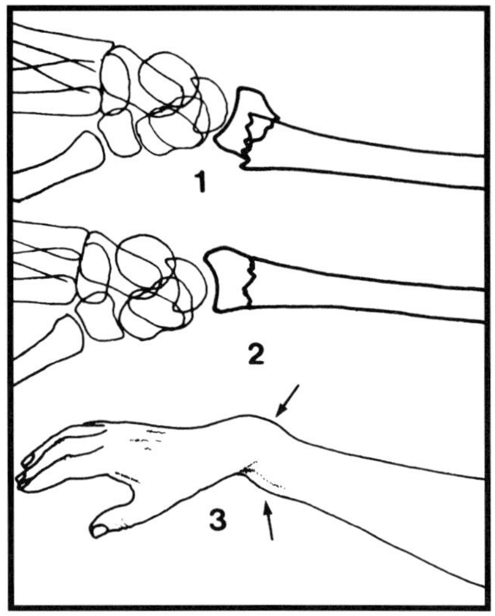

15. Behandlung: Erfordert die Fraktur eine manuelle Reposition? (1): Wenn die Fraktur stark verschoben ist, soll man diese selbstverständlich reponieren (1). Liegt keine Fehlstellung vor, ist auch keine Reposition nötig (2). Zwischen diesen beiden Extremen sind noch weitere Faktoren zu berücksichtigen: Besteht eine bereits mit dem bloßen Auge deutlich erkennbare Deformität (3), sollte man reponieren (man unterscheide hierbei aber die *Schwellung* von einer *Deformität*).

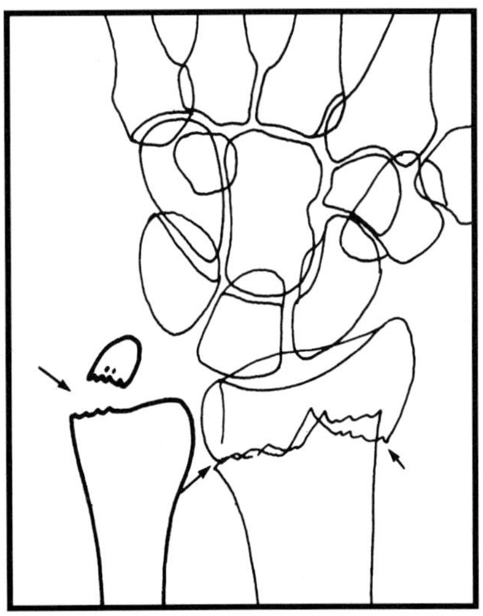

16. Erfordert die Fraktur eine manuelle Reposition? (2): Ist der Griffelfortsatz der Elle fehlgestellt, dann zeigt dies eine *schwere Schädigung des distalen Radioulnargelenks an.* (Eine stärkere Abknickung des distalen Fragments nach radial bedeutet das Gleiche.) *Unabhängig vom weiteren Erscheinungsbild der Fraktur* sollte man hier immer einen Korrekturversuch unternehmen.

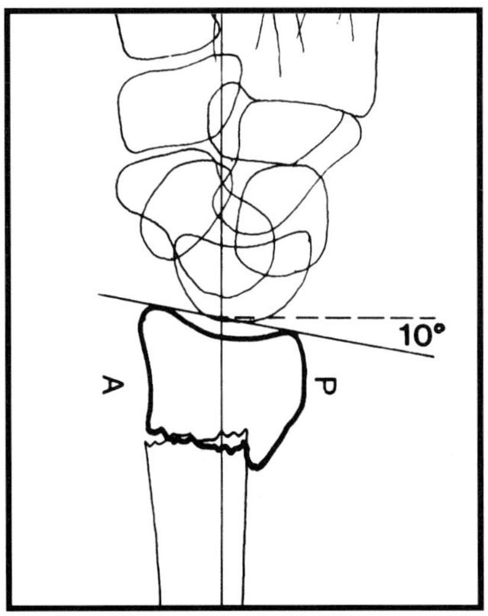

17. Erfordert die Fraktur eine manuelle Reposition? (3): Ist in der Seitaufnahme die Gelenkfläche um 10 ° oder mehr nach dorsal (statt normalerweise nach palmar) gekippt, sollte die Fraktur reponiert werden. Doch kann man bei älteren, gebrechlichen Patienten auch noch etwas stärkere Deformitäten in kauf nehmen.

18. Repositionstechnik (1): Zur Reposition dieser Fraktur ist eine Anästhesie, entweder als Vollnarkose oder als intravenöse Regionalanästhesie (Biersche Blockade), erforderlich, die beide erfolgreich angewendet werden können. Zwar hat die letztere geringere allgemeine Komplikationsraten, man sollte sie aber nur dann einsetzen, wenn alle aktuellen Reanimationsmaßnahmen getroffen werden können. Bevorzugt man die Allgemeinnarkose, so ist es auch möglich und oftmals viel sicherer, einem Patienten, der spät in der Nacht aufgenommen wird und offensichtlich erst vor kurzem gegessen hat, eine vorübergehende dorsale Gipsschale mit einer Armschlinge anzulegen und die Frakturreposition auf den Morgen zu verschieben.

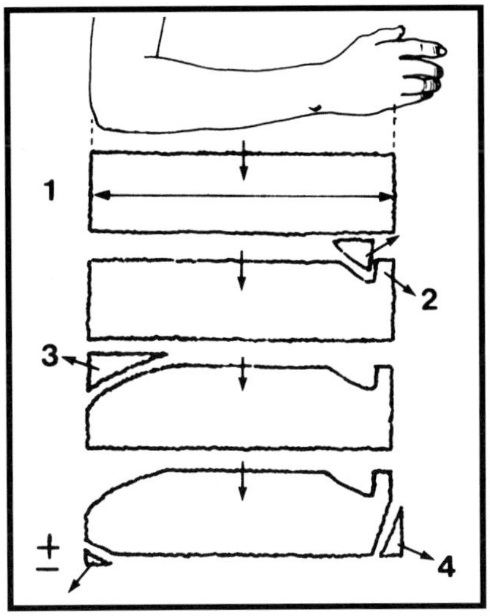

19. Repositionstechnik (2): Vor der Reposition bereitet man zunächst einen passenden dorsalen Gipsschienenverband vor. *Die Länge* sollte der Distanz zwischen Olekranonspitze und Metakarpalköpfchen entsprechen (1). *Die Breite* sollte bei einem Erwachsenen 15 cm betragen; dafür sind ca. 8 Lagen Gipsbinden erforderlich. Vorne schneidet man ein Stück zungenförmig heraus (2) (dies für den Raum zwischen Daumen und Zeigefinger); dann schneidet man proximal und radial ein größeres Stück kurvenförmig heraus, damit die Ellbogenbeugung nicht behindert wird (3), und proximal ein kleineres Stück (4), um die Ulnarabweichung zu ermöglichen.

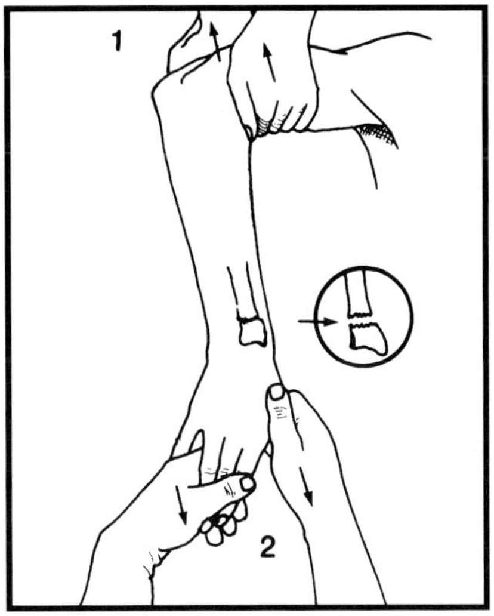

20. Repositionstechnik (3): Der wichtige erste Schritt ist hierbei die Lösung des distalen eingestauchten Fragments. Der Ellbogen wird rechtwinklig gebeugt gehalten und von einem Helfer mit ineinander verschränkten Fingern gezogen (1). Die Zugrichtung verläuft parallel zur Längsachse des Unterarms (2).

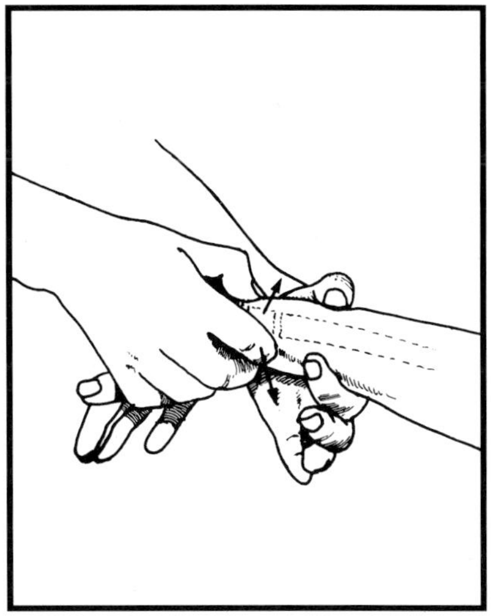

21. Repositionstechnik (4): Man muß den Zug nur einige Sekunden lang aufrecht erhalten. Die Lösung der eingestauchten Fraktur stellt man dadurch fest, daß man das distale Fragment zwischen Daumen und Zeigefinger hält: Es sollte dann leicht nach palmar und dorsal verschieblich sein.

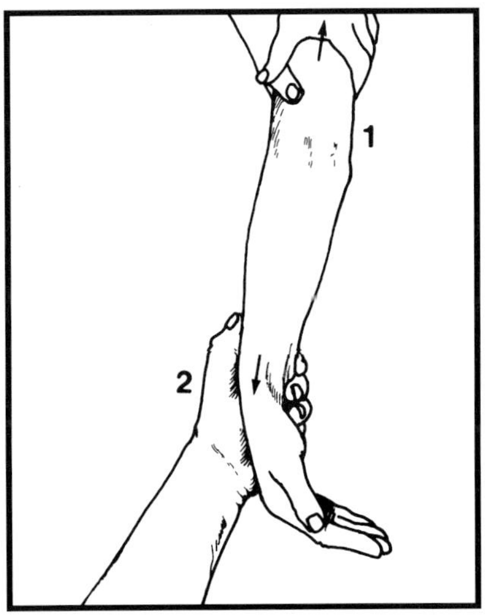

22. Repositionstechnik (5): Jetzt wird der Ellbogen gestreckt (1). Die eine Hand umfaßt mit der Handfläche die Dorsalseite des distalen Fragments, die Finger umfassen die Palmarseite an Handgelenk und Handfläche des Patienten (2). Dieser Griff erlaubt es, auf die nun nicht mehr eingekeilte Fraktur wiederholt Zug auszuüben.

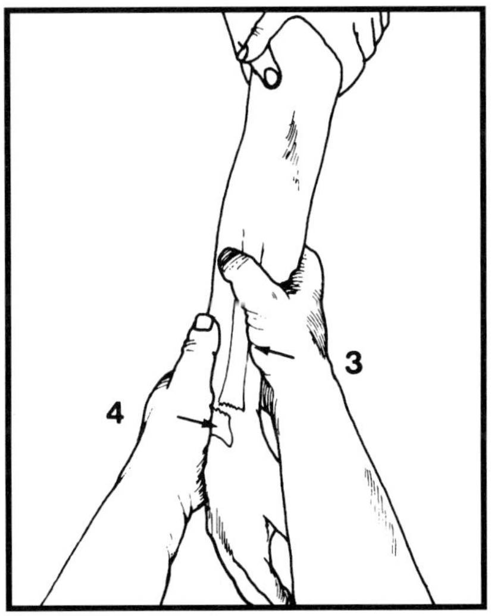

23. Repositionstechnik (6): Nun wird die Handfläche der anderen Hand als Widerlager aufgelegt (3), wobei ein fester und nach palmar gerichteter Druck der ersten Hand (4) die gesamte verbliebene Deformität, die man normalerweise auf einer Seitaufnahme des Handgelenks sehen kann, korrigieren wird (Verschiebung nach dorsal, palmar konvexe Abknikkung).

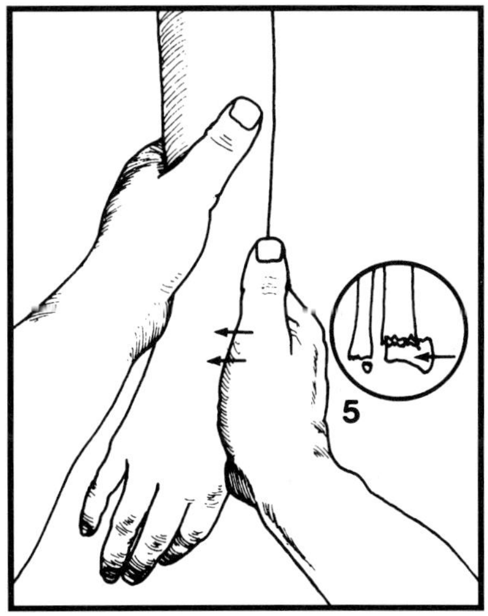

24. Repositionstechnik (7): Unter weiterem Zug ändert man die Griffstellung, so daß die Handfläche (hier der rechten Hand) in der Lage ist, das distale Fragment nach ulnar zu drücken und dadurch die Radialverschiebung zu korrigieren (5). Die ulnare Knickbildung, die zweite in der d.-p. Aufnahme sichtbare Deformität, korrigiert man, indem man die Hand im Handgelenk in volle Ulnarabduktion bringt.

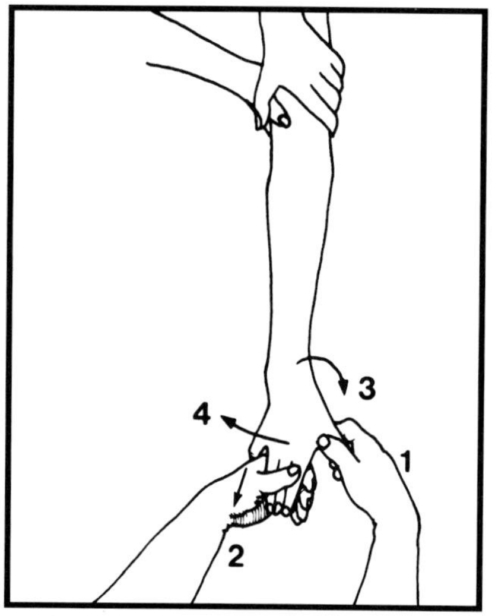

25. Repositionstechnik (8): Man wechsle jetzt den Griff, damit der Gipsverband unbehindert angelegt werden kann, und beachte hierbei, daß die eine Hand den Daumen vollständig gestreckt hält (1). Die andere Hand hält die mittleren 3 Finger (um zu verhindern, daß die Handfläche sich krümmt) unter leichtem und stetem Zug (2). Der Unterarm sollte vollständig proniert sein (3), dabei *vollständig* nach ulnar abgewinkelt (4) und in *leichter* Palmarflexion.

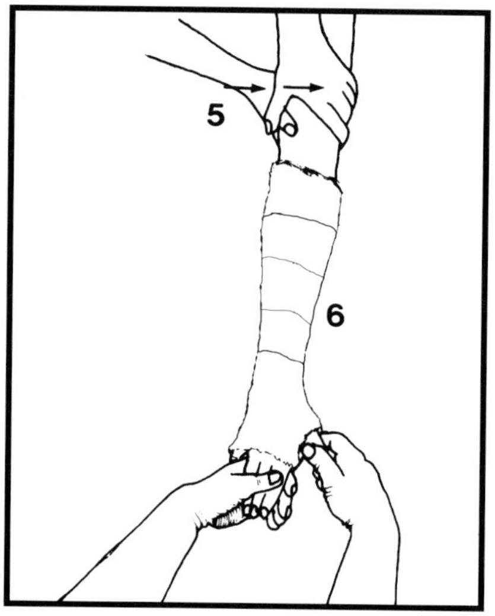

26. Repositionstechnik (9): Man beachte dann, daß der Ellbogen *gestreckt* werden muß, und zwar entweder durch einen Helfer (5) oder indem man den Arm auf eine Tischplatte auflegt, um diese Stellung beizubehalten. Die Haut kann man mit einer Lage Wattebinden schützen (6). Bevorzugt man einen Strumpfverband, so ist dieser bereits vor der Reposition anzubringen.

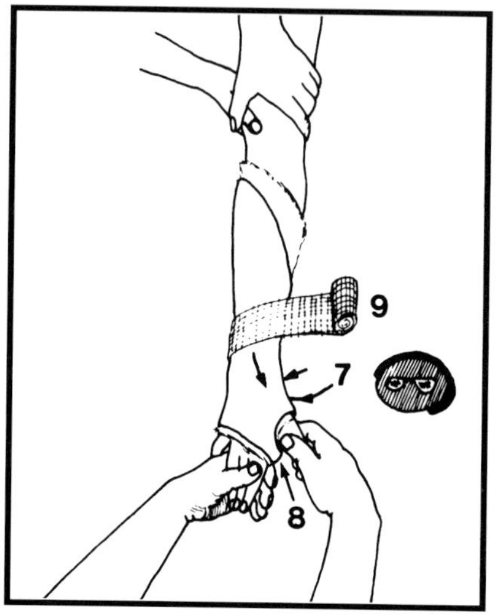

27. Repositionstechnik (10): Der angefeuchtete Gipsverband ist jetzt so anzulegen, daß er Palmar-, Außen- und Dorsalseite des Radius bedeckt (7). Die zungenförmige Gipsbrücke schlägt man sorgfältig zur Handfläche hin um (8). Der Gipsverband wird durch 2 angefeuchtete 10 cm breite Binden (aus Baumwolle oder Gaze) in Position gehalten (9). Das Ende der Bandagen kann man durch ein angefeuchtetes Gipsstückchen sichern.

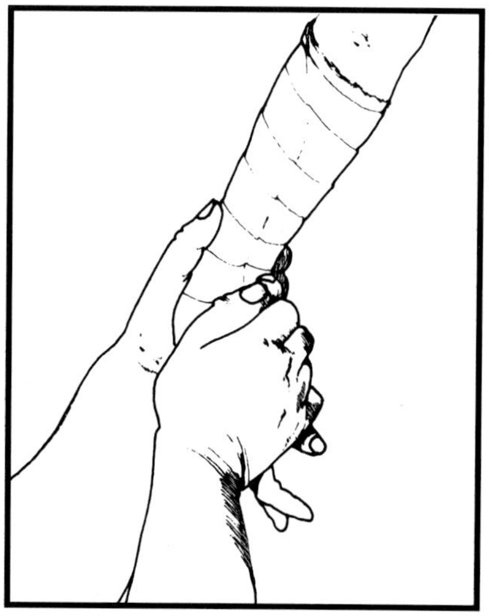

28. Repositionstechnik (11): Vor dem Härten des Gipses üben viele Chirurgen noch von dorsal Druck gegen die Außenseite des distalen Fragments aus und behalten diesen bis zum endgültigen Aushärten des Gipses bei (letzte Formung). Diese Vorsichtsmaßnahme sichert die Aufrechterhaltung der Reposition, doch muß man hierbei darauf achten, daß man den Gipsverband nicht eindrückt.

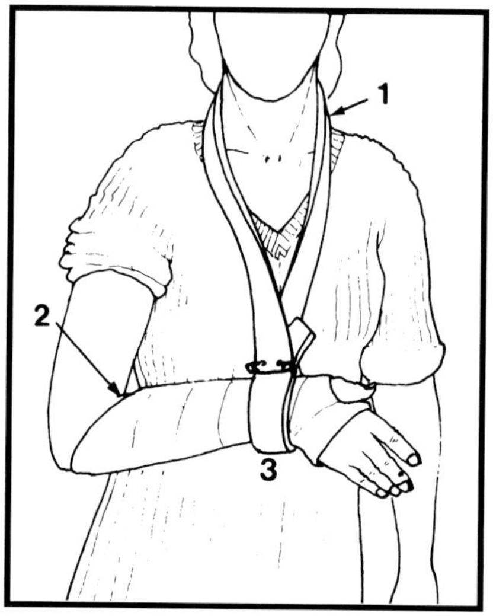

29. Repositionstechnik (12): Es empfiehlt sich, eine Cuff-and-Collar-Schlinge anzulegen (1). Vergewissern Sie sich, daß der Gipsverband an Ellbogen (2) und Handgelenk (3) nicht einschneidet. Versuchen Sie auch, den Ellbogen um mehr als 90 ° zu beugen, damit der Arm nicht herabhängt.

30. Alternativtechniken: Es mag nicht verwundern, daß die Zahl der Repositionstechniken bei dieser häufigen Fraktur recht hoch ist. Da dieser Bruch im allgemeinen leicht reponierbar ist, folgt daraus, daß viele Techniken mit Recht für sich beanspruchen können, erfolgreich zu sein. Die von uns angegebene Technik ist insofern logisch, als sie den pathologischen Erscheinungsformen, wie man sie in den Röntgenbildern sieht, entspricht.
Auf jeden Fall beachte man folgendes: (A) Es ist eine direkte, einfache und sehr wirksame Maßnahme, die eingestauchte Fraktur zu lösen (173,20), einen Gipsverband anzubringen (174,27) und die Deformität noch vor dem Härten des Gipses durch Druck gegen die dorsale und radiale Fläche des distalen Fragments zu korrigieren (174,28). (B) Bei einem älteren Patienten, der eine Vollnarkose nicht tolerieren würde (hier ist Diazepam i.v. zu bevorzugen), kann man eine stärkere Fragmentverschiebung nach dorsal durch schnell ausgeübten Druck auf die dorsale Gipsschiene nach vorheriger Lösung der eingestauchten Fraktur korrigieren. (C) Kann man bei einem jungen Erwachsenen eine primär gute Reposition nicht sichern und erhalten, wodurch eine schwere Deformität zurückkehrt, sollte man an einen Fixateur externe denken; hierfür kann man eine Reihe von Techniken anwenden. Häufig hält man dann das proximale Fragment mit 2 Pins, die in das distale Radiusschaftdrittel eingebracht werden, und das distale Fragment mit 2 Pins, eingebracht in die Radialseite des Mittelhandknochenschafts des Zeigefingers. Die beiden Fixateurhälften sichert man dann über eine geeignete Gelenkstange und paßt diese genau an, um in allen Ebenen eine gute Korrektur zu erzielen.

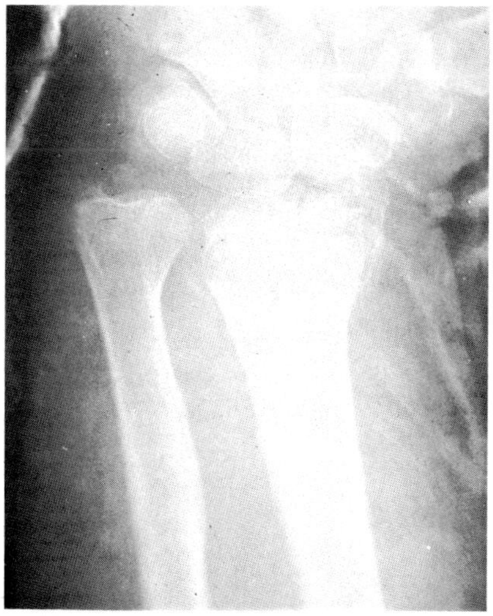

31. Behandlung (Forts.): Mustern Sie die Röntgenbilder mit Sorgfalt! Eine schwerwiegende bleibende Deformität, *besonders in der d.-p. Aufnahme* (Abb.), sollte man nicht hinnehmen, sondern eine erneute Reposition vornehmen. Sind hierbei schon vorab Schwierigkeiten zu vermuten, fertigt man die Kontrollaufnahmen noch in Narkose an. Ist die Position dagegen akzeptabel, zeigt man dem Patienten die üblichen Verhaltensmaßregeln für Gipsverbände.

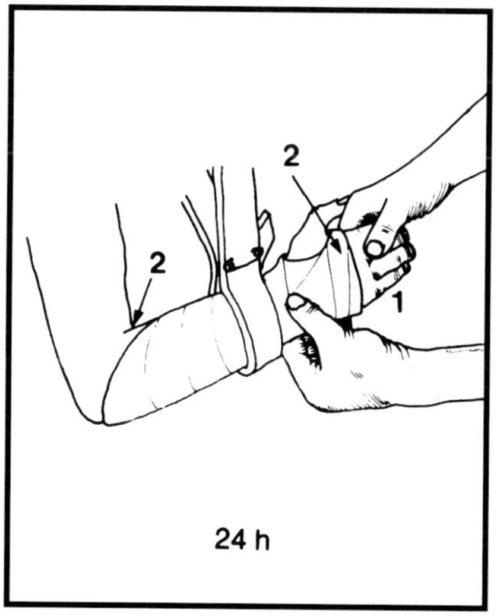

32. Nachsorge (1): Am nächsten Tag wird der Patient nachuntersucht; man prüft die Finger auf angemessene Durchblutung und auf Schwellung (1). Handfläche, Finger, Daumen und Ellbogen werden nach Einschnürungen durch Bandagen oder Ellbogenbeugung abgesucht und notfalls solche Hemmnisse beseitigt (2). In diesem Fall sollte man den Patienten jeweils 2–5 Tage später wieder einbestellen und nachsehen, ob der Gipsverband zu vervollständigen ist.

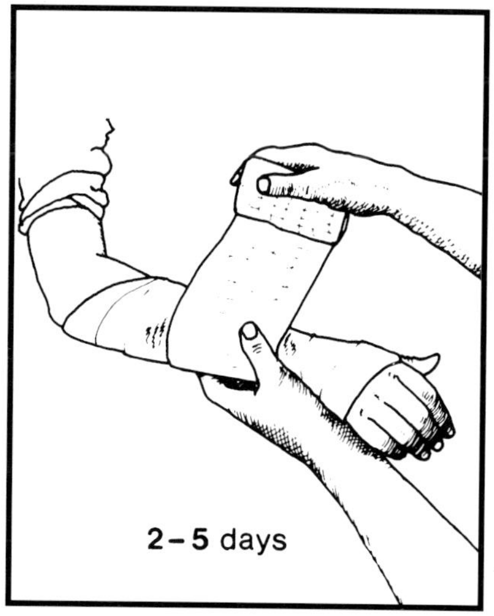

33. Nachsorge (2): Beim nächsten Termin sucht man eine Fingerschwellung: Ist diese nur leicht, vervollständigt man den Gips (ist sie betont, verschiebt man das Vorhaben). *Die oberflächlichen* Lagen der Bandage entfernt man, beläßt aber die Gipsschiene an Ort und Stelle und bringt zirkuläre Gipsbinden an. Danach unterweist man den Patienten in Bewegungsübungen für Ellbogen und Schulter; die Schlinge kann man weglassen, es sei denn, es besteht noch eine beträchtliche Schwellung.

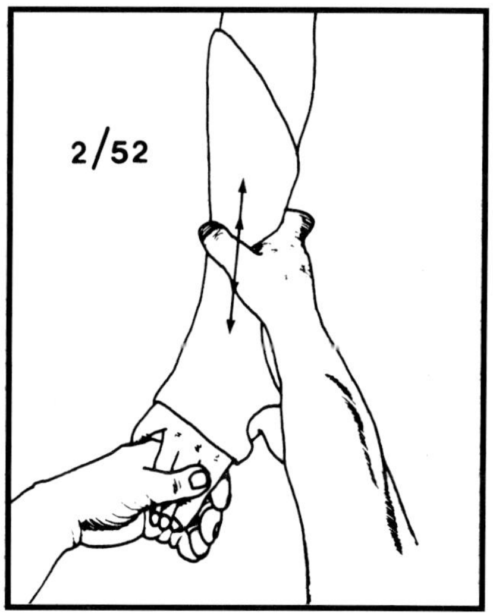

34. Nachsorge (3): Nach 2 Wochen wird geprüft, ob der Gipsverband locker geworden ist (dann lege man sorgsam einen neuen an), ferner ob der Gips weich geworden ist (Verstärkung), und ob Fehler der Gipstechnik vorliegen (175,35). Man achtet auf die volle Bewegungsfreiheit von Fingern, Ellbogen und Schulter. Manche Kliniken fertigen in dieser Phase Kontrollaufnahmen an. Eine leichte Dislokation der Fraktur ist praktisch unvermeidbar; eine (wenn auch seltene) größere Verschiebung kann eine erneute Reposition veranlassen.

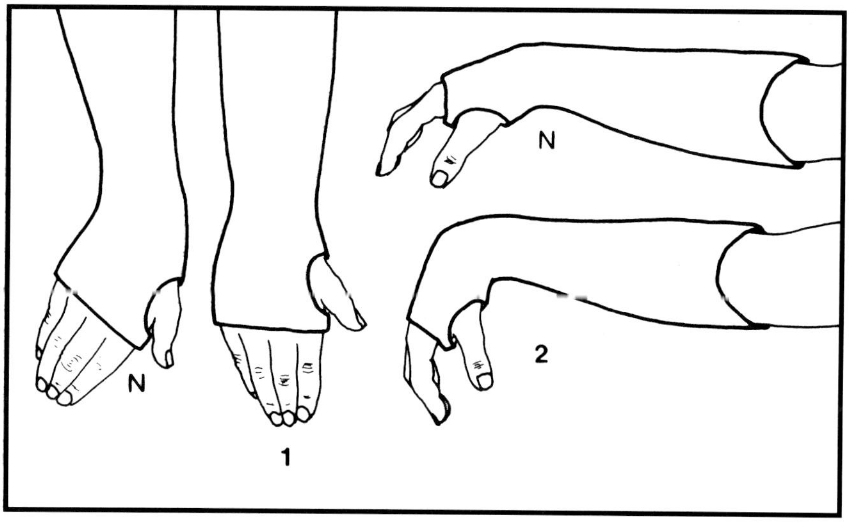

35. Nachsorge (4): Stellungsfehler (1): Häufigster Fehler ist die unterlassene ulnare Abwinkelung. Nach mehr als 2 Wochen muß man diese leider hinnehmen (jedoch bei frühzeitiger Entdeckung erneut in korrekter Stellung eingipsen). Unterläßt man diese Ulnardeviation, so steigert man die Gefahr, daß später klinische Probleme durch das gesprengte distale Radioulnargelenk entstehen; eine Pseudarthrose des Griffelfortsatzes der Elle ist dann häufig, oft mit Einschränkung von Pronation/Supination und örtlichem Schmerz. (2) Eine überstarke Beugung im Handgelenk kann zu Schwierigkeiten bei der Wiedererlangung der Dorsalflexion und der Griffstärke führen; liegt eine solche Fehlstellung vor, erneuere man den Gipsverband in einer etwas weniger gebeugten Handstellung. (Die vollständige Beugung im Handgelenk – die sog. Cotton-Loder-Stellung – wurde zwar früher einmal bei der Behandlung der Colles-Fraktur empfohlen, aber aus oben genannten Gründen wieder verlassen.)

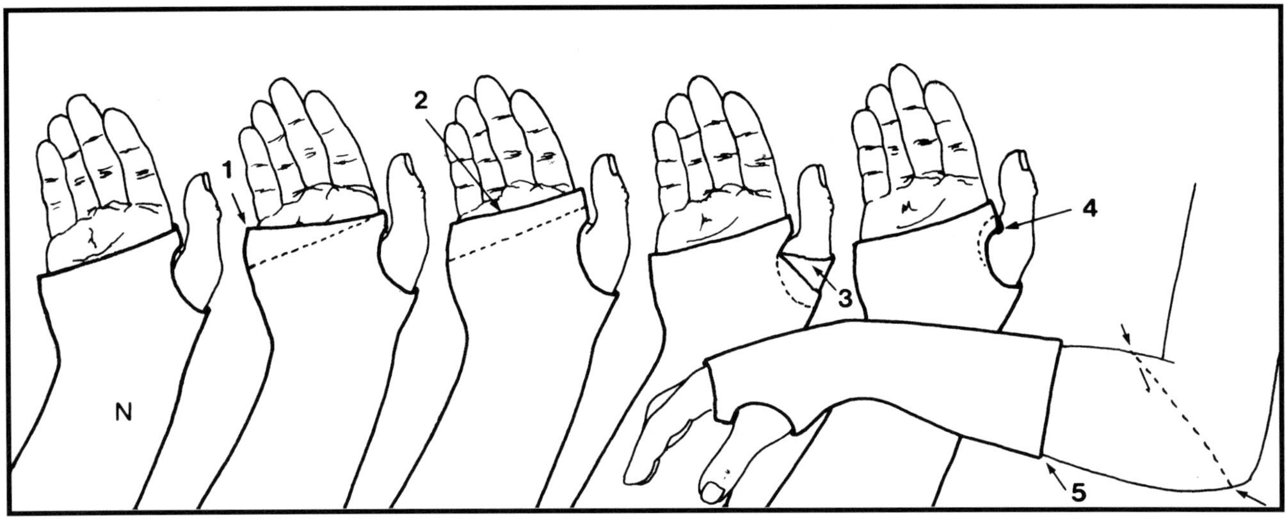

36. Nachsorge (5): Fehlerhafte Gipstechnik: Fehler in der Gipstechnik sollten zwar eigentlich nicht vorkommen, sind aber bei der Nachsorge oft festzustellen. Die im folgenden aufgezählten Fehler sind häufig. (1) Das distale Ende des Gipsverbandes folgt nicht der natürlichen Schräge der Fingergrundgelenke, so daß manchmal die Beweglichkeit von Klein- und Ringfinger eingeschränkt ist. Der Verband sollte dann längs der gestrichelten Linie abgeschnitten werden. (2) Alle Fingergrundgelenke werden vom Gipsverband eingeschnürt, der über die distale Handquerfalte hinaus reicht. Ebenfalls längs der gestrichelten Linien kürzen. (3) Der Daumen wird durch einige Lagen Gipsbandagen eingeschränkt. Auch hier sollte man den Gipsverband kürzen, um dem Daumen freie Beweglichkeit zu ermöglichen. (4) Der Gipsverband gräbt sich in die Hautfalte zwischen Daumen und Zeigefinger ein und sollte bis auf die gestrichelte Linie gekürzt werden. (5) Der Verband ist zu kurz. Die Stützung der Fraktur ist dadurch nachhaltig gestört; der Gipsverband sollte an der Dorsalseite bis über das Olekranon hinaus und an der Palmarseite so weit verlängert werden, daß er die Beugung im Ellbogen noch erlaubt.

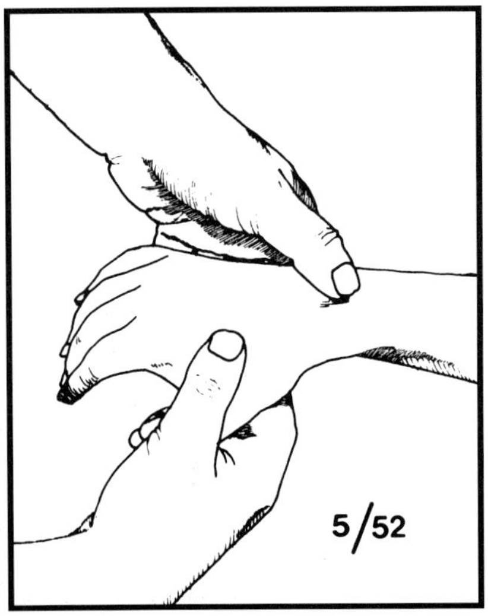

37. Nachsorge (6): Der Gipsverband sollte nach 5 Wochen (oder beim älteren Menschen mit stärker fehlgestelltem Bruch nach 6 Wochen) entfernt und die Fraktur auf die knöcherne Heilung hin untersucht werden. (Röntgenaufnahmen sind hier nur von begrenztem Wert.) *Besteht immer noch eine stärkere Schmerzempfindlichkeit,* legt man am besten einen neuen Gipsverband an und prüft die knöcherne Fusion nach weiteren 2 Wochen.

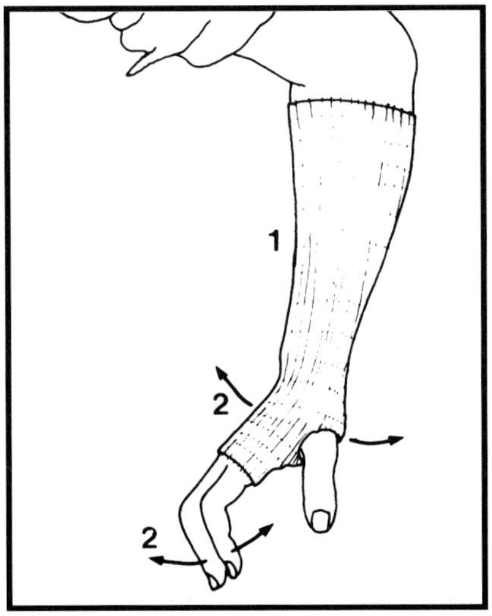

38. Nachsorge (7): Ist die Schmerzempfindlichkeit minimal, oder fehlt diese ganz, dann kann man einen Strumpfverband oder eine Kreppbandage anlegen (1), um das Ödem zu begrenzen und auch das Vertrauen des Patienten in seine Leistungsfähigkeit zu stärken. (2) Man unterweist den Patienten in Bewegungsübungen für Handgelenk und Finger und ermuntert ihn dazu, diese häufig und auch unter Krafteinsatz durchzuführen. (3) Dann vereinbart man eine Wiedervorstellung des Patienten nach weiteren 2 Wochen.

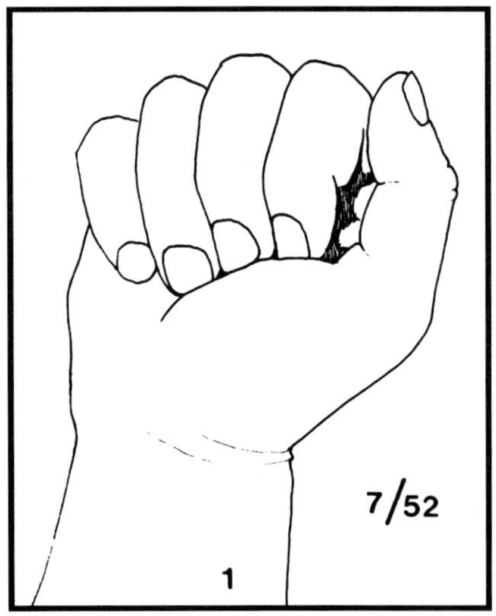

39. Ist Rehabilitation nötig? (1): Etwa 7 Wochen nach dem Trauma ist zu entscheiden, ob man den Patienten aus der Behandlung entläßt oder ihn Rehabilitationsmaßnahmen zuführt. Man gründe seine Entscheidung auf (a) die Fingerbeweglichkeit, (b) die Griffstärke, (c) die Handgelenkbeweglichkeit und (d) die berufliche Tätigkeit des Patienten. Z. B. bedenke man dann, wenn der Patient seine Finger endgradig nicht vollständig beugen kann (wie in der Abb. dargestellt), eine Physiotherapie.

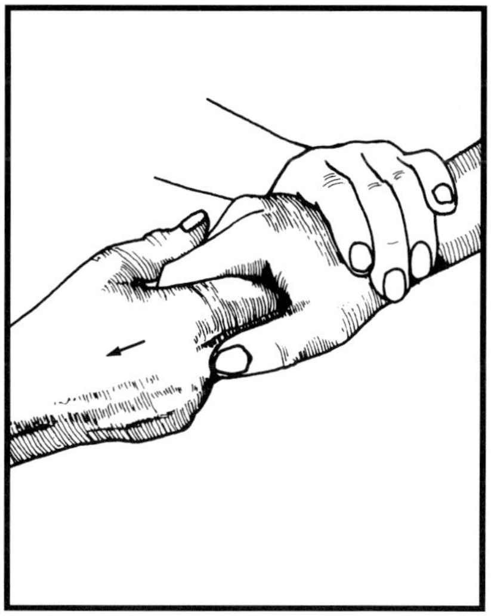

40. Ist Rehabilitation nötig? (2): (b) Zuerst prüfen Sie die Griffstärke des Patienten, indem Sie ihn auffordern, daß er zwei Finger Ihrer Hand so fest wie möglich hält, während Sie versuchen, Ihre Hand zurückzuziehen. Man vergleiche hierbei immer beide Hände. Dann wiederholt man diesen Test mit nur einem Finger. Eine deutliche Schwäche ist dann Indikation zur Physiotherapie.

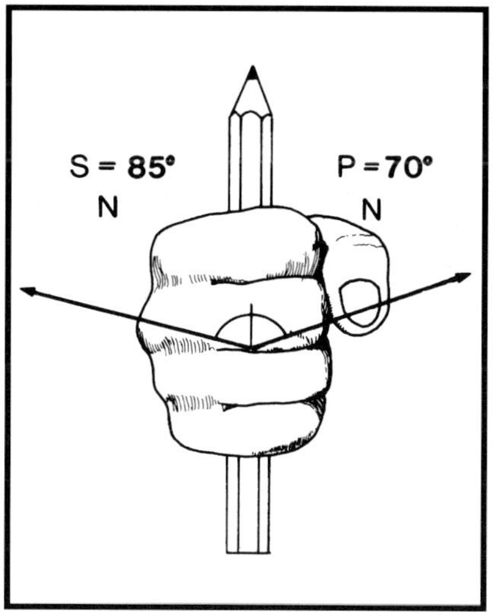

41. Ist Rehabilitation nötig? (3): (c) Man untersucht die Beweglichkeit im Handgelenk. Anfangs ist eine stärker eingeschränkte *Palmarflexion* noch normal und für sich allein ziemlich bedeutungslos. Beträgt jedoch das Gesamtausmaß der möglichen *Pronation und Supination* weniger als die Hälfte des Normalen, so ist die Physiotherapie anzuraten. (d) Besteht eine nur geringe Einschränkung von Beweglichkeit und grober Kraft, kann dennoch – je nach den beruflichen Erfordernissen des Patienten – eine Rehabilitation angezeigt sein.

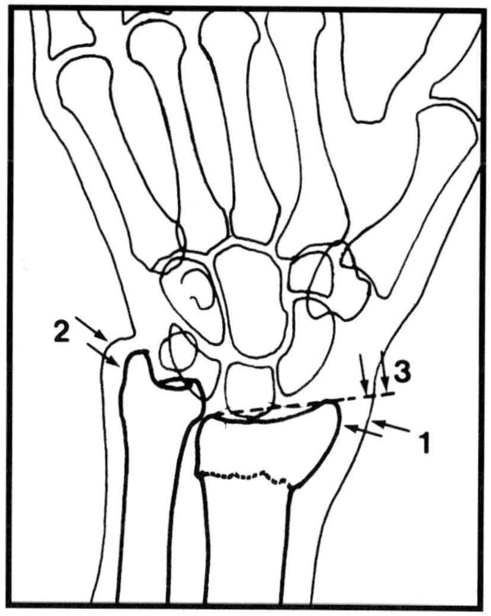

42. Komplikationen (1): Bleibende Deformität oder Heilung in Fehlstellung (a): Das Abgleiten des distalen Fragments nach radial führt dazu, daß das distale Ende des Radius vorsteht (1). Die Abknickung des Radius nach lateral (radial) und eine Knochenresorption an der Bruchstelle führen zum relativen Überstehen der Ulna (sog. „Ulnavorschub") (2) und zur Abkippung der Handgelenksebene, die man in der d.-p. Aufnahme sehen kann (3). Diese Fehlformen können symptomlos bleiben; eine operative Korrektur aus kosmetischen Gründen ist nur selten angezeigt.

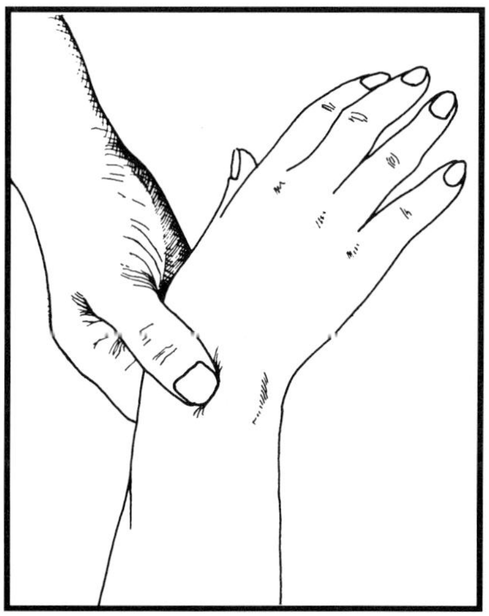

43. Heilung in Fehlstellung (b): In einigen Fällen bestehen ausgeprägte Schmerzen in der Gegend des distalen Radioulnargelenks, weil dieses in seiner Struktur gestört ist. Es liegt meist eine *betonte umschriebene Schmerzhaftigkeit* bei eingeschränkter Supination vor. Physiotherapie in Form von Griffübungen zur Stärkung sowie von Pronations-/Supinationsübungen ist dann angezeigt. Bleiben die Symptome schwer, kann man eine Resektion des distalen Ellenendes erwägen.

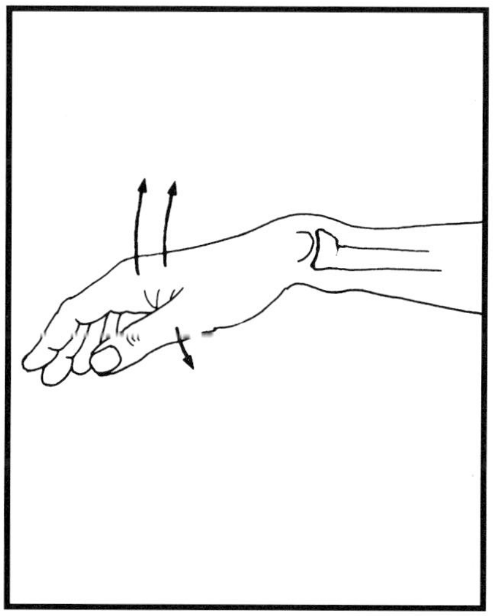

44. Fehlstellung (c): Ein unkompliziertes Fortbestehen der Gabeldeformität (d. h. eine bleibende Deformität in der seitlichen, nicht aber der d.-p. Aufnahme) ist von einem gewissen Verlust der Palmarflexion begleitet, eine wesentliche Störung hierbei allerdings selten. Im allgemeinen wird diese Art der Restdeformität gut toleriert.

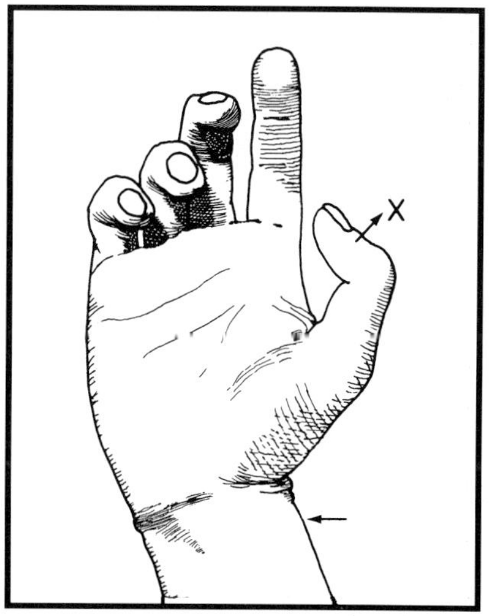

45. Komplikationen (2): Spätruptur der Sehne des M. extensor pollicis longus: Diese kann auf einen Colles-Bruch folgen und beruht auf der Reibung der Sehne gegen eine Aufrauhung an der Bruchstelle oder auf einer Erschlaffung aufgrund gestörter Blutversorgung. Die daraus entstehende Behinderung ist oft nur gering, es kann aber auch zur Spontanerholung kommen. Für die Behandlung besteht keine Dringlichkeit, bei älteren Patienten kann man die Beschwerden hinnehmen oder aber zuwartend behandeln. Bei einem jüngeren Patienten ist die Transposition der Sehne des M. extensor indicis proprius anzuraten.

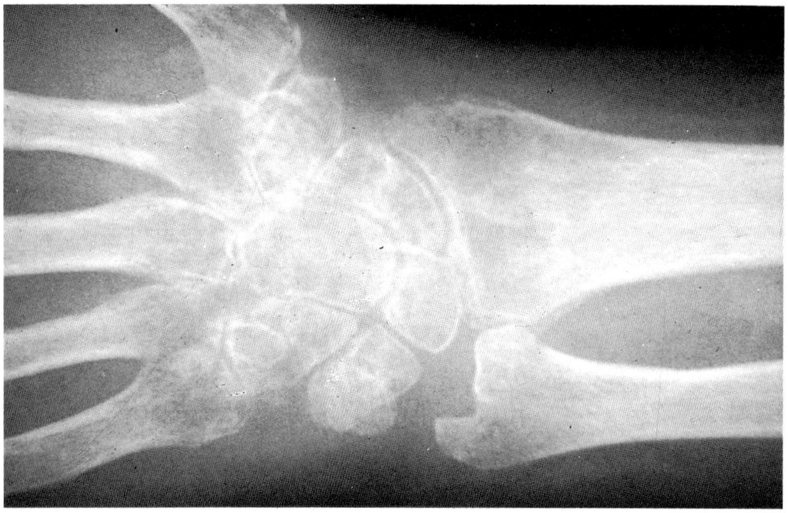

46. Komplikationen (3): Morbus Sudeck: Wird oft bei Abnahme des Gipsverbands festgestellt. Die Finger sind geschwollen und die Beugung eingeschränkt. Hand und Handgelenkregion sind warm, empfindlich und schmerzhaft. Die Röntgenaufnahmen zeigen eine diffuse Osteoporose (Abb.). *Behandlung:* (1) Hauptsäulen der Therapie sind eine intensive sowie langdauernde Physiotherapie und die Ergotherapie; ist jedoch (2) der Schmerz noch sehr stark, kann man eine genügende Linderung erzielen, wenn *das Handgelenk* noch weitere 2–3 Wochen eingegipst wird, damit die wirksamen Fingerbewegungen ohne allzu große Beschwerden beginnen können. (3) Sind die Fingergrundgelenke in Streckstellung versteift und zeigen keine Fortschritte, dann kann man eine wirksame Erholung dadurch einleiten, daß man die Finger in Vollnarkose durchbewegt und sie anschließend eingipst (Grundgelenke gebeugt, IP-Gelenke gestreckt), und zwar nur 3 Wochen lang. (4) In schweren Fällen kann man durch Infiltration des Ganglion stellatum oder regionale Perfusion mit Guanethidinsulfat eine Sympathikusblockade versuchen (s. S. 82).

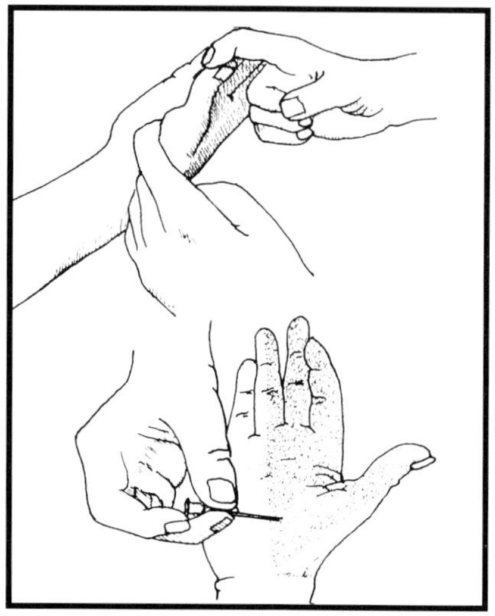

47. Komplikationen (4): Karpaltunnelsyndrom (Kompression des N. medianus): Parästhesien im Versorgungsbereich des Nerven sind das Hauptsymptom, doch suche man immer nach sensibler und motorischer Beteiligung. *Bei Aufdeckung vor dem Eingipsen:* (a) Komplette Läsion: Reponieren, Gipsverband und Nachuntersuchen. Keine Besserung: Revidieren mit Spaltung nicht nur des Karpaltunneldachs, sondern auch der Fascia antebrachii. (b) Partielle Läsion: Reponieren und Gipsverband; bei bleibender motorischer Schädigung oder gleichen Symptomen über eine Woche Dekompression.

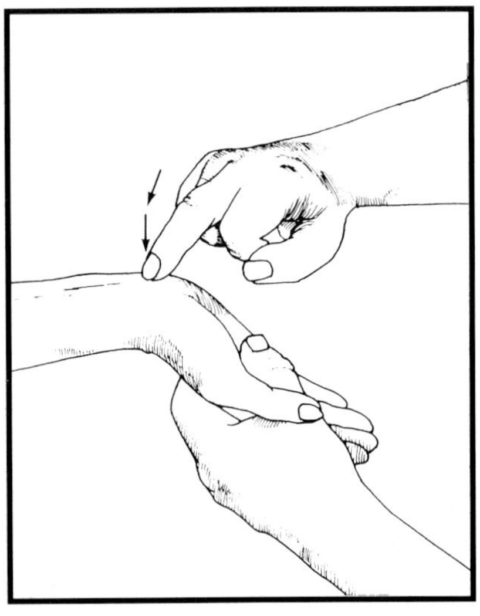

48. Medianusnervenkompression (Forts.): Bei Entdeckung nach Reposition: Gipsentfernung; man bringe das Handgelenk in Neutralstellung und nehme Kirschner-Drähte oder einen Fixateur externe zur Repositionssicherung; bei anhaltenden Symptomen: Freilegung. *Bei Nachweis nach der knöchernen Heilung:* Allgemein Freilegung anzuraten, da die Symptome sonst eher persistieren. Man beachte, daß die Diagnose im Spätstadium folgendermaßen gestellt werden kann: Beklopfen des Nerven (Abb.), Dehnung des Nerven, Tourniquet oder Prüfung der Nervenleitgeschwindigkeit.

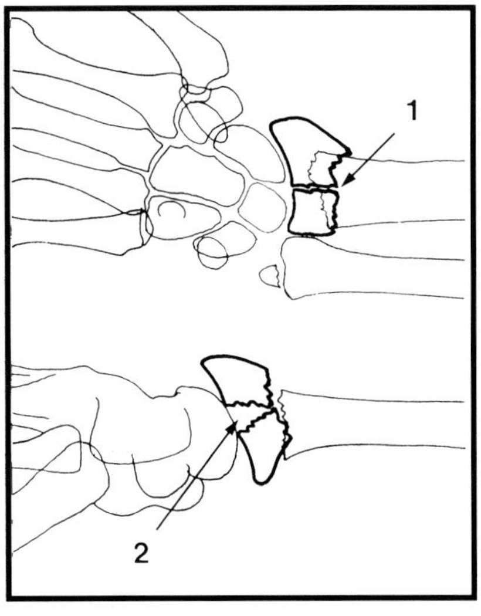

49. Komplikationen (5): Trümmerbruch des Radius: Manchmal findet sich auch eine kleine longitudinale Fraktur des distalen Radiusfragments in der d.-p. Aufnahme (1). In anderen Fällen kann diese Fraktur koronar verlaufen und von Kahn- oder Mondbein separiert werden (2). Beim jungen Erwachsenen, vor allem bei Fragmenttrennung ohne stärkere Fragmentation, sind dann offene Reposition und innere Fixation indiziert.

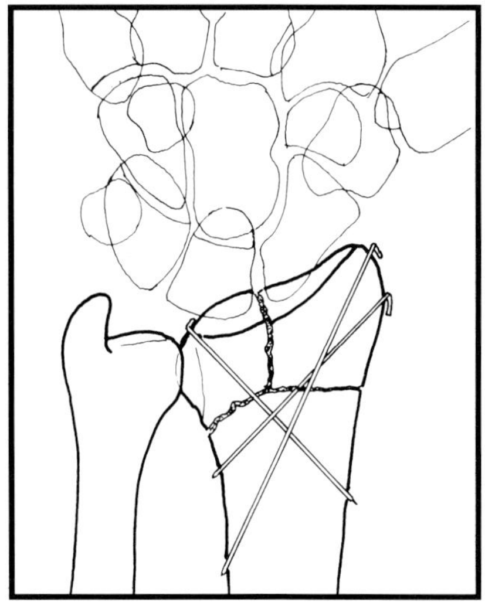

50. Komplikationen (5) (Forts.): Dafür kann man eine kleine T-Abstützplatte (mit Kleinfragmentschrauben-Set) verwenden, allerdings nur, wenn die Schrauben die Gelenkfragmente sichtbar gut greifen, ansonsten Kirschner-Drähte (Abb.). Man baucht dann eine weitere äußere Stützung (Gips oder Fixateur externe). Nach solchen Verletzungsmustern ist eine gewisse dauerhafte Gelenkeinsteifung die Regel, so daß eine längere Physiotherapie erforderlich sein wird.

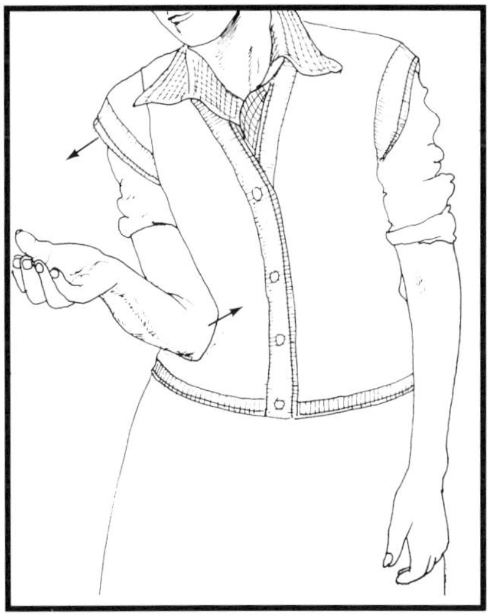

51. Komplikationen (6): Bleibende Versteifung: Bewegungseinschränkungen sind selbst nach längerer Physiotherapie nicht selten, aber nur in wenigen Fällen so hochgradig, daß sie die Funktion der Gliedmaße beeinträchtigen. Dies ist vor allem Kompensationsbewegungen von Ellbogen, Schulter und Rumpf zu verdanken (z.B. bei einem Verlust der Supination; Abb.).

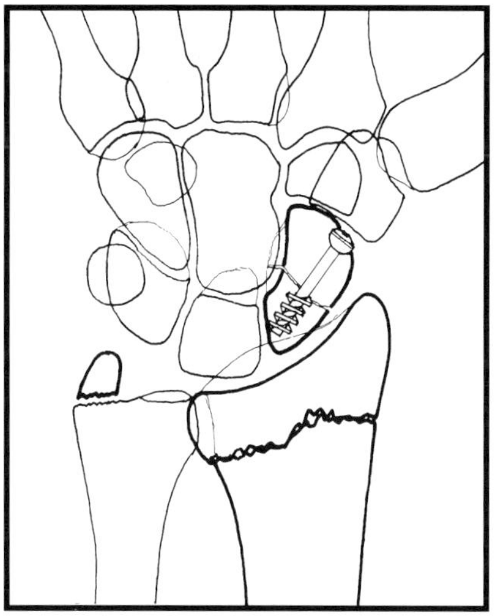

52. Komplikationen (8): Gleichzeitige Kahnbeinfraktur: Diese kann man durch die manuelle Reposition der Colles-Fraktur mit anschließendem Anlegen eines Kahnbeingipsverbands behandeln. Nach der Heilung der Colles-Fraktur kann noch eine weitere Ruhigstellung des Kahnbeinbruchs erforderlich sein. Daneben können die Kahnbeinfraktur aber auch mit einer AO-Teilgewindeschraube (Abb.) oder einer Herbert-Schraube versorgt, die Colles-Fraktur reponiert und der Gipsverband so lange belassen werden, bis die Colles-Fraktur geheilt ist.

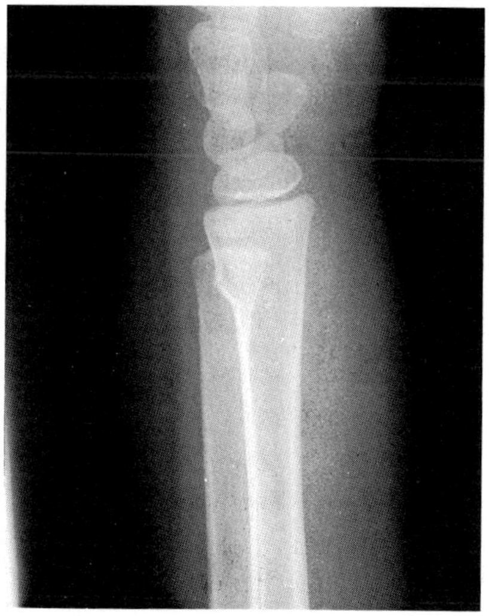

53. Verwandte Frakturen (1): Etliche andere Frakturen des distalen Radius nach einem Sturz auf die überstreckte Hand zeigen gewisse Ähnlichkeiten mit der klassischen Colles-Fraktur. Die häufigste in dieser Gruppe ist die *Grünholzfraktur des Radius ohne Fehlstellung*. In ihrer geringsten Ausprägung kann sie leicht übersehen werden; einziges Zeichen mag eine leichte und eng umschriebene Vorbuckelung des Knochens sein.

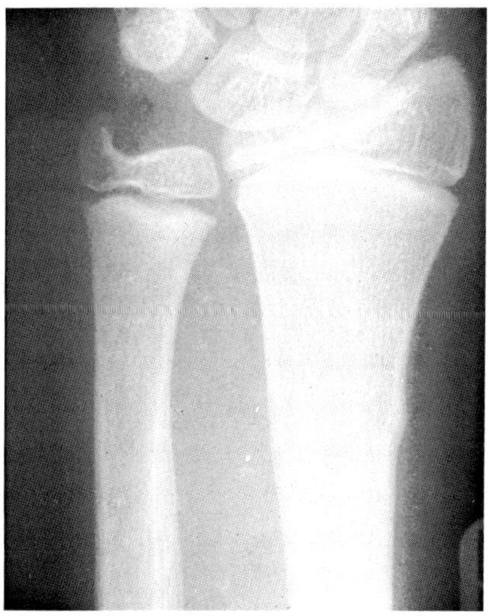

54. Grünholzfraktur des Radius ohne Fehlstellung (Forts.): Die Bruchhöhe kann stark variieren und auch ziemlich weit proximal liegen. Diese Brüche kann man wie eine Colles-Fraktur durch Anlegen einer Gipsschiene behandeln. Meist kann man diese nach 1–2 Tagen zum zirkulären Gips schließen. In der Regel genügt eine 3wöchige Fixation der Fraktur im Gipsverband.

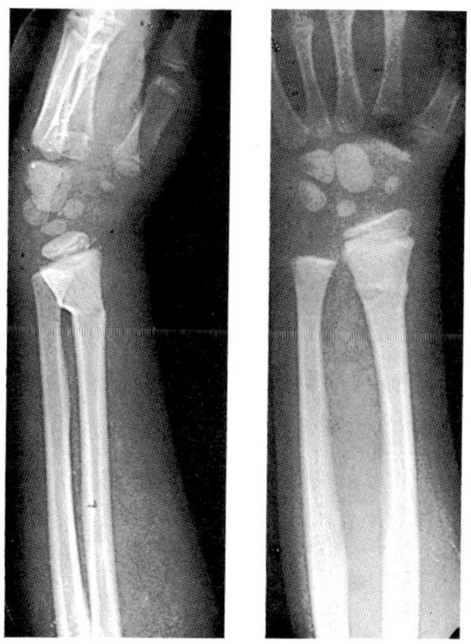

55. Verwandte Frakturen (2): Abgeknickte Radiusgrünholzfraktur: Bei dieser Verletzungsart besteht sowohl klinisch als auch radiologisch eine Deformität. Die manuelle Reposition ist wie bei der Colles-Fraktur erforderlich, die Nachsorge ähnlich; die Dauer des Gipsverbandes kann man je nach dem Alter des Kindes auf 3–4 Wochen verkürzen.

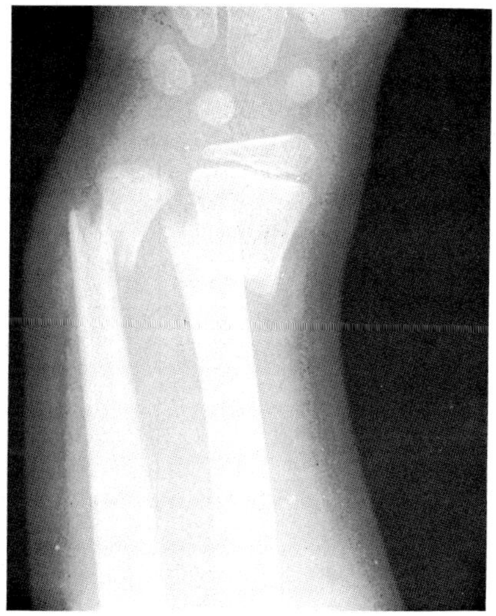

56. Verwandte Frakturen (3): Überlappende Radiusfraktur: (1) Bei Kindern bricht der Radius oft handgelenknah, wobei die Fragmentenden den Kontakt miteinander verlieren. Auf der Ulnarseite können folgende Verletzungen bestehen: (1) Abriß der Fibrocartilago triangularis zwischen Radius und Ulna; (2) Abtrennung der distalen Ulnaepiphyse; (3) Fraktur mit Abknickung der Ulna; (4) Fraktur und Verschiebung des distalen Ulnafragments (Abb.), also eine komplette Unterarmfraktur, und (5) eine distale Ulnaluxation (Galeazzi-Fraktur).

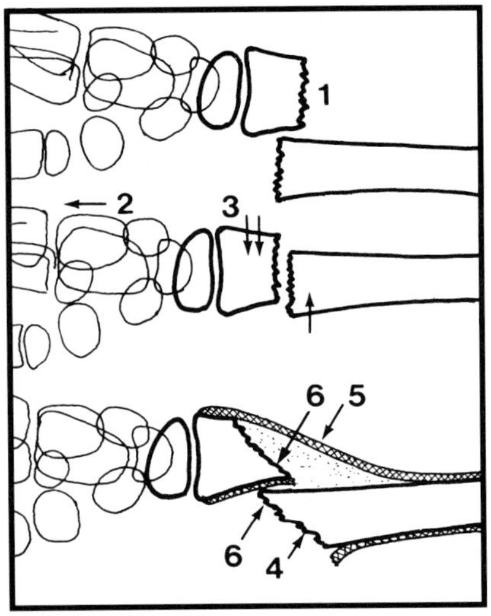

57. Überlappende Radiusfraktur (2): Verläuft die Bruchlinie quer (1), dann wird die Reposition unter Längszug (2) und lokaler Druckausübung (3) vorgenommen. Besteht dagegen eine distale Fraktur mit Verlauf von palmar nach dorsal (4), dann kann die Reposition durch Zug unmöglich werden, und zwar wegen des an der Dorsalseite noch intakten Periosts (5) und der Überlappung der spitzen Bruchenden (6).

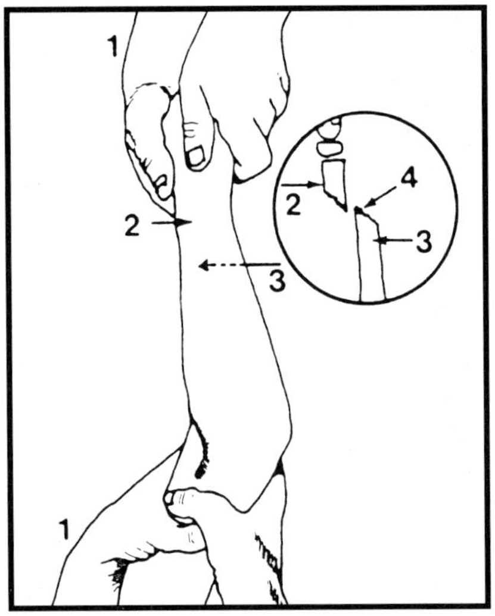

58. Überlappende Radiusfraktur (3): Hier kann man 2 geschlossene Repositionstechniken versuchen: Bei der ersten müssen 2 Helfer einen *maximalen Längszug* an der Gliedmaße ausüben (1). Während dieser Zug unvermindert aufrechterhalten wird, preßt der Chirurg kräftig mit dem einen Handballen gegen das distale Fragment (2) und erzeugt mit dem anderen den Gegendruck (3). Die Reposition erreicht man dadurch, daß die distale Knochenspitze so wieder frei kommt (4).

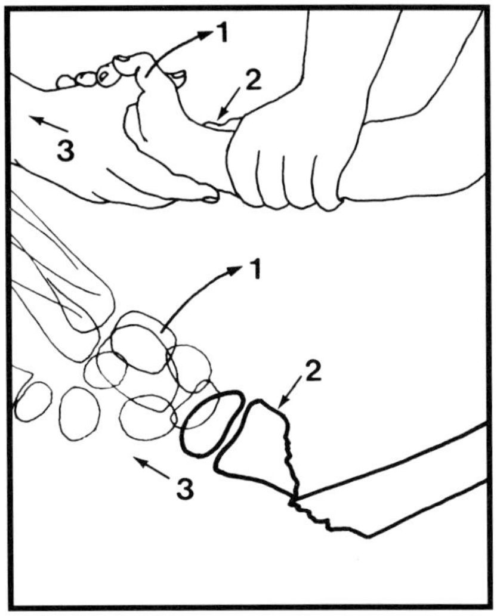

59. Überlappende Radiusfraktur (4): Bei der anderen Methode *vergrößert* man noch die anfängliche Deformität (1) und übt Druck direkt gegen das distale Fragment aus (2), während der Längszug beibehalten wird (3); auch so ist die Reposition möglich. Nachdem die Fragmente „eingerastet" sind, wird die Knickbildung korrigiert. Anschließend legt man einen Gipsverband wie bei den anderen Frakturen dieser Region an.

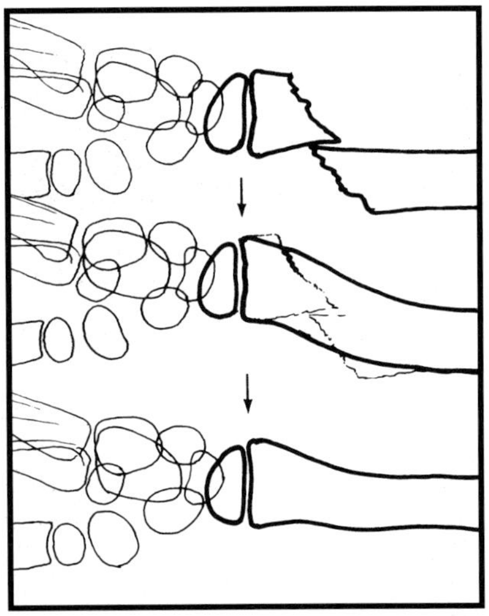

60. Überlappende Radiusfraktur (5): Ist die Verkürzung deutlich, und mißlingen die geschlossenen Repositionsmethoden, dann sollte man die offene Reposition erwägen (über einen kleinen dorsalen Hautschnitt nach Tourniquetanlage: Eine innere Fixation ist nicht nötig). Wird jedoch – wenn auch nur wider willen – eine bleibende Überlappung hingenommen, wird in der Regel doch ein gutes Ergebnis durch die Remodellierung herauskommen (Abb.), *vorausgesetzt* die Achsenknickung wird korrigiert.

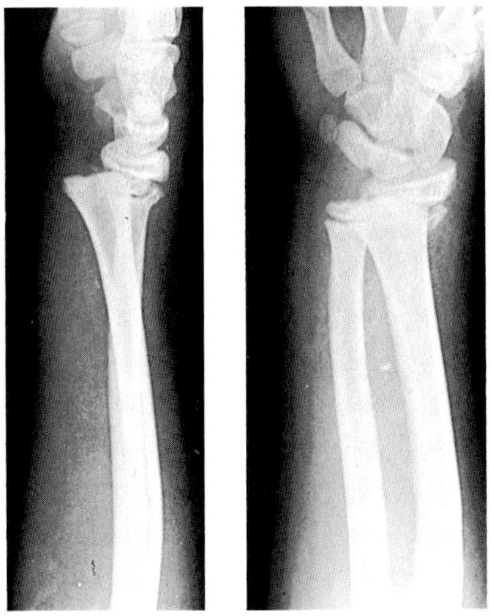

61. Verwandte Frakturen (4): Abgleiten der Epiphyse: Dies ist ein häufiger Bruch bei Jugendlichen. Die traumatische distale Epiphysiolyse geht meist mit einer kleinen Metaphysenfraktur einher (Typ 2 nach Salter und Harris). Außer bei einer nur geringen Fehlstellung ist die manuelle Reposition mit anschließendem Gipsverband (wie bei einer Colles-Fraktur) angezeigt. Wachstumsstörungen sind selten, doch sollte die Reposition unverzüglich ausgeführt werden (Reposition oft schon nach 2 Tagen schwierig).

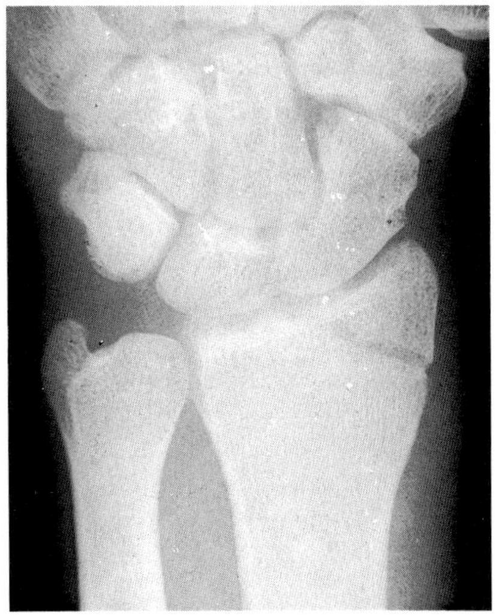

62. Verwandte Frakturen (5): Bruch des Proc. styloideus radii: Diese Fraktur wird manchmal durch den Rückschlag der Starterkurbel einer Maschine (Chauffeur-Fraktur), aber auch (öfter) durch einen Sturz auf die überstreckte Hand verursacht. Die Fragmentverschiebung ist meist nur gering, die Reposition wahrscheinlich ohne Wert. Angebracht ist hier ein Gipsverband wie für eine Colles-Fraktur, andere bevorzugen die Fixation mit Teilgewindeschrauben oder Kirschner-Drähten. Meist ist eine Physiotherapie erforderlich und der Morbus Sudeck häufige Folge.

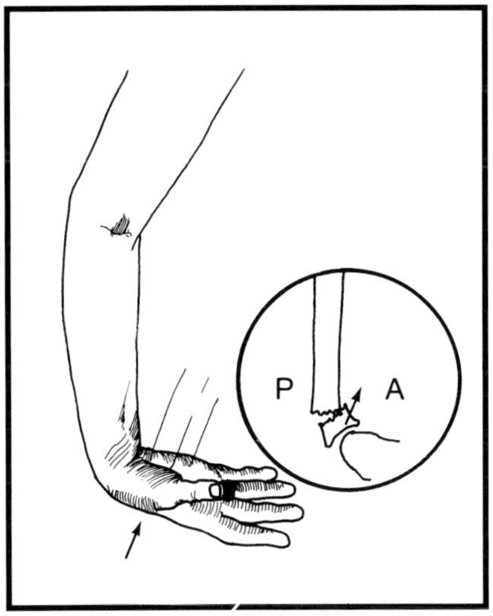

63. Verwandte Frakturen (6): Smith-Fraktur (1): Diese Fraktur ist häufig das Ergebnis eines Sturzes auf den Handrücken, doch läßt sich oft keine entsprechende Anamnese erheben. Das distale Radiusfragment ist nach palmar abgeknickt und kann auch nach palmar verschoben sein. Meist ist die Fraktur eingestaucht.

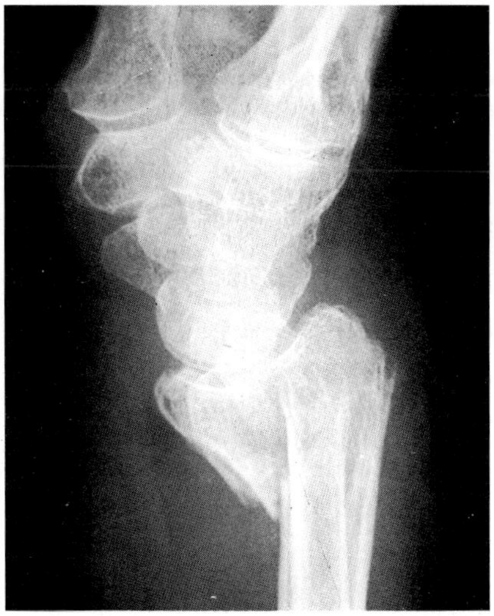

64. Smith-Fraktur (2): Oft wird dieser Bruch auch als umgekehrte Colles-Fraktur bezeichnet, weil die Deformität bei seitlicher Betrachtung klinisch und röntgenologisch genau umgekehrt der der Colles-Fraktur entspricht. (Man beachte hierbei aber, daß die beiden Brucharten in der d.-p. Aufnahme identisch aussehen können.) Die Trümmerbruchform einer Smith-Fraktur kann die Radiusgelenkfläche erfassen (Abb.). Grünholzfrakturen dieses Typs sind häufig (181,65).

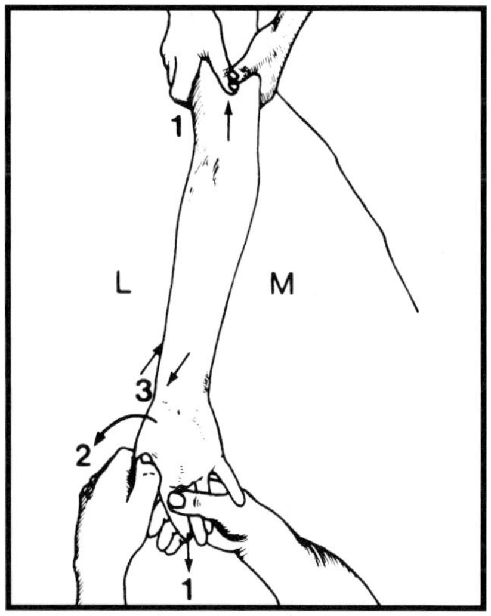

65. Smith-Fraktur (3): Um diese Fraktur zu reponieren, wird am Arm in Längsrichtung gezogen (1), wobei man den Arm supiniert hält (2), bis eine Lösung der eingestauchten Fraktur erreicht ist. (Gesichert wird diese wie bei der Colles-Fraktur.) Anschließend übt man mit den Handballen Druck aus, um das distale Fragment nach dorsal zu pressen (3).

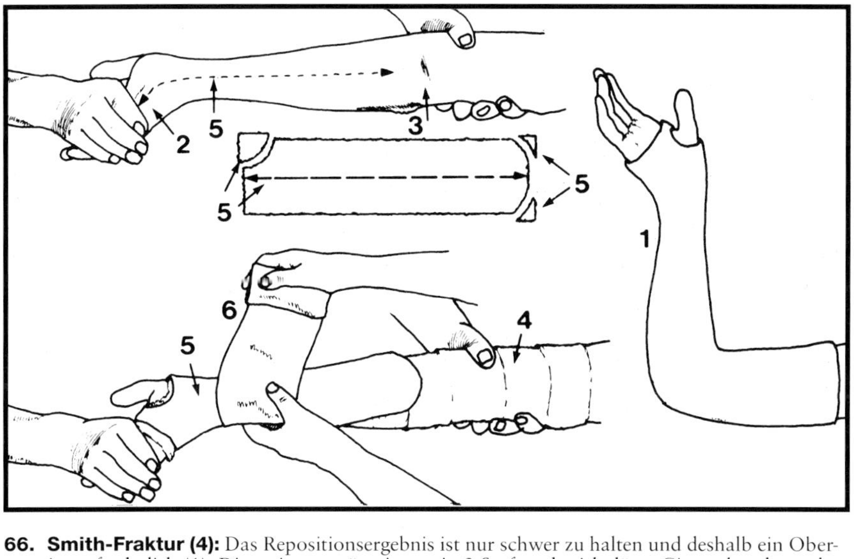

66. Smith-Fraktur (4): Das Repositionsergebnis ist nur schwer zu halten und deshalb ein Oberarmgips erforderlich (1). Dieser ist am günstigsten in 2 Stufen als zirkulärer Gipsverband anzulegen. Dabei wird die Hand in vollständiger Supination und Dorsalflexion gehalten (2). Bei gestrecktem Ellbogen ist dies leicht zu erreichen (3). Anschließend legt man Wattebinden (4) und eine palmare Gipsschiene an, die wie oben gezeigt zurechtgechnitten wird (5), bevor man sie zum zirkulären Gips komplettiert (6). Noch während des Härtens kann man die Fraktur nachformen. Der Gipsverband reicht bis über den Ellbogen (1). *Nachsorge:* (1) Falls erforderlich, spalte man den Gips der Länge nach. (2) Röntgenkontrollen sollten während der ersten 3 Wochen wöchentlich erfolgen, um größere Fragmentverschiebungen zu entdecken (die durch erneute Reposition oder Formung im Gipsverband behandelt werden). (3) Ein loser Gipsverband ist sorgfältig auszuwechseln. (4) Eine 6wöchige Ruhigstellung ist meist erforderlich, ebenso eine Physiotherapie nach der Gipsabnahme.

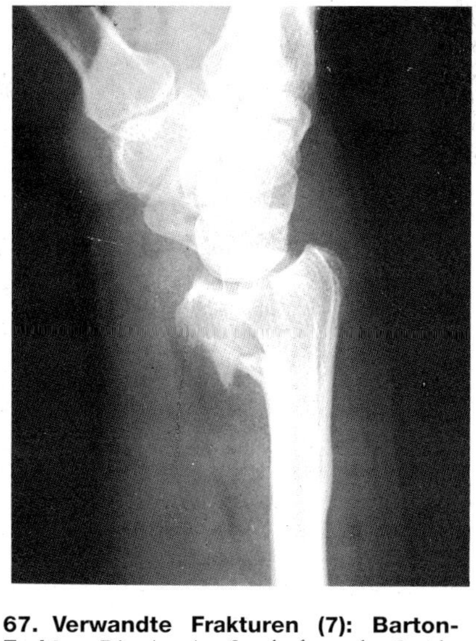

67. Verwandte Frakturen (7): Barton-Fraktur: Dies ist eine Sonderform der Smith-Fraktur, bei der nur die palmare Hälfte des distalen Radius erfaßt ist. Man kann eine geschlossene Reposition versuchen, wie sie bei der Smith-Fraktur selbst indiziert ist. Mißlingt diese, weil die Handwurzelknochen das Fragment abscheren lassen, ist bei einem jüngeren Patienten die offene Reposition mit innerer Fixation angezeigt (z.B. mit Spongiosaschraube oder Ellis-Abstützplatte).

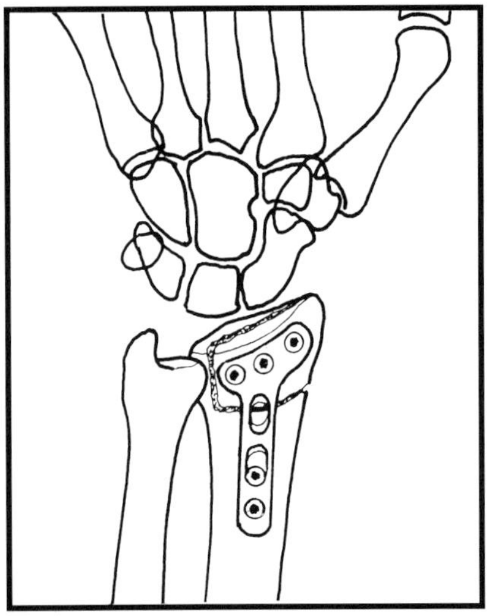

68. Barton-Fraktur (Forts.): Beim jungen Patienten behandelt man diese instabile und potentiell stark behindernde Fraktur am besten mittels offener Reposition und innerer Fixation. Am vorteilhaftesten scheint das Vorgehen, die Fraktur von beugeseitig freizulegen und unter Sicht zu reponieren; danach stabilisiert man sie am besten mit einer volaren Platte (z.B. mit Ellis-Abstützplatte oder rechtwinkliger bzw. schräger T-Platte aus dem AO-Instrumentarium (Abb.)).

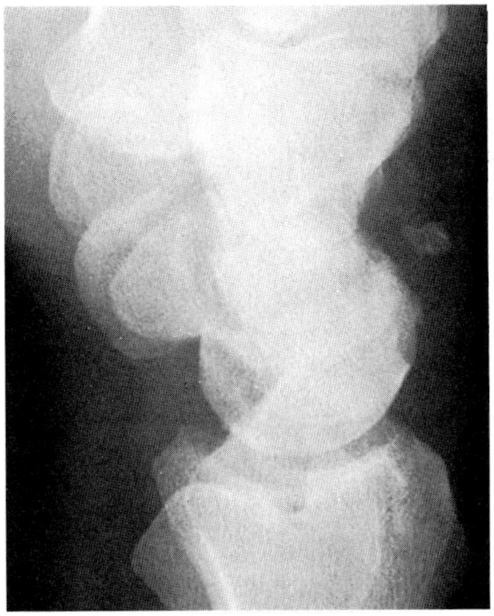

69. Verwandte Frakturen (8): Eine gewaltsame Palmarflexion kann zu einer *kleinen Abrißfraktur von Handwurzelknochen* an einer Bandansatzstelle führen (Abb.). *(9)* Wird das Handgelenk gewaltsam palmar- oder dorsalflektiert, dann preßt sich die Handwurzel gegen das distale Radiusende und kann dort *zu einer spanförmigen Randfraktur des Radius* führen. Bei jeder der genannten Verletzungen reicht symptomatische Therapie aus (z.B. 3 Wochen lang dorsale Gipsschiene).

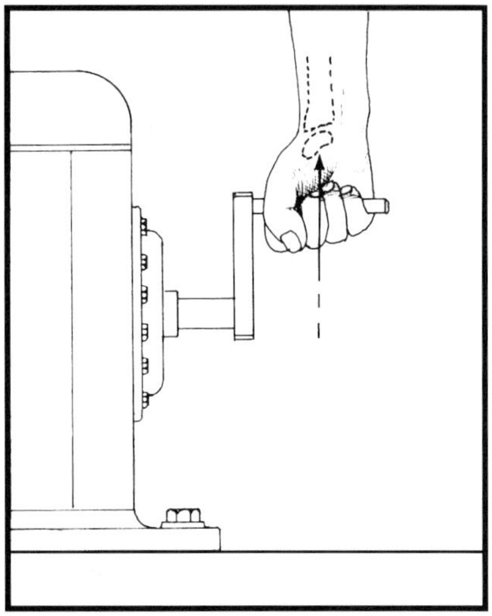

70. Kahnbeinbrüche: Verletzungsmechanismus: Diese entstehen oft durch den Rückschlag der Starterkurbel von benzinbetriebenen Stromgeneratoren, Pumpen, Kompressoren und Schiffsmotoren. Daneben kann man sich eine solche Fraktur durch einen Sturz auf die überstreckte Hand zuziehen.

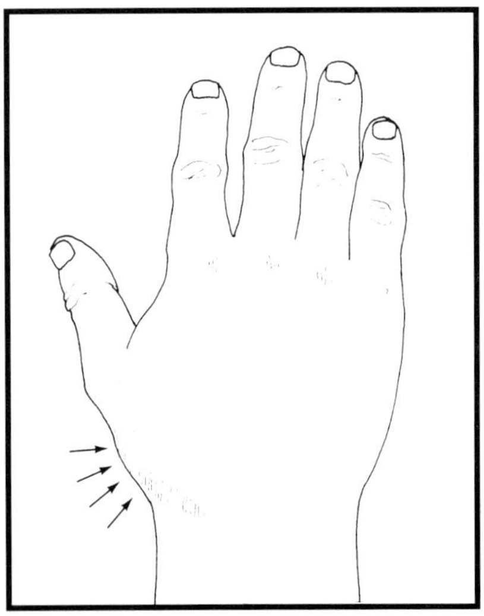

71. Kahnbeinbrüche: Diagnose (1): Der Verdacht auf eine Kahnbeinfraktur entsteht dann, wenn der Patient nach einer Verletzung über Schmerz an der Radialseite des Handgelenks klagt. In den Fällen, die nach dem Rückschlag einer Starterkurbel aufgetreten sind, kann eine erhebliche und schnell zunehmende Schwellung von Hand und Handwurzel bestehen.

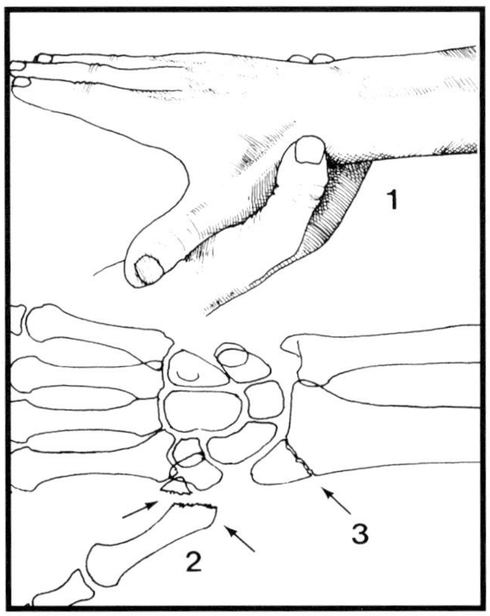

72. Diagnose (2): Schmerzhaftigkeit in der Tabatière (1) weist auf diese Verletzung hin, ist aber in keinster Weise diagnostisch beweisend. Viele Handgelenkverstauchungen ohne Fraktur führen zu Druckschmerz an dieser Stelle. Man denke auch daran, daß Schmerzen an diesem Ort durch eine Bennett-Fraktur des Daumensattelgelenks (2) oder eine Fraktur des Proc. styloideus radii (3) entstehen können.

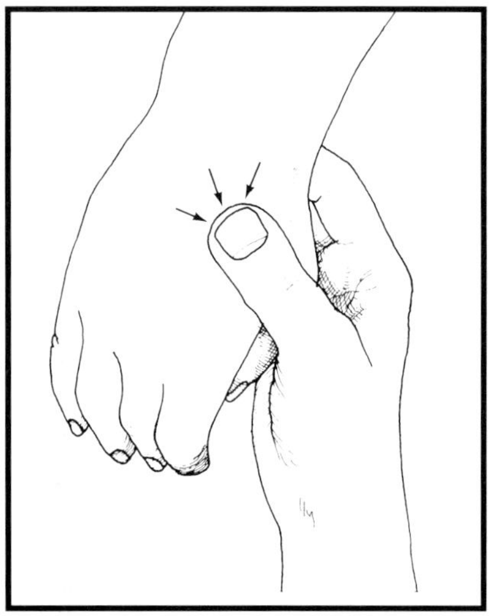

73. Diagnose (3): Bei einer echten Kahnbeinfraktur wird der Schmerz auch durch Druck auf die *Dorsalseite des Kahnbeins* sowie durch Druck gegen dessen Palmarfläche auslösbar sein. Schmerzhaftigkeit an diesen zusätzlichen Prüfstellen kommt bei anderen Frakturen dieser Region, egal wie schwer sie sind, nur sehr selten vor.

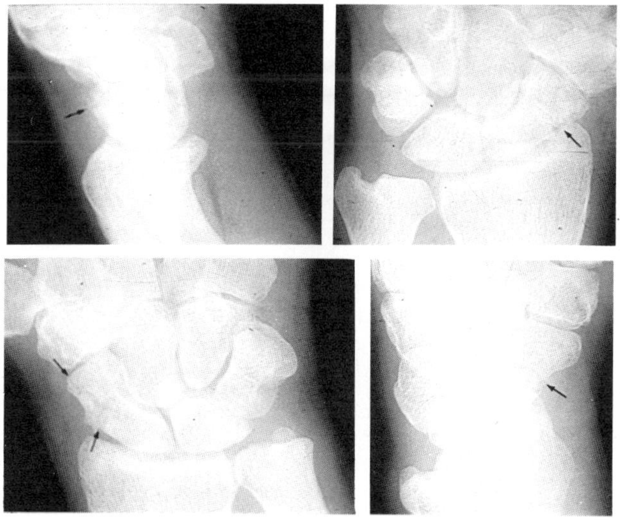

74. Diagnose (4): Röntgenaufnahmen: Bei allen Fällen ist die Röntgenuntersuchung erforderlich. Man beachte hier die folgenden wichtigen Punkte: (1) Auf den Anforderungen sollte ganz deutlich „Kahnbein“, und nicht etwa „Handgelenk“ vermerkt sein, um sicherzustellen, daß (2) wenigstens 3 Spezialprojektionen aufgenommen werden (d.-p., Seit- und 1–2 Schrägaufnahmen). Der Bruch ist oft eine Haarlinienfraktur und schwer erkennbar, so daß (3) in allen verdächtigen, aber noch ungesicherten Fällen die Aufnahmen 10–14 Tage nach dem Trauma wiederholt werden sollten; bis dahin wird die Entkalkung an der Bruchfläche eine jede Fraktur sichtbar machen. In Zweifelsfällen kann die Skelettszintigraphie (oder MRT) weiterhelfen. Aber cave: 20% falsch positive Kahnbeinfrakturen im Röntgenbild, *so daß die klinische Diagnosesicherung zwingend ist.*

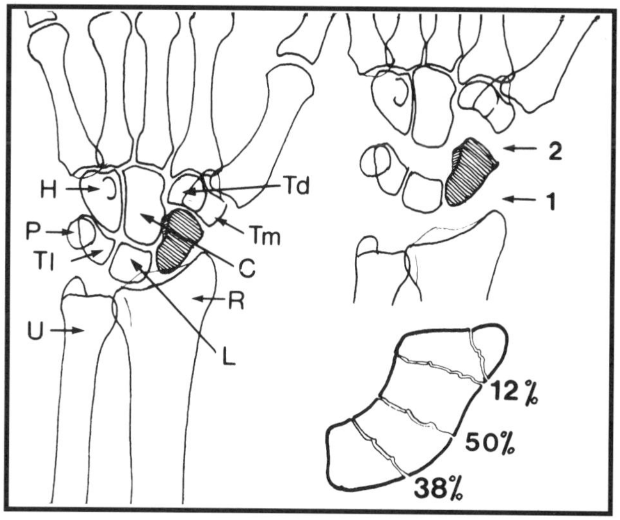

75. Anatomische Besonderheiten (1): Das Kahnbein hat eine Schlüsselrolle für die Handgelenk- und Handwurzelfunktion; es nimmt teil am Radiokarpalgelenk (1) sowie am Spaltgelenk zwischen der proximalen und der distalen Karpalreihe (2). Es artikuliert mit dem Radius (R), dem Os trapezium (Tm), dem Os trapezoideum (Td), dem Os capitatum (C) und dem Os lunatum (L). Häufigste Bruchstelle ist die Taille (50%); 38% der Frakturen ereignen sich in der proximalen Hälfte und nur 12% in der distalen Hälfte. (U = Ulna; H = Os hamatum; P = Os pisiforme; Tl = Os triquetrum.)

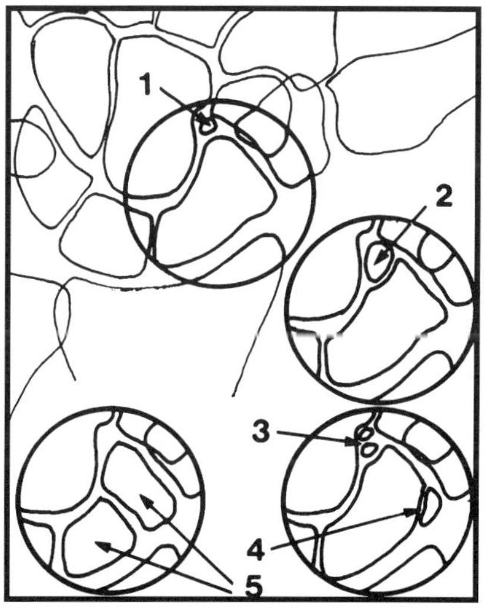

76. Anatomische Besonderheiten (2): Leicht verwechselt man eine Reihe von Ossifikationsanomalien mit Frakturen: Das *Os centrale* kann klein (1), groß (2) oder gedoppelt (3) sein. Das *Os radiale externum* (4) liegt in der Nähe des Tuberculum ossis scaphoidei und kann auch in manchen Fällen eine ältere nichtverheilte Fraktur darstellen; desgleichen nimmt man heute auch an, daß das sog. Os scaphoideum bipartitum (5) so entstanden ist. (Seine abgerundeten Ecken lassen es von einer Fraktur abgrenzen.)

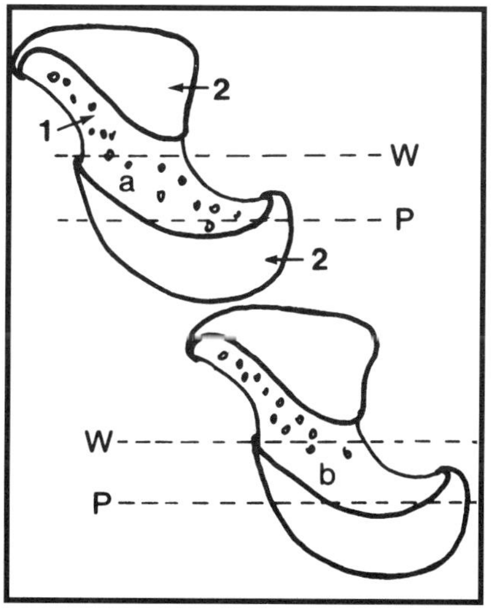

77. Anatomische Besonderheiten (3): Die Blutversorgung des Kahnbeins erfolgt über kleine Gefäße, die über die Bänder (1), welche zwischen den beiden großen Gelenken liegen, eintreten (2). Sind diese Gefäße gleichmäßig verteilt wie in der oberen Bildhälfte, dann ist eine Ischämie nach Fraktur selten. Treten aber alle Gefäße im distalen Teil dieser Furche ein (untere Abb.), dann kann auf eine Fraktur im Bereich der Taille (W) oder des proximalen Pols (P) eine avaskuläre Nekrose folgen.

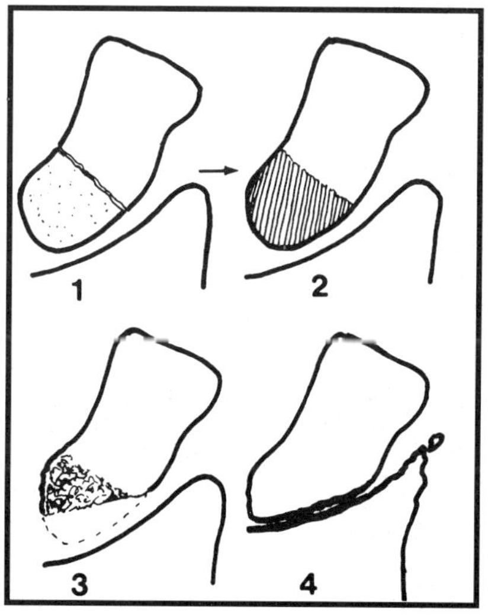

78. Anatomische Besonderheiten (4): Zwar tritt die avaskuläre Nekrose sofort ein, doch können 1–2 Monate vergehen, bis eine vermehrte Dichte in den Röntgenbildern deren Vorhandensein verät (2). Die Knochensinterung geht gewöhnlich langsam, aber progredient vonstatten (3), ebenso die Radiokarpalarthrose (4). Dies bedingt die Zunahme von Schmerz und Versteifung am Handgelenk. Diese Komplikation tritt bei etwa 30% aller Frakturen des proximalen Kahnbeinpols auf.

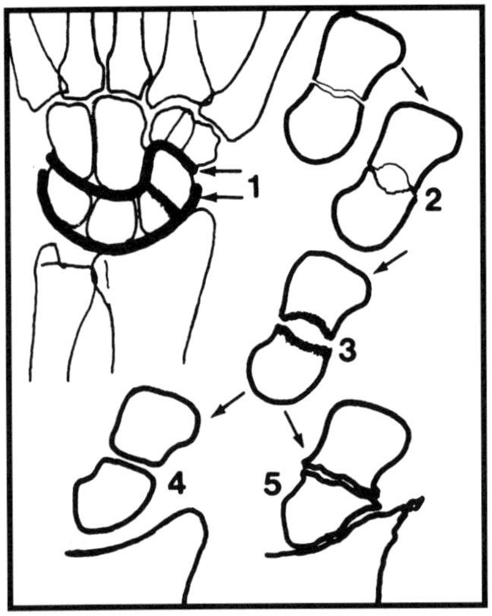

79. Anatomische Merkmale (5): Wegen seiner Beteiligung an 2 größeren Gelenken (1) ist die Beweglichkeit der Fragmente schwierig zu kontrollieren, und es kann bei Frakturen der Kahnbeintaille zur Pseudarthrose kommen. Auf zystische Veränderungen an der Bruchstelle (2) folgt eine Randsklerose (3). Die Bruchränder können sich abrunden und symptomfrei werden (4), es kann aber auch eine Arthrose auftreten (5). Beachten Sie, daß eine Pseudarthrose auch ohne avaskuläre Nekrose angehen kann, und daß die meisten Fakturen mit einer avaskulären Nekrose keine Fragmenttrennung aufweisen.

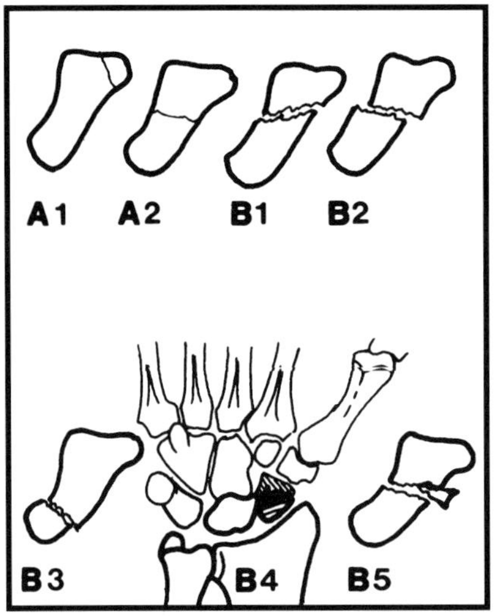

80. Prognostische Zeichen: Gut ist die Prognose bei *stabilen* Brüchen: Dazu zählen (nach der Herbert-Klassifikation) solche des Tuberculum (A1) und Haarlinienbrüche der Taille (A2). Schlechter wird die Prognose bei *instabilen* Brüchen: Schrägfrakturen des distalen Drittels (B1), dislozierte Taillenfrakturen (B2), Frakturen des proximalen Pols (B3), Frakturen mit begleitenden karpalen Luxationen (B4) (Abb.: Transskaphoidale perilunäre Luxation des Karpus; vgl. 187,97) und Trümmerbrüche (B5).

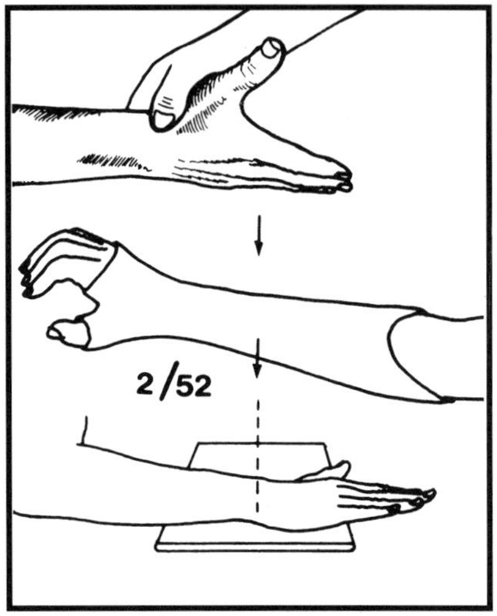

81. Behandlung bei Frakturverdacht: Besteht trotz unauffälligen Röntgens umschriebene Schmerzhaftigkeit des Kahnbeins, legt man einen Kahnbeingipsverband an. Nach 2 Wochen Gipsentfernung und Röntgen (183,74). Dann zeigt die Knochenresorption an einer Fissur diese klar auf. Ist nun der Bruch gesichert, legt man einen neuen Gips an und behandelt wie einen frischen Kahnbeinbruch. Sind die Röntgenbilder normal, dann hat der Patient wohl nur eine Zerrung erlitten und wird entsprechend behandelt; halten aber die Symtpome weiter an, dann binnen 2 Wochen Nachuntersuchung und Röntgen!

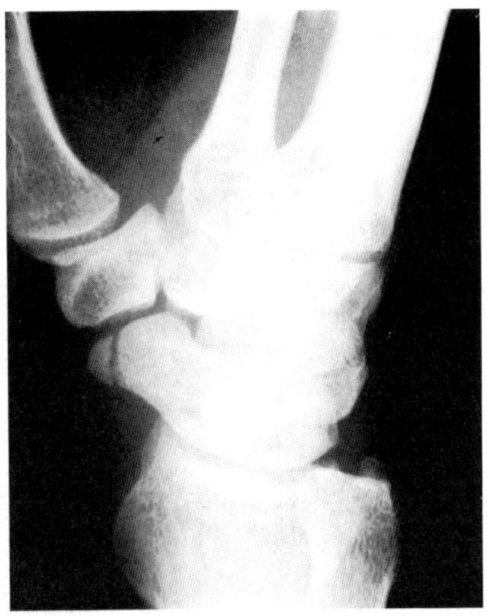

82. Frakturen der Tuberositas ossis scaphoidei: Bei Frakturen dieses Typs tritt nie eine avaskuläre Nekrose auf, und auch eine Pseudarthrose führt nicht zu klinisch bedeutsamen Symptomen. Erforderlich ist lediglich eine symptomatische Therapie (z.B. Kreppbandage oder ein Gipsverband, je nach Schmerzstärke). Einige Kollegen erweitern dies um den Einschluß aller distalen Frakturen, doch ist allgemein der Gipsverband der Kern der Behandlung bei allen Frakturen, die durch den Körper des Kahnbeins verlaufen (s. a. 186,93).

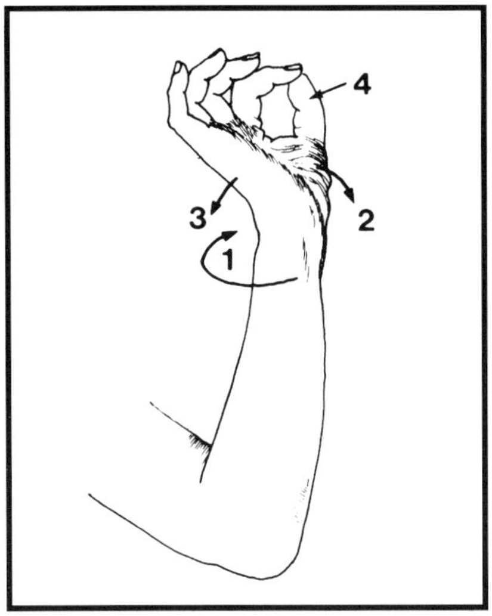

83. Behandlung nichtdislozierter Kahnbeinkörperfrakturen: Der klassische Kahnbeingips (1): Die Haltung der Hand ist hierbei von einiger Wichtigkeit, was man vor Anlegen des Gipsverbands auch dem Patienten sagen sollte. Die Hand soll vollständig proniert (1), nach radial abgewinkelt (2) und leicht dorsalflektiert (3) sein. Zusätzlich sollte der Daumen in mittlerer Abduktion stehen (4).

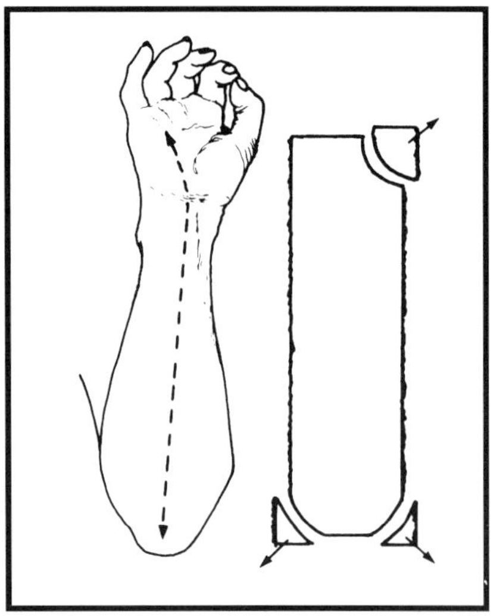

84. Kahnbeingipsverband (2): Häufig wird, wenngleich dies in keinster Weise wesentlich ist, eine palmare Gipsschiene angelegt. Diese kann aus 6–8 Lagen einer 10 cm breiten Gipsbinde hergestellt werden oder durch entsprechende Gipslonguetten. Die proximalen Enden schneide man zurecht und mache am distalen Ende einen Ausschnitt, damit der Gipsverband dem Thenar bequem aufsitzt.

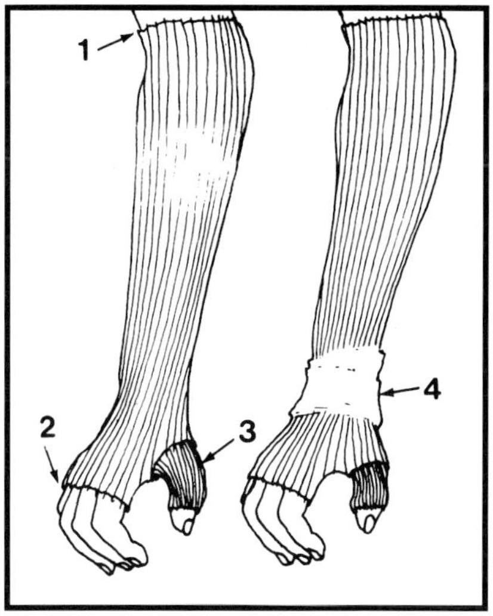

85. Kahnbeingipsverband (3): Man legt einen Strumpfverband von dicht oberhalb des Ellbogens (1) bis zu den Grundphalangen (2) an, der noch das anschließende Umstülpen erlaubt. Für den Daumen kommen ein kleinerer Verband dieser Art oder eine Watterolle in Frage (3). Eine Lage Watte dient dem Schutz der Knochenvorsprünge am Handgelenk (4). Besteht bereits früh eine größere Schwellung, die erwarten läßt, daß diese noch zunimmt, wird an Handgelenk und an Hand großzügig mit Watte gepolstert.

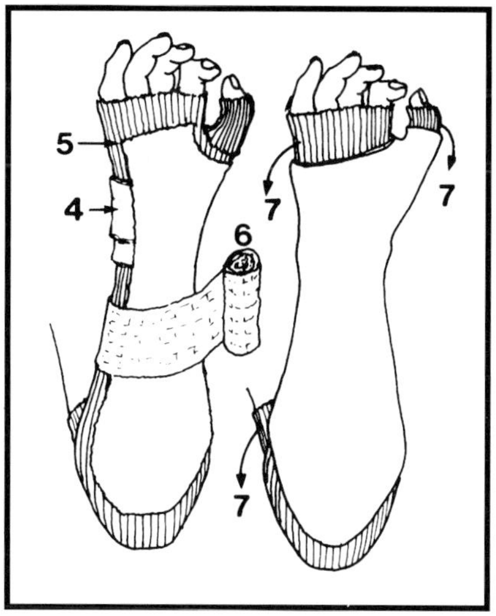

86. Kahnbeingipsverband (4): Danach werden die Gipsbinden angefeuchtet und dem Unterarm angelegt, wobei man darauf achtet, daß der Verband nicht über die proximale Handgelenkfalte hinaus geht (5). Anschließend wickelt man zirkuläre Gipsbinden an und verwendet hierfür 15 cm breite für den Unterarm, 10 cm breite für das Handgelenk und 7,5 breite cm für den Daumen (6). Die Ränder des Strumpfverbands schlägt man zurück, bevor der Gipsverband beendet ist (7).

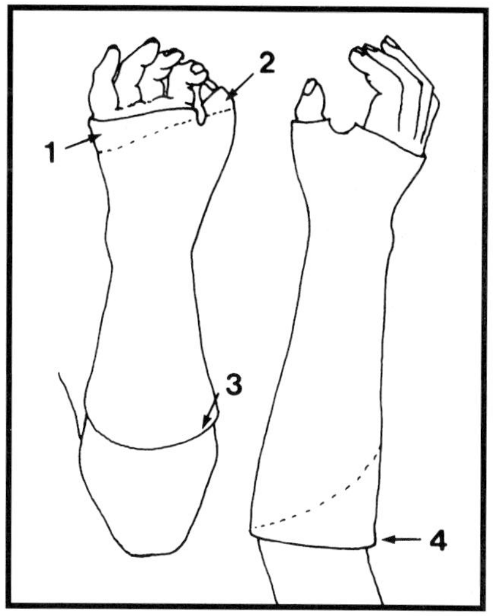

87. Kahnbeingipsverband (5): Häufige Fehler: Der Gips umschließt die PIP-Gelenke und hemmt deren Beugung (1). Das Daumenendglied ist eingeschlossen und behindert die Beugung im IP-Gelenk (2). Gips zu kurz (3). Der Gips behindert die Ellbogenbeugung (4). (Man achte darauf, daß die Handgelenkstellung, will man einer Kahnbeinfraktur den besten Halt geben, wichtig ist, und daß der Daumen einzuschließen ist. Einige legen einen Colles-Gips in Neutral- oder leichter Beugestellung ohne Radialabduktion an.)

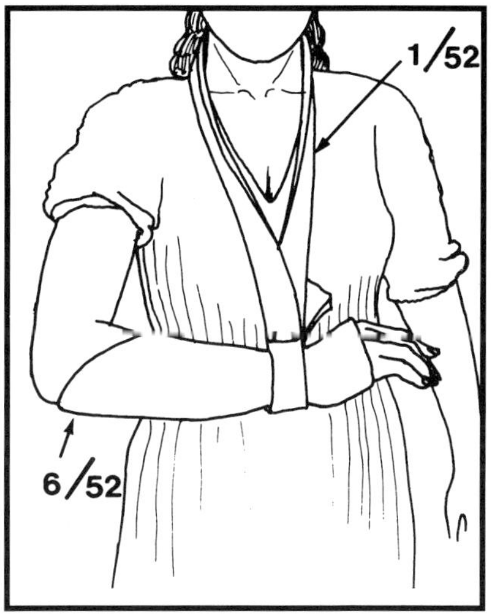

88. Kahnbeingipsverband: Nachsorge (1): Zum Abklingen der Schwellung sollte der Patient während der ersten Tage eine Armschlinge tragen, meist braucht man anfangs auch Analgetika. Zwei Wochen später untersucht man den Patienten nach (wenn der ursprüngliche Gips zufriedenstellend war). Zeigt sich hierbei, daß der Gips unzulässig locker geworden ist, sollte man ihn auswechseln. Alle Weichstellen an der Palmarseite sind zu verstärken.

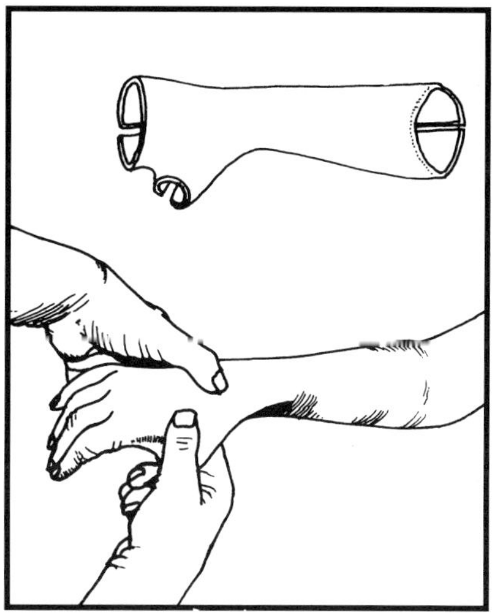

89. Nachsorge (2): Nach 6 Wochen sollte man den Gips entfernen und das Kahnbein klinisch wie radiologisch untersuchen. Hier gibt es nun mehrere Möglichkeiten: (a) Besteht kein Schmerz an der Dorsalseite des Kahnbeins und in der Tabatière mehr, und erscheint der Bruch radiologisch ausgeheilt, dann sollte man das Handgelenk frei lassen und nach weiteren 2 Wochen nachuntersuchen (meist zur endgültigen Entlassung des Patienten aus der Behandlung oder für weitere Aufnahmen, falls die Schmerzen zurückkehren).

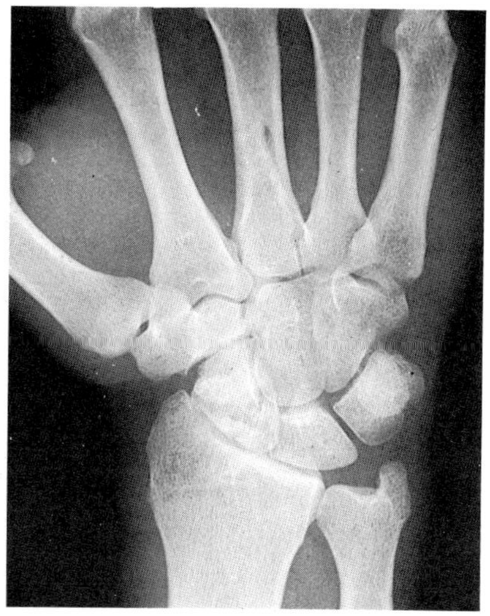

90. Nachsorge (3): (b) Die Bruchlinie kann in den Röntgenbildern immer noch deutlich sichtbar sein. (c) Die Röntgenbilder suggerieren zwar knöcherne Heilung, es besteht aber immer noch Druckschmerzhaftigkeit. (d) In beiden Punkten gibt es Unsicherheit. Alle diese Möglichkeiten erwecken den Verdacht auf eine verzögerte Heilung und legen es nahe, die Gipsbehandlung weitere 6 Wochen zu verlängern.

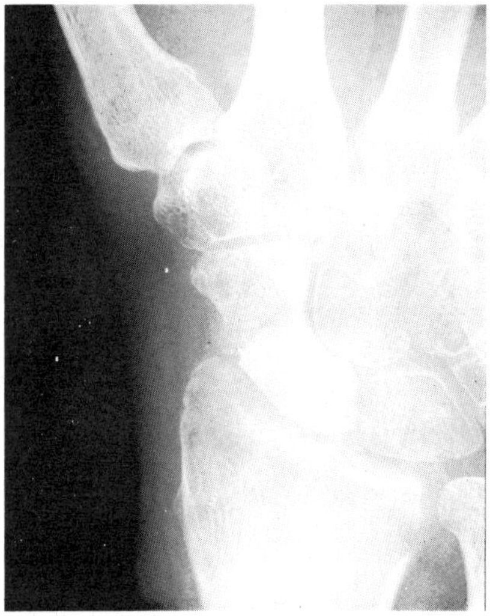

91. Nachsorge (4): Nach 12 Wochen sind folgende Situationen denkbar: (a) Zeichen einer *avaskulären Nekrose* (man beachte die Verdichtung der proximalen Hälfte im Röntgenbild); (b) radiologisch und klinisch klare Zeichen der *knöchernen Heilung.*
Bei all diesen Umständen bestehen weder Notwendigkeit noch Nutzen darin, den Gipsverband länger zu belassen.

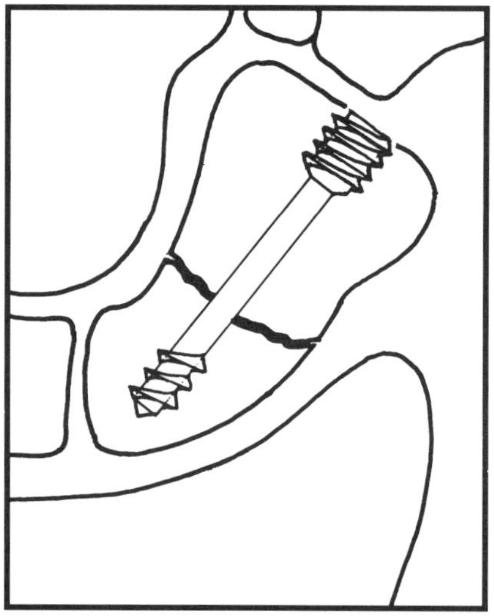

92. Nachsorge (5): Möglich sind nach 12 Wochen: (c) Keine Zeichen der Heilung; (d) gesicherte Nichtheilung; innere Fixation erwägen (z.B. mit Herbert-Schraube, die an beiden Enden unterschiedliche Gewinde besitzt, um die Fragmente zusammenzuziehen). Bei (d) wird man auch ein Knochentransplantat benötigen. Verweigert der Patienten die Op. oder ist diese nicht ratsam, so sollte man bei gesicherter Pseudarthrose den Gips weglassen, bei (c) kann man weitere Gipsbehandlung bedenken, falls der Patient noch deutlichen Schmerz hat.

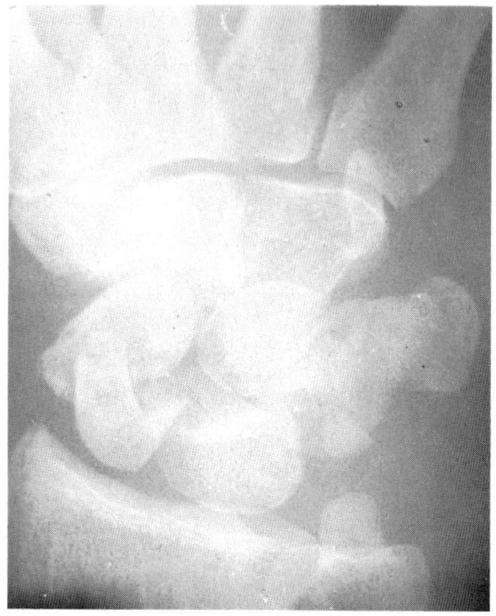

93. Kahnbeinfraktur in Fehlstellung: Besteht bei einer Kahnbeinfraktur eine deutliche Fehlstellung, sollte man die Röntgenbilder sorgfältig auswerten, um eine Handwurzelluxation auszuschließen. Überschreiten Fehlstellung oder Abwinkelung 1mm bzw. 15 °, so ist die offene Reposition mit innerer Fixation indiziert (über einen palmaren Zugang, um die Durchblutung der Fragmente nicht zu gefährden).

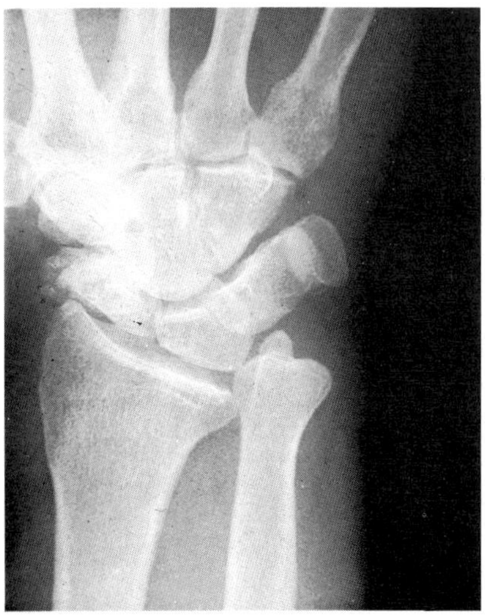

94. Komplikationen (1): M. Sudeck: Behandlung wie 178,48. *(2) Avaskuläre Nekrose:* Diese sollte, noch bevor Sekundärveränderungen am Handgelenk auftreten, chirurgisch versorgt werden. (Abb.: Kahnbeinsinterung; zwar erkennt man kaum arthrotische Veränderungen, doch wäre es unklug, die Behandlung aufzuschieben. Man sollte das Kahnbein – mit oder ohne Silikonprothese – resezieren.

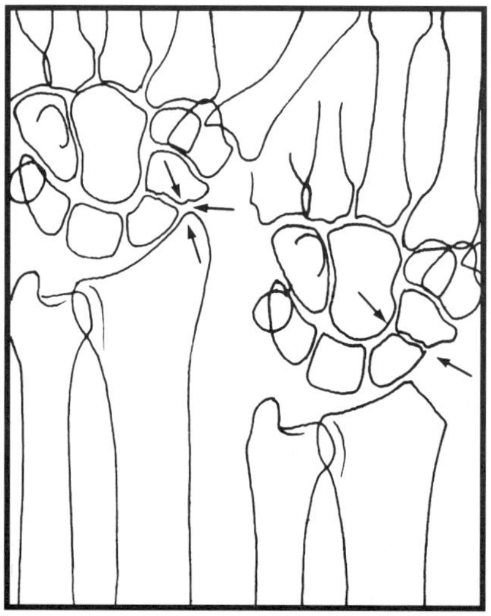

95. Komplikationen (3): Pseudarthrose: (a) Die spät nach 3–6 Monaten diagnostizierte Pseudarthrose kann man immer noch effizient mittels Gips und gepulsten Magnetfeldern behandeln, *vorausgesetzt* es fehlen Fragmentverschiebung, karpale Sinterung oder Arthrose. (b) Bei einer Fehlstellung oder erst später als 6 Monate nach Trauma und Symptomen kann man die innere Fixation mit Knochentransplantat versuchen. (c) Droht eine Früh† arthrose wegen Impingement, lassen sich durch Resektion des Proc. styloideus radii noch befriedigende Ergebnisse erzielen, auch wenn hierdurch das mittkarpale Gelenk nicht berührt ist (Abb.). (d) Eine mitunter zufällig entdeckte beschwerdefreie Kahnbeinpseudarthrose sollte man nach den Risiken der Sekundärarthrose untersuchen; gibt es hierfür keinen echten Anhalt, dann ist auch keine Behandlung indiziert.

96. Komplikationen (4): Schwere Arthrose: Meist Folge einer avaskulären Nekrose oder Pseudarthrose. Folgende Behandlungen sind zu abzuwägen: (a) *Radiokarpale Fusion (Handgelenkarthrodese):* Pronations- und Supinationsbewegung bleiben hierbei erhalten, jedoch gehen alle anderen Handgelenksbewegungen verloren. Dieses Vorgehen ist das verläßlichste und sollte auch als einziges erwogen werden, wenn der Patient schwere Handarbeit leisten muß. (b) Wo hingegen die Erhaltung einer gewissen Handgelenkbeweglichkeit wichtig ist, kann man die Resektion der proximalen Karpalreihe erwägen. Was das endgültige Ausmaß von Beweglichkeit, Stärke und Schmerzfreiheit anbelangt, sind die Ergebnisse bei dieser Methode allerdings nur schwer abzusehen. (c) Wo die operative Versorgung nicht angeraten ist, erzielt man hinsichtlich Schmerzfreiheit gute Resultate bei annehmbarer Handgelenkfunktion mit einer handgelenkstützenden Ledermanschette oder einem ähnlichen orthopädischen Hilfsmittel.

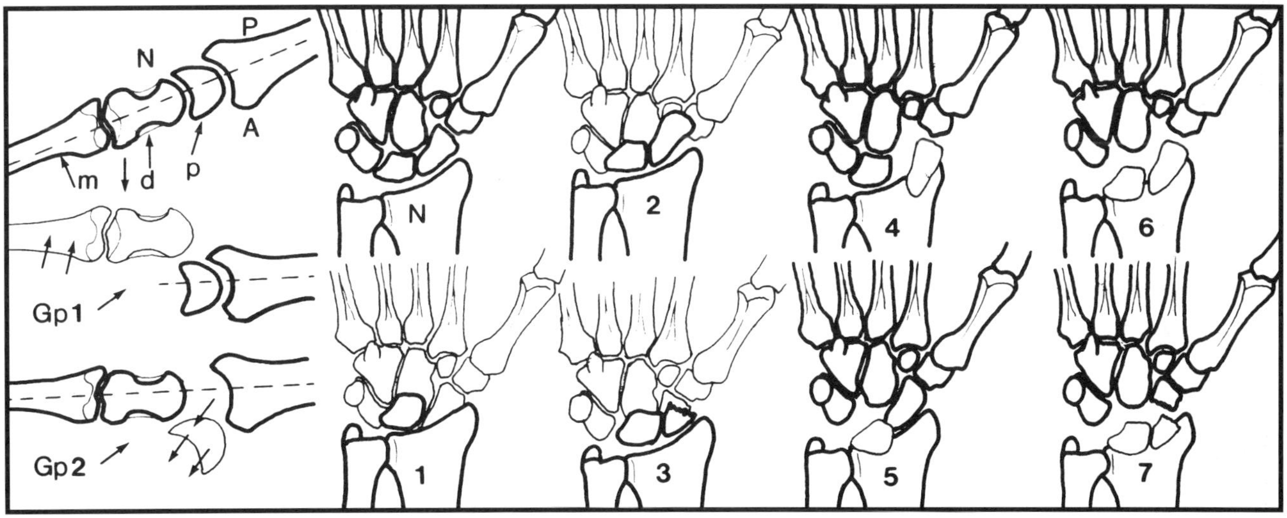

97. Handwurzelluxationen: Sie können durch einen Sturz auf die überstreckte Hand entstehen und sind relativ selten. Man unterscheidet 2 Hauptgruppen: Bei der 1. luxieren die Metakarpalia (m), die distalen (d) und ein Teil der proximalen Handwurzelknochen (p) nach dorsal. Um die Verletzungen dieser Gruppe zu klassifizieren, verwendet man das Präfix „peri“, damit die nichtluxierten Knochen der proximalen Reihe eindeutig erkennbar sind. Gelegentlich bricht auch einer der Handwurzelknochen, wobei ein Teil in anatomischer Position bleibt, der andere aber mit der distalen Karpalreihe luxiert. In den Darstellungen dieser Abbildungen sind die *luxierten* Anteile mit feinen Strichen gezeichnet (N = Normalansicht von seitlich oder von *palmar*): (1) perilunäre Luxation des Karpus; (2) periskaphoidolunäre Karpusluxation; (3) transskaphoido-perilunäre Luxation. (Nicht dargestellt sind die seltenen perilunären Luxationen mit Fraktur von Kopf- oder Dreieckbein sowie andere.) Bei der 2. Hauptgruppe steht die distale Karpalreihe wieder mit dem Radius in Reihe, aber ein Teil der proximalen Reihe ist luxiert: (4) Kahnbeinluxation; (5) Mondbeinluxation; (6) Luxation des Mond- und des Kahnbeins; (7) Luxation des Mondbeins und eines Teils des Kahnbeins. (Gegensinnig entsprechen sich 1 und 5, 2 und 6 sowie 3 und 7.)

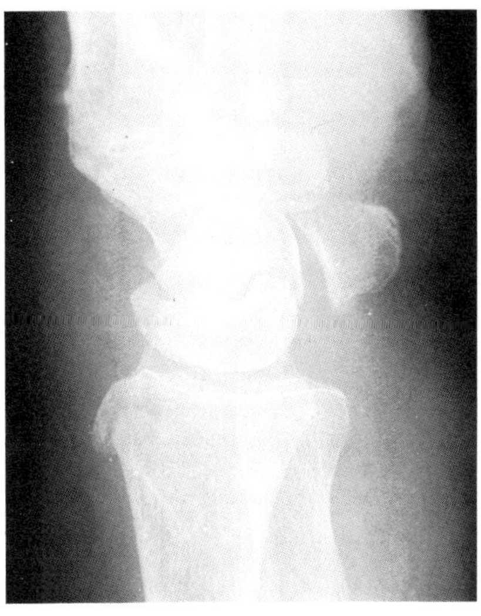

98. Lunatumluxation: Diese ist die häufigste aller Handwurzelluxationen und kommt meist durch einen Sturz auf die überstreckte Hand zustande. Oft wird sie übersehen, was meist auf einer fehlerhaften Befundung der Röntgenaufnahme beruht. Man beachte in einer normalen Röntgenaufnahme des Karpus (Abb.), daß das Os pisiforme in sehr unterschiedlichem Ausmaß gegenüber den anderen Handwurzelknochen an der Palmarseite hervorsteht.

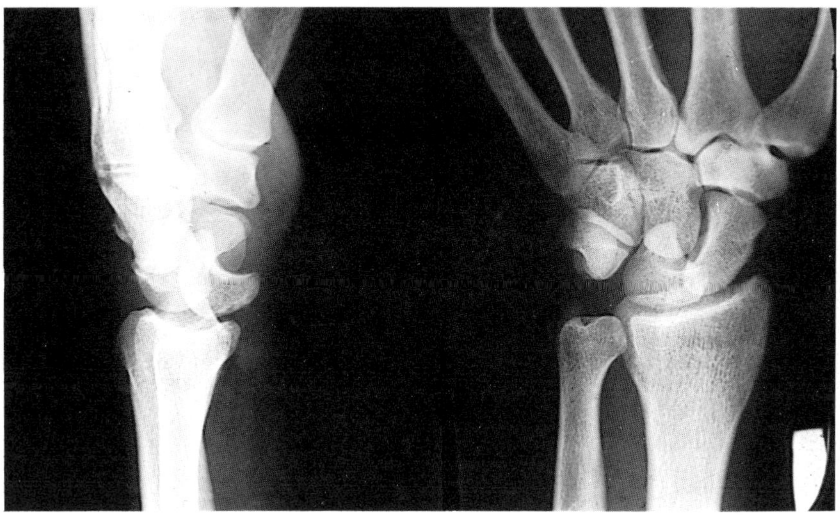

99. Lunatumluxation: Die *Form* des luxierten Mondbeins ist ganz anders als die der ovalen oder viereckigen Masse des Os pisiforme. Die *konkave Oberfläche*, der normalerweise das Os capitatum aufsitzt, ist nach vorn *rotiert*, und die Gestalt des zunehmenden Mondes (daher der Name „Mondbein“) wird so sichtbar. Die Gelenkflächen von Kahnbein und Os triquetrum bleiben gegenüber dem Radius in Normalstellung, während das Mondbein nach palmar *luxiert*. In der d.-p. Aufnahme ist das Mondbein sektorenförmig (und ähnelt einem in Folie verpackten Dreieckskäse). *Diagnose:* Basiert auf der Angabe einer stattgehabten Verletzung, lokaler Schmerzhaftigkeit und auf den Röntgenbildern. Zeichen einer Medianusnervenläsion legen dann diesen Verdacht sehr nahe (diese kann vom direkten Druck des luxierten Mondbeins gegen den Nerven herrühren).

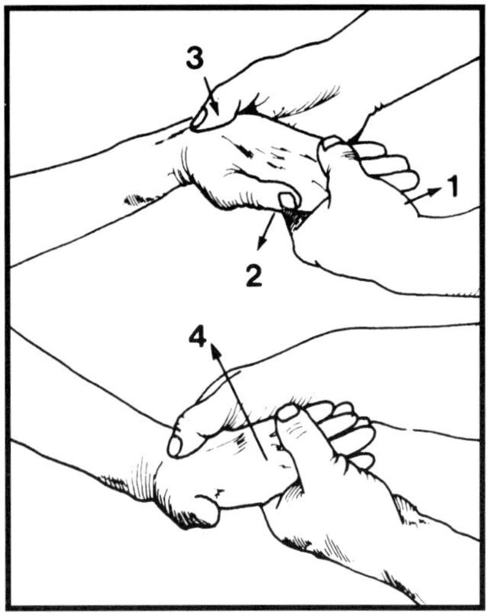

100. Behandlung (1): Meist kann man die Reposition unter Vollnarkose mit geschlossenen Methoden erreichen. (1) Zuerst übt man Zug auf das supinierte Handgelenk aus. (2) Dann streckt man weiterhin unter Zug das Handgelenk. (3) Anschließend übt man mit dem Daumen Druck gegen das Mondbein aus. (4) Sobald man fühlen kann, daß das Mondbein in seine richtige Position zurückgleitet, beugt man das Handgelenk.

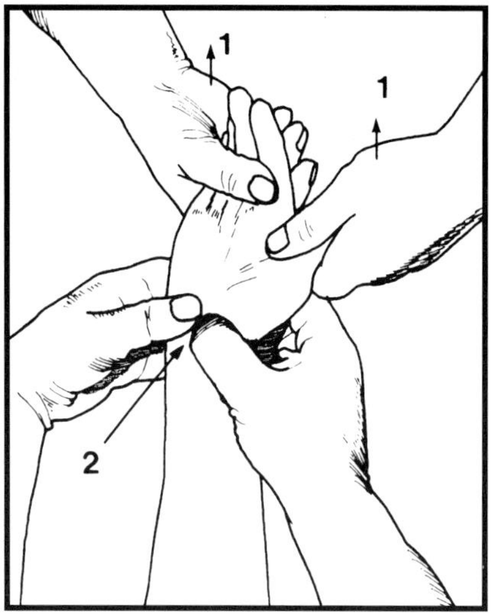

101. Behandlung (2): Steht ein Helfer zur Verfügung, dann sollte dieser wie oben beschrieben Zug bei Supination und Extension des Handgelenks ausüben (1), während Sie selbst beide Daumen einsetzen, um das Mondbein nach dorsal und nach distal zu drücken (2). Spürt man dessen Reposition, wird das Handgelenk wiederum gebeugt. Die Reposition sollte durch Röntgenaufnahmen gesichert werden, und zwar noch vor Beendigung der Narkose. (Eine mißlungene geschlossene Reposition ist Indikation zum operativen Vorgehen.)

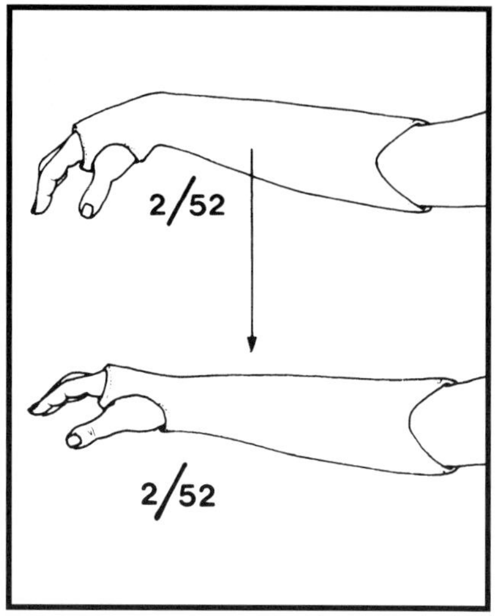

102. Behandlung (3): (a) Das Handgelenk wird 2 Wochen lang mäßig gebeugt im Gipsverband gehalten. (b) Anschließend tauscht man den Gipsverband für weitere 2 Wochen gegen einen in Neutralstellung des Handgelenks. (c) Dann kann eine Physiotherapie erforderlich werden, die vom Ausmaß der verbliebenen Gelenkversteifung abhängt. Zu Beginn kann die Schwellung noch ein Problem darstellen; hier sollten die üblichen Vorsichtsmaßnahmen ergriffen werden (z.B. großzügig gepolsterter Gips, Anheben des Arms, Armschlinge etc.).

103. Komplikationen (1): Spätdiagnose: Wird die Diagnose erst verspätet gestellt, gestaltet sich die manuelle Reposition zunehmend schwieriger und kann gar nach einer Woche unmöglich werden. Dann ist die offene Reposition erforderlich; diese birgt jedoch das Risiko der avaskulären Nekrose. Der operative Zugang sollte über einen palmaren Schnitt erfolgen, wobei besonderes Augenmerk darauf zu richten ist, bei der Reposition keine Bandverbindungen zu verletzen (die Knochen werden überwiegend von der Palmarseite her mit Blut versorgt) und auch nicht den Medianusnerven zu schädigen.

(2) Medianuslähmung: Einer prompten Reposition folgt in der Regel die frühe und völlige Wiederherstellung der Funktion. Nach einer verspäteten Reposition kann aber die Erholung unvollständig bleiben, doch erfordert dies nur selten eine Behandlung.

(3) Sudeck-Dystrophie: Diese ist eine häufige Komplikation und wird behandelt, wie bereits beschrieben (178,46).

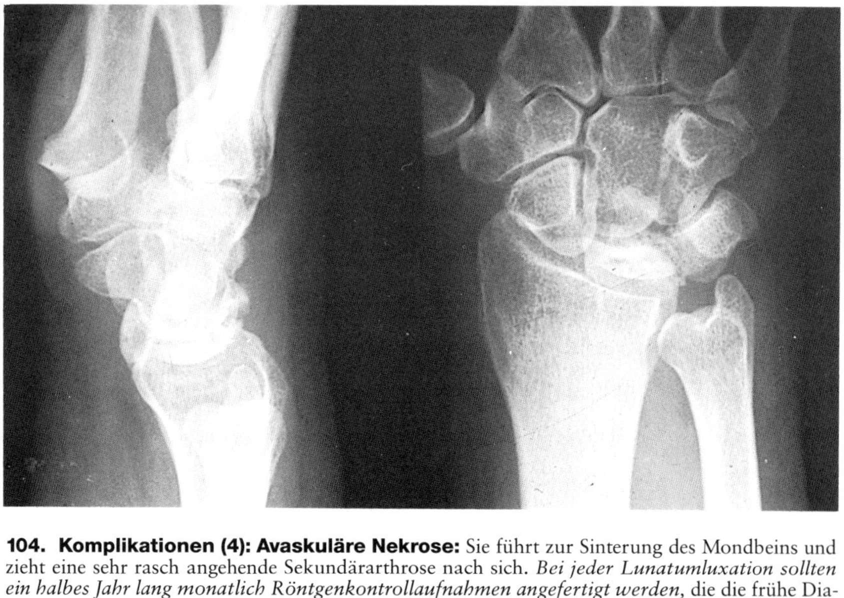

104. Komplikationen (4): Avaskuläre Nekrose: Sie führt zur Sinterung des Mondbeins und zieht eine sehr rasch angehende Sekundärarthrose nach sich. *Bei jeder Lunatumluxation sollten ein halbes Jahr lang monatlich Röntgenkontrollaufnahmen angefertigt werden,* die die frühe Diagnose dieser Komplikation erlauben. Bei frühzeitiger Entdeckung kann die Resektion mit oder ohne prothetischen Ersatz eine progrediente Arthrose verhüten. Bei vielen Fällen, vor allem aber in den Spätstadien, ist die Handgelenkarthrodese vorzuziehen.

Man beachte, daß auch ein wiederholtes Handgelenkstrauma ohne freie Mondbeinluxation zu ähnlichen radiologischen Erscheinungsbildern führen kann (Morbus Kienböck); diesen Zustand findet man bevorzugt bei Handarbeitern wie Schreinern und Pflasterern sowie bei Patienten, die mit Preßlufthämmern etc. umgehen (Vibrationstrauma).

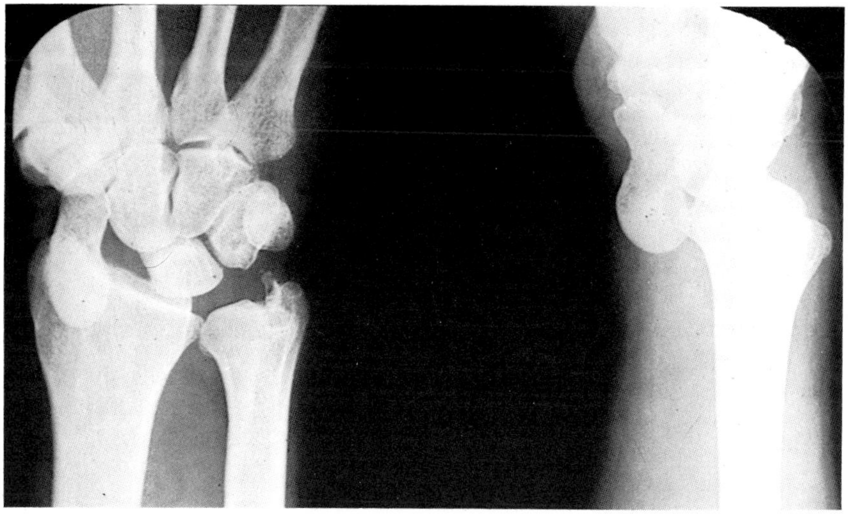

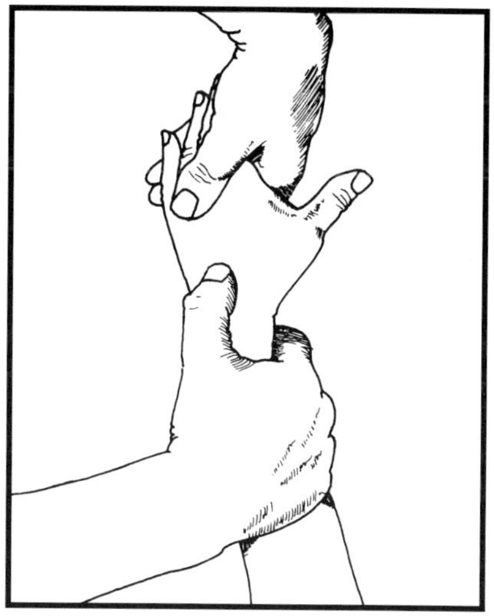

105. Luxationen und Subluxationen des Kahnbeins (s. a. Karpusinstabilität und skapholunäre Dissoziation): Diese seltenen Verletzungen diagnostiziert man radiologisch; beim Verdacht darauf sind d.-p. Aufnahmen sowohl in Radial- als auch in Ulnarabduktion hilfreich. Auffälligstes Zeichen ist der verbreiterte Raum zwischen Mond- und Kahnbein.
Behandlung: (a) Handelt es sich um eine vordere und komplette Luxation, wie hier gezeigt, behandelt man diese wie eine Luxation des Mondbeins. (b) In vielen Fällen ist die Luxation inkomplett, wobei der proximale Pol nach dorsal umgeklappt ist und der distale nach palmar. Solche Verletzungen weisen oft eine bolzenartige Instabilität innerhalb des Beugungs-/Streckungs-Bewegungsumfangs auf (die stabile Stellung in dieser Phase muß man dabei durch Probieren während der Reposition ausfindig machen.

106. (b) (Forts): Die Reposition kann man durch Druck gegen den dorsal gelegenen Pol erzielen. Wenn möglich verwende man hierfür einen Bildverstärker, um Reposition und Stabilität zu prüfen. Ist eine stabile Position gefunden, sollte man das Handgelenk mit zusätzlicher Radialabduktion in einem Gipsverband fixieren, der 6 Wochen lang belassen wird und häufig röntgenologisch kontrolliert wird (Position?). Läßt sich die Instabilität nur schwer kontrollieren, so sollte man das Kahnbein mit Kirschner-Drähten fixieren.

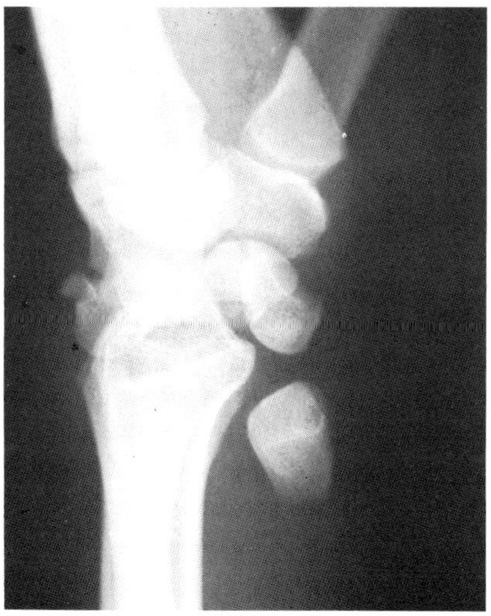

107. Luxation des Mondbeins und einer Keinbeinhälfte: Anfangs lassen sich beide Läsionen noch genauso wie eine unkomplizierte Lunatumluxation geschlossen reponieren. Danach beherrscht jedoch der Kahnbeinbruch das Bild, und die Behandlung sollte den Richtlinien hierfür folgen. Ist nach Reposition die Handwurzel sehr instabil, sollte man die innere Fixation des Kahnbeins erwägen.

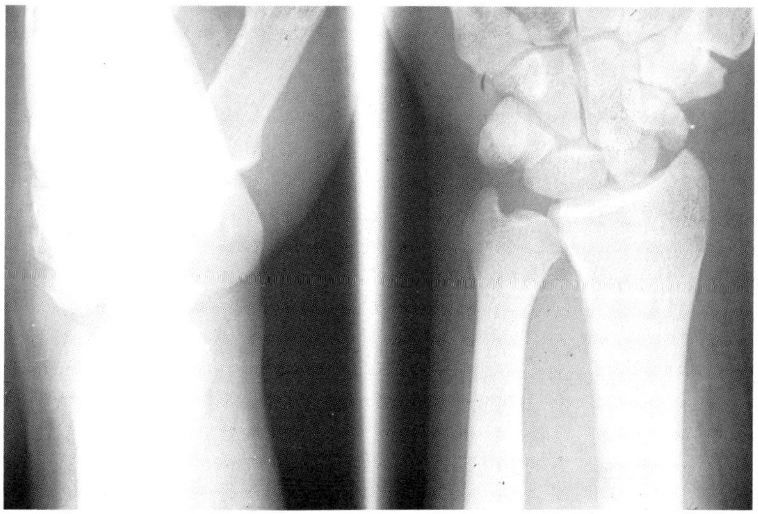

108. Transskaphoido-perilunäre Karpusluxation (deQuervain-Verrenkungsbruch): Diese Verletzung entspricht der eben beschriebenen. Sie ist die häufigste innerhalb der 1. Hauptgruppe der Handwurzelluxationen. In manchen Fällen kann damit eine Fraktur des Processus styloideus von Radius und Ulna verbunden sein. *Behandlung:* Die Reposition unter Zug ist meist einfach. Danach entspricht die weitere Behandlung der einer Kahnbeinfraktur. Ist jedoch die Kahnbeinreposition ungenügend oder die Handwurzel sehr instabil, muß man die innere Fixation des Kahnbeins avisieren.

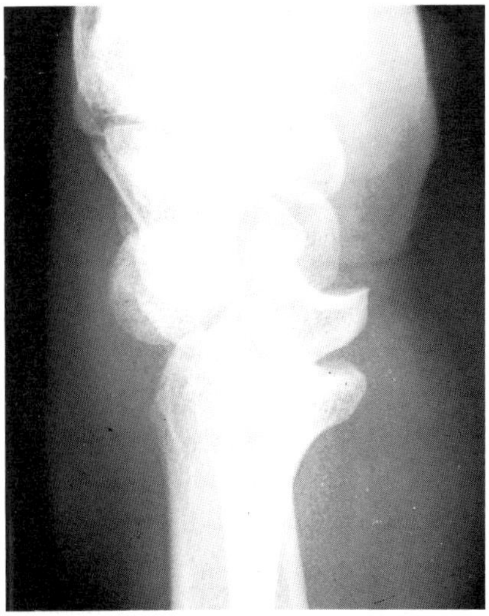

109. Andere Karpusverletzungen (1): Perilunäre Luxation: Diese entspricht gegensinnig der isolierten Mondbeinluxation. *Behandlung:* (a) Reposition unter Zug. (b) Gipsverband bei Handgelenk in Flexion für 1–2 Wochen, bevor man (3) den Gips gegen einen in Neutralstellung austauscht und 2 Wochen beläßt. (d) Danach kann zur Handgelenkmobilisierung Physiotherapie erforderlich sein.

110. Andere Karpusverletzungen (Forts.) (2): Mondbein- und Kahnbeinluxation: Sollte man wie die Lunatumluxation behandeln (187,98). **(3) Periskaphoidolunäre Karpalluxation:** Sollte man behandeln wie die perilunäre Luxation (190,109). **(4) Luxationen von Trapezium, Trapezoideum oder Hamatum** sind selten; immer versuche man die geschlossene Reposition, doch bedarf es häufig der offenen. Bei Instabilität helfen Kirschner-Drähte. **(5) Frakturen durch den Körper von Karpalia (außer Kahnbein)** sind selten und sollten (je nach Verletzung) durch 6wöchige Fixation in einem Colles- oder Kahnbeingips versorgt werden. Brüche von Hamatum und Pisiforme können durch eine Ulnarisläsion kompliziert sein, die man zuwartend behandelt. **(6) Kleine Chip-Frakturen des Karpus** sind häufig und entstehen meist durch Hyperflexions- oder Hyperextensionsverletzungen des Karpus, manchmal auch durch direkte Gewalt, wobei die Herkunft des Fragments meist unklar bleibt. Lediglich Gipsruhigstellung über 3 Wochen bei meist voller Funktionserholung.

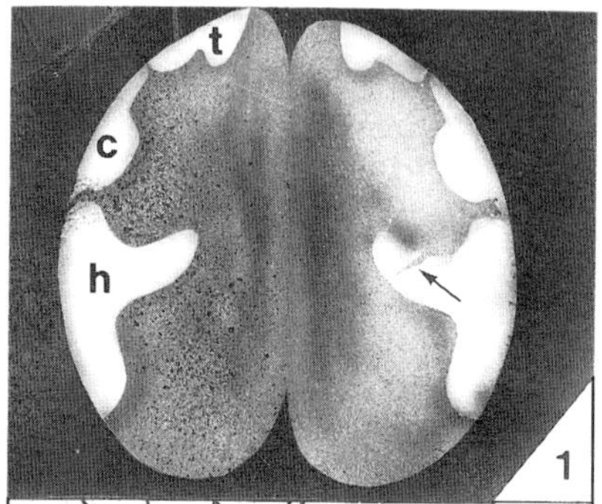

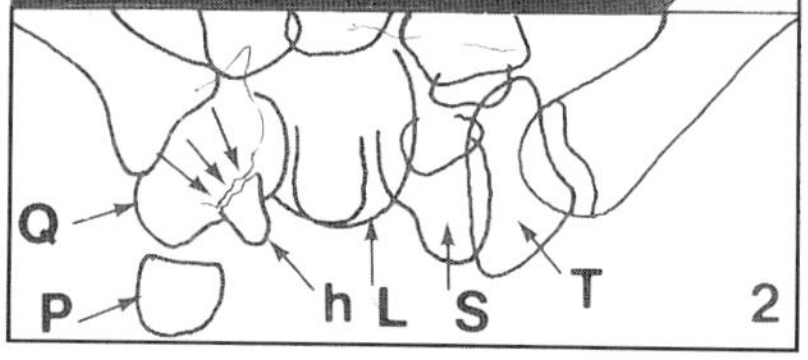

111. Andere Karpusverletzungen (Forts.) *(7): Fraktur des Hamulus ossis hamati:* Diese Verletzung ist meist Folge eines starken Golf- oder Tennisschlags, kann aber auch nach Sturz oder einem direkten Schlag gegen die Handfläche folgen. Umschriebener Schmerz und Druckempfindlichkeit. Beste Bruchdarstellung durch CT mit den Händen in Gebetsstellung (1) oder durch Karpaltunnelaufnahmen (2). Beste Behandlung ist die Resektion des Hamulusfragments (h = Os hamatum; c = Kopfbein, t = Trapezium; S = Skaphoid; P = Pisiforme; Q = Dreieckbein; L = Lunatum).

112. Karpusinstabilitäten: Die Karpusinstabilität ist ein Zustand, bei dem das normale Gefüge der Karpalia im Früh- oder Spätstadium nach einer Verletzung verlorengeht. Es gibt eine Reihe klinischer Muster, doch machen die anatomischen Details, die komplexe Dynamik dieser Region und die anhaltenden Kontroversen zu den Pathomechanismen die Erforschung sehr schwierig. Es gibt 2 Haupttypen der karpalen Instabilität: die statische und die dynamische.
Bei der *statischen Instabilität* ist das Alignment gestört, das man durch sorgfältiges Studium von d.-p. und seitlicher Handgelenksaufnahme erkennen kann. Bei *Dorsalflexionsinstabilität* rotiert das Lunatum in Überstreckung; bei der *Palmarflexionsinstabilität* rotiert es in Palmarflexion; bei der *ulnaren Translokation* luxiert der gesamte Karpus in ulnarer Richtung. (Dieses Muster ist bei der rheumatoiden Arthritis häufig); bei der *dorsalen Subluxation* verschiebt sich die Handwurzel nach dorsal. (Dies sieht man am häufigsten nach fehlverheilten Colles-Frakturen, wo die normale palmare Inklination der Radiusgelenkfläche verlorengeht).
Bei den *dynamischen Karpusinstabilitäten* sind Routineaufnahmen unauffällig. Der Patient kann die Fehlstellung selbst auslösen und reponieren, oder Manipulationen des Untersuchers am Kahnbein können das Gefühl der Instabilität provozieren, über das der Patient zumeist klagt. Häufigste Instabilität ist die *zwischen Kahn- und Mondbein,* seltener die zwischen *Mond- und Dreieckbein* oder die im *Mittkarpalgelenk.* Zur Diagnosestellung legt man über den schmerzhaften Stellen Bleimarken auf die Haut und macht Röntgenaufnahmen in stabiler und instabiler Position. Bei der skapholunären Instabilität sind d.-p. Aufnahmen der supinierten Hand in Radial- und Ulnardeviation meist diagnostisch. Auch kann die Handgelenksuntersuchung in Bewegung unter Durchleuchtung weiterhelfen. Weitere Untersuchungen: (a) Skelettszintigraphie; ist diese negativ, ist entweder die Diagnose falsch, oder lokal entzündliche Veränderungen sind so gering, daß man nur konservative Methoden ergreifen sollte. (b) Die Arthrographie kann helfen, Vorliegen und Ort gerissener (interkarpaler) Bänder nachzuweisen.

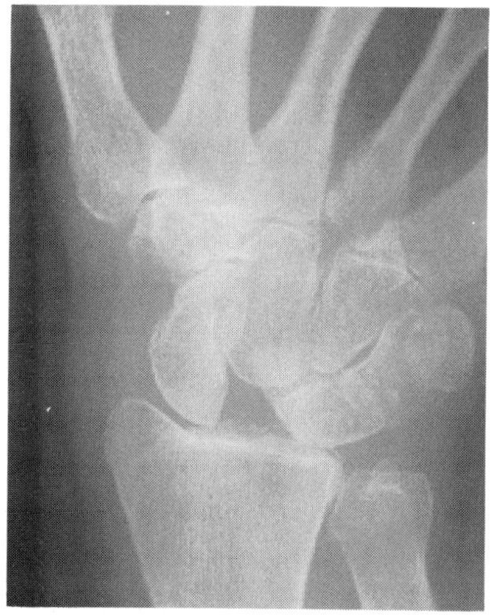

113. Karpusinstabilitäten (2): Skapholunäre Dissoziation: (Abb.) Unbehandelt kann eine Arthrose folgen. *Behandlung:* (a) In der Akutphase manuelle Reposition unter Bildverstärker und geschlossene Spickdrahtfixation; *oder:* Offene Versorgung der gerissenen Bänder. (b) Chronisch: Reinsertion des gerissenen skapholunären Bandes; liegen aber schon arthrotische Veränderungen und Subluxation vor, sollte man eine Silikonprothese des Kahnbeins und eine mittkarpale Arthrodese bedenken.

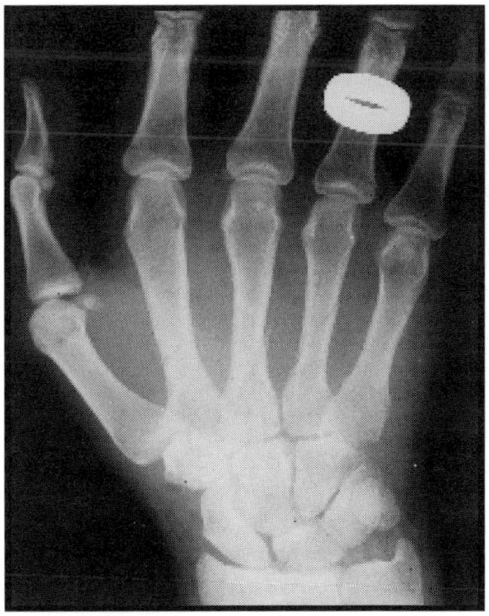

114. Verletzungen von Mittelhandknochen und Phalangen: Grundsätze: Bei der Festlegung, wie man eine spezielle Verletzung am besten behandelt, schließe man zu Beginn eine ernsthafte Weichteilverletzung von Nerven und Sehnen oder eine wesentliche Haut(defekt)schädigung (Details s. später) aus. Als nächstes entnehme man den Röntgenbildern, ob die Fragmentstellung akzeptabel ist. (Abb.: Annehmbare, nicht dislozierte Frakturen des Schafts von Os metacarpale IIII und IV.)

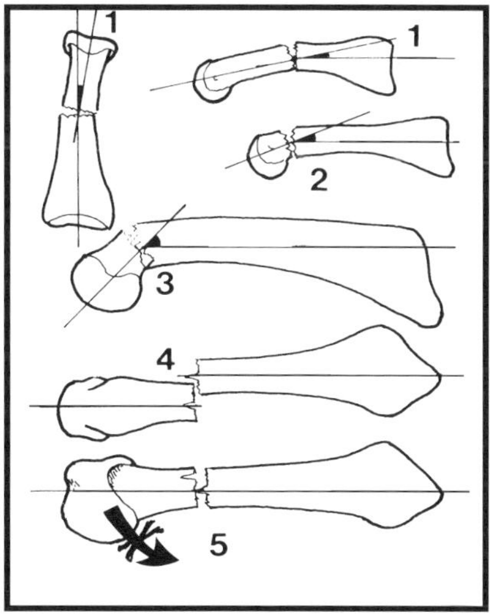

115. Fragmentstellung (Forts.): Ganz allgemein kann man die Stellung von Metakarpal- und Phalangenfrakturen einordnen als akzeptabel (a) bei Achsknickung < 10 ° in d.-p. und Seitaufnahme (1); in der Seitaufnahme kann man an der Metaphyse auch 20 ° (2)und am Hals des Os metacarpale V auch 45 ° akzeptieren (3); (b) bei mindestens 50 %igem Knochenkontakt (4); (c) wenn kein Rotationsfehlstellung vorliegt.

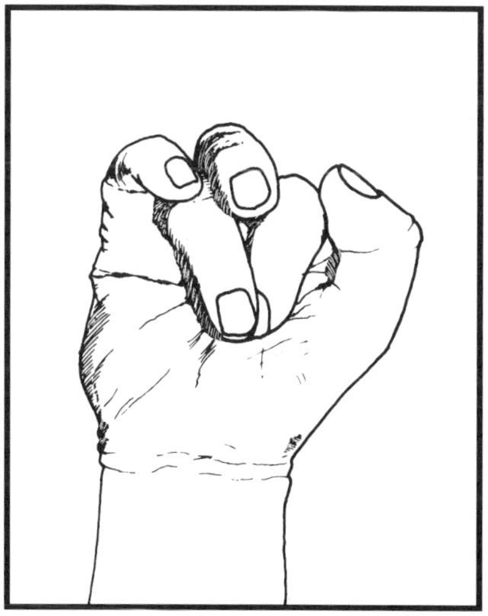

116. Fragmentfehlstellung (Forts.): Die Torsionsfehlstellung eines Mitelhandknochens oder einer Fingerphalanx kann zwar in Streckstellung kaum feststelbar sein, jedoch in Flexion eine deutliche Deformität und Funktionsstörung verursachen. Man achte darauf, daß die Finger einzeln gebeugt allesamt die Handfläche im Bereich des Kahnbeins berühren, und prüfe dies auch. (Die gleiche Vorsichtsmaßnahme wende man an, wenn man die Qualität einer Reposition prüft oder eine äußere Schienung anlegt.)

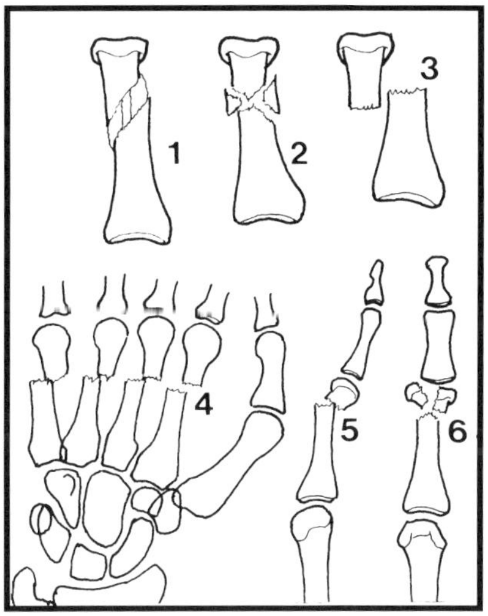

117. Feststellung der Stabilität: Nun fährt man mit der *Stabilitäts*prüfung fort. Nichtdislozierte Quer- und Längsfrakturen sind in der Regel *stabil,* die folgenden jedoch meist *instabil:* (1) rotierte Spiral- und einige Schrägfrakturen; (2) multifragmentäre Brüche; (3) stark dislozierte Brüche; (4) multiple Frakturen; (5) Frakturen durch den Grundphalanxhals; (6) dislozierte Gelenkfrakturen.

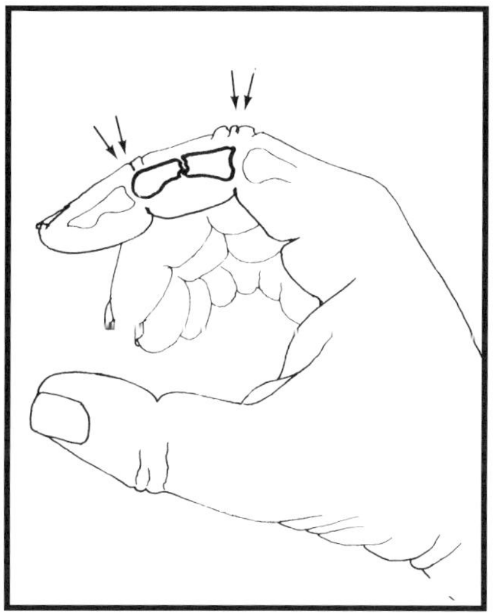

118. Feststellung der Stabilität (Forts.): Bleiben noch Zweifel bestehen, prüfe man die *funktionelle Stabilität* der Fraktur; dabei bittet man den Patienten, den verletzten Finger (ohne Hilfe) zu beugen, und mißt das Bewegungsausmaß der Gelenke beiderseits des Bruches. Ist der Bruch funktionell stabil, sollte dieses Maß 30 % des Normalen erreichen, also: Grundgelenk = 27 ° (N = 90 °); PIP = 30 ° (N = 100 °); DIP = 24 ° (N = 80 °).

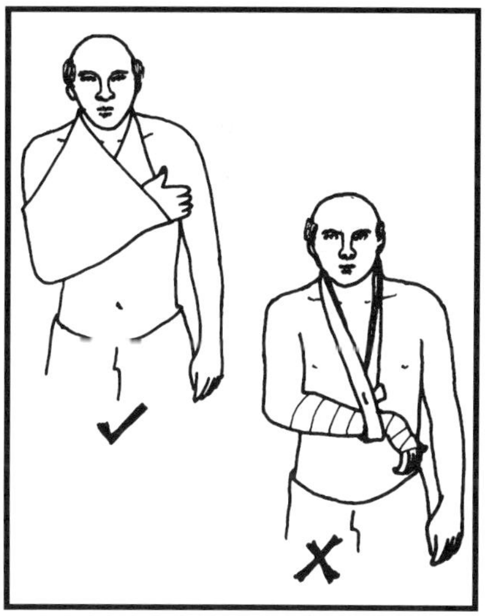

119. Behandlung (1): (a) Fehlt eine wesentliche Weichteilverletzung, ist die Fraktur in akzeptabler Stellung und klinisch wie radiologisch stabil, sollte sich die Behandlung auf die Kontrolle von Schmerz und Schwellung zu Beginn richten. Armanhebung in einer Schlinge kann dabei hilfreich sein, *vorausgesetzt die Schlinge wird so angebracht, daß die Hand nicht herabhängt!* Jeden komprimierenden Verband lege man sorgfältig an, so daß er nicht umschrieben einschnürt. Früh mobilisieren!

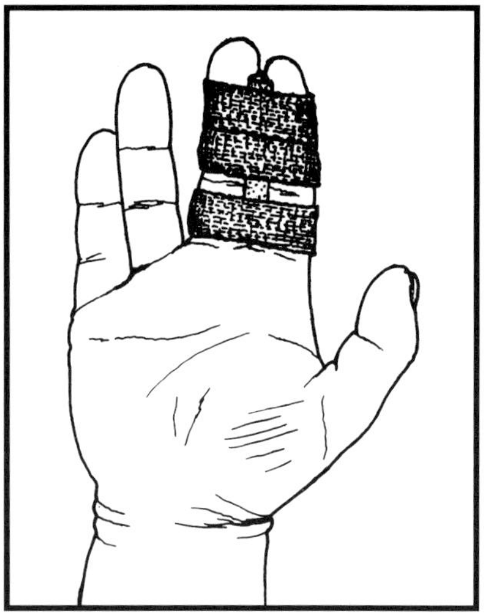

120. Behandlung (2): (b) Bei ungenügender Position solte man den Bruch reponieren. Läßt sich eine gute Stellung erreichen, Behandlung wie oben. (c) Ist die Position primär annehmbar oder manuell erreicht worden, der Bruch aber instabil, so braucht man eine Schienung. Bei leichteren Verletzungen liefert eine strumpfbandartige Anschlingung zum Nachbarfinger mit Filzpolsternug zwischen den Fingern die ideale Kombination von Stabilität und erhaltener Beweglichkeit.

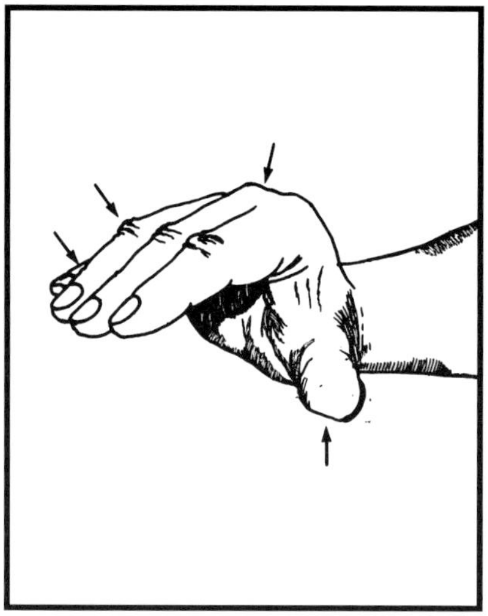

121. Behandlung (3): Ist die Verletzung schwerer und ein stärker einschränkender Gipsverband oder eine Bandagierung vonnöten, dann muß man sehr auf die Fingerstellung achten. *Nie* sollte man das *Grundgelenk gestreckt* schienen. Setzt man auf die Erholung der Bewegungen, so beuge man das Grundgelenk um 90 °, strecke die IP-Gelenke und abduziere den Daumen. In der Praxis ist dies zwar oft schwer zu erreichen, doch sollte man mit aller Kraft eine Streckung der Grundgelenke verhindern.

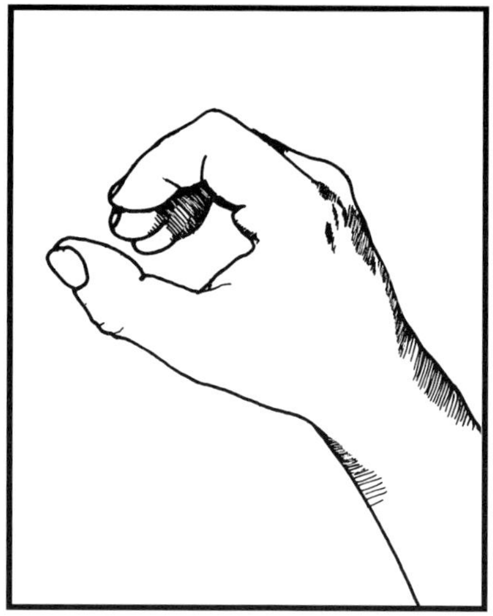

122. Behandlung (4): Erwartet man eine Wiederherstellung der Funktion, dann mindert die beschriebene Stellung die Auswirkung einer Fibrosierung der Kollateralbänder und hält die Fingergelenke in einer für die Mobilisation günstigen Stellung. Davon sorgsam zu unterscheiden ist die *Fixationsstellung*, wenn man keine Wiederherstellung der Funktion erwartet (z.B. bei einer Arthrodese). Im letzteren Falle werden das Fingergrund- und die Interphalangealgelenke in mittlerer Beugestellung fixiert.

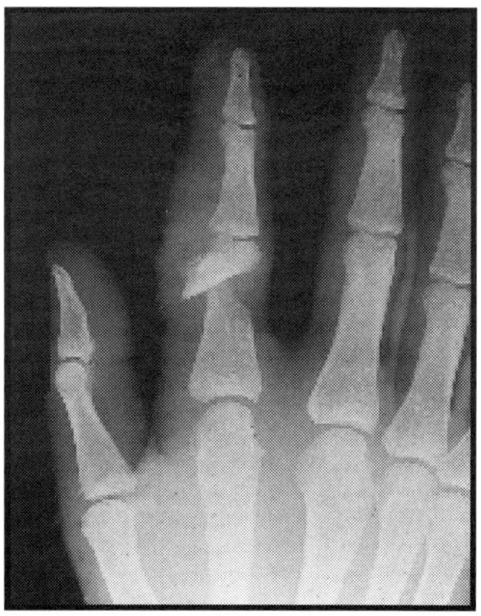

123. Behandlung (5): (d) Läßt sich der Bruch nicht reponieren oder mit einer einfachen Schienung in akzeptabler Position halten, dann erwäge man die offene Reposition und/ oder osteosynthetische Stabilisation (bzw. Fixateur externe). Andere Indikationen hierfür sind: (1) Signifikante Weichteilverletzung; (2) multiple Frakturen; (3) intraartikuläre Brüche. (Abb.: Offene instabile Fraktur der Grundphalanx mit inakzeptabler Stellung.)

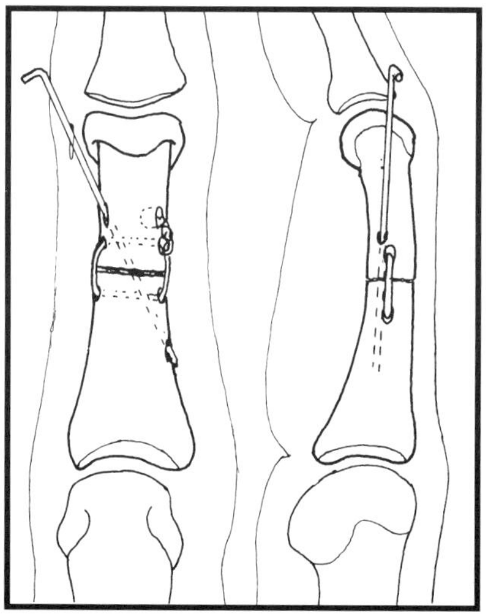

124. Methoden der inneren Fixation: Ziel ist die starre Fixation mit Frühmobilisation und dadurch verbesserter Erholungschance. Leider sind die Handknochen klein und die Weichteildeckung spärlich. Dies und die Nachbarschaft der Gleitstrukturen mit den Risiken für die Sehnen und einer Gelenkeinsteifung machten Modifikationen und Alternativtechniken der andernorts angewandten Methoden erforderlich, nämlich: *Typ A: Intraossäre Zerklage (1):* Eignet sich für Querbrüche und verwendet einen monofilamentären 26G-Draht aus rostfreiem Stahl und einen Kirschner-Draht.

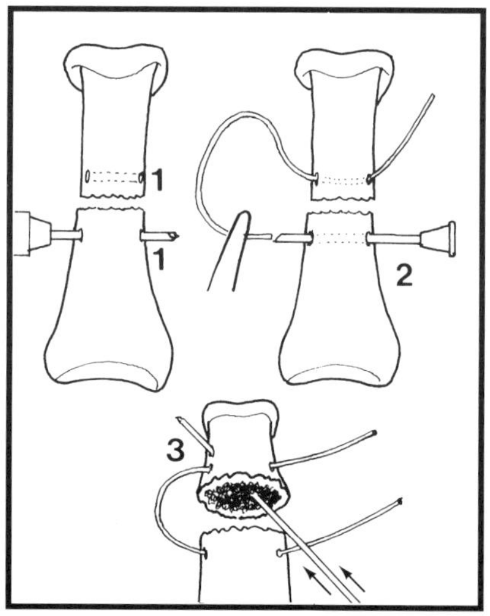

125. Typ A: Intraossäre Drahtzerklage (Forts.): *Technik:* Man erreicht den Bruch über einen dorsalen Mittellinienschnitt (außer am Endglied; hier H-Inzision). Man macht 2 Querbohrungen (Kirschner-Draht-Bohrgerät) leicht zur Streckseite hin und 3–4 mm von den Bruchenden entfernt (zugespitzter Trokar: 0,89 mm Durchmesser) (1). Durch diese Löcher fädelt man den Draht und nimmt nötigenfalls eine 20G-Kanüle als Träger (2). Dann bringt man schräg einen Kirschner-Draht in das distale Fragment ein (3).

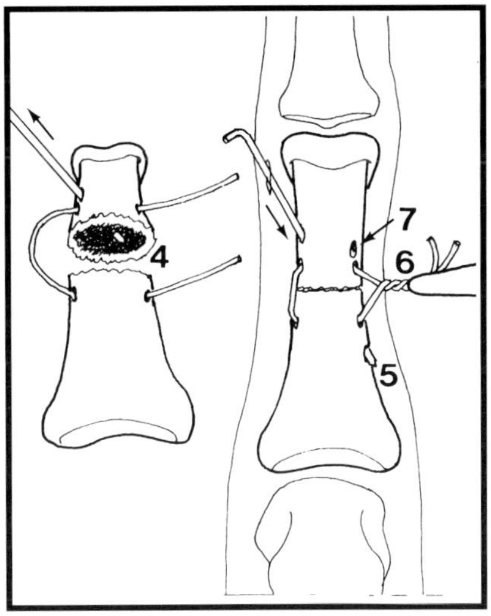

126. Typ A: Intraossäre Zerklage (Forts.): Der K-Draht wird teilweise zurückgezogen (4), die Fraktur reponiert und dann der K-Draht durch den Kortex der Gegenseite gestoßen (5). Die Drahtenden dreht man zusammen (6) und versenkt sie in einem Loch in der Knochenrinde (7). Man kann eine äußere Schienung verwenden (Bandage, Schlinge, Gipsschale etc.), doch sollte man diese ab dem 7. Tag weglassen. Anstelle der K-Drähte kann man auch einen biologisch abbaubaren Knochenstift verwenden. Diese Zerklage wird nicht für Metakarpalfrakturen empfohlen.

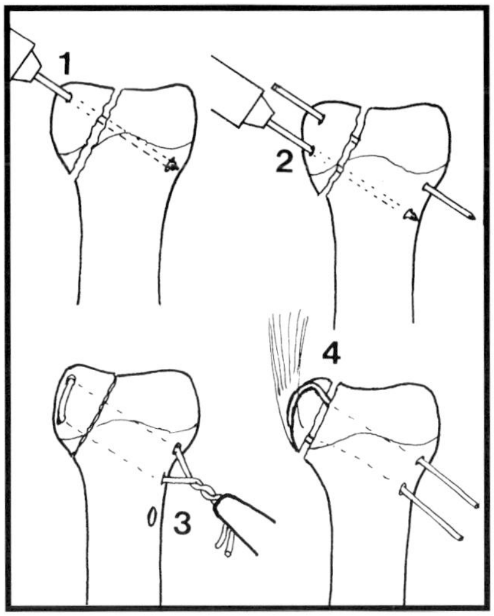

127. Typ B. Intraossäre Zerklage (2): Sie eignet sich für kleine Gelenkfragmente. *Technik:* Nach der Bruchreposition bohrt man lotrecht zur Bruchfläche ein Loch (1). Man läßt den Bohrer (0,89 mm K-Draht) in Position und schafft mit einem 2. Bohrer ein Loch parallel zum ersten (2). Nun führt man den Draht mit Hilfe einer Subkutannadel als Träger ein, ziehe ihn an und sichere und versenke ihn wie zuvor beschrieben (3). Ist das Fragment zum Anbohren zu klein, kann man es auch fassen, wenn man den Draht nahe am Knochen, z.B. durch den Längsbandansatz, führt (4).

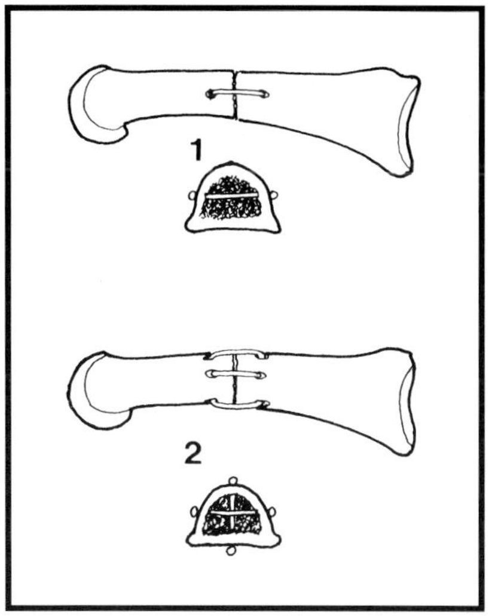

128. Intraossäre 90–90-Zerklage (3): Diese ähnelt dem Typ A, doch werden hier anstelle eines Drahtes (1) 2 Drähte rechtwinklig zueinander genommen (2). Gute Methode zur Stabilisierung von Querbrüchen der Metakarpalia und Phalangen und nützlich bei Fusionen und Replantationen, man sollte sie aber nicht bei Osteoporose oder Fragmentation verwenden. *Technik:* Falls erforderlich werden die Knochenenden begradigt, damit glatte kongruente Oberflächen entstehen, und die Bohrlöcher sorgsam unter Beachtung der Richtung gesetzt.

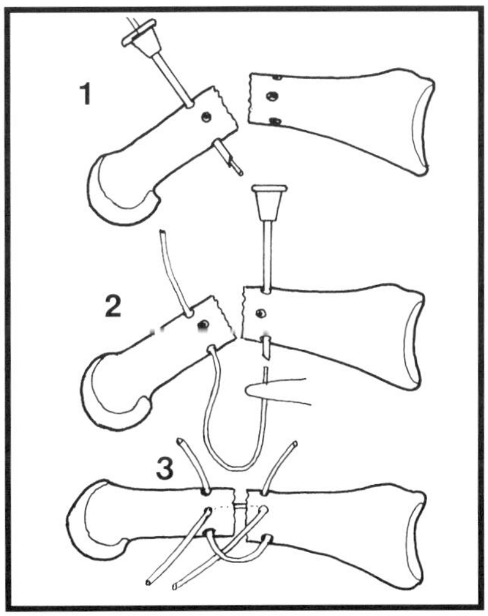

129. 90–90-Zerklage (Forts.): Als Träger kann man eine 20G-Kanüle verwenden, mit der man den Finger so an der Frakturstelle beugt, daß man einen Draht senkrecht inserieren kann (1 und 2). Nach Einsetzen beider Drähte (3) reponiert man die Fraktur und zieht die Drähte durch Verdrillen an. Die Enden versenkt man, um Störungen der Gleitstrukturen zu vermeiden. Nach Hautnaht kann der Patient zusätzlich eine äußere Schienung erhalten, die man aber mit Mobilisationsbeginn nach 7 Tagen wegläßt.

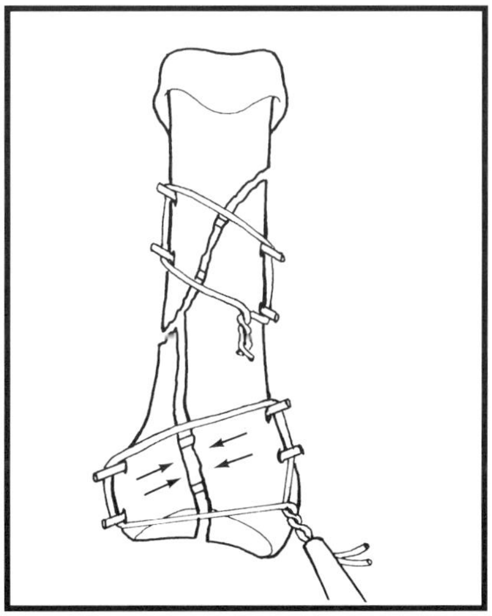

130. Zuggurtungsosteosynthese (4): Diese kann sehr starken Halt geben und nützt bei instabilen Brüchen der Phalangen und Metakarpalia, vor allem bei multiplen Fragmenten. *Technik:* Man reponiert die Frakturen und hält sie mit einzelnen oder paarigen Kirschner-Drähten; diese Drähte kürzt man so, daß der aus dem Knochen herausragende Teil gerade noch genügt, den Zugdrähten als „Anker“ zu dienen. Diese schlingt man zum Anspannen um die *Dorsal*seite, bevor man sie spannt.

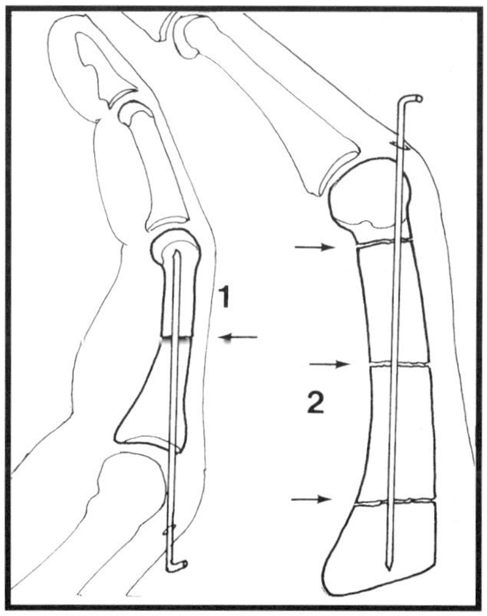

131. Perkutane Kirscher-Drähte (5): Häufigste Stabilisierungsmethode für Phalangen- (1) und Metakarpalfrakturen (2) in allen Höhen. In vielen Fällen lassen sich die Drähte ohne Frakturfreilegung einbringen. Die Fixationsqualität ist aber nur selten perfekt, so daß oft zusätzliche äußere Schienung erforderlich wird. Trotz möglicher Probleme durch Lockerung, Drahtwanderung, Infektion, Distraktion und Pseudarthrosen ist dies eine wertvolle Technik. Beste Ergebnisse erzielt man, wenn man Drähte in zugespitzten Trokars unter geringer Bohrgeschwindigkeit einsetzt.

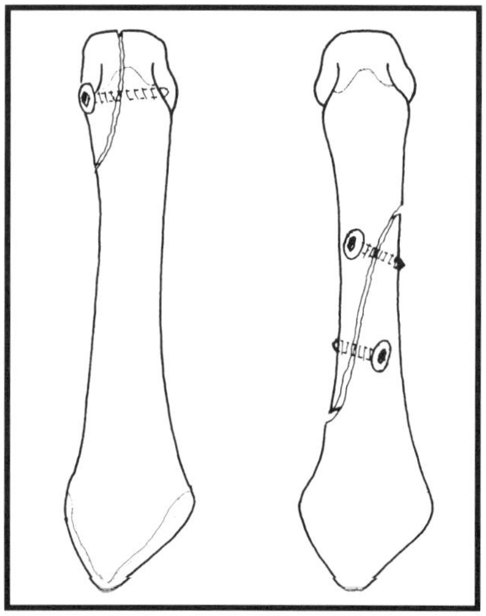

132. Kompressionsschrauben (6): Man verwendet sie zur Rekonstruktion bei Gelenkfrakturen oder zur Fixierung instabiler Metakarpal- oder Phalangenfrakturen. Oft sind die Fragmente klein und bröckelig, so daß die sichere Fixation ohne Risiko der Gefäßschädigung eines Fragments eine sorgsame Auswahl erfordert. Ganz allgemein sollte jedes Fragment 3mal so groß sein wie der vorgesehene Schraubendurchmesser (Metakarpalia: 2,7 mm; Phalangen: 2,0 u. 1,5 mm).

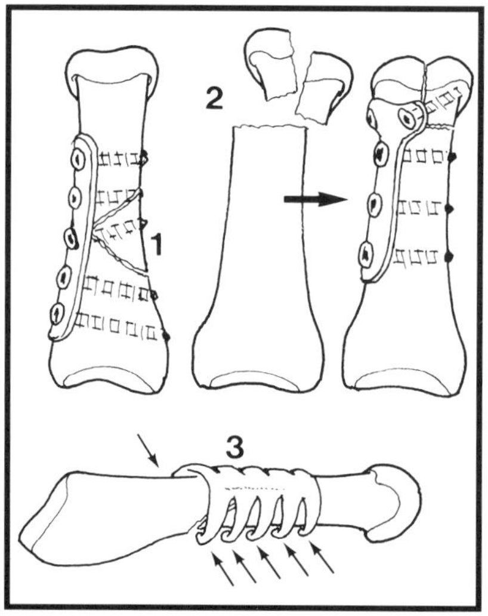

133. Plattenfixation (7): Um eine Störung von Gleitstrukturen zu verhindern, muß man Platten sorgfältig anbringen. Sie sind nützlich bei Trümmerbrüchen (1), Brüchen mit Knochenverlust, T- und Y- (2) und anderen intra- und periartikulären Frakturen. Die AO empfiehlt für die Phalangen eine laterale Inzision. Verfügbar sind: 1/4-Rohr-, DCP-, Kondylen-T-Abstütz- und Mennen-Platte (3) Bei letzterer (für Metakarpalfrakturen) werden die Krampen nach der Bruchreposition um den Knochen gebogen.

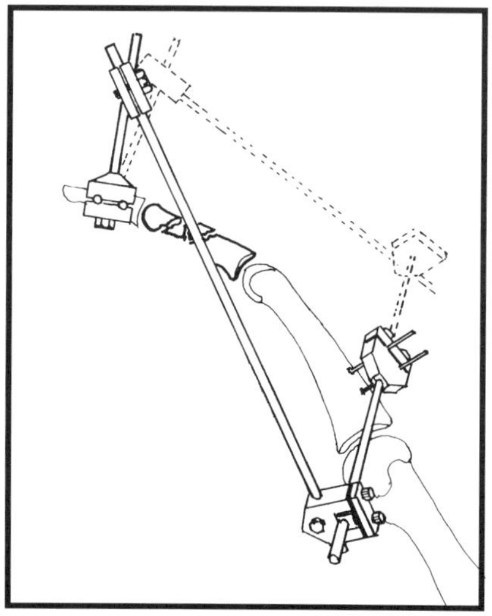

134. Starrer Minifixateur externe (8): Kann man bei multifragmentären Frakturen und solchen mit Knochenverlust und/oder schweren Weichteilläsionen, bei infizierten Brüchen und Luxationsfrakturen des PIP-Gelenks mit Zug- (z.B. bei Gelenkdurchtrennung) oder Kompressionstechniken einsetzen, und zwar als ein- oder beidseitige bzw. kombinierte Systeme (Abb.). Doch kann die Anbringung schwierig sein; die Pins sind infektanfällig und können die Gleitstrukturen behindern.

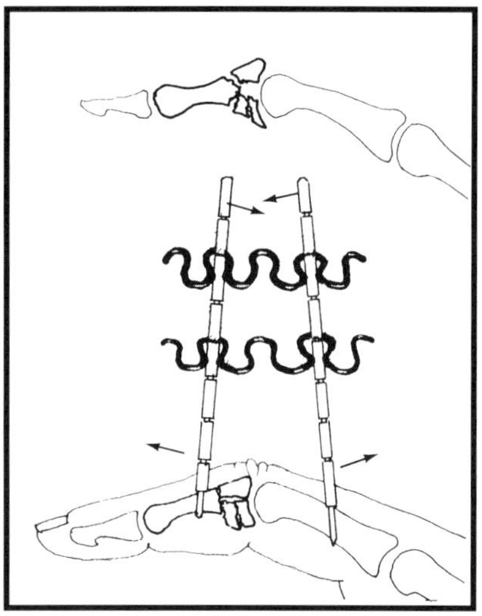

135. Flexibler Minifixateur externe (9): Das Stockport Serpentine Spring System (S-Quatro) hat seinen Nutzen bei Luxationsfrakturen in Fehlstellung, es gestattet unter Distraktion eine gewisse Beweglichkeit. Man setzt einen Pin distal der zentralen Schleife in die Mittelphalanx ein und den 2. über eine kleine Inzision durch die Sehne hindurch; braucht man Zug, sollten die Pins divergieren, was man durch die „Gruben" der Sprungfedern und deren Position längs der mit Rillen versehenen Pins bestimmt. Die elastischen Federelemente werden den Pins anzementiert und 3–6 Wochen belassen.

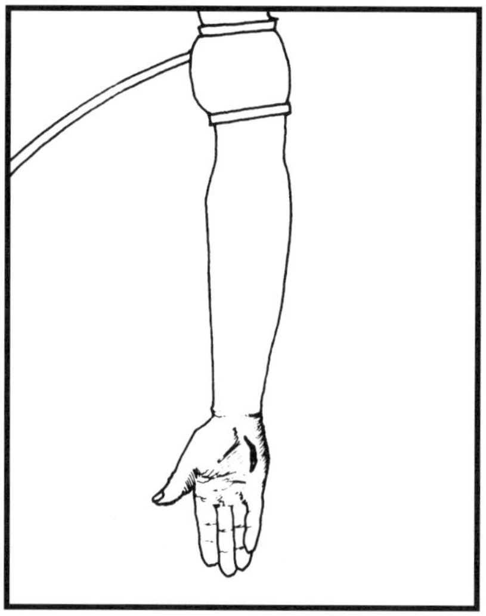

136. Weichteilversorgung (1): Beim Vorliegen von nekrotischem Gewebe oder Fremdkörpern sollte man in Blutleere (Tourniquet) eine gründliche Wundreinigung vornehmen, um das Infektionsrisiko möglichst gering zu halten. An der Hand ist nur wenig Gewebe entfernbar, eine weite Wundausschneidung sollte man vermeiden. **(2)** Vor dem Wundverschluß sollte man das Tourniquet öffnen, um Blutungsstellen aufzuspüren und so das Wundhämatom klein zu halten.

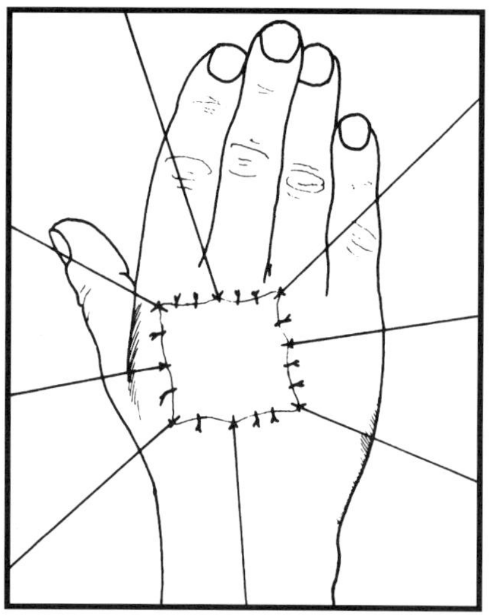

137. Weichteilversorgung (3): Bei Hautverlust sollte man jede Anstrengung unternehmen, um sicherzustellen, daß die Heilung schnellstmöglich eintritt und so eine frühzeitige Mobilisation erlaubt. Die Freilegung von Frakturen, Gelenken und Knochen sollte vermieden, und wenn die Situation dies erlaubt, eine primäre Hauttransplantation oder ein plastischer Ersatz durchgeführt werden.

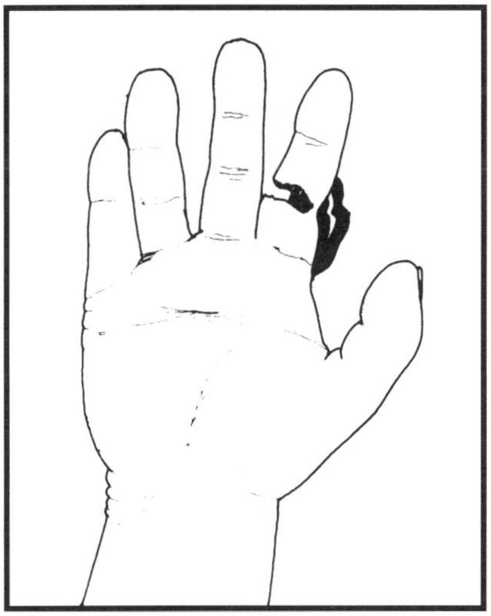

138. Weichteilversorgung (Forts.) (4): Sind beide Gefäß-Nerven-Bündel eines Fingers durchtrennt, dann ist die Amputation anzuraten, es sei denn man hat die technischen Möglichkeiten der Mikrochirurgie, und die besonderen Umstände (z.B. Beruf, Hobbies etc.) machen den Erhaltungsversuch wünschenswert. Unter allen Umständen ist eine maximale Länge des Daumes zu bewahren.

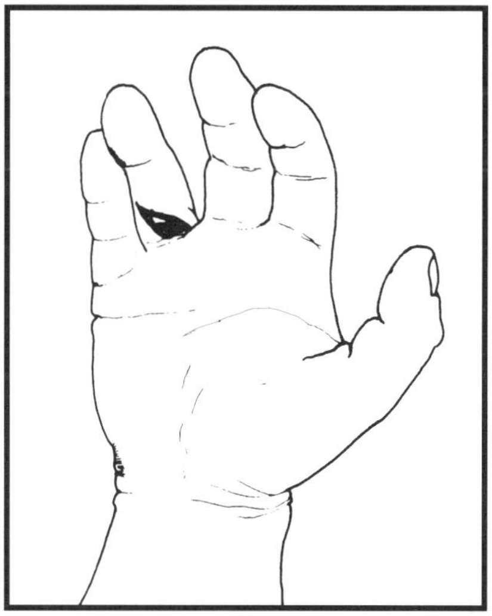

139. Weichteilversorgung (Forts.) (5): Besteht ein erhebliches Wundinfektionsrisiko (z.B. zerklüftete Wundränder oder verschmutzte Gegenstände, die die Wunde verursacht haben), sollte keine primäre Nerven- oder Sehnennaht im „chirurgischen Niemandsland" vorgenommen werden. Sind dagegen die Umstände des Falles ideal, kann ein erfahrener Chirurg auch beste Ergebnisse mit einer Primärversorgung erreichen.

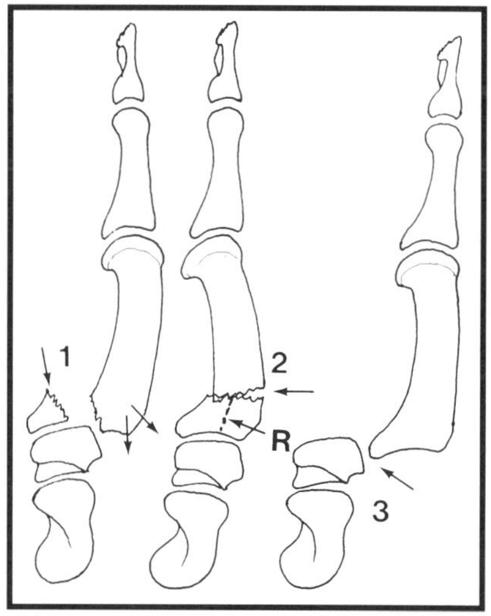

140. Verletzungen des Daumens: Basis: Die häufigsten Verletzungen mit einer Beteiligung der Daumenbasis sind: (1) die Bennett-Fraktur (oder besser gesagt Bennett-Luxationsfraktur), (2) Frakturen der Mittelhandknochenbasis I (Winterstein-Fraktur). Erfaßt eine longitudinale Komponente das Gelenk und verwandelt diese in eine T- oder Y-Fraktur, ist die Prognose schon schlechter (Rolando-Fraktur); (3) Daumensattelgelenkluxation.

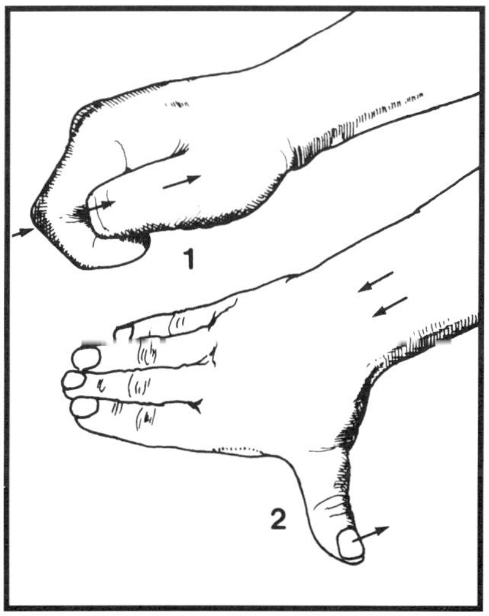

141. Diagnose: Verletzungen der Daumenbasis stammen in der Regel von einer Gewalteinwirkung in Richtung der Daumenlängsachse – z.B. durch einen Fall oder Schlag auf die geballte Faust (1) oder durch eine gewaltsame Abduktion des Daumens (2). In beiden Fällen wird oft fälschlich ein Kahnbeinbruch angenommen, doch besteht hier die größte Schmerzhaftigkeit distal der Tabatière (und die Deformität kann bereits ins Auge springen).

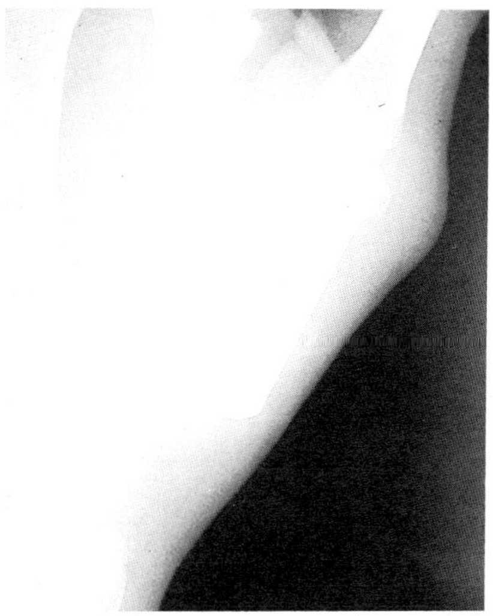

142. Bennett-Fraktur: Beachten Sie die besonderen Merkmale dieser Fraktur: (1) Ein kleines ulnar gelegenen Knochenfragment, das zwar verdreht sein kann, doch in unmittelbarer Nähe des Os trapezium verbleibt; (2) die (longitudinale) Bruchlinie durchsetzt des Gelenk zwischen Os metacarpale I und dem Os trapezium. (3) Am wichtigsten ist die Subluxation des Os metacarpale I im Daumensattelgelenk nach proximal und radial.

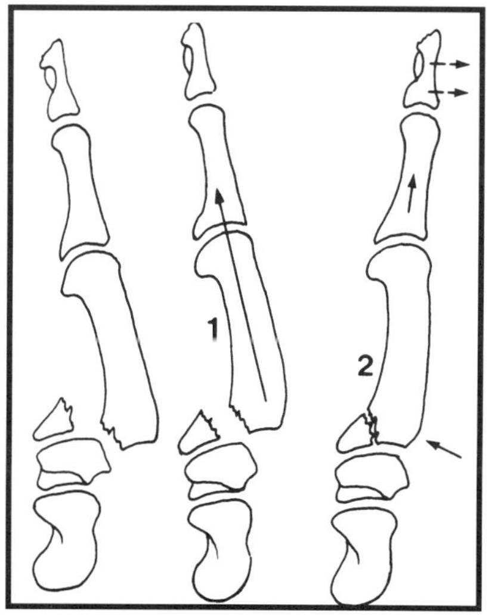

143. Behandlung (1): Das Behandlungprinzip ist ganz einfach: Man zieht am Daumen (1) und beendet die Reposition durch Druck gegen die Radialseite der Metakarpalbasis (2). Meist sind hierfür Anästhesie oder Biersche Blockade nötig. Die Erhaltung der Reposition kann problematisch sein, und man muß besonders auf die Details der Gipsversorgung achten.

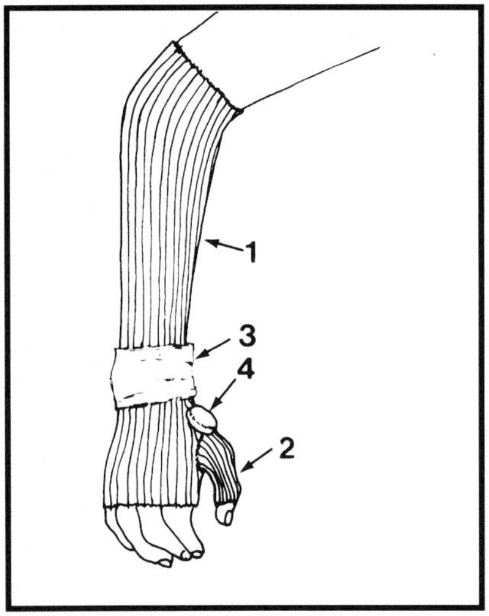

144. Behandlung (2): (a) Zuerst wickelt man einen Strumpfverband um den Arm (1) und den Daumen (2). Die Knochenvorsprünge sind dabei je nach Erfordernis mit Watte zu schützen (3). (b) Über der Basis des Os metacarpale I wird ein kleines Filzpolster aufgelegt (4). (Man beachte hierbei: Selbstklebender Filz soll in dieser Situation nicht direkt auf die Haut aufgebracht werden, um eine allergische Hautreaktion zu vermeiden.)

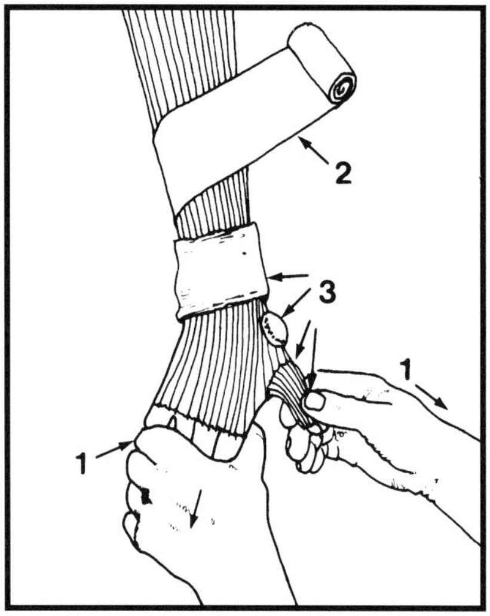

145. Behandlung (3): (c) Ein Helfer übt Zug aus und fixiert die 3 mittleren Finger (1). (d) Zwei bis drei 15-cm-Gipsbandagen (mit oder ohne vordere Gipsschiene) werden am *Unterarm* angelegt (2). (e) Zwei 10-cm-Gipsbandagen werden dann rasch am Handgelenk und über dem Interphalangealgelenk des Daumes angelegt.

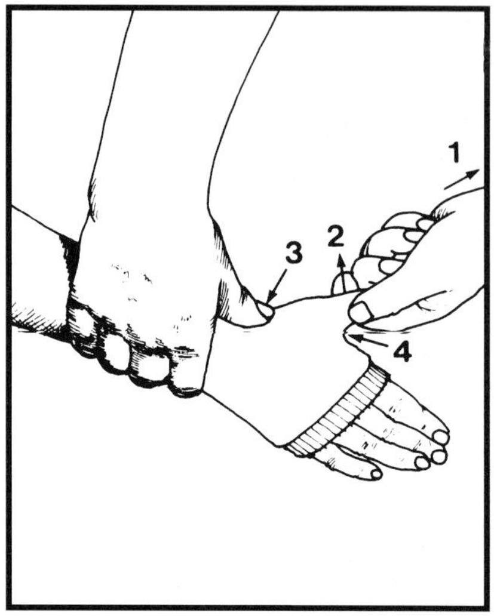

146. Behandlung (3): Der Chirurg ergreift nun den Daumen (inzwischen ist der Gips am Unterarm gehärtet, während der distale Abschnitt noch weich geblieben ist). Er muß Zug ausüben (1), den Daumen abduzieren (2), Druck auf die Basis des Os metacarpale I aufrechterhalten (3) und den Gipsverband gut dem Daumensattelgelenk an dessen Beugeseite anpassen.

147. Nachsorge: (a) Röntgenaufnahmen werden zur Kontrolle der erreichten Reposition angefertigt. (b) Während der ersten Tage kann der Arm eine Anhebung durch eine Schlinge erforderlich machen. (c) Der Patient sollte sich während der ersten 2–3 Wochen wöchentlich vorstellen. Erscheint der Gipsverband in beliebiger Höhe locker, muß man ihn austauschen. Bestehen Anzeichen einer Bruchverschiebung, sollte man ebenfalls einen neuen Gipsverband anlegen (hierbei ist keine erneute Vollnarkose erforderlich). Während der Gips noch aushärtet, sollte leichter Zug auf den Daumen ausgeübt und dabei der Gipsverband gut um die Daumenbasis herum modelliert werden (dies in der eingangs beschriebenen Position). (d) Den Gipsverband sollte man 6 Wochen lang belassen.

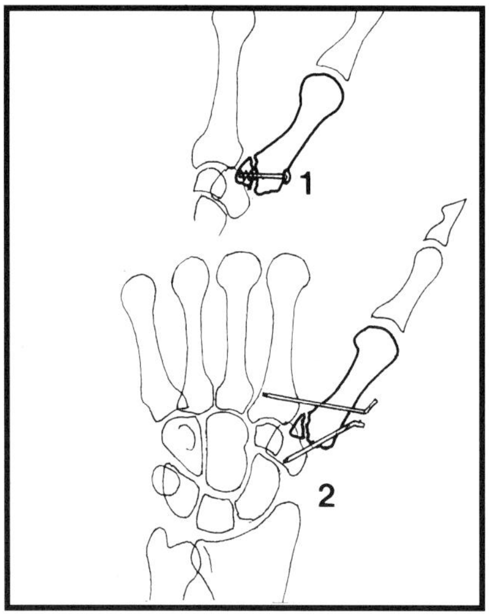

148. Alternative Behandlungsmethoden: Auf Reposition und anschließenden Gipsverband folgt in der Regel ein gutes Ergebnis, es werden aber auch andere Methoden der Frakturstabilisierung angewandt. Dazu zählen: (1) Schraubenosteosynthese (z.B. mit dem Kleinfragmentsatz der AO) und (2) 2 Kirschner-Drähte zur Stabilisierung des Daumenmittelhandknochens.

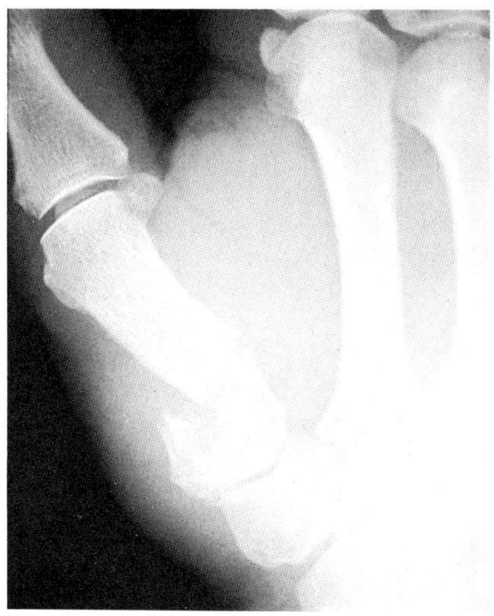

149. Frakturen nahe der Basis des Daumenmittelhandknochens: Bei Kindern sind Grünholzfrakturen dieses Typs häufig.; die Abknickung ist meist nur leicht bis mäßig und sollte belassen werden. Gröbere Knicke sollte man manuell reponieren (Technik s. Bennett-Fraktur). Ca. 5wöchiger Gipsverband wünschenswert. Rolando-Frakturen erfordern sorgsame Reposition; hier führt der Fixateur externe mit Pin-Verankerung in Mittelhandknochen und Os trapezium zu guten Resultaten.

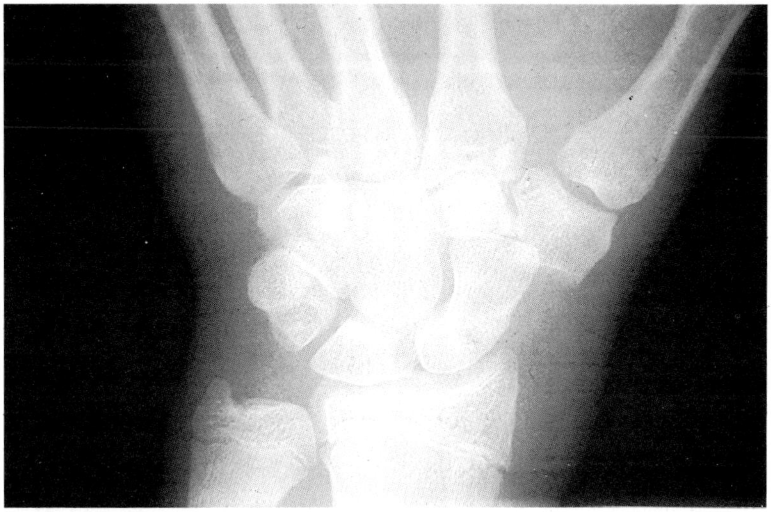

150. Karpometakarpale Daumenluxation: Der Daumen kann im Daumensattelgelenk luxieren, es kann aber auch der gesamte 1. Handstrahl betroffen sein, wobei das Os trapezium mit dem Daumen verbunden bleibt und die Luxation zwischen Os trapezium und Os scaphoideum auftritt (Abb.). Beide Verletzungen resultieren aus einer gewaltsamen Abduktion des Daumens. *Behandlung:* Die Reposition erfolgt unter Zug am Daumen und umschriebenem Druck gegen dessen Basis. Danach legt man einen gut gepolsterten Gipsverband vom Typ eines Kahnbeingipsverbandes für die Dauer von 3 Wochen an. Die Anhebung der Gliedmaße während der ersten Tage ist wünschenswert, eine Physiotherapie nur selten erforderlich.

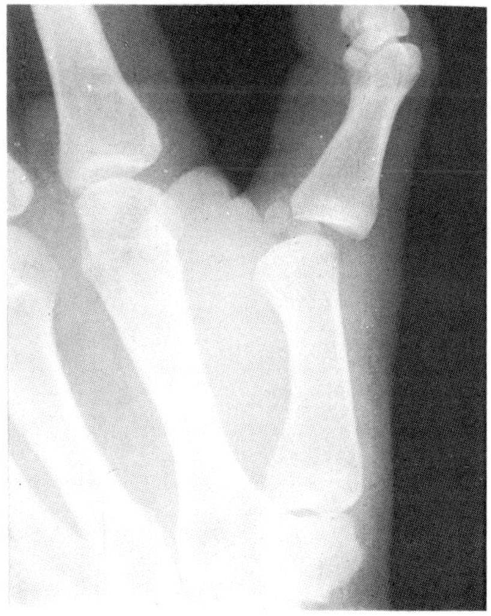

151. Verletzungen des Daumengrundgelenks: Dorsale Luxation (1): Diese Verletzung kommt meist durch gewaltsames Überstrecken des Daumens zustande und ist bei Kindern recht häufig. Bei einer Anzahl von Fällen besteht eine knopflochartige Lücke der Gelenkkapsel, durch die das Metakarpalköpfchen hindurchtritt; geschlossene Repositionsmethoden scheitern dann. Dennoch sollte man in allen Fällen zunächst die manuelle Reposition versuchen.

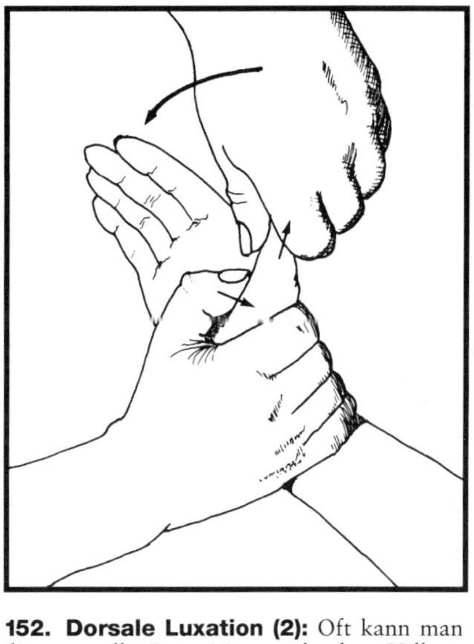

152. Dorsale Luxation (2): Oft kann man die manuelle Reposition auch ohne Vollnarkose versuchen (durch raschen Zug am Daumen mit gleichzeitigem Druck gegen das Metakarpalköpfchen). Wenn eine offene Reposition erforderlich wird, sollte man diese über einen lateralen Zugang in Blutleere (Tourniquet) durchführen. In allen Fällen sollte der Patient dann für die Dauer von 2–3 Wochen nach der Reposition einen leichten Gipsverband tragen.

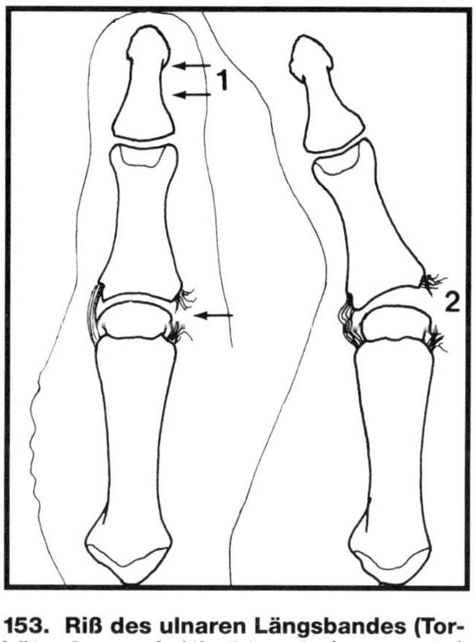

153. Riß des ulnaren Längsbandes (Torhüterdaumen) (1): Diese Verletzung wird durch eine gewaltsame Abduktion des Daumens verursacht (1). Unerkannt und unbehandelt kann es zu einer fortschreitenden Subluxation des Daumengrundgelenks kommen (2), die den Griff beeinträchtigt und eine erhebliche bleibende Behinderung verursacht. (a) *Man denke immer dann* an diese Verletzung, wenn die Region schmerzt. (b) Ferne *suche man Schmerzhaftigkeit* an der Medialseite des Daumengrundgelenks.

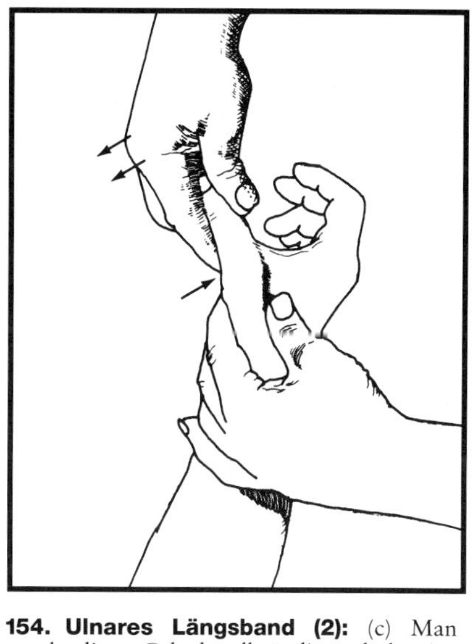

154. Ulnares Längsband (2): (c) Man strecke dieses Gelenk vollständig und übe eine Zugbelastung auf das Außenband aus, indem man das Endglied abduziert. Achten Sie hierbei darauf, ob das Band nachgibt. Vergleichen Sie sorgfältig beide Seiten miteinander. In Zweifelsfällen sollten (manuell oder maschinell) gehaltene Röntgenaufnahmen angefertigt werden.

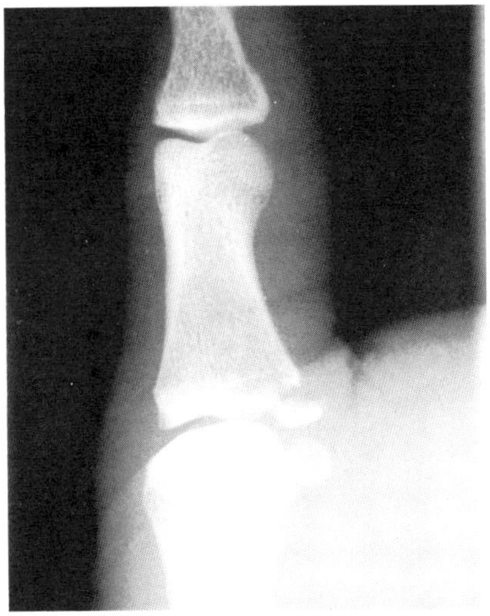

155. Ulnares Längsband (3): (d) Studieren Sie die Röntgenaufnahmen des Gelenks. (I) Bei ungestreßten Aufnahmen kann eine Subluxation zu sehen sein oder aber auch nicht. (II) Eine Abrißfraktur (Abb.) kann allerdings diesen Verletzungstyp verraten. Man achte bei einer vorhandenen Fraktur auf deren Stellung. (Gröbere Fehlstellung oder Rotation mit einer nach distal zeigenden Gelenkfläche des Fragments sind Indikationen zur operativen Versorgung.)

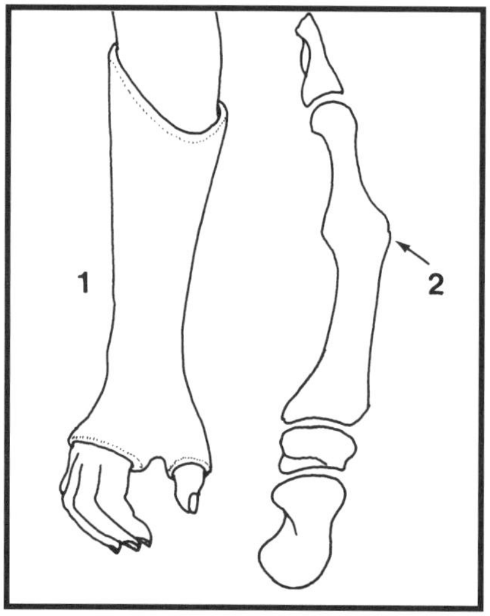

156. Ulnares Längsband (4): Behandlung: (a) Leichte Banderschlaffungen (inkomplette Zerreißungen) oder nur gering fehlgestellte Abrißfraktur: 6 Wochen Ruhigstellung in einem Kahnbeingipsverband (1); (b) rotiertes Fragment: Reposition und innere Fixation, z.B. Drahtzerklage Typ B. (c) Starke Banderschlaffung (kompletter Riß): konservative Therapie (a) kann gute Resultate zeigen, viele bevorzugen aber die Operation (d). (d) Spätdiagnose der kompletten Ruptur: Versorgung des Kapsel-Band-Komplexes mit freiem Transplantat der Palmaris-longus-Sehne oder Arthrodese (2).

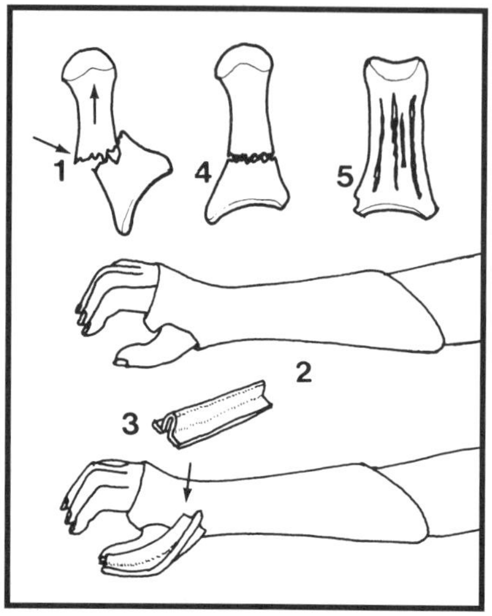

157. Grundgliedfrakturen: Eine stark abgewinkelte Fraktur (1) sollte man unter Zug und umschriebenem Druck reponieren. Das Ergebnis hält man mit einer dorsalen (oder volaren) Gipsschiene (2), der eine trägerfömige Leiste zugefügt wird (3) und die mit einer Bandage gehalten wird. Läßt sich die Position nicht halten, ist die innere Fixation indiziert (z.B. Zerklage). Eine nur gering abgewinkelte Fraktur (4) oder einen Splitterbruch (5) kann man durch eine örtliche Gipsschiene (ähnlich wie (3)), gehalten durch Bandagen, schützen. Armanhebung kann erforderlich werden.

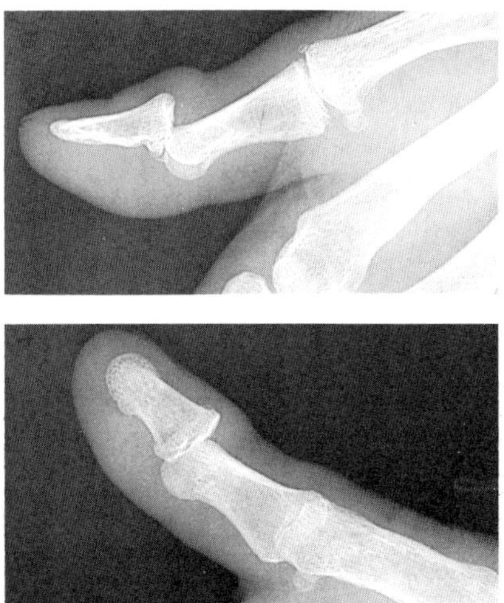

158. Luxation im IP-Gelenk des Daumens: Die Reposition erfolgt unter Zug, wie schon bei der Luxation des Daumensattelgelenks beschrieben (197,152). Nur selten ist eine Anästhesie erforderlich (Ringblockade oder Bierscher Block). Danach schient man 2–3 Wochen lang mit einer örtlichen Gipsschiene. *Endphalanxfrakturen:* Meist sind Quetschverletzungen ursächlich; die Weichteilschädigung hat bei der Behandlung Vorrang. Eine leichte umschriebene Schienung (z.B. Gips) verhütet dann Belastungsschmerzen.

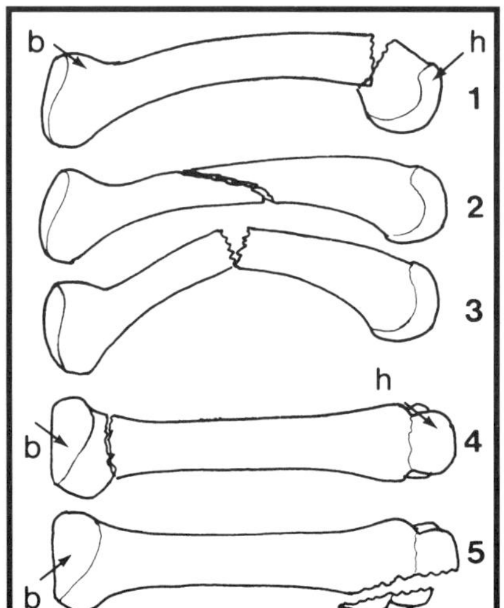

159. Verletzungen des 5. Mittelhandknochens: Die häufigsten Verletzungen mit Beteiligung des Os metacarpale V sind folgende: (1) Verletzungen des Mittelhandknochenhalses; (2) Spiralbrüche des Schafts, meist ohne Fehlstellung; (3) Querbrüche des Schafts, oft mit Abknickung; (4) Basisfrakturen; (5) Köpfchenfrakturen. (b = Basis; h = Köpfchen.)

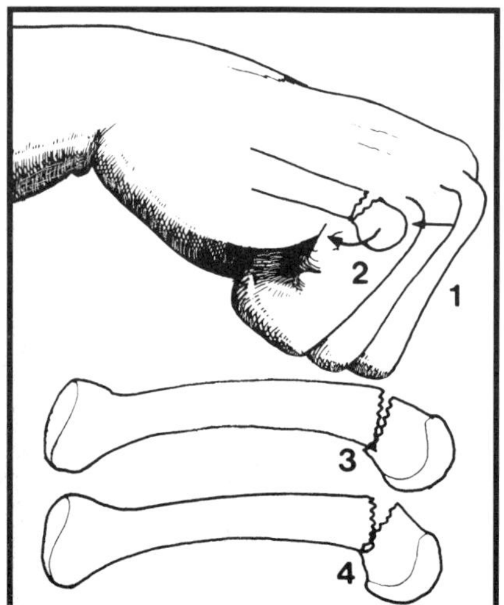

160. Halsfrakturen des Os metacarpale V (1): Diese werden fast immer dadurch verursacht, daß die geballte Faust auf einen Widerstand trifft – z.B. bei einem Kampf (1). Achsenknickung und Einstauchung sind hierbei häufig (2). Ist die Achsenknickung nur gering (3) oder mäßig schwer (4), sollte man sie belassen und die Fraktur 3–4 Wochen lang schienen, bis der örtliche Schmerz aufgehört hat.

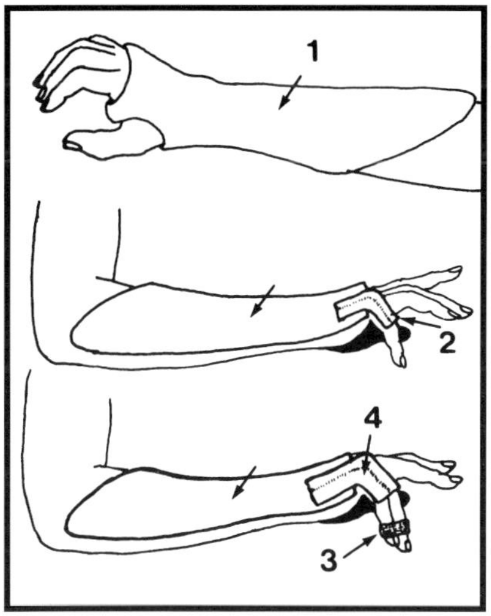

161. Hals des 5. Mittelhandknochens (2): Eine einfache dorsale Gipsschiene (1), die nach wenigen Tagen zum zirkulären Verband komplettiert wird, kann vollauf genügen. Eine bessere Ruhigstellung erreicht man durch eine zusätzliche Verlängerung am eigentlichen Gipsverband (2). Eine noch bessere Stützung erlaubt das strumpfbandartige Anschlingen (3) mit Einbeziehung von Ring- und Kleinfinger im Grundgelenk (4). (Die Bandagen sind hier zur Veranschaulichung nicht gezeichnet.)

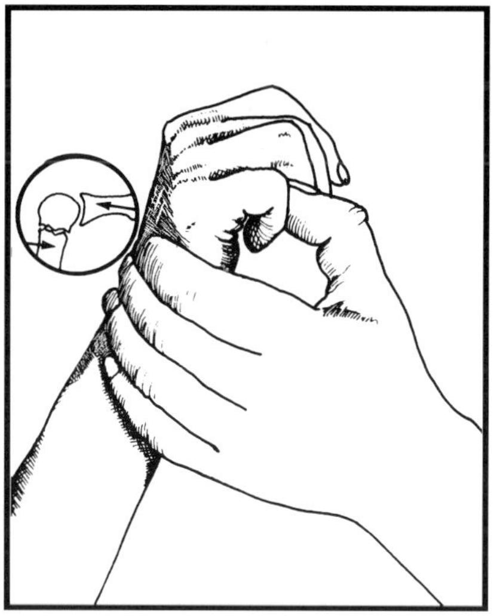

162. Hals des 5. Mittelhandknochens (3): Bei einer schwerwiegenden Achsabknickung kann man versuchen, diese zu korrigieren. Das Grundgelenk wird gebeugt, anschließend wird über die Grundphalanx Druck auf das Köpfchen ausgeübt, wozu man den Daumen einsetzt. Die Finger bringen den Gegendruck auf den Schaft des Mittelhandknochens auf. In der Regel ist die Reposition leicht, man muß diese aber während der Gipshärtung aufrechterhalten.

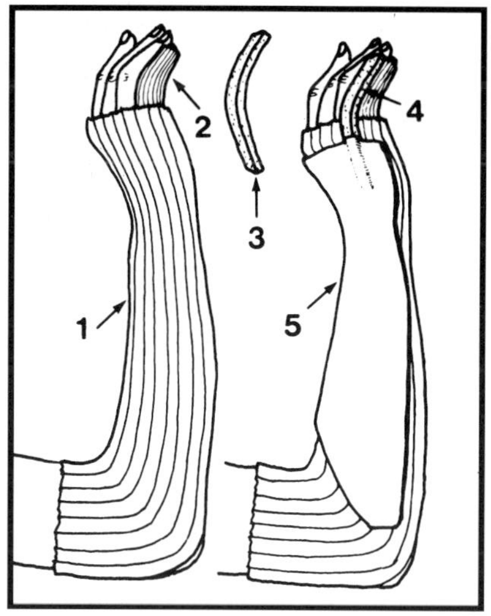

163. Hals des 5. Mittelhandknochens (4): Folgende Technik kann man anwenden: Man legt einen Strumpfverband am Unterarm (1) sowie am Kleinfinger (2) an und dann einen dünnen Filzstreifen (4) über den Finger (3). Anschließend wird eine dorsale Gipsschiene angepaßt (5). Den Finger sollte man zur Handfläche hin beugen und dann die kritische Stellung ermitteln (191,116).

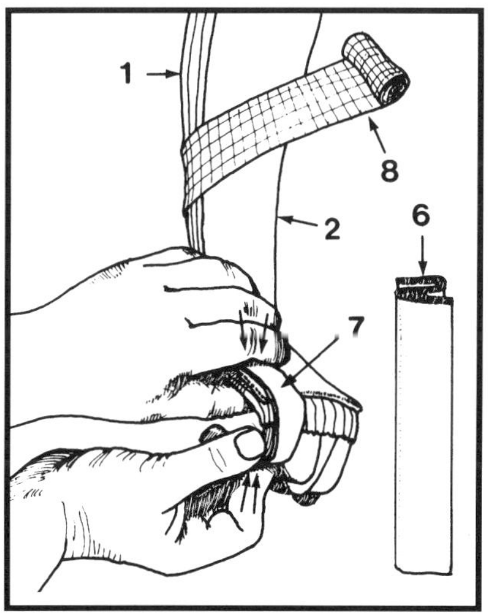

164. Hals des 5. Mittelhandknochens (5): Eine dorsale Fingergipsschiene, hergestellt aus einer dreifach gefalteten Gipsbinde von ca. 10 cm Breite (6), wird vom Handgelenk bis zur Fingerspitze hin angelegt (7). Während der Gips noch härtet, übt man Druck aus (oder mit einer Hand, wie in 199,163 dargestellt). Inzwischen kann ein Assistent den Gips mit einer nassen Gazebandage sichern (8). Nach 2–3 Tagen wird der Gips komplettiert und dann nur 4–5 Wochen belassen.

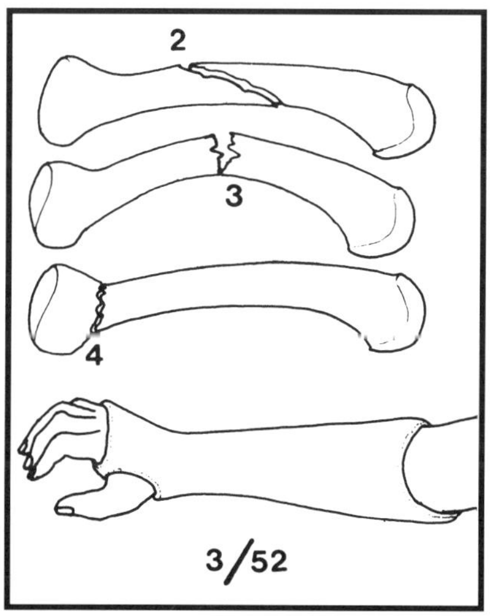

165. Verletzungen des 5. Metakarpale (Forts.): Spiralfrakturen des Schafts (2), Querfrakturen des Schafts mit einer nur leichten oder mäßigen Achsenknickung oder Fehlstellung (3) und Frakturen an der Basis kann man in gleicher Weise durch Anlegen eines Colles-Gipsverbands für 3–4 Wochen behandeln.

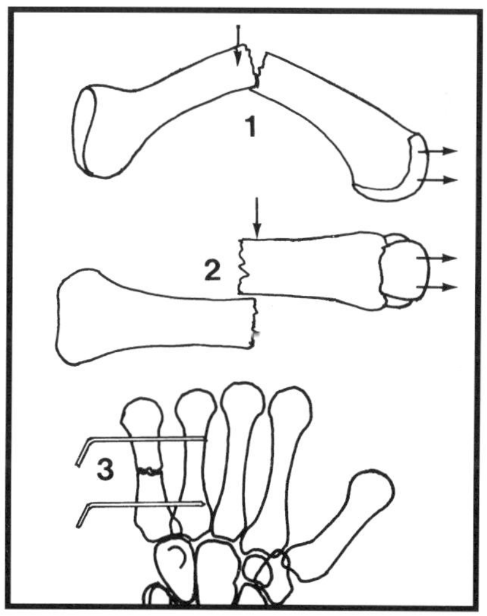

166. Verletzungen des 5. Metakarpale (Forts.): Eine stärker abgeknickte Schaftfraktur sollte man durch Zug und umschriebenen Druck behandeln, bevor man den Gipsverband anlegt (1). Fehlgestellte Brüche kann man ähnlich behandeln und reponieren (2), doch kann zwischen den Fragmenten eingeklemmtes Weichteilgewebe die Reposition unmöglich machen, so daß offen reponiert werden muß. Ist dies erforderlich, kann die Reposition durch perkutane (3) oder intramedulläre Kirschner-Drähte oder 90–90-Drahtzerklage aufrechterhalten werden.

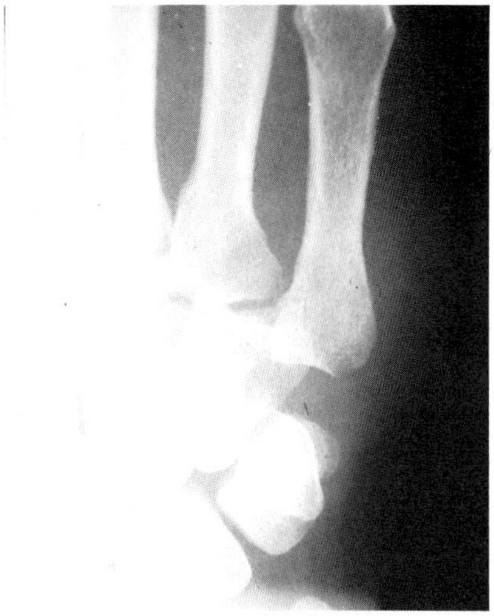

167. Verletzungen des 5. Metakarpale (Forts.): (4) Brüche des *Köpfchens* des 5. Mittelhandknochens (198,159 (5)) kann man mit Anschlingung und Frühmobilisation behandeln; bei ausgeprägten Symptomen kann man auch für 1–2 Wochen eine dorsale Gipsschiene nehmen. Ist das Fragment groß und fehlgestellt, kann man die innere Fixation mittels Schraube oder die intraossäre Zerklage vom Typ B erwägen. (5). *Luxationen der Metakarpalbasis* (Abb.) reponiert man mühelos unter Zug, sie können aber auch der Kirschner-Draht-Stabilisierung bedürfen.

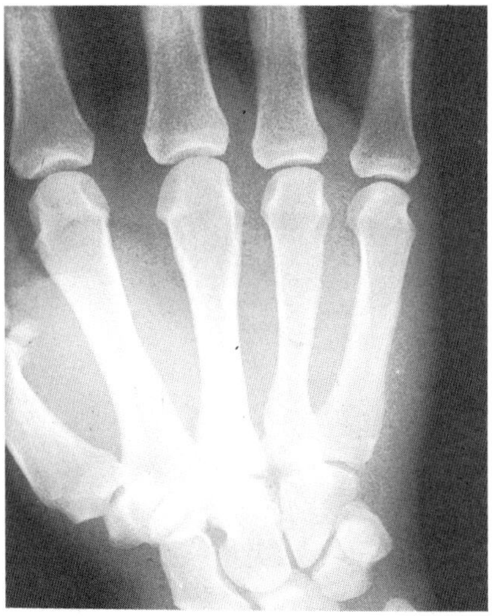

168. Verletzungen der Mittelhandknochen II, III und IV: Häufigster Bruch ist eine Spiralfraktur des Schafts (besonders des Metakarpale des Ringfingers), doch sind auch Frakturen von Basis und Hals wie auch *die Schaftfrakturen häufig* (Abb.). Brüche ohne Fehlstellung kann man durch eine Gipsschiene wie bei der Colles-Fraktur unterstützen, doch sei man vor einer Schwellung auf der Hut, die sehr schwer sein kann, besonders bei multiplen Brüchen.

169. Verletzungen der Metakarpalia II, III und IV (Forts.): Frakturen des Os metacarpale II mit starker Fehlstellung sollten so behandelt werden, wie oben für das Os metacarpale V aufgezeigt. Insbesondere sollte man Frakturen mit erheblicher Fehlstellung reponieren oder nötigenfalls osteosynthetisch stabilisieren. Verwendet man Kirschner-Drähte, sollte man diese 3 Wochen belassen. Weitere 3 Wochen kann ein Gipsverband erforderlich sein.

Zeigen die d.-p. Aufnahmen einen kontaktlosen Bruch des Metakarpale III oder IV oder eine mäßige Achsenknickung bzw. Verkürzung, so kann man diese Stellung allgemein hinnehmen. Nach der Feststellung der betroffenen Stelle sollte man eine dorsale Gipsschiene anlegen und die Gliedmaße hochlagern, um einer Schwellung vorzubeugen. Stellt man freie Fragmentenden oder eine Achsenknickung in der *Seitaufnahme* fest, so ist die manuelle oder offene Reposition zu versuchen.

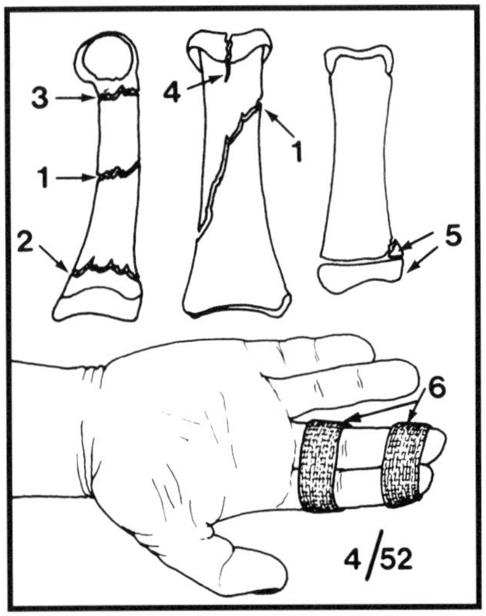

170. Grund- und Mittelgliedfrakturen (1): Einfache Frakturen ohne Fehlstellung – z.B. solche des Schafts (1), der Basis (2), des Halses (3) der Interkondylärregion (4) oder Epiphysenverletzungen (5) – werfen nur selten Probleme auf. Hier kann bereits die Anschlingung an den Nachbarfinger (6) über 3–4 Wochen genügend Halt bieten; wenn aber die Symptome ausgeprägt sind, kann die Fixation durch eine dorsale oder volare Gipsschiene mit dem Finger in Streckhaltung verstärkt werden.

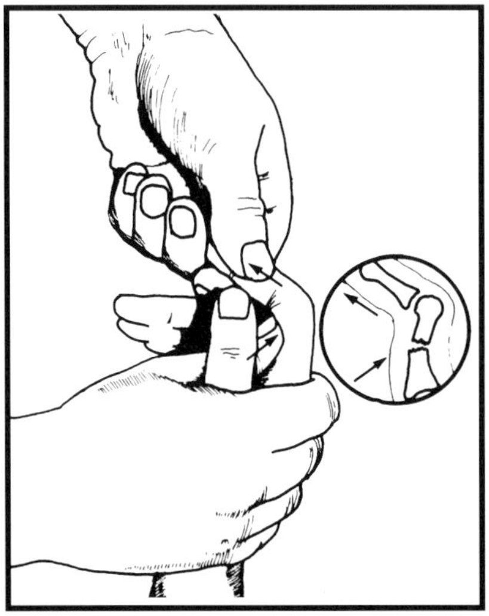

171. Grund- und Mittelgliedfrakturen (2): Unter dem Zug der kleinen Fingermuskeln besteht die Tendenz zur Achsenknickung; ist diese größer als 10 °, sollte sie in Vollnarkose unter leichtem Zug mit dem Daumen als Widerlager korrigiert werden. In der Regel sind diese Frakturen in Beugestellung des Fingers stabil; anfangs kann es nötig sein, den verletzten Finger in dieser Stellung zu halten.

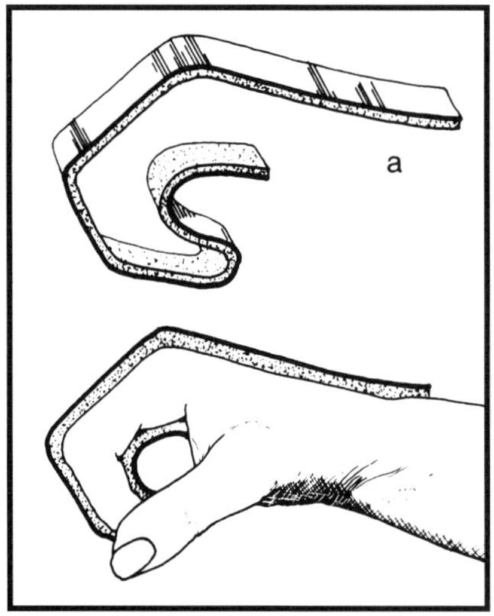

172. Grund- und Mittelgliedfrakturen (3): Es gibt mehrere Methoden der Fixierung: Dazu zählt (a) eine verformbare Aluminiumschiene mit Schaumstoffauflage. Zwar kann diese den Finger gut halten, es können aber Schwierigkeiten bei der sicheren Anlage an die Hand auftreten; die zusätzliche Verwendung einer dorsalen Gipsschiene kann dann hilfreich sein. Besondere Sorgfalt ist auf die Verletzungsstelle zu verwenden und jeglicher umschriebene Druck zu vermeiden, damit es nicht zu einer Druckschädigung der Haut kommt.

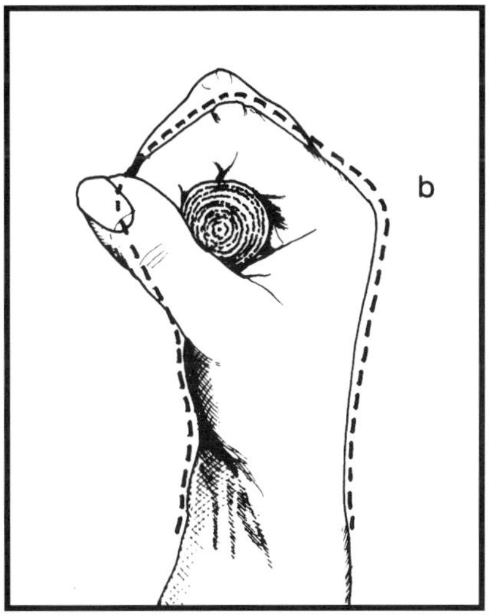

173. Grund- und Mittelgliedfrakturen (4): (b) Kann der Patient eine zusammengerollte Bandage als Widerlager in seiner Handfläche halten, dann kann man den verletzten Finger darüber beugen und mit einem Heftstreifen sichern. Zur weiteren Sicherung wickelt man auch eine Bandage um; diese Hilfsmittel können aber trotzdem verrutschen. Einige Chirurgen verwenden eine angefeuchtete Gipsbinde für die Handfläche.

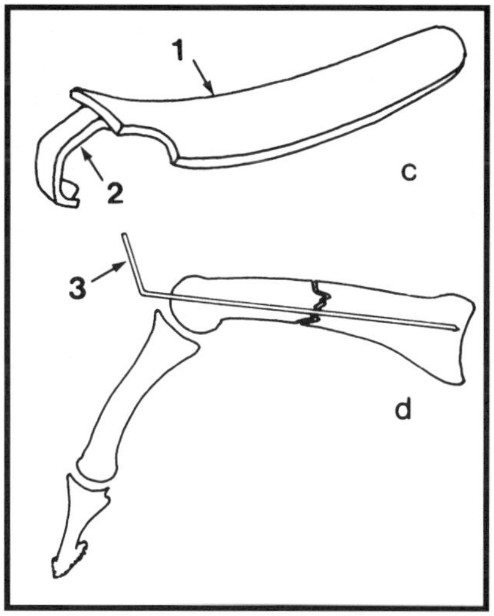

174. Grund- und Mittelgliedfrakturen (5): (c) Eine volare Gipsschiene (1) mit genügender Fingerstreckung (2) kann man ebenfalls verwenden, wodurch man die Fraktur modelliert, während der Gips noch härtet. Danach sichert man den Gipsverband mit einer nassen Gipsbinde. Erscheint diese Versorgung nicht stabil genug, kann sie durch eine dorsale Gipsschiene und dorsale Fingerstreckung verstärkt werden. Ist der Bruch in jeglicher Stellung instabil, so ist eine Osteosynthese angeraten (d) (z.B. duch intraossäre Zerklage, Zuggurtung oder perkutane Kirschner-Drähte (3)).

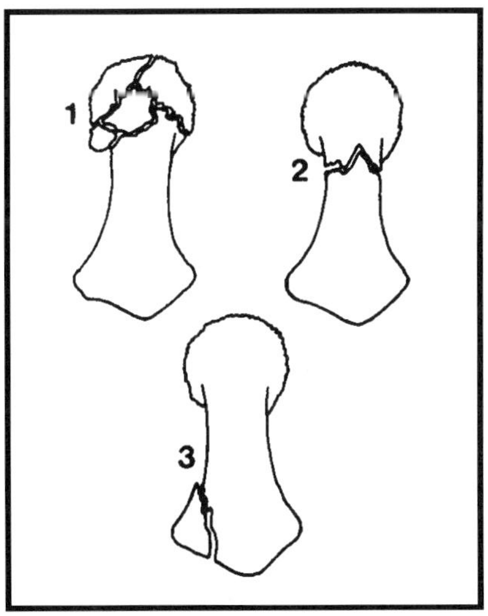

176. Endgliedfrakturen: Frakturen des Nagelkranzfortsatzes (oft Trümmerbrüche) (1), Halsfrakturen (2) und Basisfrakturen (3) sind zwar schmerzhafte, aber relativ bedeutungslose Verletzungen. Vorrangig ist die Versorgung aller gleichzeitigen Weichteilverletzungen (z.B. durch Débridement und Naht von Pulparissen). Allerdings kann die Bandagierung des Fingers an einen Spatel oder eine Plastikfingerschiene den Schmerz lindern und schmerzhafte Stoßverletzungen verhindern.

175. Nachsorge: In allen Fällen sollten (a) die nicht gebrochenen Finger frei bleiben und geübt werden; (b) eine starre Fixation ist so früh wie möglich zu entfernen. In vielen Fällen kann man nach 2 Wochen auf eine Fingeranschlingung übergehen und oft nach 4 Wochen jegliche Stützung fortlassen. *In keinem Fall sollten die Fingergrundgelenke in Streckstellung fixiert werden.*

Komplikationen: (a) Eine *Fingerversteifung* ist die häufigste und am stärksten behindernde Komplikation und beruht auf Verwachsungen innerhalb der Gelenke, auf Fibrosierung der benachbarten Beugesehnenscheiden und Verkürzung der Kollateralbänder. Die Infektion einer offenen Fraktur kann dabei ein ganz wichtiger Faktor sein. Unter Beachtung der oben genannten Vorgehensweisen (z.B. Armanhebung, korrekte Schienung, frühzeitige Mobilisation etc.) und bei intensiver Physio- und Übungstherapie kann man eine Versteifung gering halten. Letztere führe man eingehend fort, bis Bewegungsausmaß und Fingerkraft nicht mehr besserbar sind. Dazu bedarf es sorgfältiger und häufig erhobener Aufzeichnungen dieser Parameter. Hierfür ist es hilfreich, den totalen aktiven Bewegungsumfang („total active range of motion"; TAM) eines jeden Fingers zu erfassen; diese Gesamtbeweglichkeit läßt sich mit einer einzigen Messung durch Winkelmesser bestimmen; sie ist geringfügig kleiner als die Summe der normalen Beugungsmaxima der einzelnen Gelenke, wobei als Normwert ca. 250 ° angesetzt werden.

Man sollte den frühzeitigen Wiedereintritt in das Arbeitsleben anraten, damit die Wiederanpassung leichter fällt. Arbeitsunfähigkeit und fehlendes Ansprechen auf die Physiotherapie veranlassen folgende sorgsame Abklärungen: (a) Möglichkeit der erneuten Krankschreibung; (b) mögliche Verbesserung durch weiteren operativen Eingriff (z.B. Tenolyse); (c) Fingeramputation.

Die Amputation muß man als Primärbehandlung bei offenen Fingergliedfrakturen durchführen, wenn diese mit einer Durchtrennung der Beugesehnen einhergegangen sind. Zusätzlich sprechen für dieses Vorgehen die Durchtrennung eines oder beider Gefäß-Nerven-Bündel, ein Hautverlust oder schwere Quetschverletzungen (dies im Gegensatz zu einem Erhaltungsversuch, wo die Behandlung wahrscheinlich fortgesetzt werden kann und das Endergebnis noch nicht absehbar ist). Neben diesen Faktoren fließen in den Entscheidungsprozeß noch Alter, Geschlecht und berufliche Tätigkeit des Patienten ein. (b) *Heilung in Fehlstellung:* Probleme können auftreten durch (I) das Wiederauftreten der Deformität, (II) den mißlungenen Versuch, die anfängliche Fehlstellung zu korrigieren, und (III) durch eine Rotationsfehlstellung. In einigen Fällen kann man anfangs eine Epiphysenlösung (IV) übersehen haben. In diesem Fall kann das Remodellieren zur Korrektur führen, in anderen Fällen können kompensatorische (Trick)-bewegungen und Haltungsänderungen den anfänglichen Wunsch des Patienten nach einer Korrekturoperation erst einmal hintanstellen helfen. Es erscheint unklug, dem Patienten eine operative Korrektur anzubieten, wenn seit der Verletzung noch keine 6 Monate vergangen sind.

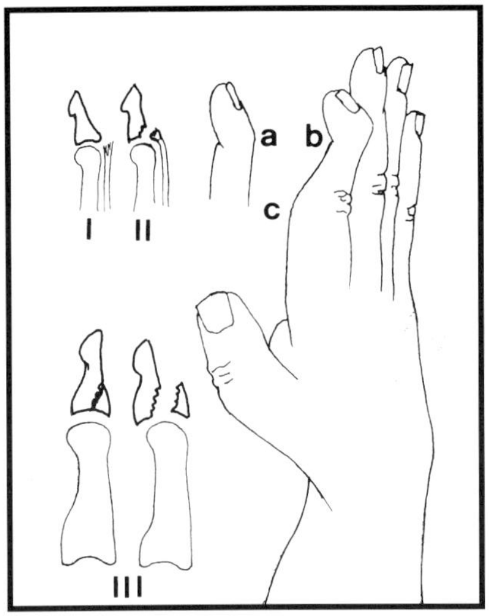

177. Hammerfinger (1): Dieser entsteht durch gewaltsame Fingerbeugung aus der Streckstellung herus. Das Endstück der langen Fingerstrecksehne reißt aus seiner Ansatzstelle an der Endphalanx aus (Typ I) oder nimmt ein kleines Knochenfragment mit (Typ II). Der Patient ist dann nicht mehr in der Lage, das Fingerendgelenk vollständig zu strecken; die kraftlose Beugestellung des Fingerendglieds kann leicht (a) oder schwerwiegend sein (b). Bei spät diagnostizierten Fällen kann auch eine Überstreckung im PIP-Gelenk vorliegen (c). Bei den Verletzungen vom Typ III sind mehr als 20% der Gelenkfläche der Endphalanx beteiligt, mituner auch mit volarer Subluxation der Endphalanx.

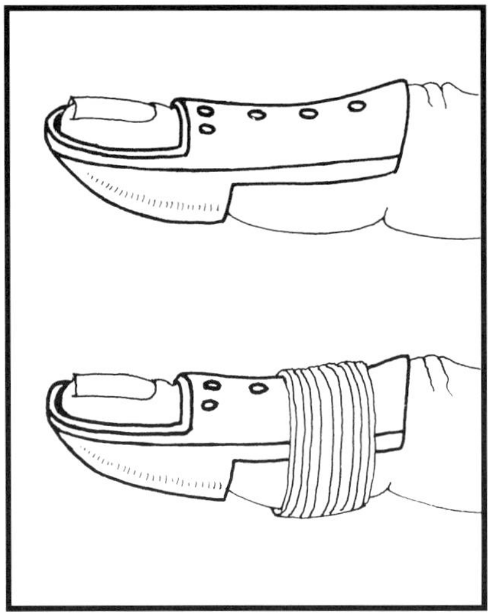

178. Hammerfinger (2): *Behandlung:* All diese Verletzungen mit Ausnahme derer vom Typ III mit Subluxation kann man durch Schienung des gestreckten Fingerendgelenks behandeln und dafür eine Stack- oder Albuna-Schiene (Abb.) verwenden. Die Größe wähle man sorgfältig aus, um das Risiko von Hautulzera gering zu halten. Die Schiene wird dem Finger angewickelt und 6 Wochen lang ununterbrochen und weitere 2 Wochen nur nachts getragen. Man kann sie für die Hautpflege entfernen, muß dabei aber den Finger in Streckung belassen. Alternativ kann man das PIP-Gelenk auch mit einem Hohlspatel schienen, der volarseitig angebracht wird.

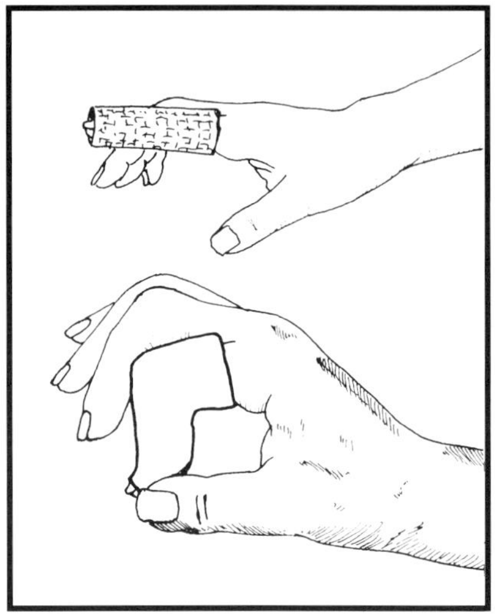

179. Hammerfinger (3): Bei fraglich kooperativem Patienten kann man 6–8 Wochen lang einen Smillie-Gips verwenden, doch kann dieser zur Einsteifung führen. Man formt eine 4lagige Röhre aus trockenen 7,5-cm-Gipsbandagen um den Finger und taucht die Hand kurz in Wasser ein, wobei der Patient das PIP-Gelenk beugen und das DIP-Gelenk gegen den Daumen beugen soll, solange der Gips noch weich ist. *Achtung:* In allen Fällen kann es bei der Gipsentfernung zu einem gewissen Rezidiv kommen, doch ist die Behinderung meist nur leicht, und es kann noch bis zu einem Jahr später zur spontanen Besserung kommen.

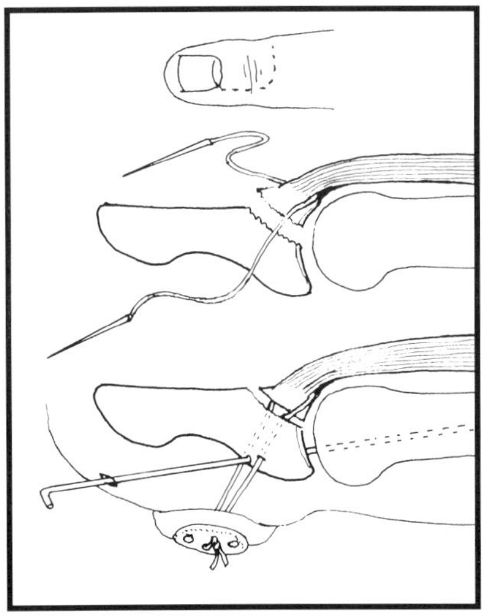

180. Hammerfinger (4): Bei einer Subluxation prüfe man, ob sich bei Beugung/Streckung eine Reposition erreichen läßt, und fixiere entsprechend. Bei Mißlingen Korrektureingriff: Über eine C-förmige Inzision kann man einen Faden unter der Sehne, durch den Knochen und unter der Pulpa durchziehen und das Gelenk mit einem Kirschner-Draht fixieren. *Spätdiagnose des Hammerfingers:* Bis nach 6 Monaten kann eine Streckschienung noch erfolgreich sein. Bei Schwanenhalsdeformität ist die Rekonstruktion eines Retinakulumschrägzügels anzuraten.

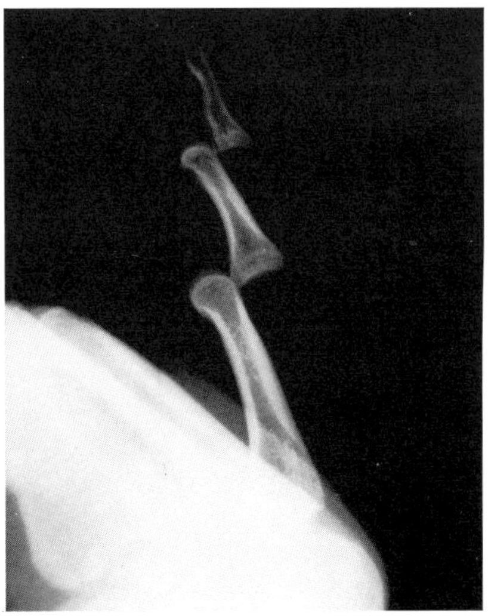

181. Grundgelenk- und Interphalangealgelenkluxationen: Diese können einzeln und auch multipel vorkommen (Abb.); da sie meist von einer Hyperextension herrühren, handelt es sich fast immer um dorsale Luxationen. Die Reposition erfolgt nach den für den Daumen beschriebenen Richtlinien (197,152). Anschließend sollte man 2 Wochen lang den betroffenen Finger an den Nachbarfinger anschlingen, es sei denn er ist instabil, wobei man dann für eine etwas längere Zeitspanne einen Gipsverband anlagen kann.

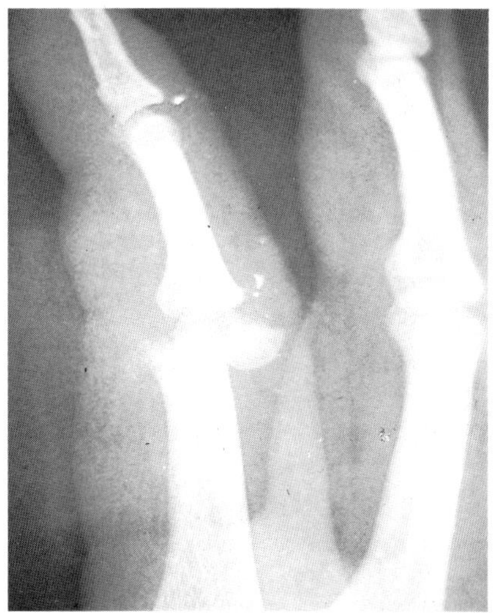

182. Luxationsfrakturen: Wichtig ist hier, die Gelenkfläche wieder korrekt herzustellen und auch auch die Mobilisation so frühzeitig wie nur möglich beginnen zu lassen. Meist ist eine offene Reposition erforderlich; die Fixation läßt sich durch intraossäre Zerklage, Kleinfragmentschrauben oder Verplattung erreichen. Diese sollte man nach 2 Wochen entfernen und die Mobilisation beginnen; dabei schlingt man etwa für die Zeit der 1. Woche den Finger an, bis die Fraktur stabiler geworden ist.

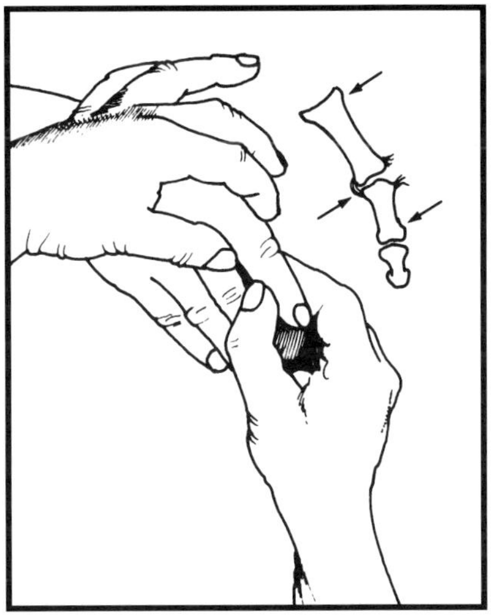

183. Verstauchungen und laterale Subluxationen (1): Diese sind meist durch einen Fall verursacht, bei dem die Seitfläche eines Fingers auf einen harten Gegenstand prallt. Das Seitenband reißt dabei ein Knochenfragment heraus oder reißt selbst. Die Spontanreposition ist hierbei die Regel. *Diagnose:* Diese Verletzung sollte man schon anhand der Vorgeschichte oder lokaler Schmerzhaftigkeit vermuten. Die Bestätigung erhält man, wenn man Instabilität bei Zugbelastung des Seitenbands feststellt.

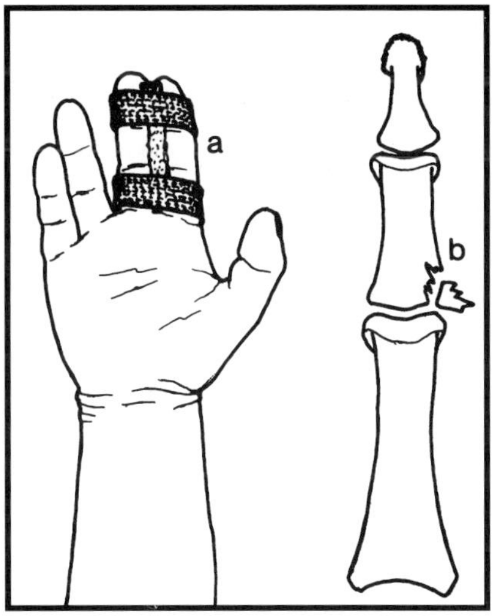

184. Verstauchungen und laterale Subluxationen (2): Die Röntgenaufnahmen können eine verräterische Abrißfraktur aufdecken. Bestehen immer noch Zweifel, kann man gehaltene Aufnahmen anfertigen lassen. *Behandlung:* (a) Eine 5wöchige Anschlingung des verletzten an einen Nachbarfinger sollte hier genügen. (b) Wenn eine Abrißfraktur mit Rotation vorliegt, sollte diese reponiert werden. *Komplikationen:* Eine spindelförmige Anschwellung des Fingers kann monatelang bestehen bleiben, auch wenn die Verletzung behandelt wurde.

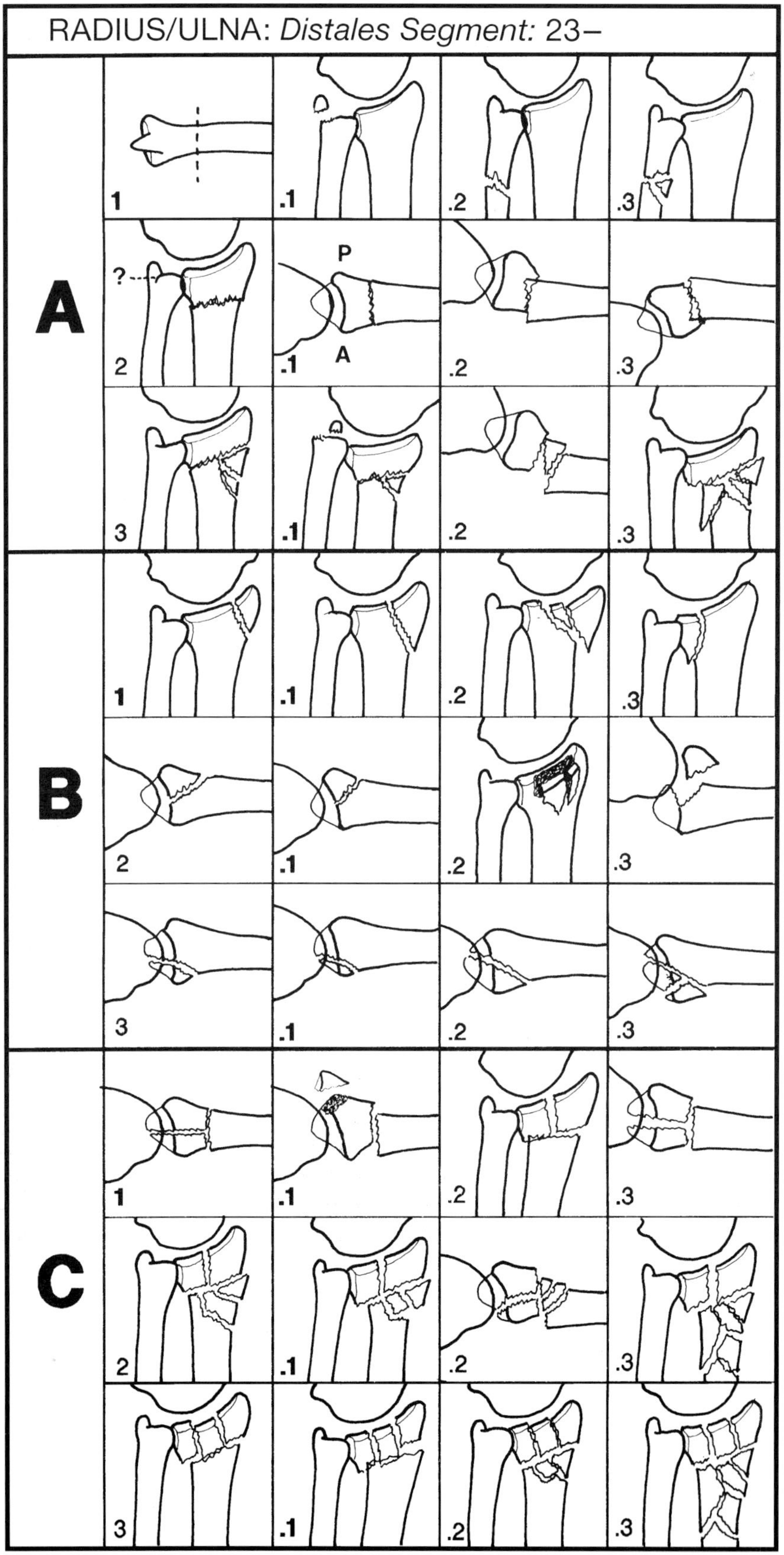

185. AO-Klassifikation der Frakturen von Radius/Ulna, distales Segment (23-).

Typ A. Extraartikuläre Frakturen.
A1 = Nur Ulnafraktur: .1 Processus styloideus; .2 einfache Fraktur der Metaphyse; .3 multifragmentärer Bruch der Metaphyse.
A2 = Einfache eingestauchte Radiusfraktur: .1 ohne Verschiebung; .2 mit Dorsalverschiebung/-abknickung (Colles-Muster); .3 mit Palmarverschiebung/-abknickung (Smith-Muster).
A3 = Multifragmentärer Radiusbruch: .1 mit axialer Einstauchung und Verkürzung; .2 mit Bruchkeil; .3 komplexe Fraktur.

Typ B. Partiell artikuläre Frakturen des Radius.
B1 = Partiell artikuläre Fraktur des Radius in der d.-p. Aufnahme: .1 einfache radialseitige; .2 multifragmentäre radialseitige; .3 ulnarseitige.
B2 = Partielle Gelenkfraktur des Radius mit Beteiligung der dorsalen Lippe (Barton-Fraktur): .1 einafche laterale Fraktur; .2 mit zusätzlicher radialseitiger sagittaler Fraktur; .3 mit dorsaler Karpusluxation (Luxationsfraktur des Handgelenks).
B3 = Partielle Gelenkfrakturen des Radius mit Beteiligung der palmaren Lippe (umgekehrte Barton-Fraktur): .1 einfacher Bruch mit kleinem Fragment; .2 einfacher Bruch mit großem Fragment; .3 multifragmentärer Bruch.

Typ C. Vollständig artikuläre Frakturen.
C1 = Sowohl metaphysäre als auch artikuläre Bruchkomponente sind einfach: .1 mit dorsoulnarem Gelenkfragment; .2 mit intraartikulärer Bruchlinie in der Sagittalebene; .3 mit intraartikulärer Bruchlinie in der Koronarebene.
C2 = Das Gelenkfragment ist einfach, aber der metaphysäre Bruch multifragmentär: .1 die artikuläre Bruchlinie liegt in der Sagittalebene; .2 die artikuläre Bruchlinie liegt in der Koronarebene; .3 die metaphysäre Fraktur greift auf den Schaft über.
C3 = Der artikuläre Bruch ist multifragmentär: .1 metaphysäre einfache Fraktur; .2 der metaphysäre Bruch ist ebenfalls multifragmentär; .3 multifragmentärer metaphysärer Bruch mit Ausdehnung auf den Schaft.

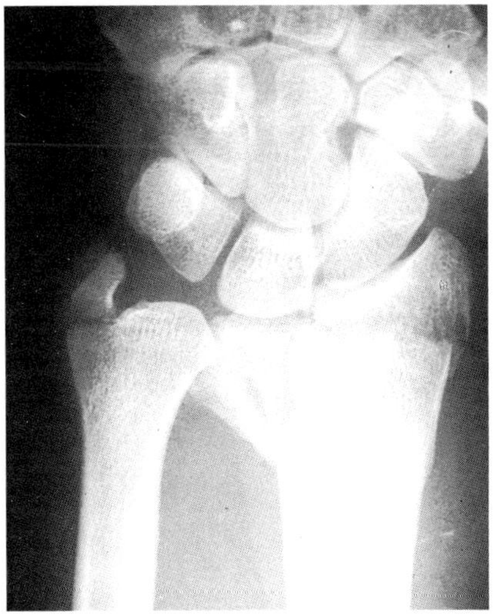

186. Beschreiben Sie diese d.-p. Aufnahme des Handgelenks; in der Vorgeschichte werden Schmerz und ausgeprägte Schwellung nach einem Sturz auf die überstreckte Hand angegeben.

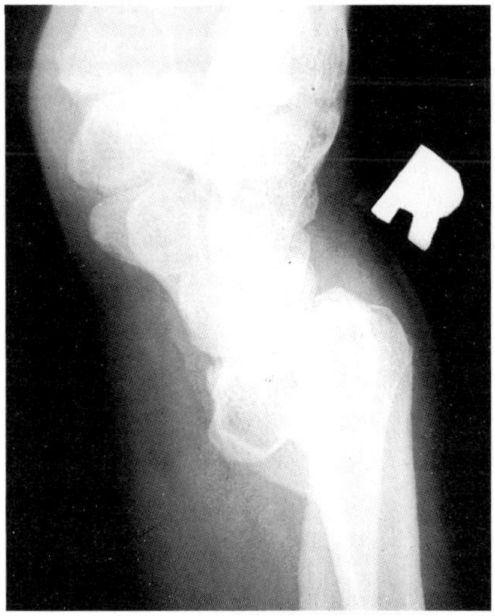

187. Anamnestisch nach einer Verletzung vor Jahren verbliebene Deformität. Diagnose?

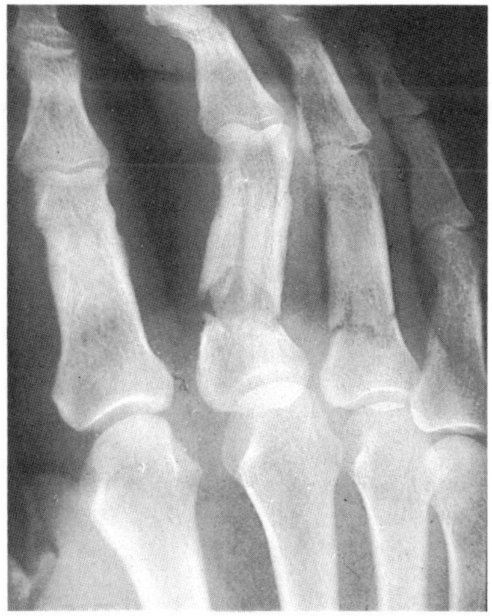

188. In der Vorgeschichte Quetschverletzung von Hand und Fingern. Beschreiben Sie das Röntgenbild.

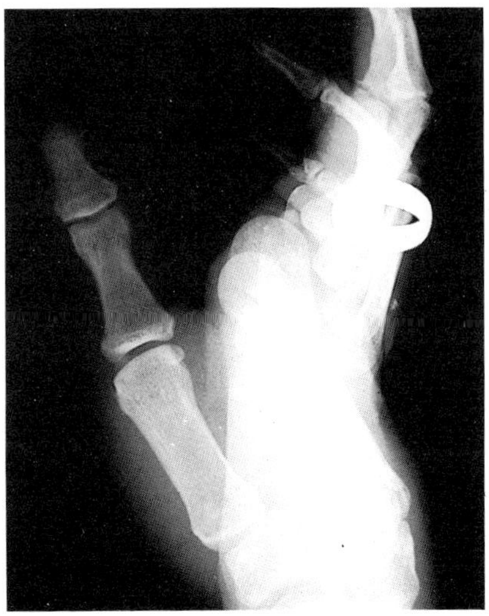

189. Der Patient klagte über Schmerz und Deformität der Hand nach einer Verletzung, bei der die Finger gewaltsam nach dorsal umgebogen wurden. Was zeigt die Röntgenaufnahme?

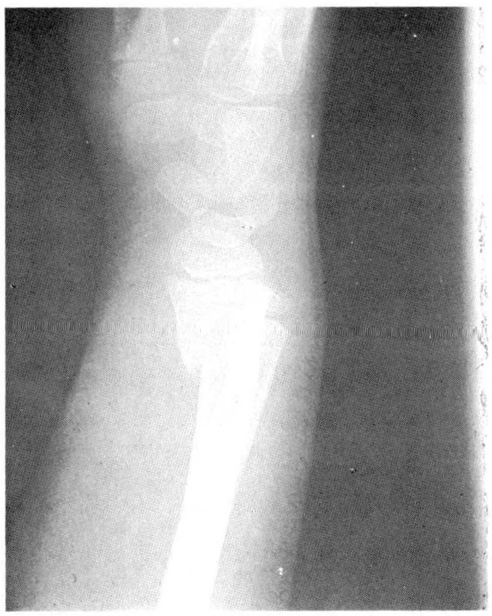

190. Beschreiben Sie diese kindliche Verletzung nach einen Sturz.

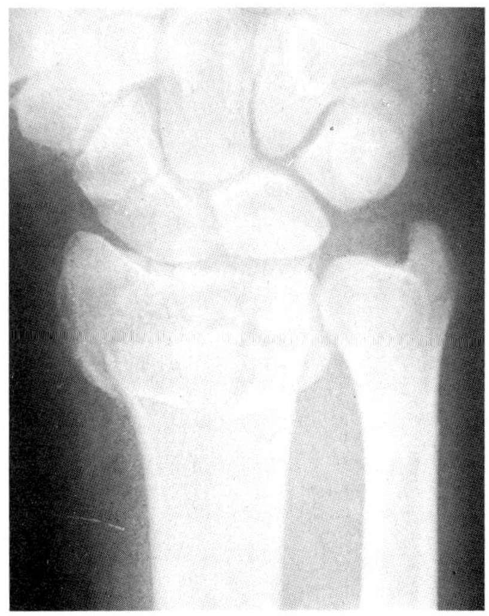

191. Beschreiben Sie das röntgenologische Erscheinungsbild. Der Patient war nach seinen Angaben auf den ausgestreckten Arm gefallen.

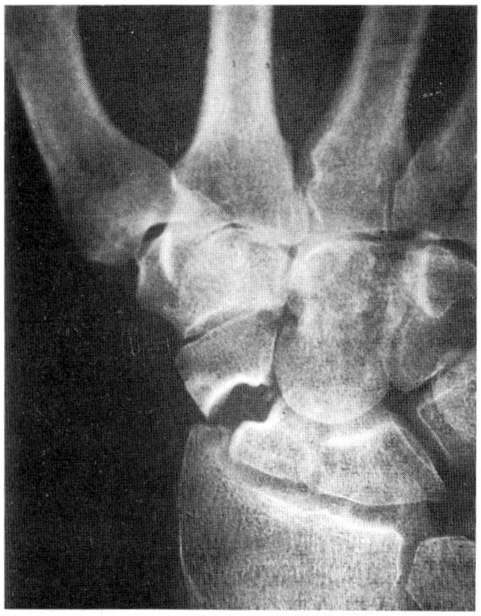

192. Welche Verletzung zeigt diese Röntgenaufnahme?

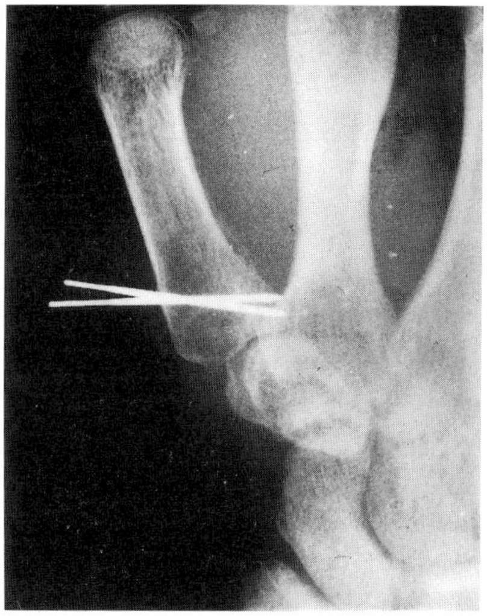

193. Welche Verletzung wird hier behandelt?

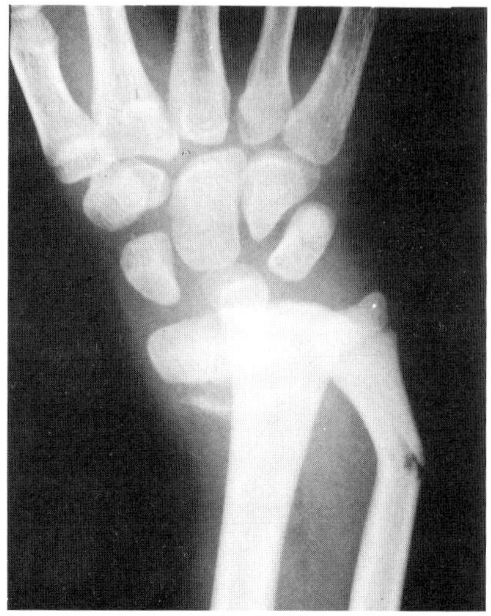

194. Verletzungsart? Wie würden Sie diese behandeln?

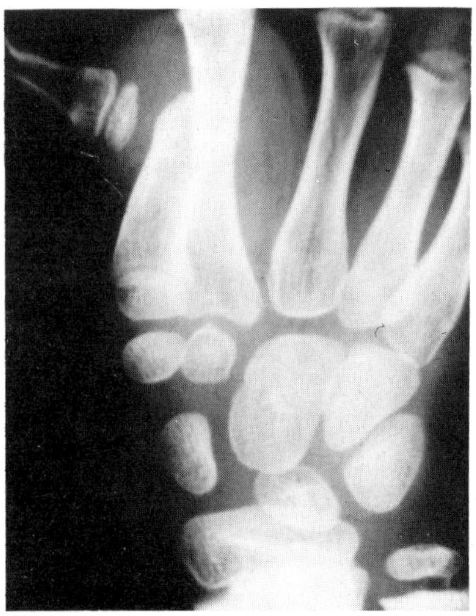

195. Welche Verletzung liegt hier vor? Welche besonderen Vorsichtsmaßnahmen würden Sie beim Versuch der geschlossenen Reposition ergreifen?

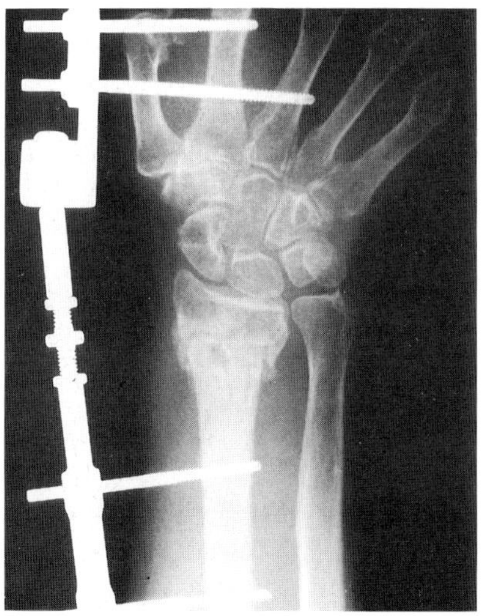

196. Welche Verletzung sehen Sie hier, und viel wird diese behandelt?

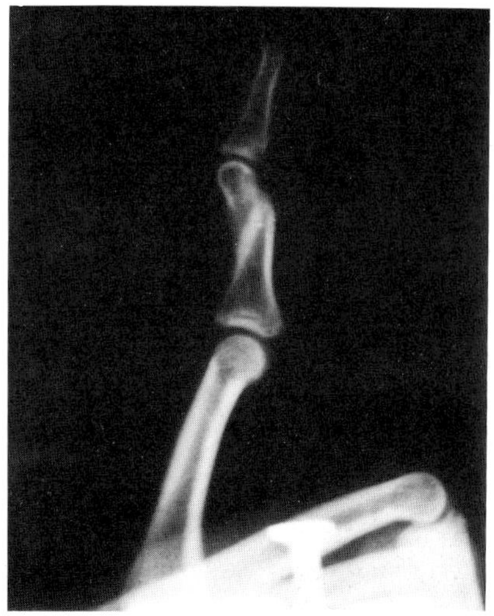

197. Was zeigt diese Röntgenaufnahme? Welche funktionellen Einschränkungen erwarten Sie hier?

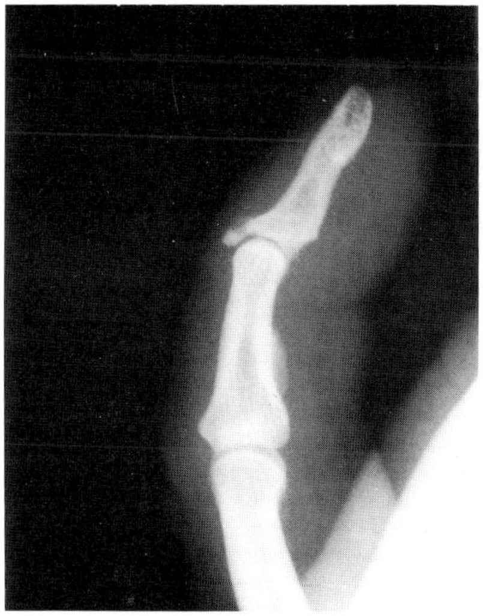

198. Welche Verletzung sieht man hier? Wie würden Sie diese behandeln?

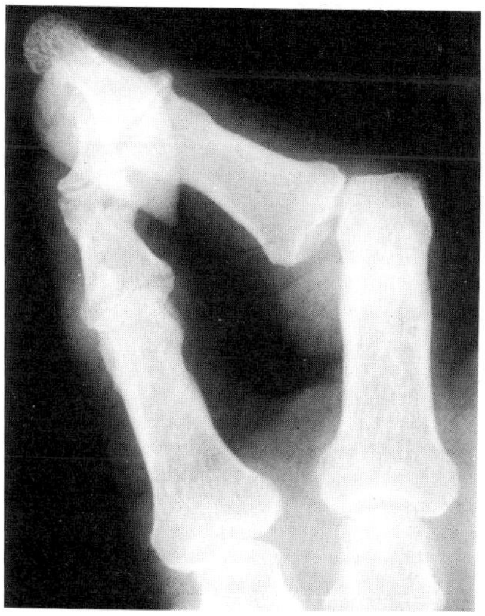

199. Verletzungstyp? Wie würden Sie diese behandeln?

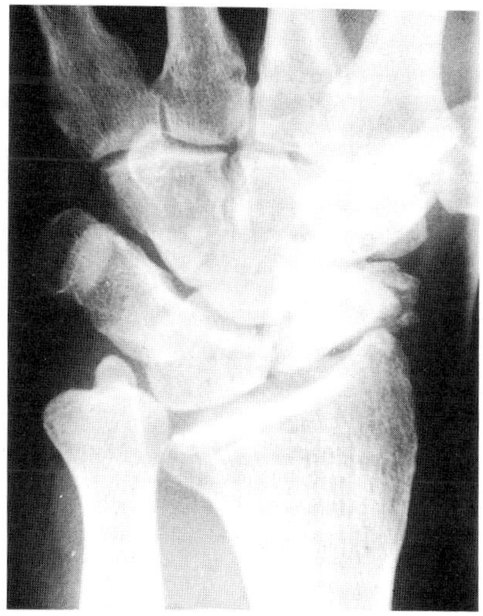

200. Welche Bruchkomplikation zeigt diese Röntgenaufnahme?

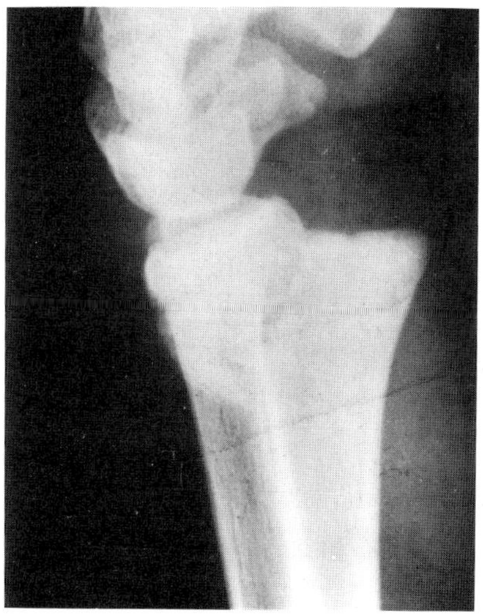

201. Was zeigt diese Seitaufnahme des Handgelenks?

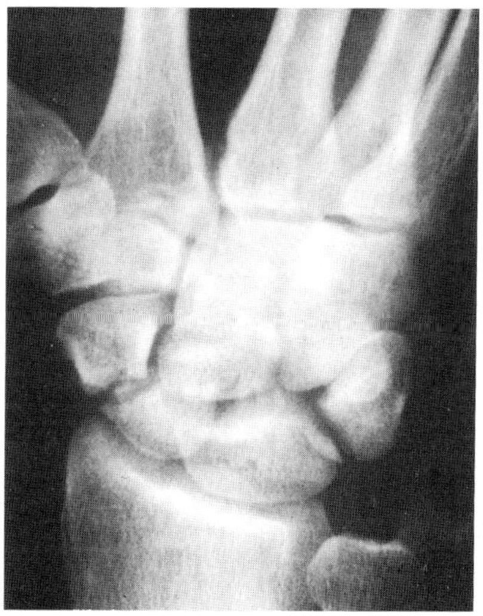

202. Welcher Frakturtyp liegt hier vor? Wie ist die Prognose? Wie kann man die Verletzung behandeln?

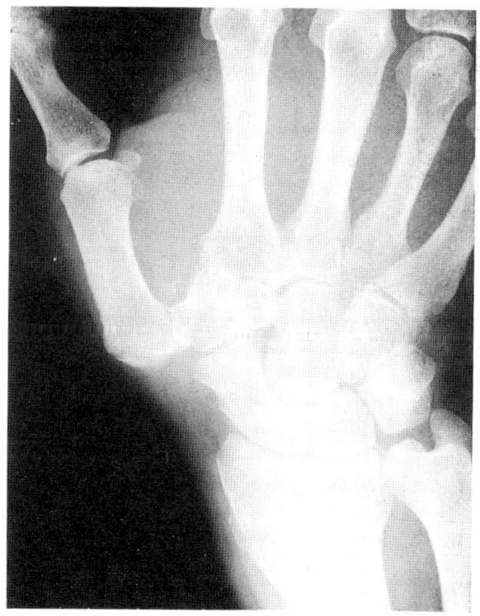

203. Verletzungsart? Wie würden Sie behandeln?

186. Distale Radiusfraktur mit fragmentiertem distalen Bruchstück; die Bruchlinie erfaßt das Radiokarpalgelenk; Griffelfortsatzbruch der Elle. AO 23-C1.2.

187. In Fehlstellung geheilte Smith-Fraktur. AO 23-C1.2.

188. (1) Querfraktur durch die Grundgliedbasis des Ringfingers; diese Aufnahme läßt für sich allein daran denken, daß keine wesentliche Verschiebung oder Abknickung vorliegt. (2) Fraktur durch die Grundphalanx des Mittelfingers mit longitudinalen Splitterbrüchen bis in das proximale Interphalangealgelenk hinein. Die Fraktur ist abgeknickt. Diese alleinige Schrägaufnahme legt nahe, daß es sich lediglich um eine Abknikkung nach palmar handelt.

189. Dorsalluxation aller Finger in den Fingergrundgelenken. Der Daumen ist davon nicht betroffen.

190. Grünholzfraktur von Radius und Ulna dicht proximal der Wachstumsfugen mit leichter Subluxation der distalen Elle, die weniger stark abgeknickt ist als die Speiche. Die Fehlform entspricht der einer Smith-Fraktur, die Kombination einer Radiusfraktur mit Subluxation der Elle weist Zeichen einer Galeazzi-Fraktur auf.

191. (1) Hochgradiger Trümmerbruch des distalen Radius mit Radialverschiebung, Radialabknickung und Einstauchung des dialen Fragments, wie dies oft mit einer Colles-Fraktur unter Beteiligung des Radiokarpalgelenks kombiniert ist. Hier bräuchte man eine Seitaufnahme, um mit Sicherheit eine Smith-Fraktur abzugrenzen. (2) Ferner liegt eine Fraktur durch die Kahnbeintaille vor. AO 23-C3.1.

192. Schon lange bestehende Kahnbeinpseudarthrose mit frühen Zeichen einer Sekundärarthrose des Handgelenks.

193. Bennett-Fraktur des Daumens, fixiert durch gekreuzte Kirschner-Drähte.

194. Epiphysiolyse des distalen Radius, die nur selten mit einer Grünholzfraktur der Ulna in deren distalem Drittel kombiniert ist. Sollte manuell leicht reponierbar sein; anschließende Behandlung durch Gipsverband.

195. Luxation des Daumengrundgelenks bei einem Kind. Man sollte (für die offene Reposition) einen Operationssaal zur Verfügung haben, falls die manulle Reposition in Vollnarkose scheitert.

196. Instabile Fraktur des distalen Radius mit Begleitverletzung des Ellengriffelfortsatzes (Fraktur vom Colles-Typ). Behandlung durch Fixateur externe. Verletzungen dieses Musters behandelt man normalerweise konservativ, es sei denn sie sind offen und haben größere Weichteilschäden.

197. Fehlverheilte Mittelgliedfraktur. Zwangsläufig Verlust an Beugefähigkeit im distalen Interphalangealgelenk.

198. Hammerfinger mit einer kleinen Ausrißfraktur aus der Basis des Endglieds ohne Subluxation des Gelenks. Diese Verletzung sollte auf 6wöchige Schienung in Streckstellung gut ansprechen.

199. Luxation des proximalen Interphalangealgelenks des Ringfingers. Behandlung durch manuelle Reposition und anschließende Anschlingung an Nachbarfinger.

200. Avaskuläre Kahnbeinnekrose.

201. Traumatische Epiphysiolyse des distalen Radius.

202. Dislozierte und wahrscheinlich leicht zertrümmerte Fraktur der Kahnbeintaille. Dieser Bruch hat eine schlechte Prognose, so daß eine primäre innere Fixation wünschenswert erscheint.

203. Luxation des Daumensattelgelenks mit kleiner begleitender Fraktur wahrscheinlich der Mittelhandknochenbasis. Manulle Reposition, gefolgt von Gipsverband.

10. Wirbelsäule

1. Allgemeine Grundsätze (1): Hauptanliegen ist bei einer Wirbelsäulenverletzung nicht etwa die Wirbelsäule selbst, sondern es sind die eng benachbarten Nervenstrukturen (Rückenmark, abgehende Nervenwurzeln und Cauda equina).
(2) Bei Ausschluß einer neurologischen Komplikation muß man die Risiken späterer neurologischer Schäden bestimmen; besteht ein solches Risiko, *muß man in allen Phasen Vorsorge treffen, um diese zu verhindern.*
(3) Bei einer unvollständigen Querschnittslähmung als Verletzungskomplikation *muß man sorgfältig darauf achten, daß keine Verschlechterung angehen kann.*
(4) Bei einer vollständigen Paraplegie muß man die Prognose hinsichtlich einer möglichen Erholung sicher und so früh wie möglich erheben. Erst wenn die Schädigung als *vollständig und von Dauer* eingestuft wurde, darf man die kontinuierliche Überwachung dieser Patienten lockerer handhaben.

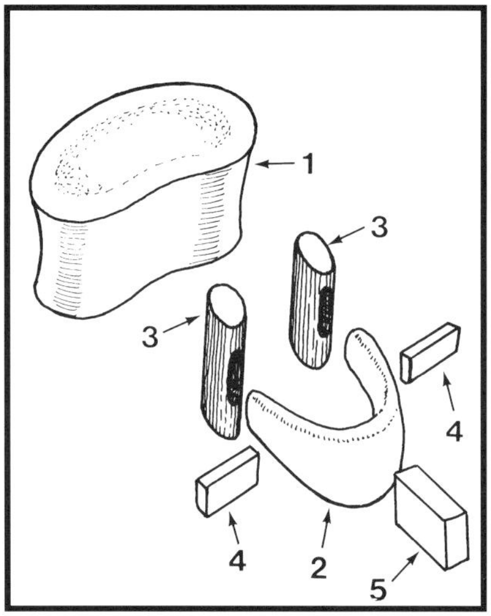

2. Anatomische Besonderheiten (nach Kapandji) (1): Die Komponenten eines typischen Wirbels haben enge Beziehungen zueinander und lassen sich als „Explosionszeichnung" darstellen. Dazu zählen (1) der Wirbelkörper aus spongiösem Knochen und mit einer äußeren Schale kompakten Knochens, der hufeisenförmige Wirbelbogen (2), 2 Gelenkfortsätze, die jeweils mit das Facettengelenk bilden (3), sowie Querfortsätze (4) und Dornfortsatz (5).

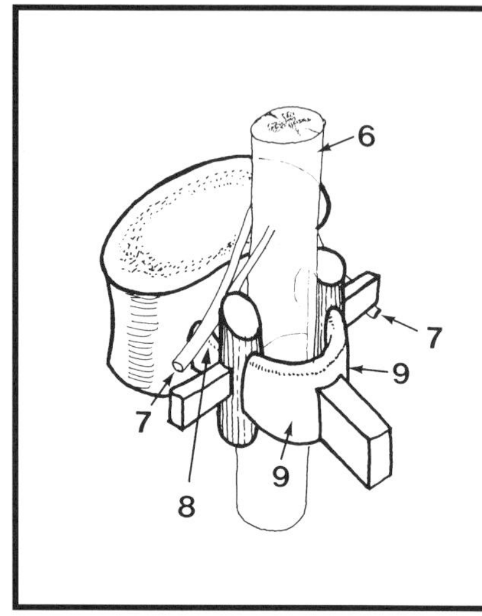

3. Anatomische Besonderheiten (2): Fügt man diese Bausteine wieder aneinander, bilden sie eine schützende knöcherne Abdeckung für das Rückenmark (6) und die hieraus abgehenden Nervenwurzeln (7). Der Wirbelbogen (2) wird durch die Gelenkfortsätze (3) in die Bogenwurzeln (Pedikeln) (8) und die Laminae (9) unterteilt.

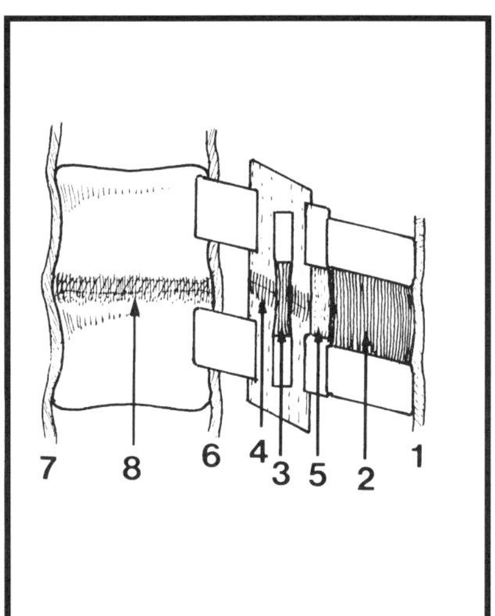

4. Anatomische Besonderheiten (3): Die Wirbel werden durch folgende Strukturen miteinander verbunden: (1) Lig. supraspinosum, (2) Lig. interspinosum, (3) Lig. intertransversarium, (4) Kapselbänder und (5) Lig. flavum: Diese bilden zusammen den sog. hinteren Bänderkomplex. Von geringerer, aber dennoch wichtiger Bedeutung sind das Lig. longitudinale posterius (6) und anterius (7) sowie das Lig. anulare (8). Verletzungen können jede der Knochen- oder Bandstrukturen der Wirbelsäule isoliert oder auch kombiniert schädigen.

5. Feststellung von Wirbelverletzungen (1): Bei der Versorgung jeglicher Wirbelsäulentraumen ist die Festlegung wichtig, welche Strukturen beteiligt und wie stark geschädigt diese sind; mit dieser Information kann man die Komplikationsrisiken abschätzen. (a) Schon die Anamnese kann den Verdacht auf den Verletzungstyp lenken; (b) die klinische Untersuchung kann wertvolle Hinweise auf das Ausmaß von Knochen- und Bandschäden sowie neurologische Ausfälle geben; (c) Röntgen- und CT-Befunde liefern aber wohl die meiste Information. Wichtig ist die eindeutige Bestimmung der WS-Stabilität – also ob die Verletzung den Belastungen ohne fortschreitende Verformung oder weitere neurologische Schäden standhält. *Die Instabilität kann rein mechanisch sein* (z.B. bei etlichen Kompressionsbrüchen, wo es zu weiterer Kyphosierung kommt), sie kann aber *auch neurologisch* sein (wenn z.B. die Verschiebung oder Aussprengung von Fragmenten in den Spinalkanal hinein zur neurologischen Verschlechterung führt). Auch kann *eine kombiniert mechanische und neurologische Instabilität* vorliegen. *Bei der Bestimmung von Stabilität/Instabilität ist es hilfreich, die WS im 3-Säulen-Modell* (nach Denis) *zu betrachten.*

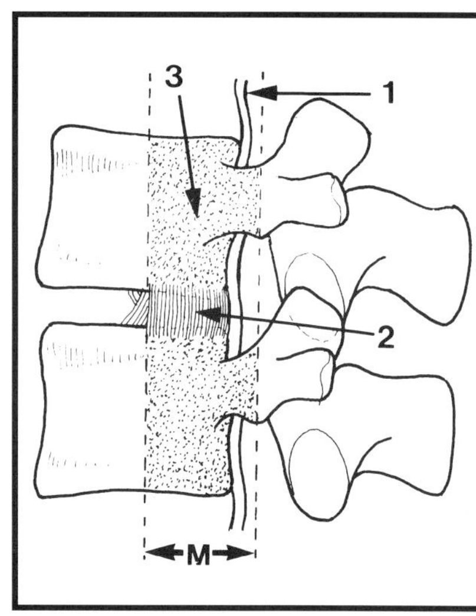

6. Feststellung von Wirbelverletzungen (2): Die mittlere Säule (M) besteht aus dem Lig. longitudinale posterius (1), dem hinteren Anteil des Anulus fibrosus (2) und der Wirbelkörperhinterkante (3). Verletzungen sind instabil, wenn eine Schädigung der mittleren Säule entweder mit einer der vorderen oder einer der hinteren Säule kombiniert ist.

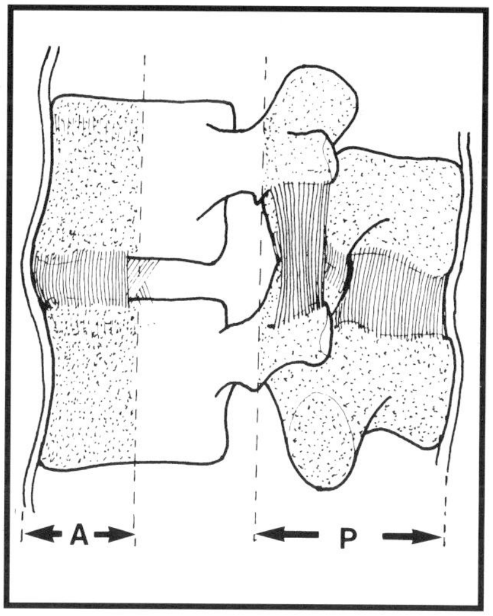

7. Feststellung von WS-Verletzungen (3): Die *hintere Säule* (P) umfaßt Neuralbogen, Bogenwurzeln, Dornfortsatz und den hinteren Bänderkomplex. Die *vordere Säule* (A) bilden Lig. longitudinale anterius sowie vorderer Anteil des Anulus fibrosus und des Wirbelkörpers. Das Interesse gilt der Integrität dieser Säulen, wobei ein Versagen in ihrer „Trägerrolle" *sowohl* durch Knochen- *als auch* durch Bandverletzungen (oder einer Kombination beider) entstehen kann. Denis klassifiziert 4 Kategorien der Wirbelsäulenverletzung:

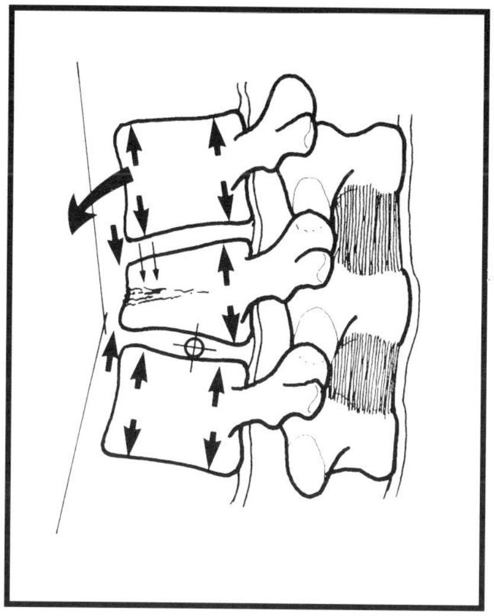

8. Klassifikation der WS-Verletzungen: Kompressionsfrakturen (1): Einfache Kompressionsfrakturen sind meist stabile Verletzungen mit Beteiligung nur der Vordersäule. Die Hyperflexion der WS um eine gedachte Achse durch den Bandscheibenraum führt zum mechanischen Versagen des Knochens mit entweder vorderer (Abb.) oder lateraler Keilform, wobei die hintere Wirbelkörperhöhe erhalten bleibt. (Man beachte, daß eine *schwere* Keilform von über 15–20 ° oft die Schädigung der anderen Säulen und eine Berstungs- oder Luxationsfraktur signalisiert.)

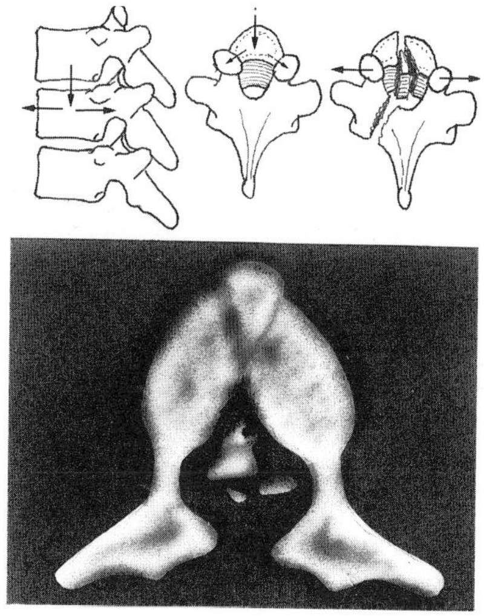

9. Berstungsbrüche (2): Eine axiale WS-Belastung kann zum Versagen von Vorder- und Mittelsäule führen. Es können eine oder beide Wirbelabschlußplatten beteiligt sein und Fragmente in den Spinalkanal ausgesprengt werden, die die Nervenstrukturen schädigen und so eine neurologische Instabilität bewirken. Röntgenbilder können die Wirbelkörperfraktur, den Höhenverlust und in der a.-p. Projektion Laminabrüche und Bogenwurzelseparation zeigen. Die CT ist zum Nachweis der Fragmentaussprengung unerläßlich; auch hilft mitunter die Myelographie. Heute auch MRT!

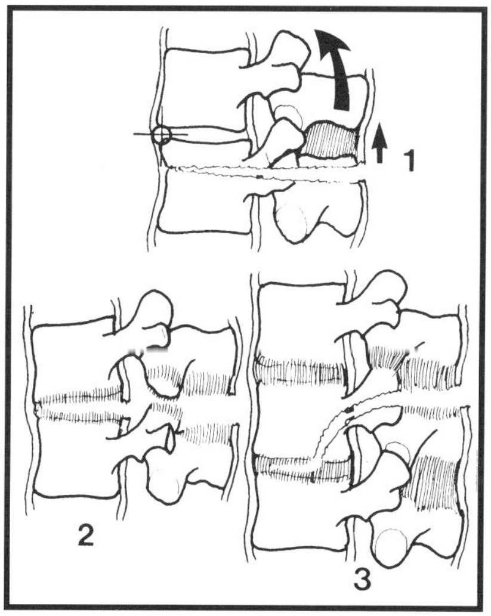

10. Sicherheitsgurtverletzung (3): Bei schneller Bremsung knickt die Wirbelsäule um eine Achse in Höhe eines queren Beckengurts, wobei die *Zugkräfte* die hintere und mittlere Säule überfordern. Die Wirbelsäule wird in Flexion instabil. Dieses Versagen kann den gesamten Wirbel durchsetzen (Chance-Fraktur) (1) oder die Bänder (2) oder eine Kombination sein (3) mit Beteiligung von einem (1+2) oder zwei Segmenten (3) der Wirbelsäule. Verletzungen dieses Musters kann man auch bei anderen als Verkehrsunfällen sehen, wobei der Zugmechanismus mit Versagen immer entscheidend ist.

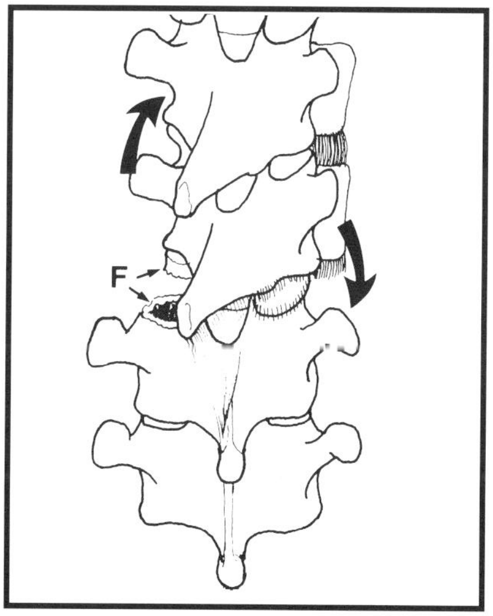

11. Luxationsfrakturen (4): Alle 3 Säulen versagen unter Verlust des normalen Zusammenhalts, so daß es zu Luxation oder Subluxation kommen kann. Verdachtsmomente: (I) Multiple Rippen- oder Querfortsatzbrüche; (II) Höhenzunahme einer einzelnen Bandscheibe oder Gelenkfortsatzbruch. *Typen:* (a) *Flexions-Rotations-Luxationsfraktur:* Oft mit einseitigem Gelenkfortsatzbruch (F) oder eine Spaltfraktur durch einen Wirbelkörper mit Rotation und Subluxation der Wirbelsäule.

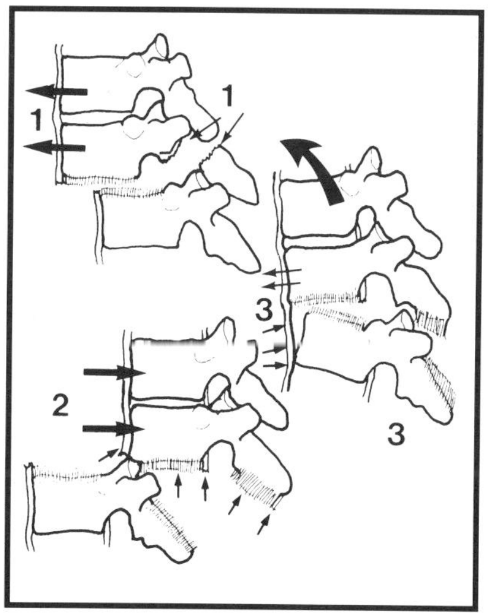

12. (4 Forts.): (b) *Abschertyp der Luxationsfraktur:* Beim dorsoventralen Typ schert das obere Segment nach vorn ab, oft mit einem Bruch des Wirbelbogens in einer oder 2 Höhen (1). Beim ventrodorsalen Typ findet man eine totale Bandzerreißung, oft aber keine Fraktur (2). (c) *Flexions-Distraktions-Typ der Luxationsfraktur:* Zugverletzung wie bei den Sicherheitsgurtverletzungen, doch mit ringförmiger Ruptur bei Ablösung des vorderen Längsbandes, die die vordere Subluxation ermöglicht (3).

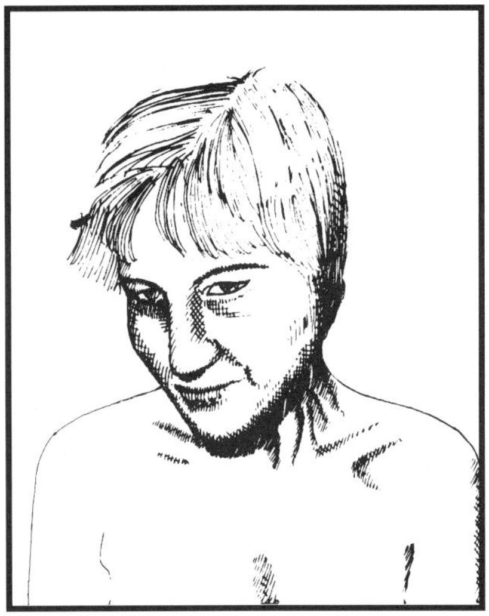

13. Diagnose: An eine HWS-Beteiligung denke man immer dann, wenn der Patient nach einem Trauma (a) über Schmerzen in Nacken, Hinterhaupt oder Schulter klagt, (b) einen Schiefhals zeigt (Abb.), über eingeschränkte Nackenbewegung klagt oder den Kopf mit den Händen unterstützt, oder (c) wenn er nach einer Kopfverletzung bewußtlos gefunden wird, besonders nach einem Verkehrsunfall. In all diesen Fällen ist die weitere Abklärung durch Röntgenaufnahmen erforderlich.

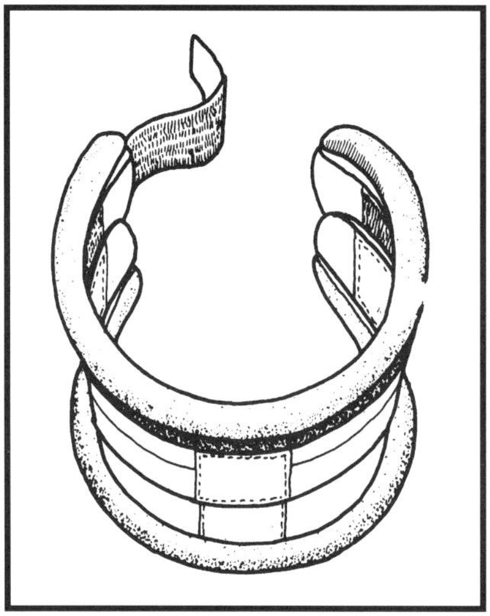

14. Erstversorgung (1): Wenn Sie den Verdacht auf eine HWS-Verletzung hegen, dann sollten Sie als allererstes das Rückenmark durch Kontrolle der Nackenbewegungen schützen. Einfachste und dabei beste Art, dies zu tun, ist das Anlegen einer Halskrause (Abb.: Handelsübliche, nach Weite und Höhe verstellbare Halskrause). Zur Erstversorgung am Unfallort kann man eine angemessene Halskrause auch durch zusammengerollte Zeitungen, die von einem Nylonstrumpf gehalten werden, herstellen und diese dem Hals anlegen.

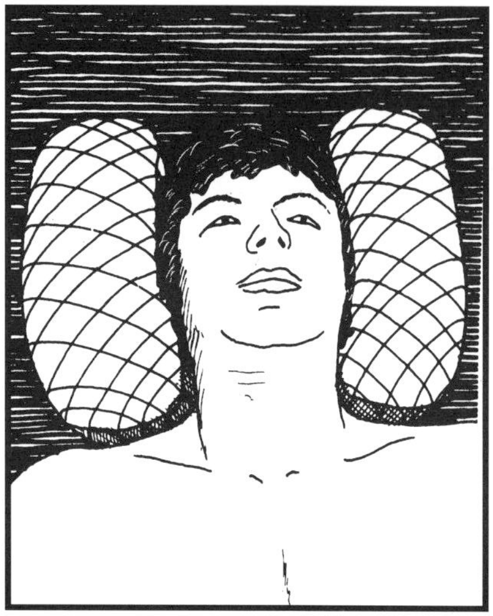

15. Erstversorgung (2): Liegt der Patient auf einer fahrbaren Unterlage, dann kann man den Kopf auch durch Sandsäcke stabilisieren. *Der Kopf darf nicht nach vorn gebeugt oder überstreckt werden!* Man hält ihn in Neutralstellung, wo immer dies möglich ist. Beim ansprechbaren Patienten prüfe man rasch, ob er alle Extremitäten frei bewegen kann.

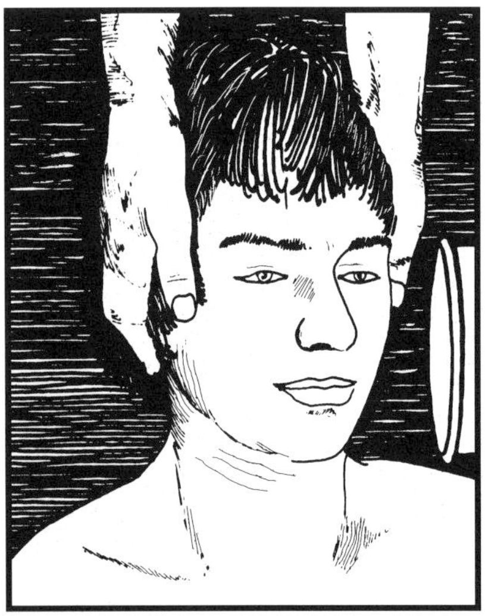

16. Erstversorgung (3): Besonders bei Zeichen einer gleichzeitigen neurologischen Schädigung *prüfe man nicht* den Bewegungsumfang der HWS. Begleiten Sie den Patienten zur Röntgenabteilung, und halten Sie seinen Kopf während der Einstellung der Aufnahmen; achten Sie besonders darauf, daß die HWS nicht gebeugt wird. Zur Erstbeurteilung sollten eine a.-p., eine Seit- und eine Densaufnahme (durch den geöffneten Mund zur Darstellung von HW1 und HW2) vorgenommen werden.

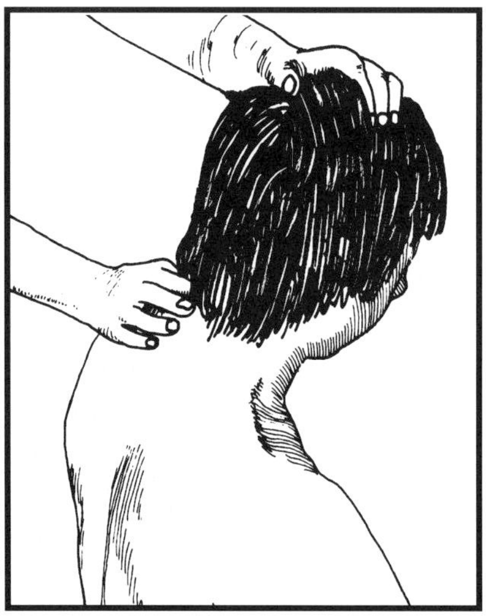

17. Erstversorgung (4): Erscheinen diese Aufnahmen normal, dann kann man bei nun genügender Sicherheit die Untersuchung weiterführen, und zwar durch (I) eingehendere Untersuchung des Nackens nach umschriebener Schmerzhaftigkeit, eingeschränkter aktiver Bewegung und protektiven Muskelspasmen und (II) sowie eine weiterführende neurologische Untersuchung vornehmen. Zeigen beide keine Normabweichung, kann man den Patienten mit einer Halskrawatte versorgen und ihn eine Woche später nachuntersuchen.

18. Erstversorgung (5): Bestehen jedoch eine bleibende und relevante Einschränkung der Beweglichkeit oder Hinweise auf neurologische Schäden, dann ist eine eingehendere Abklärung vonnöten. Folgende zusätzliche Röntgenaufnahmen sollte man dann veranlassen: (a) Laterale Funktionsaufnahmen jeweils in Inklination und Retroflexion, allerdings unter Überwachung; (b) rechte und linke Schrägaufnahme der HWS. Die häufigste Schwierigkeit hierbei ist eine technische, und zwar die Darstellung der unteren HWS bei einem stämmigen Patienten. Den 1. Brustwirbel *muß* man sehen können! *Man akzeptiere* unscharfe Feindetails; aber man *akzeptiere nie,* wenn eine HWS-Aufnahme nicht genügt, die (Sub-)Luxation eines Wirbels gegen seinen Nachbarn darzustellen. Nötigenfalls unterstütze man den Radiologen, um den nötigen Zug über die Arme nach unten aufzubringen, einmal adduziert, einmal abduziert; eine leichte Röhrenkippung und stärkere Belichtung können hierbei helfen. Wenn sie verfügbar ist, kann die CT wertvolle Information geben; neben dem Frakturnachweis (besonders an Wirbelbögen und Facettengelenken), der in Röntgenübersichten oft nur schlecht darstellbar ist, kann sie weitere wertvolle Informationen zur Spinalkanaleinengung – insbesondere bei Berstungsfrakturen – liefern.
In einigen Fällen kann auch die Untersuchung der einzelnen Bewegungsumfänge der HWS von Nutzen sein.

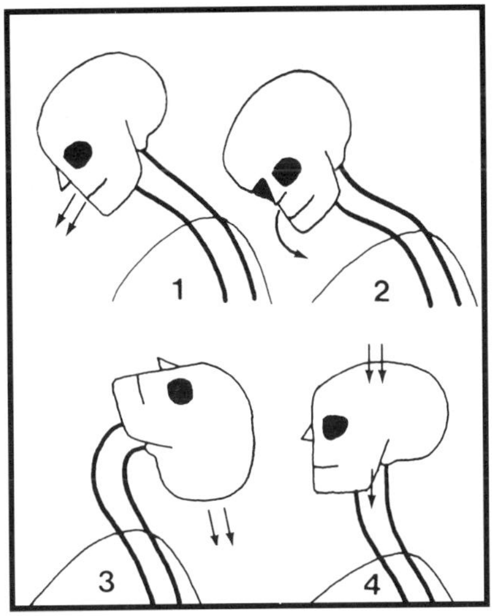

19. Einteilung der HWS-Verletzungen: Die Verletzungen der Halswirbelsäule kann man nach dem Verletzungsmechanismus einteilen:
(A) Flexionsverletzungen (1);
(B) Flexions-Rotations-Verletzungen (2);
(C) Hyperextensionsverletzungen (3);
(D) Kompressionsverletzungen (4).

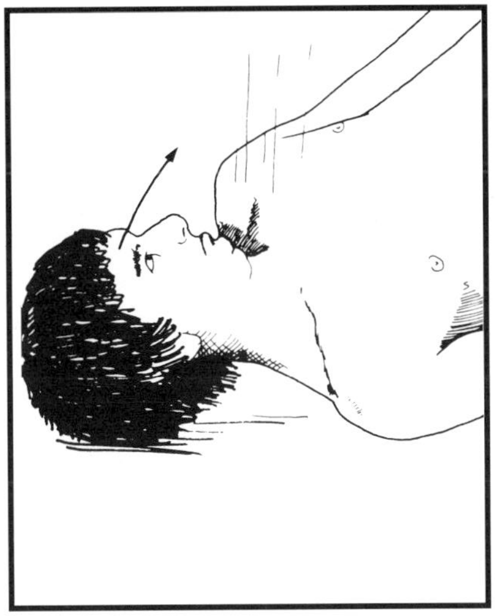

20. Ursachen von Flexions- und Flexions-Rotations-Verletzungen: Sie können entstehen durch (a) einen Fall auf den Hinterkopf, der zur Inklination der HWS führt – z.B. Motorradunfälle, Tauchsprünge in zu flaches Wasser, Stabhochsprung und Rugby; (b) durch Schäge von hinten gegen den Kopf oder durch herabfallende Gegenstände (z.B. am Hochbau und im Bergbau) sowie (c) durch eine rapide Abbremsung bei Auffahrunfällen.

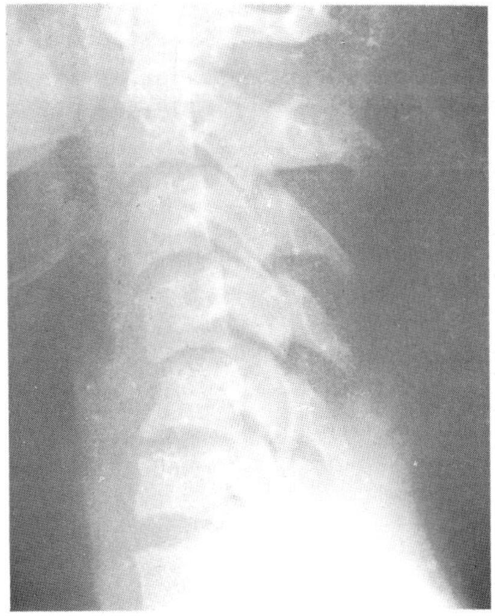

21. (A) Flexionsverletzungen: Stabile vordere Keilfraktur (1): Der Wirbelkörper wird vorn zusammengepreßt, während sein hinterer Anteil meist intakt bleibt. Bevor man diese Verletzung als stabil ansehen kann, muß (1) eine Läsion des hinteren Bänderkomplexes ausgeschlossen sein – keine Distanzierung und kein Abriß der Dornfortsätze und klinischer Ausschluß von Bänderrissen (228,98) – (2) keine Verletzung der Wirbelbögen und der Gelenkfacetten. (3) Zusätzlich sind Seitaufnahmen der HWS in Beugung und Streckung vorzunehmen, die dann keine segmentale Instabilität aufweisen dürfen.

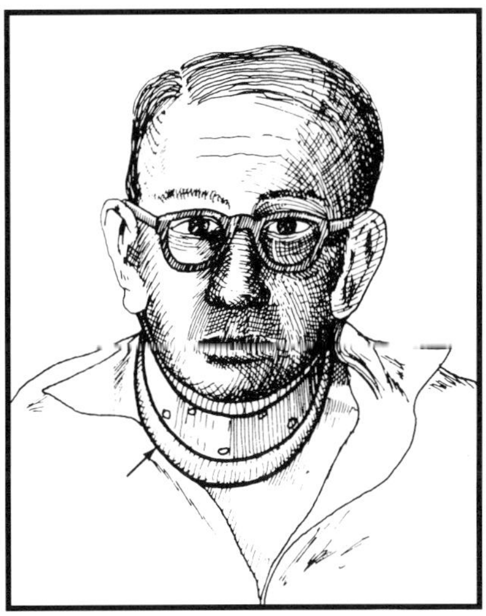

22. Stabile vordere Keilfraktur (2): Sind diese Kriterien erfüllt, dann ist eine neurologische Schädigung selten und die Prognose sehr gut. Die Behandlung erfolgt 6 Wochen lang mit einer Halskrause. Wenn selten einmal eine laterale Keilfraktur vorliegt, kann diese zu einer unangenehmen Nervenwurzelbeteiligung führen, mit (meist) sensiblen Störungen des zugehörigen Dermatoms. *Besteht bei alledem doch der Verdacht auf Instabilität, dann behandelt man den Patienten nach den Grundsätzen wie bei der HWS-Luxation (217,45).*

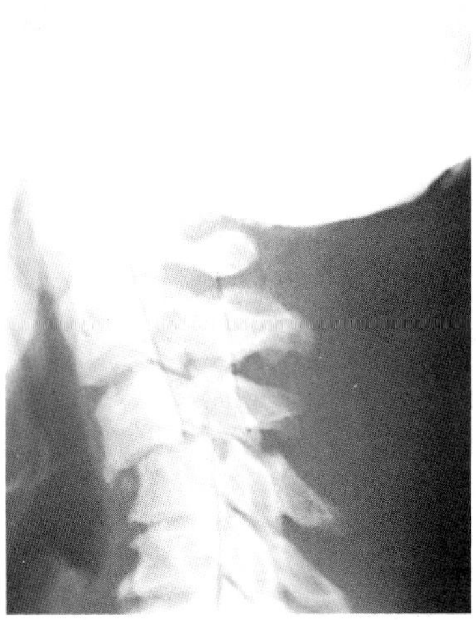

23. (B) Flexions-Rotations-Verletzungen: (a) Einseitige Luxation mit Facettenblockade (1): Ein kleines Wirbelgelenk ist luxiert, wobei man in der HWS-Seitaufnahme erkennen kann, daß ein Wirbelkörper den darunter liegenden um etwa ein Drittel seines Sagittaldurchmessers nach vorne überragt. Die a.-p. Aufnahme vermag hier womöglich keine Aussagen erlauben oder nur eine geringe Fehlstellung der Dornfortsätze aufzeigen. Zwischen den Aufnahmen in Beuge- und Streckstellung bestehen oft kaum Unterschiede.

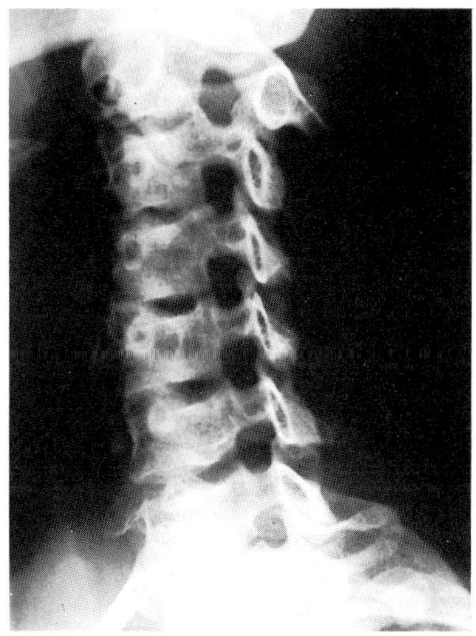

24. Einseitige Luxation (2): Auf jeden Fall werden Schrägaufnahmen die Diagnose sichern. Auf einer Seite wird der Säulenaufbau der Wirbelkörper, Foramina intervertebralia und der Gelenkfacetten regelrecht sein (Abb.), während er auf der anderen eine Unterbrechung zeigt. Die Schädigung des hinteren Bandkomplexes kann sehr unterschiedlich sein; *nach der Reposition* können diese Verletzungen dann recht stabil sein, *doch beachte man:* Besteht gleichzeitig ein Bruch eines kleinen Wirbelgelenks, dann ist die Verletzung *sehr wahrscheinlich instabil!* Nach Reposition wird also eine Spondylodese erforderlich sein.

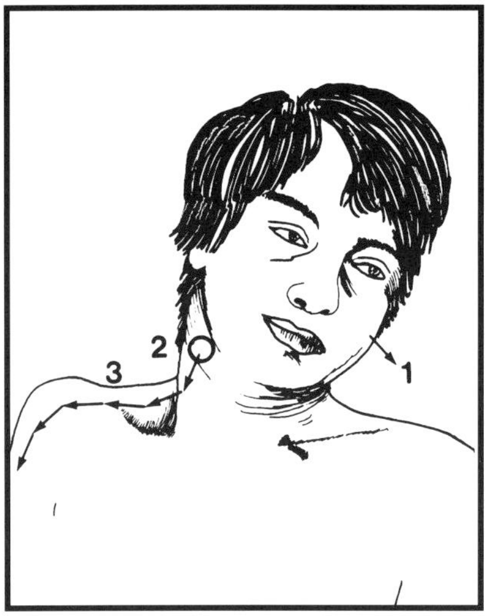

25. Einseitige Luxation (3): Bei der klinischen Untersuchung eines Patienten mit einseitiger Luxation hält dieser den Kopf leicht verdreht (1) und zur Gegenseite des geblockten Facettengelenks geneigt (2). Oft bestehen starke Schmerzen mit Ausstrahlung (3), die auf Einklemmung einer Nervenwurzel in Höhe des luxierten kleinen Wirbelgelenks beruhen; selbst eine Schädigung des Rückenmarks kann dabei vorkommen. Ohne neurologische Störungen gehe man zur Behandlung über; *ansonsten s. 217,45.*

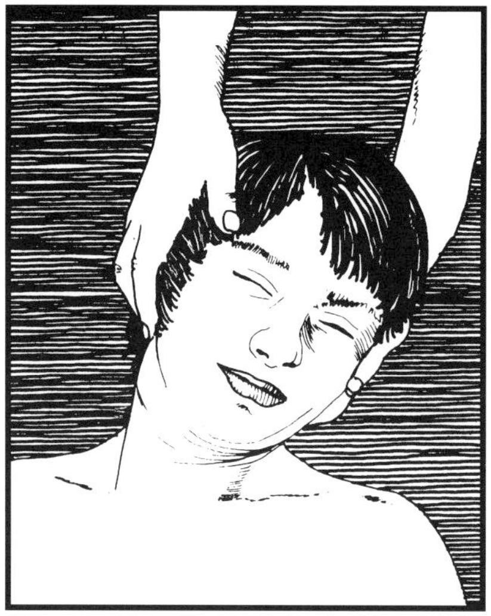

26. Behandlung (1): Erstes Behandlungziel ist die Reposition der Luxation; das Erfolgsgeheimnis dieser Methode besteht im gut kontrollierten Zug. (A) Der Patient erhält eine Vollnarkose. Der Kopf muß bei der Narkoseeinleitung, bei der Gabe von Muskelrelaxantien und bei der Intubation (die ohne stärkere Nackenstreckung erfolgen muß) gut unterstützt werden. (B) Die Möglichkeit, dabei Röntgenaufnahmen (vorzugsweise mit Bildverstärker) anzufertigen, sollte bestehen.

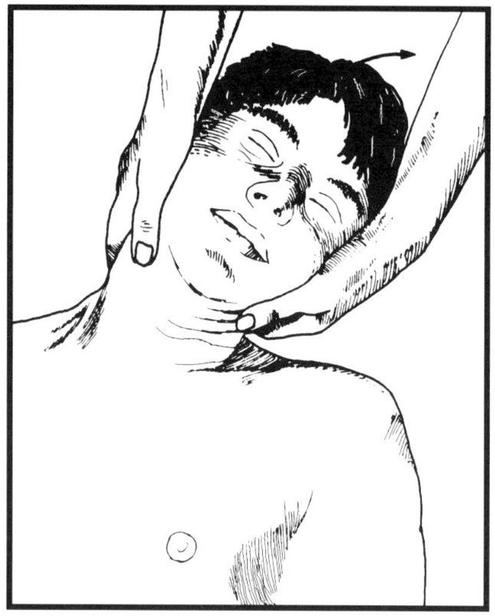

27. Behandlung (2): (C) Der Chirurg braucht Bewegungsfreiheit, um den Kopf zu bewegen. Dabei kann der Patient entweder vollständig auf dem Operationstisch liegen oder so weit nach oben gelagert sein, daß sein Kopf auf dem Schoß des am Tischende sitzenden Operateurs ruht. Man hält die Daumen unter den Unterkiefer, umfaßt den Hinterkopf mit den Fingern und übt *in Seitneigung des Kopfes* einen starken Zug weg von der Seite des blockierten Gelenks aus, d. h. in die Richtung, zu der der Kopf meist sowieso schon geneigt ist.

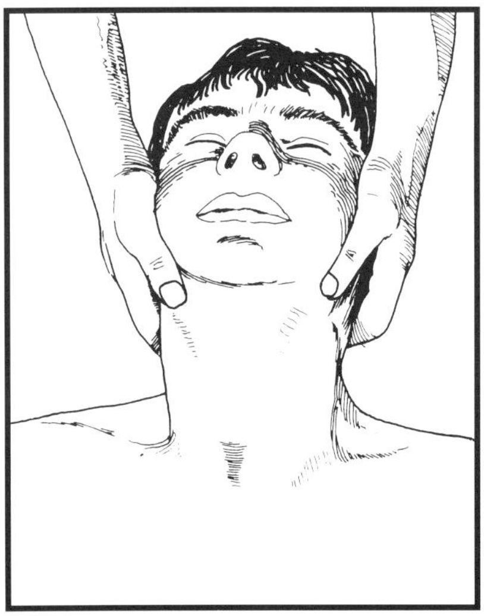

28. Behandlung (3): (D) Unter beibehaltenem Zug bringt man den Kopf in gerade Haltung und korrigiert die Rotationskomponente noch *vor der Seitneigung.* Nun reduziert man den Zug und unterstützt den Kopf während der Röntgenaufnahmen (z.B. mit Schaumstoffblöken). Wurde keine Reposition erreicht, wiederholt man die Prozedur mit einer höheren Relaxantiendosis unter Narkose. Dazu ist jetzt eine Durchleuchtung nötig. (Mißlingt auch jetzt die Reposition, was selten ist, oder falls man es ohnehin vorzieht, dann greift man zu einer Schädelextension; s. 216,32ff.)

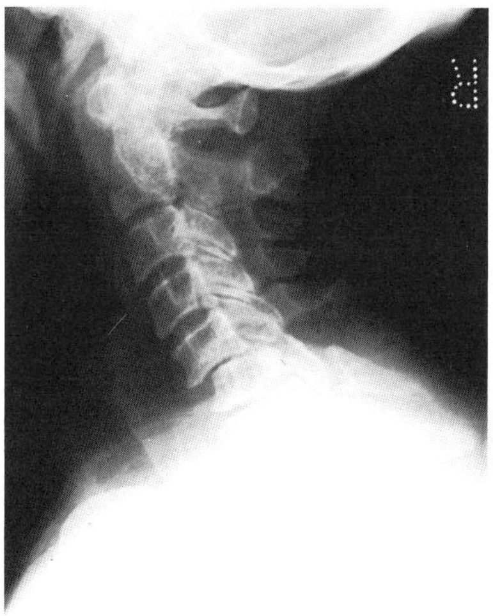

29. Behandlung (4): (E) Wurde die Reposition erreicht, dann sollte man eine Halskrause anlegen und der Patient diese 6 Wochen lang tragen. (F) Dann nehme man alle 2 Wochen HWS-Aufnahmen vor und bei Ende der 6wöchigen Fixation auch Seitaufnahmen in Beugung und Streckung. *Besteht auch nur der geringste Anhalt für eine Spätluxation* (Abb.), dann sollte man den Patienten zur lokalen Spondylodese aufnehmen.

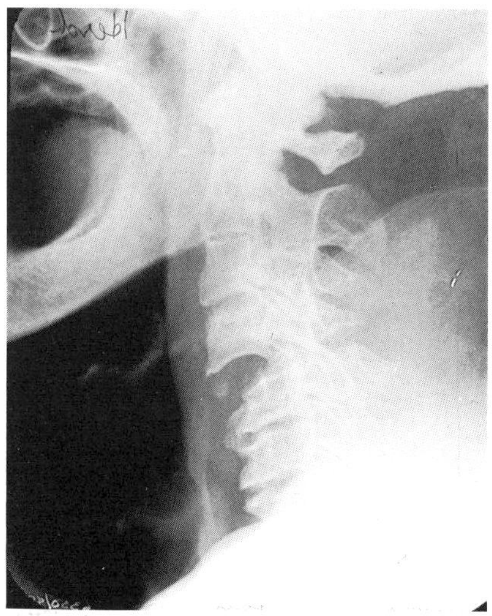

30. (B) Flexions-Rotations-Verletzungen: (b) *Instabile Verletzungen:* Häufigste Verletzung dieses Typs ist die einer reinen HWS-Luxation ohne Fraktur, wobei die Luxation auch hochgradig sein kann; häufig sind beide Intervertebralgelenke eines Segments blockiert (Abb.). Es liegt immer eine Schädigung des hinteren Bandapparats vor, die man schon an der Schwere der Spondylolisthesis ablesen kann.

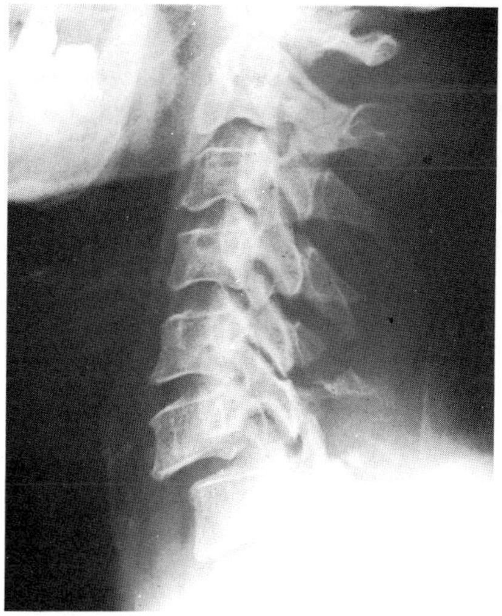

31. Instabile Verletzungen (2): Es können auch andere Zeichen dafür vorliegen, daß eine Instabilität mit einem Riß des hinteren Bandapparats einhergeht, z.B. (1) Dornfortsatzabrißfraktur(en), (2) erweiterter Zwischenraum zwischen zwei benachbarten Dornfortsätzen oder (3) *Anzeichen eines Wirbelgleitens in der Seitaufnahme bei Inklination im Vergleich mit der Retroflexion.* Ohne neurologische Zeichen gehe man zur Behandlung über; *ansonsten s. 217,45.*

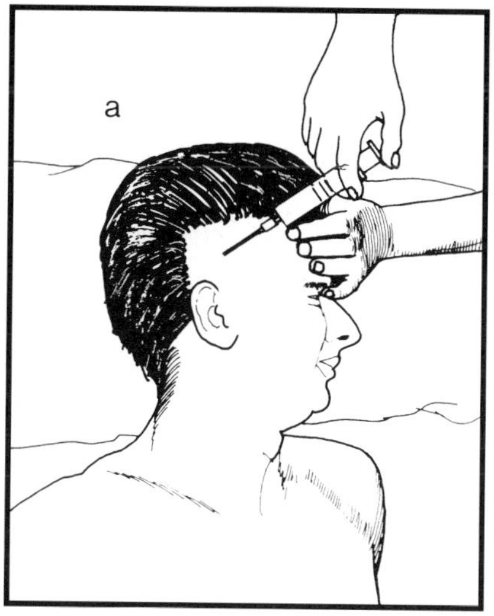

32. Instabile Verletzungen (3): Behandlung (1): Instabile Verletzungen ohne Fraktur erfordern eine Wirbelfusion; eine Schädelextension kann nötig sein, um die Reposition zu erreichen und zu erhalten, und sollte ohne Verzögerung angebracht werden. Heute sind mehrere Extensionsklammern verfügbar; die folgende Beschreibung bezieht sich auf das Vorgehen nach Cone (s. 215,36). (a) Zuerst rasiert man die Haut im Gebiet der vorgesehenen Insertionspunkte (ca. 6–7 cm oberhalb des äußeren Gehörgangs und nimmt in dieser Region eine tiefe lokale Infiltrationsanästhesie vor.

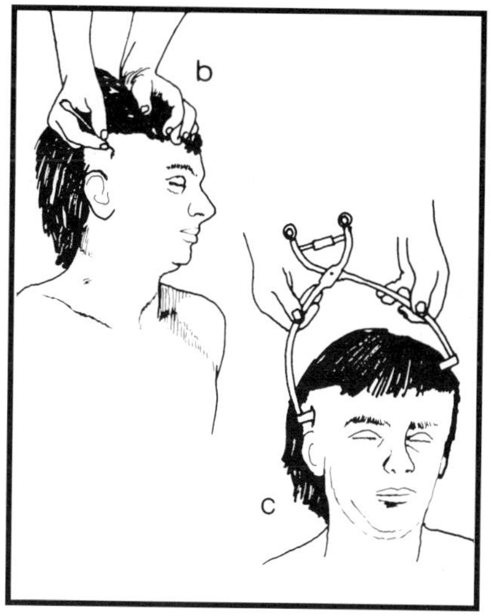

33. Behandlung (2): (b) Nun nimmt man zu beiden Seiten eine kleine, ca. 1 cm lange Inzision bis auf den Knochen vor. Die Blutung ist meist erst stark, doch in der Regel durch festen umschriebenen und kurz aufgebrachten Druck zu stillen; falls nicht, stellt man die Blutungsquellen fest und unterbindet alle noch blutenden Stellen. (c) Als nächstes bringt man einen Arm durch die Fasern des M. temporalis ein, bis er Kontakt zum Schädelknochen gefunden hat.

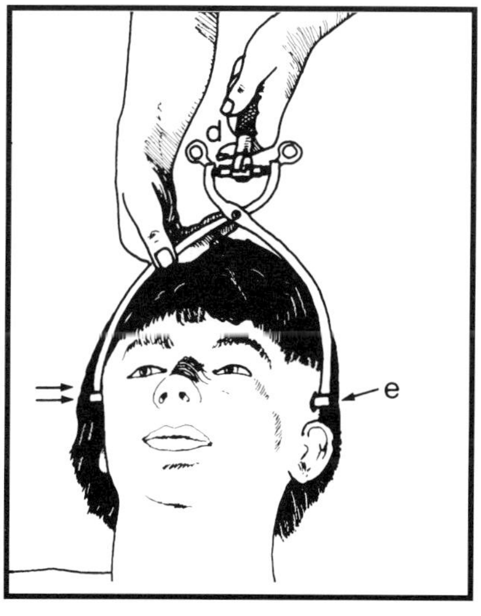

34. Behandlung (3): (d) Man hält den einen Greiferarm nun fest gegen den Schädelknochen; dann öffnet man den Greiferzirkel ganz und schließt ihn mit seinem Spannverschluß. (e) Nun führt man den 2. Punkthalter durch den Hautschnitt ein; machen Sie dabei leichte Wackelbewegungen, so daß sein zugespitztes Ende die Fasern des M. temporalis auf dieser Seite auseinanderdrängen kann. Schließen Sie den Tasterzirkel, bis beide Haltespitzen in festem, aber nicht zu hartem Kontakt mit der Kalotte sind.

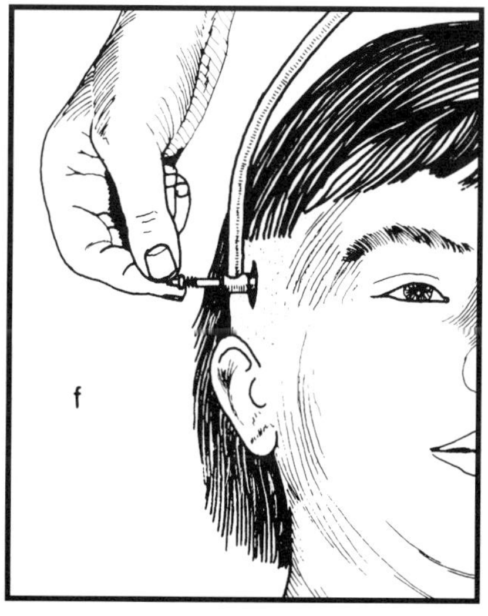

35. Behandlung (4): Schrauben Sie jetzt die Punkthalterungen ein (vergewissern Sie sich, daß der Vortrieb auf 3 mm begrenzt ist), so daß nur die Tabula externa der Kalotte erfaßt wird, und ziehen Sie nun mit dem Schraubenzieher fest. Gelingt dies nicht, dann sind entweder die Schrauben stumpf oder ist die Tabula externa besonders hart. In diesem Fall kann man eine kleine Pfrieme zur Vorbereitung des Schraubkanals verwenden, muß aber sehr darauf achten, daß sie nicht die Lamina interna durchdringt. (g) Versiegeln Sie nun die Wunde mit einem Gazestreifen, der in einer Desinfektionslösung getränkt wurde.

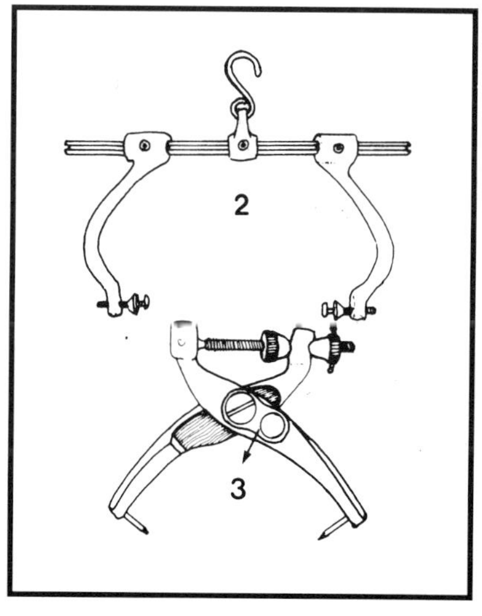

36. Andere Extensionsgeräte: (2) Die *Klammer nach Blackburn* sind so konstruiert, daß sie sich in die Diploe der Kalotte einhaken, wobei man eine Ringsäge (Trephine) dazu verwendet, ein kleines Stück der Tabula externa zu entfernen. Mitunter ist auch keine Diploe vorhanden; dann müssen die Haltepunke die gesamte Kalottenbreite des Schädels durchsetzen und kommen so mit der Dura mater in Kontakt. (3) *Crutchfield-Zwinge:* Bei dieser werden die Branchen näher zum Vortex eingesetzt als bei den beiden anderen Extensionsklammern.

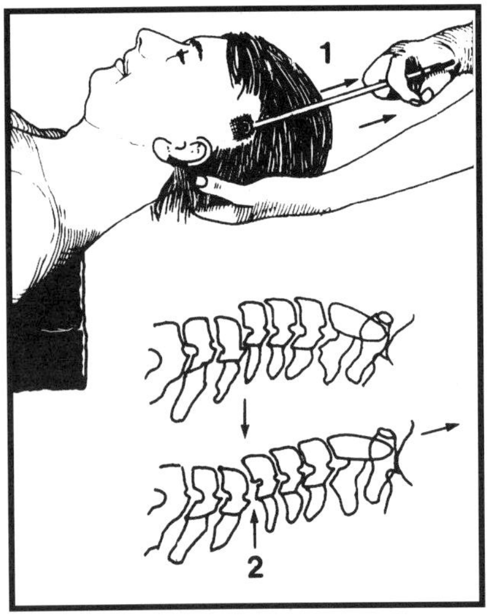

37. Reposition (1): Ist eine Reposition erforderlich, so bevorzugen viele Chirurgen eine manuelle Reposition in Allgemeinnarkose unter guter Relaxation. Wichtig ist die hierbei mögliche Röntgendiagnostik, ferner muß man während Einleitungsphase und gesamter Manipulation große Sorgfalt darauf verwenden, daß keine unkontrollierten Kopfbewegungen eintreten. Nach der Reposition unterstützt man den Kopf und kippt den Tisch am Kopfende ab. In Neutralstellung oder leichter Inklination der HWS (1) wird leichter Zug ausgeübt, um die Facetten zu entblocken (2).

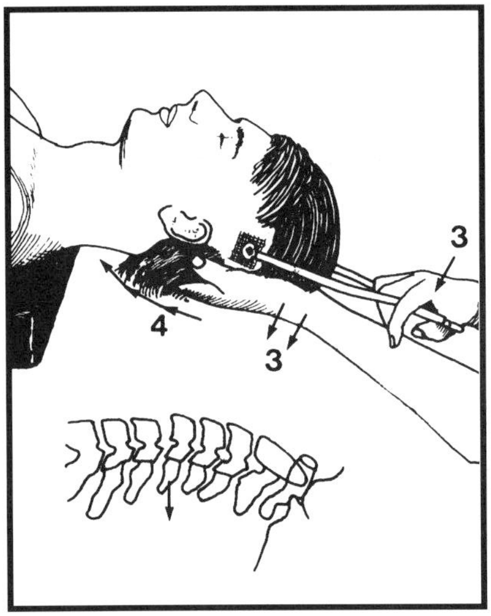

38. Reposition (2): Unter weiterem festen Zug streckt man den Hals nun langsam (3). Die den Hinterkopf stützende Hand kann man hierbei den Nacken entlang in Richtung Thorax vorschieben; sie dient so als Widerlager (4). Anschließend lockert man langsam den Zug, hebt das Tischende wieder an und prüft noch unter weiterem kontrollierenden Zug die Stellung mittels Röntgenaufnahmen.

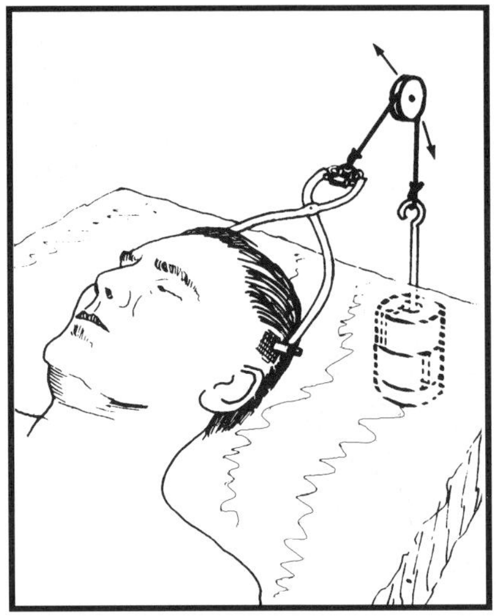

39. Reposition (3): Alternativtechniken: Ein (Gewichts-)Dauerzug wird eingesetzt, um den Muskelzug zu überwinden und die gegeneinander verschobenen Gelenkfacetten zu entblocken. Die *Richtung des Zuges* kann man durch Änderung der Stellung der Extensionsvorrichtung oder aber durch Kissen unter Kopf und Schultern kontrollieren. Die *Stärke* des Zuges kann man durch die Gewichte regulieren. Die Dauer des größten Zuges wird durch Röntgenaufnahmen kontrolliert.

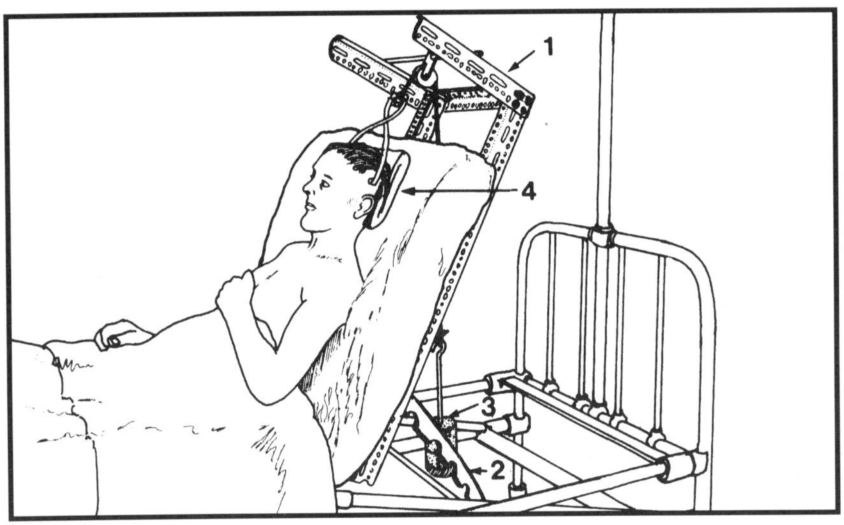

40. Reposition (4): Eine bessere Zugvorrichtung läßt sich anbringen, wenn der Patient im Bett sitzen kann. Der Zug ist dann wirksamer, arbeitet doch das Körpergewicht gegen ihn. Der Patient kann sehen, was um ihn herum vorgeht; wenn er paraplegisch ist, fällt ihm die Atmung leichter, da sich das Zwerchfell freier bewegen kann. Ein Rahmengestell aus Winkellocheisen (1) läßt sich am Matratzengestell anbringen, wenn das Krankenhaus nicht selbst schon dafür Halterungen besitzt. Der Rahmen ist in der Höhe beliebig verstellbar (2), während die Einzelgewichte aufgelegt werden. Das erforderliche Gewicht (3) beträgt zwischen 7 kp für eine zierliche erwachsene Frau bis zu 14 kp und mehr für einen stämmigen Mann. Die Zugrichtung sollte erst in Neutralstellung oder *leichter Inklination* einsetzen (4). Der Patient sollte sediert sein, *bei einem frisch verletzten Patienten sollten alle 15 min Röntgenaufnahmen angefertigt werden, um den Befund zu kontrollieren.*

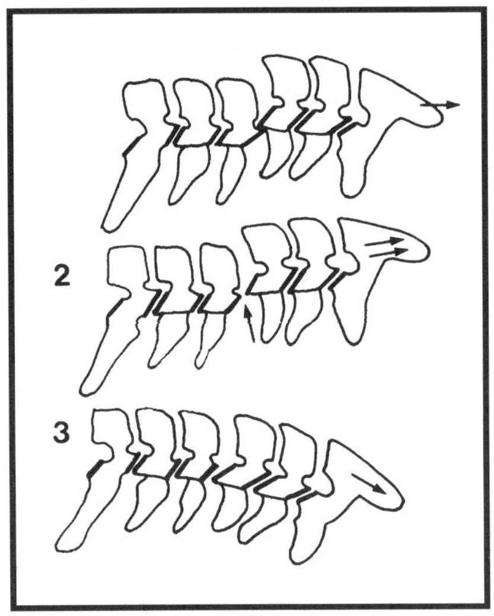

41. Reposition (5): Sobald der Hals genügend gestreckt wurde, bis die blockierten Facettengelenke in einer Ebene zu liegen kommen (2), sollte man den Nacken strecken, um die Reposition abzuschließen (3). Besteht die Luxation schon länger (etwa 1–3 Wochen), dann wird dieser Vorgang wesentlich langsamer ablaufen und kann in Extremfällen bis zu mehreren Tagen dauern.

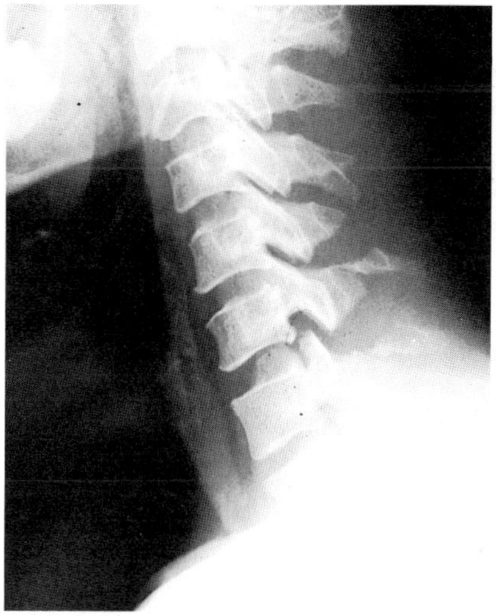

42. Reposition (6): Sobald die Röntgenkontrollaufnahmen die Reposition sichern (Abb.: Reposition beim Fall von 215,31), sollte man den Zug auf 2,5 kg reduzieren. *Auf keinen Fall darf der Nacken überstreckt werden.*

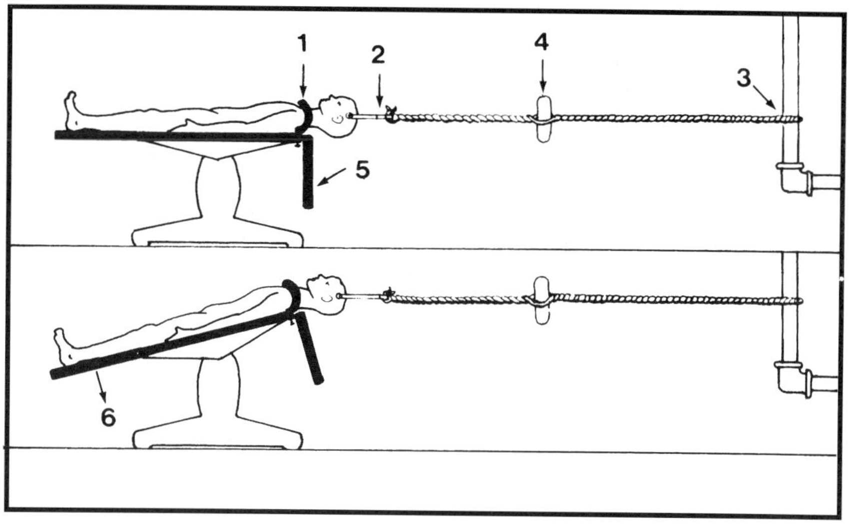

43. Reposition (7): Alternativtechniken: Methode nach Sillar: Der Patient ist in Vollnarkose, liegt auf dem Operationstisch, das Kopfteil des OP-Tisches ist in Schulterhöhe nach unten gekippt. Schultergegenstützen werden angepaßt (1) und ein Seil zur Streckung an der Kopfextension (2) und einem Fixpunkt im Operationssaal (3) angebracht. Das Seil spannt man mit einer Haspel an (4); wenn nun genügender Zug besteht, kann man den Operationstisch absenken (5). Danach sollte man die Wirbelsäule mit einer Bildverstärkereinheit oder Serienaufnahmen untersuchen. Die Haspel wird weiter angespannt, bis die Gelenkfacetten freikommen. Danach läßt sich die HWS extendieren, indem der Tisch am Kopfende angehoben wird (6); anschließend setzt man die Zugkraft wieder herab. Der Vorteil dieser Methode besteht darin, daß die Reposition schnell erfolgt und eine *sehr genaue* Kontroille der Wirbelsäule gegeben ist (ganz im Gegensatz zur „Trial-and-error"-Methode der Gewichtsextension über einen ungewissen Zeitraum.

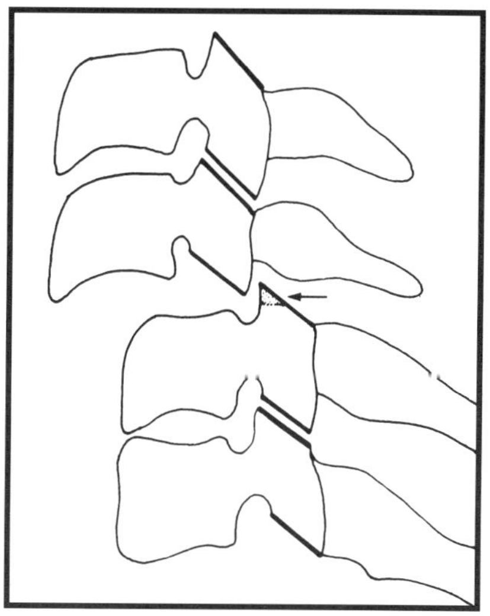

44. Mißlungene Reposition: Dies ist bei frischen Verletzungen ungewöhnlich, doch können Schwierigkeiten bei 3–4 Wochen alten Läsionen auftreten. Liegt keine komplette Paraplegie vor, dann sollte die Reposition offen erfolgen, und zwar durch umschriebene Resektion derjenigen Facettenanteile, die bei der Reposition blockieren (Facettektomie). Man beachte, daß bei bereits länger dauernden Luxationen die Wirbelsäulenstabilität wichtiger ist als eine exakte Reposition und daß man die Wirbelsäule auch in der luxierten Position fusionieren kann, wenn sich keine Reposition erreichen läßt.

45. Behandlung von Luxationsfrakturen mit neurologischen Ausfällen bei Patientenaufnahme: Bei circa 10 % der HWS-Luxationen kann der Austritt von Bandscheibenmaterial nach dorsal das Myelon beeinträchtigen mit dem Risiko, daß sich die Situation verschlimmern kann, wenn die Reposition ohne vorherige Dekompression erfolgt. Deshalb sollte man bei der Patientenaufnahme eine sorgfältige neurologische Untersuchung vornehmen; ergeben sich dann Zeichen einer neurologischen Schädigung (besonders des Halsmarks), dann sollte man den Zustand der in Frage kommenden Bandscheiben weiter abklären, heute am besten durch sorgsamst überwachte MRT-Untersuchung. Ist dies nicht möglich, greife man zur Myelographie, gefolgt von der CT (Myelo-CT). Ergeben sich Zeichen einer Myelonkompression, dann ist die Dekompression über einen ventralen Zugang *noch vor der Reposition* angeraten.

Nachsorge nach Reposition: Bei der häufigen Situation einer HWS-Luxation ohne Fraktur erhält der hintere Bänderkomplex nie wieder seine ursprüngliche Festigkeit, und zwar ungeachtet der Repositionsmethode und der anschließenden Extensionsdauer. Ein Spontanrezidiv der Fehlstellung ist unvermeidlich, es sei denn man führt eine dorsale Spondylodese aus. Die Entscheidung zur Operation hängt von der jeweiligen Beurteilung des neurologischen Bildes ab und läßt sich auch aufschieben, bis hinreichende Klarheit herrscht. Zwischenzeitlich erhalte man die Traktion aufrecht. Folgende Situationen sind häufig: (a) Bei fehlender neurologischer Störung sollte man eine Spondylodese vornehmen; (b) bei inkompletter Paraplegie, kann man vernünftigerweise 1–2 Wochen warten. (c) Ist die Querschnittslähmung vollständig, dann ist auch keine Fusion erforderlich. Man kann die Extension beenden und durch eine 4–6 Wochen zu tragende Halskrause ersetzen. (d) Geht die Verletzung mit einer Fraktur einher, wobei die Bruchheilung zur Stabilität führen kann (z.B. Fraktur an der *Basis* eines Dornfortsatzes), dann kann man die Zugbehandlung entweder im Bett oder mittels eines tragbaren Extensionsgestells fortführen, bis der Bruch verheilt ist (ca. 8 Wochen). Die schlußendliche Stabilität der Wirbelsäule sollte man allerdings immer durch laterale HWS-Funktionsaufnahmen prüfen.

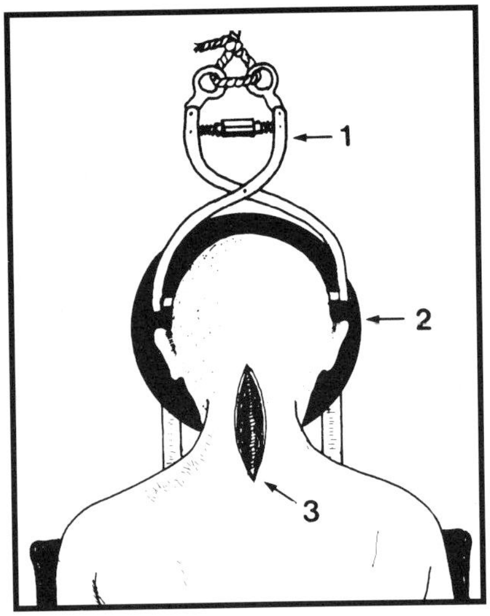

46. Zervikale Spondylodese (1): Bei einem Riß des hinteren Bandkomplexes ist die vordere Halswirbelsäulenfusion unzuverlässig und folglich die dorsale Spondylodese anzuraten. *Man beachte:* (a) Während der Prozedur ist der der Zug aufrecht zu erhalten (1); (b) nach der sorgfältig überwachten Intubation wird der Patient mit dem Gesicht nach unten gelagert und der Kopf in einem Kopfring gelagert (2); (c) über einen medianen Hautschnitt werden die Dornfortsätze der HWS freigelegt (3).

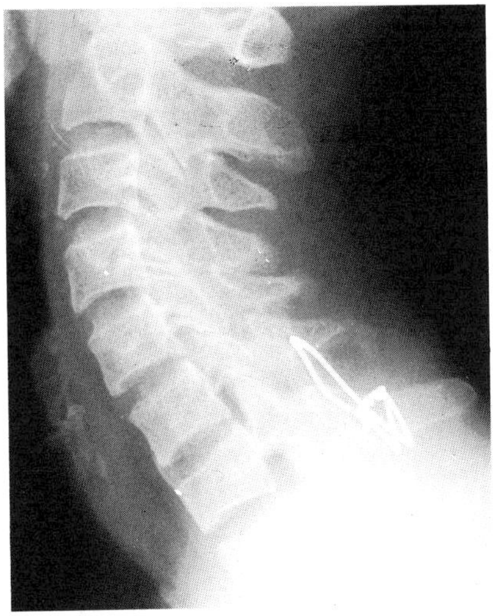

47. Zervikale Spondylodese (2): (d) Man sucht den rupturierten hinteren Bandkomplex sowie die benachbarten Dornfortsätze, Laminae und Gelenkfacetten auf. (e) Zu beiden Seiten dieser Dornfortsätze lagert man Knochenspäne aus dem Darmbeinkamm an (und verdrahtet diese manchmal miteinander), die dann die Dornfortsätze überbrücken. (g) Vor dem Wundverschluß bringt man noch Spongiosaknochen-Chips in das Gebiet ein. (h) Den Zug legt man für 6–8 Wochen an; sobald die Knochentransplantate offensichtlich gut eingewachsen sind, wird der Zug durch eine Halskrause ersetzt. Als Alternative zur Zerklage kann man beiderseits der Dornfortsätze auch Hakenplatten (ähnlich den Zülzer-Platten) verwenden. In der Praxis biegt man eine jede so zurecht, daß der Hakenanteil am Laminaunterrand einhaken kann, diese gut umfaßt und ein Herausspringen verhindert wird. Das obere Ende hält eine einzelne Schraube in der Pfeilermasse. Dann appliziert man Knochentransplantate. Die AO empfiehlt eine H-Graft-Technik.

48. (C) Extensionsverletzungen: Mechanismen: Häufig (a) Resultat eines Sturzes nach unten mit Aufschlag der Stirn gegen den Boden; (b) bei Pkw-Frontalzusammenstößen mit Anschlagen des Kopfes gegen das Autodach oder die Motorhaube (Phase 3, 4 oder 5 dieser Verletzung); (c) Aufprall von hinten (Auffahrunfall) mit HWS-Überstrekkung durch die Massenträgheit des Schädels. **Pathogenese:** Besonders häufig sind diese Verletzungen im mittleren und höheren Erwachsenenalter (bei einer Spondylose des HWS). Die osteochondrotisch eingesteifte HWS kann zu einer extremen Konzentrierung der Kräfte in noch normal beweglichen Arealen führen. Ähnliche Prädispositionen findet man bei Patienten mit M. Bechterew, schwerer rheumatoider Arthritis oder angeborener HWS-Deformität oder -ankylose (z.B. Klippel-Feil-Syndrom).

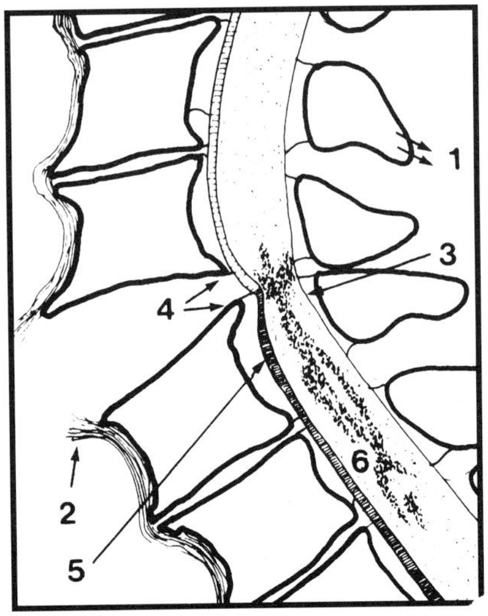

49. Pathogenese (Forts.): Durch die Überstreckung der HWS (1) kommt es zum Riß oder einer Ausrißfraktur des Lig. longitudinale anterius (2). Während der Hyperextensionsphase tritt eine mögliche Dehnung des Myelons in Höhe der Wirbelsäulenverletzung ein (3). Gleichzeitig oder beim Aufeinandertreffen der Wirbel kann das Rückenmark durch Retrospondylophyten eingeklemmt werden (4) (bei Patienten mit fortgeschrittener Spondylosis deformans). Die Dehnung und anschließende Abknickung von Rückenmarkgefäßen kann zu einer exzessiven und sich ausbreitenden Thrombosierung führen (5). Oft ist die Myelonschädigung diffus und muß nicht unbedingt der Verletzungshöhe entsprechen (6). Die sich ausbreitende Thrombose kann den neurologischen Status verschlimmern. Besonders betroffen ist am Rückenmark der zentral gelegene Anteil. Die Auswirkungen hiervon zeigen sich (a) in motorischen Ausfällen, die dann meist an den Beinen ausgeprägter als an den Armen sind. (b) Die Leitungsbahnen für Schmerz und Temperatur werden wahrscheinlich eher betroffen sein als die für Propriozeption und oberflächliche Berührung, die häufig ungestört bleiben.
Diagnose: (1) Hinweisend sind Unfallhergang, Nackenschmerzen und Klagen über Armschwäche. (2) Wo die ursächliche Gewalt im Stirnbereich einwirkte (218,48a,b), sind dann Prellmarken oder Platzwunden ein wertvolles Hinweiszeichen.

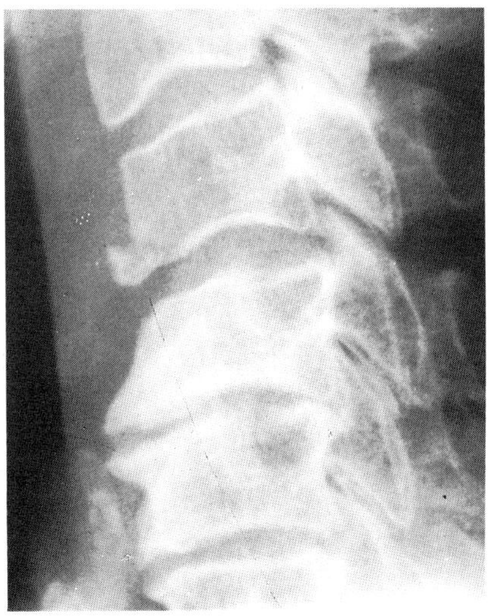

50. Röntgenaufnahmen: Die Spontanreposition ist die Regel, so daß folglich die Röntgenaufnahmen *ganz normal* sein können. Nichtsdestotrotz können Anzeichen einer Verletzung vorliegen. (1) Das vordere Längsband kann an seiner Befestigung am Wirbelkörper (Abb.) oder an einem Osteophyten abgerissen sein. (2) Eine Blutung kann den Pharynxweichteilschatten nach vorne vorwölben. Nur selten werden (3) Wirbelbögen- oder Dornfortsatzbrüche bzw. Wirbelkörperfrakturen selbst vorliegen. Die MRT weist in Zweifelsfällen zuverlässig die Ruptur des vorderen Längsbands nach.

51. Behandlung: Extensionsverletzungen der Wirbelsäule sind stabil. Die örtliche Behandlung besteht in der wohlüberlegten Anwendung einer Halskrawatte, bis örtlicher Schmerz und Halsmuskelspasmen sich gelegt haben. Die *allgemeine Behandlung* ist eigentlich die diejenige der bleibenden leichteren oder schweren neurologischen Störungen.

(D) Kompressionsfrakturen der Halswirbelsäule: Mechanismen: Diese Verletzungen können verursacht werden (a) durch schwere Gegenstände, die auf den Kopf fallen; (b) durch Aufprall des Schädelvortex gegen den Boden, wie z. B bei Stürzen, beim Tauchen oder bei Sportunfällen und (c) durch den Aufprall des Kopfes gegen das Wagendach bei Pkw-Auffahrunfällen auf den Vordermann (2. Phase).
Diagnose: (a) Der Unfallhergang kann die Diagnose bereits nahelegen. (b) Es können verräterische Platzwunden im Bereich der Kranznaht vorliegen. (c) Klagen über Nackenschmerzen sollten Röntgenaufnahmen veranlassen, die dann die Diagnose klären.

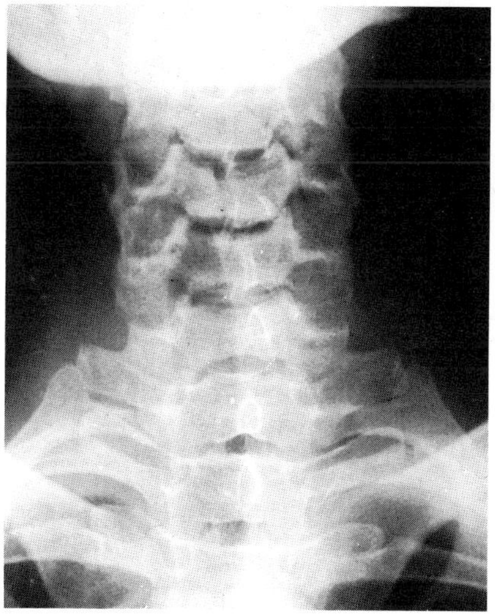

52. Röntgenaufnahmen (1): Das röntgenologische Erscheinungsbild hängt von der Stärke der Gewalteinwirkung ab. Sind diese Kräfte nur mäßig, kann eine Wirbelkörperfissur entstehen, die am ehesten in der a.-p. Aufnahme zu sehen ist (Abb.: Vertikale Fraktur durch HWK5 mit einer ähnlichen, aber weniger betonten Fraktur von HWK6). Ist die Deformität stärker, so kann auch eine Seitverlagerung der Bogenwurzeln sichtbar werden.

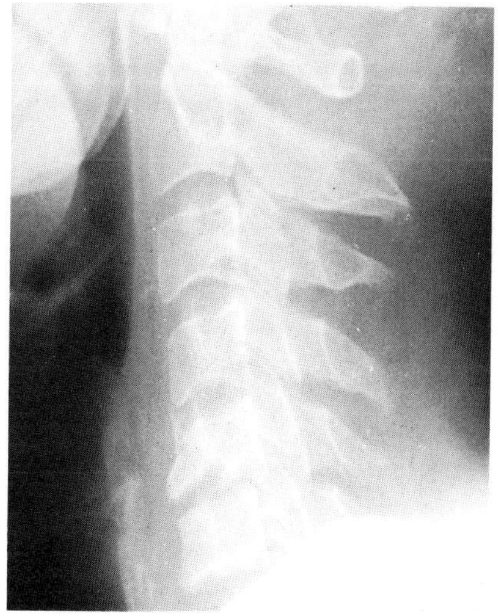

53. Röntgenaufnahmen (2): Bei schwereren Verletzungen kann eine Wirbelkörpertrümmerfraktur mit Höhenverlust des Wirbels resultieren. Dabei können die Fragmente in jede Richtung herausgedrückt werden; bei diesem Geschehen kann das Rückenmark gefährdet werden (Abb.: Kompressionsfraktur von HWK5; man beachte die Einengungen des Spinalkanals durch die Wirbelkörperhinterkante). *Besonders wertvoll bei der Abklärung des Ausmaßes solcher Frakturen ist die CT.*

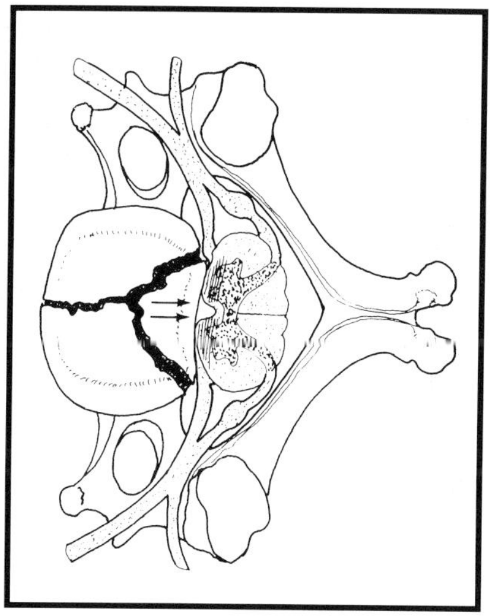

54. Neurologische Beteiligung: Der verletzlichste Anteil des Rückenmarks liegt vorn, so daß zuerst die motorische Versorgung der oberen Gliedmaßen *noch vor* der der unteren Gliedmaßen gestört wird: Deshalb wird eine Lähmung meist an den Armen am stärksten sein. Als nächstes werden die beiden Tractus spinothalamici geschädigt, welche Schmerz und Temperatur leiten, und schließlich die hinteren Leitungsbahnen (Propriozeption und epikritische Sensibilität).

55. Neurologische Untersuchung: Bereits bei Klinikaufnahme sollten man einen kompletten Neurostatus erheben. Dazu gehört folgendes Programm: (1) Prüfung aller Hauptmuskelgruppen der oberen und unteren Gliedmaße; (2) Prüfung der Fremd- und Muskeleigenreflexe; (3) Sensibilität mittels Nadelstichprobe und sanfter Berührung; (4) Propriozeption. Bei beiderseitiger, symmetrischer und kompletter Lähmung wiederhole man diese Untersuchung peinlich genau 6, 12 und 24 Stunden nach dem Trauma. Ausbleibende Erholung 24 h nach dem Unfall in Höhe des Halsmarks zeigt nahezu mit Sicherheit eine hoffnungslose Prognose an. *Denken Sie aber daran, daß auch sehr schwere neurologische Ausfälle noch nicht als komplette Paraplegie anzusehen sind, solange nicht die Propriozeption und der oberflächliche Berührungssinn untersucht wurden.* Viele eindeutige Besserungen bei Querschnittsbildern, die zunächst als komplett beschrieben wurden, können darauf zurückzuführen sein, daß keine exakte Untersuchung dieser Sinnesqualitäten erfolgt war.
Behandlung: (1) Der hintere Bandkomplex ist intakt; wenn diese Frakturen erst einmal verheilt sind, besteht keine Tendenz zur späteren Dislokation mehr. Meist behandelt man diese Verletzungen am besten durch Halsextension über 6 Wochen, bis die Spongiosaheilung erfolgt ist. Durch den Zug kann man auch das Risiko, daß sich Knochenfragmente nach dorsal verschieben, sehr gering halten.
(2) Nach hinten ausgetriebene Fragmente, die die Myelonfunktion stören, kann man über einen ventralen Zugang entfernen. Bei folgenden Kriterien ist dies indiziert: (I) Unvollständige Myelonverletzung; (II) neurologisches

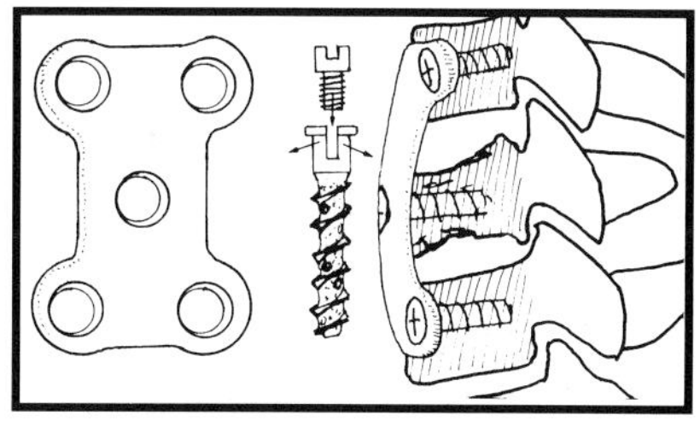

Bild wird schlechter; (III) Liquorstop in der Myelographie; (IV) gesicherte Myelonkompression in CT oder MRT. Unklarer sind die Indikationen dann, wenn das neurologische Bild konstant bleibt, am schwersten entscheidbar bei völligem Ausfall. Zeigt sich bei der Freilegung eine betonte HWS-Instabilität, so ist die innere Fixation anzuraten. Dafür wurden Spondylodeseplatten entwickelt (z.B. von Synthes®), die vermeiden sollen, daß die Schrauben die hintere Wirbelkörperkompakta durchsetzen. Die hier verwendeten Spongiosaschrauben mit grobem Gewinde werden in Platten mit flachem Profil eingebracht und wiederum durch gesonderte Schrauben gesichert, die die Enden der Spongiosaschrauben dübelartig aufweiten (Abb.).

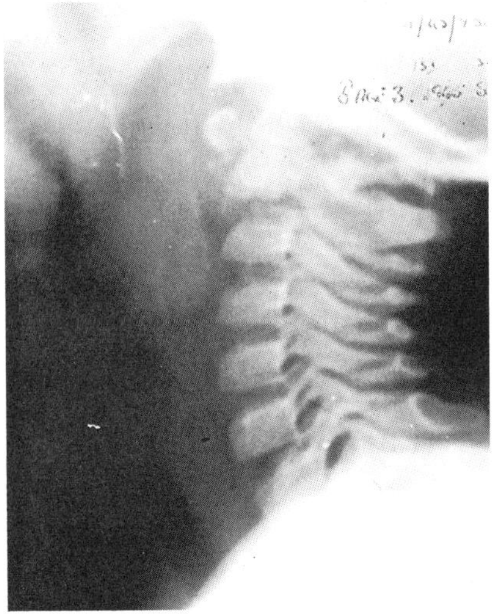

56. Atlas und Axis: (A) Atlantookzipitale Subluxationen und Luxationen: Traumatische Schädigungen in dieser Höhe sind zumeist tödlich, doch überleben einige wenige Patienten die Verletzung. Häufiger sieht man Subluxationen im Rahmen der rheumatoiden Arthritis und der Spondylarthropathien (Abb.: HWS-Tuberkulose: Atlantookzipitale Subluxation und retropharyngealer Abszeß). Eine Fusion von Atlas und Axis mit anschließender Extensionsbehandlung im Haloring (222,67) sind im allgemeinen zu empfehlen.

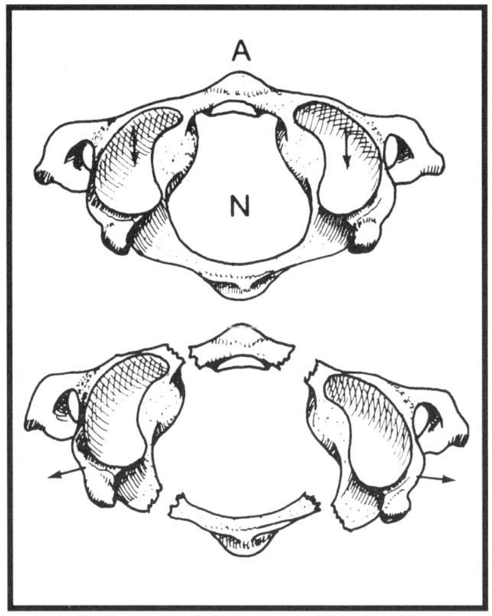

57. (B) Atlasfrakturen (1): Häufigster Bruchtyp ist die *Vierfachfraktur,* die meist durch extremen Druck der Hinterhauptkondylen gegen den Atlas nach unten zustande kommt. Eine solche Gewalt kann herrühren (a) von einem Gewicht, das von oben auf den Kopf des Patienten fällt (z.B. im Baugewerbe); (b) vom Aufprall des Kopfes gegen das Autodach bei einem Verkehrsunfall oder (c) von einem Sturz aus größerer Höhe auf die Hakken.

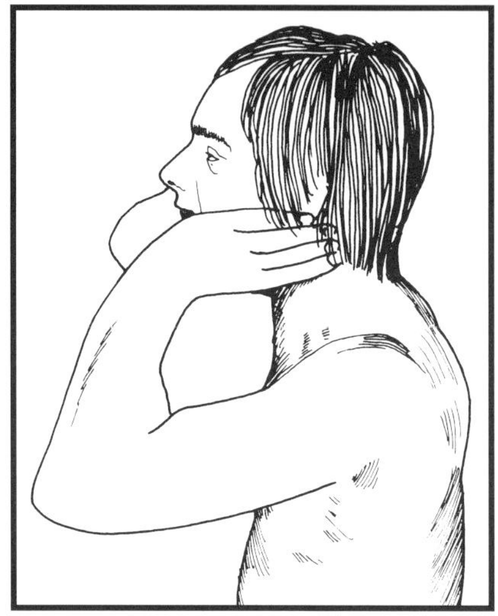

58. Atlasfrakturen (2): Falls der Patient bei Bewußtsein ist, kann er folgende klinische Zeichen bieten: Er sitzt aufrecht und stützt den Kopf mit beiden Händen. Er kann infolge der Einklemmung des N. occipitalis major über schwere Hinterhauptkopfschmerzen klagen. Ungefähr die Hälfte dieser Patienten überleben diese Verletzung ohne nennenswerte neurologische Schäden.

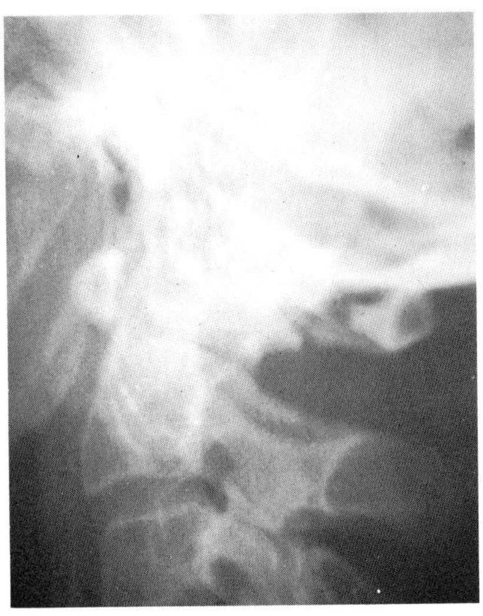

59. Röntgenaufnahmen (1): Die *Seitaufnahme* kann einen Bruch des hinteren Atlasbogens zeigen. Die normale a.-p. Aufnahme trägt meist nichts zur Diagnose bei. Sehr wertvoll ist dagegen eine a.-p. Aufnahme durch den geöffneten Mund; sie sollte die Seitverschiebung der Massae laterales aufzeigen. Leider können hier aber Schmerz und Widerstand gegen jegliche Bewegung dieses Unterfangen vereiteln; in einem solchen Fall können eine seitliche Schrägaufnahme mit Zentrierung des Zentralstrahls auf HWK3 sowie die a.-p. und die seitliche Tomographie (und die CT) weiterhelfen.

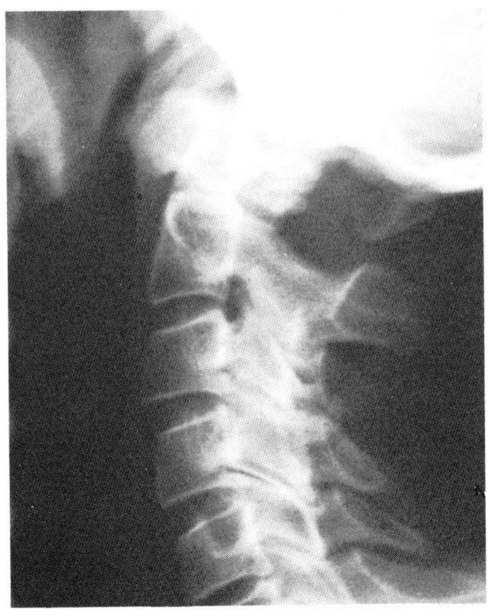

60. Röntgenaufnahmen (2): Verwirrung kann das angeborene Fehlen des Arcus posterior atlantis stiften, dem allerdings selbst keinerlei klinische Bedeutung zukommt, da es sich um eine stabile Variante handelt. *Behandlung von Bogenfrakturen:* Diese können nicht reponiert werden! Bei einer *nur leichten* Fragmentverschiebung ist das Anlegen einer gut sitzenden Halskrause unter klinischer Beobachtung über *mindestens 2–3 Wochen* wünschenswert. Bei stärkeren Dislokationen ist eine Extensionsbehandlung des Kopfes über 6 Wochen anzuraten.

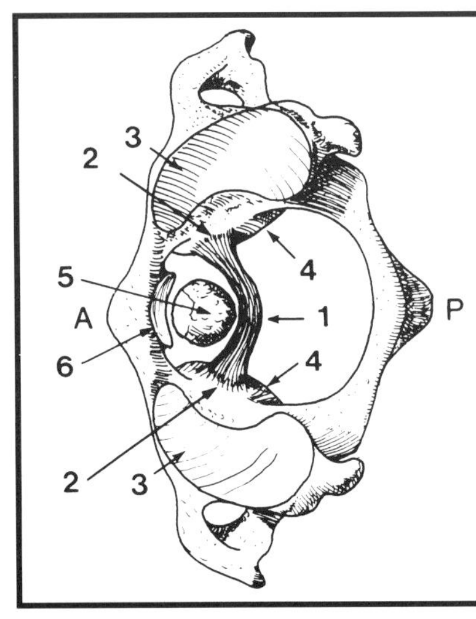

61. (C) Verletzungen des Lig. transversum atlantis (1): Das Ligamentum transversum (1) verläuft zwischen den beiden Knochenhöckerchen der Massae laterales (2), die zwischen den Gelenkflächen (3) liegen, welche einerseits mit dem Okziput oben und denen des Axis unten (4) artikulieren. Der Processus odontoideus (= Dens axis) (5) artikuliert mit dem Arcus anterior des Atlas (6), und das Lig. transversum begrenzt die Bewegung des Dens nach hinten.

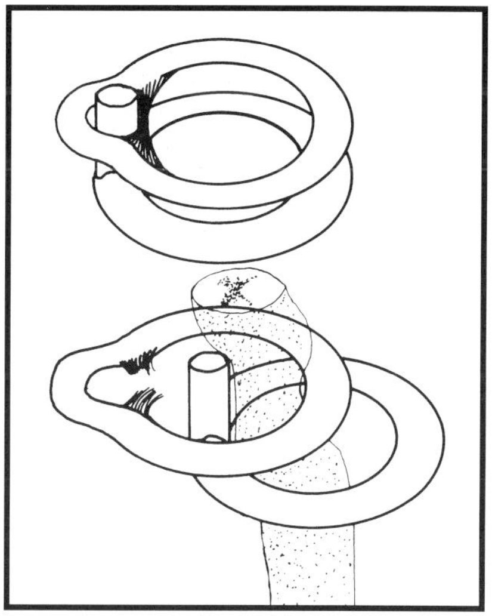

62. Lig. transversum atlantis (2): Bei plötzlichen Flexionsverletzungen kann das Lig. transversum reißen; geschwächt werden oder ebenfalls reißen kann es bei der rheumatoiden Arthritis (oder bei Weichteilinfektionen des Nackens bei Kindern). In beiden Fällen ist das Rückenmark hochgradig gefährdet, kann es doch zwischen dem hinteren Atlasbogen und dem Dens gequetscht werden (wie hier schematisch gezeichnet).

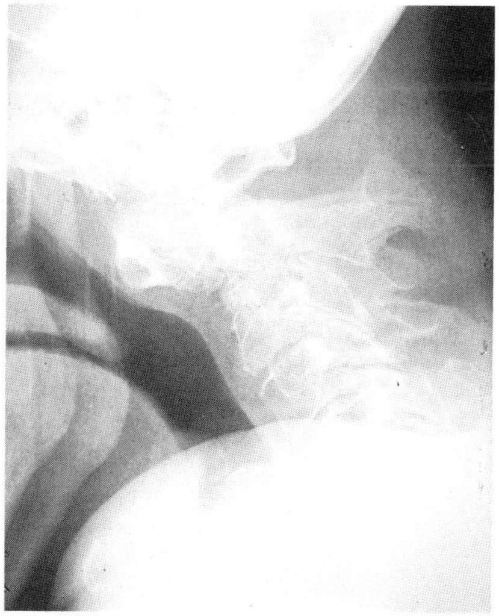

63. Lig. transversum atlantis (3): Diagnose: Vermuten läßt sich dieses Krankheitsbild bereits durch Anamnese, Nackenschmerzen *und durch Kopfschmerz* sowie ausgeprägte Halsmuskelspasmen. *Röntgenaufnahmen:* Die Diagnose wird röntgenologisch gestellt. (I) Hierzu mustert man die Seitaufnahme und mißt den Zwischenraum zwischen der Hinterfläche des vorderen Atlasbogens und dem Dens sorgsam aus. Beim Erwachsenen beträgt die Obergrenze des Normalen 4 mm; alle größeren Entfernungen sind sicher pathologisch. (Abb.: Starke Vorwärtsverschiebung des Atlas bei einer rheumatoiden Arthritis der Wirbelsäule). (II) Meist besteht eine gewisse Rotationsfehlstellung; hierbei kann eine a.-p. Aufnahme bei geöffnetem Mund die asymmetrische Stellung des Dens axis gegenüber den Seitmassen des Atlas aufzeigen. (III) Bei anhaltenden Zweifeln fertige man unter genauer Überwachung des Patienten seitliche Aufnahmen in Beugung und Reklination an. Jede abnorme Bewegung des Dens axis gegenüber dem Arcus anterior des Atlas ist diagnostisch beweisend.

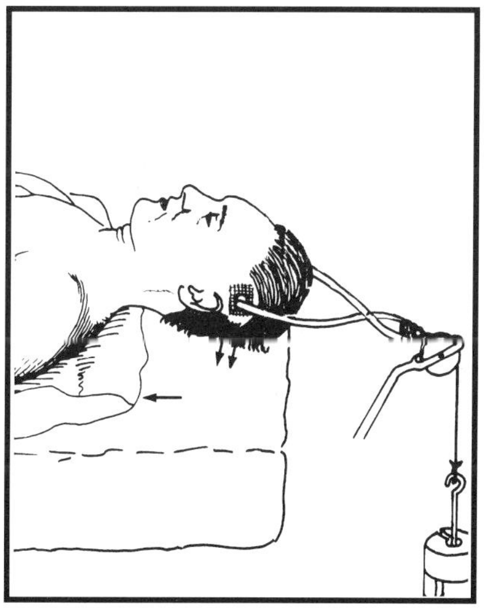

64. Behandlung (1): Als Erstmaßnahme wird eine Schädelextension mit ungefähr 3 kg Belastung installiert. Bei Kindern kann bereits die alleinige Extension über 6 Wochen die Wirbelsäulenstabilität wiederherstellen, besonders dann, wenn die Primärursache eine örtliche Infektion war und diese angemessen behandelt wurde.

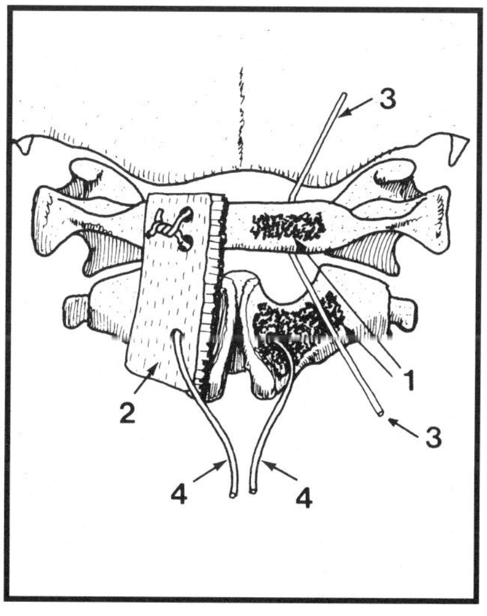

65. Behandlung (2): Ist dies im Gefolge der rheumatoiden Arthritis eingetreten, so ist meist die umschriebene Wirbelfusion anzuraten, um die Subluxation des Atlas gegenüber dem Axis zu verhüten. Die (hinteren) Wirbelbögen von C1 und C2 werden aufgerauht (1); danach verdrahtet man 2 kräftige Knochenspäne aus Tibia oder Beckenkamm in gewünschter Lage (hier nur einseitig gezeichnet) (2). Die oberen Anschlingdrähte umgreifen den hinteren Wirbelbogen, die unteren (4) zieht man durch ein Bohrloch im Dornfortsatz des Axis hindurch. Anschließend füllt man die Nachbarschaft mit Knochenchips auf.

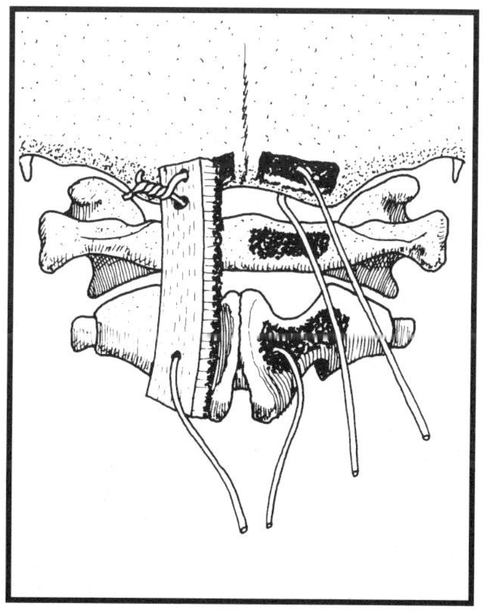

66. Behandlung (3): Ist der hintere Atlasbogen sehr fragil, kann es auch notwendig werden, das Okziput in die Fusion miteinzubeziehen (C0-2-Spondylodese): Große Sorgfalt erfordert es hier, die Fixationsdrähte durch die in der Nähe des Foramen occipitale magnum gesetzten Bohrlöcher durchzuführen.
Nach der Operation behandelt man 6 Wochen mit Extension; weitere 2–3 Monate lang muß der Patient eine Halskrause tragen.

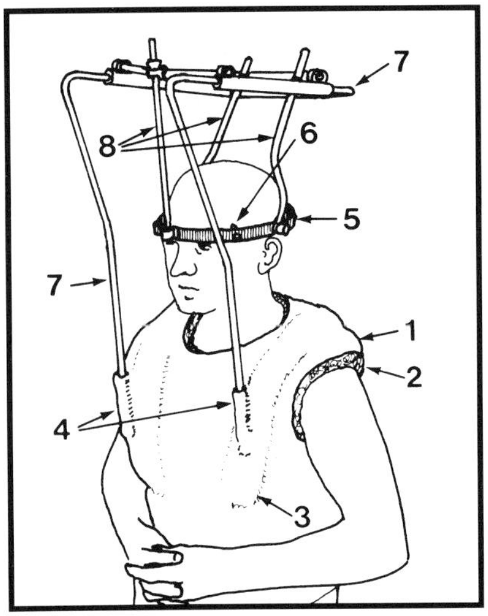

67. Behandlung: Rührt die Luxation von einem frischen Trauma her, kann die konservative Behandlung mit 8wöchigem Einsatz einer Haloextension erfolgreich sein. Da dieses Gestell lästig zu tragen ist, muß der Patient dafür gut motiviert werden. Ein *Halomieder* nimmt die Seitstäbe auf, die wiederum die Halotragestangen tragen, an denen der Haloring hängt; diese „Jacke" reicht von den Schultern bis zum Becken; sie wird gut gepolstert und läßt sich mit Gurten und Handgriffen über beiden Schultern und rund um die Taille anpassen. Geht dies nicht, kann man den Halo auch in einen Gips inkorporieren. Dann legt man ein Gipskorsett (1) über einem Strumpfverband und einer reichlichen Schicht Watte mit Filzpolsterung (2) zur gleichmäßigen Gewichtsverteilung von Gips und Gestänge an. Darin gipst man das starre Metallgestänge (3) ein. Zu diesem gehören Hohlrohre (4), die wiederum den Hauptrahmen tragen. Nach dem Trocknen des Gipses wird der Schädel rasiert, die Extensionsklammer entfernt und durch den Haloring ersetzt (5). Dieser Metallring wird über je 2 direkt gegenüberliegende Metallpunkthalterungen (6) am Schädel befestigt, welche ähnlich wie bei der Klemme nach Cone angebracht werden. Sobald der Haloring sicher fixiert ist (7), wird der U-förmige Trägerrahmen an den eingegipsten Hohlrohren befestigt. Den Haloring verbindet man über 3 Stangen, die an beiden Enden verstellbare Kupplungen haben, mit dem Trägerrahmen.
Es ist nicht einfach, diese Anordnung befriedigend zu fixieren und auch zu erhalten; es wurde zu mehr als 50 % über mitunter ernste Komplikationen berichtet. (Dazu zählen Kalottenosteitis und intrakranielle Abszesse, die man am häufigsten bei länger dauernder Behandlung sieht.) Bei einer Reihe von Patienten kann auch die direkte Gipsfixation eine gangbare Alternative sein (224,80).
Wird dann schließlich das Gestänge entfernt, muß man die Stabilität mit seitlichen Funktionsaufnahmen prüfen; ergeben sich Zeichen einer anhaltenden Instabilität, wird die Spondylodese erforderlich.

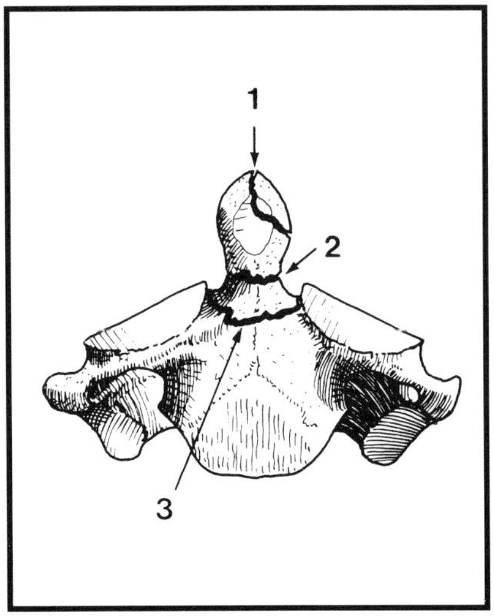

68. Densfrakturen (1): Diese sind folgend klassifizierbar: Typ-I-Läsionen (1) erfassen die Densspitze, sind meist stabil und haben eine gute Prognose; sie erfordern eine nur symptomatische Therapie mit Halskrause. Typ II (2) erfaßt den Übergang Densspitze/Denskörper und ist die häufigste Verletzung. Brüche vom Typ III (3) durchsetzen zwar tief den Axiskörper, doch bleibt bei einem Viertel dieser Fälle die Heilung aus, so daß diese wie Typ-II-Läsionen zu behandeln sind.

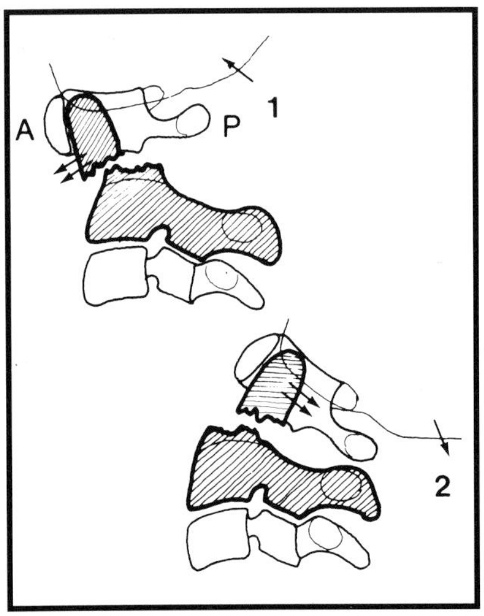

69. Densfrakturen (2): Die Fraktur kann durch eine plötzliche und starke Beugung (1) oder Streckung (2) der HWS erfolgen (Flexions- und Extensionsfraktur)). *Diagnose:* Zu vermuten ist diese Verletzung aus Anamnese sowie Schmerzort und protektiven Muskelspasmen. Gelgentlich kann die ursächliche Verletzung übergangen und erst bei der Abklärung einer zunehmenden Ataxie oder anderer neurologischer Störungen aufgedeckt werden.

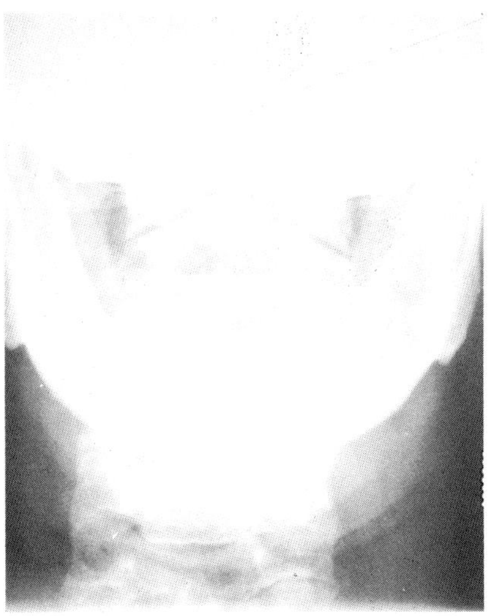

70. Densfrakturen (3): Die Diagnose läßt sich leicht durch routinemäßige Röntgenaufnahmen sichern: Die Fraktur kann in einer a.-p. Aufnahme durch den geöffneten Mund deutlich sichtbar (Abb. Bruch der Densbasis) und/oder auf der üblichen Seitaufnahme erkennbar sein. Nur in Zweifelsfällen sind sorgfältig überwachte Seitaufnahmen in Beugung und Streckung oder eine Tomographie vorzunehmen, jedoch können hierbei manchmal angeborene Anomalien Anlaß zur Verwirrung geben.

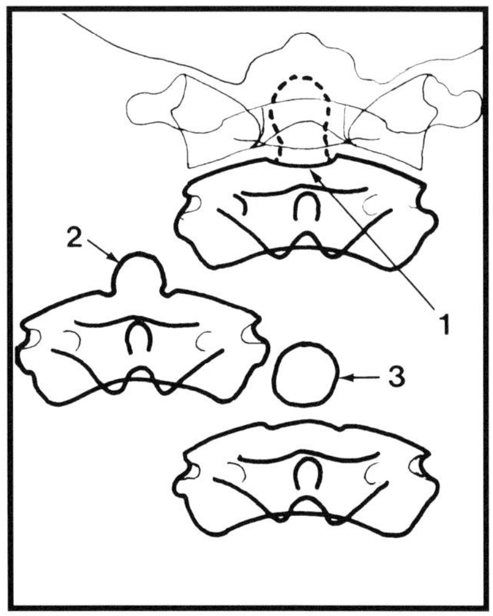

71. Angeborene Densanomalien: Dazu zählen (1) das völlige Fehlen des Dens (was zu Luxationen prädisponiert); (2) die Hypoplasie des Dens; (3) die ausgebliebene Verschmelzung des Dens mit dem Restwirbel (bleibendes Os odontoideum). (Das Ossifikationszentrum der Densspitze erscheint meist mit 2 Jahren, die Fusion tritt meist mit etwa 12 Jahren ein.) Abgerundete Kanten und eine eigene Artikulation mit dem Atlas können helfen, dieses gegen eine Fraktur abzugrenzen (auch wenn das Os odontoideum wie eine solche klinisch in Erscheinung treten kann).

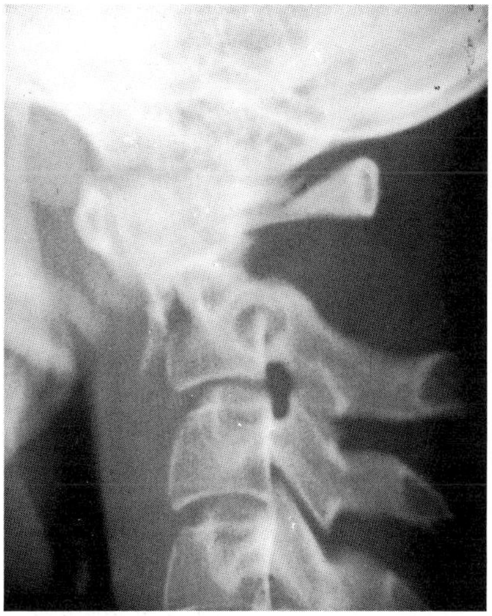

72. Flexionsverletzungen: Atlas und Dens luxieren gegenüber dem Axis nach vorn. (Abb.: Flexionsverletzung, die durch laterale Funktionsaufnahmen augenfällig wurde.) Gleichzeitig kann eine Rotationsverletzung bestehen. Handelt es sich um eine Fraktur an der Basis (222,68) (2), kommt es in 60 % zu Pseudarthrosen mit dem Risiko progredienter Subluxation und neurologischer Störungen.
Behandlung: Trotz der Komplikationsrisiken werden diese Verletzungen oft konservativ behandelt, besonders bei Kindern.

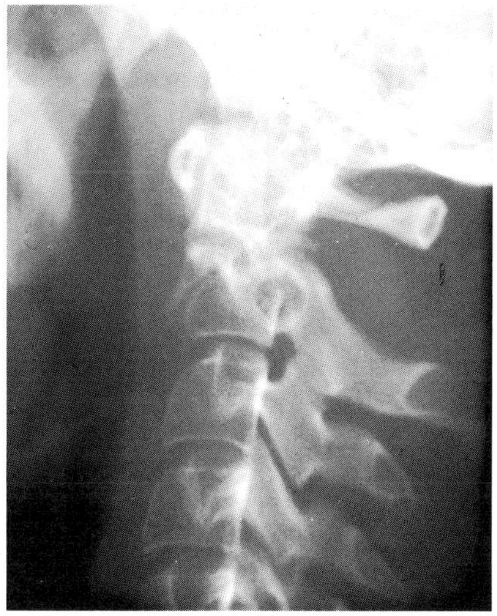

Behandlungsmethode: (1) Man reponiert unter Zug in Streckstellung mittels einer Schädelextensionsklammer (s. Ruptur des Lig. transversum: 221,64). Bei älteren Patienten sollte man eine gute Reposition anstreben, um das Pseudarthroserisiko zu senken. Bei jüngeren Patienten können sich jedoch bleibende Fehlstellungen gut remodellieren.
(2) Nach 1–2 Wochen Extension kann die Mobilisation möglich werden, die natürlich besonders bei älteren Patienten wünschenswert ist, die eine länger dauernde Extension und Bettlägerigkeit nur schlecht tolerieren. Dann kann eine kräftige und gut sitzende Halskrause zum Einsatz kommen. Dagegen ist bei jüngeren Patienten eine bessere Kopfstützung durch Minerva-Gipsverband (224,79) oder einen Halo mit Beckenmieder erzielbar. In allen Fällen sollte man die äußere Stützung ununterbrochen 8 Wochen lang fortführen.
(3) Anschließend prüfe man die Stailität durch laterale Funktionsaufnahmen. Die operative Behandlung (Fusion von C1/2) ist dann indiziert, wenn (a) die konservative Behandlung versagt, (b) es sich um eine Spätdiagnose handelt, (c) sich keine gute Reposition erreichen läßt und (d) die Verzögerungen und Komplikationen einer konservativen Behandlung als risikoreicher angesehen werden als die der primären Operation selbst.
Man behandle die Fehlstellung eines Os odontoideum konservativ, außer bei exzessiver Ventralverschiebung oder schweren und zunehmenden neurologischen Ausfällen.
Densfrakturen bei Erwachsenen kann der erfahrene Unfallchirurg mit Schraubenosteosynthese und Knochenspänen über einen ventromedialen Zugang versorgen.

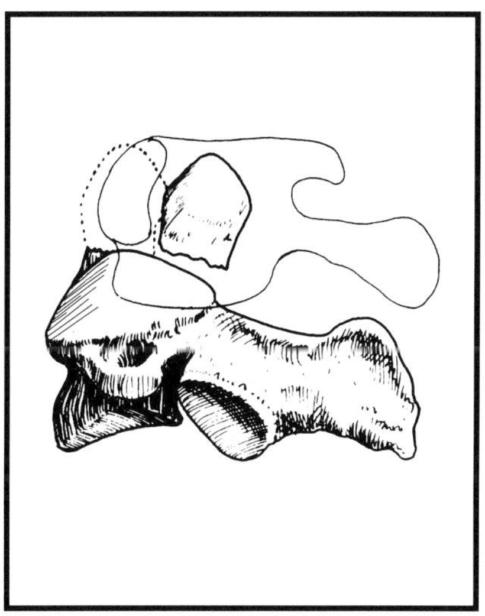

73. Extensionsverletzungen: Eine Fraktur mit Dorsalverschiebung des Densfragments ist bei älteren Menschen häufiger und relativ stabil.
Behandlung: (1) Bei leichtem Versatz genügt eine Halskrause über 8 Wochen. (2) Bei stärkerer Verschiebung ist über Schädelextension Zug in leichter Flexion auszuüben, doch soll man das Gewicht reduzieren, sobald die Reposition erreicht ist, um eine Distraktion zu vermeiden. Nach 2–4 Wochen ersetzt eine Halskrause die Extension.

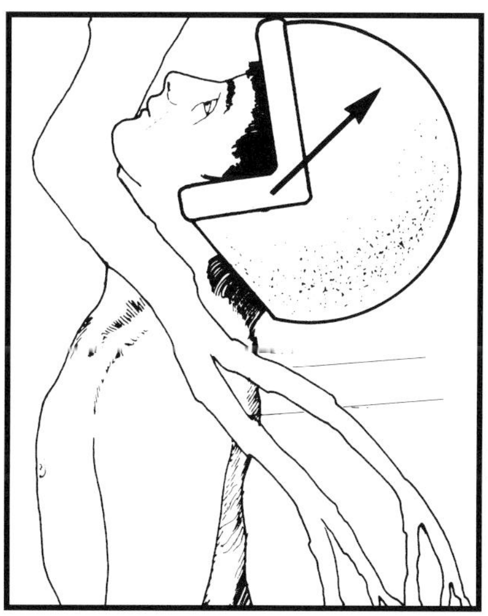

74. Bogenwurzelfrakturen des Axis (1): Diese können auf 2 unterschiedliche Arten entstehen: (a) Die Fraktur kommt durch gleichzeitige Streckung und Dehnung der Halswirbelsäule zustande; dies ist der Mechanismus beim Tod durch Erhängen. Ähnliche und nicht immer tödliche Verletzungen erleiden Motorradfahrer, die unterhalb des Kinns von einem Ast oder Seil erfaßt werden und sich darin verfangen; doch ist bei den Überlebenden die neurologische Störung meist hochgradig.

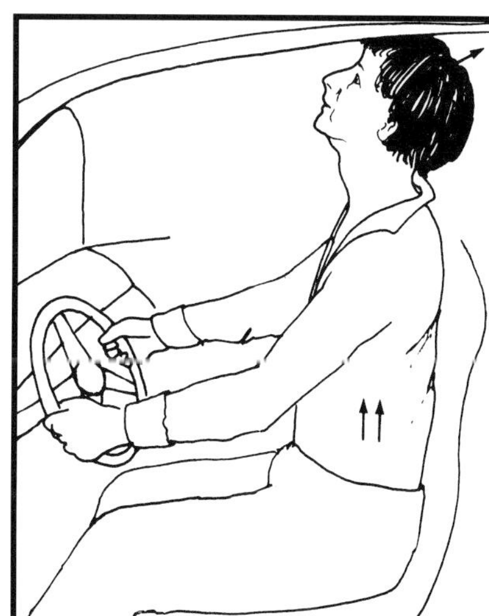

75. Axisbogenwurzelbrüche (2): Im Röntgenbild gleich aussehende Frakturen entstehen, wenn die gewaltsame HWS-Extension mit einer axialen Kompression einhergeht; dies kann bei Verkehrsunfällen vorkommen, wenn der Kopf gegen das Wagendach anprallt und dabei überstreckt wird, wobei allerdings neurologische Störungen selten sind. Man unterscheide beide Typen mittels Anamnese, Lage der Prellmarken (Hinterkopf oder Stirn) und neurologischer Befunde.

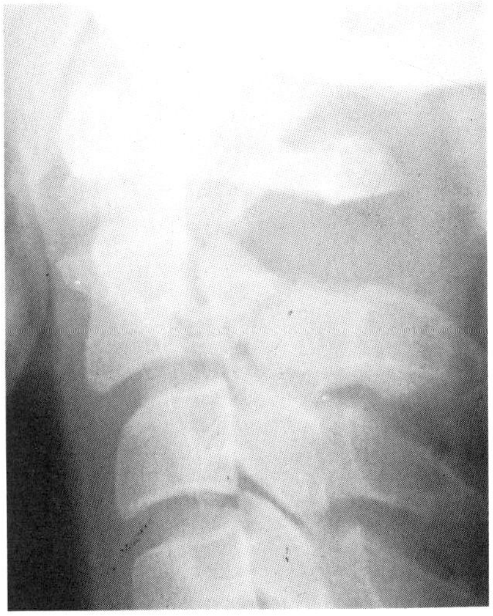

76. Axisbogenwurzelbrüche (3): Normalerweise ist der Bruch in der seitlichen HWS-Aufnahme deutlich erkennbar. Gelegentlich besteht auch eine ventrale Subluxation von HW2 gegenüber HW3.
Behandlung: (a) *Extensionsverletzungen mit Distraktion:* Allein schon um die Fragmentstellung zu bewahren, empfiehlt sich hier eine Extension über 4–6 Wochen. Bei dieser Verletzung besteht immer das Risiko einer weiteren Distraktion, weshalb es wichtig ist, den Zug auf maximal 2 kg zu begrenzen. Zeigen die Röntgenaufnahmen eine weitere Distraktion an, oder sind die neurologischen Ausfälle progredient, muß man die Extension abbrechen. Dies ist dann Indikation zur lokalen Spondylodese.
(b) *Extensionsverletzungen mit Kompression:* (I) Erscheint die Verletzung stabil und liegen keine neurologischen Störungen vor, sollte der Patient 6 Wochen lang eine Halskrause tragen. (II) Bestehen dagegen neurologische Zeichen, so sollte man lieber eine 6wöchige Extensionsbehandlung avisieren. (III) Bestehen Zeichen einer Instabilität, so ist die operative Fusion angezeigt. Hierfür werden sowohl vordere als auch hintere Spondylodese empfohlen.

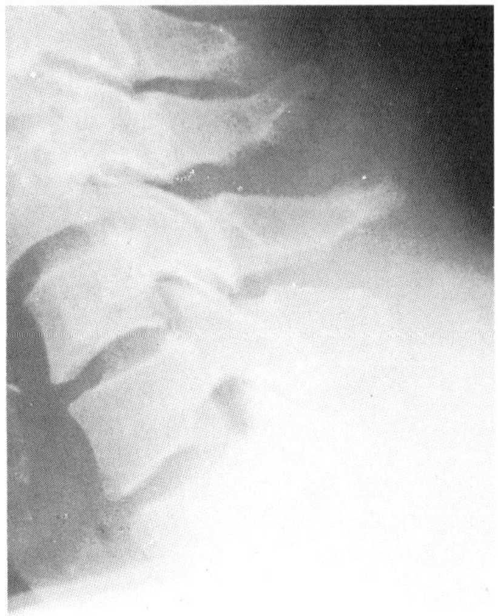

77. Isolierte Dornfortsatzfrakturen: Eine Dornfortsatzfraktur von HW7 oder BW1 (Schaufelarbeiterfraktur) kann durch plötziche Muskelanspannung erfolgen (Abrißfraktur). Sie ist eine stabile Verletzung und erfordert nur symptomatische Behandlung (z.B. eine Halskrause über 2–3 Wochen). Sie ist aber sorgsam von der HWS-Luxation mit gleichzeitiger Fraktur zu unterscheiden. (In Zweifelsfällen lasse man Seitaufnahmen in Beugung und Streckung anfertigen).

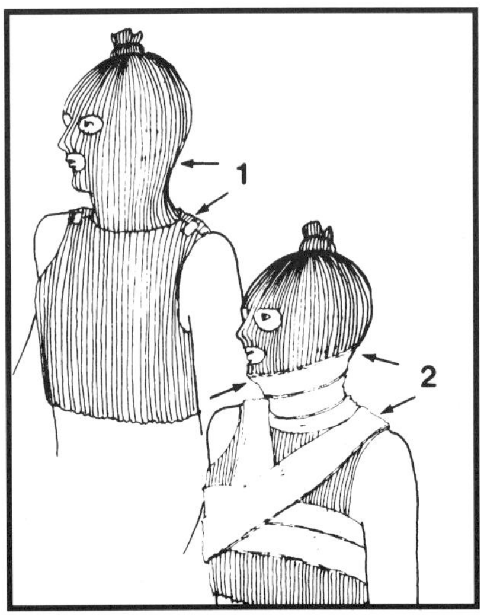

78. Gipsversorgung bei HWS-Verletzungen (1): In einigen Fällen ist anstelle einer gut angepaßten Halskrause ein Gipsverband indiziert. Er kann doch einen etwas besseren Halt bei der Behandlung eines nur wenig motivierten Patienten bieten, der leicht in Versuchung gerät, die Stütze wegzulassen. Über Kopf und Rumpf legt man einen Strumpfverband an (1), ferner an Stellen vermehrter Druckbelastung eine Wattepolsterung (2). Filzstreifen an Kinn und Hinterhaupt sind anzuraten.

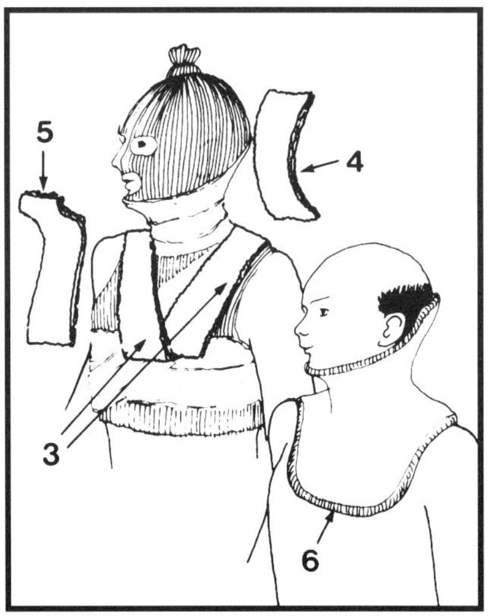

79. Gipsversorgung (2): Aus 15-cm-Gipsbinden bereitet man 4 Gipsstreifen vor: 2 davon werden über der Schulter angelegt (3), einer von mittlerer Skapulahöhe zum Okziput (4) und einer von der Kinnspitze zur Brust (5). Diese Gipsstreifen werden durch zirkulär gewickelte Gipsbinden befestigt; Strumpfverband und Watte zieht man herunter und schneidet sie passend ab (6). Am besten läßt sich dieser Gipsverband anlegen, wenn der Patient dabei sitzt.

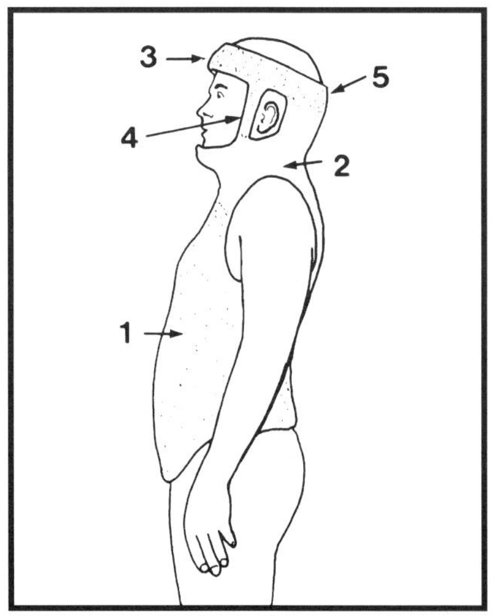

80. Minerva-Gipsverband (Diademgips): Dieser ausgiebige Gipsverband gibt zwar nicht so viel Halt wie eine Haloextension des Kopfes, wird aber manchmal als Alternative bei einzelnen Indikationen angewandt (speziell bei Kindern).
Technik: Zuerst legt man ein Gipskorsett an und erweitert es durch einzelne Gipsstreifen so, daß es eine Halskrause formt (224,78–79) (2); weitere Stütze liefert ein Kopfband (3) mit seitlichen Streben (4). Soll dieser Gipsverband beliebig lange tragbar sein, schneide man das Kopfhaar kurz oder gänzlich (5).

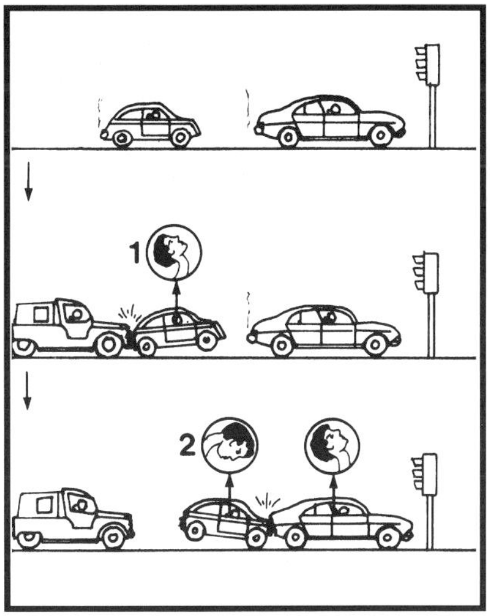

81. Weichteilverletzungen (Peitschenhiebverletzung): Peitschenhiebverletzungen der HWS kommen meist bei Verkehrsunfällen vor. Beim klassischen Ablauf wird die HWS beim Aufprall des hinteren Fahrzeugs überstreckt (1) und anschließend stark flektiert, wenn dann das Fahrzeug des verletzten Insassen vorne aufprallt – meist auf ein anderes Fahrzeug (2). Die Bezeichnung ist etwas unscharf und wird oft fälschlich und ungenau verwendet, um nahezu jede HWS-Verletzung ohne Fraktur zu beschreiben.

Diagnose: Häufigste Symptome sind Schmerz und Nackensteife, ferner evtl. auch ausstrahlender Schmerz und Taubheitsgefühl an Schulter, Arm und Hand oder interskapulär bzw. am Hinterhaupt; häufig auch Angabe von Kreuzschmerzen.
Klinik: Eingeschränkte HWS-Bewegung und ausgedehnte Nackenschmerzhaftigkeit, oft mit Beteiligung der vorderen Halsmuskeln; objektive neurologische Ausfälle sind selten.
Röntgenaufnahmen: (1) Möglich sind HWS-Streckstellung oder gar (bedeutsamer!) Knickbildung. (2) Manchmal Zeichen von Hyperextension (vorderer Spondylophytenabriß) oder Hyperflexion (Flake-Fraktur eines Dornfortsatzes). (3) Vorbestehende degenerative Veränderungen der HWS prädisponieren zur Verletzung (Konzentration der örtlichen Belastung) und verschlechtern die Prognose. Es gibt Anhaltspunkte dafür, daß in diesem Zusammenhang 1–2 Jahre nach dem Trauma Bandscheibenhöhenverlust und andere spondylotische Veränderungen eintreten.
Behandlung: Primär konservativ; nur in schwersten und anhaltenden Fällen erwägt man überhaupt eine Spondylodese: (a) Anfangs verschreibt man eine Halskrause und Analgetika. (b) Sind die Symptome nach 6–8 Wochen immer noch vorhanden, sind örtliche Wärmeanwendung mit oder ohne Traktion angeraten.
Prognose: Bei dem häufigen Leiden (bei ca. 1/3 aller Verkehrsunfallpatienten) wurden 4 Schweregrade beschrieben. In Gruppe A (12 %) völlige Erholung binnen 2 Wochen. In Gruppe B (48 %) nach 2 Wochen steady state mit leichten, aber andauernden und weder belastungs- noch ruheabhängigen Symptomen. Bei Gruppe C (28 %) erfolgt nach 2 Monaten keine oder nur wenig Besserung; analgetikabedürftige Beschwerden in Ruhe und bei Belastung. In Gruppe D (12 %) bleiben die Symptome auch nach 3 Monaten schwer, führen oft zur Arbeitsaufgabe, zur Analgetikaabhängigkeit und bedürfen einer Halskrause.
Prognostische Faktoren: Prognostisch negative Faktoren sind: (1) Vorbestehende spondylotische Veränderungen, (2) umschriebenes Kinking der HWS, (3) neurologische Störungen.
Barré-Liéou-Syndrom: Kann auf eine Peitschenhiebverletzung folgen; Beschwerden: Kopfschmerz, Vertigo, Tinnitus, Sehstörungen und Gesichtsschmerz; vermutlich bedingt durch Sympathikusläsion in Höhe C_3/C_4, in 75 % der Fälle Empfindungsstörung im Dermatom C_4 mit Schwäche der Schulter- und Skapulabewegung. Die Myelographie kann Nervenwurzelscheidenveränderungen zeigen. Angeblich gute Resultate nach vorderer Diskektomie mit örtlicher Spondylodese.

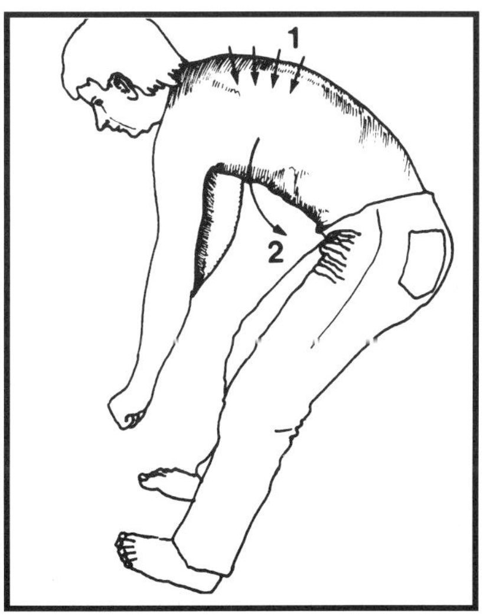

82. Frakturen der Brust- (BWS) und der Lendenwirbelsäule (LWS): Mechanismus: Frakturen der BWS und der LWS entstehen am häufigsten infolge einer Gewalteinwirkung, die die Wirbelsäule in Flexionsstellung zwingt (1). Oft ist auch eine Rotationskomponente daran beteiligt (2).

Ursachen: Zu den vielen möglichen Ursachen dieses Verletzungstyps zählen die folgenden: (a) Sturz aus der Höhe auf die Fersen, wobei die normale Wirbelsäulenkrümmung zu weiterer Flexion führt; (b) Schläge von hinten gegen Rücken und Schultern, die zur vorderen Abknickung der Wirbelsäule im thorakolumbalen Übergangsbereich führen – z.B. Verletzungen im Bergbau und im Baugewerbe; (c) Flexions- und Rotationskräfte, die durch einen Fahrzeugaufprall oder Motorradunfall auf die Wirbelsäule übertragen werden; (d) schweres Heben, besonders im mittleren Lebensalter und bei älteren Patienten, wo oft als pathologische Vorbedingung Osteoporose oder Osteomalazie bestehen. Seltener kann ein Malignom (besonders Wirbelsäulenmetastasen) ein wichtiger Faktor sein, besonders dann, wenn die ursächliche Kraft gering war oder gar dem Patienten nicht einmal mehr erinnerlich ist.

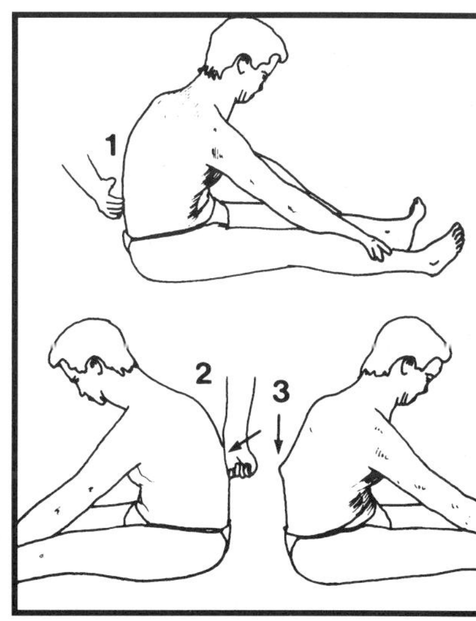

83. Diagnose: An diese Verletzung denke man bei der Angabe von Schmerzen nach einem Trauma, besonders wenn umschriebene Schmerzhaftigkeit an der Wirbelsäule vorliegt (1), bei schmerzhafter WS-Perkussion (2) und ganz besonders bei Gibbusbildung (3). Radikulärer thorakaler oder abdominaler Schmerz kann die Aufmerksamkeit fälschlich auf Brustkorb oder Bauchraum lenken; beim älteren Menschen kann eine überzeugende Vorgeschichte gänzlich fehlen – hier sollte man bereits jeden Verdacht röntgenologisch abklären.

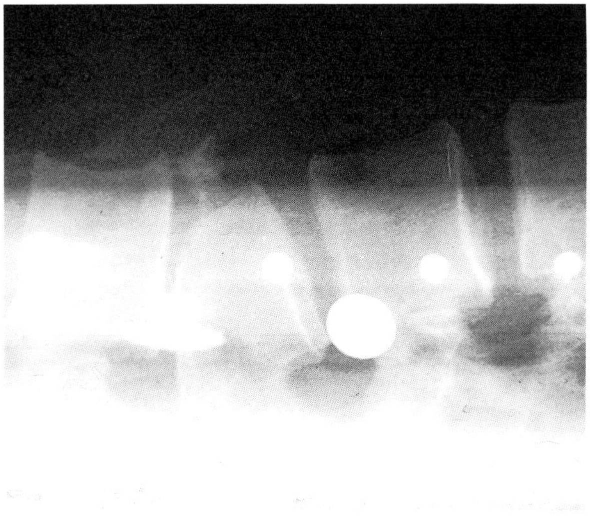

84. Röntgenaufnahmen (1): Anfangs sollten lediglich eine a.-p. und eine seitliche Aufnahme angefertigt werden. Beim offensichtlich schwerverletzten Patienten kann es wegen der Schmerzen schwierig sein, eine Seitaufnahme zu erhalten, oder aber weil man fürchtet, eine Rückenmarkschädigung zu setzen. Unter diesen Bedingungen kann man eine Seitaufnahme bei Rückenlage vornehmen, indem man einen seitlich befestigten Rahmen für die Kassette oder einen Thorax-Bucky-Rastertisch verwendet. (Abb.: Cross-table-Seitaufnahme; beachten Sie hier die Druckknöpfe, die das Segeltuch an den Trageholmen fixieren; dennoch ist die Aufnahme aussagefähig genug, daß man eine Keilfraktur des 3. LWK erkennen kann, die mit einer vorderen Subluxation und einer offensichtlichen Instabilität einhergeht.)

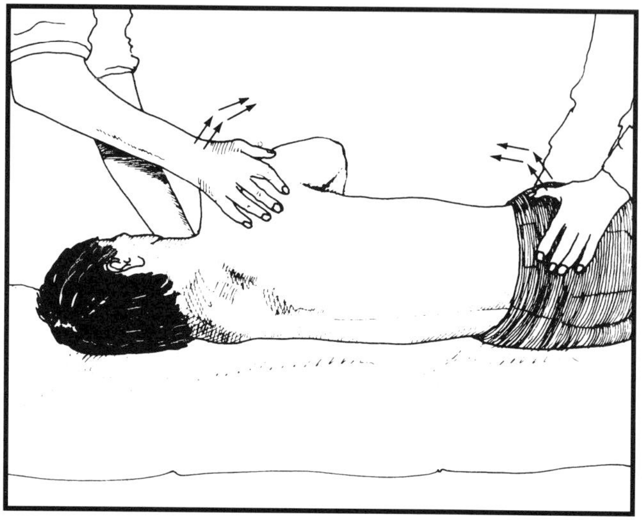

85. Röntgenaufnahmen (2): Bleiben diese Maßnahmen unbefriedigend, dann sollten Sie *persönlich* überwachen, wie der Patient zur Seite gedreht wird, damit man eine reguläre Seitaufnahme erhalten kann. Vor allem sollten Sie darauf achten, daß der Patient so vorsichtig und sanft gedreht wird, daß der obere Anteil der Wirbelsäule und die Schultern synchron mit dem Becken rotieren und der Patient dabei gut unterstützt wird (z.B. durch Kissen), wenn er dann auf der Seite liegt.

86. Anmerkung: (1) Wichtigste Entscheidung bei einer jeden Wirbelsäulenverletzung ist die, ob Stabilität vorliegt, was dann die Behandlung tiefgreifend beeinflußt. (2) *Die meisten stabilen Frakturen* werden nicht durch eine Rückenmark- oder Kaudaschädigung kompliziert, auch wenn Berstungsfrakturen durch Kompression mitunter hiervon eine Ausnahme machen. (3) *Instabile Wirbelsäulenfrakturen* können neurologische Begleitläsionen aufweisen. Ist eine Querschnittslähmung inkomplett, besteht immer Hoffnung auf Erholung. Leider gibt es das Risiko, daß eine spätere Fragmentverschiebung in Höhe der Läsion diese Hoffnung zunichte macht bzw. eine unkomplizierte Fraktur in eine komplizierte umwandelt. Deshalb ist die Behandlung hier lebenswichtig. (4) Die *weitaus häufigste* Wirbelsäulenverletzung ist die Keilfraktur (Stauchungsfraktur). (5) In der Praxis ist hierbei das häufigste Problem, eine solche zu erkennen und zu entscheiden, ob sie stabil ist. (6) Andere Verletzungsarten sind zumeist instabil.

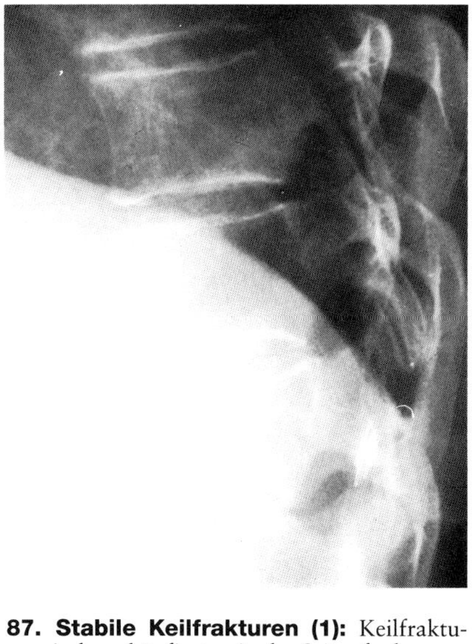

87. Stabile Keilfrakturen (1): Keilfrakturen sind am häufigsten in der Seitaufnahme zu erkennen (vordere Keilfrakturen) und werden durch reine Flexionskräfte verursacht. (Abb.: Keilfraktur von BWK11; man beachte den Höhenunterschied zwischen der Wirbelkörpervorder- und der -hinterkante.)

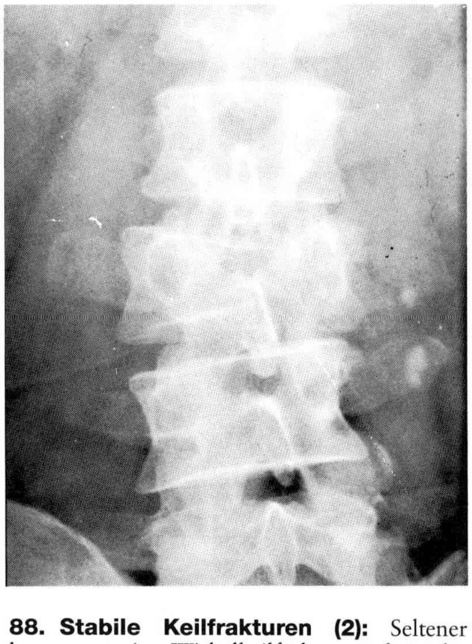

88. Stabile Keilfrakturen (2): Seltener kann man eine Wirbelkeilfraktur auch in der a.-p. Aufnahme erkennen, besonders aber in den Fällen mit zusätzlicher Rotationskomponente neben der Beugekraft (laterale Keilfraktur). (Abb.: Laterale Keilfraktur von LWK3.) Diese Form der Keilfraktur geht oft mit einer Wurzelkompression auf der gestauchten Seite einher und hat hinsichtlich der endgültigen Funktionswiederherstellung und Schmerzfreiheit eine ungünstige Prognose.

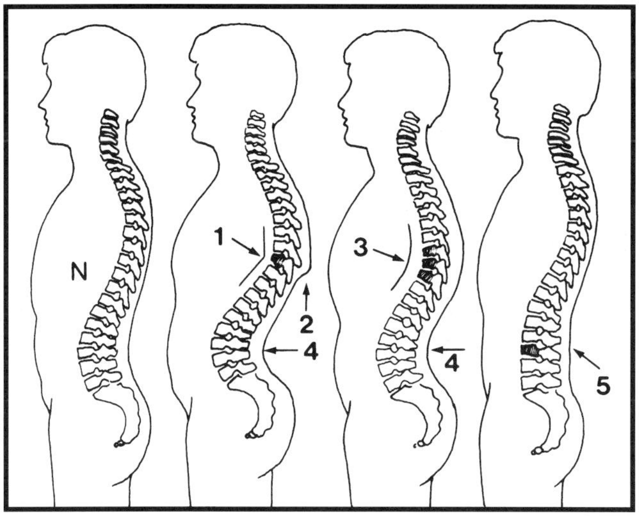

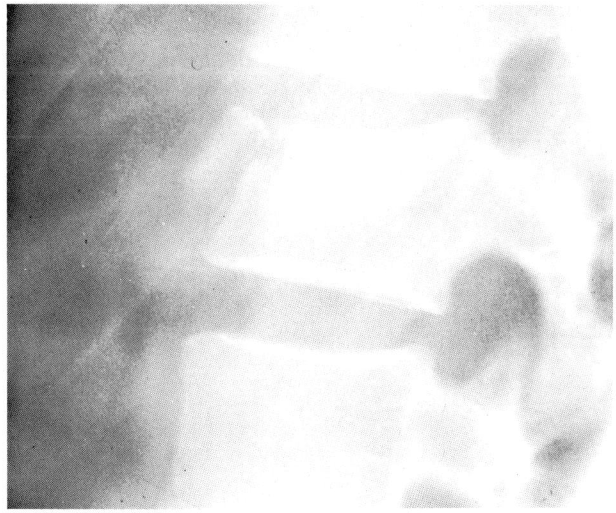

89. Deutung der Röntgenaufnahmen (1): An der BWS wird die vordere Keilfraktur eines einzigen Wirbels zu einer umschriebenen BWS-Knickung (1) mit oder ohne darüber liegenden Gibbus (2) führen. Multiple BWS-Frakturen, insbesondere wo alle Keilfrakturen nur gering ausgeprägt sind, werden zu einer eher regelmäßigen Kyphosierung führen (3). In beiden Fällen wird die vermehrte BWS-Krümmung zu gesteigerter LWS-Lordose (4) und/oder zur Hüftüberstreckung führen. An der LWS bewirken vordere Keilfrakturen die Abflachung oder gar Umkehrung der normalen Lendenlordose (5). (Vergleichen Sie hiermit das normale Profil: N.)

90. Deutung der Röntgenaufnahmen (2): Bei vorderen Wirbelfrakturen ist die Wirbelvorderkante niedriger als die Hinterkante. Die Sinterung der vorderen Wirbelkörperportion kann dabei eine ganz regelmäßige Gestalt aufweisen oder aber zu einer Vorderkantenabsprengung führen (meist am vorderen oberen Rand; Abb.). Zeigt der Wirbelkörperhinterrand im Vergleich zum darüber und darunter gelegenen eine Höhenminderung, dann ist dies Zeichen einer besonders großen Gewalteinwirkung, wobei man immer die Gefahr des durch die Fragmente eingeengten Spinalkanals im Auge behalten muß.

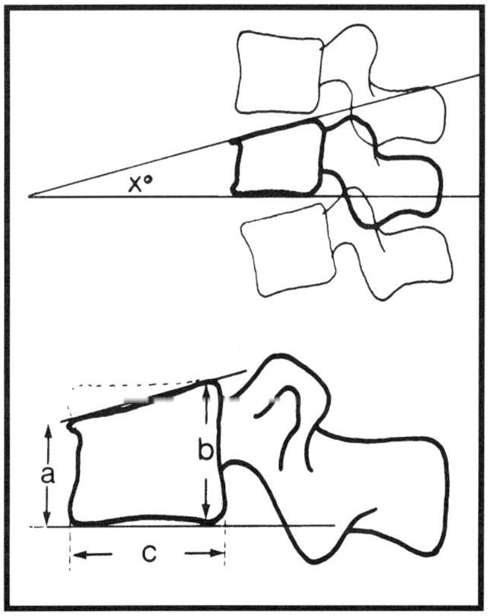

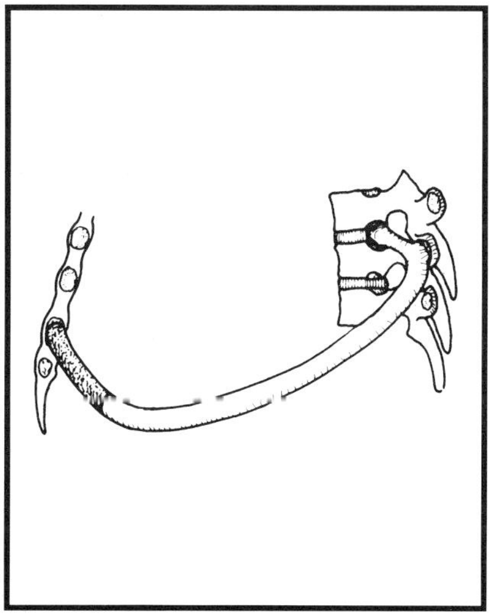

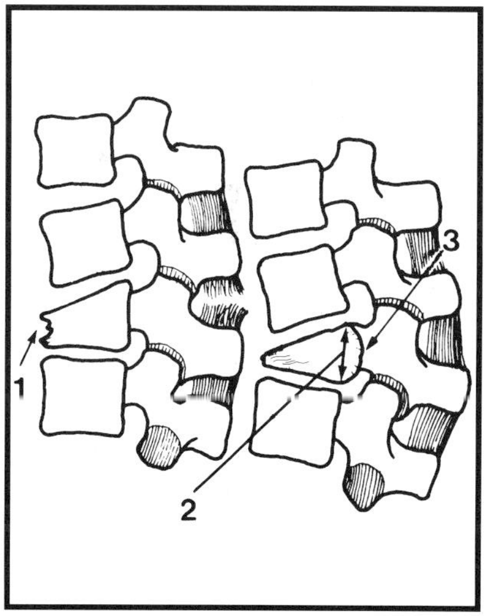

91. Deutung der Röntgenaufnahmen (3): Bestimmen Sie den Grad der Keilfraktur: Die Fraktur kann man als wahrscheinlich stabil ansehen, wenn die Vorderkantenhöhe noch 2/3 oder mehr der Hinterkantenhöhe beträgt, oder anders ausgedrückt, wenn der Winkel zwischen Deck- und Grundplatte 15 ° oder weniger beträgt oder wenn der Sagittaldurchmesser des Wirbelkörpers dividiert durch den Kantenhöhenunterschied größer als 3,75 ist:
(d. h. < 15 ° oder c/(b-a) > 3,75).

92. Deutung der Röntgenaufnahmen (4): Bei Frakturen im Bereich der oberen 8 Brustwirbelkörper achte man immer auf damit vergesellschaftete Sternumfrakturen. Jeder dieser Brustwirbel ist über ein Rippenpaar mit dem Sternum verbunden, so daß es nicht ohne Beteiligung dieser Strukturen zu einer stärkeren Keilfraktur kommen kann.

93. Instabile Keilfrakturen (1): Eine erhebliche vordere Kompressionsfraktur (20 ° oder mehr oder Zusammenbruch der Wirbelkörpervorderkante auf weniger als die halbe Höhe der Hinterkante) (1) ist wahrscheinlich mit Instabilität verbunden (da dies mit einem Riß des hinteren Bandapparats einhergeht). Ist die Wirbelkörperhinterkante höhengemindert (2), so ist auch ohne Ruptur des hinteren Bandapparats eine stärkere Keilfraktur möglich. Eine Protrusion des gesinterten Wirbelkörpers nach hinten *im Lumbalbereich* (3) ist weniger gefährlich als im BWS-Bereich, weil dort der Wirbelkanal enger ist.

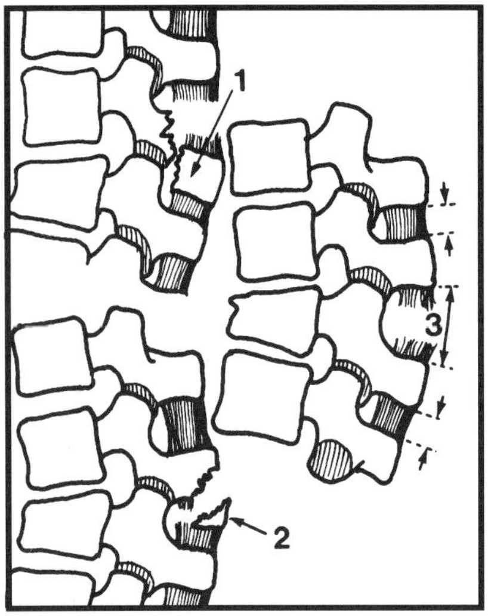

94. Instabile Frakturen (2): Suchen Sie nach weiteren Zeichen einer Schädigung des hinteren Bandapparats und der damit verbundenen anatomischen Strukturen, die für die Wirbelsäulenstabilität von großer Bedeutung sind. Achten Sie vor allem auf Abrißfrakturen von Dornfortsätzen (1) und von deren Spitzen (2) sowie auf die vermehrte Distanz zweier benachbarter Dornfortsätze in Höhe der Wirbelkörperfraktur (3).

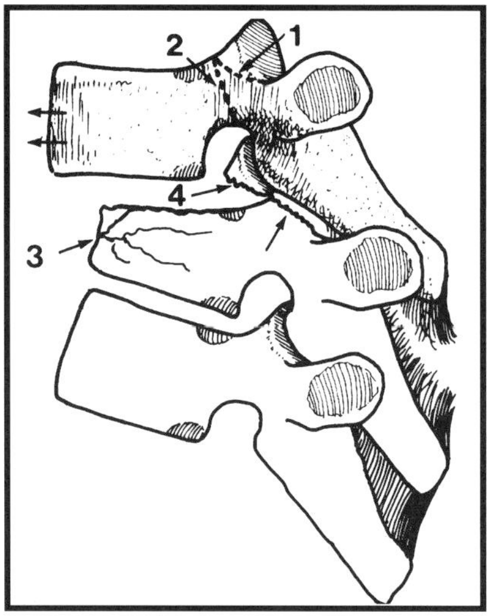

95. Instabile Frakturen (3): Achten Sie im Röntgenbild auch sorgsam auf Zeichen einer Fraktur in Höhe der Facettengelenke (1) oder der Bogenwurzeln (2). Eine Wirbelkörpertrümmerfraktur (3) mit Beteiligung dieser Strukturen (Abb.: Facettengelenkfraktur (4)) ist im allgemeinen instabil; beiderseitige Bogenwurzelbrüche sind zwangsläufig instabil. Ist die Intaktheit der kleinen Wirbelgelenke zweifelhaft, hilft die CT mit Zusatzinformation weiter.

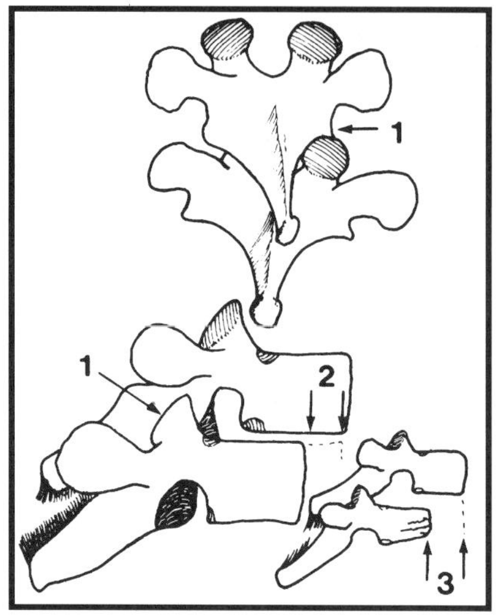

96. Instabile Frakturen (4): Achten Sie auf die Verschiebung eines Wirbels gegen den Nachbarwirbel, was ein sicheres Instabilitätszeichen ist. Folgende Arten der Wirbelkörperluxation gibt es: (a) Ruptur des hinteren Längsbands mit einseitiger Facettenluxation (1); in der Seitaufnahme beträgt das Ausmaß der Ventralverschiebung ca. ein Drittel der Wirbelkörpertiefe oder weniger (2). (b) Doppelseitige Facettenluxation, oft mit Wirbelkörperfraktur und stärkerer Verschiebung (3).

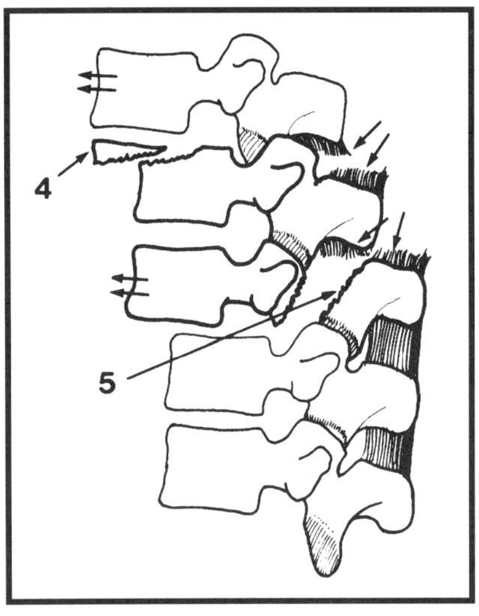

97. Instabile Frakturen (5): (c) Abscherfraktur des Wirbelkörpers (4). (d) Beidseitige Wirbelbogenfraktur und traumatische Spondylolisthesis (5). *Denken Sie daran, daß in all diesen Fällen eine Schädigung des hinteren Bandapparats vorliegt!* Verbleiben zum Befund noch Zweifel, kann man folgende Zusatzaufnahmen anfertigen: (1) Schrägaufnahmen, (2) eine weitere Seitaufnahme, die *unter Überwachung des Patienten* in leichter Flexion angefertigt wird; (3) falls verfügbar, kann die CT weitere nützliche Zusatzinformation erbringen.

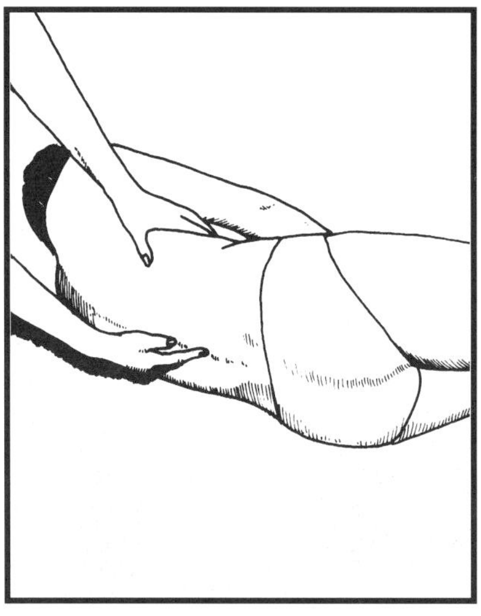

98. Instabile Frakturen (6): Die diversen Aufnahmen können ganz eindeutige Instabilitätszeichen liefern. Ist in anderen Fällen auch nur der *geringste Verdacht* auf eine Schädigung des hinteren Bandapparats gegeben, muß dieser sorgfältig klinisch untersucht werden. Üben Sie, vorzugsweise in leichter Flexion, festen Druck auf den Raum zwischen 2 Wirbeln aus. Sind die Ligg. interspinosa gerissen, dann wird der untersuchende Finger eine teigige Nachgiebigkeit anstelle des sonst normalen derben Widerstands gegenüber dem Druck fühlen.

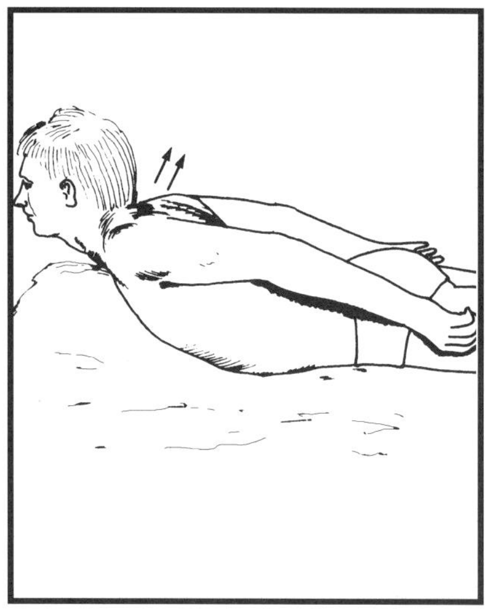

99. Behandlung: Stabile Frakturen: (1) Der Patient wird stationär aufgenommen und muß, nur unterstützt durch ein Kissen, streng in Bauchlage bleiben. (2) Analgetika sind erforderlich. (3) Wenn die akuten Symptome abgeklungen sind (meist nach etwa einer Woche), sollte man mit Streckübungen anfangen und diese intensiv betreiben (Abb.). (4) Nach 6 Wochen darf der Patient aufstehen und nach Hause gehen. Man kann dieses Programm verkürzen, wenn die Keilfraktur nur gering ist.

100. Behandlung instabiler Brüche ohne Neurologie oder mit inkompletter neurologischer Störung (1): Behandlungsziele sind: (a) Reposition aller vorhandenen Fehlstellungen, (b) Verhütung des Fehlstellungsrezidivs (und so des Risikos neurologischer Störungen), bis Stabilität wiedergewonnen ist.
Stabilität kann man folgendermaßen erzielen: (a) durch Erlangen einer spontanen ventralen Ankylose, (b) durch Heilung des gerissenen hinteren Bandkomplexes (sehr unsicheres Geschehen und leider unzuverlässig, besonders bei unkomplizierten Brüchen), (c) durch innere Fixation und Fusion.
Wo ein Bruch vorliegt, kehrt regelhaft die Stabilität zurück, wenn die Fraktur heilt. In diesen Fällen kann man bei akzeptabler Reposition die Fraktur über die gesamte Zeit konservativ behandeln.
Auch kann man in anderen Fällen konservativ vorgehen, um dem Patienten Zeit für die Erholung von seinen Verletzungen zu geben (Wirbelsäulen- und andere Verletzungen) und auch um den Fall gründlich abzuklären. Dann kann man den operativen Eingriff elektiv vornehmen.

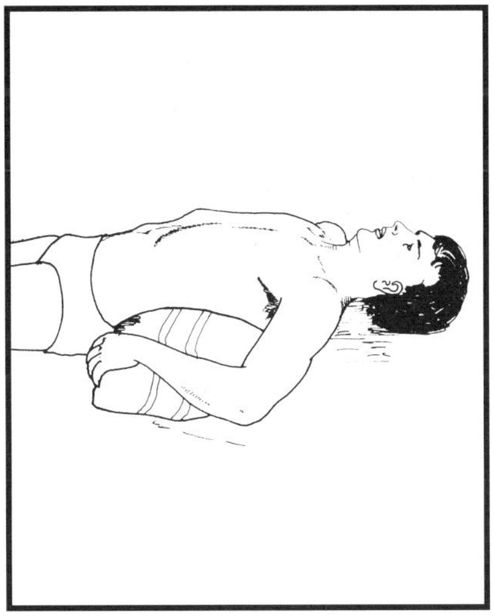

101. Behandlung (2): Meist läßt sich die Reposition durch leichten Zug an der Wirbelsäule mit einem in Höhe der Verletzung untergelegten Kissen oder Sandsack vornehmen. Bleibt dieses Vorgehen erfolglos oder liegt eine Facettenblockierung vor, dann wird die offene Reposition erforderlich. Nach der Reposition richtet sich die weitere Pflege nach der Natur der Verletzung und auch nach den Möglichkeiten der Einrichtung der Klinik.

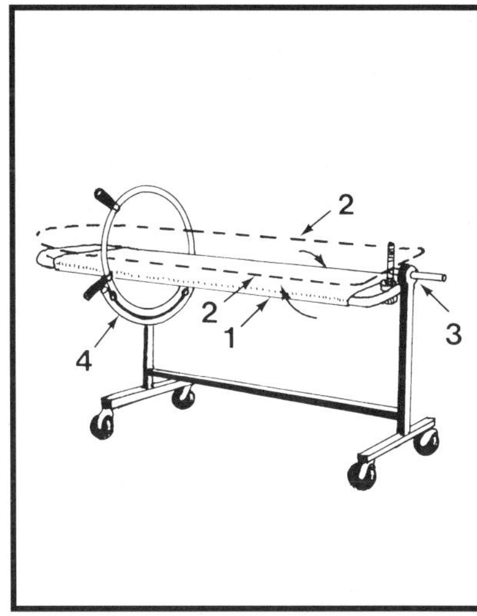

102. Behandlung (3): (a) Der Patient kann in einem Stryker-Rahmen gepflegt werden. Dieses Spezialbett erlaubt es, den Patienten mit geringem Aufwand von der Rücken- in die Bauchlage zu bringen (und umgekehrt). Während des Wendemanövers wird der Patient zwischen die beiden Liegflächen gebracht (1 u. 2), die man miteinander verblockt und um eine Drehachse an einem Bettende (3) und einem Führungsring am anderen (4) kippt. Danach wird der Liegerahmen wieder geblockt und die nun oben befindliche Matratze entfernt.

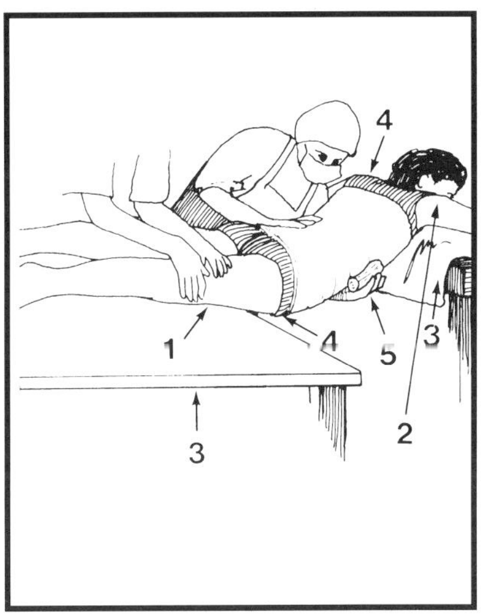

103. Behandlung (4): Man kann auch als Alternative bei minimaler Instabilität *oder* nach Therapie in einem Stryker-Rahmen (z.B. nach 6 Wo.) ein Gipskorsett bei gestreckter Wirbelsäule anlegen. Dabei stützt sich der sedierte, aber wache Patient mit Oberschenkeln (1) und Schultern (2) zwischen 2 Tischen ab (3), während man über einem Strumpfverband den Gips anlegt (4). Vor den zirkulären Bandagen angebrachter Filz und Watte schützen die Knochenvorsprünge (5). Der Patient wird durch 2 Kissen angehoben und das Korsett beim Trocknen gekürzt.

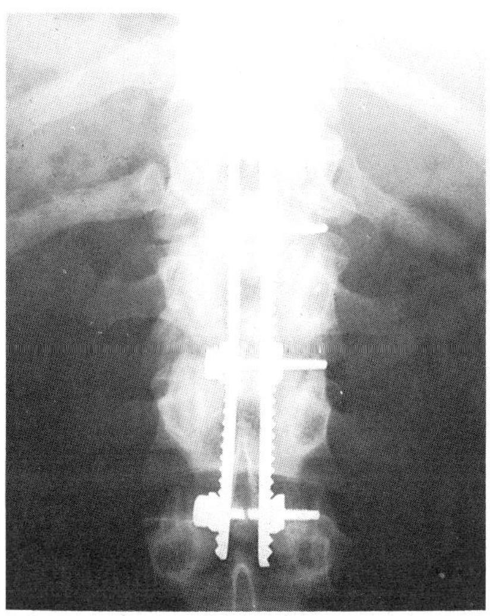

104. Behandlung (5): Wenn sich die Fraktur nicht mit einfachen Mitteln reponieren läßt (z.B. bei Facettengelenkblockade), ist die offene Reposition nötig, bei der man auch die Möglichkeit der inneren Schienung hat. Sicher anzubringen sind Meurig-Williams-Platten, verbunden über Schrauben durch die Dornfortsätze hindurch. Allerdings neigen sie schon nach wenigen Wochen zum „Durchschneiden" der Dornfortsätze, so daß man deren Halt mit anderen Methoden verstärken muß (z.B. durch einen Stryker-Rahmen, ein Gipskorsett oder (vorzugsweise) durch eine elektive Spondylodese).

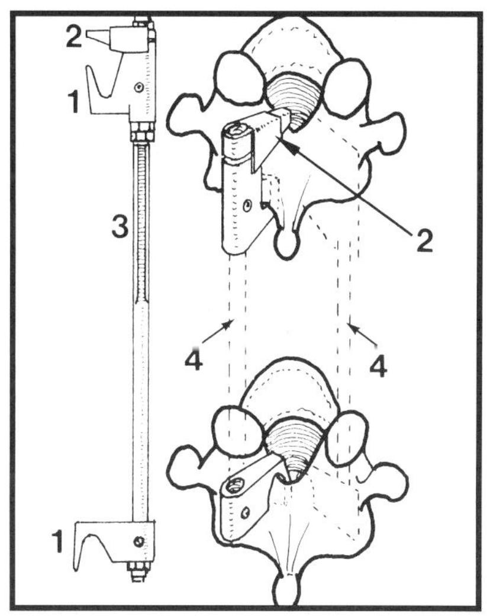

105. Behandlung (6): Es gibt auch starrere Fixationsmethoden, die meist mit einer Fusion kombiniert werden (wobei man in aller Regel Dornfortsätze und Wirbelbögen aufrauht und ihnen Spongiosachips anlagert. Manchmal befestigt man auch mit Draht Knochenspäne an den Dornfortsätzen). Zwischen Th3 und Th10 kann man auch das *„Locking hook spinal rod"-System* verwenden. Die Haken (1) fassen die Bögen und lassen sich je nach Bedarf festmachen (2). Sie sitzen Stäben mit Teilgewinde auf (3) und werden paarweise verwendet (4).

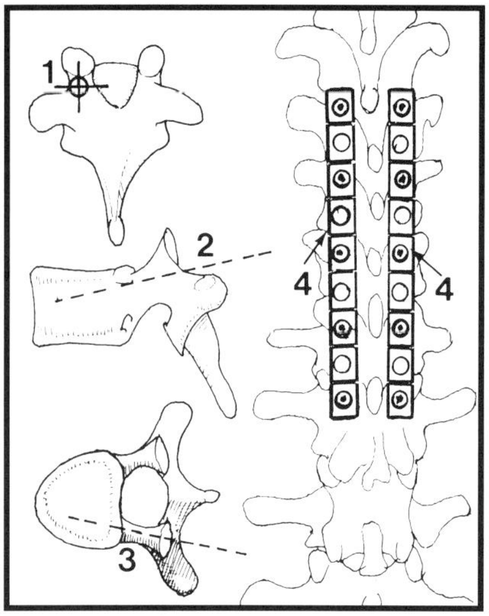

106. Behandlung (7): Die meisten anderen Systeme schaffen die sichere Verankerung über transpedikuläre Schrauben in den Wirbelkörper hinein. Der Eintrittsort (1) liegt unterhalb der der Facette nahe dem Querfortsatzoberrand; dabei zeigt die Schraube transpedikulär leicht nach unten (2) und nach medial (3), wobei der Winkel von der Segmenthöhe abhängt. Sorgsam achte man (durch Probieren und Bildverstärkerkontrolle) darauf, nicht den Spinalkanal zu treffen. Von Th6 bis S1 verwendet man Platten (4) und 4,5-mm-Schrauben der AO.

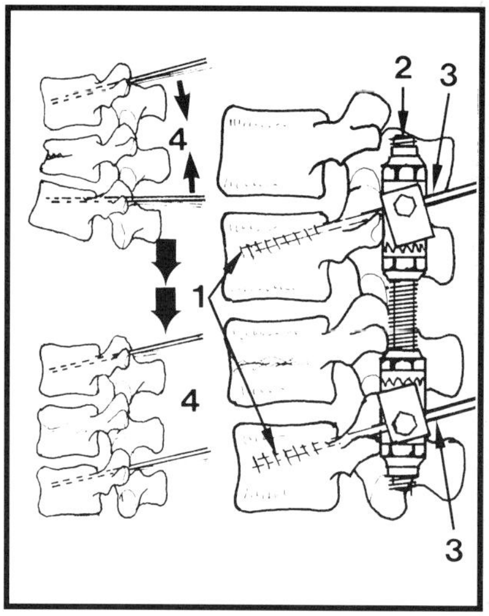

107. Behandlung (8): Ferner kann man paarige Schanz-Schrauben (1) und einen Fixateur *interne* (2) verwenden. Nach sorgfältiger Einführung werden oberes und unteres Schraubenpaar beiderseits der Wirbelsäule am Fixateur befestigt. Beide Fixateure lassen sich über die Mittellinie hinweg miteinander verbinden. Die Pin-Enden schneidet man ab (3), so daß man sie mit Haut decken kann. Vor dem Anziehen des Fixateurs läßt sich noch eine Abknikkung korrigieren (4). Über eine kleine Hohlkanüle kann man Spongiosamehl in den kollabierten Wirbel einbringen.

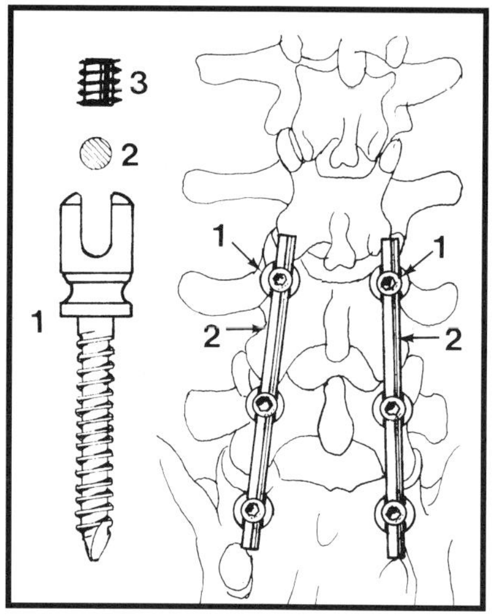

108. Behandlung (9): Von Th10 bis S1 kann man das Oswestry-Pedikelschraubensystem verwenden, das starre selbstschneidende Schrauben besitzt (1). Diese inseriert man nach Kontrolle der genauen vorgesehenen Richtung durch Probieren und den Einsatz ebener und gewundener Pedikelmarker (zur Seitenunterscheidung) mittels Durchleuchtung. Die Pedikelschrauben werden über zwei Verbindungsstäbe fixiert (2), die sich je nach den örtlichen Konturen zurechtbiegen lassen, bevor sie wiederum durch Senkschrauben (3) in deren gewindetragenden Enden festgezogen werden.

109. Behandlung instabiler Brüche mit kompletter, irreversibler Myelonschädigung: Bei schwerer Instabilität der Wirbelsäule kann die innere Fixation aus folgenden Gründen indiziert sein:
(I) Zur erleichterten Pflege;
(II) um eine Wirbelsäulendeformität zu verhindern oder gering zu halten, die, wenn sie betont ist, die Atemfunktion, die Fähigkeit zu sitzen oder einen Rollstuhl zu benutzen bzw. ein Rehabilitationsprogramm zu durchlaufen, stark behindern kann;
(III) um die frühere Mobilisation zu ermöglichen;
(IV) um das Risiko chronischer Kreuzschmerzen durch Nervenwurzelbeteiligung zu mindern.
Ist die Wirbelsäule dagegen weniger instabil und eine hervorragende Pflege gegeben, dann ist die innere Fixation nicht so zwingend, und die Behandlung konzentriert sich dann auf die Paraplegie.

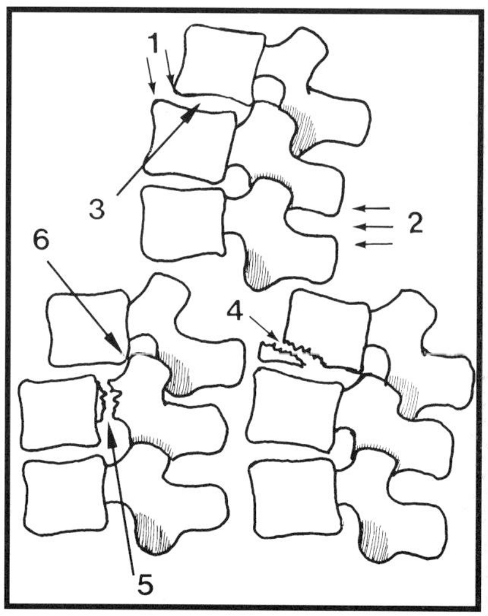

110. Andere Verletzungen (1): Retrospondylolisthesis: (1) Kann insbesondere in Höhe Th12/L1 auf einen tief ansetzenden Schlag hin folgen (2); es können auch Bandscheibe (3), Wirbelkörper (4) oder Bogenwurzeln (5) durchtrennt werden, so daß die Gelenkfortsätze gegen den Wirbelkörper anschlagen (6). Jegliche neurologische Störung ist dann nur selten komplett, doch bei Ruptur des hinteren Bandapparats kann Instabilität vorliegen; diese Verletzungen sollte man sehr achtsam behandeln.

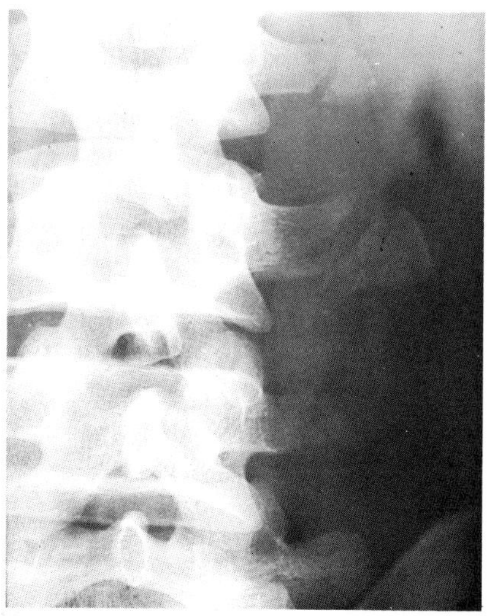

111. Querfortsatzbrüche: In der Lendenregion können diese auf ein direktes Trauma hin oder als Abrißfraktur (durch plötzliche Kontraktion des M. quadratus lumborum) eintreten. Dies kann (wie manchmal auch bei multiplen Rippenbrüchen) mit Luxationsfrakturen der Wirbelsäule einhergehen. Selbst ohne WS-Instabilität können Mehrfachfrakturen durch retroperitoneale Blutung, Schock, paralytischen Ileus oder Nierenschäden kompliziert werden, die allesamt eine adäquate Behandlung erfordern. Dagegen bedarf die unkomplizierte Querfortsatzfraktur keiner weiteren Therapie als der Bettruhe.

112. Neurologische Abklärung

1. Wenn Zeichen neurologischer Ausfälle bestehen, ist bei der Patientenaufnahme eine gründliche neurologische Untersuchung erforderlich. Minimalanforderungen sind:
a) Prüfung der Muskelaktion und der Kraft aller Muskelgruppen unterhalb der Verletzungshöhe.
b) Prüfung der sensiblen Innervation (Nadeltest und leichte Berührung) über der gesamten betroffenen Region.
c) Prüfung der Propriozeption.
d) Reflexprüfung: Sehnenreflexe, Plantar-„Reflex“; Analreflex (die Stimulation des Perineums führt zur Anspannung des äußeren Sphinkters) und Glans-Bulbus-Reflex (die Kompression der Glans penis führt zur Kontraktion der Dammuskulatur).
2. Zeigen die Befunde eine komplette spinale Läsion an, sollte man die Untersuchung nach 6, 12 und 24 Stunden wiederholen.

Häufige Läsionen:

a) Die Rückenmarkskontusion bedingt eine vorübergehende Leitungsunterbrechung innerhalb des Myelons mit „fleckförmigen“ Ausfällen und sehr rascher Erholung. Besteht beispielsweise bei der Erstuntersuchung eine *komplette* spinale Läsion, dann ist die Rückenmarkskontusion zwar eine unwahrscheinliche, aber dennoch mögliche Ursache. Bleibt allerdings der Ausfall auch noch nach 12 Stunden vollständig, dann ist die Kontusion *nicht* ursächlich.
b) Ergeben sich noch Zeichen möglicher Willkürbewegung, Hautempfindung oder Propriozeption unterhalb der Verletzungshöhe, dann wurde das Rückenmark nicht durchtrennt (und ist also eine weitere Erholung möglich).
c) Nach einer Myelonverletzung verschwinden die Reflexe in der Regel mindestens einige Stunden lang, manchmal sogar bis zu 2 Wochen. Eine wiederkehrende Reflexaktivität bei anhaltendem Verlust von Sensibilität und willkürlicher Muskelkontraktion sichert die *Rückenmarksdurchtrennung.*
d) Liegt die Verletzung in einer Höhe mit potentieller Schädigung der lumbalen Nervenwurzeln und der Cauda equina (z.B. Verletzungen des thorakolumbalen Übergangs), so sichern dauerhafte Reflexausfälle diese Läsionen.
e) Man bedenke, daß eine Myleondurchtrennung irreversibel ist, es aber mögliche Erholungen geben kann, wenn Nervenwurzeln und Cauda equina betroffen sind.

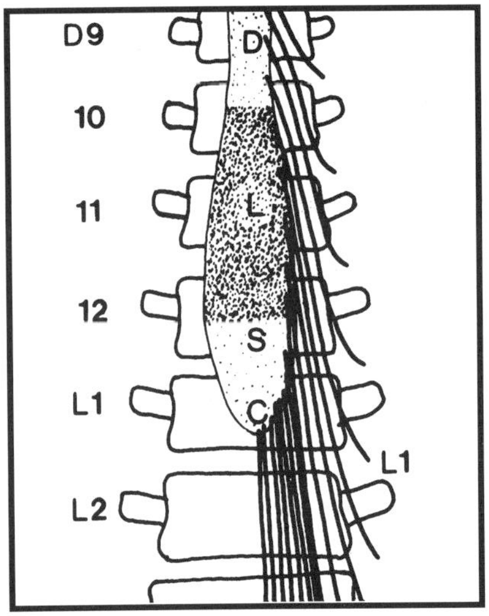

113. Neurologische Ausfälle bei Myelonverletzungen: (1) Das Rückenmark endet in Höhe von LWK1; jede Verletzung unterhalb davon kann zwar die Cauda equina, nicht aber das Rückenmark selbst schädigen. (2) Alle Lumbal- und Sakralsegmente des Myelons liegen in Höhe der Wirbel Th10 bis L1. (3) Verletzungen des thorakolumbalen Übergangs rufen eine große Vielfalt neurologischer Störungen hervor, da (a) das Rückenmark durchtrennt sein kann oder auch nicht und (b) Nervenwurzeln unversehrt, teilweise oder komplett durchtrennt sein können.

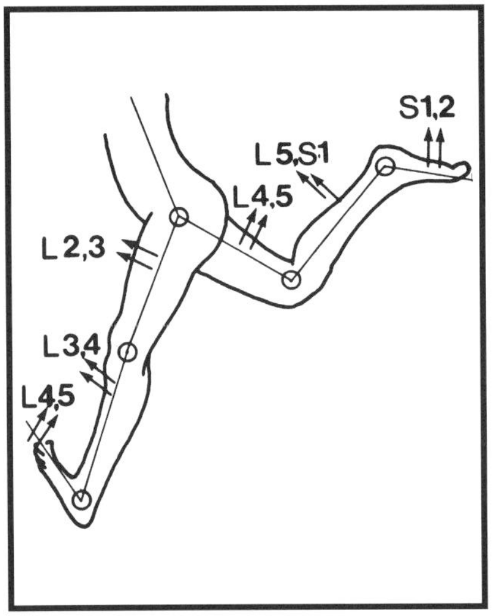

114. Eine Rückenmark- oder Nervenwurzelschädigung äußert sich in Störungen der Myotome oder Dermatome. **Myotome (1):** Jedes Gelenk wird regelhaft motorisch über 4 aufeinander folgende Myotome kontrolliert: *Hüftbeugung* $L_{2/3}$, *Hüftstreckung* $L_{4/5}$, *Kniestreckung* $L_{3/4}$ (PSR), *Kniebeugung* $L_{5/S1}$, *Fußhebung* $L_{4/5}$, *Fußsenkung* $S_{1/2}$ (ASR). (Zusätzlich wird die Supination durch L_4 und die Pronation im Sprunggelenk durch $L_{5/S1}$ kontrolliert.)

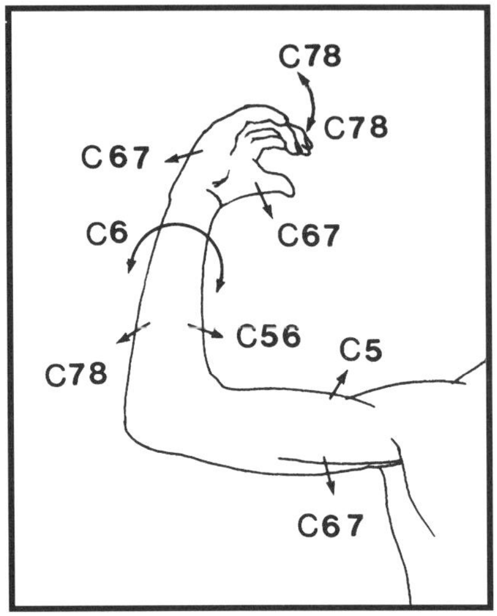

115. Myotome (2): An der oberen Extremität ist diese Anordnung nicht so regelhaft: *Schulterabduktion* C_5, *-adduktion* $C_{6/7}$, *Ellbogenbeugung* $C_{5/6}$ (BSR) *und Ellbogenstreckung* (TSR) *jeweils* $C_{7/8}$. *Handgelenkbeugung und -streckung* jeweils $C_{6/7}$, *Pronation und Supination* C_6 (einschließlich Vorderarmperiostreflex). *Binnenmuskeln der Finger* Th_1.

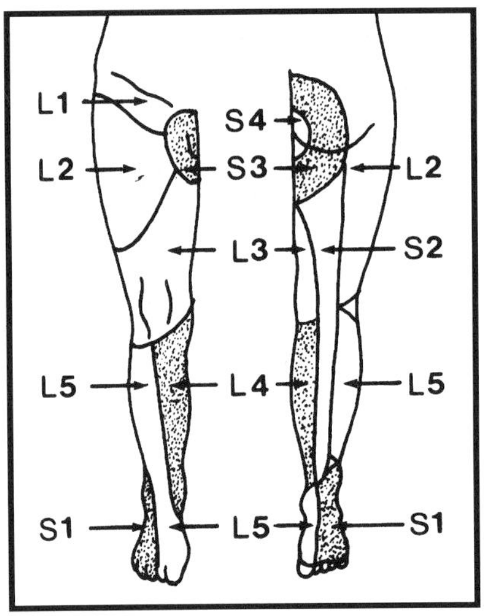

116. Dermatome (1): Die Lumbal- und Sakraldermatome sind sehr komplex angeordnet und schwierig zu merken. Als Erinnerungshilfe möge dienen, daß (a) die Außenseite des Fußes von S_1, (b) der mittlere Teil des Fußes und die Außenseite des Unterschenkels von L_5, (c) das „Strumpfbandareal" von L_2 und (d) die „Sattelregion" (Damm) von S_3 versorgt werden.

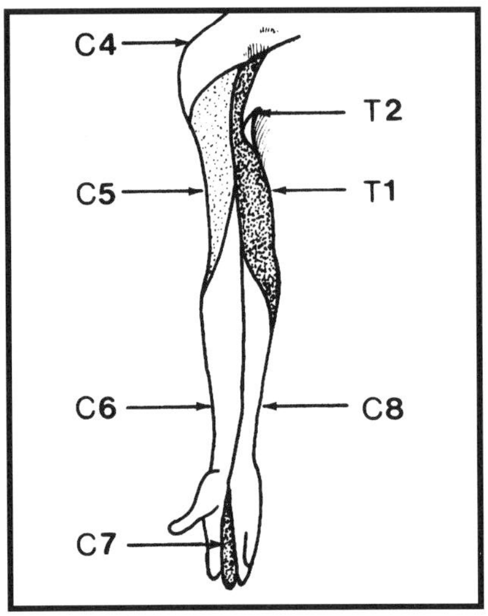

117. Dermatome (2): An der oberen Extremität folgt die zentral gelegene Segmentscheidelinie der Verlaufskurve der 2. Rippe ab dem Angulus Ludovici und ist bis zur Handfläche herab zu verfolgen, wo sie sich nahe beim Mittelfinger aufteilt; das dazwischen liegende Hautgebiet des Mittelfingers wird von C_7 versorgt. Die anderen Dermatome sind um diese Linie herum regelhaft zu beiden Seiten angeordnet.

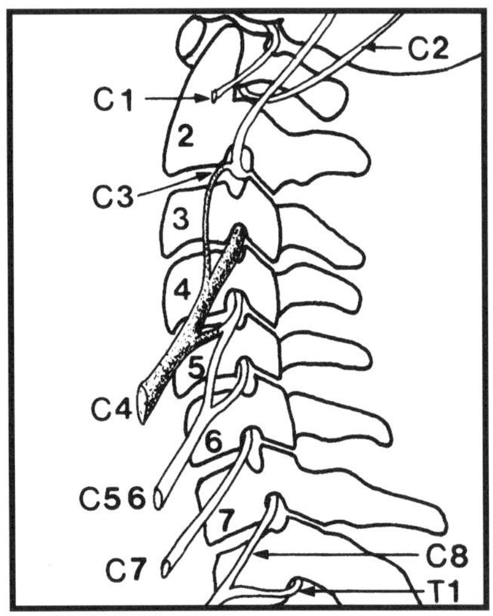

118. Halsmark: Besondere Merkmale: (a) Der Phrenikusnerv stammt aus C_4 mit kleineren Anteilen aus C_3 und C_5. Die Myelondurchtrennung oberhalb des Phrenikusabgangs führt meist zum raschen Tod durch Atemmuskellähmung. Patienten mit Läsionen bei $C_{4/5}$ und darunter können auch ohne äußere HIlfe hinreichend atmen. (b) C_2 und C_3 versorgen den Vortex und das Okziput (und sind hier verantwortlich für Schmerzen bei Verletzungen der oberen HWS). C_5 bis Th_1 liefern Anteile zum Plexus brachialis (vgl. obige Schemazeichnung).

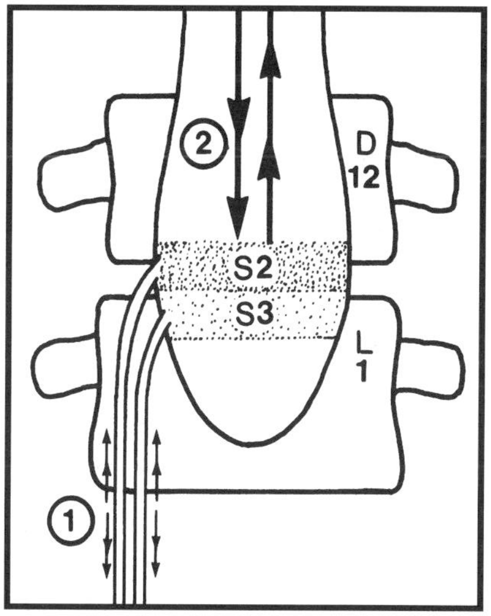

119. Neurogene Harnblasenkontrolle: (a) Die autonomen Nervenfasern, die den M. detrusor vesicae und den inneren Sphinkter versorgen, entspringen aus den Rückenmarksegmenten S_2 und S_3 und ziehen von der Cauda equina zur Harnblase (1). (b) Unter normalen Umständen werden die Empfindung der Blasenfüllung und die willkürliche Blasenentleerung über Leitungsbahnen vermittelt, die vom Hirn zum sakralen Blasenzentrum führen (2).

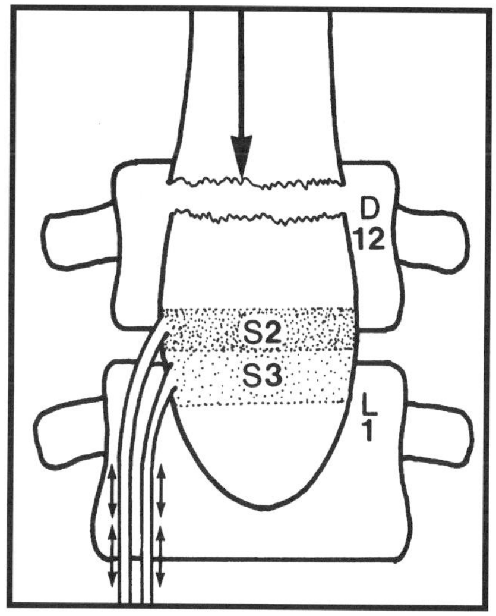

120. Neurogene Harnblasenkontrolle (Forts.): (c) Ist das Rückenmark oberhalb der Segmente S_2/S_3 durchtrennt (z.B. durch eine BWS-Fraktur, dann geht die willkürliche Blasenkontrolle zwar verloren, doch bleibt die Fähigkeit zur Koordination von Blasenwandspannung, Sphinkterrelaxation und vollständiger Harnentleerung erhalten. (Normalerweise werden dann alle 2–4 h 200–400 ml Urin entleert, wobei die Reflexaktivität durch steigenden Blaseninnendruck oder Hautstimulation ausgelöst wird) (autonome oder „spinale" Harnblase").

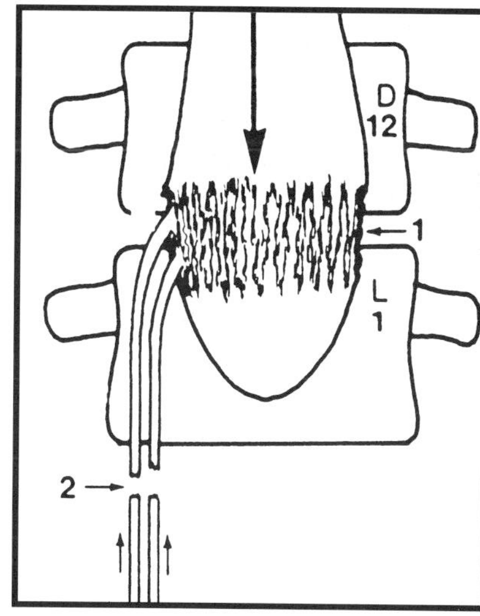

121. Neurogene Harnblasenkontrolle (Forts.): (d) Verletzungen mit Schädigung der sakralen Zentren (1) oder der Cauda equina (2) verhindern eine geordnete reflektorische Kontrolle der Harnblasenaktivität. Die Blasenentleerung ist *immer* nur unvollständig und erfolgt mehr über die Dehnung der Wand. Die Wirksamkeit hängt vom sonstigen Zustand des Patienten, von Harnwegsinfektionen und Muskelspasmen ab (autonome bzw. isolierte Blase).

122. Behandlung der Spinalparalyse

1. Behandlungsziel ist (a) die maximale körperliche Erholung und seelische Anpassung des Patienten an die neue Situation mit im Idealfall (b) vollständiger körperlicher Unabhängigkeit und (c) Wiedereingliederung in eine Vollbeschäftigung.
2. Diese Idealforderungen lassen sich weitgehend durch die besonderen Möglichkeiten von sog. Querschnitts- (oder Paraplegiker)zentren erreichen, und man sollte keine Anstrengung scheuen, einen solchen Patienten so früh wie möglich dorthin zu überweisen.
3. Unter der Voraussetzung einer bislang optimalen Behandlung ist es von vitaler Bedeutung, daß man den Problemen seitens der Haut und der Harnblase Beachtung schenkt.
(a) Haut: Ist die Haut einer Druckbelastung ausgesetzt, wird sie ischämisch; bleibt dieser Druck bestehen, resultiert daraus eine Nekrose durch die Gewebeanoxie. Die Haut des älteren Menschen ist dünn und kaum fähig, eine Druckbelastung zu tolerieren. Schlechte Hauternährung, Anämie und eine lokale Schädigung der Haut wie Abschürfungen (die allesamt den Sauerstoffbedarf steigern) sind ebenfalls Negativfaktoren. Die beiden wichtigsten und therapeutisch angehbaren Punkte sind (I) die Dauer der Ischämie und (II) die Höhe des auf die Haut einwirkenden Drucks.
Die *Dauer der Druckbelastung* auf die Hautgebiete wird in der Praxis durch regelmäßiges Umlagern des Patienten bestimmt. Während der ersten Behandlungswochen ist es sehr wichtig, den Patienten keinesfalls länger als 2 Stunden in einer Stellung liegen zu lassen. Pflegt man den Patienten in einem Stryker-Rahmen, wird er von der Rücken- in die Bauchlage gebracht; wird er in einem normalen Bett gepflegt, wechselt man zwischen Rechts- und Linksseitenlage sowie Rückenlage. Es ist wichtig, darauf zu achten, daß

der Patient vom Zeitpunkt der Verletzung an regelmäßig umgelagert wird; irreversible Schäden kann man bereits am Aufnahmetag setzen, wenn wegen anderer im Vordergrund stehender Probleme dieser wichtige Behandlungspunkt einige Stunden lang nicht beachtet wird.
Die *Stärke des auf die Haut einwirkenden Drucks* ist ganz offensichtlich bedeutsam: Wirkt das Körpergewicht auf einige Stellen konzentriert ein, so wird eine vollständige Ischämie entstehen. Setzt man die Hautbelastung durch Verteilung des Drucks auf größere Gebiete herab, wird die Ischämie geringer und damit leichter tolerierbar. Wegen dieser Belastungsverteilung beginnen die Druckschäden zumeist an Knochenvorsprüngen – Kreuzbein, Trochanteren, Hacken, Ellbogen und Knöcheln. Diesen Bereichen sollte man besondere Beachtung schenken, wobei örtliche Polsterungen an Sprunggelenken und Ellenbogen hilfreich sind. Zur gleichmäßigeren Verteilung des Körpergewichts kann man den Patienten auch auf Kissen lagern, die von Kopf bis Fuß über das gesamte Bett verteilt werden. Liegt der Patient auf dem Rücken, verwendet man zusätzliche Kissen in Längsrichtung zur Abstützung von Ellbogen und Armen. Weitere Kissen kann man auch so unter die Unterschenkel legen, daß die Fersen vom Druck entlastet werden. Liegt der Patient auf der Seite, kann man ein Kissen zwischen die Beine legen und die Beine so lagern, daß Knöchel und Knie druckfrei bleiben. In einigen Zentren verwendet man Wasserbetten oder Sandsäcke, um die Belastung gleichmäßig über die Haut zu verteilen.
Es ist wichtig, Tonus und Allgemeinzustand der Haut zu bewahren. Wird die Haut feucht, gehen leicht bakterielle Infektionen auf ihr an. Wird sie fixiert, z.B. durch Kontakt mit nachgebenden rauhen Unterlagen, können Abschürfungen auftreten. Eine solche lokale Schädigung steigert den Sauerstoffbedarf des Hautgewebes und kann das Angehen von Druckschäden initiieren. Um dies zu vermeiden, sollte man folgendes tun: (I) Nur ungestärktes weiches Leinen als Bettwäsche und keine nonporösen Oberflächenmaterialien verwenden. Manchmal ist die Pflege eines Patienten auf einem Schaffell anzuraten. (II) Bei Inkontinenz ist die Haut zu schützen. (III) Die Hautreinigung sollte durch häufiges und gründliches Waschen mit Wasser und Seife erfolgen. Nach dem Waschen ist die Haut sorgsam zu trocknen; dabei können Abreibungen mit Alkohol recht hilfreich sein, zumal sie gleichzeitig zu einer vorübergehenden lokalen Vasodilatation führen. Auch Talkumpuder findet Verwendung, um die Haut trocken zu halten und die Reibung zwischen ihr und der Bettwäsche zu verringern.
Entstehen Druckschäden, sollten die Vorbeugungsmaßnahmen verstärkt und eine etwa zugrunde liegende Anämie behandelt werden. Alle örtlichen Nekrosen und Sequester sind sorgfältig zu entfernen. Ist das davon betroffene Gebiet nur klein, liefern zirkuläre Verbände die beste Abdeckung. Bleiben die Druckmarken bestehen, folgen diesen oft progrediente Anämie, verschlechterter Gesundheitszustand und vermindertes Wohlbefinden sowie oftmals eine Amyloidose.
(b) Harnblase: Die Auswirkungen einer Spinalparalyse auf die Harnblase hängen von der Verletzungshöhe ab und wurden bereits beschrieben. Sofort stellt sich das Problem ein, eine Blasenüberdehnung zu verhindern und gleichzeitig die Infektionsrisiken zu minimieren. Hierfür gibt es folgende Möglichkeiten:
(I) Intermittierende suprapubische Harnblasenpunktion mit Kunststoffbesteck: Diese Methode hängt von Personal und technischen Möglichkeiten ab und trägt das Risiko pelviner Infektionen in sich.
(II) Intermittierende Katheterisierung: Wird diese korrekt unter streng keimfreien Bedingungen ausgeführt, ist das Infektionsrisiko hierbei wahrscheinlich am niedrigsten, sie stellt aber auch höhere Anforderungen an das Personal.
(III) Dauerkatheter: Diese Methode ist wahrscheinlich die häufigst angewendete, doch folgt auf sie nahezu unvermeidlich eine Harnwegsinfektion unterschiedichen Schweregrades.

In der Regel wird eine mechanische Harnblasenentleerung mit einer dieser Methoden etwa 3–4 Wochen lang erforderlich sein; darauf folgt bei den entsprechenden Läsionen das Einsatzen der autonomen Blasenfunktion. Dies sollte man überprüfen durch: (I) Entfernung des Katheters; (II) reichliche Flüssigkeitszufuhr. (III) Ist die Harnblase offensichtlich gefüllt, versucht man eine Entleerung durch Bestreichen der Haut an der inneren Leistengegend oder aber durch Druck mit der Hand gegen die Harnblase zu erzielen.
Führen diese Maßnahmen nicht zum Erfolg, ist eine erneute Katheterisierung erforderlich, und das gleiche Vorgehen wird eine Woche später wiederholt. Danach sollte man die Wirksamkeit der Blasenentleerung alle 3–6 Monate durch Bestimmung des Restharnvolumens überprüfen. Die Nierenfunktion sollte jährlich durch i.v. Pyelogramm, Urinkulturen und Bestimmung des Serumharnstoffs überwacht werden. Gelingt es nicht, ein zufriedenstellendes Blasenentleerungsmuster zu erzielen, wird eine subtile urologische Abklärung und Führung erforderlich.
4. Physio- und Ergotherapie: Diese Maßnahmen sollten ohne Verzug beginnen, wobei besonderes Augenmerk auf folgende Punkte zu richten ist:

(I) Risiken und Auswirkungen von Atemwegsinfektionen sollten durch tiefe Atemübungen möglichst gering gehalten werden; ferner durchzuführen sind Stärkung der Atemmuskulatur, Assistenz beim Husten, Klopfmassage und Lagerungsdrainage.

(II) Gelenke: An den gelähmten Gelenken erhalte man die Beweglichkeit durch passives Durchbewegen aufrecht. Dies hat vorsichtig zu geschehen, wenn eine Spastik vorhanden ist; man vermeide eine Überstrekkung, da sonst das Risiko der Myositis ossificans ansteigt.

(III) Nicht gelähmte Muskeln: Diese stärke man für den kompensatorischen Gebrauch – z.B. durch Schulterübungen, damit der Patient ohne fremde Hilfe zwischen Rollstuhl und Bett wechseln kann. Eine Muskelspastik, die Beschwerden macht, kann man z.B. mit Diazepam behandeln.
Abhängig von der Höhe der Verletzung kann der Patient noch der Hilfe in einigen oder allen der folgenden Gebiete bedürfen:

(IV) Wiedergewinnung der sicheren Balance beim Sitzen oder Stehen.

(V) Schutz beim Gehen mit einem Gehwagen (oder Gangschulung bei Teilläsionen).

(VI) Überwinden der Probleme beim An- und Auskleiden.

(VII) Hilfe bei Änderungen und Anpassungen im häuslichen Bereich, die die Verwendung eines Rollstuhls ermöglichen.

(VIII) Einüben der alten beruflichen Tätigkeit oder Hilfestellung bei der Rückkehr in das Erwerbsleben.

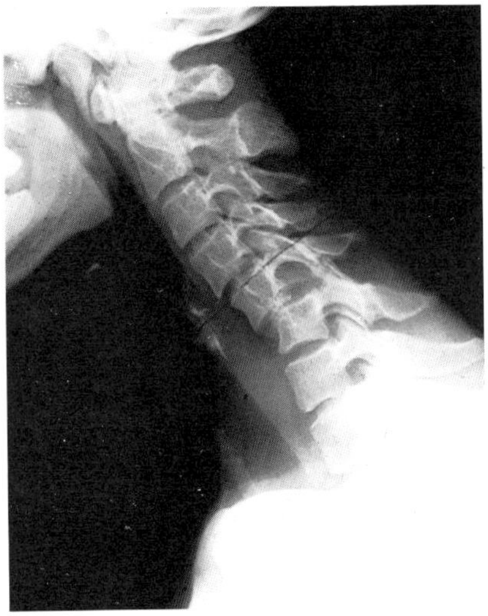

123. Beschreiben Sie die hier gezeigte Verletzung. Ist diese stabil oder instabil?

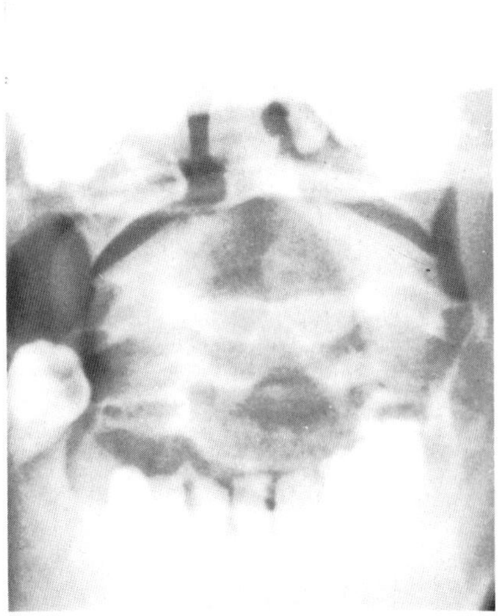

124. Beschreiben Sie diese durch den geöffneten Mund aufgenommene Röntgenaufnahme der beiden ersten Halswirbel.

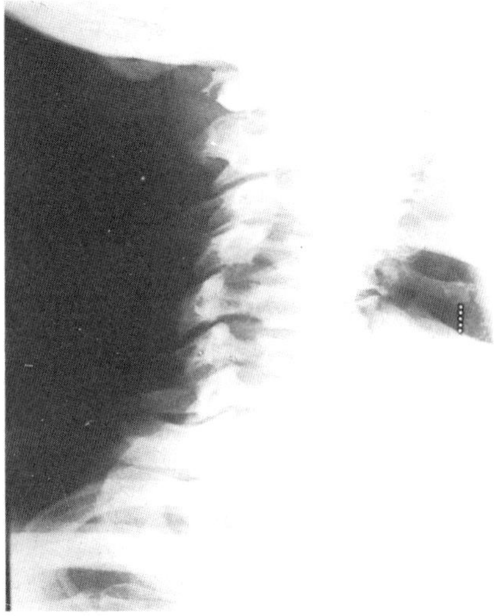

125. Bestehen auf dieser Schrägaufnahme der Halswirbelsäule irgendwelche Anomalien?

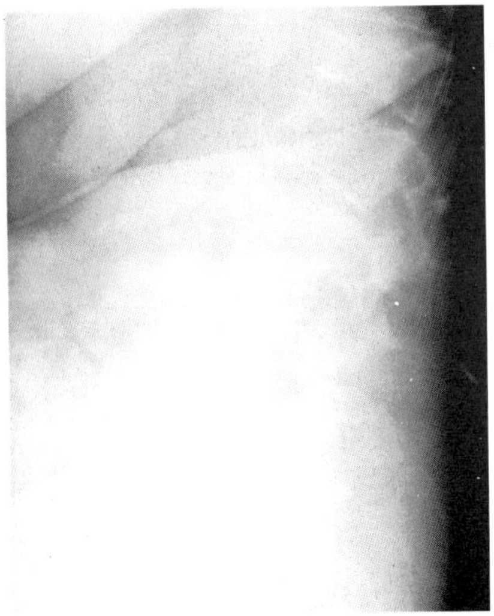

126. Dies ist die Seitaufnahme eines älteren Patienten, der nach dem Heben eines schweren Gewichts über Rückenschmerzen klagt. Was zeigt die Röntgenaufnahme an?

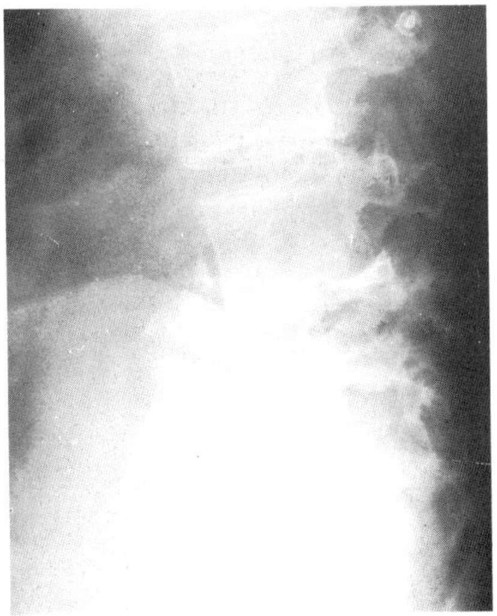

127. Beschreiben Sie diese Fraktur. Halten Sie diese für stabil oder für instabil, kompliziert oder unkompliziert?

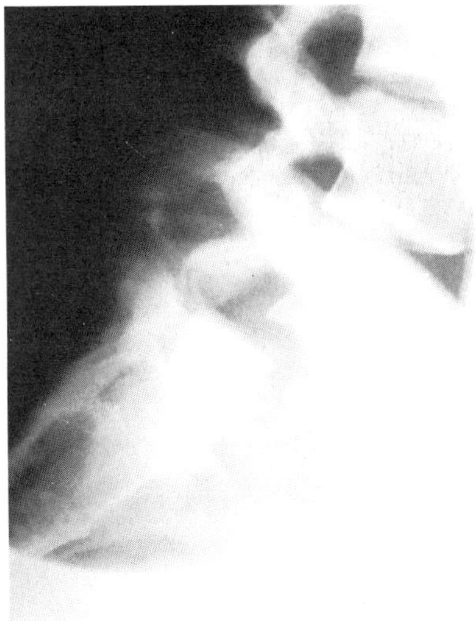

128. Beschreiben Sie diese Verletzung. Welche Behandlung wird hier erforderlich sein?

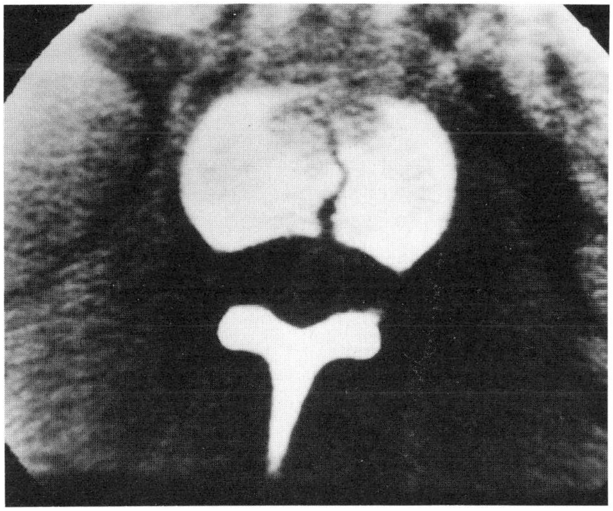

129. Welche Verletzung zeigt dieses CT-Bild der LWS?

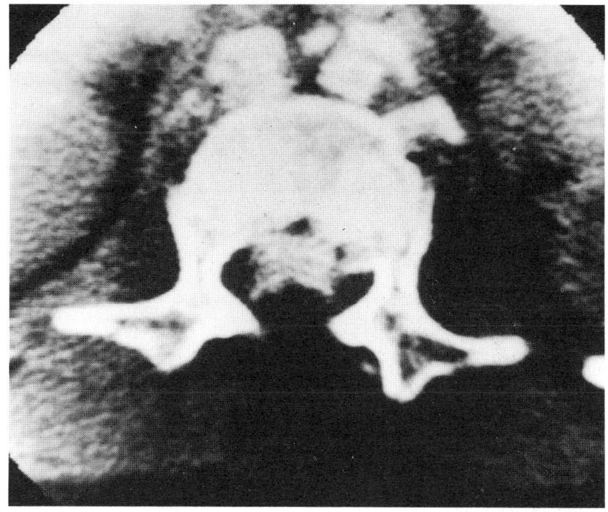

130. Dies ist ein weiteres CT-Bild des Patienten der vorigen Abbildung in anderer Höhe des gleichen Wirbelkörpers. Was zeigt es? Welche neurologische Komplikation ist wahrscheinlich?

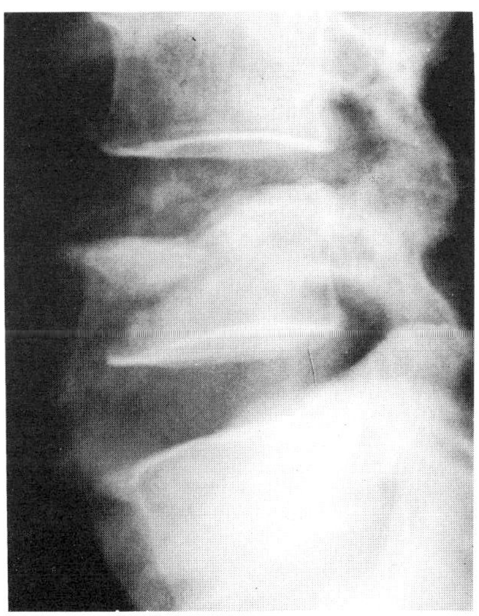

131. Welche Verletzung liegt hier vor? Ist sie stabil?

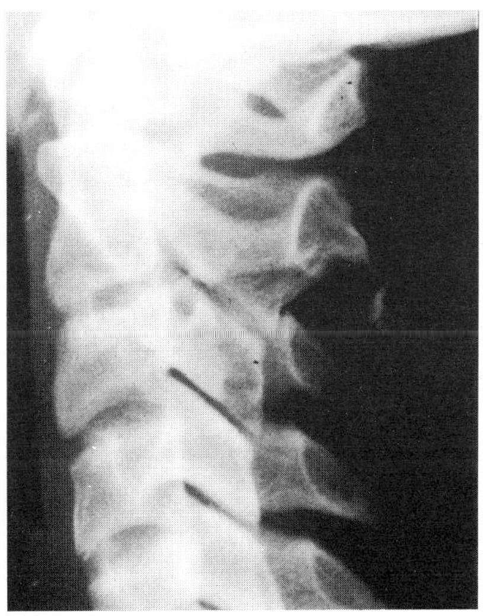

132. Frakturtyp? Was ist der wahrscheinliche Verletzungsmechanismus?

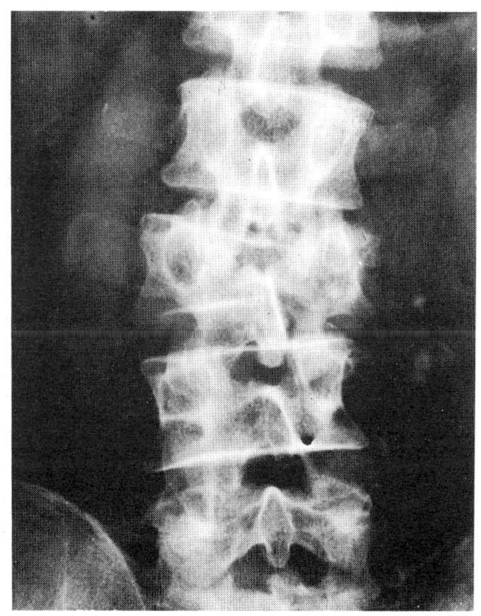

133. Was zeigt diese Räntgenaufnahme? Welche beiden neurologischen Komplikationen gehen wahrscheinlich mit dieser Verletzung einher?

123. Luxation von HW5 gegenüber HW6 mit beiderseitiger Facettengelenksluxation. Vorderes Wirbelgleiten um 50 % bei instabiler Verletzung. Keine Begleitfraktur.

124. Angeborene Fehlform des Dens axis (Hypoplasie) ohne Fraktur und ohne weitere Zeichen einer Verletzung. Der Schatten über dem hypoplastischen Dens entspricht einem der Schneidezähne.

125. Luxation von HW4 gegenüber HW5 mit Beteiligung des rechten kleinen Wirbelgelenks. Die Gelenkflächen haben noch Kontakt miteinander, die Subluxation hat noch nicht das Stadium der freien Luxation mit Facettenblockade erreicht.

126. Ventrale Keilfrakturen von LWK1–3. Zentrale Ballonierung der Bandscheibe LW3/4 mit Impression von LWK4. Schwere Demineralisierung der Wirbelsäule, wahrscheinlich infolge einer Osteoporose oder einer Osteomalazie (d. h., es handelt sich um eine pathologische Fraktur).

127. Schwere Kompressionsfraktur von LWK4, Trümmerbruch und Fragmentverschiebung aus der Wirbelhinterkante in den Spinalkanal hinein. Es handelt sich um eine instabile Fraktur; hierbei bestanden neurologische Ausfälle (Verletzung der Cauda equina).

128. Vordere Luxation (traumatische Spondylolisthesis) von LWK5 gegenüber dem Kreuzbein mit beiderseitiger Facettenblockierung und einer Fraktur des vorderen Anteils des ersten Sakralsegments. Dies ist eine Verletzung vom Hyperflexions-Distraktions-Typ und eine operative Reposition hierbei erforderlich.

129. Vertikale Fissur durch den ersten Lendenwirbelkörper.

130. Das CT-Bild zeigt in dieser Höhe einen Berstungsbruch des Wirbelkörpers mit Knochenfragmentaustreibung nach ventral und dorsal. Das große hintere Fragment gefährdet den Endteil des Rückenmarks und birgt ein hohes Risiko für eine Paraplegie.

131. Schwere Keilfraktur des 4. Lendenwirbels mit horizontaler Spaltfraktur. Die Schwere der Deformität läßt eine Instabilität vermuten.

132. Dornfortsatzfraktur des Axis, mit hoher Wahrscheinlichkeit Ergebnis einer schweren Hyperflexionsverletzung.

133. Berstungsfraktur von LW3 mit betonter Keildeformität, einer vertikalen Spalte durch den Wirbelkörper und einem Bogenwurzelabriß. Die am stärksten gefährdeten Strukturen sind: (a) die Nervenwurzel L_3 in ihrem Verlauf durch das Foramen intervertebrale auf der höhengeminderten Seite der Wirbelsäule und (b) die Cauda equina innerhalb des Spinalkanals. Die CT hilft bei der Abklärung, wieviel Knochenmaterial in den Spinalkanal eingesprengt wurde. In der Praxis haben Berstungsfrakturen in dieser Höhe meist eine sehr gute Prognose, selbst bei schwerer Fragmentaustreibung.

11. Frakturen des Beckens, der Hüfte und des Schenkelhalses

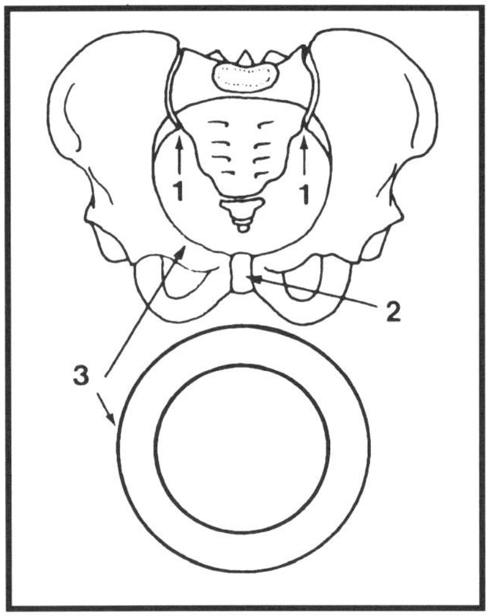

1. Allgemeine Grundsätze (1): Die beiden Beckenhälften werden mit dem Kreuzbein über die ungemein kräftigen Ligamenta sacroiliaca (1) verbunden. Vorn sind sie über die Symphyse (2) miteinander gekoppelt. Durch diese Anordnung wird ein Knochenzylinder, der Beckenring (3), geformt, der die Organe des Beckens schützt und das Körpergewicht von der Wirbelsäule auf die untere Extremität überträgt.

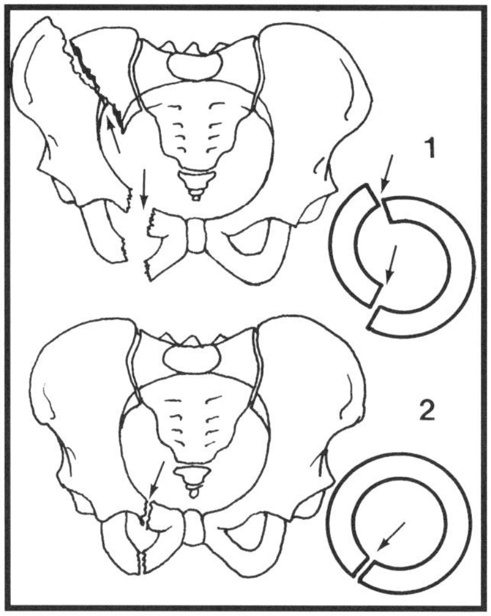

2. Allgemeine Grundsätze (2): Ist der Beckenring an 2 Stellen durchtrennt, kann dieser aufklappen oder sich ein Fragment nach oben verschieben (1) und die Gliedmaße mitnehmen, isolierte Beckenringbrüche neigen aber nicht dazu. Dieses einfache Konzept betont den Hauptgedanken bei der Klassifikation der Beckenfrakturen, nämlich die Unterscheidung, ob ein Bruch *stabil oder instabil* ist. Wenn nun umgekehrt eine stärkere Fehlstellung besteht und man bei der ersten Bildbetrachtung nur eine Fraktur sieht, dann muß der Beckenring in 2 Höhen gebrochen sein.

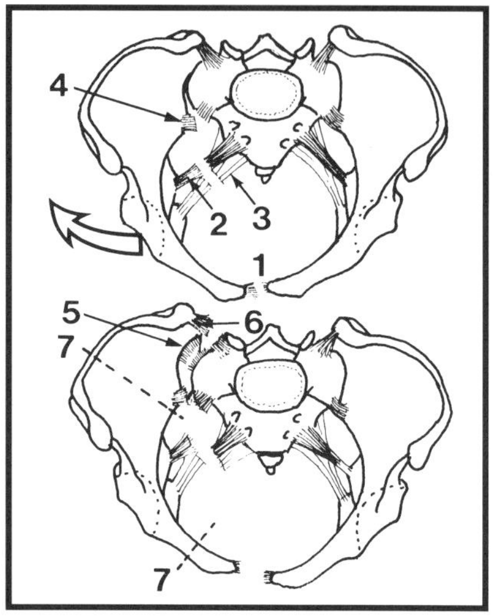

3. Anatomie (1): Unterliegt das Becken Schrägkräften, so neigt als erste die Symphyse zum Nachgeben (1); bei größerer Gewalt reißen Lig. sacrospinosum (2), Lig. sacrotuberosum (3) und vordere sakroiliakale Bänder (4), so daß die Beckenhälften nach außen rotieren können. Unterliegt das Becken vertikalen Scherkräften, zerreißen die interossären (5) und hinteren sakoiliakalen Bänder (6) unter Sprengung des Sakoiliakalgelenks und Anstieg der Beckenhälfte. Bei vielen Verletzungen ersetzen aber lokale Brüche die Bandzerreißungen.

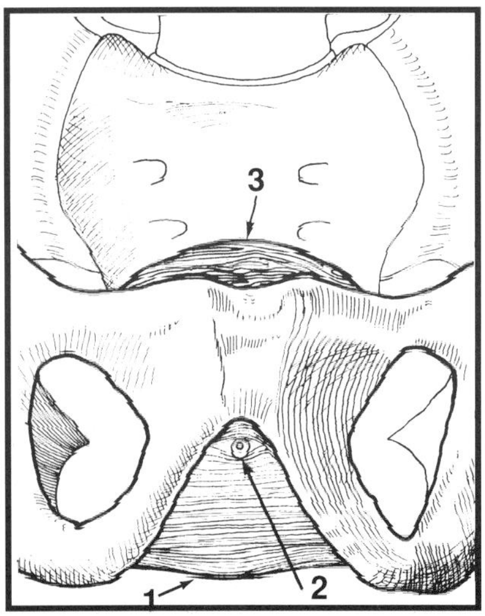

4. Anatomie (2): Das Diaphragma urogenitale (1) wird von der Pars membranacea der Harnröhre (2) durchsetzt; hinter den Schambeinen liegt die Harnblase (3). Beckenfrakturen, vor allem in der Region von Symphyse und Schambeinen, gehen oft mit einer Schädigung von Urethra und Harnblase einher; selten kann auch einmal das Rektum verletzt werden.

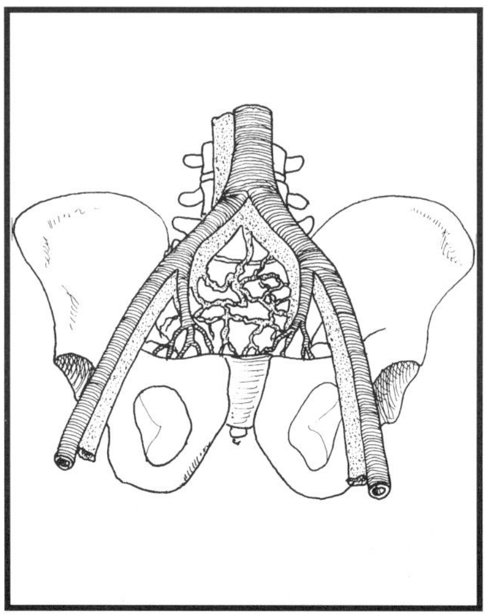

5. Anatomie (3): Das Becken ist reichlich mit Blutgefäßen versehen, die bei Brüchen oftmals verletzt werden. *Die innere Blutung ist oft schwer und führt zum Schock, der schnell tödlich enden kann.* Cave: (1) Man sollte bei Bekkenfrakturen *immer schon vorab und vorrangig* an diese Möglichkeit denken (244,22). In der Region des Sakroiliakalgelenks sind auch der Plexus lumbosacralis und die Kreuzbeinnerven sehr gefährdet.

6. Klassifikation: AO- wie auch Tile-Klassifikation unterscheiden klar 3 Typen:
Stabile Frakturen werden als Typ A klassifiziert; Frakturen mit *Rotationsinstabilität bei vertikaler Stabilität* fallen unter Typ B, und Frakturen mit *Rotations- und vertikaler Instabilität* unter Typ C. Die weithin angewandte Einteilung nach Tile bestimmt folgende Untergruppen:
A1: Frakturen des Beckens ohne Unterbrechung des Beckenrings.
A2: Stabile, gering dislozierte Frakturen des Beckenrings.
B1: Antero-posteriore Kompressionsfrakturen (open book).
B2: Laterale Kompression (gleiche Seite).
B3: Laterale Kompression (Gegenseite).
C1: Einseitig.
C2: Beidseitig.
C3: Mit Azetabulumfraktur.
Diagnose: Zu Beckenfrakturen kommt es häufig durch Sturz aus der Höhe oder durch Quetschungstraumen. Bei jedem Mehrfachtrauma (insbesondere beim Bewußtlosen), bei unerklärlichem Schock nach Trauma, stumpfem Bauchtrauma und Femurschaftfrakturen fertige man *Übersichtsaufnahmen des Beckens* an. Instabilität sichert man am besten durch Beckeneingangs- und Beckenausgangsaufnahme sowie durch CT. Hat man die Software für 3D-Bilder, erleichtert dies sehr die Interpretation der genauen Beziehung der erfaßten Strukturen.

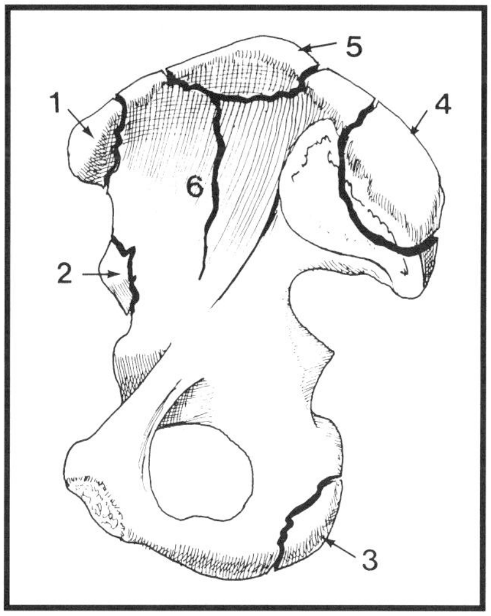

7. Stabile Frakturen ohne Beckenringdurchtrennung Abrißfrakturen (A1): (1): Plötzliche Muskelanspannung, besonders bei Sportlern, kann die Spina iliaca anterior superior (Sartorius) (1), Spina iliaca ant. inf. (Rectus femoris) (2), Tuber ischiadicum (Kniebeuger) (3), Spina iliaca post. (Erector trunci) (4) und Beckenkamm (Bauchmuskeln) (5) ausreißen. Beckenkamm und Darmbeinschaufel können auch durch direkte Gewalt brechen. Dann besteht immer örtliche Schmerzhaftigkeit; meist ist nur symptomatische Behandlung nötig.

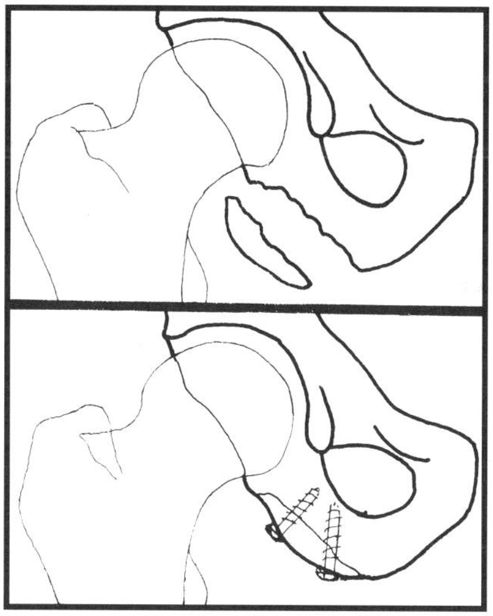

8. Abrißfrakturen (2): Beim Sitzbeinhöcker ist die Pseudarthrose ein beträchtliches Risiko; es können dann Probleme durch chronische Schmerzen und Bewegungseinschränkung entstehen. Zur Vorbeugung sind hier offene Reposition und innere Fixation angeraten, die besonders dann indiziert sind, wenn die Fragmente stark klaffen (2 cm und mehr).

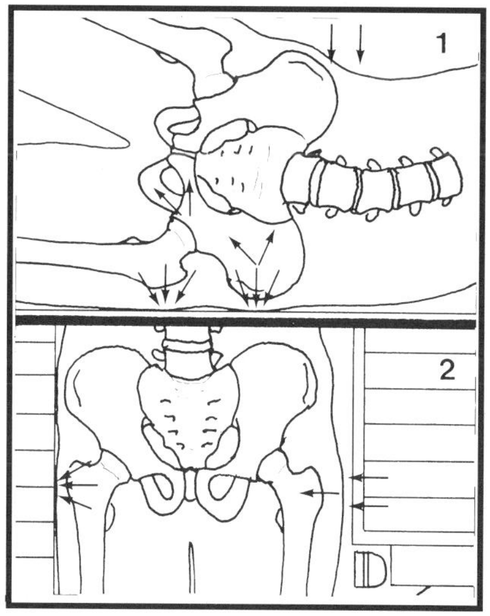

9. Stabile Beckenringfrakturen (A2): (1): Diese können – wie viele andere Beckenfrakturen auch – von einem Fall auf die Seite (1) herrühren, wobei die Gewalt über Trochanter major oder Beckenkamm übertragen wird, oder von Verkehrsunfällen (z.B. Einklemmung durch ein zurücksetzendes Fahrzeug (2), durch Felsen etc.) oder aber durch Kräfte, die über den Femurschaft weitergeleitet werden (z.B. Verkehrsunfälle, Sturz aus der Höhe etc.). Weitere stabile Verletzungen können auf vordere Kompression hin entstehen.

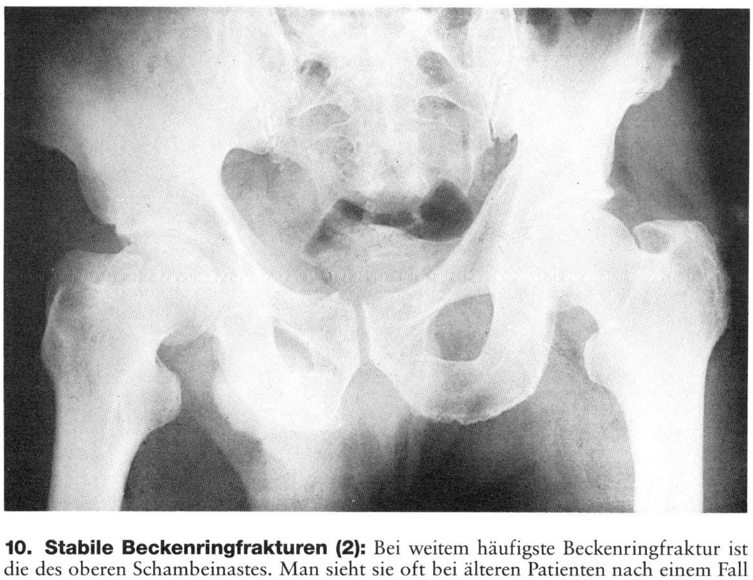

10. Stabile Beckenringfrakturen (2): Bei weitem häufigste Beckenringfraktur ist die des oberen Schambeinastes. Man sieht sie oft bei älteren Patienten nach einem Fall auf die Seite. Osteoporose und Osteomalazie sind häufige Begleitfaktoren. *Diese Verletzung wird oft übersehen* und sollte immer vermutet werden, wenn nach Sturz eine Schenkelhalsfraktur zwar ausgeschlossen wurde, aber noch Gehbeschwerden bestehen. Klinisch findet man dann Schmerzhaftigkeit über dem oberen Schambeinast, Schmerz bei der Kompression beider Beckenhälften nach innen gegeneinander und eine relativ schmerzfreie Hüftbewegung. Röntgenaufnahmen der Hüfte stellen diese Gegend nicht zwangsläufig dar, weshalb eine Beckenübersichtsaufnahme erforderlich ist. Behandlung: 2–3wöchige Bettruhe, bis sich die Schmerzen legen und die Mobilisation beginnen kann.

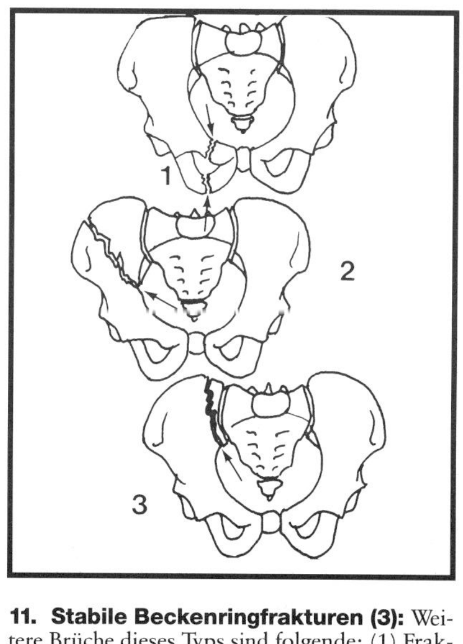

11. Stabile Beckenringfrakturen (3): Weitere Brüche dieses Typs sind folgende: (1) Fraktur beider Schambeinäste einer Seite, (2) Fraktur des Os ilium, die die Incisura ischiadica durchsetzt, (3) Darmbein- oder Kreuzbeinbruch mit Erfassen des Sakroiliakalgelenks. Die Natur solcher Verletzungen läßt oft an eine zumindest momentane Beteiligung anderer Stellen im Beckenring denken, doch selbst unter der Annahme, daß sie unkompliziert sind, werden sie wie unter 10 beschrieben behandelt.

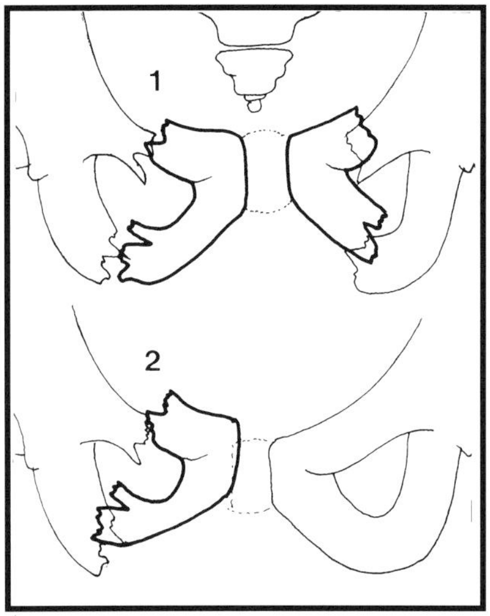

12. Stabile Beckenringfrakturen (4): Viele Schmetterlingsfrakturen des Beckens (1) und Doppelfrakturen der Schambeinäste mit Symphysenbeteiligung (2) sind stabil. Sie entstehen meist durch eine a.-p. Kompresion, die die ISG-Fugen noch nicht zu sprengen vermag, so daß der hintere Beckenring intakt und starr bleibt, während das gelockerte vordere Fragment nur leicht fehlgestellt ist. *Man denke vorab an Schock und Harnblasenverletzung,* ansonsten Therapie: 6 Wochen Bettruhe.

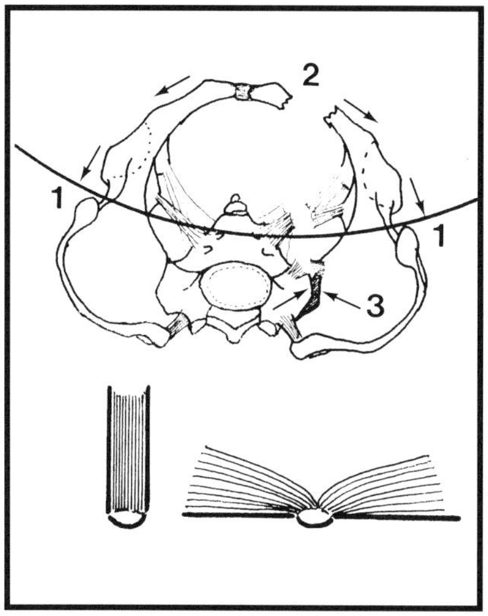

13. Rotationsinstabiler, vertikal stabiler Bruch: Typ B1: a.-p. Kompressionsfrakturen (1): Diese Verletzungen entstehen durch Überrolltraumen, wenn ein Fahrzeugrad die Spina iliaca ant. sup. beidseits nach außen und hinten preßt (1), oder aber wenn das Becken durch herabfallendes Gestein oder Mauerwerk komprimiert wird, welche dann das Becken gegen den Boden einklemmen. Der Ring gibt *vorn* (z.B. an Schamfuge oder beiden Schambeinästen) (2) *und hinten* (3) nach. Das Becken öffnet sich (daher die Bezeichnung „open book fractures").

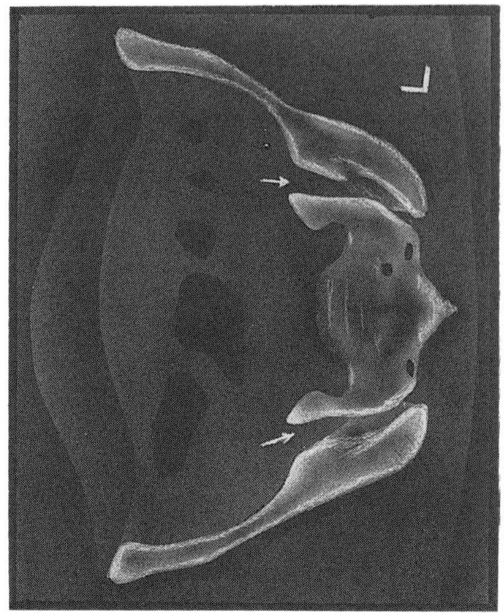

14. a.-p. Kompressionsfrakturen (2): Mit der Beckenöffnung reißen Ligg. sacrospinosum und sacrotuberosum; dann zeigen CT-Scans die vordere ISG-Sprengung; der hintere Bänderkomplex der Sakroiliakalgelenke bleibt dagegen intakt, also vertikal stabil.
Behandlung (1): (a) Ist der hintere Schaden nur gering und überschreitet die vordere Lücke 2,5 cm nicht, dann behandelt man bis zum Abklingen der Schmerzen durch Bettruhe; Kontrolle der Symphysensprengung durch wiederholte Röntgenaufnahmen. (b) Überschreitet die Sprengung 2,5 cm, ist aktivere Behandlung nötig.

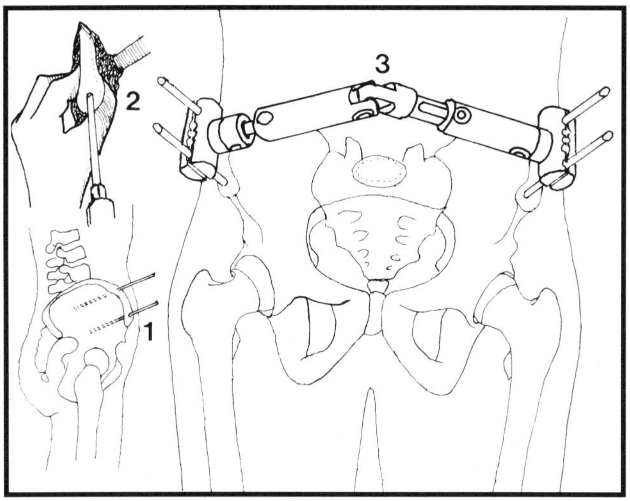

15. Behandlung (2): Man kann die Symphysensprengung durch manuelle Reposition und einen Fixateur externe verringern. Die Systeme unterscheiden sich durch Festigkeit und Art der Schraubenfixation. Das Orthofix®-System bringt man unter Vollnarkose an und verwendet einen Bildverstärker, um Schrauben und Becken zu kontrollieren. Vorne legt man die Beckenkämme frei und setzt die paarigen gewindetragenden Spieße (1) ein, während man beiderseits die Beckenwand palpiert (2), um die Richtung zu steuern und ein Durchbohren zu vermeiden. Man schließt dann die Wunden und versiegelt sie. Die Schrauben verbindet man mit einem Beckenfixateur mit Gelenkstange, damit das Abdomen Raum hat (3). Das Becken wird in seitlicher Richtung komprimiert (z.B. durch Seitdrehung des Patienten), dann das System festgezogen und eine Röntgenkontrolle durchgeführt.

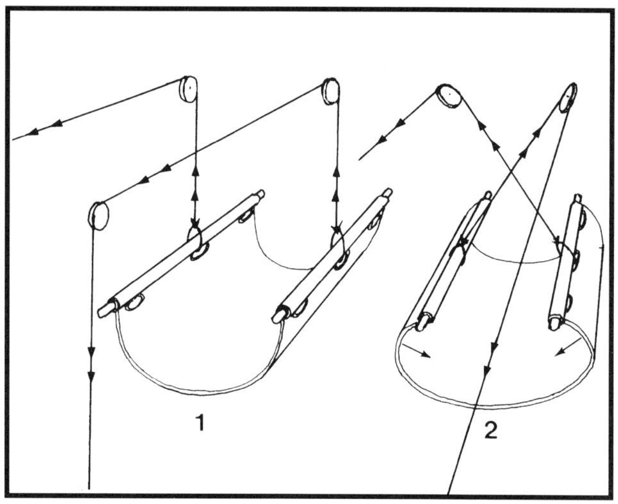

16. Behandlung (3): Man kann diese Verletzung auch konservativ mit einer Segeltuchschlinge behandeln. Man verstärkt die oberen Enden des Tuchs mit Stahlrohren und Metallringöffnungen und polstert das Tuch vor dem Anlegen unter das Becken mit Watte. Dann bringt man Gewichte von 4–8 kg über ein Seilumlenkgestänge an (1), die dazu führen, daß das Becken zusammengepreßt wird. Zeigen Kontrollröntgenbilder eine nur inkomplette Reposition, kann man die Gewichte erhöhen oder die Zugseile überkreuzen (2). Die Behandlung sollte 6 Wochen dauern; übliche Kautelen zur Hautpflege; Gewichtsbelastung ist meist nach 8 Wochen möglich.

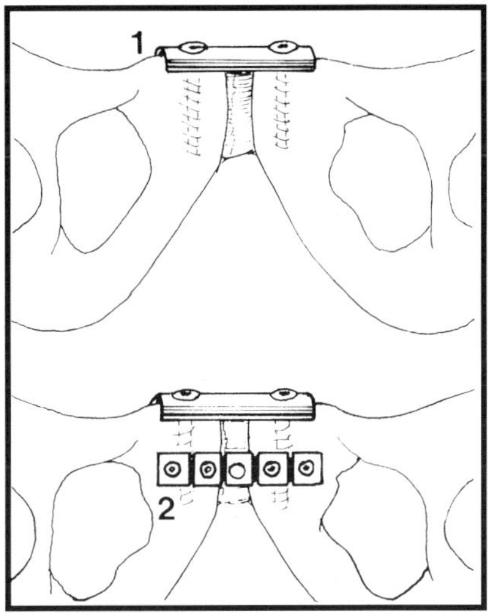

17. Behandlung (4): Ist eine Laparotomie erforderlich, so kann man während dieser auch gleich die innere Fixation bedenken. Es kann danach zu einer Symphysenosteitis kommen. Das Verfahren ist bei Gewebeverunreinigung durch Urin oder Stuhl kontraindiziert. Man reponiert die Sprengung, fixiert sie mit Hakenzangen und überbrückt mit einer Halbrohrplatte die Schamfuge (1). (Besteht noch Instabilität in Sagittalrichtung, muß man vorher eine vordere Platte anbringen (2), falls man keine weitere Fixation betreibt.

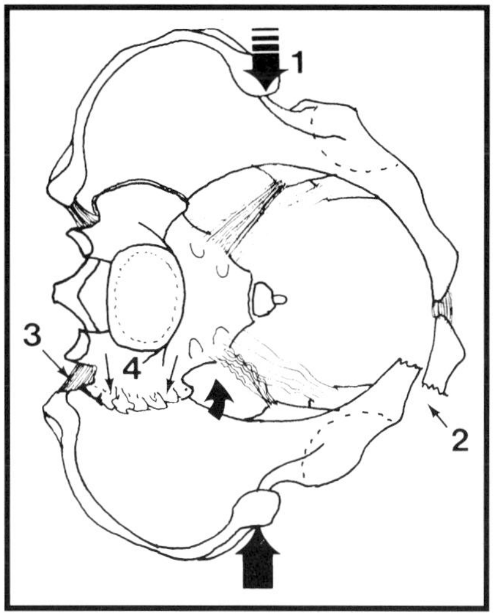

18. Gleichseitige laterale Kompressionsverletzungen (B2): Eine seitliche Gewalt (1) kann die Schambeinäste brechen (2) und überlappen lassen; dabei bleiben die hinteren ISG-Bänder intakt (3), um die das Becken scharnierartig und oft mit vorderen Kreuzbeinfrakturen aufklappt (4). Führt die Gewebselastizität zur Spontanreposition, ist keine Fixation nötig, andernfalls verwende man einen Fixateur externe. (Die offene Reposition wird bei der seltenen „tilt fracture" erforderlich, wo Knochen gegen den Damm verschoben sind.)

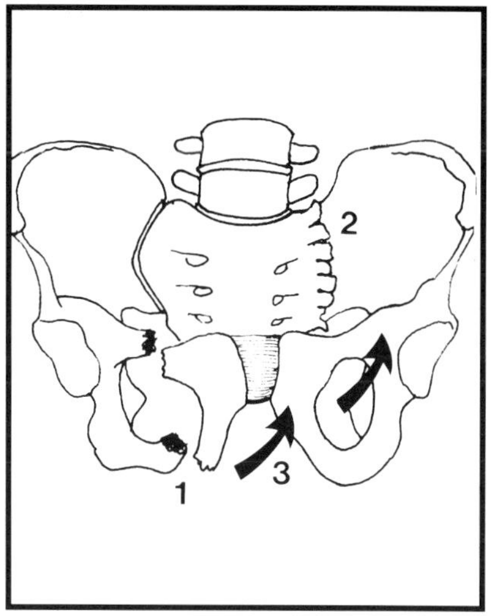

19. Gegenseitige Kompressionsverletzungen (B3): 2-Äste-Fraktur (1) auf der Gegenseite der dorsalen Läsion (2) (oder Schmetterlingsbruch). Die Hemipelvis rotiert (3) und verkürzt so das Bein ohne Vertikalgleiten. Meist stabile Verletzungen. Nur bei starker Deformität und Beinverkürzung von >1,5 cm sollte man nach Abwägen der Interventionsrisiken eine aktivere Behandlung in Erwägung ziehen. Die Korrektur der Rotationsfehlstellung kann man durch ins Becken eingebrachte Schrauben mit Fixateur externe korrigieren.

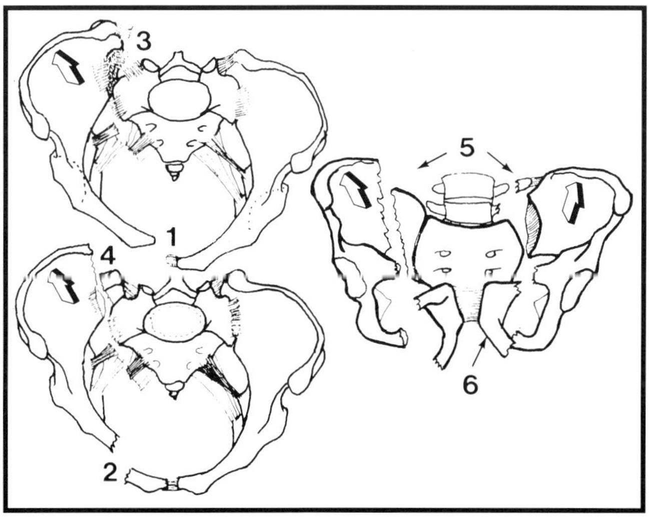

20. Rotations- und vertikal instabile Frakturen (C1–3) (1): Der Beckenring ist an 2 oder mehr Stellen völlig unterbrochen. *Vorn* sind bei der *einseitigen Verletzung (C1)* die Symphyse gesprengt (1) und die Schambeinäste gebrochen (2). *Hinten* sind Kreuzbein und Becken komplett separiert. Kann zustande kommen durch kompletten Bänderriß und Luxation der ISG-Fuge (3) oder durch Frakturen an der Spina iliaca posterior (4), des Darmbeins an anderer Stelle oder durch das Sakrum. *Bei bilateralen* C2-Verletzungen (5) ist der Beckenring vorn weit aufgesprengt (oft mit vorderer Schmetterlingsfraktur (6)), mit Beteiligung beider Beckenhälften, so daß diese frei nach kranial abdriften können.

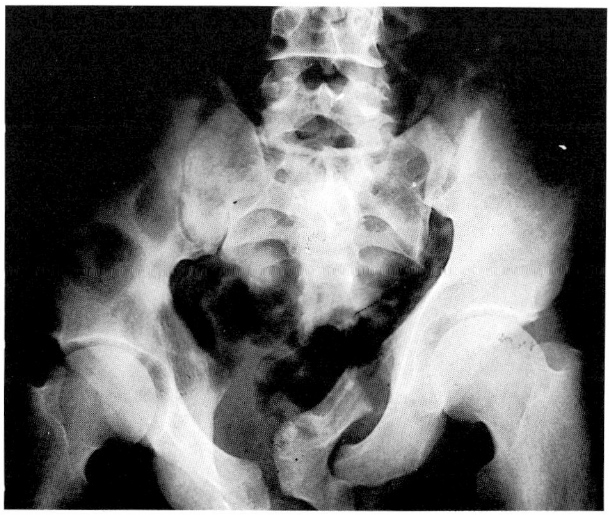

21. Rotations- und vertikal instabile Frakturen (2): Radiologisch ist das auffälligste Zeichen der vertikalen Instabilität das Ansteigen einer Beckenhälfte nach oben. Ferner können der Querfortsatz LW5 und die Spitze der Spina ischiadica abgerissen sein. In der CT ist die Dorsalverschiebung einer Hemipelvis über 1 cm diagnostisch. In der Abbildung sieht man eine grobe Vertikalinstabilität links mit Fraktur beider Schambeinäste und ISG-Sprengung links, ferner eine Symphysensprengung und einen rechtsseitigen Kreuzbeinbruch (am deutlichsten am Unterrand der rechten ISG-Fuge). Hier nicht gut erkennbar sind auch die Querfortsätze von LW5 gebrochen. Dies ist eine (beiderseitige) C2-Fraktur.

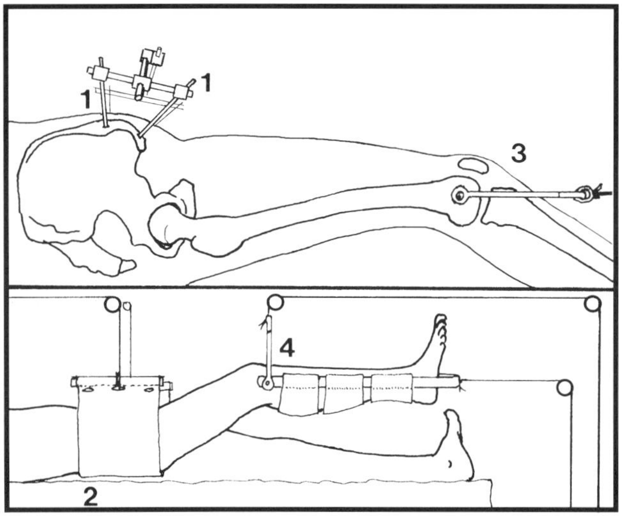

22. Rotations- und vertikal instabile Verletzungen (2): Behandlung (1): Diese ernsten Verletzungen gehen meist mit lebensbedrohlichen inneren Blutungen, anderen Komplikationen und Invalidisierung einher. Man kann zur Vermeidung einer Operation sofort einen Fixateur externe über angewinkelte perkutane Schrauben und Rahmen anbringen (1) (an Spina iliaca ant. sup. + Tub. isch.), was die Blutung stillen hilft. Bei der konservativen Behandlung kontrolliert man die Drehinstabilität am besten mittels Fixateur externe, man kann aber auch eine Segeltuchschwebe verwenden (2). Die Kranialverschiebung der Beckenhälfte läßt sich mittels Extension (bis 20 kg) über einen suprakondylären (3) oder einen Tibiakopf-Steinmann-Nagel (4) versorgen.

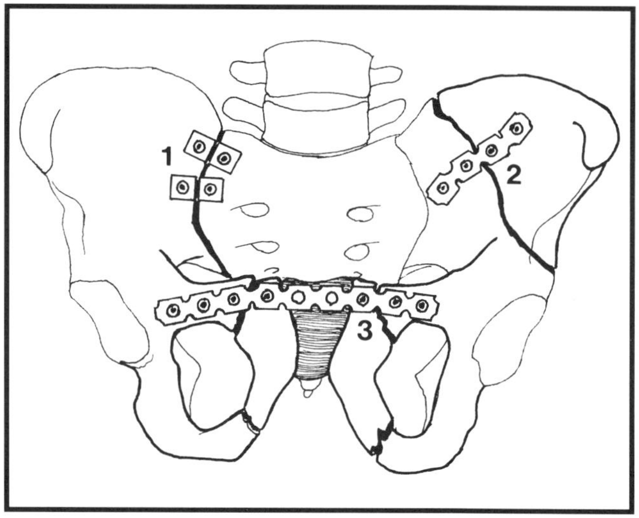

23. Behandlung (2): Wenn möglich vermeide man die Operation wegen der hohen Morbidität, darunter unstillbare intraoperative Blutung, Nekrose dorsal gelegener Wunden, Nervenschäden und Infektion. Offene Reposition und Osteosynthese bedenke man, wenn sich damit auch offene Wunden in dieser Region (nicht aber am Damm) versorgen lassen oder wenn eine irreponible ISG-Sprengung vorhanden ist (die ein hohes Invaliditätsrisiko birgt): aber nur, wenn der Operateur genügend erfahren und geschickt ist. Einen *vorderen Zugang* wählen kann man für Reposition, Kürettierung, Knochentransplantat, Fusion und Verplattung einer luxierten ISG-Fuge (1), zum Anbringen von Rekonstruktionsplatten an Darmbein (2) und Symphyse oder Schambeinästen (3).

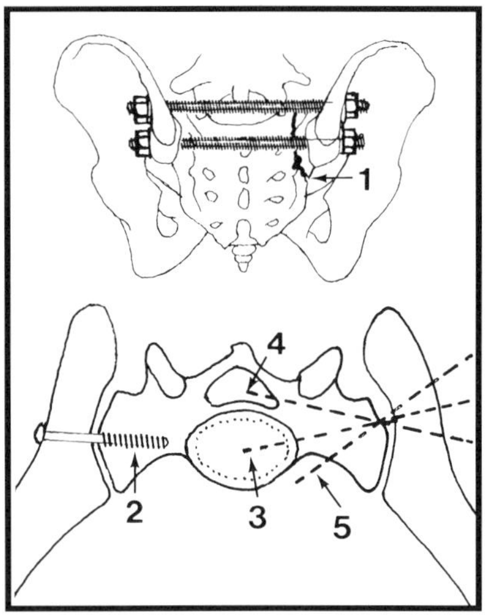

24. Behandlung (3): Den *hinteren Zugang* kann man zum Einsetzen von Kreuzbeinstäben, einer sicheren und wirksamen Maßnahme zur Stabilisierung und Kompression von Kreuzbeinbrüchen, verwenden (1). Die ISG-Fuge stabilisiert man mittels Schrauben durch die Pars lateralis des Sakrums (2). Ist das Sakrum gebrochen, müssen Fixierschrauben den Kreuzbeinkörper (3) fassen; dabei ist das Risiko beträchtlich, daß man den Spinalkanal (4) oder das Becken (5) perforiert. *Cave: Bei Typ-C3-Verletzungen hat die Pfannenverletzung Vorrang; s. 245,32ff.*

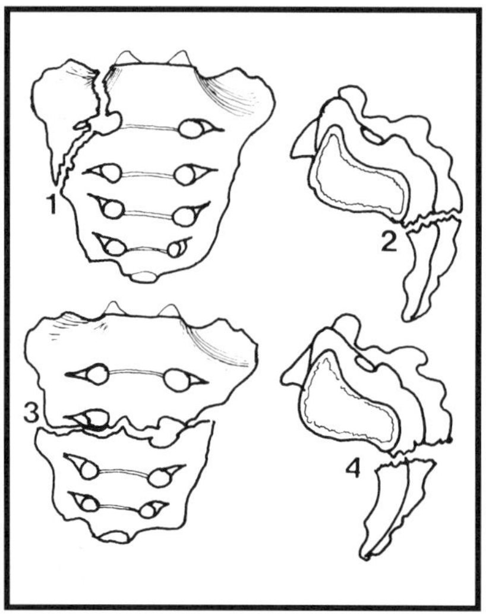

25. Kreuzbeinbrüche (1): *Der Kreuzbeinflügel* (1) kann infolge seitlicher oder sagittaler Kompression des Beckens brechen. *Sakrumquerfrakturen* entstehen meist durch einen Fall aus der Höhe auf harte Oberflächen. Diese Frakturen können unverschoben (2) sein oder aber mit einer Fehlstellung nach lateral (3) oder ventral (4) einhergehen.

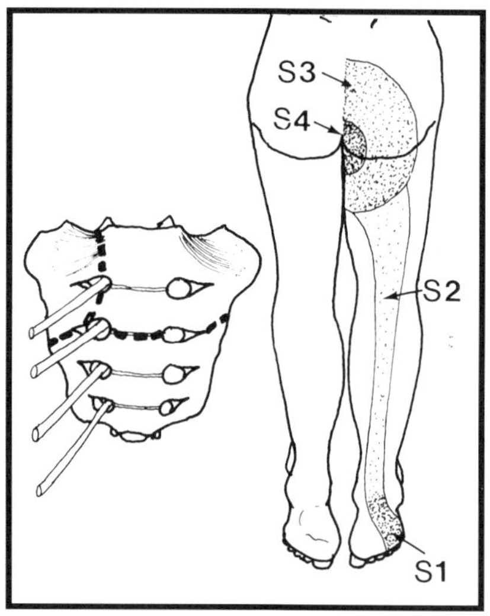

26. Kreuzbeinbrüche (2): In einigen Fällen können die sakralen Nervenwurzeln mit sensiblen Ausfällen, Beinschwäche oder Reithosenanästhesie und Inkontinenz verletzt sein. Die Behandlung der Kreuzbeinfrakturen ist symptomatisch mit 2–3wöchiger Bettruhe. Bei der Mehrzahl der Fälle sind die neurologischen Störungen nur vorübergehend (nicht durchtrennende Läsion); bleibt die Besserung aber aus (meist nur bei grober Fehlstellung), kann man die Laminektomie anraten.

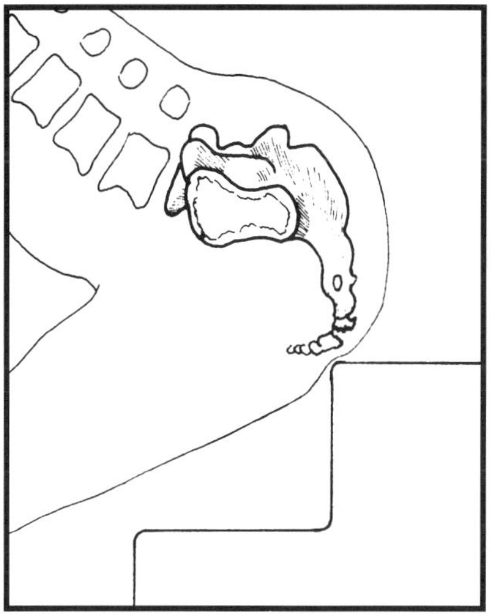

27. Steißbeinverletzungen (A): Das Steißbein wird meist durch einen Aufprall in sitzender Position gegen eine harte Oberfläche – z.B. eine Treppenkante – verletzt. Man findet örtlich Schmerz und Druckempfindlichkeit, manchmal auch Schmerzen bei der Defäkation. Sitzen auf einer harten Oberfläche ist immer schmerzhaft. (Beachten Sie aber, daß Steißbeinschmerzen auch bei lumbalem Bandscheibenvorfall, entzündlichen Beckenleiden, Chordom und anderen Sakrumtumoren vorkommen.)

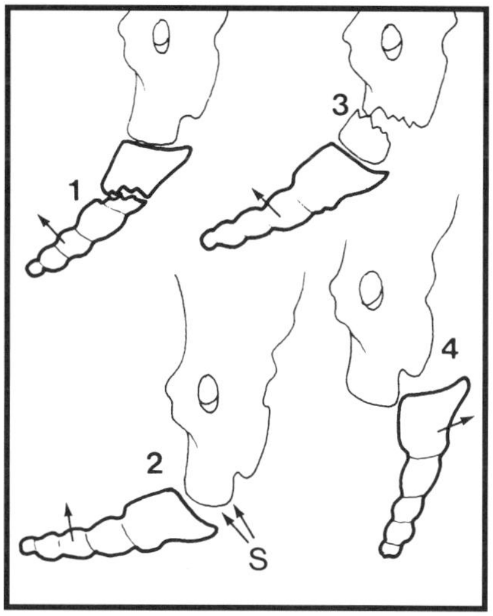

28. Steißbeinverletzungen (B): Hauptmuster der Verletzung sind: (1) Steißbeinfraktur mit unterschiedlicher Ventralabknickung, (2) vordere Subluxation des Steißbeins, (3) ventrale Luxation des Steißbeins nach Fraktur des unten Kreuzbeinendes und (4) selten auch die hintere Subluxation des Steißbeins.

29. Diagnose: (1) Klinisch besteht Druckschmerzhaftigkeit. (2) Liegt eine ventrale Subluxation vor, kann man bei der Palpation den scharfen Rand des Kreuzbeins (S) fühlen. (3) Die Verschiebung kann auch bei der rektal digitalen Palpation tastbar sein. Die Diagnose sichert man durch Zielaufnahmen dieser Region, auch wenn die Aufnahmequalität bei adipösen Patienten schlecht sein mag. *Behandlung:* (a) Man sollte Sitzen auf harten Unterlagen vermeiden; anfangs sollte der Patient ein aufblasbares Gummiringkissen verwenden; immer verhindere man die Obstipation. (b) Werden die Beschwerden chronisch, kann man einen Behandlungsversuch mit Diathermie oder Ultraschall vornehmen; außerdem kann man diese Region mit einem langwirkenden Lokalanästhetikum infiltrieren (z.B. 10 ml Bupivacainhydrochlorid 0,5 %ig). (c) Scheitern alle konservativen Maßnahmen, erwäge man die Resektion des Steißbeins.

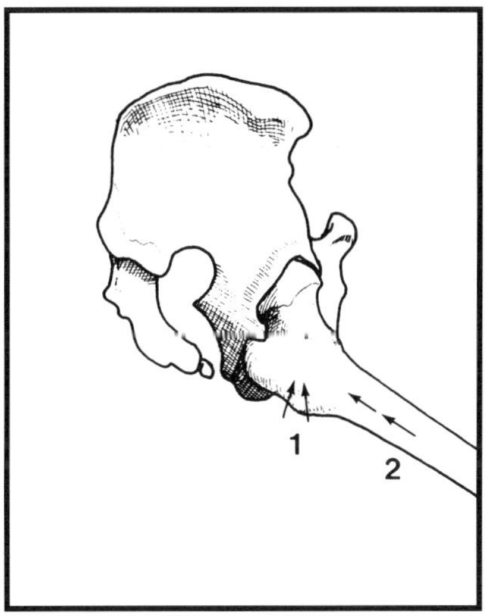

30. Zentrale Hüftluxation/Pfannenfraktur: Bei dieser Gruppe von Verletzungen bricht das Becken durch eine über den Femurkopf übertragene Gewalt. Diese kann durch einen Schlag oder einen Fall auf die Seite (1) erfolgen, oder wenn die Kraft vom Fuß über das Bein fortgeleitet wird (2) – wie bei einem Fall aus der Höhe – oder über das Knie, wie bei der Armaturenbrettverletzung eines Fahrzeuginsassen („dashboard injury“).

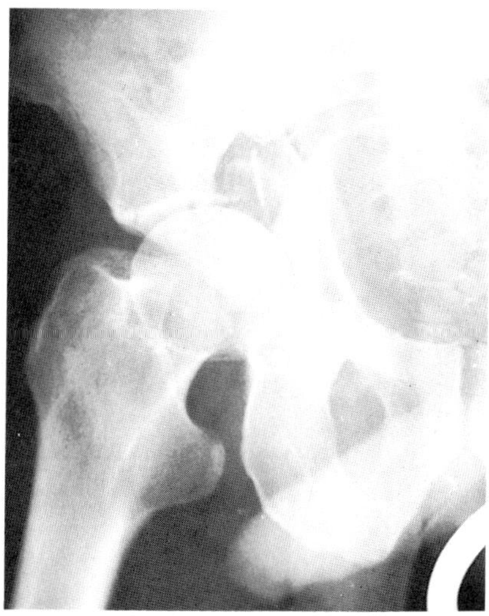

31. Diagnose (1): Leicht entdeckt man den Bruch in den Routineröntgenaufnahmen, die die charakteristische Störung der Hüftpfannenkontur nachweisen. Es gibt aber aufgrund der unterschiedlichen Kraftgrößen und -richtungen zahreiche Varianten. Nach der vollständigen Untersuchung führe man eventuell eine Schockbehandlung durch und bringe dann eine Hautextension (mit ca. 4 kg) am Bein an.

32. Diagnose (2): Ist die Hüftpfanne höhergradig destruiert, dann können offene Reposition und innere Fixation zu guten Ergebnissen führen. Dennoch ist es einleuchtend, daß eine sorgfältige Analyse dieser Frakturen nötig ist, um die wenigen für diese Behandlungsart geeigneten Fälle zu bestimmen. Radiologische Erstuntersuchungen sollten sein: (1) Eine a.-p. Übersichtsaufnahme des *Beckens,* die beide Hüftgelenke auf einem Film zeigt, zusätzlich (2) eine Seitaufnahme der Hüfte. Liegt eine erhebliche Fragment- oder Femurkopffehlstellung vor, so können weitere Aufnahmen erforderlich sein, um die im folgenden besprochenen Fragen zu klären.

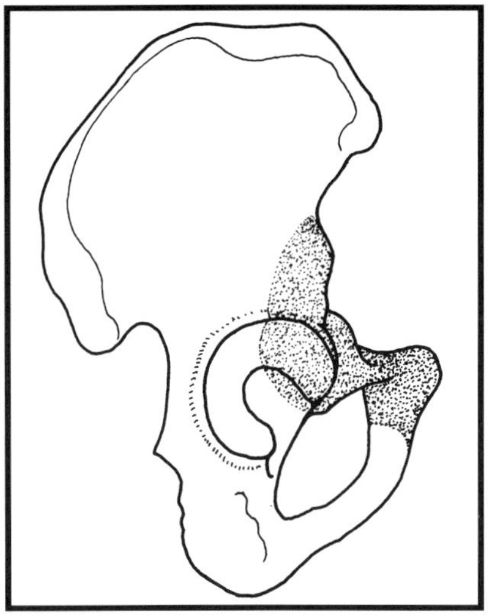

33. (a) Ist die vordere Säule intakt? (1): Als vordere Säule sei hier der Knochenpfeiler verstanden, der sich von der Spina iliaca anterior inferior über den vorderen Pfannendachanteil bis zum Schambein erstreckt. Zur genaueren Darstellung desselben fertigt man eine a.-p. Schrägaufnahme bei 3/4-Innendrehung des Patienten (Obturatoraufnahme; ca. 67 °) an.

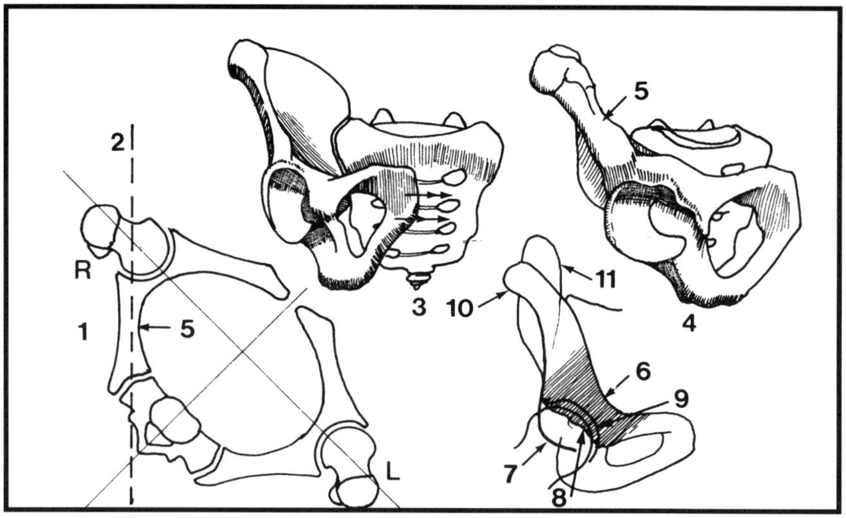

34. (a) Ist die vordere Säule intakt? (2): Man unterlegt auf der *verletzen* Seite dem Gesäß Schaumstoffkeile, bis das Becken um 45 ° gekippt ist (1). Diese Beckendrehung von der a.-p. (3) in die Schrägposition (4) stellt die Beckenschaufel parallel zum Zentralstrahl (2) im Profil dar (5). Das radiologische Bild ist dann komplex, besonders wenn die Fraktur stark fehlgestellt ist; man beachte aber immer auf dem Film die hier schraffiert gezeichnete Fläche (6), die die vordere Säule darstellt. Ferner mustere man auch den leicht identifizierbaren Pfannenhinterrand (7), den schwerer erkennbaren Pfannenvorderrand (8) und das Azetabulumdach (9). (10:Spina iliaca anterior superior; 11: Darmbeinkamm.) *Isolierte Frakturen der vorderen Säule sind selten; diese zu erkennen ist aber wichtig, da ihre Reposition einen vorderen Zugang erfordert.*

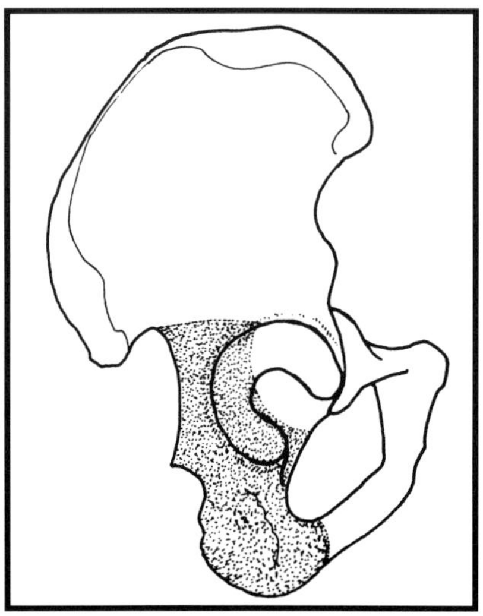

35. (b) Ist die hintere Säule intakt? (1): Die hintere Säule erstreckt sich vom Sitzbeinhöcker aufwärts bis zur Incisura ischiadica und schließt den hinteren Teil des Azetabulumbodens mit ein. Um sie genau darzustellen, ist oft eine weitere Schrägaufnahme erforderlich (3/4-Schrägprojektion in Außenrotation).

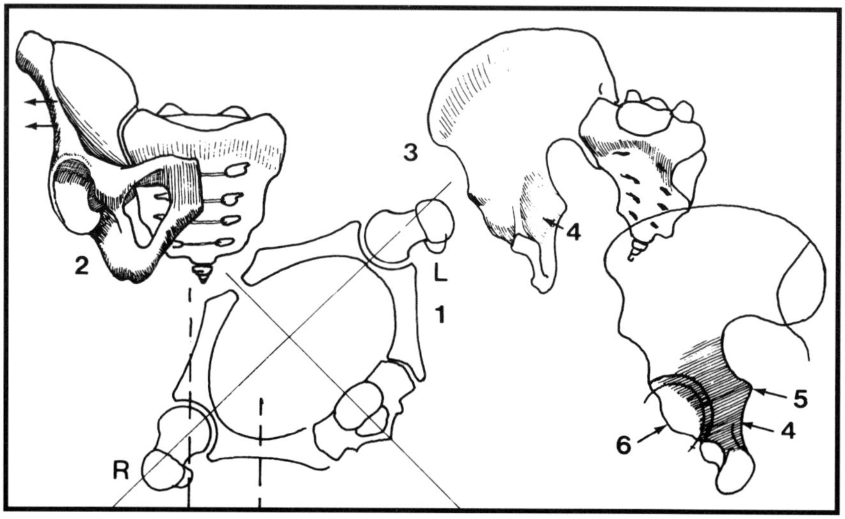

36. (b) Ist die hintere Säule intakt? (2): Das Becken wird mit Sandsäcken unter der gesunden Seite um 45 ° zur verletzten Seitre hin gedreht (1). Diese Beckenrotation aus der Normal- (2) in die Schrägposition (3) projiziert die Region der hinteren Säule (gestrichelte Region) (4) vom restlichen Becken frei. Man beachte auf den Röntgenaufnahmen die hintere Säule (4), Spina ischiadica (5) und vordere Pfannenlippe (6). Das sorgfältige Durchmustern der a.-p., der Seit- sowie der beiden Schrägaufnahmen erlaubt es Ihnen, den Zustand beider Säulenanteile zu beurteilen; bestehen jedoch immer noch Zweifel, dann kann die CT (speziell bei 3D-Darstellung) die betroffenen Hauptelemente und jegliche Fehlstellung des Femurkopfes ganz deutlich darstellen; man setze dieses Verfahren ohne Zögern ein. Ansonsten können Stereo-Röntgenaufnahmen oder Aufnahmen vom Bildverstärker weiterhelfen.

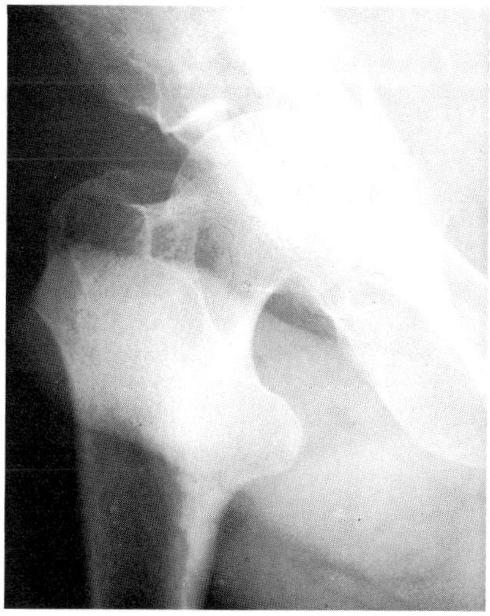

37. (c) Ist das Pfannendach gebrochen? (In diesem Fall sind die Chancen, die Gelenkfläche der Hüftpfanne derart wiederherzustellen, daß sie mit dem Femurkopf kongruent wird, schlecht, so daß in dieser speziellen Frakturgruppe normalerweise eine konservative Behandlung angeraten ist – s. 247,41.) Nach der Zustandsbeurteilung beider Säulen und des Pfannendachs kann es hilfreich sein, die erhobenen Befunde mit der AO-Klassifikation der Azetabulumbrüche zu korrelieren.

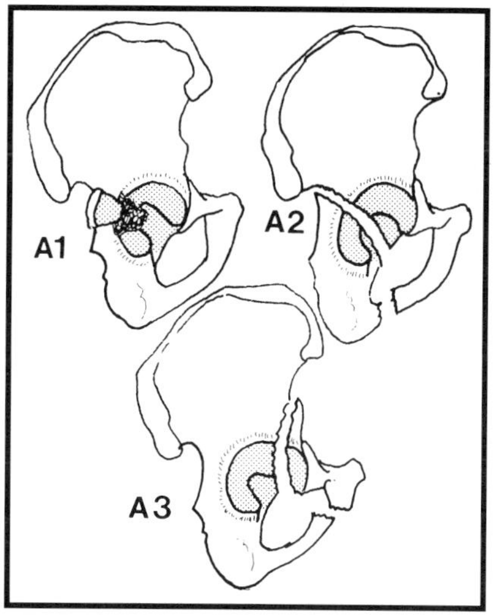

38. AO-Klassifikation der Pfannenfrakturen: Typ A: Bei den Frakturen vom Typ A ist eine Säule gebrochen, die andere intakt.
A1: Frakturen der Hinterwand und bestimmte Varianten; diese Verletzungen können mit einer hinteren Hüftluxation einhergehen (s. 253,48).
A2: Frakturen der hinteren Säule und deren Varianten.
A3: Frakturen der vorderen Säule und deren Varianten.

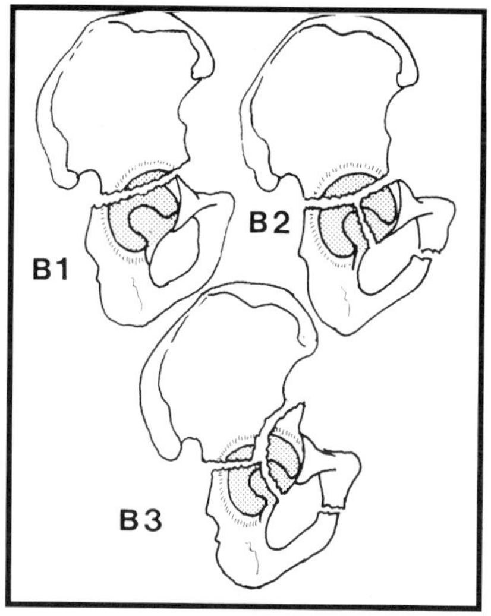

39. AO-Klassifikation der Pfannenfrakturen: Typ B: Bei Frakturen vom Typ B verläuft die Hauptbruchlinie horizontal; immer bleibt ein Teil des Pfannendachs in Kontinuität zum Darmbein.
B1: Querfraktur mit oder ohne Beteiligung des hinteren Pfannenrands.
B2: Zusätzlich zum horizontalen Bruch noch Vertikalfraktur unter Ausformung einer T-Fraktur mit mehreren Varianten.
B3: Zusätzliche Vertikalfraktur mit Erfassung der vorderen Säule.

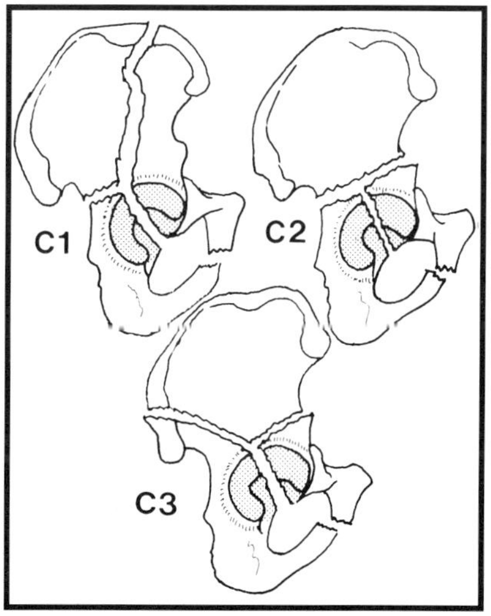

40. AO-Klassifikation der Pfannenfrakturen: Typ C: Bei Frakturen vom Typ C sind beide Säulen erfaßt, so daß kein Teil des Pfannendachs mehr mit dem Darmbein verbunden ist.
C1: Der Bruchanteil in der vorderen Säule reicht bis zum Darmbeinkamm hoch.
C2: Der Bruchanteil in der vorderen Säule reicht bis zum Darmbeinvorderrand.
C3: Die Fraktur strahlt in das Sakroiliakalgelenk ein.

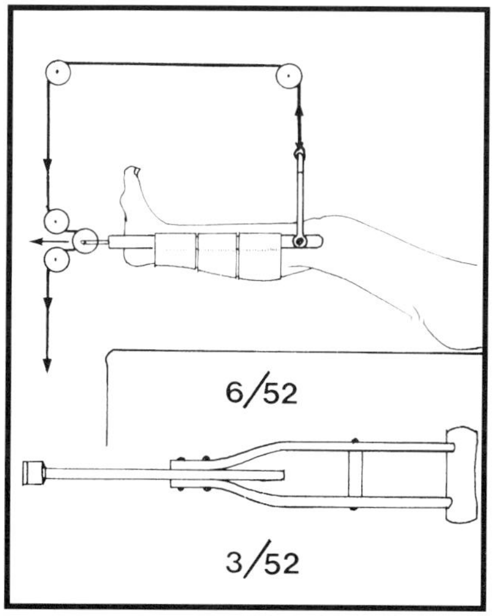

41. Behandlung (1): *Ist die Frakturfehlstellung gering,* oder *ist der Hüftpfannenboden stark zertrümmert?* In diesem Fall konservative Therapie mit Extension (z.B. nach Hamilton-Russell mit 3 kg) über 6 Wochen mit aktiven Hüftbewegungen in dieser Zeit; Gewichtsbelastung nach weiteren 3 Wochen erlaubt. Ein gewisser Bewegungsverlust ist unvermeidlich, insgesamt die Funktion aber doch sehr gut. Weitere Behandlung nur nötig, wenn die Sekundärarthrose auftritt.

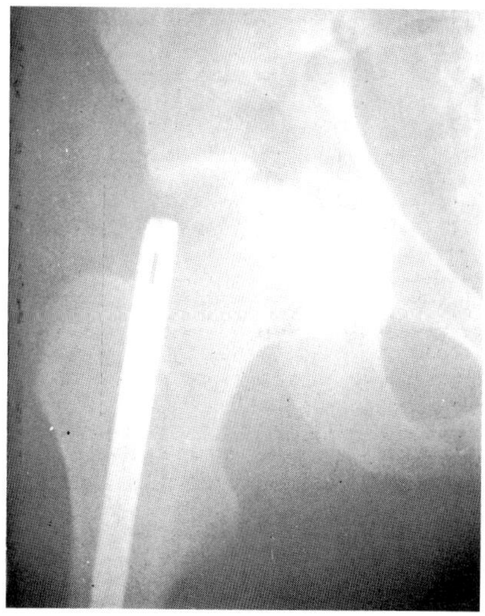

42. Behandlung (2): *Ist der gewichttragende Pfannendachteil intakt,* aber *der Femurkopf disloziert? Ist die Pfannenunterbrechung so, daß Reposition und Fixation von 3 oder weniger Hauptfragmenten technisch wahrscheinlich leicht machbar sind und eine vernünftige Rekonstruktion erlauben?* In diesen Fällen erwäge man die Operation. (Abb.: Bruch beider Säulen mit begleitender Femurschaftfraktur, behandelt durch Marknagel.)

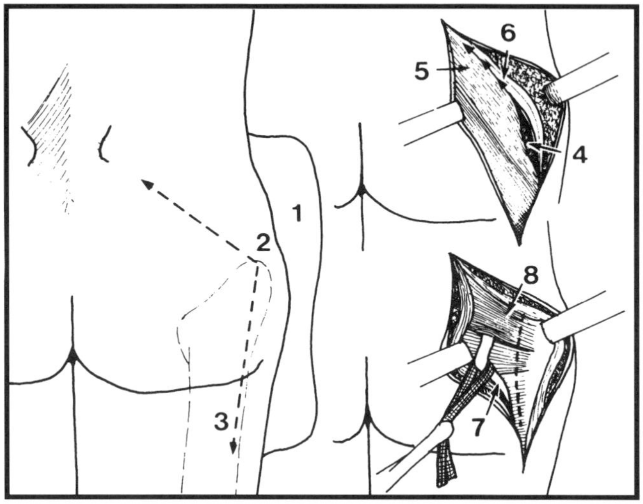

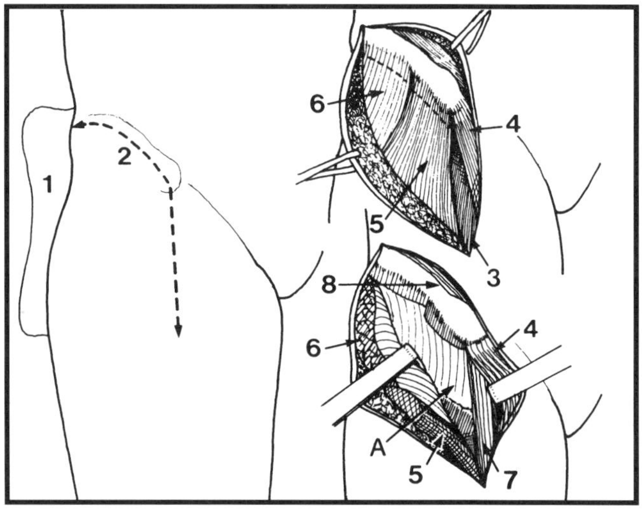

43. Behandlung (3): Selten ist die offene Reposition von Pfannenbrüchen leicht, immer ist eine ausgiebige Freilegung nötig und dann die Blutung häufiges Problem. Oft ist es sehr schwierig, eine wesentliche Lageverbesserung der Fragmente zu erreichen und sie auch so zu halten, so daß die OP-Dauer mit gesteigertem Infektrisiko und anderen Komplikationen sehr lang werden kann. Kontraindiziert sind solche Eingriffe bei älteren oder geschwächten Patienten. Da diese Brüche stark durchbluteten spongiösen Knochen durchsetzen, können die kräftigen Heilungsvorgänge die Reposition unmöglich machen, wenn die Operation erst später als eine Woche stattfindet.

Schätzt man den Patienten als Op-fähig ein, sind genügend Blutkonserven verfügbar und ist der Operateur mit dieser Region vertraut und hat auch das nötige Geschick, dann hängt der Zugangsweg von der betroffenen Säule und der Pfannenbeteiligung ab. Am häufigsten erforderlich ist der Zugang zur hinteren Säule, wofür man einen hinteren Zugang nach Moore oder Kocher wählen kann. Beim *Zugang nach Moore* (s. Abb.) unterlegt man der Hüfte einen Sandsack (1). Der Hautschnitt beginnt lateral der Spina iliaca posterior superior, trifft auf die Mitte der Spitze des Trochanter major (2) und reicht 7,5 cm auf die Femuraußenseite weiter (3). Über dem großen Rollhügel vertieft man die Inzision zur Freilegung der Bursa trochanterica (4). Deren Eröffnung führt man nach oben unter Aufspaltung der Fasern des M. glutaeus maximus (5) oder des Tractus iliotibialis (6) an deren Ansatz fort. Der N. ischiadicus (7) wird gesucht, nötigenfalls mit kochsalzgetränkter Bandgaze geschützt und ohne Zerren sicher verlagert. Die kurzen Rotatoren (8) durchtrennt man zur Freilegung des Azetabulums von der Incisura ischiadica her dicht am Femur.

Ist vorrangig die vordere Säule verletzt, kann man einen modifizierten *Smith-Petersen- oder iliofemoralen Zugang* mit Freilegung der medialen und lateralen Darmbeinfläche wählen (s. untere Teilabb.). Man legt einen Sandsack unter das Gesäß (1) und setzt den Hautschnitt (2) längs dem Beckenkamm über die Spina iliaca ant. sup. 10 cm weiter nach unten in Richtung lateraler Patellarand; dann eröffnet man den Spaltraum (3) zwischen M. sartorius (4) und M. tensor fasciae latae (5). M glutaeus medius (6) und M. tensor fasciae latae (5) werden zur Freilegung der lateralen Pfannenlippe (A) umgeschlagen. Den Vorderrand stellt man nach Durchtrennung des M. rectus femoris (7) an dessen Innenseite dar. Die Dissektion dicht am Knochen an der Innenseite des Darmbeins (8) legt die pelvine Fläche der vorderen Säule durch Umschlagen des M. iliacus frei. Ein seitlicher Zugang mit Abtrennung des Trochanter major gibt die hintere Säule, das Azetabulumdach und den Großteil der lateralen Darmbeinfläche frei. Einen breiten Zugang zu beiden Säulen erhält man durch den sehr großzügigen Zugang nach Carnesale bzw. nach Reinert et al. (deren lateraler Zugang über eine T-förmige Inzision legt die Pfannenaußenseite nach Durchtrennung des Trochanter major und Abheben des M. glutaeus medius frei; den Zugang zur Medialseite erreicht man durch Osteotomie und Umschlagen des Darmbeins.)

Nach der Frakturfreilegung wird dann die Reposition durch Zug längs der Schenkelhalsrichtung oder unter einer Neigung weiter nach distal erleichtert. Hierzu bringt man einen Gewindestab in den Femurkopf ein oder setzt einen AO-Femurdistraktor zwischen Darmbeinkamm und Femuraußenseite ein.

Nach erreichter Reposition kann man die Fragmente mit den jeweils geeignetsten Mitteln, u. a. Spongiosaschrauben und Rekonstruktionsplatten, erhalten.

44. Komplikationen von Beckenfrakturen

1. Blutung

a) Starke innere Blutungen sind häufig, besonders bei Frakturen mit Aufbruch des Beckenrings und mit Kranialverschiebung einer Beckenhälfte (Tile-Verletzungen vom Typ C). Man muß immer an einen bevorstehenden Schock denken, außer bei geringfügigen Brüchen; deshalb sind hier routinemäßig durchzuführen: (I) Blutgruppenbestimung sowie Kreuzprobe, (II) guter venöser Zugang und (III) Überwachung von Pulsfrequenz, Blutdruck und wenn möglich Urinausscheidung. Das zu ersetzende Blutvoumen ist oft erheblich (Vollblutmengen von bis zu 5 l sind keine Seltenheit); ferner kann ein Monitoring, das zeigt, wie die Therapie anspricht, nötig sein (z.B. zentralvenöser Druck). Man bedenke hier auch immer die Komplikationen einer Massivtransfusion und ergreife entsprechende Vorkehrungen (z.B. Vorwärmen der Blutkonserven, Zugabe von Kalzium etc.). Immer mehr Hinweise sprechen für die Vermutung, daß man eine innere Blutung durch sofortige Stabilisation einer Beckenfraktur mittels eines Fixateur externe als Notfallmaßnahme erheblich verringern kann. Auch wurde der Einsatz aufblasbarer Antischock-Kleidung empfohlen.

b) Subkutane Hämatome an Skrotum oder Gesäß mit diffuser Ausbreitung längs des Leistenbands zeigen eine größere innere Blutung an. Im Bauchraum kann man mitunter ein größeres retroperitoneales Hämatom als schlecht abgrenzbare Raumforderung tasten. Ist das Peritoneum im Beckenbereich an der Hinterwand eröffnet, dann kann auch Blut in die freie Bauchhöhle übertreten. Eine intraperitoneale Blutung vermag ferner (wenngleich selten) durch den Abriß von Mesenterialgefäßen zustande kommen. Diese sehr ernste Komplikation ist zu vermuten, wenn die Darmgeräusche erlöschen, es zu einer abdominalen Abwehrspannung und zu einer steten Zunahme des Bauchumfangs sowie zu blutig tingierter Flüssigkeit bei der Peritoneallavage kommt; dies ist dann Indikation zur explorativen Laparotomie. Bei einer extraperitonealen Blutung ist diese hingegen meist wenig nutzbringend und eher noch geeignet, den Blutverlust weiter zu vergrößern; die Behandlung sollte zuerst im Blutersatz bestehen!

c) Eine Beinischämie ist ein klinisch gewichtiges Zeichen und kann durch Ruptur oder Intimaschädigung einer Beckenarterie verursacht sein. Wenn der Zustand des Patienten es erlaubt, sollte man die A. iliaca externa deshalb explorieren.

d) Bei den seltenen Fällen einer schweren retroperitonealen Blutung, wo die Blutverluste trotz massiver Transfusionen größer als die Blutersatzmengen sind, kann der Radiologe manchmal räumlich eng umschriebene Blutungsquellen durch selektive Embolisierung unter Bildverstärkerkontrolle stillen; ferner kann man die operative Exploration erwägen. Nur selten wird man eine einzige Blutungsquelle vorfinden – die Blutung stammt meist aus massiven Gefäßverletzungen der venösen Beckenplexus. Gelegentlich wurde über erfolgreiche Versuche berichtet, unter solchen Umständen eine oder beide inneren Beckenarterien zu ligieren.

2. Schädigung von Harnröhre und Harnblase

Häufigkeit: Nur etwa 5 Prozent aller Beckenfrakturen werden wahrscheinlich eine Komplikation des Harntrakts nach sich ziehen; davon betreffen mehr als zwei Drittel die Urethra. Schmetterlingsfrakturen des Beckens sind die Hauptursache von Harnröhrenverletzungen, während bei den traumatischen Harnblasenrupturen meist Frakturen einer Beckenhälfte mit grober Fragmentfehlstellung dafür verantwortlich sind, daß der scharfkantige Rand des oberen Schambeinasts die Blase verletzt.

Verletzungstypen: a) *Ruptur der Pars membranacea der Harnröhre:* In der Mehrzahl der Fälle handelt es sich um Teilrupturen, wobei ein noch intakter Harnröhrenteil mit der Blase verbunden bleibt. Schon seltener ist die vollständige Ruptur, bei der die Blase jegliche Verbindung mit der Urethra verliert; oft ist dann die Harnblase nach kranial verlagert.

b) *Extraperitoneale Harnblasenruptur:* Diese werden in der Regel durch eine scharfe Fragmentspitze verursacht, die die vordere Blasenwand durchbohrt.

c) *Intraperitoneale Harnblasenruptur:* Dazu kommt es meist durch den gleichen Mechanismus, aber nur dann, wenn die Harnblase zum Zeitpunkt der Verletzung gefüllt ist.

d) *Harnröhrenruptur im Bereich des Penis (Pars spongiosa):* Ursächlich hierfür sind meist Pfählungsverletzungen, z.B. bei einem Fall auf das spitze Ende einer Stange oder ähnlicher Gegenstände.

Diagnose: (1) Den Verdacht auf solche Verletzungen sollte man immer dann haben, wenn Röntgenaufnahmen eine der erwähnten Frakturen nachweisen.

(2) Hochgradig verdächtig hierfür sind Prellmarken am Damm.

(3) Diagnostisch beweisend ist Blutaustritt aus der Penisspitze.

(4) Besteht keine solche Blutung und hält man eine Schädigung der Harnblase/Urethra zwar für möglich, aber eher unwahrscheinlich, dann fordere man den Patienten auf, Wasser zu lassen. (Die Gefahren einer Extravasation von Urin wurden früher überbetont und gelten heute als weitgehend bedeutungslos.) Läßt der Patient klaren und unauffälligen Urin, ist keine weitergehende Diagnostik oder Therapie mehr erforderlich. Den Nachweis einer Mikrohämaturie bei makroskopisch unauffälligem Urin sollte man in diesem Fall ignorieren. Wenn es dem Patienten nach mehreren Versuchen nicht gelingt, Wasser zu lassen, sollte man ihn erneut untersuchen. Hierbei stelle man fest, ob die Harnblase palpabel ist, und katheterisiere sie anschließend.

(5) Die Harnblasenkatheterisierung birgt in sich das Risiko, daß man einen inkompletten Harnröhrenriß in einen kompletten verwandelt und eine Infektion setzt. Die diagnostische Katheterisierung hat deshalb vorsichtig zu erfolgen: Unter aseptischen Kautelen verwende man einen Katheter mit kleinem Durchmesser. Läßt sich der Katheter nicht schnell und leicht einführen, dann breche man dieses Vorgehen rasch ab. Ist der Katheter trocken, so spricht dies für eine intraperitoneale Harnblasenruptur; erhält man blutig tingierten Urin, so deutet dies auf eine extraperitoneale Harnblasenruptur oder eine partielle Urethralruptur; erhält man lediglich Blut, spricht dies für einen größeren Riß im hinteren Harnröhrenbereich.

(6) Hat man schwerwiegende Gründe für die Annahme, daß eine erhebliche Schädigung von Harnblase oder -röhre besteht (z.B. Blut an der Penisspitze), so bevorzuge man anstelle der Katheterisierung die retrograde (Zyst)-Urethrographie. Man führt in das Orificium externum das Ende einer mit jodhaltigem Kontrastmittel gefüllten Spritze (20 ml, 45 % Jodgehalt) ein und injiziert in die Harnröhre. Dabei hält man den Penisschaft am Ende mit den Fingern verschlossen und nimmt so die Röntgenaufnahmen vor; bei Bedarf verdoppelt man die KM-Menge. Folgende Befunde sind häufig: (a) Der Blasenschatten ist klar demarkiert und zeigt keinen Kontrastmittelaustritt: *Wahrscheinlich keine wesentliche Normabweichung.* (b) Die Harnblase ist nur teilweise gefüllt, dabei Kontrastmittelaustritt mit Ansammlung lateral der Harnblase: Dies deutet *auf eine extraperitoneale Harnblasenruptur.* (c) Die Harnblasenfüllung gelingt nicht, und Kontrastmittel tritt in den Beckenboden aus: *Ruptur der Pars membranacea urethrae.* (d) Keine Harnblasenfüllung, aber Extravasat am Beckenboden: *Ruptur der Pars spongiosa urethrae im Penisbereich.*

Behandlung von Urethral-/Harnblasenverletzungen:

(1) Intraperitoneale Harnblasenruptur: Nach Freilegung der Harnblase wird die Ruptur aufgesucht und vernäht, anschließend die Harnblase mit einem Foley-Katheter drainiert.

(2) Extraperitoneale Harnblasenruptur: Exploration der Harnblase und Diagnosesicherung; dann wird die Ruptur versorgt und im Bypass mittels suprapubischer Katheterisierung die Harnblase drainiert.

(3) Inkomplette Ruptur der Harnröhre: Bestehen Zeichen eines Harnröhrenrisses der Pars membranacea bei Harnblase in normaler Position, dann existiert wahrscheinlich noch eine Verbindung zwischen Harnblase und Urethra. Man legt dann eine suprapubische Harnableitung und wiederholt die Urethrographie nach 10 Tagen. Unter günstigen Umständen kann bereits zu diesem Zeitpunkt ein transurethraler Urinkatheter gelegt und der suprapubische gezogen werden. Es kann aber auch die spätere Dauerbougierung der Urethra nötig werden.

(4) Vollständige Harnröhrenruptur: Flottiert die Blase frei im Becken, dann muß man sie wieder in ihre anatomische Lage bringen. Dies kann man durch Eröffnung der Harnblase und Einbringen eines Foley-Katheters in distaler Richtung erreichen. Nach Aufblasen des Ballons kann man über den Katheter sanften Zug ausüben. Die Blase wird über einen suprapubisch gelegten Katheter entleert, der einige Tage lang so verbleibt. Für den retropubischen Raum kann eine gesonderte Drainage erforderlich sein.

(5) Ruptur der Pars spongiosa der Urethra: Man schiebt einen Katheter bis zur Verschlußstelle vor und setzt dann über dessen Spitze von außen her eine Inzision. Anschließend wird der Katheter durch das proximale Ende der Harnröhre an deren Rupturstelle in die Harnblase vorgeschoben. Kann man den Ort des Risses nicht lokalisieren, so muß man die Blase eröffnen und einen Katheter von der Blase aus in die Harnröhre einführen; damit läßt sich die Höhe der Rupturstelle von proximal her identifizieren. Anschließend versorgt man den Harnröhrenriß, wobei dann der Katheter als innere Schienung fungiert.

3. Darmverletzung

Bei offenen Frakturen mit Beteiligung des Damms kann auch das Rektum rupturieren, selten auch bei geschlossenen Brüchen mit Luxatio centralis coxae. Zu Darmverletzungen (Mesenterialabrisse oder Abscherverletzungen der Darmwand mit anschließender Infarzierung oder Perforation) kann es durch Quetschungsfrakturen des Beckens kommen. Darmverletzungen kann man bei geschlossenen Verletzungen durch Abwehrspannung, erlöschende Darmgeräusche sowie eine verminderte Leberkonsistenz und -exkursion bei der Atmung bereits vermuten. Hier ist die explorative Laparotomie mit Anlegen eines Anus praeternaturalis ebenso wichtig.

4. Zwerchfellruptur

Routineröntgenaufnahmen des Thorax sollte man bei allen stärkeren Beckenverletzungen anfertigen lassen; eine a.-p. Aufnahme sollte diese oft übersehene Komplikation ausschließen. Wird eine Ruptur festgestellt, sollte man die thorakoabdominale Versorgung über den 8. Interkostalraum hindurch vornehmen, sobald der Allgemeinzustand des Patienten dies erlaubt.

5. Paralytischer Ileus

Zu dieser Komplikation kann es durch eine Störung der autonomen Innervation des Darms bei Ansammlung eines großen retroperitonealen Hämatoms kommen. Meist bringt die Behandlung mittels transnasaler Magensonde und intravenösen Flüssigkeitsersatzes binnen 2–3 Tagen rasche Besserung.

6. Gliedmaßenverkürzung

Die Verkürzung eines Beins kann durch bleibende Kranialverschiebung einer Beckenhälfte (Typ C-Verletzungen) oder durch Rotation einer Hemipelvis bei lateralen Kompressionsfrakturen der Gegenseite (Typ B3) zustande kommen. Die klinische Messung der Verkürzung ist schwierig: Die Beinlänge, gemessen anhand der Distanz Spina iliaca anterior superior zum Innenknöchel, ist unverändert. Techniken mit Fersenblockung sind recht wenig zufriedenstellend, und die Messung vom Nabel oder vom Schwertfortsatz des Sternums zum Innenknöchel ist etwas ungenau. Mit großer Genauigkeit kann man die Verkürzung bestimmen, wenn man in den a.-p. (geringerer Vergrößerungseffekt) Röntgenbildern jeden Unterschied in der Höhe der Darmbeinkämme vergleicht. Dann sollte man am Schuhwerk des Patienten einen Höhenausgleich anbringen, wenn die Verkürzung größer als 1,5 cm ist.

7. Neurologische Schäden

Die neurologischen Schäden können (a) den Truncus lumbosacralis im Bereich des „lumbosakralen Dreiecks" (= Marcille-Dreieck) betreffen, wo Frakturen mit Fehlstellung einer Hemipelvis verlaufen, oder (b) isolierte Verletzungen der Kreuzbeinnerven bei Sakrumfrakturen sein.

Es überwiegen Läsionen mit erhaltener Kontinuität, so daß nur selten eine Freilegung indiziert ist, auch wenn bleibende Beeinträchtigungen die Regel sind. Bei ca. einem Sechstel der Beckenfrakturen kommt es zur Impotenz, davon zu etwa 50 % bei Harnröhrenrupturen, und dies meist dauerhaft.

8. Geburtshilfliche Schwierigkeiten

Selbst bei sehr markanten posttraumatischen Formveränderungen des Beckens wird der natürliche Geburtsverlauf nur selten so stark beeinträchtigt, daß ein Kaiserschnitt erforderlich wird. Einer Symphysensprengung kann ein Rezidiv folgen; es kann andauern und die operative Versorgung erzwingen.

9. Anhaltender Schmerz des Sakroiliakalgelenks

Schmerzen im Bereich dieses Gelenks sind eine häufige Komplikation von Beckenbrüchen, besonders wenn die ISG-Fuge selbst betroffen war (z.B. bei der „open book"-Fraktur vom Typ B1), und können auch anhalten. Nach einer Luxation des Sakroiliakalgelenks ist das Risiko starker invalidisierender Schmerzen besonders hoch und hängt von der Schwere der Fehlstellung ab. In einigen Fällen ist die Arthrodese denn auch berechtigt.

10. Bleibende Instabilität der Schamfuge

Dies ist eine seltene Komplikation und dann Indikation zur Osteosynthese: Röntgenaufnahmen (im Einbeinstand) helfen bei der Sicherung der Diagnose.

11. Koxarthrose

Nicht selten folgt diese Komplikation auf eine zentrale Hüftluxation. Sie wird nach den üblichen Behandlungsrichtlinien therapiert. In vielen Fällen kann man einen prothetischen Hüftgelenkersatz vornehmen, der durch die vorherige Reposition erleichert wird.

12. Myositis ossificans

Diese sieht man am häufigsten nach einem vorausgegangenen operativen Eingriff oder bei einer begleitenden Schenkelhalsfraktur. Sie wird nach den bereits in diesem Buch aufgegangen Leitlinien behandelt.

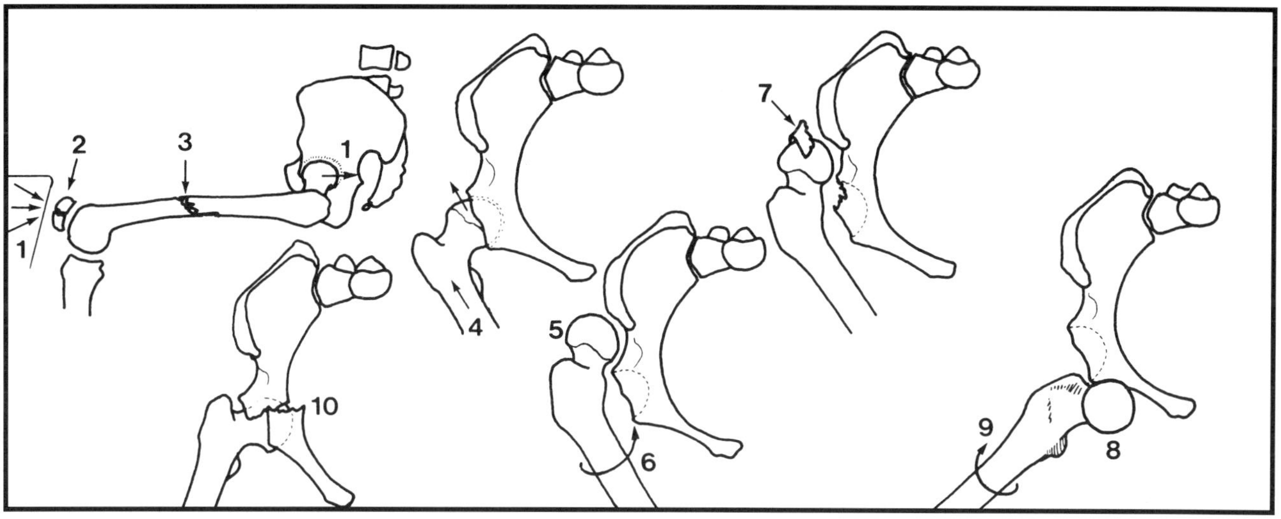

45. Traumatische Hüftluxation: Die Hüfte kann durch die Einwirkung einer Kraft, die über den Schenkelhals übertragen wird, luxieren. Meist geschieht dies infolge einer Armaturenbrettverletzung bei Straßenverkehrsunfällen (1). Man denke auch daran, daß derselbe Mechanismus ferner für eine gleichzeitig vorliegende Patellafraktur (2) oder aber für eine Fraktur des Femurschafts (3) verantwortlich sein kann. Daneben können auch Kräfte, die bei einem Fall auf die Füße über die Gliedmaße, oder Kräfte, die auf die Lumbalregion (z.B. bei Deckeneinstürzen auf knieende Bergleute), und selten auch Gewalten, die direkt auf den Trochanter major einwirken, eine Hüftluxation verursachen. Ist das Bein zum Zeitpunkt der Krafteinwirkung in der Hüfte gebeugt und adduziert (4), luxiert das Femur nach hinten (5) und rotiert dabei nach innen (6). In einigen Fällen bricht hierbei auch die hintere Pfannenlippe (7). Ist die Hüfte stark abduziert, kann es zu einer vorderen Luxation kommen – selbst ohne jegliche axiale Kraftübertragung (8). Das Femur rotiert hierbei nach außen (9). Man beachte, daß bei Stellung des Femurs in bestimmter Adduktion/Abduktion diese Mechanismen für zentrale Luxationsfrakturtypen des Beckens verantwortlich sein können (10). Eine angeboren verminderte Antetorsion der Hüfte ist ein häufiger Befund bei Patienten, die eine hintere Hüftluxation erlitten haben.

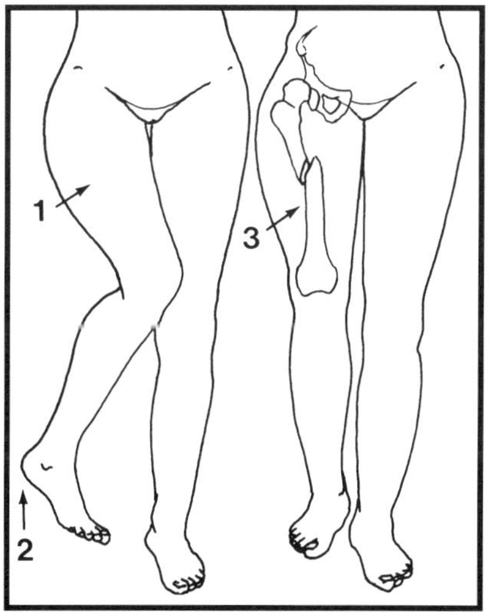

46. Hintere Hüftluxation: Diagnose: Bei der typischen hinteren Hüftluxation hält der Patient die Hüfte leicht gebeugt, adduziert und innenrotiert (1). Das Bein erscheint verkürzt (2). Nur wenige andere Verletzungen sind von so starken Schmerzen begleitet wie die hintere Hüftluxation – dies ist fast schon diagnostisch so beweisend wie die Fehlstellung. Weniger schwer ist der Schmerz, wenn das Azetabulum gebrochen ist; die Deformität kann hier verborgen bleiben, wenn gleichzeitig eine Schenkelhalsfraktur vorliegt (3).

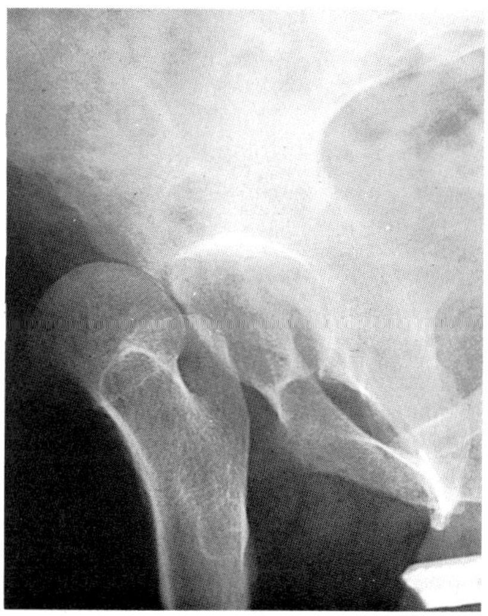

47. Röntgenaufnahmen (1): Die Diagnose wird durch Röntgenaufnahmen der Hüfte gesichert; meist erkennt man die Deformität in der a.-p. Aufnahme, doch kann umgekehrt eine Luxation nicht durch eine einzige Aufnahme *ausgeschlossen* werden (vgl. Schulterluxation); eine Seitaufnahme ist bei der Unterscheidung zwischen einer vorderen und hinteren Luxation hilfreich und *wesentlich*, wenn die a.-p. Aufnahme keine Auffälligkeiten ergibt (Abb.: Offensichtlich hintere Luxation.)

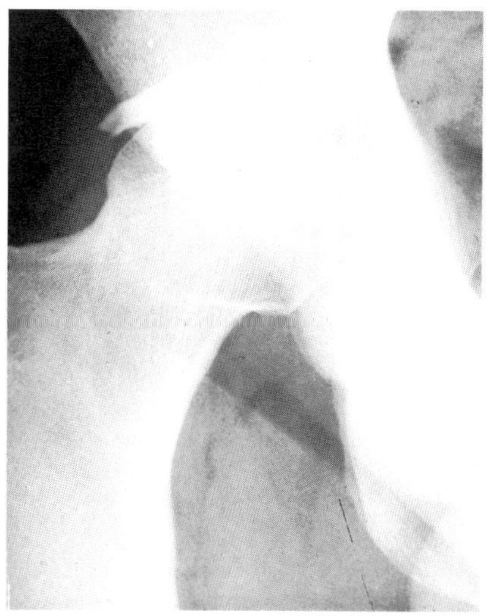

48. Röntgenaufnahmen (2): Azetabulumrandfrakturen können durch die abscherende Kraft des nach hinten ausweichenden Schenkelkopfes verursacht werden (253,45 u. 47). Dabei kann das Fragment klein sein (Abb.) und hat dann selten klinische Konsequenzen. Es kann aber auch groß oder gar zertrümmert sein, wobei dann das Risiko von Ischiasläsion, Instabilität bei Reposition und späterer Koxarthrose gesteigert ist.

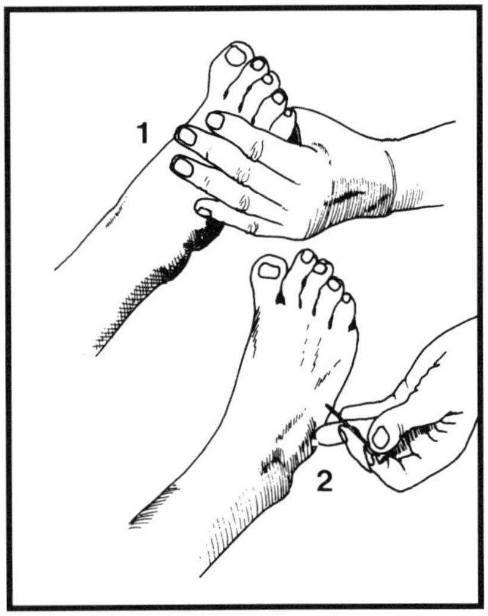

49. Beteiligung des N. ischiadicus: Immer suche man nach Vorhandensein oder Fehlen einer Ischiasschädigung, besonders wenn eine Pfannenrandfraktur vorliegt. Fahnden Sie nach Sensibilitätsausfällen oder Brennen an der betreffenden Gliedmaße, und prüfen Sie zumindest die Muskelkraft bei der Dorsalflexion des Fußes (1) sowie das Ergebnis der Nadelstichprobe am Bein unterhalb der Knieregion abwärts (2).

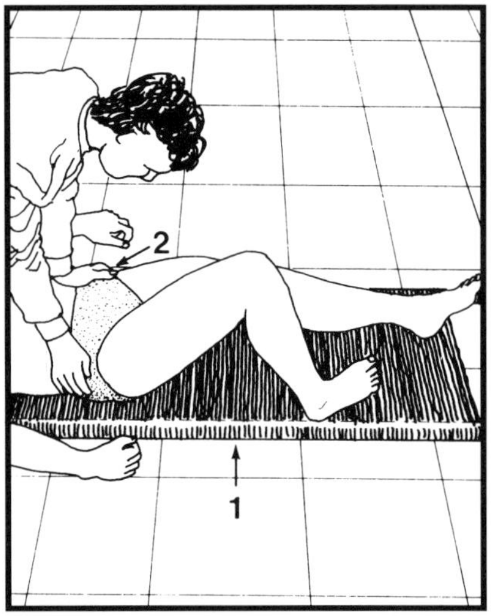

50. Reposition (1): Die Reposition sollte erfolgen, sobald eine Vollnarkose möglich ist. Wichtige Vorbedingung für den Erfolg ist eine *vollständige* Muskelrelaxation: Darauf mache man den Anästhesisten besonders aufmerksam und auch darauf, daß der Patient für die Durchführung des Repositionsmanövers auf einer Segeltuchstreckmatte auf den Fußboden umzulagern ist (1). Seitlich neben dem Patienten sollte ein Assistent knien und dessen Becken fixieren (2).

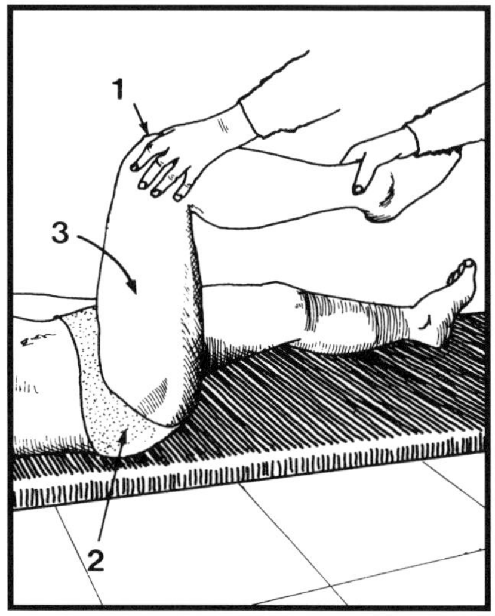

51. Reposition (2): Nach der völligen Muskelrelaxation (hierbei ist Suxamethoniumchlorid direkt vor dem Manöver von unschätzbarem Wert) werden Knie (1) und Hüfte (2) sanft bis zum rechten Winkel gebeugt, wobei gleichzeitig die Adduktions- und Rotationsfehlstellung korrigiert werden (3). (Anmerkung: Die fixierenden Hände des Helfers, die für die Reposition sehr wichtig sind, wurden der Anschaulichkeit halber in dieser und den folgenden Zeichnungen weggelassen.)

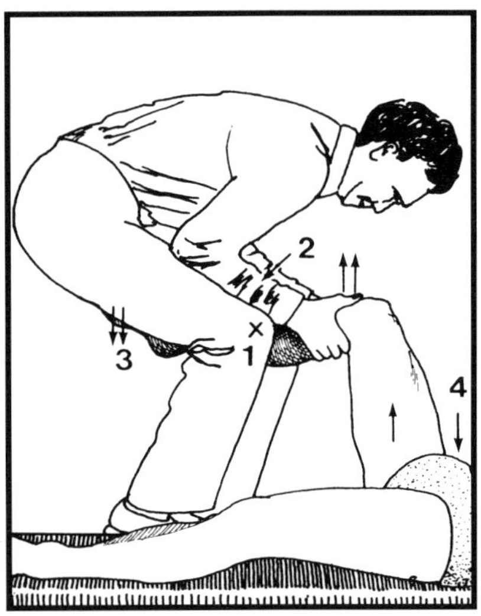

52. Reposition (3): Jetzt sollte der Femurkopf direkt hinter der Pfanne liegen und muß nur noch angehoben werden. Die dafür erforderliche Kraft variiert sehr; doch läßt sich eine größere Hebelwirkung erzielen, wenn man den Unterschenkel des Patienten mit den eigenen Knien umfaßt (1), dabei die Unterarme auf den eigenen Oberschenkeln auflegt (2) und die Knie gebeugt hält (3). Der Helfer drückt das Becken des Patienten gegen die Segeltuchmatte (4) und verhindert so dessen Abheben. Die Reposition ist in der Regel mit einem deutlich „Klicken" vernehmbar.

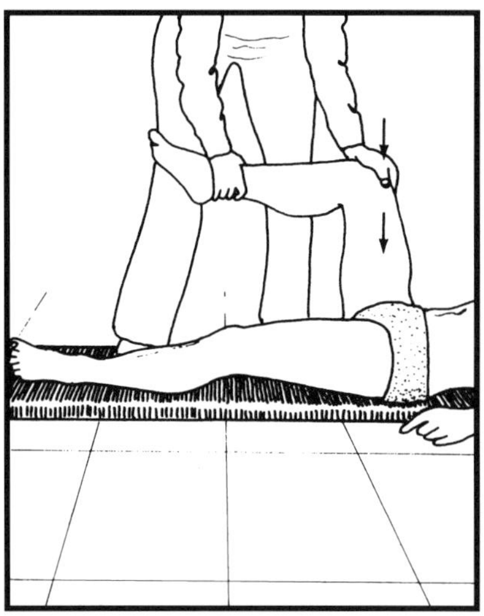

53. Reposition (4): Weniger deutlich ist die Reposition oft dann wahrzunehmen, wenn eine Pfannenrandfraktur vorliegt: In diesem Fall (Röntgenaufnahmen!) sollte man immer die Stabilität der Reposition durch Druck gegen das Femur in Richtung nach unten (wie in der Abb. gezeigt) prüfen. Eine erhebliche Instabilität ist Indikation zur offenen Reposition und inneren Fixation der Pfannenrandfraktur.

54. Reposition (5): Kontrollröntgenaufnahmen sollten in 2 Ebenen erfolgen, etliche empfehlen auch die CT nach Reposition. Folgende Situationen kommen denn in Frage: (a) Die Luxation wurde vollständig reponiert. (b) Sowohl die Luxation als auch eine Pfannenrandfraktur wurden vollständig reponiert, und die Hüfte ist klinisch stabil: *Sowohl bei (a) als auch bei (b) erfolgt die weitere Therapie konservativ.* (c) Der Femurkopf liegt zwar konzentrisch im Azetabulum, doch ist der Gelenkspalt verbreitert. Dieser Befund ist dann (mittels CT oder konventioneller Tomographie) weiter abzuklären. Eine bleibende Fehlstellung dieses Typs kann auf einem im Azetabulum gefangenen Knochen(rand)fragment oder dem Umschlagen des Labrums nach innen beruhen. Ein eingeklemmtes Knochenfragment entferne man operativ, da es – an Ort und Stelle belassen – zur sehr rasch angehenden Koxarthrose führen wird. Die Resektion eines eingeklemmten Labrumanteils ist zwar auch zu empfehlen, doch sind die Gründe hierfür nicht so klar anzugeben; es spricht auch einiges dafür, zunächst abzuwarten und nachzuuntersuchen.

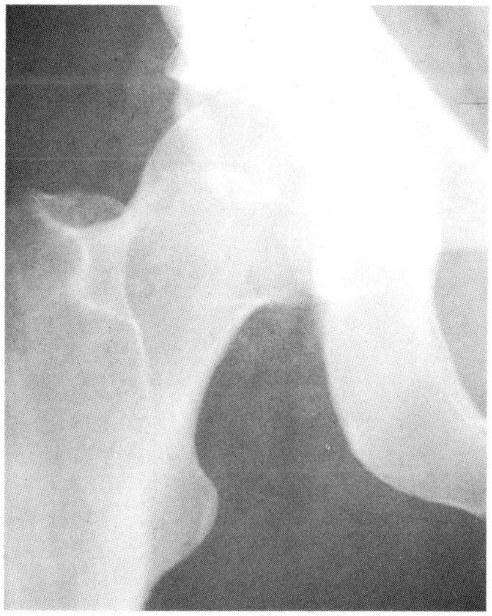

55. Röntgenkontrollaufnahmen (Forts.): (d) Es besteht eine bleibende Frakturfehlstellung des Pfannenrandes mit instabiler Hüfte (Abb.: Beachten Sie das Pfannenrandfragment nahe der oberen Azetabulumlippe). (e) Es liegt eine Fraktur mit Fehlstellung und bleibender Ischiaslähmung vor. In den Situationen (d) und (e) ist die offene Reposition mit innerer Fixation des Fragments indiziert.

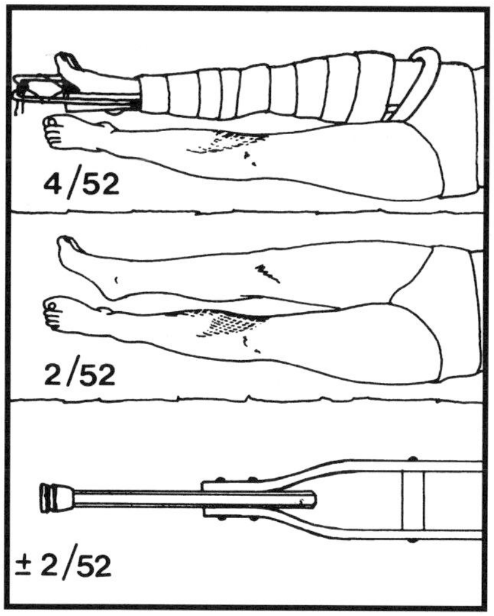

56. Nachsorge: Man stelle die Hüfte eine Zeitlang ruhig, um das Risiko von Komplikationen gering zu halten. Häufig besteht das Vorgehen im Anlegen einer Thomas-Schiene mit Hautzug für die Dauer von 4 Wochen und der Mobilisierung im Bett für weitere 2 Wochen, bevor wieder mit dem Körpergewicht belastet werden darf. Bei einer Pfannenrandfraktur sollte man die Gewichtsbelastung auf einen Zeitpunkt 8 Wochen nach dem Trauma verschieben. Einige Zentren wenden den alleinigen Hautzug an.

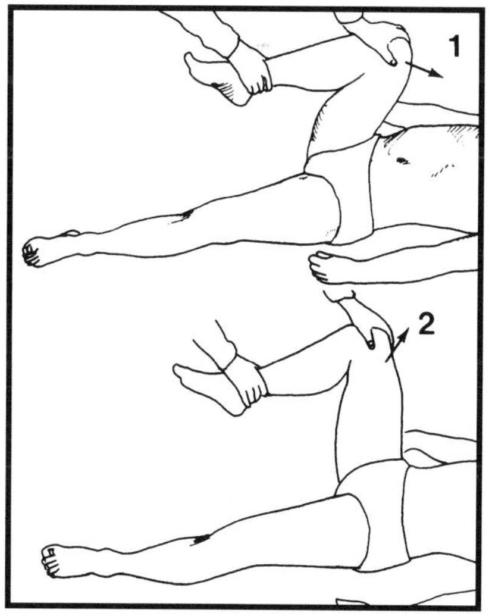

57. Andere Repositionsmethoden: Vorgehen nach Bigelow: Die Reposition einer hinteren Hüftluxation nach der eben beschriebenen Methode mißlingt nur selten; dies beruht dann meist auf einer ungenügenden Muskelrelaxation; man kann aber in diesem Fall die Methode nach Bigelow versuchen. Im wesentlichen erfolgt die Reposition durch eine Zirkumduktionsbewegung, die man in 5 Einzelphasen untergliedern kann: (1) Die Hüfte wird vollständig gebeugt und dann abduziert (2).

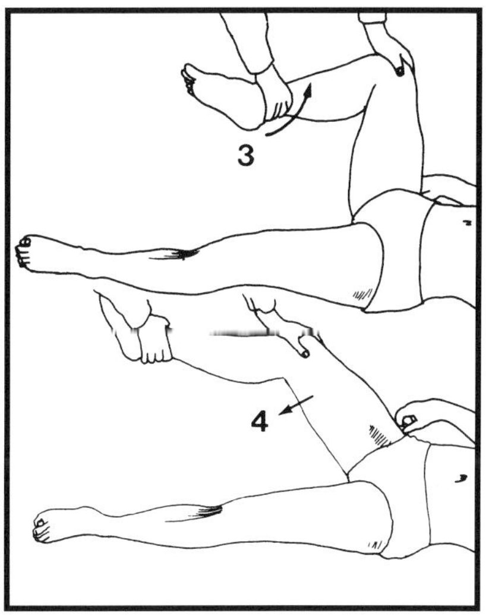

58. Vorgehen nach Bigelow (Forts.): Nach Beugung und Abduktion der Hüfte wird das Gelenk sanft außenrotiert (3) und dann allmählich gestreckt (4).

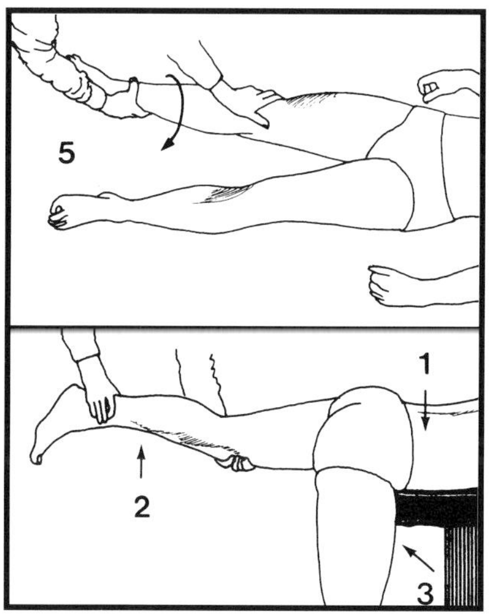

59. Vorgehen nach Bigelow (Forts.): Mit zunehmender Hüftstreckung bringt man die nach außen rotierte Gliedmaße in Neutralstellung zurück (5).
Vorgehen nach Stimson: Mitunter versucht man diese, wenn eine Vollnarkose nicht statthaft oder eine zusätzliche Oberschenkelfraktur vorhanden ist. Man bringt den Patienten in Bauchlage (s. untere Abb.) (1). Man entfernt das Fußende des Operationstisches, ein Helfer hält das gesunde Bein des Patienten in der Waagrechten (2). Das Becken wird durch das Tischende unterstützt (3).

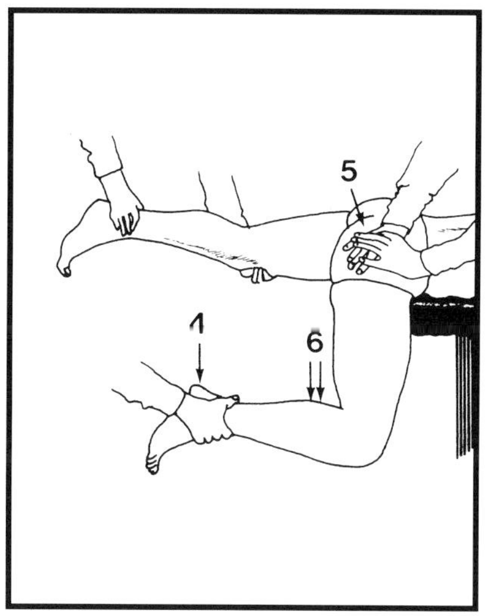

60. Vorgehen nach Stimson (Forts.): Nun beugt man das kranke Bein im Knie und hält es am Sprunggelenk in Neutralstellung (4). Die Reposition kann durch direkten Druck gegen den Femurkopf (5) oder bei intaktem Femur durch Abwärtszug am oberen Wadenabschnitt (6) erfolgen. Dies kann manuell oder aber mit dem Oberschenkel in einem Strumpfverband geschehen: Letzteres Vorgehen erlaubt die gleichmäßige Druckausübung gegen den Femurkopf, wie unter (5) beschrieben.

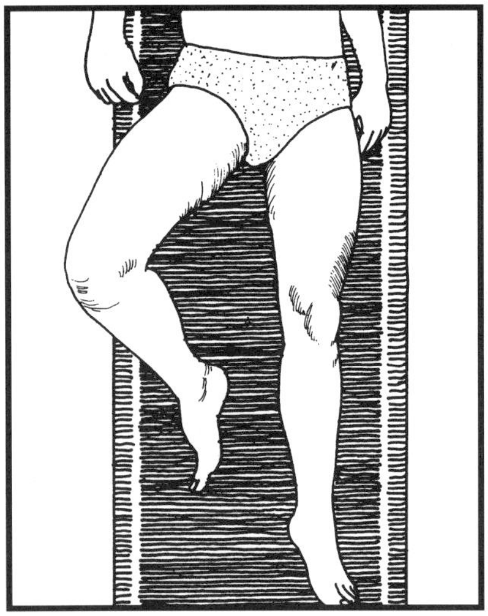

61. Vordere Hüftluxation: Die vordere Hüftluxation ist seltener als die hintere. Meist hält der Patient das Bein abduziert und außenrotiert. In der Leistenregion können eine Schwellung und später Hämatomverfärbungen bestehen. Die vordere Luxation kann kompliziert sein durch die Kompression der V. femoralis (mit dem Risiko von Thrombose und Embolie), durch eine Lähmung des N. femoralis oder der A. femoralis. (Bleibendes Fehlen der peripheren Pulse nach der Reposition ist eine Indikation für die operative Exploration.)

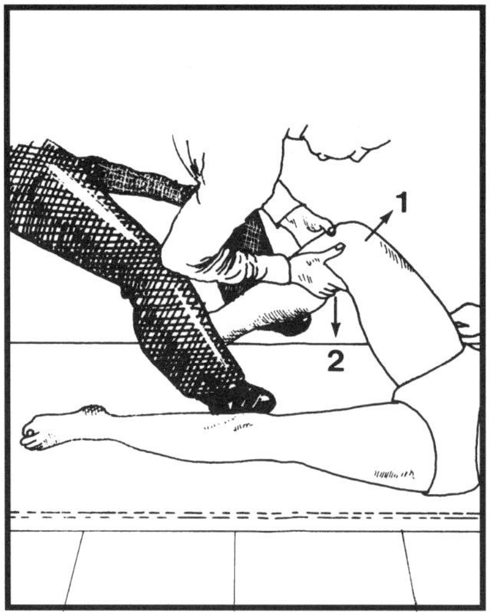

62. Reposition: Diese erfolgt ebenso wie bei der hinteren Luxation, wobei der Patient gut narkotisiert auf dem Boden liegt und ein Assistent das Becken fixiert. Die Beugung der Hüfte (1) sowie die Korrektur von Abduktion und Außenrotation (2) wandeln die vordere Luxation in eine hintere um. Am Ende dieses Vorgehens wird der Femurkopf angehoben und (wie schon oben beschrieben) in die Hüftpfanne zurückgebracht. (Weiteres Vorgehen s. 255,56.)

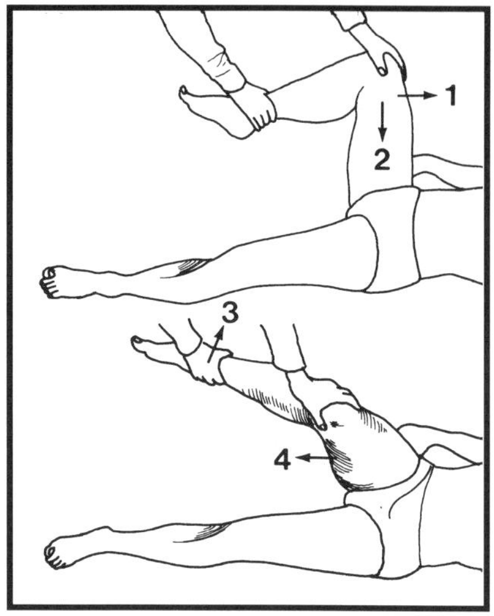

63. Reposition: Vorgehen nach Bigelow: Als Routinemaßnahem ist diese Methode weniger zuverlässig, man kann sie aber in schwierigen Fällen versuchen.
Wiederum wird eine Zirkumduktion der Hüfte mit folgender Bewegungsabfolge ausgeführt: (1) Vollständige Hüftbeugung, (2) Hüftadduktion, (3) Innenrotation, (4) Streckung und (5) Rückführung in Neutralstellung.

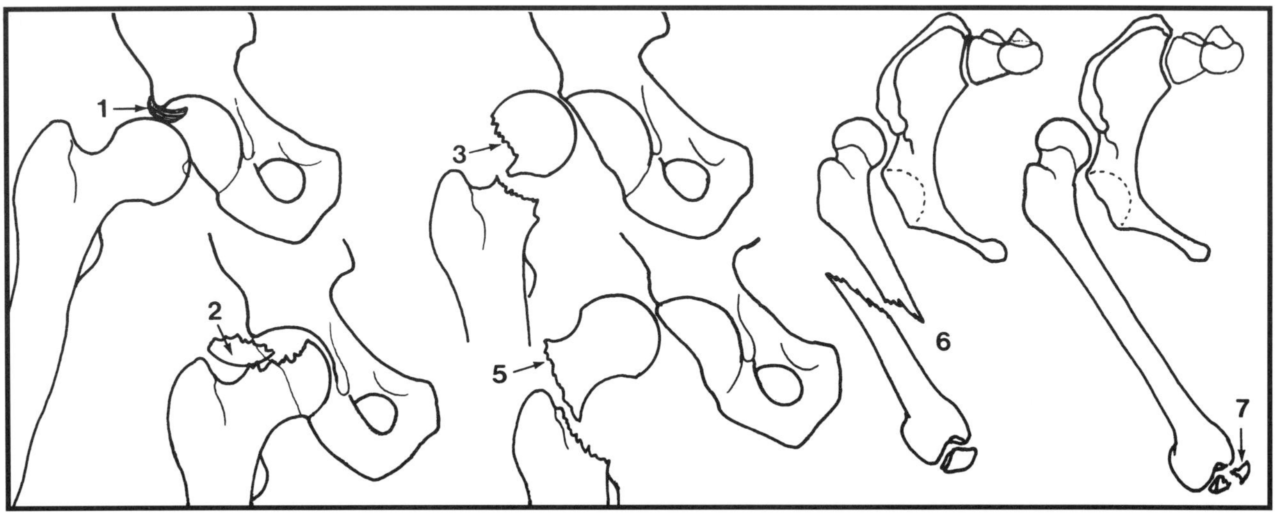

64. Komplikationen der Hüftluxation:
1. *Nichtreponierbare Luxation:* Diese kann das Ergebnis sein, wenn das Labrum nach innen umgeschlagen ist oder Knochenfragmente in der Gelenkhöhle „gefangen" sind. Hier ist eine offene Reposition nötig, *doch vergewissere man sich,* daß der Patient während der geschlossenen Repositionsversuche auch wirklich *vollständig relaxiert* war.

2. *Fraktur des Femurkopfes:* Osteochondrale Frakturen des Femurkopfes können nach erfolgter Reposition der Hüfte in Fehlstellung verbleiben. Kleine Fragmente sollte man resezieren, große jedoch (Abb.) reponieren und mit einer Spongiosaschraube oder anderen Osteosynthesematerialien sichern. Die spät beginnende Koxarthrose ist hier häufig.

3. *Intrakapsuläre Schenkelhalsfraktur:* Das Risiko der avaskulären Femurkopfnekrose ist extrem hoch; folgende Behandlung sollte man also bedenken: (I) Bei älteren Patienten Femurkopfresektion mit anschließendem prothetischen Ersatz (sog. Femurkopfprothese; FEP). (II) Bei Patienten im mittleren Lebensalter totaler Hüftgelenkersatz (TEP). (III) Bei jungen Patienten offene Reposition und innere Fixation über einen dorsolateralen Zugang.

4. Epiphysiolyse des Femurkopfs als Komplikation der Hüftluxation: Behandlung wie unter *3* (III).

5. Extrakapsuläre Schenkelhalsfraktur: (a) Die Fraktur sollte zuerst durch offene Reposition und das Einbringen eines Pins und einer Platte oder ein ähnliches Fixationsmittel versorgt werden. Dies kann jedoch bei der Interpretation von Röntgenkontrollaufnahmen in ungewohnten Rotationsebenen zu Schwierigkeiten führen. (b) Danach kann man die Luxation leicht mittels geschlossener Techniken reponieren.

6. Fraktur des Femurschafts: (a) Manchmal können beide Verletzungen konservativ behandelt werden, indem die Hüftluxation nach der Methode gemäß Stimson und die Femurfraktur mit einer Thomas-Schiene versorgt werden. (b) Führt das Vorgehen nach Stimson nicht zum Erfolg, kann es möglich sein, auf das proximale Fragment einen genügenden Zug auszuüben, indem man perkutan in den Trochanter major einen Gewindenagel einbringt. (c) Es ist jedoch klinisch befriedigender, den Femurschaft freizulegen und die Fehlstellung durch eine Knochenklemme zu reduzieren; hierfür setzt man die Klemme direkt am oberen Fragment an (vorübergehend bringe man hierzu einen Küntscher-Nagel mit großem Durchmesser in das proximale Fragment ein, um zu verhindern, daß dieses unter der Knochenzange zersplittert; als Orientierungshilfe dient die Linea aspera). Anschließend kann der Femurschaft mittels innerer Fixation versorgt werden (z.B. durch Verplattung: dies mag in dieser speziellen Situation hinsichtlich einer Myositis ossificans risikoärmer als die Marknagelung sein).

7. Patellafraktur oder andere Knieverletzungen: Man reponiere den Bruch mit einer der genannten Methoden und behandle die Knieverletzung wie eine isolierte Verletzung (z.B. Resektion der Patella bei einer Trümmerfraktur).

8. Lähmung des N. ischiadicus: Diese Komplikation liegt bei ca. 10 % aller Hüftluxationen vor; glücklicherweise sind drei Viertel davon nur inkomplett, wovon sich die Hälfte wieder vollständig gibt.

Folgt auf die Hüftreposition keine Besserung, so ist die operative Revision indiziert, und zwar innerhalb der ersten 24 Stunden und *nur* dann, wenn eine größere oder Trümmerfraktur des Pfannenrandes vorliegt, die möglicherweise ständigen umschriebenen Druck auf den Nerven ausüben könnte. Ansonsten behandle man diese Komplikation konservativ: Wird der Patient mit einer Thomas-Schiene versorgt, so lege man diese mit einem Fußeinsatz an, um das Sprunggelenk in Neutralstellung zu halten. Bei der Mobilisation des Patienten kann ein Einsatz für einen Hängefuß erforderlich werden, und es ist besonders darauf zu achten, daß man trophische Ulzera am Fuß verhindert.

9. Avaskuläre Nekrose: Das unvermeidliche Einreißen der Hüftgelenkkapsel bei einer Luxation kann die Blutversorgung des Femurkopfes gefährden; bei ca. 10 % der Fälle kann dies zur avaskulären Nekrose führen. Röntgenologische Zeichen werden meist, wenn auch nicht immer, binnen 12 Monaten nach dem Trauma erkennbar (Frühdiagnostik heute: MRT; Anm. des Übers.). Klinische Hinweise hierauf sind bleibende Beschwerden in der Leistenregion sowie eine eingeschränkte Innenrotation. Die avaskuläre Femurkopfnekrose führt zur sekundären Koxarthrose.

10. Sekundäre Koxarthrose: Diese ist der unvermeidliche Folgezustand einer avaskulären Femurkopfnekrose, kann aber auch auftreten, wenn eine Fraktur mit Gelenkflächenbeteiligung eine Hüftluxation begleitet. Man sieht diese auch als Spätkomplikation, manchmal erst 5–10 Jahre nach dem Trauma. Die Gründe hierfür sind nicht ganz klar, möglicherweise beruht dies aber auf einer Schädigung des Gelenkknorpels bei der ursprünglichen Verletzung. Bei einem jungen Patienten ist dann eine Arthrodese zu erwägen, doch bleibt im allgemeinen der totale Hüftgelenkersatz die Methode der Wahl.

11. Rezidivierende Luxation: Diese Komplikation ist selten; die operative Fixation eines großen Pfannenrandfragments, das klinisch nachweislich instabil ist, kann dies mit genügender Sicherheit verhindern. Ansonsten ist eine Verblockungsoperation der Hüfte zu überlegen.

12. Myositis ossificans: Diese sieht man am häufigsten nach operativer Freilegung des Hüftgelenks oder dann, wenn eine Hüftluxation von einer Femurkopfverletzung begleitet war. Sie kann zu einer vorgetäuschten Hüftankylose führen. Mit folgenden Maßnahmen läßt sich das Risiko dieser Komplikation verringern: (a) Möglichst kein operativer Eingriff! (b) Schienung der Hüfte nach Reposition. (c) Vermeiden passiver Bewegungen bei Schädel-Hirn-Traumen mit spastischen Gliedmaßenparesen. Die späte Resektion (etwa nach 1 Jahr) von ossifizierten Gewebemassen kann die Funktion wiederherstellen, doch ist ansonsten die Rezidivrate hoch.

13. Spät diagnostizierte Luxation: Dies ist eine euphemistische Umschreibung für die unterbliebene Diagnose einer Hüftluxation. Man denke immer auch an eine Hüftluxation als mögliche Begleitverletzung einer Patella- oder Femurfraktur. (a) Bei Diagnosestellung innerhalb der ersten Woche nach dem Trauma kann man noch die manuelle Reposition versuchen. (b) Bei Nachweis zwischen einer Woche und mehreren Monaten nach dem Trauma wurde noch über gute Erfolge berichtet, wenn eine starke Knochenextension (bis zu 18 kg) unter Sedierung des Patienten über einen Zeitraum von bis zu 3 Wochen durchgeführt wurde. Zeigen Röntgenaufnahmen, daß der Femurkopf in Höhe des Azetabulums oder etwas darüber steht, wird das Bein abduziert und der Femurkopf in die Hüftpfanne zurückgebracht. Führt dies allerdings nicht zum Erfolg, kann man eine offene Reposition versuchen; in beiden Fällen ist Pessimismus hinsichtlich des Endergebnisses oft nicht gerechtfertigt, häufig läßt sich so ein gutes Resultat erzielen, ohne daß eine avaskuläre Nekrose nachfolgt. (c) Nach einem Jahr ist eine offene Reposition kaum mehr durchführbar und eher die obere Femurosteotomie nach Schanz zu erwägen.

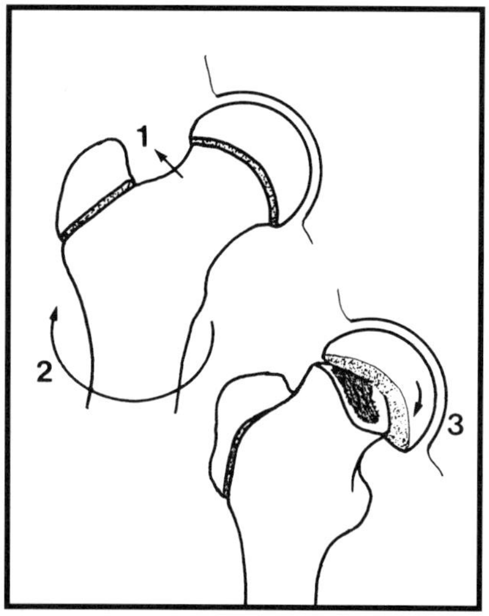

65. Epiphysiolysis capitis femoris: Dieses Krankheitsbild tritt in der Adoleszenz auf; die Bezeichnung ist eigentlich teilweise irreführend, weil in Wirklichkeit ja der Schenkelhals nach proximal abgleitet (1) und dabei gegenüber der Epiphyse nach außen rotiert (2). Nur gelegentlich sieht man in fortgeschrittenen Fällen eine Verschiebung der Epiphyse gegenüber der Hüftpfanne (3). Nie besteht hierbei eine juxtaartikuläre Fraktur (z.B. eine Fraktur vom Typ Salter-Harris I).

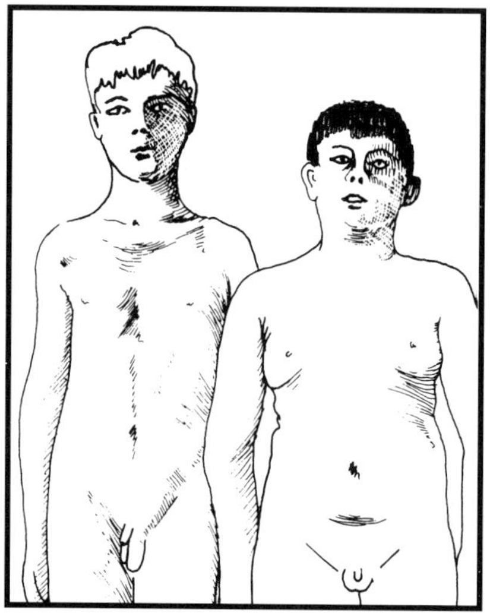

66. Ätiologie: Hierbei scheinen hormonale Faktoren eine Rolle zu spielen, wofür folgende Punkte sprechen: (1) Sie ist beim männlichen Geschlecht häufiger, (2) sie tritt in der Adoleszenz auf, (3) die Patienten sind oft adipös, in der Geschlechtsreifung zurückgeblieben und zeigen Symptome des Fröhlich-Syndroms, oder sie sind sehr groß und schlank, was für die vermehrte Bildung von Wachstumshormon spricht; (4) einige Fälle sind kombiniert mit juveniler Hypothyreose (T_3 und TSH niedrig); (5) das Krankheitsbild tritt oft beiderseits auf; (6) ein Trauma bieten in der Anamnese weniger als 30 %.

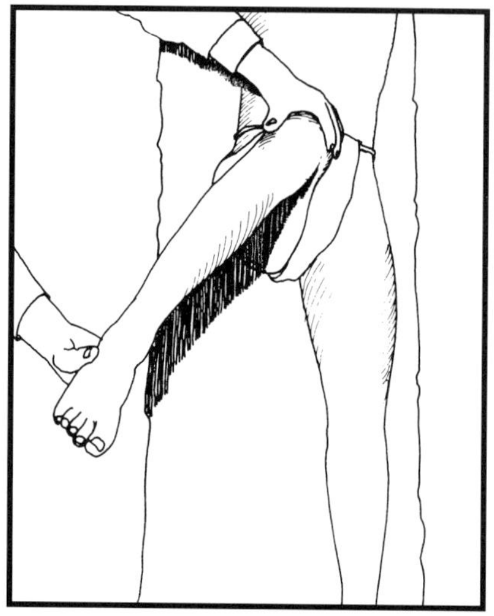

67. Diagnose (1): Dieses Leiden sollte man *vermuten,* wenn Jugendliche anamnestisch Hinken oder gelegentliche Schmerzen in der Leiste oder im Knie angeben, besonders dann, wenn sie zu einem der eben beschriebenen Konstitutionstypen gehören. Bei der klinischen Untersuchung hält der Patient das Bein meist in der Hüfte außenrotiert, gleichzeitig ist die Innenrotation eingeschränkt.

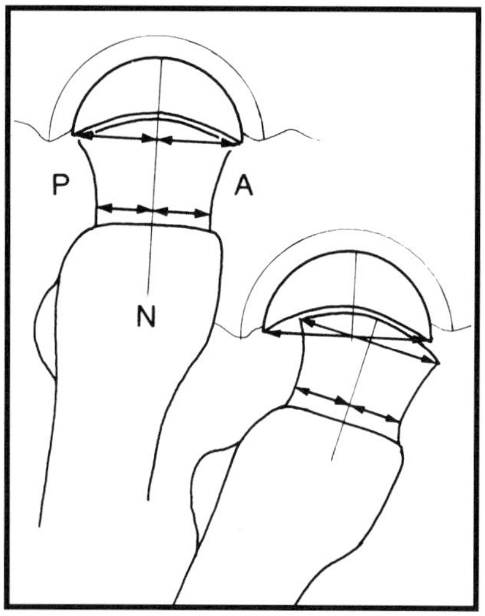

68. Diagnose (2): Die Diagnose wird durch die Röntgenuntersuchung gesichert; eine Lauenstein-Aufnahme ist wichtig, weil die frühesten Zeichen hier besser ersichtlich sind als auf der a.-p. Aufnahme. Eine durch den Schenkelhals gezogene Mittellinie sollte normalerweise die Epiphyse in 2 gleich große Hälften teilen; wenn dem nicht so ist, liegt eine Epiphysiolyse vor; dann sollte man den Prozentsatz des Kopfkerngleitens notieren (Abb.: Gleiten um 15–20 %).

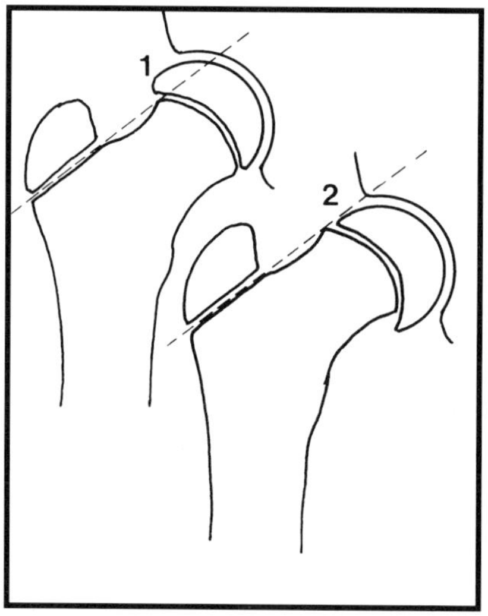

69. Diagnose (3): In der a.-p. Aufnahme ist das Epiphysengleiten weniger auffällig, kann aber auch hier mit einiger Erfahrung zu sehen sein. So sollte man Röntgenaufnahmen beider Hüften anfertigen, welche einen Vergleich sowie den Nachweis eines nur geringen Gleitens auf der anderen Seite erlauben. Bei einer normalen Hüfte (1) sollte die Tangente an den Schenkelhals noch einen Teil der Epiphyse durchschneiden; beim Abgleiten ist dies nicht mehr der Fall (2).

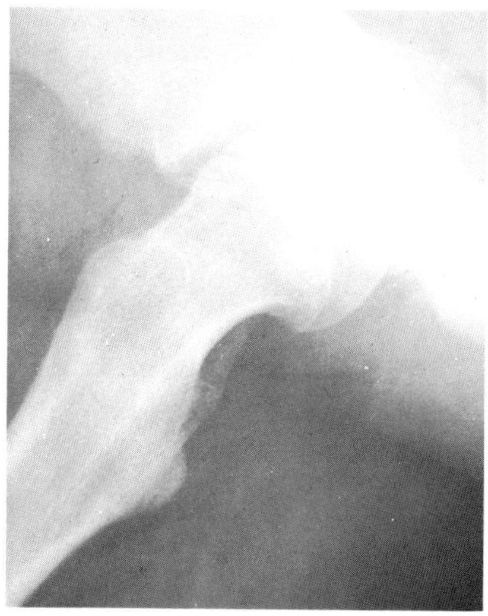

70. Diagnose (4): Suchen Sie nach Zeichen einer Knochenneubildung (Abstützreaktion) an der Unter- und Rückfläche des Schenkelhalses, d. h. in diesem Fall bereits Zeichen einer Chronifizierung.
Anamnese, klinische Befunde und Röntgenbilder sollten es erlauben, den Fall zu diagnostizieren als: (1) Akutes Epiphysengleiten, (2) akutes Gleiten auf dem Boden einer schon länger bestehenden Epiphysiolyse und (3) als chronische Epiphysiolyse.

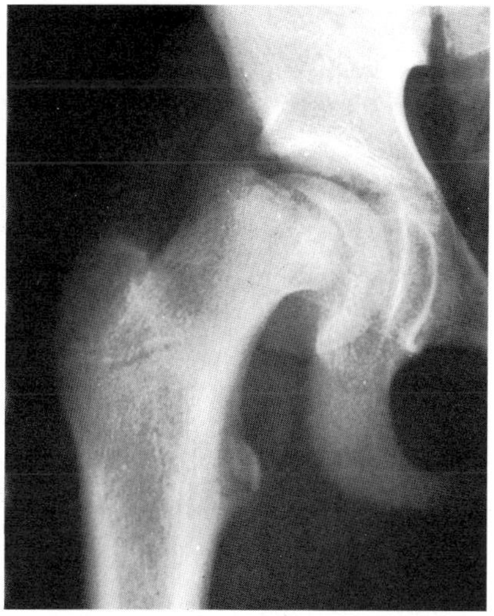

71. Diagnose (5): Beim akuten Gleiten ist die Anamnese kurz (< 3 Wochen), die Röntgenbilder zeigen das Abgleiten ohne Stützungsreaktionen (Abb.). (2) Ist das akute Gleiten einem schon vorbestehenden Gleiten aufgepfropft, gibt der Patient oft an, zwischenzeitlich gehinkt und einige Wochen lang Beschwerden mit neuerlicher und plötzlicher Verschlimmerung gehabt zu haben: Knöcherne Appositionen sind aber nur gering. (3) Bei chronischer Epiphysiolyse werden viele Wochen andauernde Beschwerden angegeben, und das Röntgenbild zeigt Abstützungsreaktionen.

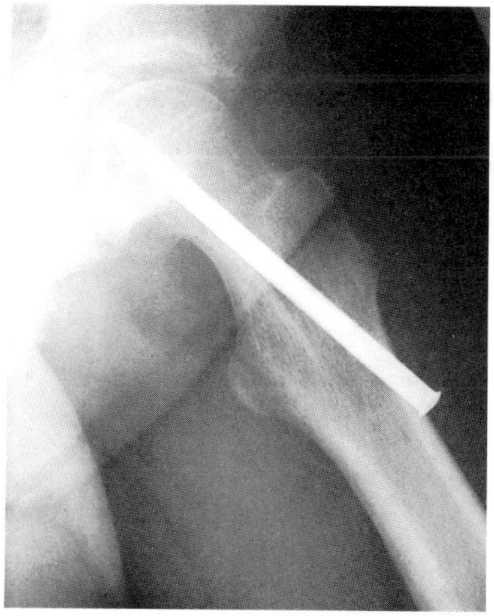

72. Behandlung (1): In allen Fällen verhindere man das weitere Abgleiten der Epiphyse; in den beiden erstgenannten Gruppen geschieht dies durch Einbringen eines Pins (worauf oft der schnelle Wachstumsfugenschluß folgt). Da die Epiphyse beim Kind sehr dicht ist, sind Smith-Petersen- oder ähnliche Nägel ungeeignet, statt dessen kann man einen Nystrum-Nagel (Abb.) oder 2 bzw. mehr Moore-Nägel oder eine Garden- oder Howse- oder AO-Schraube einsetzen.

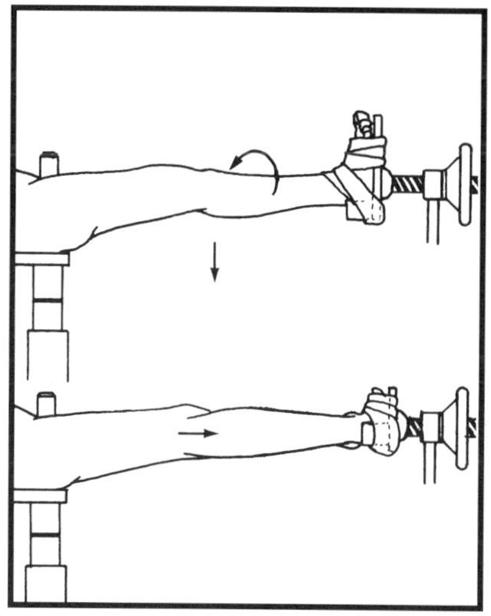

73. Behandlung (2): Reposition? (1) Beträgt das Gleiten weniger als 30 % (wie in 259,72), *dann akzeptiere man diese Fehlstellung und versorge sie ohne Manipulationen.* (2) Besteht ein akutes Gleiten oder ein akutes auf dem Boden eines chronischen von mehr als 30 %, so kann man *vorsichtiges* Manipulieren in Vollnarkose versuchen, indem man *leichten Zug* in mittlerer Abduktions-/Adduktionsstellung ausübt und die Gliedmaße in Innenrotation bringt: Ist danach das Gleiten auf 30 % oder weniger reduziert, sichert man diese Position durch Nagelung.

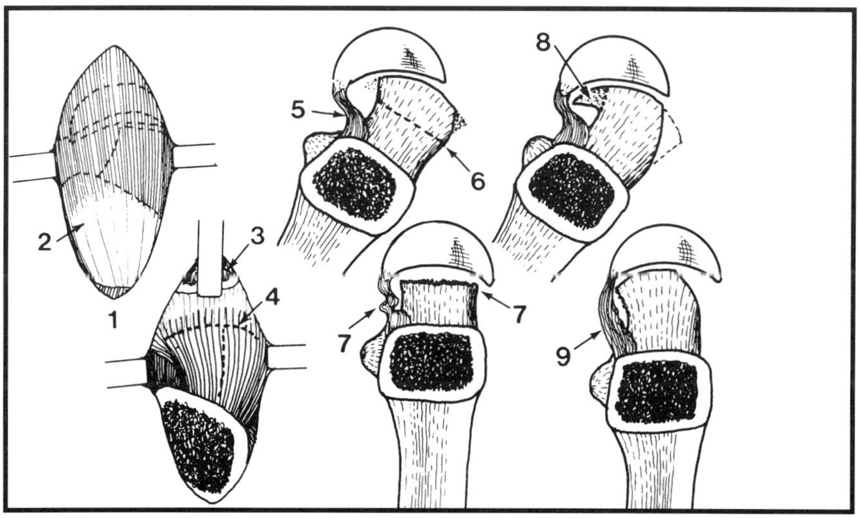

74. Behandlung (3): Reposition? (3) Wenn man unter den eben genannten Umständen durch *vorsichtige Manipulation* ein akutes Gleiten oder ein auf eine chronische Epiphysiolyse aufgepfropftes Gleiten nicht auf unter 30 % reponieren konnte, sollte man die operative Reposition vornehmen: Hierzu wählt man einen seitlichen Zugang (1). Der Trochanter major (2) mit dem Abduktorenansatz wird abgelöst und nach oben geklappt (3). Die Kapsel eröffnet man über einen T-förmigen Schnitt (4) und sichert das Gefäßbündel am Femurkopf (5) von der Ober- und Rückseite des Schenkelhalses her. Der Schenkelhals wird verkürzt (6), damit die Reposition ohne Zug am Gefäßbündel vonstatten gehen kann (7). Daneben kann es auch möglich sein, alles knöcherne Abstützungsgewebe zu resezieren (8), um die Reposition ohne Zug zu erreichen (9). Dann werden Pins in die Hüfte eingebracht und der Trochenter major wieder mit einer Schraube befestigt. (Danach folgt eine 4wöchige Hautextension; Gewichtsbelastung selbst ist noch nicht gestattet; bis zur knöchernen Durchbauung muß der Patient Krücken tragen (3–6 Monate).)

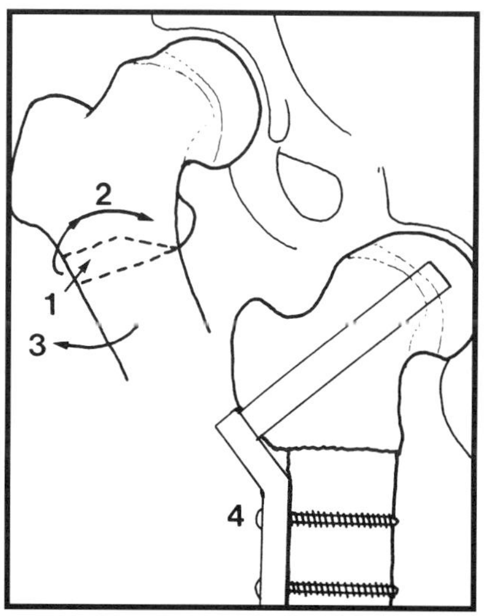

75. Behandlung (4): Bei chronischer Epiphysiolyse versuche man keine manuelle Reposition und bringe bei einem Gleiten von unter 30 % Pins *in situ* ein. In den Fällen, wo es unter erheblicher Deformierung zum Wachstumsfugenschluß gekommen ist, kann man versuchen, durch eine subtrochantere Osteotomie eine Besserung zu erreichen, wobei man die Basis des Osteotomiekeils entfernt und nach vorn sowie nach lateral versetzt (1). Dies erlaubt die Korrektur von Rotation (2), Adduktion (3) und Extension. Die Osteotomie kann man mittels Platte (4) oder Korsett bis zur Heilung fixieren.

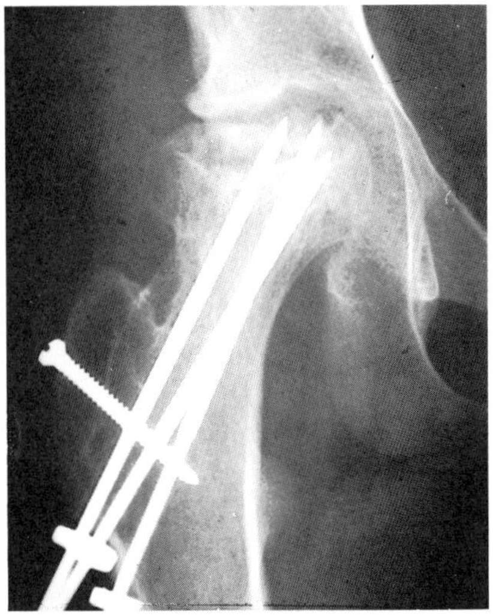

76. Komplikationen: (1) Avaskuläre Nekrose: (Abb.) Es handelt sich hier um eine ernsthafte Komplikation beim Jugendlichen, bei der man einen jeden Versuch unternehmen muß, diese zu vermeiden durch: (a) eine sofortige Diagnose, (b) durch Unterlassen eines jeglichen Versuchs, die Deformität durch gewaltsame Manipulationen zu reponieren, (c) durch vorsichtiges Handhaben der Epiphyse und ihrer Blutversorgung während aller operativen Eingriffe sowie (d) durch Vermeiden ungeeigneter Fixationsmittel. Die Behandlung eines einmal eingetretenen Falles ist schwierig: Man muß dann wählen zwischen (I) den ungewissen Ergebnissen einer Osteotomie, (II) der Schwierigkeit der Hüftgelenksarthrodese und den Risiken späterer sekundärer degenerativer Veränderungen von Knie, Hüfte und Wirbelsäule sowie (III) den Risiken und der langfristigen Unsicherheit des totalen Hüftgelenkersatzes.

(2) Erkrankung der Hüfte der Gegenseite: Bei der (vermutlich) zugrunde liegenden Ätiologie kann die andere Hüfte jederzeit miterkranken. Teilweise kann man dies verhindern, wenn der Patient während der Behandlung der ursprünglichen Beschwerden Bettruhe einhält. Routineaufnahmen beider Hüften sind anzuraten, besonders beim bettlägerigen Patienten. Ist auch die andere Hüfte befallen, folgt die Behandlung den oben beschriebenen Richtlinien.

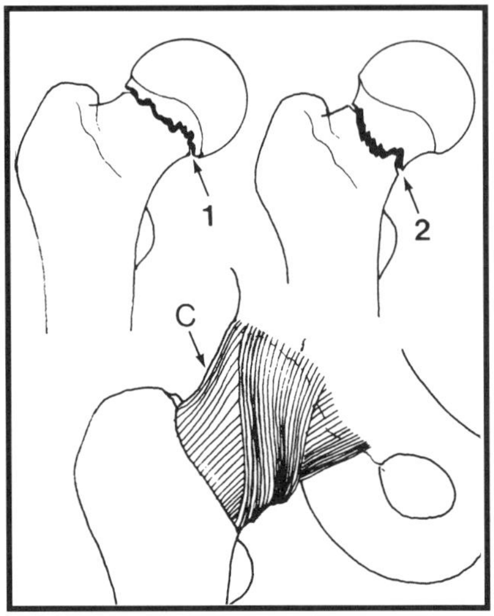

77. Schenkelhalsfrakturen: Bruchhöhe (1): Man kennt 4 Bruchhöhen, die wichtigsten sind hierbei: (1) Subkapitale und (2) transzervikale Frakturen. Die Unterscheidung zwischen diesen beiden ist allerdings unscharf, da eine Rotation in der dargestellten Ebene irreführen kann. Beide liegen jedoch ganz deutlich innerhalb der Gelenkkapsel (C) und sind deshalb klar als *intrakapsuläre Frakturen* zu beschreiben.

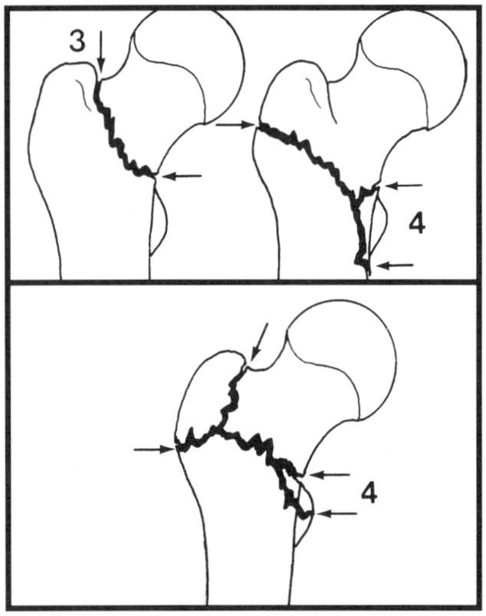

78. Bruchhöhe (2): Die anderen häufigen Bruchhöhen liegen *extrakapsulär*. (3) Bei der *intertrochanteren oder basalen Fraktur* verläuft die Bruchlinie längs der Basis des Schenkelhalses zwischen den *Trochanteren*. (4) Bei den *pertrochanteren Frakturen* durchsetzt die Bruchlinie einen oder beide Rollhügel, von denen einer oder beide brechen und abscheren können, so daß es sich dann de facto um Trümmerbrüche handelt.

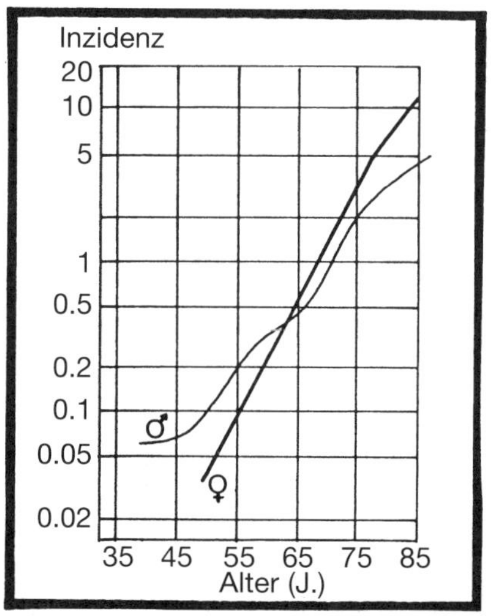

79. Häufigkeit: Die Y-Achse des Diagramms zeigt die jährliche Häufigkeit pro 1000 Einwohner und daß im Alter von unter 60 Jahren diese Fraktur überwiegend bei Männern, meist durch Arbeitsunfälle, vorkommt. Die Inzidenz steigt mit dem Alter und ist dann bei Frauen im späteren Leben 3mal häufiger als bei Männern, wo eine hormonabhängige Osteoporose und ein gewisser Grad der Osteomalazie beitragende Faktoren sind. Mitunter sieht man diese Fraktur auch bei Kindern.

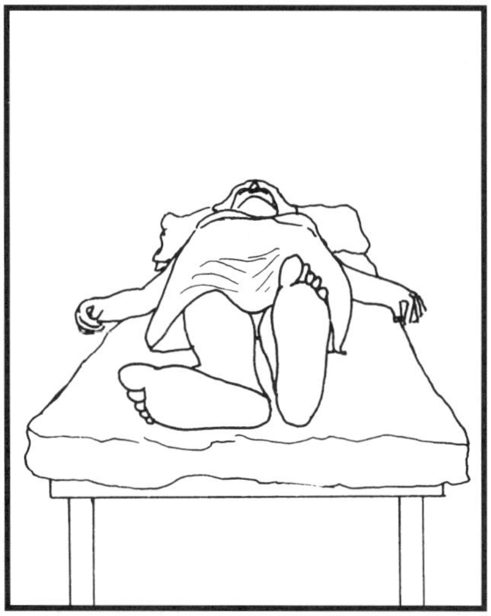

80. Diagnose (1): Die Unfähigkeit, das Körpergewicht zu tragen, besonders bei älteren Patienten, mit oder ohne Schmerz in der Hüfte, beruht am ehesten auf dieser sehr häufigen Fraktur, die man in jedem Fall durch Röntgenuntersuchung ausschließen muß: Brüche der Schambeinäste oder der distalen Gliedmaße sind seltenere Ursachen dieser ersten Beschwerden. Eine nach außen rotierte Gliedmaße, manchmal auch unter Verkürzung des Beins, ist ein wertvolles (aber nicht zwingend beweisendes) klinisches Zeichen.

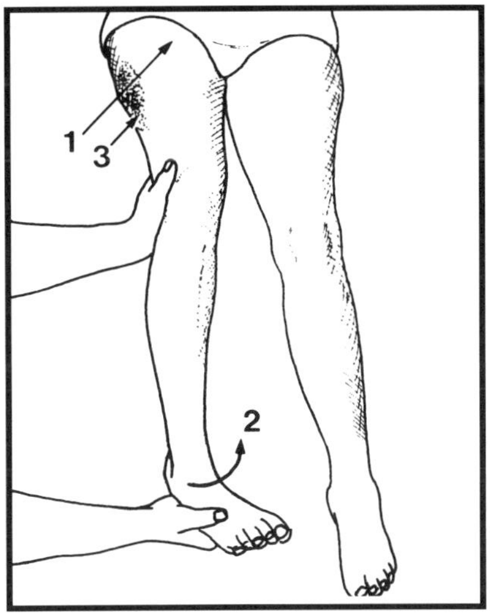

81. Diagnose (2): *Schmerzhaftigkeit* findet man vorne über dem Schenkelhals (1) und bei extrakapsulären Brüchen über dem Trochanter major. *Schmerz* wird durch Hüftrotation hervorgerufen (2). *Hämatomverfärbung* (3) ist ein *Spätzeichen* allein bei extrakapsulären Brüchen und fehlt bei akuten Verletzungen. Selten kann ein Patient trotz Frakturen oder Fehlstellungen noch fähig sein, das Körpergewicht zu tragen.

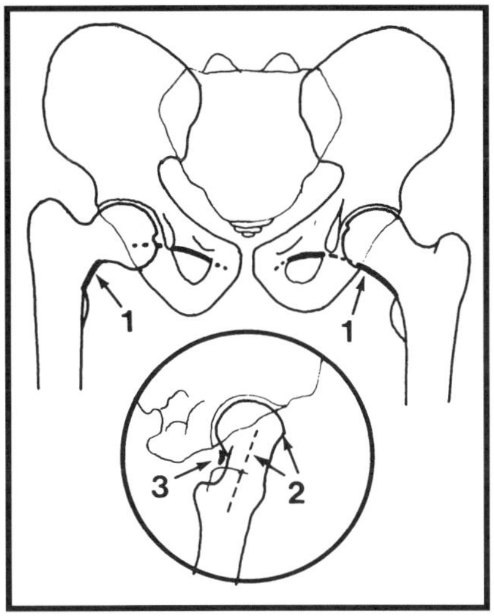

82. Diagnose (3): Eine a.-p. Aufnahme beider Hüften sowie eine Seitaufnahme der betroffenen Hüfte sind als Suchaufnahmen am besten geeignet. Meist ist die Bruchlinie gut sichtbar; falls nicht, suche man nach einer Asymmetrie der Shenton-Linien (1) und auf der Seitaufnahme nach einer Abknickung des Kopfes gegenüber dem Schenkelhals (2) oder nach einer Fragmentation (3). Verbleiben noch Zweifel, fertige man eine a.-p. Zielaufnahme an: Ist auch diese negativ, wiederholt man die Untersuchung nach 1–2 Wochen (oder Tomographie).

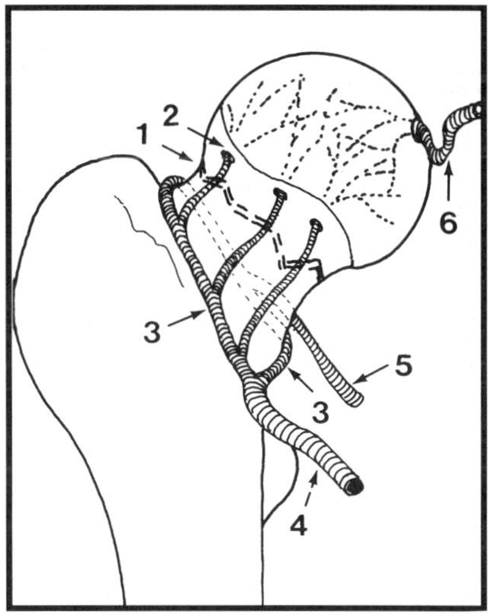

83. Intrakapsuläre Frakturen: Diese neigen aus 2 klaren Gründen zu Komplikationen: (a) Die Blutversorgung des Schenkelkopfes kann durch intrakapsuläre Frakturen gestört werden (1), was zur *avaskulären Nekrose* führt. Die Hauptversorgungsgefäße treten nahe am Knorpelrand in den Kopf ein (2); die Versorgung erfolgt aus einem Arterienring (3), der aus den Aa. circumflexa femoris lateralis und medialis (4 und 5) gespeist wird. Einen kleinen Anteil des Femurkopfs versorgt inkonstant das Ligamentum teres (6).

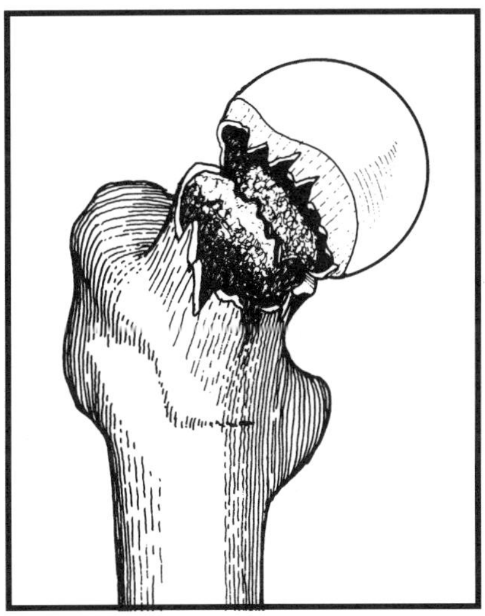

84. Komplikationen (Forts.): Das Kopffragment hat oft die Form einer Muschel mit darin enthaltener fragiler Spongiosa und bietet jedem Fixationsmittel nur schlechten Halt. Eine inadäquate Fixation kann zum *Ausbleiben der knöchernen Heilung* führen. Denken Sie daran, daß der Zusammenhang zwischen Pseudarthrose und fehlender Gefäßversorgung sehr lose ist – oft wird der Femurkopf bei ausbleibender knöcherner Heilung ungestört versorgt, während eine avaskuläre Nekrose am häufigsten bei verheilten Brüchen zu sehen ist.

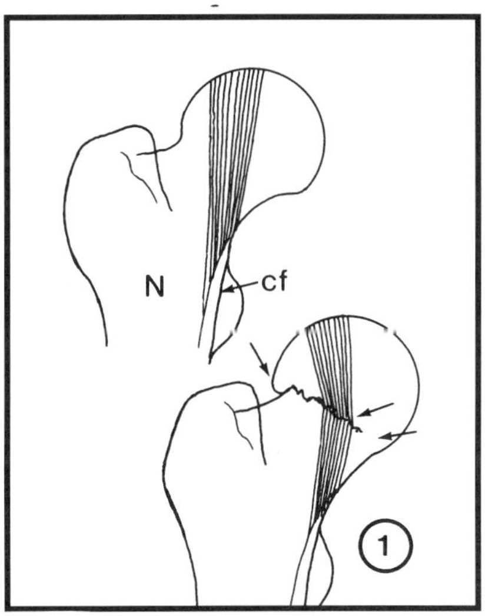

85. Komplikationen (Forts.): Daraus folgt, daß Komplikationen am häufigsten bei proximal gelegenen und diskozierten Frakturen zu sehen sind. Jede Fehlstellung sollte man nach den Grundsätzen von Garden untersuchen, welche u. a. auch Störungen der gewichttragenden Trabekel, die vom Calcar femoris ausstrahlen, berücksichtigen. Bei Brüchen vom *Typ I nach Garden* ist die untere Kortikalis nicht komplett gebrochen, aber die Trabekel sind abgewinkelt (Abduktionsfraktur).

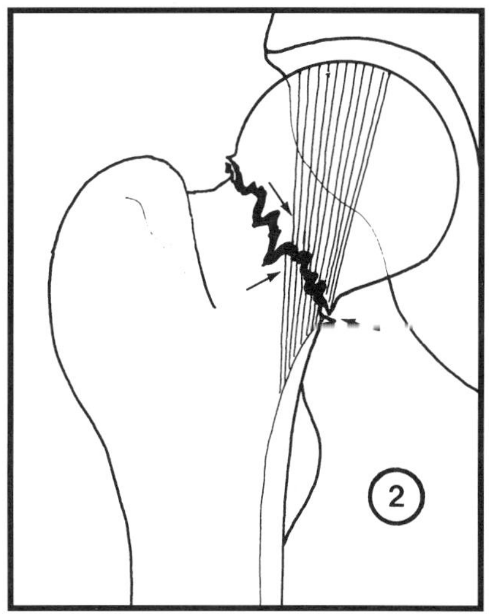

86. Frakturen vom Typ II nach Garden: Bei Brüchen vom Typ II ist die Frakturlinie vollständig: Die untere Knochenrinde ist ist deutlich gebrochen, die Trabekellinien sind unterbrochen, aber nicht abgeknickt. Sowohl beim Typ I als auch beim Typ II besteht keine eindeutige Fehlstellung der Fragmente zueinander.

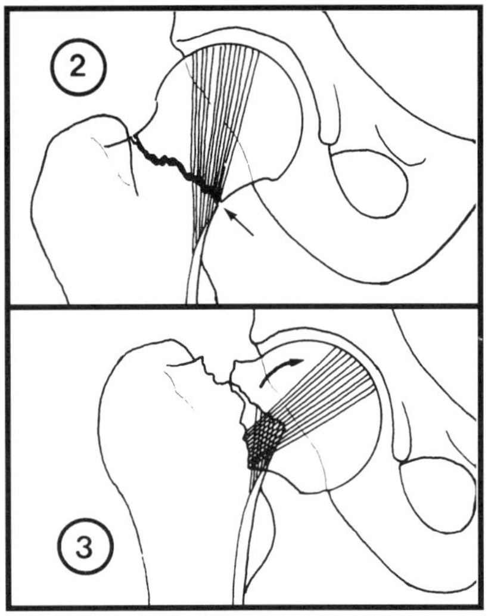

87. Frakturen vom Typ III nach Garden: Hier ist die Bruchlinie ganz offensichtlich vollständig. Der Femurkopf ist in der Hüftpfanne rotiert, d. h., das proximale Fragment ist abduziert und innenrotiert. Dies kann bereits aus der Störung des Trabekelmusters erkennbar sein. Die Fraktur weist eine *leichte Fehlstellung* auf. (Zum Vergleich ist in der Abbildung auch eine Fraktur vom Typ II nach Garden dargestellt.)

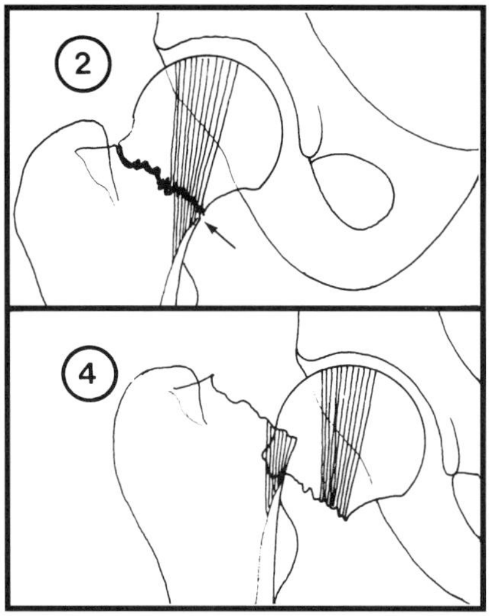

88. Frakturen vom Typ IV nach Garden: Hier sieht man eine vollständige Dislokation, wobei der Femurkopf dazu neigt, in Neutralstellung in der Hüftpfanne zu verbleiben. (Auch hier ist eine Fraktur vom Typ II zum Vergleich mitabgebildet.) Frakturen von Typ III und IV nach Garden haben die schlechteste Prognose.

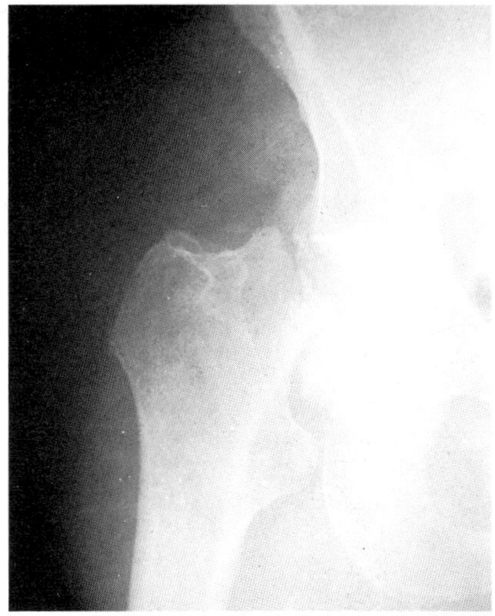

89. Garden-Klassifikation (Forts.): Die Röntgenaufnahme zeigt eine typische subkapitale Fraktur vom Typ IV nach Garden. Der Femurkopf liegt in Neutralstellung im Azetabulum.

Behandlung (1): Grundprinzipien: Behandlungsmöglichkeiten der intrakapsulären Frakturen: (I) Reposition und innere Fixation; (II) primärer prothetischer Ersatz des Femurkopfes (Hemiarthroplastik); (III) totaler Hüftgelenkersatz; (IV) konservative Verfahren. Bei jungen Menschen und Erwachsenen mittleren Lebensalters empfehlen die meisten Zentren die geschlossene Reposition und innere Fixation aller Schweregrade intrakapsulärer Frakturen. (Therapie intrakapsulärer Schenkelhalsbrüche bei *Kindern* s. 267,113.)

Bei älteren Patienten behandelt man Brüche vom Typ II meist auch mittels geschlossener Reposition und innerer Fixation. Solche vom Typ I therapiert man meist gleichermaßen, um die Risiken der Fragmenttrennung zu vermeiden, doch gehen einige Zentren auch hier rein konservativ vor. Beim älteren Patienten in gutem Allgemeinzustand wendet man die innere Fixation meist auch auf Typ III und oft auch Typ IV an, mit dem Ziel, daß der Patient, wenn es zu avaskulärer Nekrose oder Pseudarthrose kommt, auch eine 2. Operation toleriert (meist eine TEP). Erachtet man das Risiko einer jeden dieser Komplikationen auch beim gesunden älteren Patienten als besonders hoch (z.B. stark dislozierte proximale Faktur vom Typ IV), dann erwäge man den primären totalen Hüftgelenkersatz. Geht es dem Patienten weniger gut, mit einer Lebenserwartung von mutmaßlich nur noch wenigen Jahren, und erachtet man die Risiken ebenfalls als hoch, so kann man eine Hemiarthroplastik überdenken.

(2) Untersuchungen: Ein um nur einige Tage verzögerter Behandlungsbeginn scheint lediglich geringen Einfluß auf die Prognose zu haben, weshalb man diesen Zeitraum vor der Osteosynthese nutzbringend dazu verwenden kann, den Patienten in einen optimalen Allgemeinzustand zu bringen. Folgende Untersuchungen können hierbei von großem Wert sein und werden auch in vielen Zentren regelhaft durchgeführt: (I) Röntgenthoraxaufnahme und bei produktivem Husten Sputumuntersuchung und -kultur; (II) EKG; (III) großes Blutbild mit Blutgruppenbestimmung und Kreuzprobe für intraoperativ benötigte Blutkonserven; (IV) Serumharnstoff und -elektrolyte; (V) routinemäßige Flüssigkeitsbilanz.

(3) Allgemeinbehandlung: (I) *Vorläufiger Hautzug* (3–4 kg) kann dabei helfen, den anfänglichen Schmerz zu lindern und eine weitere Bruchfehlstellung gering zu halten. (II) *Analgetika, Tranquilizer und Schlafmittel* sind Alter und Gemütsverfassung des Patienten anzupassen. (III) In vielen Zentren wird routinemäßig *intravenös Flüssigkeit* zugeführt (cave begleitende respiratorische und kardiovaskuläe Probleme), um eine Exsikkose anzugehen und die Risiken einer Anämie gering zu halten. (Bei Schenkelhalsbrüchen geht ein erhöhter Serumharnstoff einer deutlich schlechteren Prognose parallel.) Vollblutkonserven oder Erythrozytenkonzentrate können bei deutlicher Anämie erforderlich sein. Art und Menge des Blutersatzes werden von Urinproduktion, Harnstoffwert, Elektrolyten und Hämoglobin sowie dem Zustand von Herz und Lunge bestimmt. Man fordert den Patienten auf, auch möglichst zu trinken. (IV) Die *Krankengymnastik* leistet wertvolle Hilfe bei der Behandlung eines Patienten mit Expektoration. (V) *Die allgemeine Pflege des Patienten* muß auf höchstem Niveau stehen, gerade um Druckulzera (Dekubitus) zu vermeiden, vor allem bei einem adipösen Patienten, der wegen der Schmerzen Angst vor jeder Bewegung hat. (VI) *Antibiotika* kann man verschreiben, wenn der Patient purulentes Sputum produziert oder eine Harnwegsinfektion hat; auch wenn die Behandlung sofort beginnen kann, muß doch eine Keimbestimmung mit Resistenzprüfung vorangehen.

Osteosynthesematerialien: Für die innere Fixation der intrakapsulären Schenkelhalsfrakturen wurde eine Vielzahl von Systemen entwickelt. Keines erfüllt alle erwünschten Kriterien speziell für diese Situation; einige bieten jeweils unter bestimmten Umständen Vorteile. Die meisten Probleme des Designs betreffen die Weichheit des Knochens und die beschränkte Größe des proximalen Fragments; oft wird es schwierig, dieses so zu fassen, daß seine prekäre Blutversorgung nicht noch weiter gestört wird, während man gleichzeitig die Fragmente eng und zuverlässig aneinander halten möchte, ohne daß die Implantate den Femurkopf perforieren oder auswandern.

Dynamische Hüftschraube der AO (DHS): Diese erfüllt die meisten Anforderungen bei den Schwierigkeiten in dieser Region; ihre Varianten werden weithin zur Behandlung der meisten Schenkelhalsbrüche eingesetzt. Eingesetzt wird diese wie die meisten hier verwendeten Osteosynthesematerialien *im Blindverfahren* – d. h. die Bruchstelle selbst wird nicht freigelegt (allerdings stellt man Fraktur, Reposition und DHS-Einbringung unter Durchleuchtung mit Bildverstärker dar).

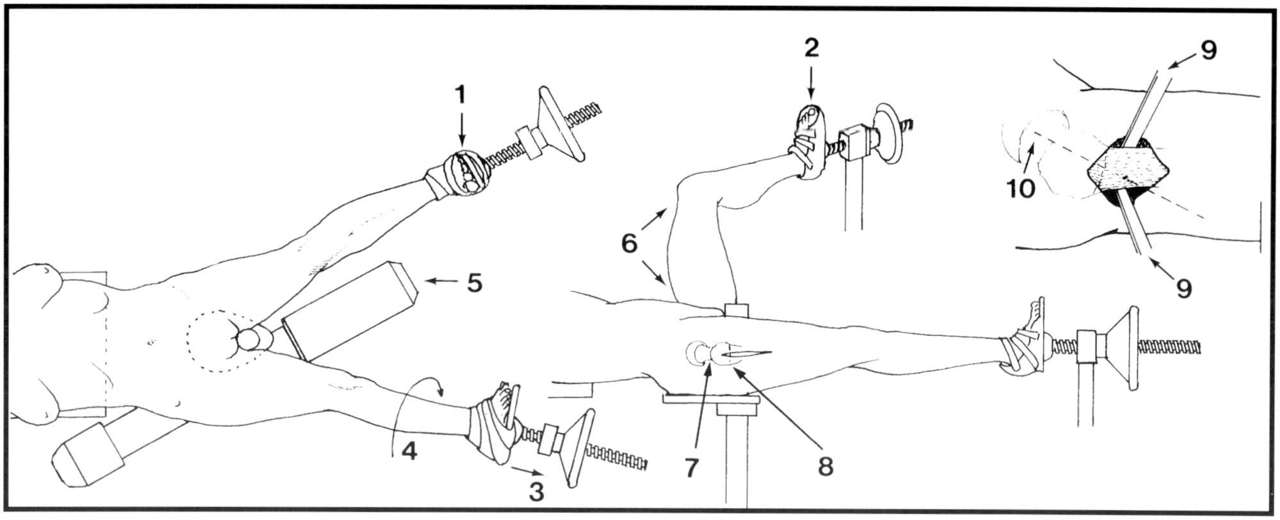

90. Lateraler Zugang zur „blinden Nagelung": Der Patient liegt auf einem orthopädischen Operationstisch; seine Füße werden entweder mit 10 cm breiten Kattunbandagen an Fußplattfarmen (1) oder durch Halteschuhe (2) gesichert. Bei fehlgestellter Fraktur reponiert man diese unter Zug (3) in Innenrotation (bei den meisten intrakapsulären Brüchen) (4). Die Position prüft man in 2 Ebenen mittels Bildverstärker (5). Ist die Abduktion des gesunden Beins schwierig und somit der Zugang für den Bildverstärker seitlich eingeengt, kann man durch leichtes Absenken des verletzten Beins (z.B. durch Hüftstreckung) und Anheben des gesunden Beins Platz schaffen. Alternativ läßt sich für den Bildverstärker durch Beugung des verletzten Beins in Knie und Hüfte Raum schaffen (6). Allerdings ist der Zug in dieser Stellung weniger wirksam, da das Becken dann abkippt. Die fehlschlagende Reposition ist dann Indikation zum Gelenkersatz.
Die Inzision erfolgt längs der Femurachse und beginnt an der Spitze des Trochanter major (7) und der Trochanterenkante (8); die Länge hängt vom Körperbau des Patienten und der jeweiligen Plattengröße ab; kleine Schnitte sind immer verlängerbar. Dann vertieft man die Inzision durch den M. vastus lateralis hindurch; dieser wird beiseite gezogen und der Knochen mit Hilfe von hakentragenden Knochenspateln (9) freigelegt, die helfen, eine Blutung zu kontrollieren.
Nächster Schritt ist das Einsetzen eines sorgsam zu positionierenden Führungsdrahts, der das definitive Osteosynthesematerial an den richtigen Ort führen soll. Im Idealfall sollte dieses entweder zentral oder gering abweichend zum unteren und hinteren Femurhalsanteil zu liegen kommen und durch die Mitte des Schenkelkopfes verlaufen (10).

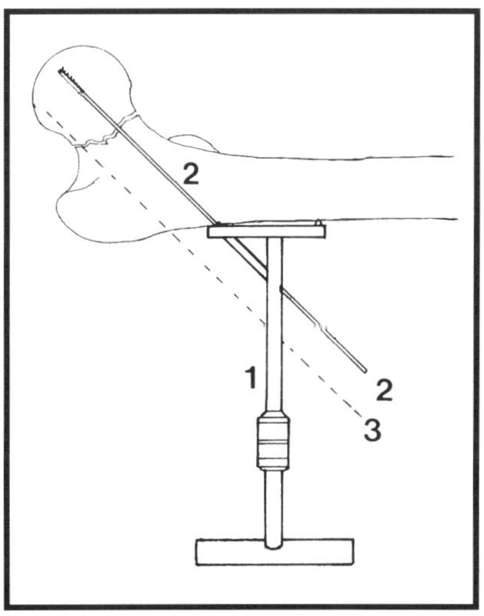

91. Einbringen der dynamischen AO-Hüftschraube (1): Man verwendet einen Winkelführer (1) zur Plazierung des Führungsdrahts mit einem Winkel zum Femurschaft, der der Geometrie der Hüftschraube entspricht. Die äußere Kortikalis wird aufgebohrt, dann der Führungsdraht (2) inseriert und dessen Lage in 2 Ebenen mit dem Bildverstärker geprüft. Man kann ferner einen 2. Führungsdraht (3) oberhalb des Verlaufs des 1. Drahts einbringen, um den Kopf zu stabilisieren und einen Repositionverlust während der DHS-Insertion zu vermeiden.

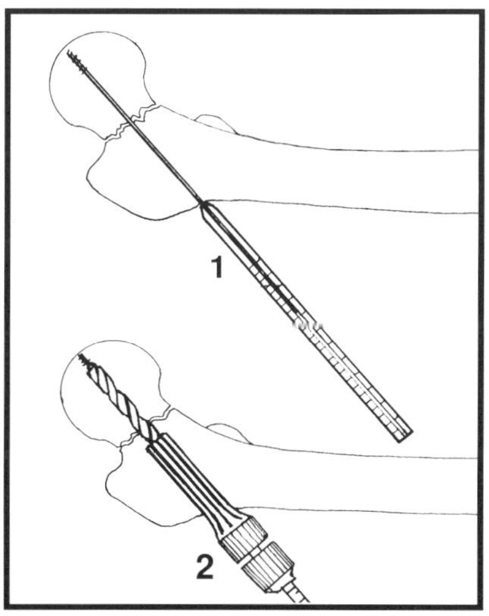

92. DHS-Einbringung (2): Man verwendet zur Längenbestimmung der erforderlichen Hüftschraube (meist 10 mm weniger als die Distanz Schaft zu Kopfrand) eine Meßschablone (1). Den DHS-Dreifachbohrer (2) paßt man der Schraubengröße an und setzt damit das Bohrloch für die Schraube, ein Loch für die Platte und eine Schrägbohrung für deren Schulter. Ist der Knochen des Femurkopfes dicht, kann man ihn für die Schraube vorbohren.

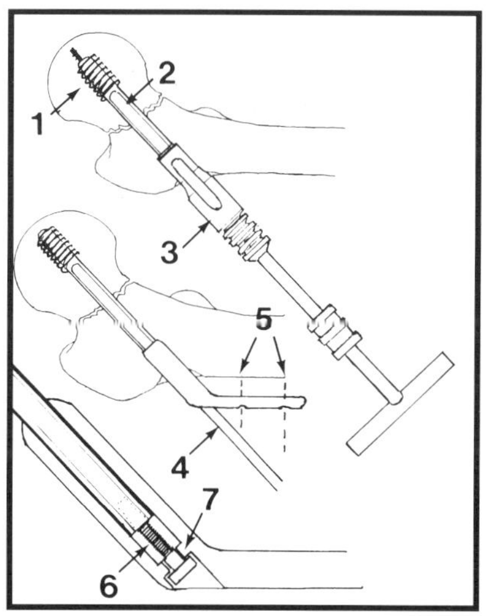

93. DHS-Einbringung (3): Man setzt die Schraube (1) mit einem Führungsdraht (3) ein und prüft die Lage; der Stamm hat Aussparungen, die in Führungen der Plattenscheide gleiten, womit eine Rotation verhindert wird – beide muß man korrekt anpassen. Nach entferntem Führungsdraht wird die Platte mittels Impaktor (4) positioniert und am Femurschaft (5) mit AO-Kortikalisschrauben verschraubt. Eine Kompressionsschraube (6), die den Stamm der DHS sichert und auf eine Schulter (7) in der Hülse trifft, kann man verwenden, um die Fragmente fest aufeinander zu pressen.

94. Nachsorge: Eines der Ziele der Osteosynthese ist die schnelle Mobilisation; so kann den Patienten in den meisten Fällen auch bereits am 1. Tag nach der Operation erlaubt werden, außerhalb des Bettes zu sitzen. Die frühe Belastung mit dem Körpergewicht (d. h. innerhalb der 1. Woche) scheint die knöcherne Heilung einer intrakapsulären Fraktur nicht wesentlich zu beeinflussen; sie sollte daher möglichst früh, wenn der Allgemeinzustand des Patienten dies erlaubt, beginnen. Oft darf der Patient bereits nach der Wundheilung nach Hause, abhängig von seiner Beweglichkeit und den sozialen Umständen. Ein ergotherapeutisches Training daheim ist hierfür oft eine wertvolle Entscheidungshilfe.
Mit dem ambulanten Patienten vereinbare man Wiedervorstellungstermine für 4–6wöchentliche Röntgenkontrollen, bis er wieder unabhängig geworden ist. Danach sollte man ihn über einen Zeitraum von insgesamt 3 Jahren halbjährlich bis jährlich einbestellen, um nicht eine spät einsetzende avaskuläre Nekrose zu übersehen.

Komplikationen (1): Avaskuläre Nekrose (1): In den meisten Fällen ist durch die Unterbrechung der Blutversorgung durch die Fraktur die Ursache und das Schicksal des Femurkopfes bereits zum Zeitpunkt des Traumas besiegelt. Es ist aber auch möglich, daß gelegentlich grobes Osteosynthesematerial die prekäre Blutversorgung weiter unterbricht und so zur avaskulären Nekrose führt. Kommt am häufigsten bei Frakturen vom Typ III und IV vor.

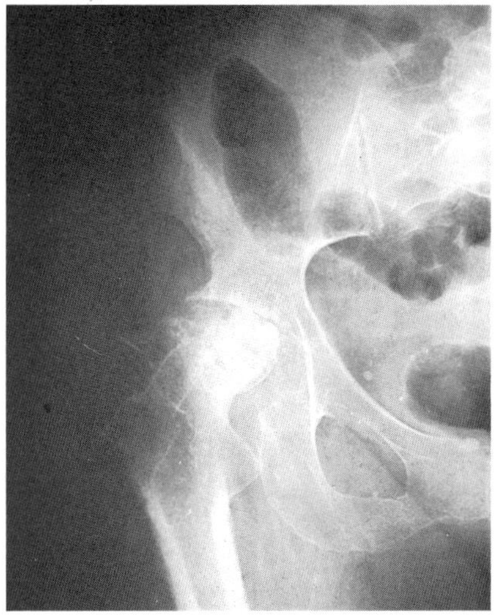

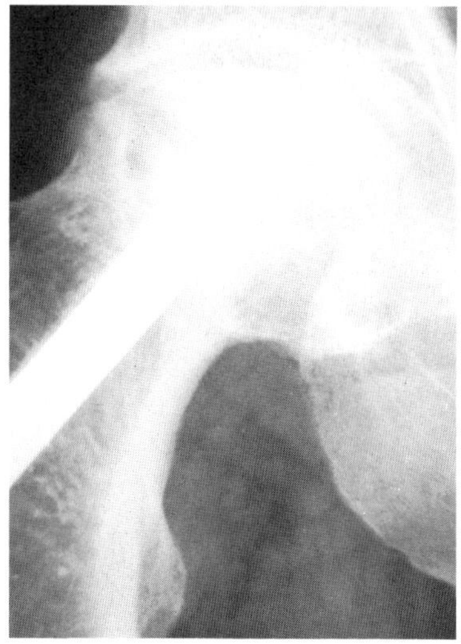

95. Avaskuläre Nekrose (2): Der Patient klagt über zunehmenden Schmerz (besonders in der Leiste), Hinken und verschlechterte Funktion; manchmal ging es ihm zunächst noch mehrere Monate lang gut. *Radiologische Veränderungen:* Meist schon im 1. Jahr vorhanden, gelegentlich aber erst nach 3 Jahren. Es können der gesamte Femurkopf betroffen (oben links: DHS entfernt) und sklerosiert, seine Kugelform verlorengegangen, der Gelenkspalt verschmälert und arthrotische Randzacken vorhanden sein. Man kann solche Veränderungen nur im gewichtragenden Segment („obere segmentale Nekrose") mit der charakteristischen Doppelkonturunterbrechung des Femurkopfes sehen (oben rechts). *Behandlung:* Leichte Beschwerden lassen sich mit Analgetika beherrschen. In schweren Fällen überlege man beim jüngeren Patienten die McMurray-Osteotomie, bei älteren ist dagegen meist die Hüft-TEP angeraten.

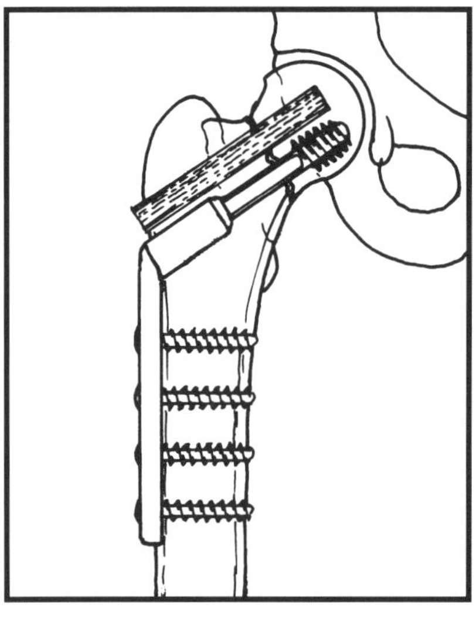

96. Komplikationen (2): Pseudarthrose Diese sieht man am häufigsten beim Schweregrad III und IV, vor allem wenn sie übersehen oder schlecht fixiert wurden. Bei jüngeren Patienten erwäge man ein Knochentransplantat, einige Zentren empfehlen die *primäre* Behandlung mit Pins und Transplantaten bei den Hochrisikofrakturen. Die Techniken variieren, doch läßt sich der Bruch mit einer DHS und einem Fibulasegment behandeln, welches etwa zylindrisch geformt wird und als Graft in ein eigens dafür gesetztes Bohrloch eingebracht wird.

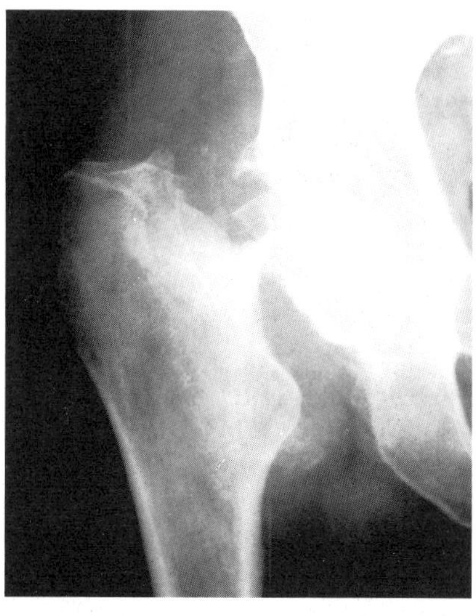

97. Pseudarthrose (2): Beim älteren Patienten und speziell einer nichtbehandelten Fraktur mit ernsthaftem Abgleiten (Abb.) oder mit abgerundeten Knochenrändern, Sklerose und betonten zystischen Femurhalsveränderungen sind die Femurkopfprothese (FEP, Hemiarthroplastik) oder die Hüft-TEP die Behandlung der Wahl. Die Pauwels-Osteotomie ist bei jüngeren und älteren Patienten (bis 70 Jahre), wo dann die Hüft-TEP nicht in Frage kommt, ein nützliches Verfahren.

98. Andere Behandlungsmethoden intrakapsulärer Frakturen (1): Nichtoperative Versorgung: Alle eingestauchten Brüche (Garden-I- und manche Garden-II-Frakturen) kann man konservativ behandeln; dies wird zur wichtigen Überlegung, besonders da diese in einer zunehmend älter werdenden Bevölkerung auch zunehmen und die Operationskapazitäten knapper werden. Insgesamt wurde bei den konservativ Behandelten eine geringere Letalitätsrate berichtet als bei Operierten. *Methode:* (1) Das Bein ruht in einer Schiene, bis der Schmerz (meist nach einer Woche) nachläßt. (2) Dann beginnt für ca. 8 Wochen das Gehen an Krücken mit partieller Gewichtsbelastung, wonach der Patient voll belasten darf. (3) Röntgenkontrolle 2 Tage nach Beginn der Mobilisation, danach alle 2 Wochen bis zur 8. Woche. (4) Bei Fragmentlokkerung und -instabiliät (Inzidenz bis zu 14%) wird eine aktive Behandlung erforderlich, dann zumeist Hemiarthroplastik oder Hüft-TEP. Eine Fragmentlockerung sieht man am häufigsten bei Patienten über 70 Jahren, vor allem mit schlechtem Allgemeinzustand, oder bei Jüngeren mit noch hoher Lebenserwartung. Allerdings können bei älteren Patienten mit dieser Behandlung Probleme durch länger dauernde Bettlägerigkeit folgen.

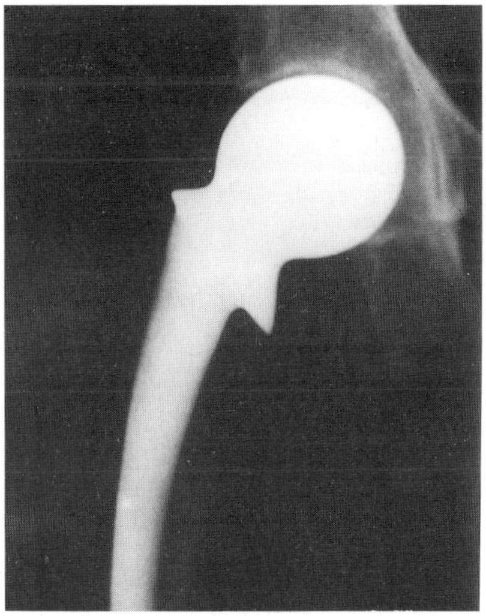

99. Andere Behandlungsmethoden (2): Man kann eine zementierte oder unzementierte Thompson-Prothese (Abb.) einsetzen, speziell bei älteren Menschen mit Frakturen mit hohen Pseudarthrose- oder Hüftkopfnekroserisiko. Die Letalitätsrate hängt vom operativen Zugang ab, wobei der nach Harding besonders zu empfehlen ist. Die FEP hat eine Tendenz zur langsamen Hüftpfannenerosion, so daß man dieses Verfahren am besten für Patienten reserviert, die vermutlich nicht mehr lange leben oder kein besonders aktives Leben mehr führen werden.

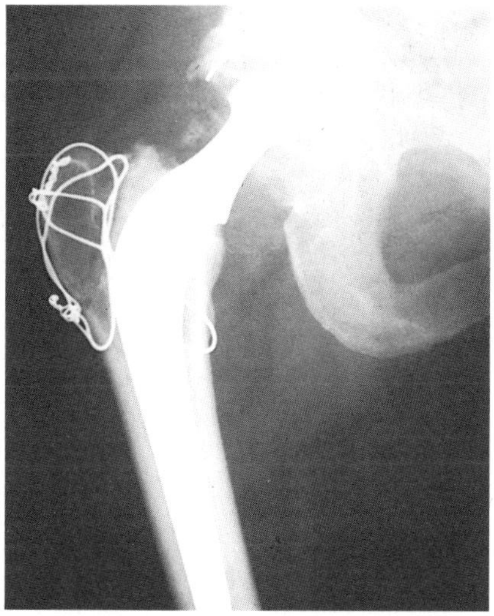

100. Andere Behandlungsmethoden (3): Die erfolgreiche Hüft-TEP bietet dem Patienten die höchste Chance, daß er wieder einen Zustand wie vor der Fraktur erreicht. Wichtigste Überlegung ist die Eignung des Patienten für diesen Eingriff; sie ist auch unter den oben beschriebenen widrigen Umständen völlig gerechtfertigt, wenn der Patient bei guter Gesundheit, körperlich und geistig aktiv ist und die Klinik niedrige Letalitäts- und Morbiditätszahlen aufweist.

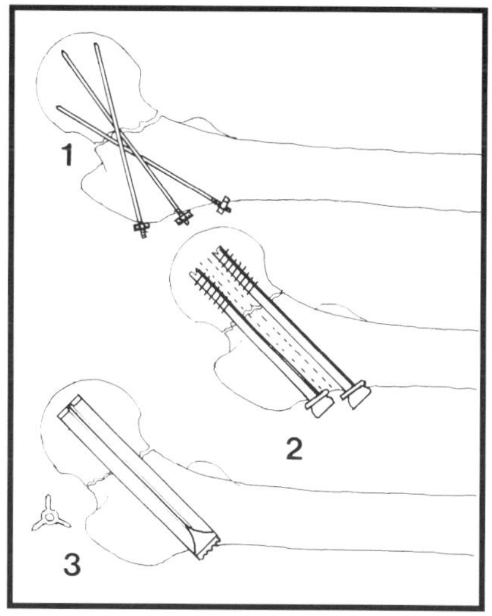

101. Andere Behandlungsmethoden (4): Zur Stabilisierung dieser notorisch schwierigen Fraktur wurden viele andere Methoden beschrieben, darunter: (1) Moore- oder Knowles-Pins (mindestens 3) sind bei Kindern von Nutzen, da sie die geringste Auswirkung auf die Blutversorgung des Kopfes haben; (2) 3 oder 4 selbstschneidende Hohlschrauben (z.B. MAGNA-Fx® der AO) kontrollieren eine jegliche Rotationsneigung des Kopfes und können die Operationszeit verkürzen; (3) auch kontrollieren 3-Lamellen-Nägel die Rotation, neigen aber zum Austreiben nach außen und sind nur noch selten im Gebrauch.

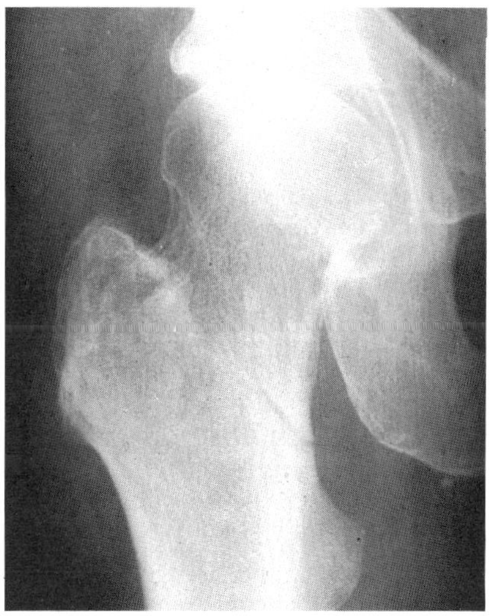

102. Intertrochantere Schenkelhalsfrakturen (1): Brüche dieses Typs mit Vorkommen an der Schenkelhalsbasis haben folgende Vorzüge: (a) Sie verlaufen extrakapsulär und zeigen bei Erwachsenen keine avaskuläre Nekrose. (b) Wegen der Größe von Kopf- und Halsfragment läßt sich meist eine gute innere Fixation erzielen; Pseudarthrosen sind sehr selten, und meist ist die volle Gewichtsbelastung schon früh möglich.

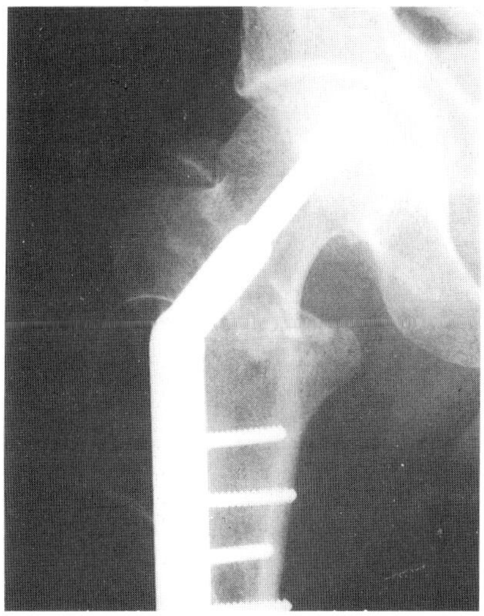

103. Intertrochantere Schenkelhalsfrakturen (2): Operation: Der Patient wird auf dem orthopädischen Operationstisch gelagert; bei fehlgestellter Fraktur erreicht eine Extension in Neutralstellung meist die Reposition. Das proximale Femur legt man wie bereits beschrieben frei und sichert den Bruch entweder mit einer DHS und einer langen (7-Loch-)Platte, einer Winkelplatte oder einer Nagelplatte.

104. Intertrochantere Schenkelhalsfrakturen (3): Nachsorge: (a) Meist darf der Patient bereits am 2. Tag außerhalb seines Betts sitzen. (b) Die Hautnähte werden etwa am 10. Tag post op. entfernt. (c) Wurde – wie zumeist – eine gute Reposition erzielt, dann kann man den Patienten in der 1. Woche allmählich mobilisieren. Oft erreicht man volle Gewichtsbelastung in den ersten 3 Wochen. (d) Sobald der Patient eine zufriedenstellende Unabhängigkeit wiedergewonnen hat, kann man ihn nach Hause entlassen. (e) Danach stellt er sich alle 4–6 Wochen ambulant vor. (f) Sobald Röntgenkontrollen normale knöcherne Heilung zeigen, entläßt man den Patienten aus der Nachsorge (gutes funktionelles Ergebnis vorausgesetzt). Das Osteosynthesematerial verbleibt im Körper, es sei denn der Patient ist jung (< 45 Jahre), oder es verursacht Beschwerden.

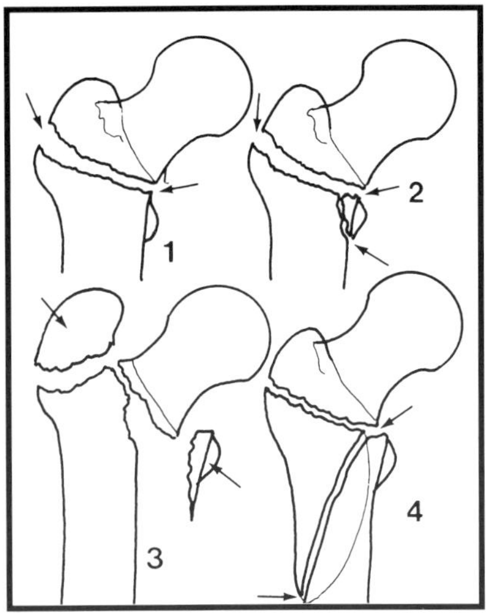

105. **Pertrochantere Frakturen (1):** Diese liegen distal der intertrochanteren Linie und bieten mehrere häufige Muster (s. AO-Klassif., S. 268). Die Bruchlinie kann durch das Trochanter-major-Massiv und durch den Trochanter minor mit (1) oder ohne (2) dessen Abtrennung verlaufen. Oft hochgradiger Trümmerbruch mit Abtrennung des großen und meist des kleinen Rollhügels (3). Kann in eine Spiralfraktur des proximalen Femurschafts übergehen (4).

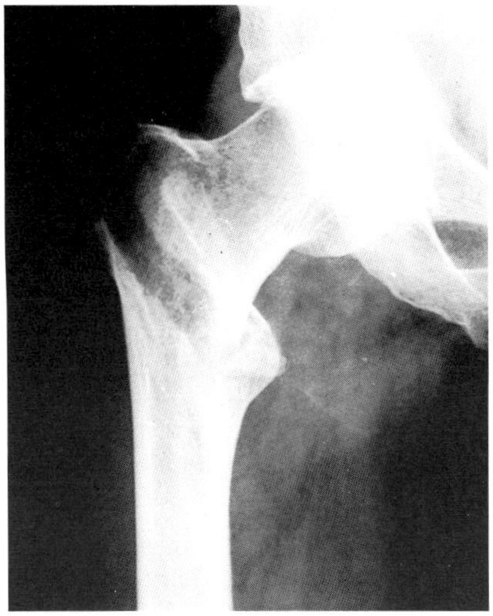

106. **Pertrochantere Frakturen (2): Behandlung (1):** Bei fehlender oder geringer Zertrümmerung (wie in 1 u. 2 in Abb. 105) ist die Stabilität kein Problem, hier bietet eine dynamische Hüftschraube mit langer Platte angemessenen Halt. Erfordert der Bruch vorab die Reposition, dann ergibt die Röntgenbildanalyse, ob die Gliedmaße innen- oder außenrotiert oder in Neutralstellung verbracht werden sollte.

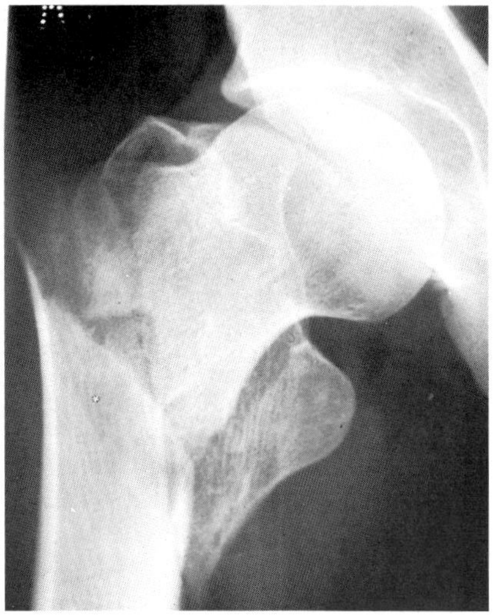

107. **Behandlung (2):** Bei instabilem Bruch (s. Abb. 105 Nr. 3) wird das Erreichen einer kräftigen zuverlässigen Fixation schwierig. Die Streßbelastung eines jeden Osteosynthesematerials ist hoch, das mechanische Versagen häufig. Dennoch ist eine DHS mit langer Platte oft erfolgreich und kann auch bei den Brüchen mit Beteiligung des proximalen Schafts, speziell in Kombination mit Neutralisationsschrauben, erfolgreich sein.

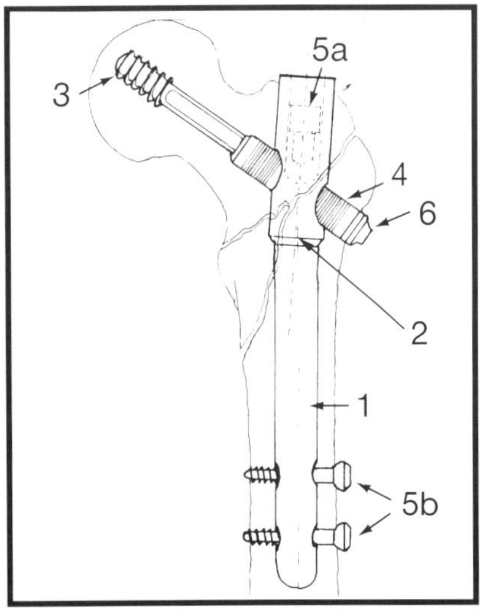

108. **Behandlung (3): Andere Fixationsmittel (1):** Der Gamma-Nagel (oder die intramedulläre Hüftschraube nach Richards; Abb.) eignet sich für viele pertrochantere und proximale subtrochantere Frakturen. Sie vereint einen Marknagel (1) mit Abwinkelung (2) als Anpassung an den Femurkanal und eine Teilgewindeschraube (3). Die Gleithülse mit Führungsbohrungen für die Hüftkopfschraube wird mit einer Schraube gefaßt (5a). Die Drehung des Marknagels verhindern distale Verriegelungsschrauben (5b), die über Schablone eingebracht werden. Die Fragmente können mit einer Kompressionsschraube aufeinandergepreßt werden (6).

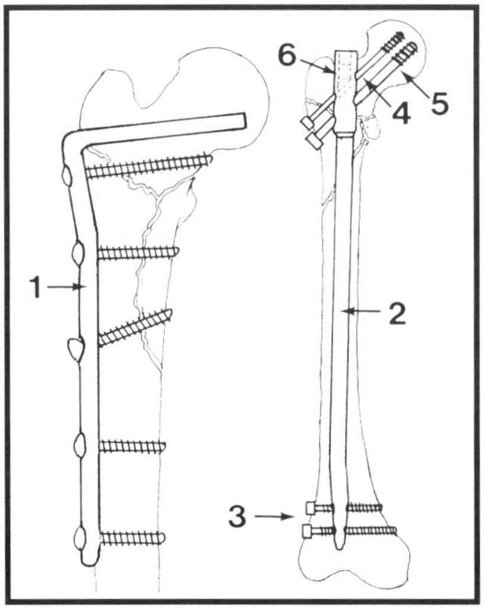

109. **Alternative Fixationsmittel (2):** Ist ein größerer Teil des proximalen Femurschafts mit gebrochen, kann man alternativ zur DHS mit langer Platte eine Winkelplatte (1) verwenden; bei noch weitergehender Femurschaftfraktur bietet der Russell-Taylor-Rekonstruktions-Verriegelungsnagel (2) beträchtliche Möglichkeiten. Dieser hat distale Bohrungen für 6,4-mm-Verriegelungsschrauben (3). Das proximale Ende nimmt Spongiosaschrauben von 6,4 mm (4) und 8 mm (5) auf. Ferner gibt es eine proximale Blockierschraube (6).

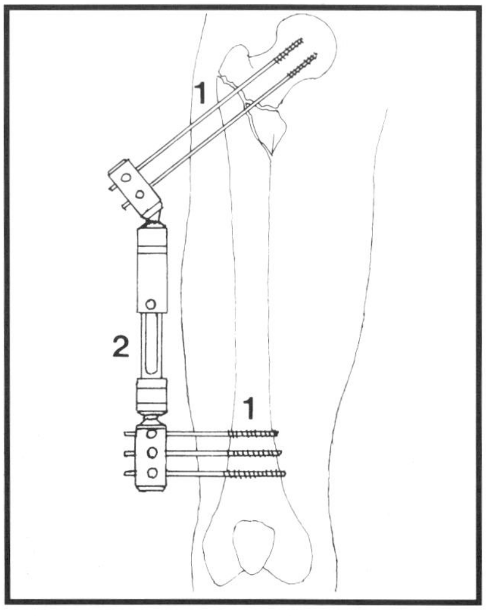

110. **Alternative Fixationsmittel (3):** Besonders wertvoll bei der Versorgung offener Verletzungen dieser Region sind Schanz-Schrauben (1) kombiniert mit einem Fixateur externe (2). Diese Therapie ist auch bei vielen geschlossenen Brüchen ratsam, besonders wenn die Osteosynthesemöglichkeiten knapp sind. Operatives Trauma und Blutverlust sind besonders gering, die Technik ist klar, schnell und kostengünstig; meist kann man die Mobilisation an Krücken ohne Gewichtsbelastung nach 48 h beginnen. Durchschnittliche Heilungszeit: 16 Wochen.

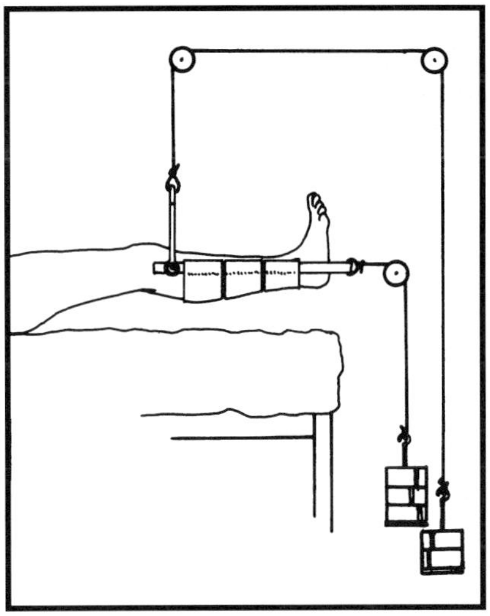

111. Konservative Behandlung: Da bei inter- und pertrochanteren Frakturen die knöcherne Heilung selten problematisch ist, kann man diese erfolgreich mit Bettruhe und Extension behandeln. Als zusätzlicher Halt kann eine Thomas-Schiene wünschenswert sein. Man kann diese Therapieform beispielsweise dann wählen, wenn der Patient nicht zur Vollnarkose fähig ist oder andere Verletzungen Probleme verursachen; die Risiken müssen dann die Vorteile der Frühmobilisierung überwiegen.

112. Nachsorge bei pertrochanteren Frakturen: Bei stabilen Brüchen (z.B. 1&2 in 266,105) mit hoher Qualität der Osteosynthese kann man den Patienten früh mobilisieren und ihn jederzeit mit dem Körpergewicht belasten lassen. Bei instabileren Brüchen hängt dann die Entscheidung, wann man die volle Belastung erlaubt, schon eher von der Starrheit und der Art der Osteosynthese ab. Bei sehr instabilen Frakturen kann die zu frühe Belastung zum mechanischen Versagen der inneren Fixation führen, so daß es hier angeraten ist, den Patienten nur teilbelastet an Krücken gehen zu lassen, bis Kallus erscheint und auch offensichtlich wesentlich zur lokalen Stützung beiträgt.
Komplikationen: Häufigste Komplikation ist das Versagen des Osteosynthesematerials mit Übergang in eine Coxa vara (meist durch Austreiben des Fixationsmittels). Dazu kommt es noch vor der Entwicklung von reichlich Kallus und läßt sich durch erneute Bettruhe und Knochenextension mit 5–7 kg korrigieren. Diese behält man bis zur knöchernen Heilung bei. Entdeckt man die Coxa vara erst spät, muß man die Fehlstellung meist hinnehmen.

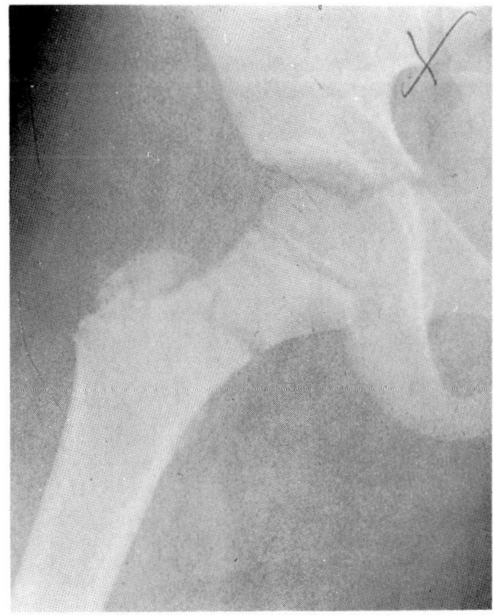

113. Kindliche Schenkelhalsfrakturen: Diese seltenen Verletzungen entstehen durch starke Gewalteinwirkung und wurden von Delbet in 4 Typen unterteilt: Typ I: Subkapitale (oder transepiphysäre) – das sind Luxationsfrakturen mit Austreibung der Kopfepiphyse aus dem Gelenk – mit zwangsläufiger avaskulärer Nekrose; Typ II: transzervikale – der häufigste Typ. Ohne Fehlstellung (Abb.) ist eine avaskuläre Nekrose selten, bei Fehlstellung jedoch sehr häufig (60%). Bei Typ III: zervikotrochantere (basal) und Typ IV: pertrochantere Frakturen ist die avaskuläre Nekrose seltener und hängt ebenfalls von der Fehlstellung ab. Weitere Komplikationen dieser ernsten Verletzung sind Coxa vara und Pseudarthrose.
Behandlung: (1) *Alle Brüche ohne Fehlstellung* sollte man mit einem Hüftgips bis zur knöchernen Heilung behandeln, wobei Komplikationen in dieser Gruppe selten sind. (2) Bei Frakturen in Fehlstellung und einem Kind unter 10 Jahren sollte man die manuelle Reposition versuchen und bei Erfolg den Bruch mit Knowles-Pins sichern. Manchmal ist die Kapsulotomie angeraten, um die Rate der avaskulären Nekrose zu senken. (3) Die offene Reposition unternimmt man bei Verletzungen vom Typ I. Bei Kindern unter 10 Jahren und erfolgloser Reposition empfiehlt sich bei den übrigen Typen eine primäre subtrochantere Osteotomie mit Gipsverband, um das Risiko von Pseudarthrose und Coxa vara zu senken. (4) Die Osteotomie erscheint auch bei einer Pseudarthrose angeraten; dabei ist das Ausmaß der avaskulären Osteonekrose recht unterschiedlich; man sollte zuwartend behandeln. Nur manchmal ist die Hüftarthrodese erforderlich.

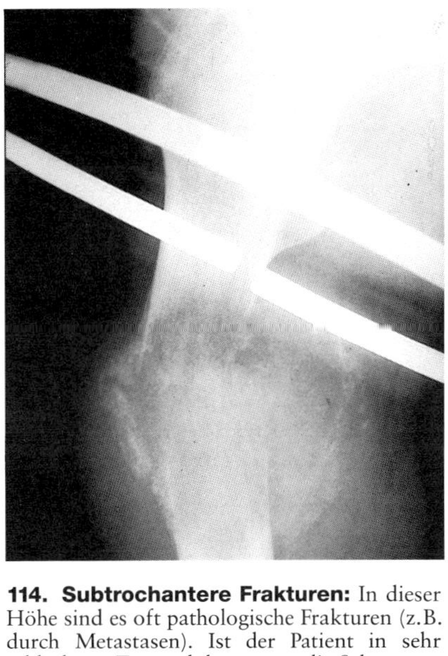

114. Subtrochantere Frakturen: In dieser Höhe sind es oft pathologische Frakturen (z.B. durch Metastasen). Ist der Patient in sehr schlechtem Zustand, kann man die Schmerzen in einer Thomas-Schiene lindern (Abb.). In allen anderen Fällen ist die innere Fixation angeraten, z.B. mit Russell-Taylor-Rekonstruktionsnagel. Bei großer Osteolyse kann man ferner mit Acrylzement auffüllen, der der Osteosynthese etwas zusätzlichen Halt bietet, so daß auch die sofortige Mobilisierung möglich werden kann.

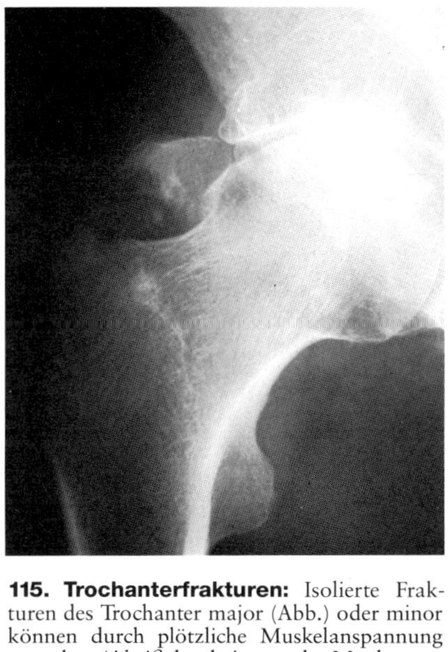

115. Trochanterfrakturen: Isolierte Frakturen des Trochanter major (Abb.) oder minor können durch plötzliche Muskelanspannung entstehen (Abriß durch Ansatz des M. glutaeus medius oder M. iliopsoas). Brüche des großen Rollhügels können auch durch direkte Gewalt zustande kommen. Man braucht hier nur konservative Behandlung mit Mobilisation des Patienten nach wenigen Tagen Bettruhe.

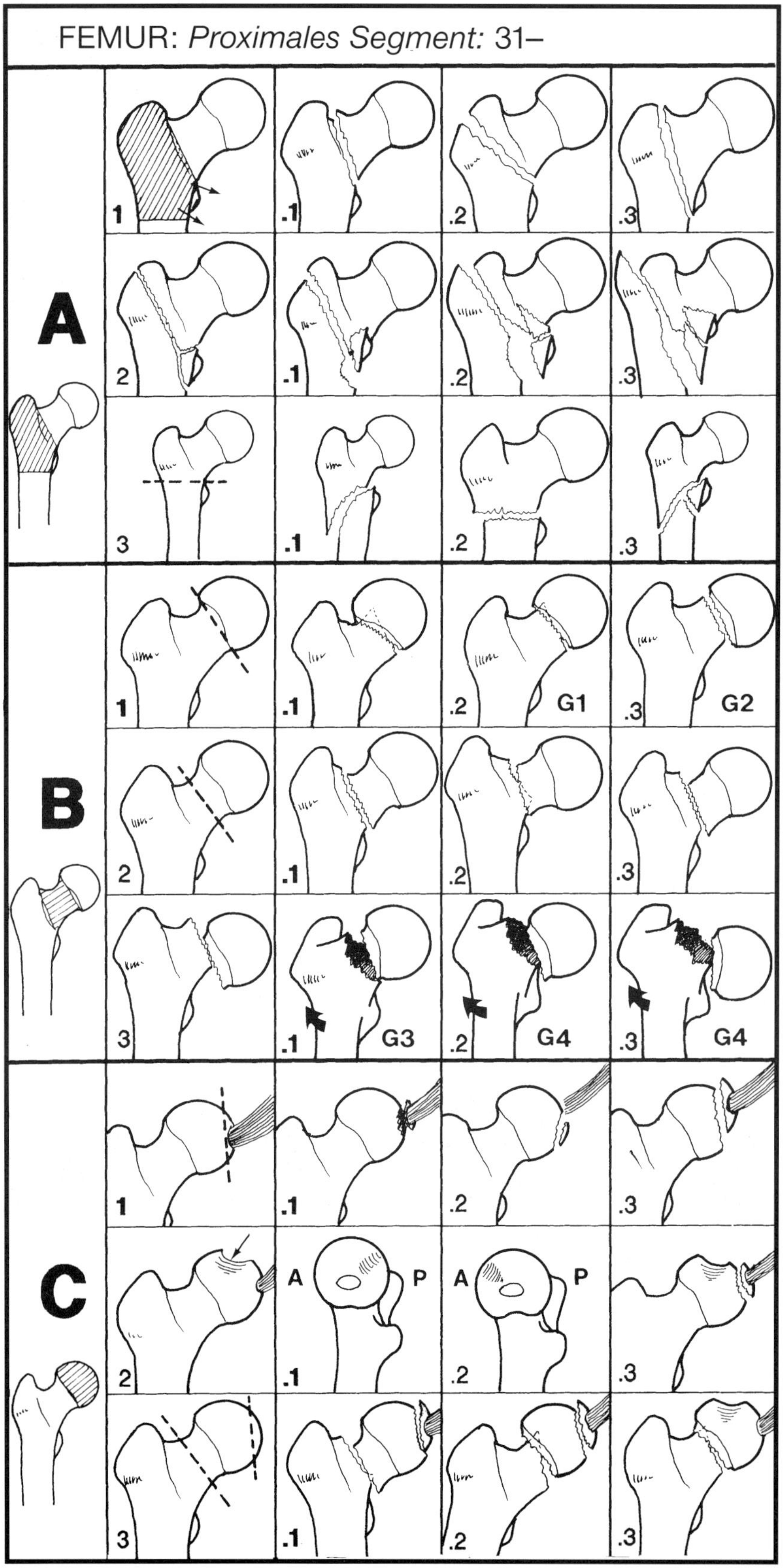

116. AO-Klassifikation der Femurfrakturen, proximales Segment (31-):

Typ A: Frakturen der Trochanterregion (begrenzt durch die intertrochantere Linie und die Linie, die die Diaphyse vom proximalen Segment trennt, auf der Höhe des Unterrandes des kleinen Rollhügels).
A1 = Einfache Brüche, beginnend im Trochanter-major-Bereich, endend über oder unter dem Troch. minor: .1 längs der Linea intertrochanterica; .2 Verlauf durch Troch. major; .3 Verlauf unterhalb des Troch. minor.
A2 = Multifragmentärer Bruch, beginnend im Troch. major und Verlauf in die mediale Kortikalis hinein, die in 2 Höhen gebrochen ist: .1 mit Intermediärfragment; .2 mehrere Intermediärfragmente; .3 Verlauf bis > 1 cm unterhalb des Troch. minor.
A3 = Bruchlinie von unterhalb des Troch. major bis oberhalb des Troch. minor: .1 einfacher Schrägbruch; .2 einfacher Querbruch; .3 multifragmentär.
(Beachte: Abrißfrakturen von Troch. major u. minor lassen sich nicht mit den anderen Typ-A-Brüchen klassifizieren und sind gesondert eingestuft, nämlich als 31-D1.)

Typ B: Brüche mit Einstrahlen in den Femurhals.
B1 = Gering fehlgestellte subkapitale Frakturen: .1 Einstauchung mit >15 ° Valgus; .2 Einstauchung mit < 15 ° Valgus; .3 nicht eingestauchte Frakturen.
B2 = Transzervikale Frakturen: .1 basal; .2 Adduktionsmuster; .3 Abschermuster.
B3 = Fehlgestellte sukapitale Frakturen: .1 mäßige Varusfehlstellung mit Außenrotation; .2 mäßige Fehlstellung mit Verkürzung und Außenrotation; .3 markante Fehlstellung.

Typ C: Frakturen erfassen auch Femurkopf; sind selten; meist Komplikation der hinteren Hüftluxation.
C1 = Splitterbruch: .1 Ausriß des Lig. teres; .2 mit Abriß des Lig. teres; .3 mit großem Fragment.
C2 = Eingestauchte Kopffraktur: .1 hinten oben; .2 vorne oben; .3 Depression mit Splitterbruch.
C3 = Bruch von Kopf und Hals: .1 Splitterbruch mit transzervikaler Fraktur; .2 Splitterbruch mit subkapitaler Fraktur; .3 Depressionsfraktur mit Bruch des Halses.

Beachte: 1. Die Unterscheidung der B-Frakturen ist etwas willkürlich, da die Mehrzahl in dieser Gruppe eigentlich vom gleichen Typ sind und die radiologischen Unterschiede auf unterschiedlicher Lage oder Projektion beruhen.
2. Die AO hat näherungsweise folgende Entsprechungen zur Garden-Klassifikation:
Garden 1 = 31-B1.2
Garden 2 = 31-B1.3
Garden 3 = 31-B3.1
Garden 4 = 31-B3.2 od. 31-B3.3.

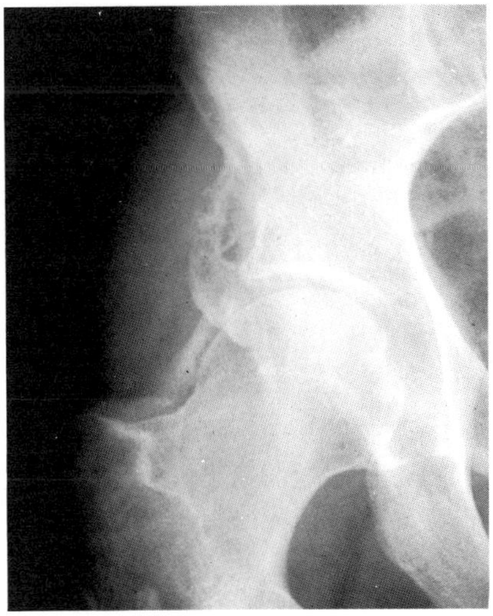

117. Nach einem Schädel-Hirn-Trauma und Hüftluxation mit manueller Reposition klagte der Patient über anhaltenden Schmerz und Einsteifung der Hüfte. Was ist hierfür die Ursache?

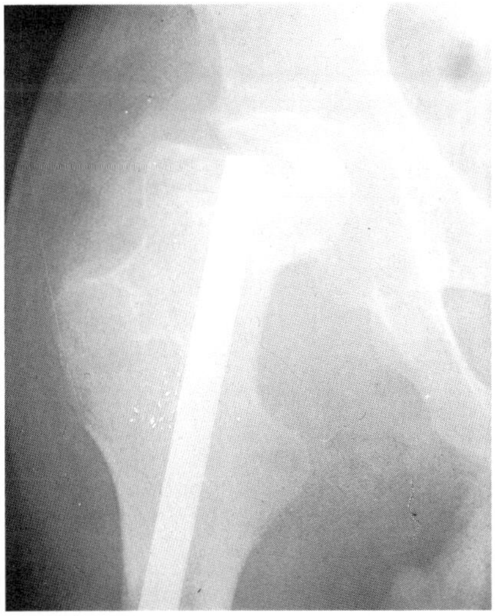

118. Neun Monate nach innerer Fixation einer Schenkelhalsfraktur durch einen 3-Lamellen-Nagel klagte der Patient über Hüftschmerzen.
a) Was ist die Ursache der Beschwerden?
b) In welcher Höhe war die Fraktur?
c) Ist sie verheilt?
d) Welche Femurkopfdeformität bestand vor der Verletzung?

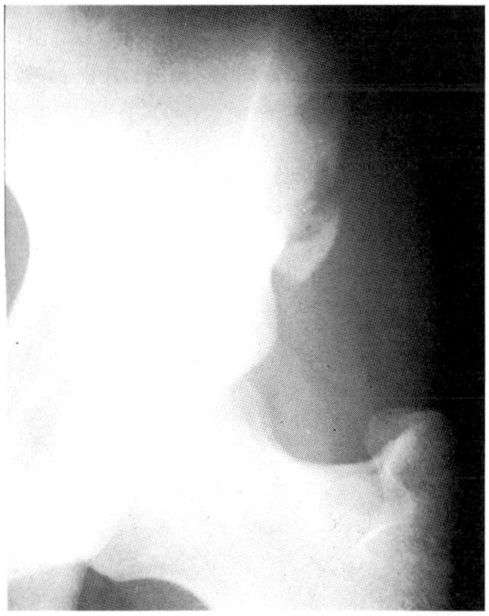

119. Röntgenbild eines jungen Mannes, der nach einem plötzlichen Sprint beim Fußballspiel über schwere Hüftschmerzen und Probleme bei Belastung mit dem Körpergewicht klagte. Welche Anomalie liegt vor?

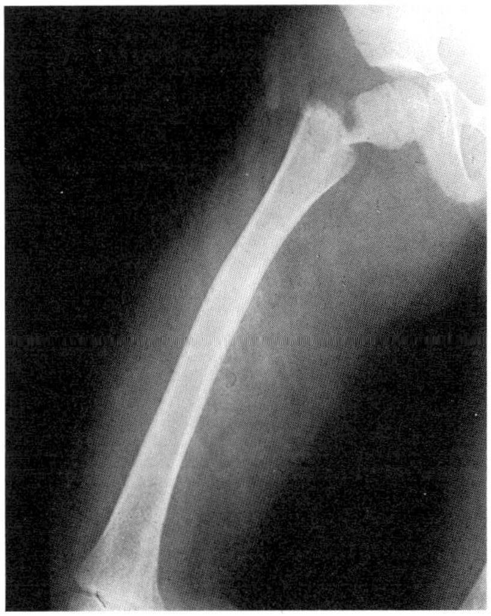

120. Röntgenbild eines Kindes, das nach einem Sturz vom Baum über Schmerzen und die Unfähigkeit, mit dem Körpergewicht zu belasten, klagte. Welche Verletzung liegt hier vor, und welche Komplikationen können nachfolgen?

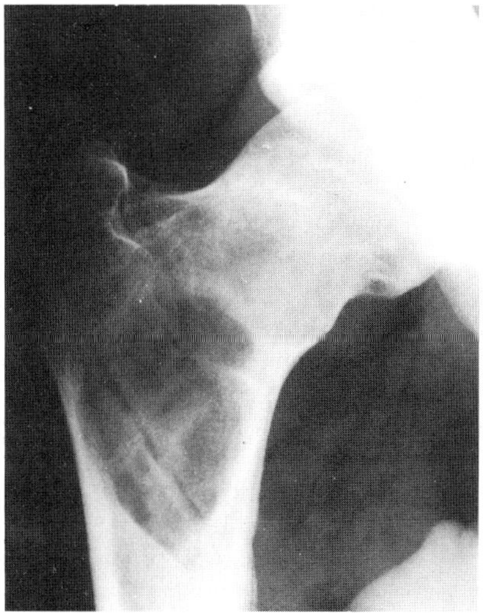

121. Was zeigt diese Röntgenaufnahme? Wie würden Sie hier behandeln?

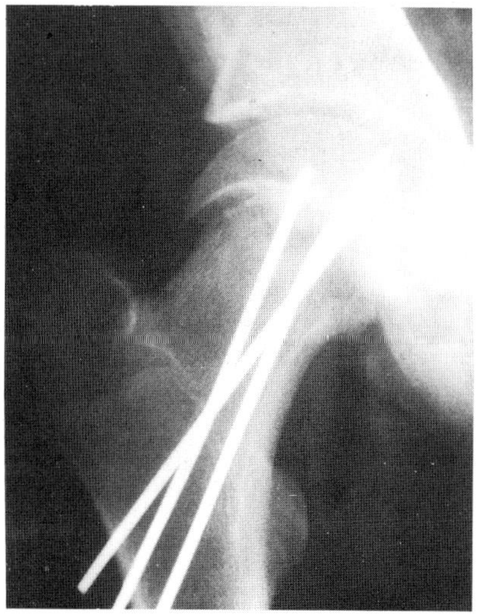

122. Welche krankhafte Veränderung ist hier vorhanden? Wie wurde diese behandelt?

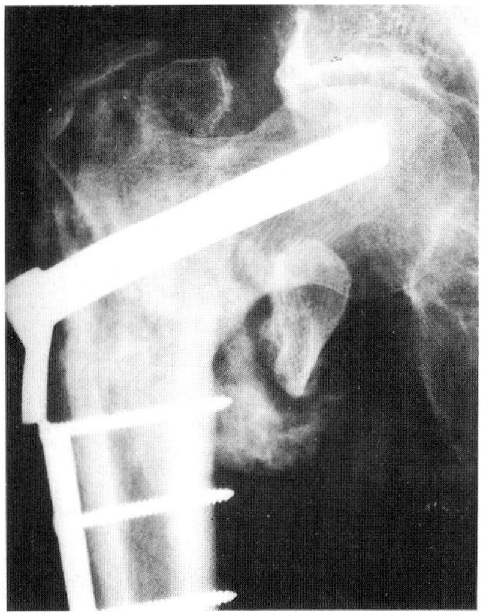

123. Welche Fraktur ereignete sich hier? Welche Behandlung wurde durchgeführt? Wie ist das Ergebnis?

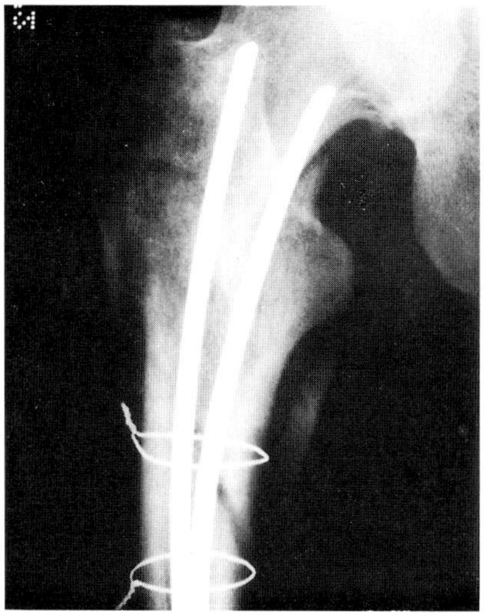

124. Frakturtyp? Wie wurde dieser behandelt?

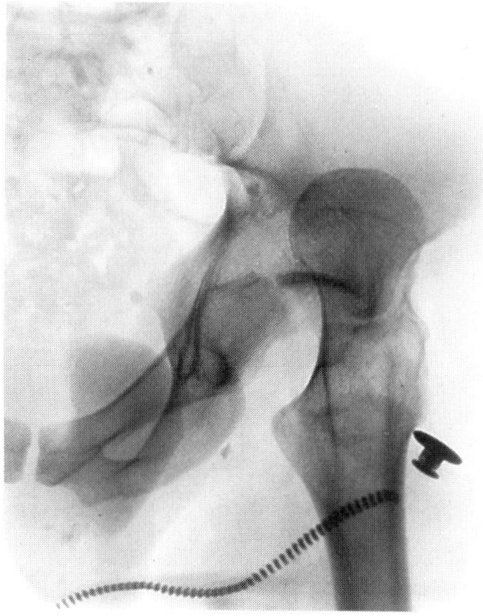

125. Welche Verletzung sehen Sie hier? Wie könnte man diese behandeln?

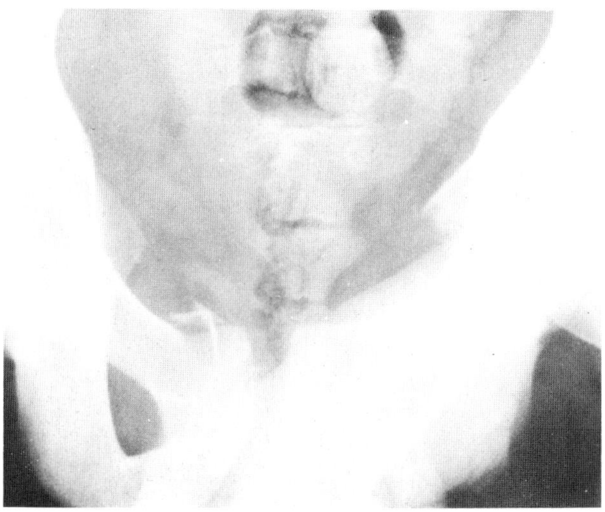

126. Welcher Bruch ist vorhanden? Welche Komplikation könnte vorliegen?

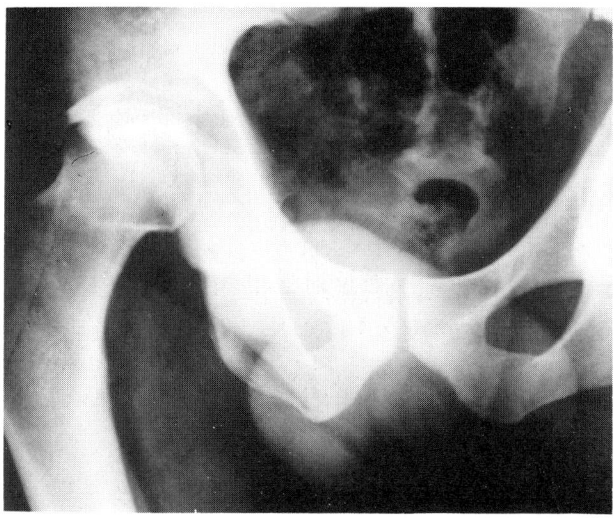

127. Welche Verletzung ist vorhanden?

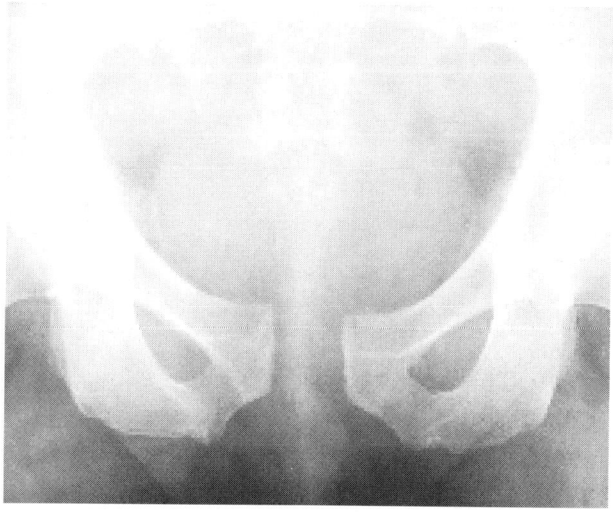

128. Welche Normabweichung sehen Sie hier? Wie würden Sie behandeln, wenn diese isoliert ist?

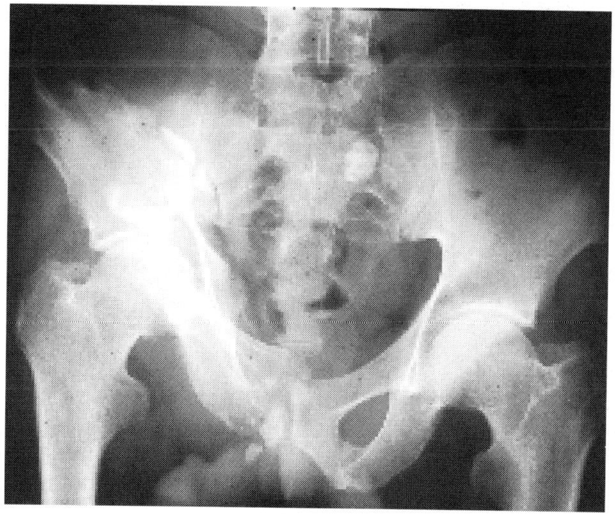

129. Welchen Typ einer Beckenfraktur zeigt diese Röntgenaufnahme?

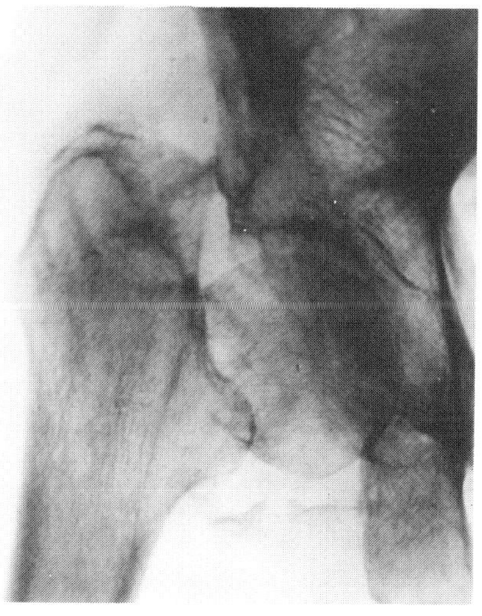

130. Welche Komplikation ist bei dieser unbehandelten intrakapsulären Schenkelhalsfraktur eingetreten?

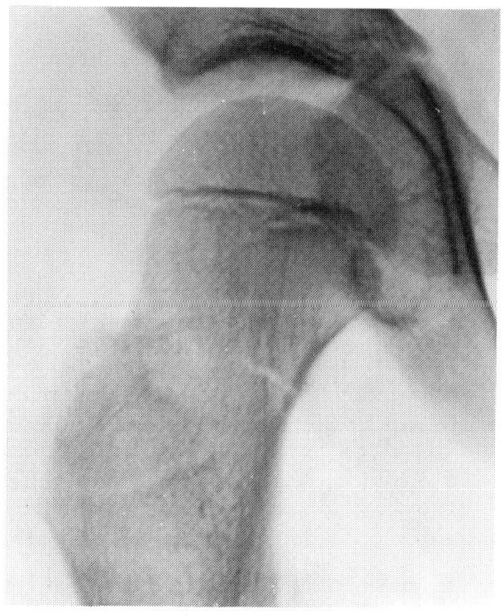

131. Beschreiben Sie diese Verletzung. Wie kann man diese behandeln?

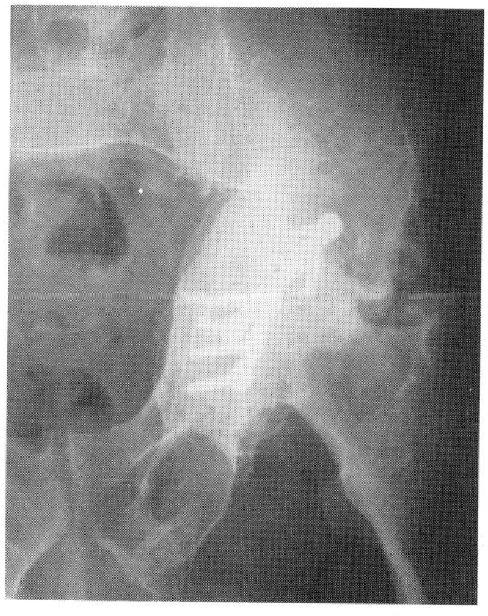

132. Welcher Verletzungstyp wurde hier behandelt? Welche Komplikation ist nachgefolgt? Wie könnte man sie therapieren?

117. Myositis ossificans.

118. a) Avaskuläre Nekrose mit kollaptischem Knochen.
b) Subkapitale Fraktur.
c) Ja.
d) Coxa valga (infolge einer Poliomyelitis).

119. Abrißfraktur der Spina iliaca anterior inferior (M. rectus femoris).

120. Schenkelhalsfraktur vom Typ III (zervikotrochantere oder basale) mit Fehlstellung. Mögliche Komplikationen sind avaskuläre Nekrose, verzögerte Heilung oder Pseudarthrose und Coxa vara.

121. Mehrkammerige Zyste im Schenkelhals und im proximalen Femurschaft mit einer diese durchsetzenden Fraktur. Nicht fehlgestellte extrakapsuläre Fraktur des Femurs bei fibröser Dysplasie. Die Diagnose sollte man durch Biopsie erhärten; normalerweise würde man diesen Bereich kürettieren und mit Knochen-Chips auffüllen sowie dann den Bruch mit Plattenosteosynthese und Nagelung versorgen.

122. Epiphysiolysis capitis femoris mit bleibender mäßiger Restdeformität. Die Stellung wurde so hingenommen und mit 3 Stiften fixiert (man bräuchte allerdings noch eine Seitaufnahme, um das volle Ausmaß des Gleitens zu erfassen).

123. Dies ist eine instabile pertrochantere Fraktur, die nur mit einem einteiligen Nagel mit Platte versorgt wurde. Die Platte ist (durch die hohen Biegungskräfte) gebrochen, dennoch die Fraktur, wenn auch in varischer Stellung, geheilt.

124. Die Fraktur ist verheilt, so daß die ursprünglichen Bruchlinien nicht mehr erkennbar sind. Dennoch kann man eine Spiralfraktur des Femurs mit Abtrennung eines Teils des Trochanter major und Beteiligung der Innenseite des Schenkelhalses an seiner Basis ausmachen. Dies wurde durch Drahtzerklage und Ender-Nagelung behandelt. (Diese Marknägel werden in Höhe des medialen Femurkondylus unter Durchleuchtungskontrolle eingeführt. Die Komplikationsrate ist hierbei beachtlich, weshalb diese auch immer seltener verwendet werden. Eine gute Alternative wäre hier ein Russell-Taylor-Rekonstruktionsnagel.)

125. Hier liegt offensichtlich eine Hüftluxation vor, daneben aber auch eine Fraktur des Azetabulumdachs. Weitere Röntgenaufnahmen sowie CT-Untersuchung sind erforderlich, um das Ausmaß des Pfannenbruches abzuklären, jedoch hat man hier den Eindruck einer nicht dislozierten Querfraktur durch das Pfannendach.

Falls sich dieser Eindruck bestätigen sollte, reponiere man diese Verletzung manuell und untersuche dann erneut den Pfannendachbruch. Ist die Fehlstellung nur sehr gering, dann ist eine konservative Behandlung mit Extension und frühen Hüftbewegungen anzuraten.

126. Dies ist eine Schmetterlingsfraktur der Schambeinäste mit dem Risiko einer Verletzung von Harnröhre oder Harnblase.

127. Das Bild zeigt eine hintere Hüftluxation, die wegen einer Begleitfraktur der hinteren Pfannenlippe instabil war; das Bruchstück kann man nahe dem oberen äußeren Femurkopfquadranten liegen sehen. Die Hüfte wurde reponiert und zur Erhaltung der Reposition das Pfannenrandfragment über einen dorsalen Zugang freigelegt und in seiner ursprünglichen Lage verschraubt.

128. Man sieht eine Sprengung der Schamfuge von weniger als 2,5 cm. Man sollte diese mit Bettruhe behandeln, bis der Schmerz sich gelegt hat. Man kontrolliere die Symphysensprengung mit wiederholten Röntgenaufnahmen und schreite zu einer aktiveren Behandlung (z.B. mittels Fixateur externe), wenn sich der Befund verschlechtert.

129. Die Schamfuge zeigt eine gewisse Fragmentüberlappung; dabei erscheint das Sakroiliakalgelenk intakt, doch liegt auf der rechten Seite eine Fraktur von Darmbeinschaufel und Hüftpfannendach vor; die rechte Beckenhälfte ist nach kranial verschoben. Dies ist eine Verletzung vom Typ C3 nach Tile.

130. Pseudarthrose.

131. Nicht dislozierte Infraktion des Schenkelhalses bei einem Kind. Diese kann man mit einem Hüftgips behandeln.

132. Ursprünglich Bruch des Hüftpfannendachs mit Reposition und innerer Fixation durch zwei Platten und etliche Schrauben. Der Bruch ist zwar verheilt, jedoch der Gelenkspalt verschmälert und eine gewisse Protrusion verblieben. Falls die Beschwerden eine weitere Behandlung erfordern, sollte man den kompletten Hüftgelenkersatz erwägen, doch ist vorher die Entfernung des Osteosynthesematerials nötig.

12. Femurfrakturen und Verletzungen der Knieregion

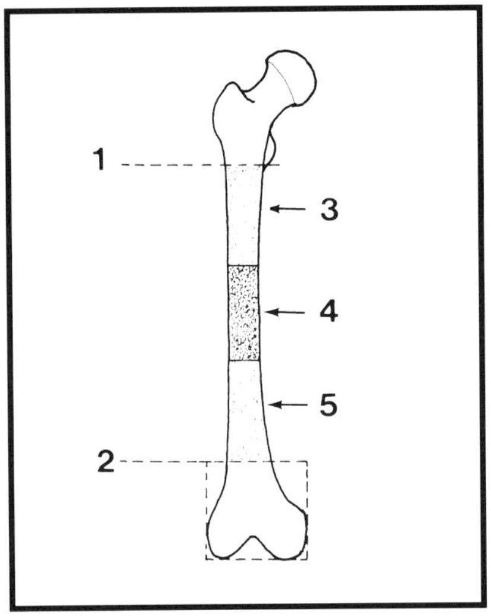

1. Einteilung: In der AO-Klassifikation (289,74) wird der Femurschaft so definiert: Er erstreckt sich vom Unterrand des Trochanter minor (proximales Segment) (1) bis zum Oberrand eines Quadrats (2), das das distale Femurende einhüllt (distales Segment). Zur Beschreibung läßt sich der Schaft (oder diaphysäres Segment) weiter in proximales (3), mittleres (4) und distales (5) Drittel unterteilen. Das proximale Drittel wird auch mitunter als subtrochantere Zone bezeichnet.

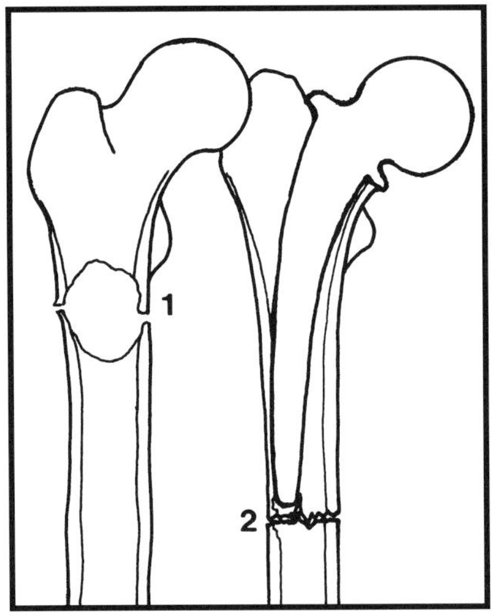

2. Ursachen der Frakturen: In der Regel ist eine erhebliche Gewalt erforderlich, um das Femur zu brechen; zu den häufigen Ursachen zählen daher Verkehrsunfälle, Stürze aus größerer Höhe und Quetschtraumen. Auch können pathologische Brüche vorkommen: Häufigste Ursache ist die senile Osteoporose, doch sieht man oft auch Metastasen, insbesondere subtrochanter (1). Konzentrierte Druckbelastungen und Knochenarrosionen am Schaftende von Prothesen können ebenfalls hierfür verantwortlich sein (2).

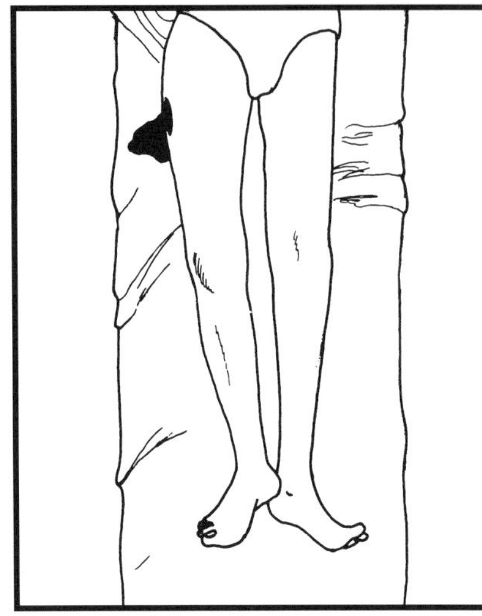

3. Blutverlust: Bei einer einfachen Fraktur ist ein Blutverlust von 0,5–1 l in die Weichteilgewebe mit begleitendem Schock durchaus häufig. Von innen heraus eröffnete Frakturen kommen klassischerweise im oberen Drittel vor. Oft ist bei einfachen Brüchen Blutersatz nötig und bei den offenen in der Regel auch essentiell; Blutgruppenbestimmung, Kreuzprobe und ein venöser Zugang sollten routinemäßig erfolgen (außer bei Kindern). Beim Transport in die Klinik hilft eine temporäre Schienung, die örtliche Blutung und den Schock zu lindern.

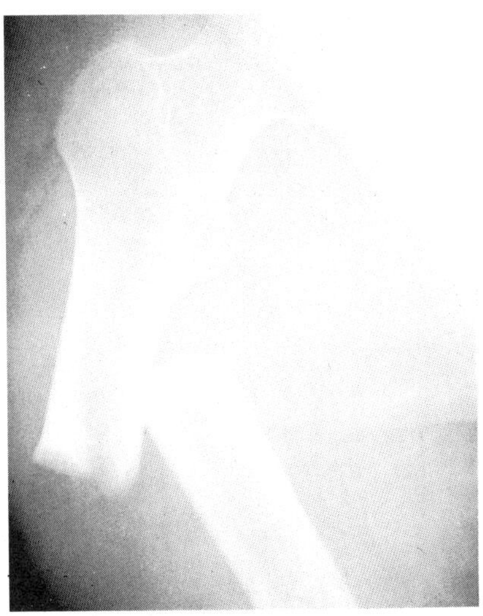

4. Diagnose: Diese macht nur selten Schwierigkeiten: Die Gewichtsbelastung ist unmöglich und die Gliedmaße in Frakturhöhe abnorm beweglich. Oft ist das Bein außenrotiert, in der Hüfte abduziert und verkürzt. Röntgenaufnahmen bestätigen dann die Diagnose. Es ist sehr wichtig, eine Patellafraktur, eine Hüftluxation sowie eine Beckenfraktur vom Typ der Luxatio centralis auszuschließen.

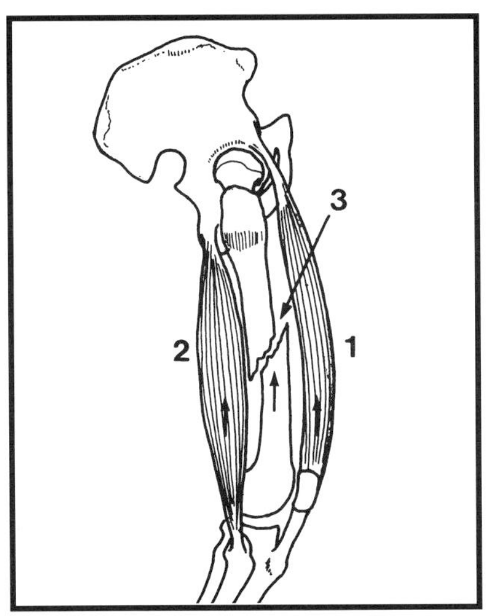

5. Konservative Behandlung: Femurschaftfrakturen werden oft konservativ behandelt; als erster Grundsatz ist hier zu beachten, daß die großen Muskelmassen des M. quadriceps femoris (1) und der Kniebeuger (2) eine Fehlstellung und Beinverkürzung (3) hervorrufen. Dem kann die Extension vorbeugen; sie ist ist auch die Grundlage der meisten konservativen Behandlungsmethoden.

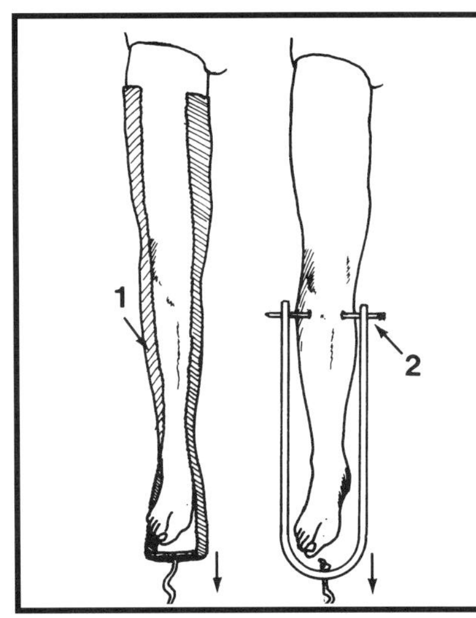

6. Extensionsmethoden: Es gibt 2 Methoden: **(1) Hautextension mit Klebepflaster:** Diese verwendet man bei Kindern und jungen Erwachsenen. Gelegentlich entstehen Probleme wegen Hautunverträglichkeiten und pustulöser Dermatitiden unter dem Klebepflaster.
(2) Skelettextension mit Steinmann-Nagel durch die Tuberositas tibiae. Diese Methode bevorzugt man bei älteren Menschen mit unelastischer Haut und dann, wenn starker Zug erforderlich ist. Es gibt gelegentlich Probleme durch Stichkanalinfektionen.

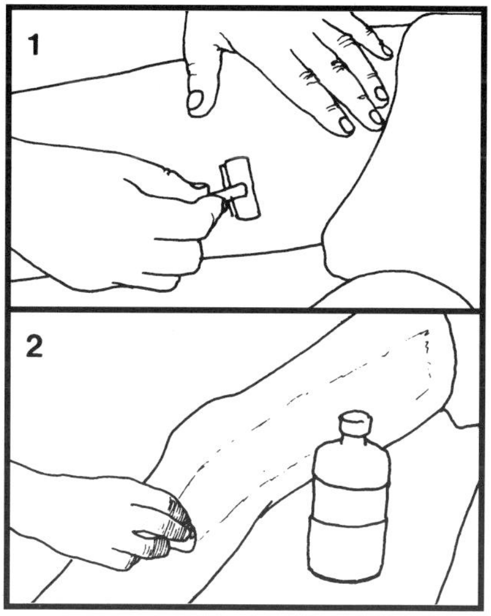

7. Anbringen des Hautzugs (1): Bei sorgfältigem und vorsichtigem Vorgehen kann man dies in der Regel ohne örtliche Betäubung durchführen (1). Man beginnt mit der Hautrasur. (2) Dann bepinselt oder besprüht man üblicherweise die Haut mit einer milden antiseptischen Lösung mit Perubalsam auf alkoholischer Basis. Dies kann das Haften der Klebestreifen erleichtern.

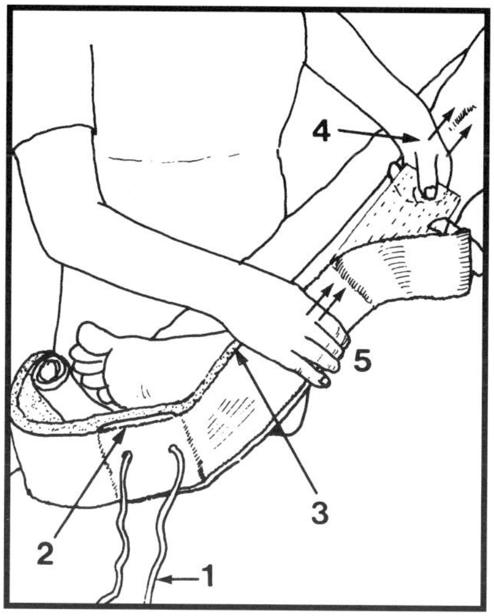

8. Anbringen des Hautzugs (2): Handelsübliche Fertig-Sets enthalten Selbstklebebänder, die zwar seitlich, nicht aber in Längsrichtung dehnbar sind. Sie werden zusammen mit Zugbändern (1), einer Platte für die Zugseile (2) und mit einem Schaumstoffschutz für die Knöchel (3) geliefert. Zuerst legt man das Klebeband an der Innenseite des Beins an – hierfür entfernt man das Band mit der einer Hand (4), während man es mit der anderen Hand auf die Haut aufdrückt und so weiterführt (5).

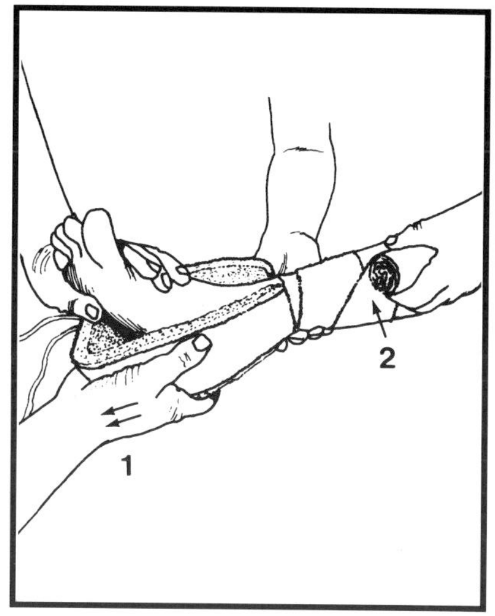

9. Anbringen des Hautzugs (3): Das Bein wird dann nach innen rotiert und das Band an der Außenseite des Beins angebracht, hier vorzugsweise etwas weiter dorsal als an der Innenseite. Die Bänder sollten am Bein so hoch wie möglich reichen, egal wie hoch die Fraktur gelegen ist. Nun zieht man am Bein (1) und sichert schließlich die Bänder über deren gesamte Länge mit zirkulär gewickelten Kreppbandagen (2).

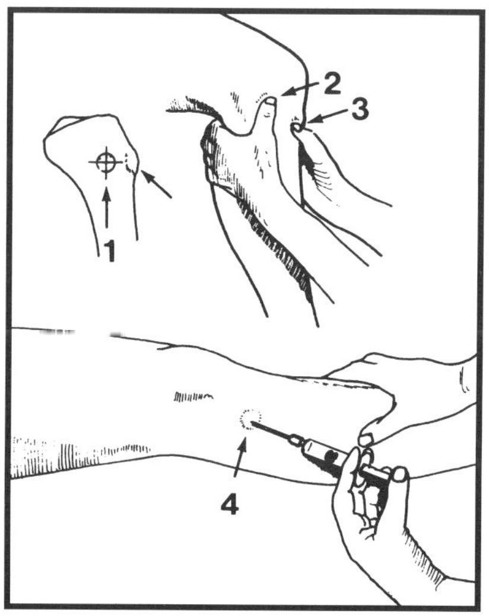

10. Anbringen der Skelettextension (1): Bevorzugte Stelle hierfür ist das obere Tibiaende etwa 2 cm lateral und dorsal der Tuberositas tibiae (1). Es ist wichtig, das Kniegelenk zu meiden, deshalb fange man damit an, die Kniegelenkspalthöhe in Beugung festzustellen (2), wobei man dessen Beziehung zur Tuberositas tibiae beachtet (3). Bei Verzicht auf Vollnarkose infiltriert man die Haut und das darunter gelegene Gewebe bis auf das Periost mit Lokalanästhetikum (z.B. 2–3 ml 1 %iges Lidocain) (4).

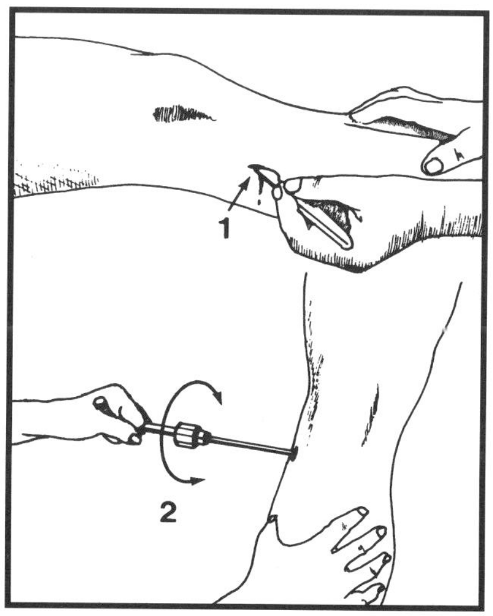

11. Skelettextension (2): Nun macht man eine kleine Hautinzision (1), die gerade ausreicht, den Nagel aufzunehmen: Führen Sie diesen ein, bis seine Spitze dem Knochen aufliegt. Treiben Sie nun den Steinmann-Nagel durch die laterale Knochenrinde, indem Sie fest aufdrücken und dabei den Handgriff drehen (2). Man sollte dann fühlen, wie er die Kortikalis durchdringt und schnell unter leichtem Widerstand weitergleitet, bis er auf die mediale Kortikalis trifft. In diesem Stadium hält man inne.

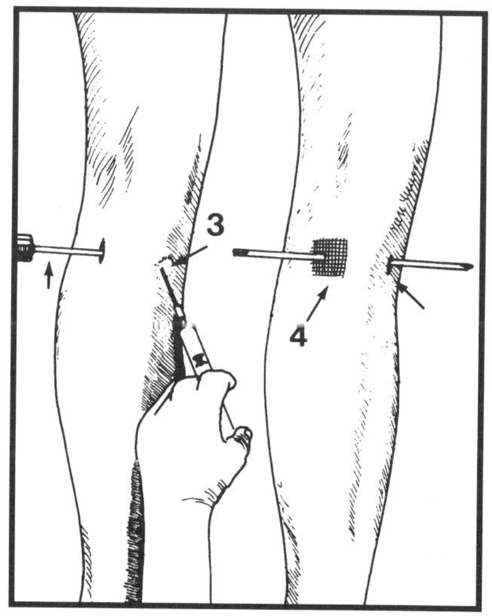

12. Skelettextension (3): Man infiltriert jetzt die Haut der Innenseite bis auf das Periost; benützen Sie dabei die Nagelposition, um die erwartete Austrittstelle aufzufinden (3). Treiben Sie nun den Nagel durch die mediale Kortikalis, und machen Sie eine kleine Inzision in der sich zeltförmig anspannenden Haut, so daß der Nagel austreten kann. Schützen Sie die Hautöffnungen mit Gazestreifen, die in Nobecutan® oder einem ähnlichen Versiegelungsmittel getränkt wurden (4). Versuchen Sie immer, den Nagel senkrecht zur Beinlängsachse einzuführen.

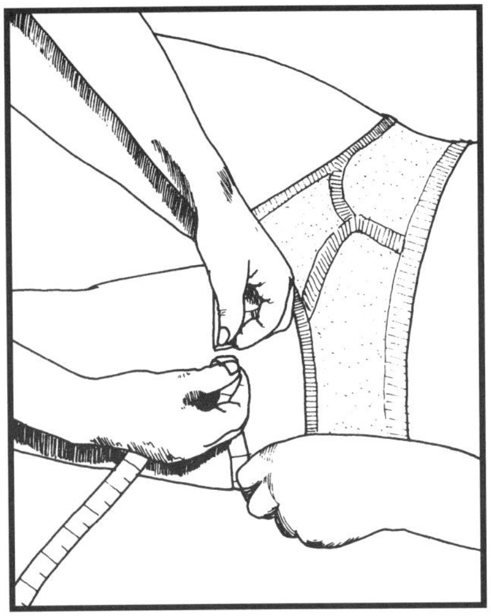

13. Extensionssysteme (A): Hautzug in Thomas-Schiene (1): Die wichtigste Entscheidung bei der Wahl der Thomas-Schiene betrifft die Ringgröße. Um Zeit zu sparen (z.B. vor einer Narkose), kann man auch das gesunde Bein messen und dabei eine schon vorhandene oder noch zu erwartende Schwellung mit einkalkulieren. Es ist aber immer gut, jedesmal einen jeweils eine Nummer größeren Ring verfügbar zu halten, falls hier Ungenauigkeiten vorkommen.

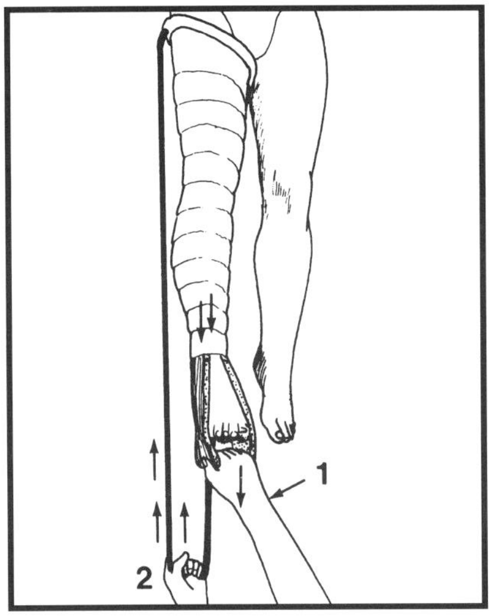

14. Thomas-Schiene (2): Während eine Hand an der Spreizstange Zug ausübt (1), wird die ausgewählte Schiene am Bein entlang nach oben geschoben (2). Sie sollte bis zum Sitzbeinhöcker (besser noch bis zum Damm) reichen, und es sollte möglich sein, über den gesamten Umfang des Rings noch einen Finger darunter zu schieben. Ist der Ring zu groß oder zu klein, dann probiert man die nächste Größe, hält dabei aber den Zug am Bein aufrecht.

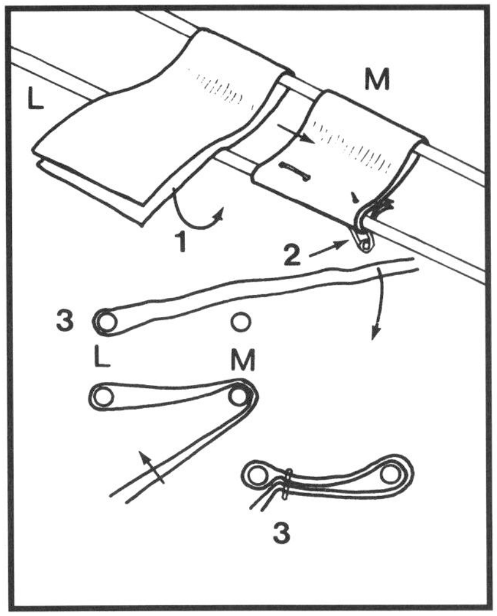

15. Thomas-Schiene (3): Die Wahl des Polstermaterials und die Art seiner Anbringung vertreten manche so fanatisch, daß es den Unbeteiligten amüsieren kann. Man kann die Schlingen zur Überbrückung zwischen den Einsenstangen aus 15 cm breiten Gipsbinden formen (1). Diese sichert man traditionell mit großen Sicherheitsnadeln, die von unten her durchgesteckt werden, und zwar dicht an der Außenstange (2). Manchmal werden auch elastische Clips verwendet. Eine doppelte Bandagenführung gewährleistet höhere Festigkeit (3).

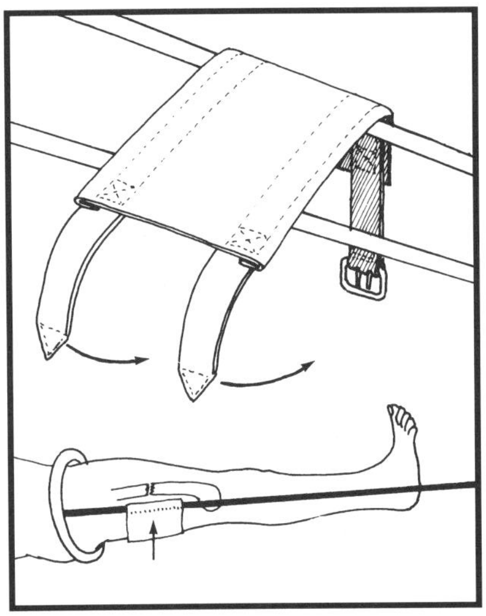

16. Thomas-Schiene (4): Die direkt unter der Bruchstelle angebrachte Schlinge sollte vorzugsweise nicht nachgeben, und so wird in dieser Lage oft eine aus Segeltuch mit Stegen und einer Schnellenbefestigung bevorzugt. Es ist üblich, die Schiene bereits mit dieser Schlinge in situ anzubringen; alle anderen Schlingen werden erst danach befestigt und den Beinkonturen angepaßt. Weniger zufriedenstellend mag vielleicht die Schiene auch mit bereits vormontierten Schlingen anzulegen sein.

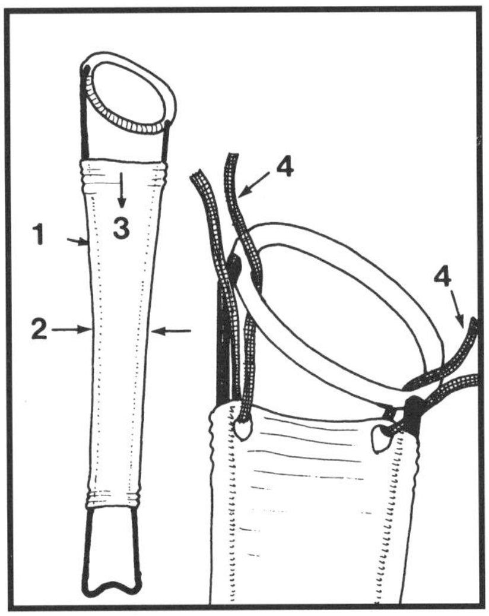

17. Thomas-Schiene (5): Katun- und Segeltuchschlingen können sich verschieben, ablösen oder Falten werfen; deshalb ziehen viele doch eine weiche, nicht durchtrennte zirkuläre Bandage vor, die in doppelter Lage über die gesamte Schiene gezogen wird (z.B. Tubigrip®) (1). Sie hat aber den Nachteil, durch ihre elastische Zugkraft die Schiene in der Mitte zu verjüngen (2), wobei sie dann unter der Bruchstelle selbst weniger fest ist und dazu neigt, nach distal auszuweichen (3). Letzteres kann man dadurch verhindern, daß man sie über Gazebänder oder Bandagen am Ring verankert (4).

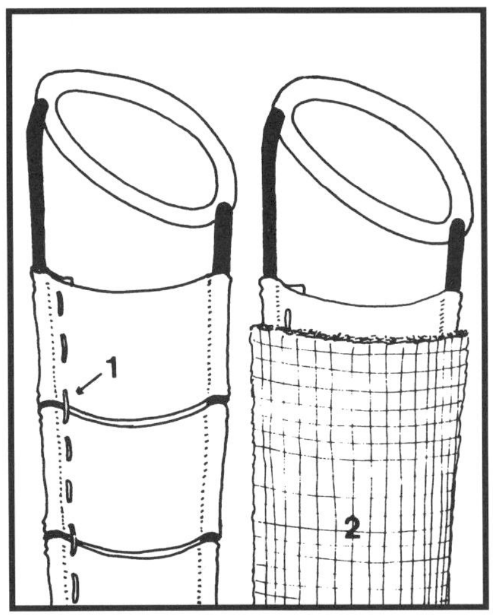

18. Thomas-Schiene (6): Verwendet man getrennte Schlingen, dann kann man deren Neigung zum Auseinanderweichen dadurch verringern, daß man sie jeweils miteinander festmacht (1). Dennoch sollte man zwischen ihnen und dem Bein eine Watteschicht einlegen, um jegliche Unebenheit auszugleichen (2) (was bei zirkulär gewebten Bandagen nicht nötig ist). In allen Fällen sollte man ein großes Polster als Widerlager direkt unter die Frakturstelle legen.

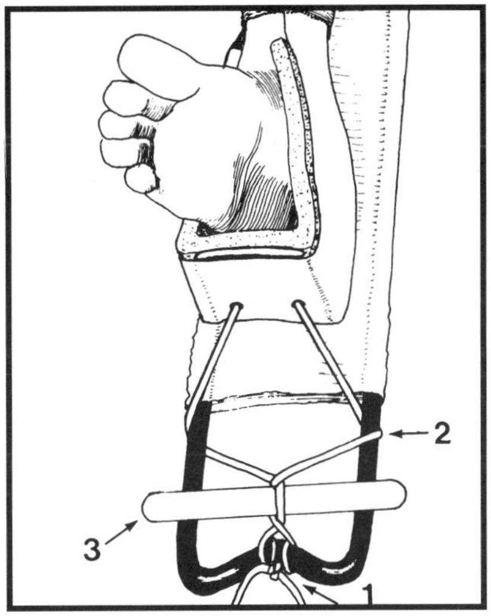

19. Thomas-Schiene (7): Bei langen Schrägfrakturen und solchen ohne Kontaktverlust der Bruchenden braucht man keine weiteren Manipulationen, und das Zugsystem wird dann vollendet, indem man beispielsweise die Seile am Ende der Schiene vertäut (1). Die Gepflogenheit, das mediale Seil von unter her um die zugehörige Eisenstange zu schlagen, hilft mit, die Tendenz zur Seitrotation zu kontrollieren (2). Eine Spindelknebel (aus einem Spatel oder einem Metallstab) kann dazu dienen, das Seil gespannt zu halten (3).

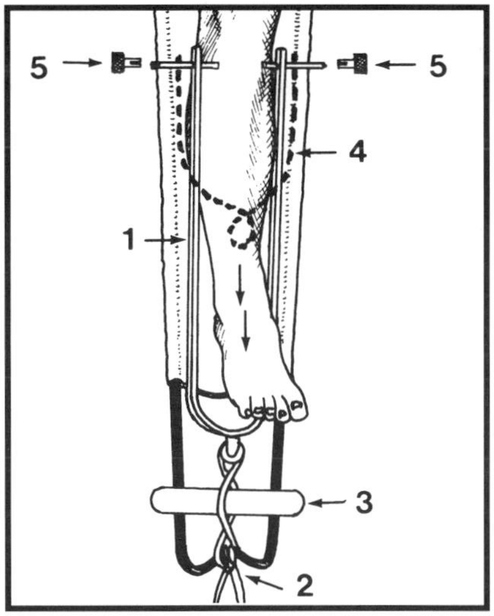

20. Thomas-Schiene (8): Wo man einen Knochenzug installiert, kann eine Metallschlinge (1) (Tulloch-Brown-Schlinge) es erlauben, Zug in Richtung der Gliedmaße auszuüben. Die Schlinge kann man am Ende der Thomas-Schiene befestigen (2) und mit einem Spindelknebel wie eben beschrieben anspannen (3). Einen Steigbügel kann man verwenden, um das Federn der Schlinge zu verhindern (4). Schützen Sie die scharfen Enden des Knochennagels durch Kappen (5).

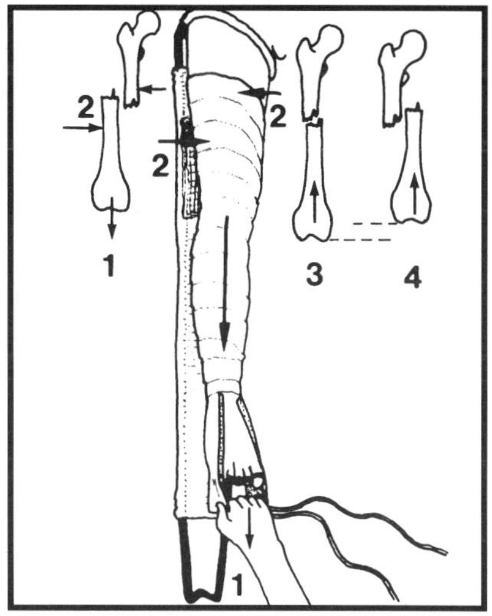

21. Thomas-Schiene (9): Manipulation: Außer beim jungen Kind ist eine Manipulation immer dann angeraten, wenn die Knochenenden den Kontakt miteinander verloren haben. Bei liegender, aber noch nicht fixierter Schiene übt ein Helfer starken Zug aus (1), während man Druck in die Richtung aufbringt, die man den Röntgenaufnahmen entnimmt (2). Bei nachlassendem Zug verbleibt die Gliedmaße in gleicher Länge, wenn die Fragmentenden sich ineinander verzahnt haben (3); man prüfe aber immer durch den Teleskopversuch, ob dies auch der Fall ist (4).

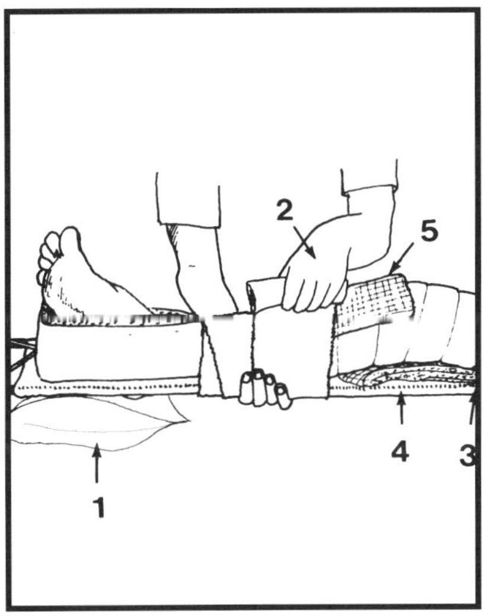

22. Thomas-Schiene (10): Nach dem Festmachen der Zugseile kann man das Schienenende vorübergehend auf einem Kissen anheben (1), während man die Gliedmaße an die Schiene bandagiert, wobei man z.B. 15 cm breite Kreppbandagen (2) verwenden kann. Beachten Sie hier die Wattepolsterung als Widerlager unter der Fraktur (3) hinter dem Knie, um dies in leichter Beugung zu halten (4), und auch entlang der Eisenstäbe, um Druckulzera zu verhindern (5).

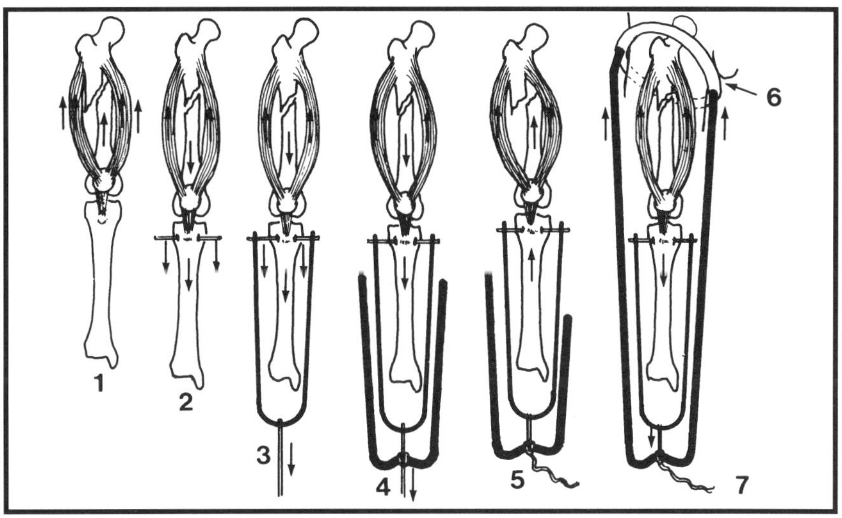

23. Thomas-Schiene (11): Das hier beschriebene System wird normalerweise als fixierter Zug in einer Thomas-Schiene angewendet. Das Grundprinzip ist einleuchtend, aber es ist wichtig, daß man es in allen Einzelheiten versteht. Der Muskelzug (hauptsächlich der Kniebeuger und des Quadrizeps) bewirkt die Neigung zur Beinverkürzung (1); dies kann man durch eine Extension überwinden, z.B. durch einen Steinmann-Nagel (2), unterstützt durch eine Metallschlinge und ein Zugseil (3). Wird das Seil an einer Thomas-Schiene ohne Ring festgemacht, bleibt der Zug so lange erhalten, wie das Seil unter Spannung steht (4); eine erneute Fehlstellung tritt auf, wenn man das Seil löst (5). Diese Kranialverschiebung verhindert normalerweise der Ring (6), so daß die Reposition auch dann erhalten bleibt, wenn man das Zugseil wegläßt (7). Man beachte, daß der Muskeltonus gleich der Spannung am Zugring und gleich der Kraft durch den Ringdruck ist.

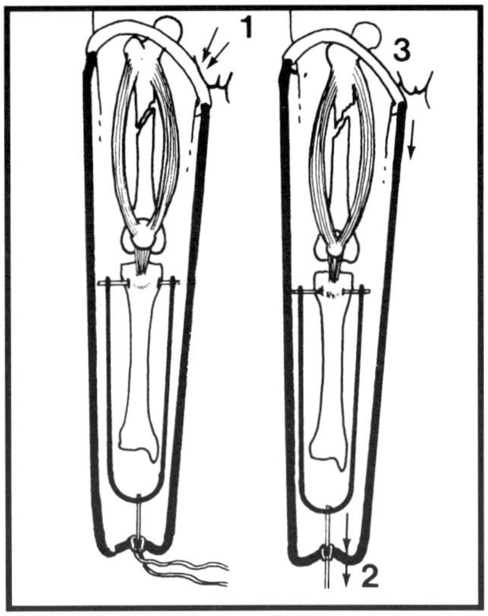

24. Thomas-Schiene (12): Dieser Druck durch den Ring der Thomas-Schiene fördert die Ausbildung von Druckulzera (1) (besonders in der Dammregion, in der Leiste und am Sitzbeinhöcker); folglich muß man den Druck durch den Ring lockern (3). Dies erfolgt, indem Zug (ca. 3 kg) auf die fixierte Seite ausgeübt wird (2). Sinkt hierdurch der Druck der Ringauflage nicht ab, *so steigere man die Zuggewichte.*

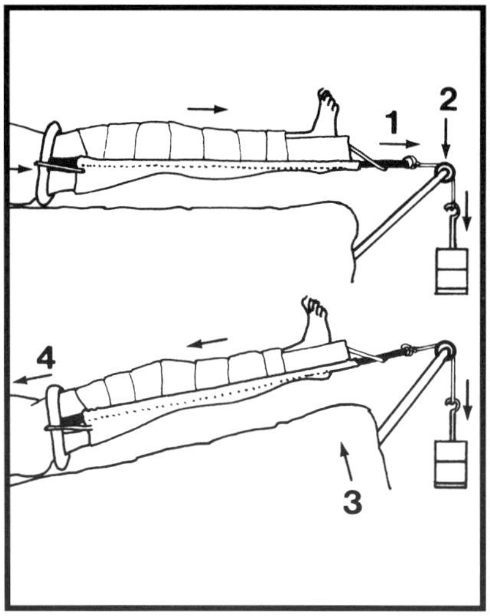

25. Thomas-Schiene (13): Die Zuggewichte ziehen wiederum den Patienten auf seiner Unterlage in Richtung Fußende des Betts (1). Dies kann so lange andauern, bis die Schiene schließlich der Umlenkrolle des Zuges aufliegt (2). Falls dies zum Problem wird, kann man dem entgegnen, indem man das Fußende des Betts anhebt (3), bis das Zuggewicht durch die Hangabtriebkräfte des Körpergewichts des Patienten ausgeglichen ist (4):

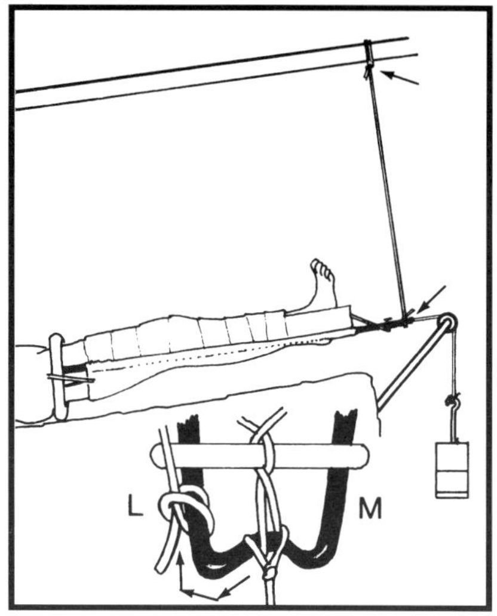

26. Thomas-Schiene (14): Unterstützung von Bein und Schiene (1): Damit der Patient sich im Bett etwas bewegen kann und auch der Druck auf die Fersen verhindert wird, ist es wünschenswert, die Schiene zu unterstützen; dafür kann man einfach ein Seil zwischen dem Schienenende und dem Ende des „Kopfgalgens" des Betts vertäuen. Man kann das Seil in der Mittellinie, aber auch zu beiden Seite des Beins anbringen (Abb.: Seitliche Anbringung zur Kontrolle der Außenrotation).

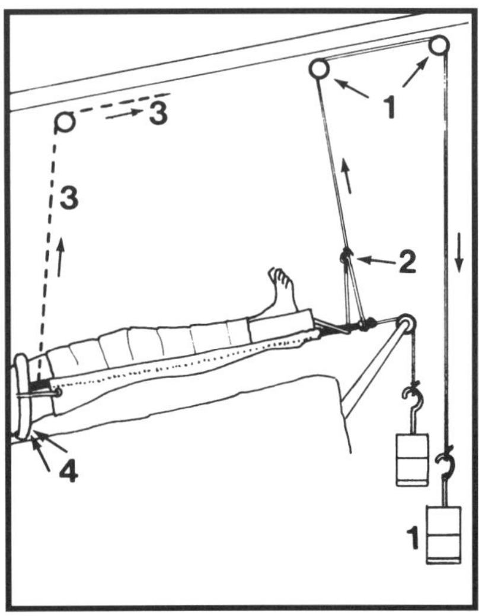

27. Thomas-Schiene (15): Unterstützung der Schiene (2): Einige Kliniker bevorzugen ein mobiles System, das man auf verschiedene Art herstellen kann, z.B. mit Gewichten und einem System von Umlenkrollen (1). Das Zugseil kann man hierbei Y-förmig an der Schiene anbringen, damit es beide Eisenstangen hält (und so das Bein kippsicherer macht) (2). Die Unterstützung des proximalen Schienenendes (3) ist dagegen nicht so offensichtlich von Vorteil, wenn auch häufig so ausgeführt: Sie kann zusätzliche Druckkräfte über den Ring übertragen (4).

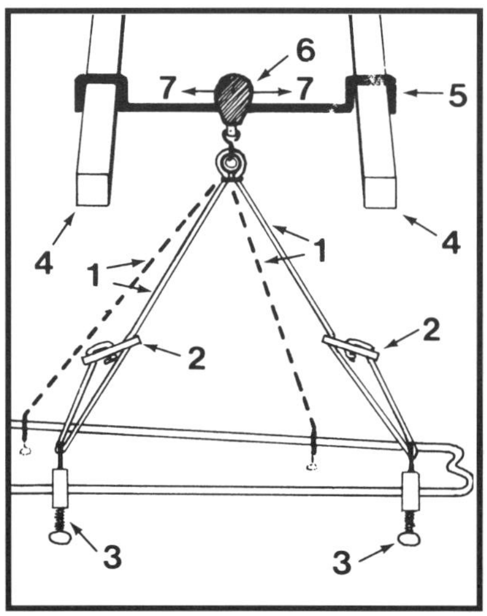

28. Thomas-Schiene (16): Unterstützung der Schiene (3): Eine andere Form der mobilen Aufhängung (engl: „Octopus") besteht aus elastischen Seilen (1), die man mittels Seilspannern justieren kann (2). Die Seile werden über Schraubklemmen am Schienengestänge festgemacht (3) und am anderen Ende an einer speziellen Querstange (5), die zwischen 2 Parallelbalken über dem Bett (4) liegt. Auf der Querstange befindet sich eine Gleitrolle (6), die dem Patienten eine freie Auf- und Abwärtsbewegung im Bett gewährleistet (7).

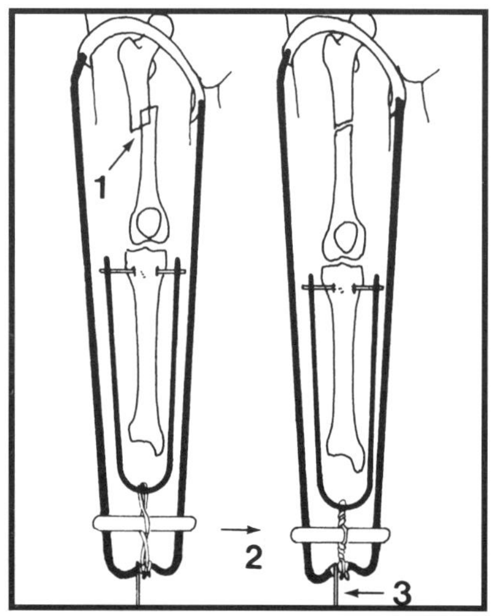

29. Thomas-Schiene (17): Nach Anlegen der Thomas-Schiene sollte man zur Kontrolle eine Röntgenaufnahme machen lassen, ferner auch bei größeren Neuanpassungen und danach in 14tägigen Intervallen bis zur knöchernen Heilung.

Korrekturen: (a) Besteht eine bleibende Verkürzung weiter (1), dann spannt man die Seilwinde im fixiertem Zugsystem weiter an (2). Dies wird unausweichlich den Ringdruck erhöhen und muß durch ein größeres Zuggewicht ausgeglichen werden (3). (Doch kann eine Weichteileinklemmung zwischen den Knochenenden die Reposition vereiteln.)

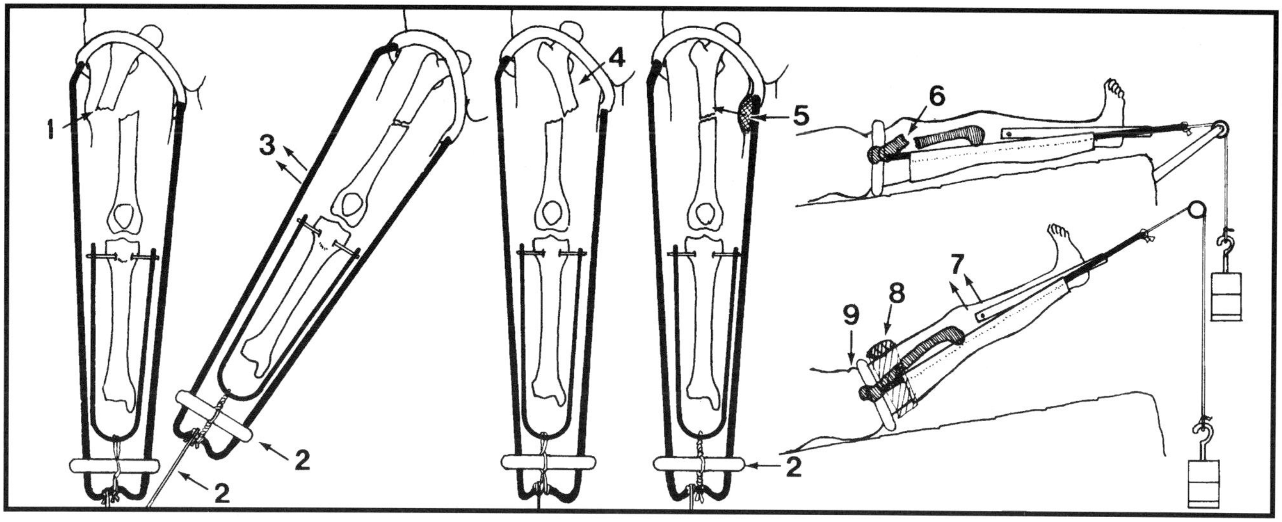

30. Thomas-Schiene (18): Korrekturen: (b) Ist das proximale Fragment abduziert (1), so kann man dessen Stellung durch vermehrten Zug (2) und Abduktion des Beines (3) verbessern. Natürlich erfordert diese Anpassung auch eine Korrektur der Umlenkrollen sowie der Schienenunterstützung. (c) Ist das proximale Fragment adduziert (4), kann bereits die alleinige Vergrößerung der Zugkraft (2) zu verbesserter Stellung führen. Es kann hilfreich sein, hierfür an der Seite ein Widerlagerpolster zwischen Bein und medialer Eisenstange einzubringen (5). (d) Häufig sind Flexion und/oder Abduktion des proximalen Fragments (6) durch den nichtantagonisierten Zug der Psoas- und Glutäalmuskelspannung eine stark schmerzende Komplikation. Bei einem jungen Patienten kann die Anhebung der Schiene (7) und/oder die Beinabduktion mit dem Anbandagieren eines örtlichen Polsters (8) die Fragmente wieder in die richtige Stellung bringen, doch ist dies beim älteren Patienten unsicherer; hier empfiehlt sich oft für Femurfrakturen dieser Art und Lokalisation die innere Fixation. Bei dieser konservativen Technik achte man bei allen Patienten darauf, daß kein Druck auf die Region der Spina iliaca anterior superior entsteht (9).

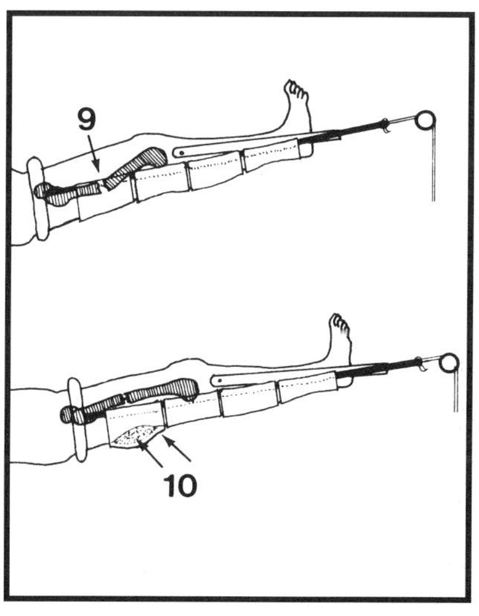

31. Thomas-Schiene (19): Korrekturen: (e) Die wahrscheinlich häufigste Restdeformität, die einer Korrektur bedarf und ihr auch zugänglich ist, wird durch an der Bruchstelle durchhängende Fragmente bedingt (9). Verwendet man eine einteilige Unterstützung, dann sollte die Unterpolsterung in Höhe der Fraktur verstärkt werden. Bei Einzeltrageschlingen sollte man die Schlinge unter der Fraktur nachspannen oder in dieser Höhe ebenfalls stärker unterpolstern (10).

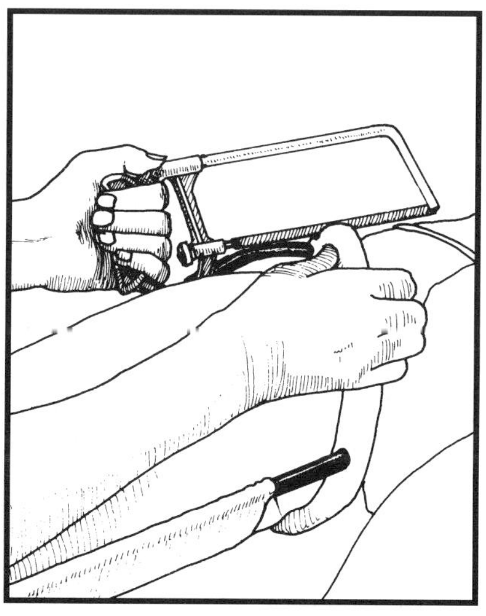

32. Thomas-Schiene (20): Nachsorge (1): Während der ersten 72 h nach dem Trauma kann eine Schwellung durch Hämatom oder Ödem den Ring über seinem gesamten Umfang fest aufsitzen lassen. (Normalerweise sollte es leicht möglich sein, an jeder Stelle noch einen Finger unter dem Ring durchzuschieben.) Um den Austausch der gesamten Schiene zu vermeiden, spaltet man den Ring mit einer Eisensäge, biegt danach die Enden auf und schützt diese durch selbstklebende Pflasterstreifen.

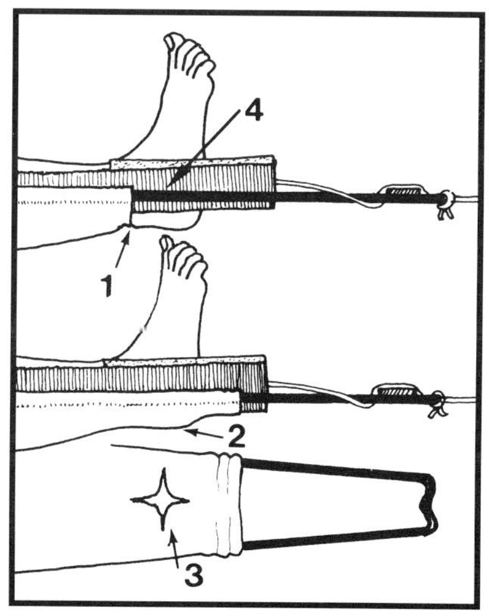

33. Thomas-Schiene (21): Nachsorge (2): Folgende Punkte sollte man *täglich* überprüfen: Suchen Sie nach drohenden Druckulzera (und ergreifen Sie geeignete Gegenmaßnahmen): (a) *In der Achillessehnenregion,* falls dort die Tragfläche endet (1); (b) *unter der Ferse,* wenn diese auch auf der Unterlage ruht (2); benutzt man eine gewebte Strumpfbandage, dann kann man durch einen kreuzförmigen Einschnitt in Höhe der Ferse vorbeugen (3); (c) *über den Knöcheln* (4).

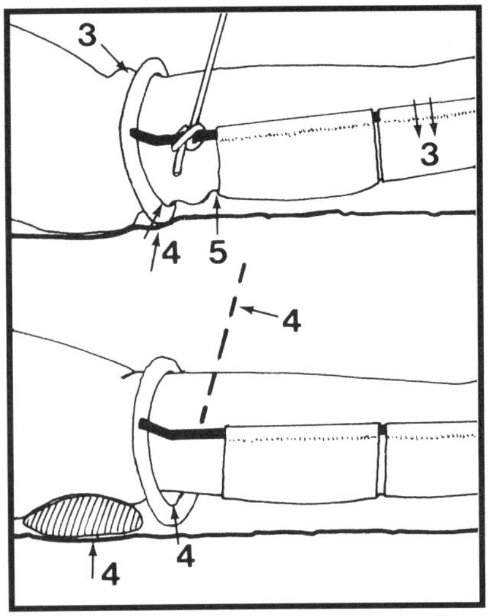

34. Thomas-Schiene (22): Nachsorge (3): *Die Ringgegend:* Eine gute Krankenpflege ist sehr wichtig, um Hautschäden zu verhindern. Zusätzliche Maßnahmen: (1) Erhöhte Ringspannung – Spalten des Rings; (2) Druck auf den Damm – Vergrößern des Zuggewichts; (3) Druck auf die Spina iliaca ant. sup. – Absenken der Schiene; (4) Druck an der hinteren Ringgegend – Verrringerung oder Entfernen der Zuggewichte und Einschieben eines Kissens *oberhalb* des Rings (4); (e) falls nötig Polsterung des Tragflächenrands (5).

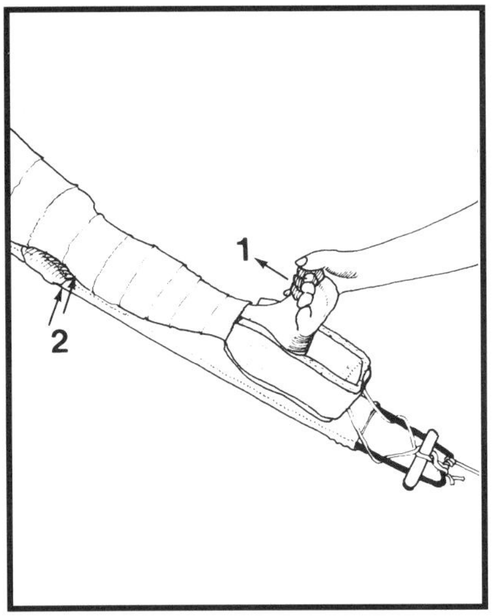

35. Thomas-Schiene (23): Nachsorge (4): Man prüfe täglich die Kraft der Dorsalflexion des Fußes (1); deren Nachlassen kann eine Lähmung des N. peronaeus communis anzeigen und erfordert die sorgfältige Inspektion der Fibulahalsregion; ursächlich hierfür ist oft Faltenbildung der Wattepolster, die dann den Druck durch die Eisenstange auf das Fibulaköpfchen überträgt (2). Polstern Sie neu, und passen Sie bei vollständiger Parese eine Fußstütze nach Sinclair an. Eine Erholung ist nach 6 Wochen zu erwarten.

36. Thomas-Schiene (24): Nachsorge (5): Bei den Patienten mit einer Skelettextension achtet man zusätzlich auf folgendes: (I) Lockerung des Steinmann-Nagels: Dies kann erneutes Zentrieren erfordern; eine weitere Behandlung ist nur selten nötig, so daß man den Zug aufrecht erhalten kann. (II) Infektion des Nagelkanals: Schicken Sie einen Wundabstrich zur bakteriologischen Untersuchung ein, und setzen Sie ein geeignetes Antibiotikum an. Ist die Infektion schwerwiegend, kann es sein, daß man die bisherige Extensionsstelle aufgeben muß. (III) Abdriften der Extensionsschlinge und deren Eingraben in die Haut: Neuanpassung mit Polsterung.
Während der Zeit der Bettlägerigkeit sollte der Patient den M. quadriceps femoris trainieren und auch allgemeine Muskelübungen ausführen. Bei Kindern ist die Schienung bis zur knöchernen Heilung beizubehalten (6–12 Wochen). Bei Erwachsenen kann die Mobilisation des Knies und/oder die des gesamten Patienten bereits vor der endgültigen knöchernen Heilung möglich sein.

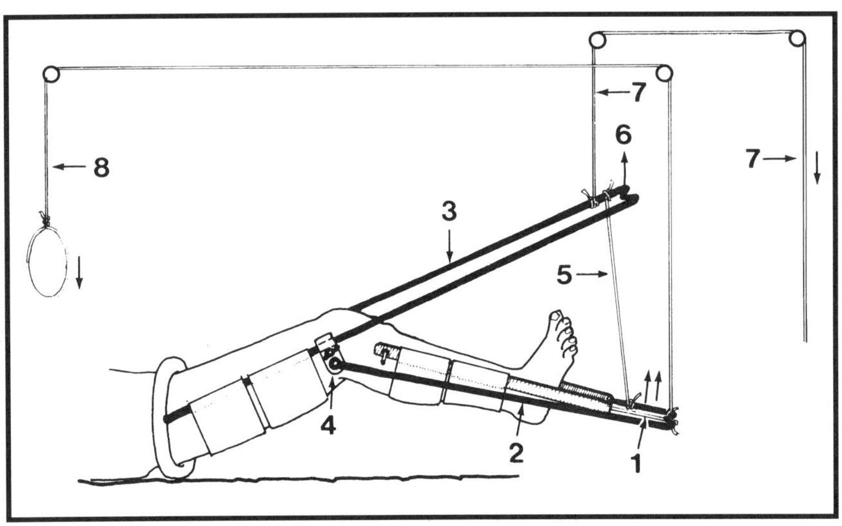

37. Techniken der Frühmobilisierung: (I) Besteht bereits reichlich Kallus und gibt die Frakturstelle nicht mehr nach, kann man die Schienung weglassen und das Knie mobilisieren, bis genug reifer Kallus vorhanden ist, der eine Belastung mit dem Gewicht erlaubt. (II) *Kniebeugungs-Zusatzstück nach Pearson:* Dies kann man einsetzen, sobald an der Frakturstelle etwas stabilisierender Kallus erscheint.
Methode: Das Zugseil (1) wird am Pearson-Rahmen festgemacht (2), der wiederum an der Thomas-Schiene angebracht ist (3) und ein Scharniergelenk in Höhe der Kniegelenkachse besitzt (4). Ein anpaßbares Seil (5) kann man dazu verwenden, allmählich das im Kniegelenk erlaubte Bewegungsausmaß zu steigern. Man hebt das Ende der Thomas-Schiene an (6) und unterstützt es (7), während ein weiteres Seil (8) es dem Patienten erlaubt, seine Kniestreckung mit dem Handzug zu unterstützen.

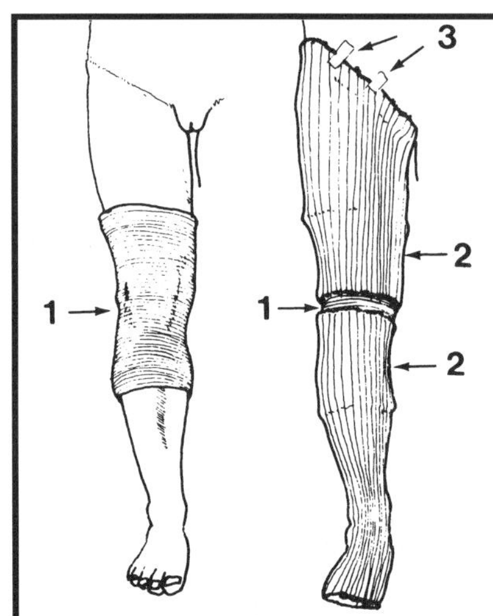

38. Techniken der Frühmobilisierung: (III) Gipshülsen (Tutor) (1): Nach 4–8wöchiger Ruhigstellung in einer Thomas-Schiene kann man Gipshülsen ins Auge fassen, besonders bei Frakturen der distalen Femurhälfte, wozu es viele Techniken gibt. Bei einer typischen Vorgehensweise sediert man den Patienten mit Diazepam, legt dem Gesäß einen Sandsack unter und zieht anschließend einen *elastischen* Strumpfverband über das Knie (1). Strumpfbandagen umgreifen die Gliedmaße getrennt in 2 Bereichen (2) und werden in situ festgeklebt (3).

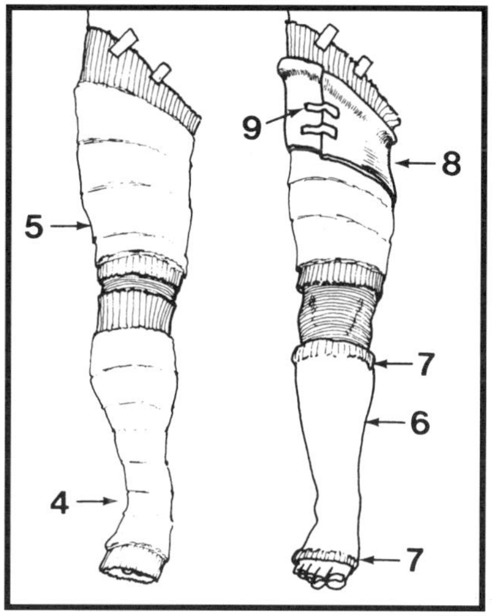

39. Gipshülsen (2): Eine Lage Watterolle dient dazu, die Knochenvorsprünge am Knie (4) zu schützen, ferner eine einfache Schicht Polstermaterial am Oberschenkel (5). Dann legt man den Gipsverband unterhalb des Kniegelenks an (6) und schließt ihn zum zirkulären Gipsverband, schlägt dann noch die Webbandage um und schließt diese in den Gips ein (7). Zuletzt wählt man noch ein in der Größe passendes Ringabschlußstück aus Polyäthylen aus (8), welches nach den Erfordernissen geformt und in seiner Position festgeklebt wird (9).

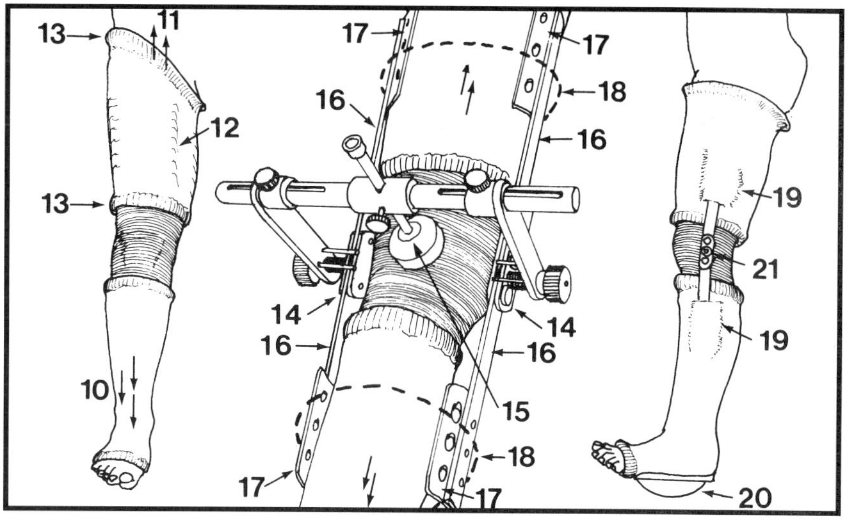

40. Gipshülsen (3): Auf das Bein wird Zug ausgeübt (10), der Kunststoffring wird gut in die Leiste hochgezogen (11), ein Oberschenkelgips angelegt und mehr vierkantig geformt (um eine Rotation zu verhindern) (12) und dann vervollständigt (13). Unter beibehaltenem Zug in 10 ° Beugestellung bringt man polyzentrische Scharniergelenke (14) an und positioniert diese mit einer Spannvorrichtung, die der Patella aufsitzt (15). Die Seitenstege werden angepaßt (16), bis die Befestigungsplatten (17) spannungsfrei der oberen und der unteren Gipshülse aufliegen. Um die Scharniere in Stellung zu halten, während man die Spannvorrichtung entfernt und die Beugefunktion prüft, kann man große umgreifende Jubilee-Clips (18) verwenden. Dann gipst man die Scharniere in dieser Stellung ein (19) und paßt einen Abrollkeil oder einen Stiefel (20) an. Die Scharniere lassen sich durch Entfernen von 2 Stellschrauben (21) lösen.

41. Gipshülsen (4): Die Versorgungsmethode leistet nur eine mäßige Frakturabstützung, weshalb man damit beginnen kann, den Patienten zuerst nur mit Krücken und geblockten Scharnieren zu mobilisieren. Nach 1–2 Wochen, oder wenn der Übungsfortschritt stockt, kann man die Beugung erlauben und allmählich die Krücken weglassen. Dieser Scharniergips wird bis zur vollständigen knöchernen Heilung getragen. Es gibt eine Reihe handelsüblicher Fertig-Sets solcher Scharniertutoren, die andere Materialien als Gips verwenden (z.B. kann der Abschlußring aus einem bereits zugeschnittenen Kunststoff bestehen, der durch Erhitzen vorübergehend formbar wird und passend anmodellierbar ist. Ferner kommen Kunstharztutoren und Polyäthylenscharniere zur Verwendung). In vielen Fällen machen diese die Anlegetechnik sehr leicht – mit dem Ergebnis, daß der sog. belastungsmindernde Taster, der in den Schuh des Patienten eingeführt wird, heute viel seltener als früher zu Mobilisation verwendet wird.

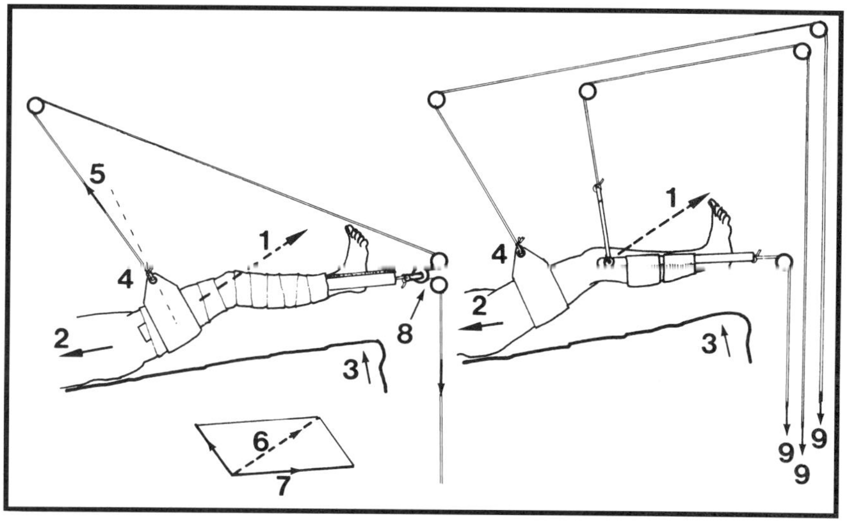

42. Andere Behandlungsarten der Femurfrakturen: (1) Extension nach Hamilton-Russell: Diese ist besonders für die konservative Behandlung beidseitiger Frakturen anwendbar; es handelt sich um eine ausbalancierte Extension, bei der der Zug auf die Gliedmaße (1) durch das Körpergewicht ausgeglichen wird (2), indem man das Fußende des Betts anhebt (3). Die Fraktur und das distale Fragment werden durch eine gepolsterte Segeltuchschlinge (4) unterstützt, die leicht in Richtung Kopfende gezogen wird (5), um der Tendenz zur Distalverschiebung zu begegnen. Diese klassische Anordnung beruht auf der Überlegung, daß die Zugrichtung auf das Femur die Resultierende (6) des Kräfteparallelogramms ist, wobei die Horizontalkomponente (7) wegen der Zugmechanik zu verdoppeln ist (8). Reibungskraftverluste schmälern zwar die Gültigkeit dieser Theorie, weshalb viele Kliniker eine direkte Kontrolle all dieser Kräfte bevorzugen (9). Diese – wenn auch oft nützliche – Behandlungsmethode bietet der Fraktur nur eingeschränkten Halt. Beachten Sie, daß ein ausgewogener Zug auch in einer Thomas-Schiene zu erreichen ist, die der Gliedmaße anbandagiert, nicht aber an den Zugseilen befestigt wird.

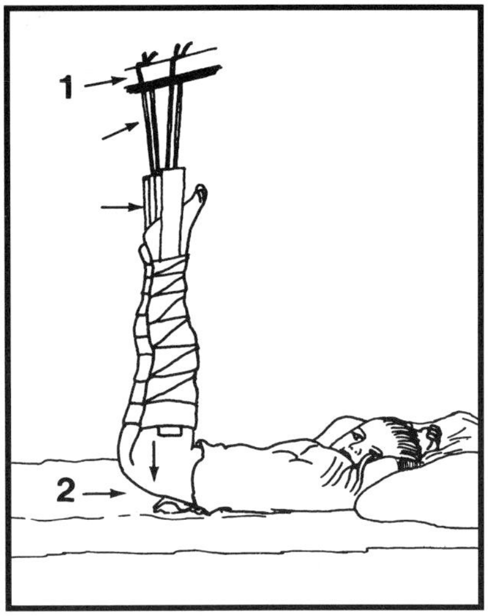

43. Galgenextension: Kinder bis zu 3 Jahren (leichte auch bis 4 Jahre) behandelt man idealerweise mit dieser Methode, die man bei geeignetem Umfeld auch zu Hause durchführen lassen kann. An beiden Beinen befestigt man Zugbänder und bringt diese an einem Overhead-Balken an (1), so daß die Gesäßbakken des Kindes von der Bettoberfläche abheben (2) und so die Pflege erleichtern. Verantwortlich für die Zugkraft ist das Gewicht des Kindes. Bei älteren Kindern sollte man diese Über-Kopf-Extension nicht mehr anwenden, da hier das Risiko von Gefäßspasmen und einer peripheren Gangrän besteht.

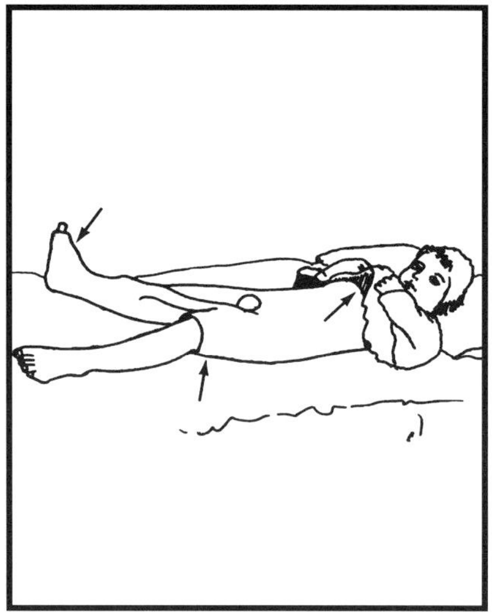

44. (3) Hüftgips: Stabile Femurschaftfrakturen kann man mit einem Hüftgipsverband stützen; dieser muß das betroffene Bein bis zu den Knien, das andere Bein bis unterhalb des Knies einschließen und proximal bis oberhalb der Brustwarzen reichen. Diesen Gips kann man bei leicht reizbaren Kindern einsetzen, wo zu Hause eine gute Pflege bereitsteht (14tägige Hausbesuche), oder aber bei stark infizierten komplexen Verletzungen des Erwachsenen.

45. Marknagel (1): In vielen Kliniken bevorzugt man bei den Femurschaftfrakturen des Erwachsenen die Osteosynthese mit dem Marknagel. Wichtigster Vorteil ist die meist mögliche Frühmobilisation des Patienten mit verringerten Risiken durch Komplikationen seitens Lunge, Kreislauf, Niere und Gelenken sowie anderer Organe, während Muskelaktivität und funktionelle Erholung gefördert werden. Er kann auch die Probleme der Bettlägerigkeit verringern (der eigentliche historische Grund seiner Einführung). Besonders wertvoll ist der Marknagel bei den multiplen Verletzungen, wo man dies immer anraten kann, wenn der Zustand des Patienten es erlaubt.
Häufig verwendete Nagelarten sind:
(I) Marknagel nach Küntscher, Kleeblattnagel etc., die man ohne vorheriges Aufbohren des Markkanals einsetzt, oder wo man nur dichtes Markraumgewebe entfernt, das das Einsetzen behindern könnte.
(II) AO-Nagel (oder ähnliche Modelle), die man nach gründlichem Aufbohren einsetzt, das dazu dient, dem Nagel über die gesamte Länge des Markkanals einen festen Sitz zu garantieren.
(III) Verriegelungsnagel (z.B. n. Grosse-Kempf, Russell-Taylor etc.), bei denen man die Rotation des oberen bzw. des unteren oder beider Fragmente durch waagrechte Schrauben verhindert, die man durch Öffnungen des Marknagels einbringt und in die Knochenrinde der Gegenseite einschraubt. Verriegelungsnägel sind bei Instabilität zu empfehlen, die man den Röntgenaufnahmen entnimmt und die nach der Definition ein Kennzeichen der C-Frakturen der AO-Klassifikation sind. Auch kann die Instabilität gewisse Brüche vom B-Typ begleiten, sie kann sich aber erst im Verlaufe der Operation zu erkennen geben.
Die Marknagelung erfolgt meist „blind" (als geschlossenene Technik) ohne Freilegung der Fraktur, es sei denn die Reposition läßt sich nicht mit anderen Mitteln erreichen. Auch lassen sich Nägel (ohne Aufbohrung) in retrograder Technik einbringen. Bei den meisten offenen Femurfrakturen vom Grad III ist die Marknagelung kontraindiziert (s. hierzu S. 284, 55).

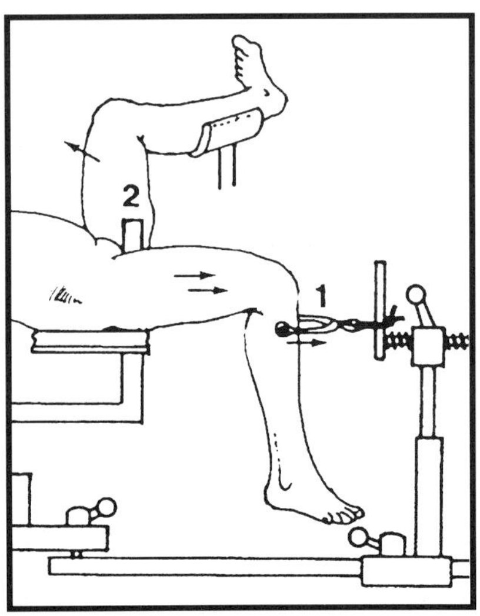

46. Marknagel (2): Die „blinde" Nagelung kann man auch bei in der Hüfte gebeugtem und außenrotierten gesunden Bein durchführen, damit der Bildverstärker, der zur Darstellung der Fraktur in 2 Ebenen erforderlich ist, auch Platz hat. In Richtung der Gliedmaße übt man Zug über einen Steinmann-Nagel aus (1), wobei die Dammstütze den nötigen Gegenzug erzeugt (2). Das kranke Bein wird adduziert, damit man Platz für das Einführen der Führungsdrähte und der Bohrer in den Markkanal des Femurschafts hat. Einige Operateure bevorzugen hierfür auch die Seitenlage.

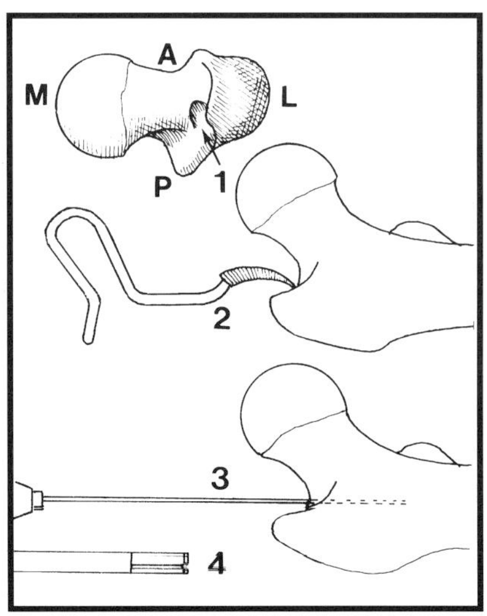

47. Marknagel (3): Den großen Rollhügel legt man über eine direkte seitliche Inzision frei und geht über die Fossa piriformis (1) mit Hilfe einer Ahle (2) in die Markhöhle ein. Statt dessen kann man auch einen Führungsdraht (3) nehmen, der durch das Futter des Einführbestecks gehalten wird. Ist die korrekte Lage gesichert, kann man diese Öffnung vergrößern und mit einem Hohlschneider (4) aufweiten. Dabei kann es nötig werden, einen nach medial überhängenden Trochanter major mit Knochenlöffeln leicht abzutragen.

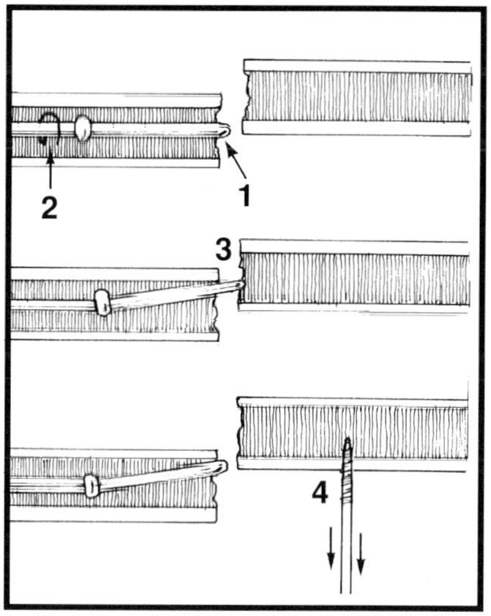

48. Marknagel (4): Man bringt einen Bohrstab (1) mit in einer Ebene abgewinkelter Spitze in den Markkanal über die Bruchstelle hinweg bis zur distalen Metaphyse ein. Dieser ist drehbar (2) (über Zangen am proximalen Ende), um das Einbringen in das distale Fragment zu erleichtern (3). Das distale Fragment läßt sich durch wechselnde Zugrichtung oder durch einen perkutan inserierten Gewindestab (4) manipulieren; wenn alles scheitert, muß man den Bruch freilegen.

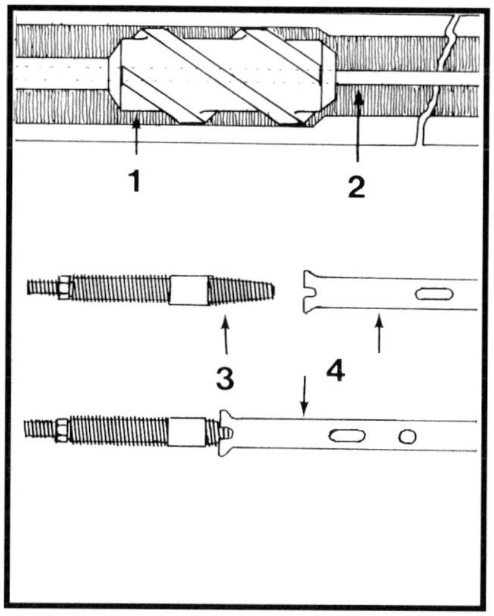

49. Marknagel (5): Dann bringt man flexible Hohlbohrer (1) zunehmenden Durchmessers durch den Bohrstab (2) (nach Einsatz eines Bohrkopfes) ein und entfernt gerade so viel Knochen, daß schließlich zwischen Nagel und Schaft über ausreichende Länge ein guter Kontakt besteht. Durchmesser und Länge des Marknagels hängen letztlich von der Bohrerstärke und der Länge des Bohrstabs, der aus dem großen Rollhügel übersteht, ab. Dann schraubt man auf den gewählten Nagel (4) einen konischen Gewindebolzen auf (3).

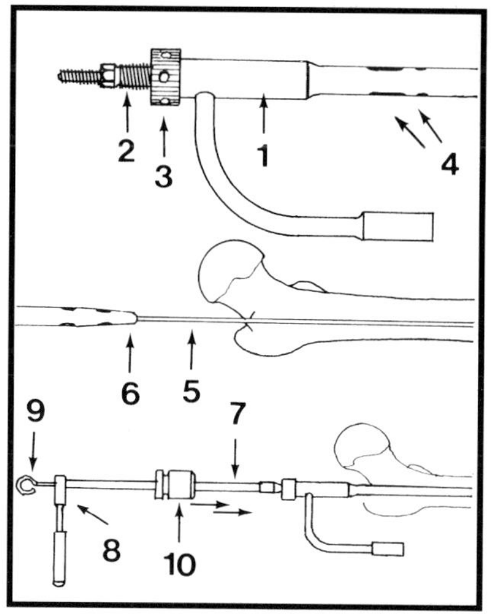

50. Marknagel (6): Dann befestigt man einen Handgriff (1) sowie einen Feststellring (3) am konischen Bolzen (2). Die Kanäle der Verriegelungsschrauben im Marknagel (4) bringt man mit denen im Handgriff in Übereinstimmung. Den Bohrstab ersetzt nun ein Führungsdraht (5), über den das Nagelende gleitet (6). Nun schraubt man dem freien Ende des konischen Bolzens einen Rammstab (7) an und versieht diesen mit einem Handgriff (8). Ein Führungsstab mit Rückhaltung (9) verhindert, daß der Führungsdraht zurückschlägt, wenn der Nagel mit dem Rammer eingebracht wird (19).

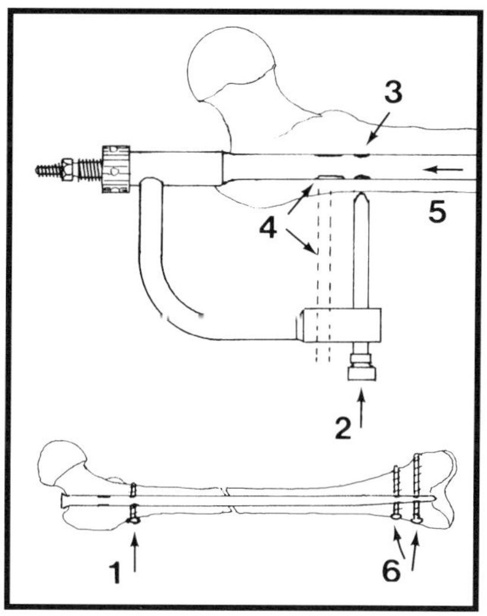

51. Marknagel (7): Man kann eine proximale Verriegelungsschraube (1) nach dem vorläufigen Anbohren des Knochens mit der Führungsschablone (2) durch ein Loch des Halters einsetzen. Verwendet man das distale kreisrunde Loch des Nagels (3), spricht man von statischer Verriegelung; nimmt man das proximale *Schlitz*loch (4), dann sind noch teleskopartige Bewegungen möglich (5) (dynamische Verriegelung). Man kann die distalen Schrauben (6) unter Bildverstärkerlokalisation in den Marknagel einführen.

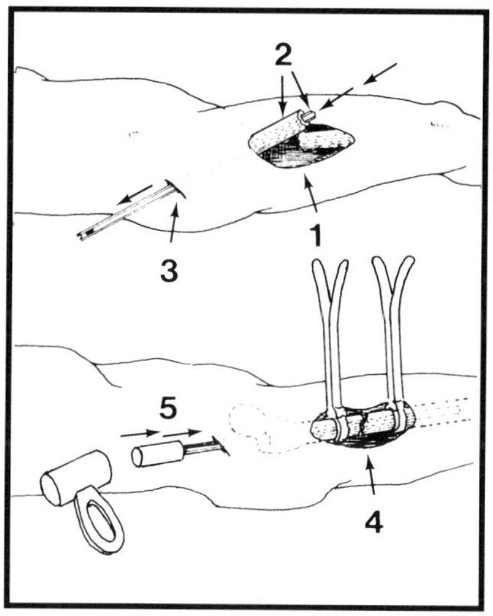

52. Marknagel (8): Retrogrades Einbringen von Kleeblattnägeln: Diese heute seltener genutzte Technik hat den Vorteil, daß sie auch ohne Bildverstärkerkontrolle machbar ist. Man legt die Fraktur frei (1) und treibt den ausgewählten Nagel in das proximale Fragment ein (2), bis der Nagel am Gesäß erscheint, wo er über eine kleine Inzision freigelegt wird (3). Dann reponiert man den Bruch (4) und treibt den Nagel nun über die Bruchstelle in das distale Fragment zurück.

53. Andere Fixationsmethoden: Fixateur externe: Femurfrakturen sind über einen Fixateur schwieriger kontrollierbar als Tibiafrakturen, weil hier die Belastungskräfte an der Bruchstelle durch das Gliedmaßengewicht höher sind; häuptsächlich verwendet man diese Technik bei der Versorgung stark verunreinigter offener Frakturen.
Plattenosteosynthese: Manchmal nimmt man nach Marknagelung starke Kompressionsplatten (6- bis 8-Loch-PLatten) im Verein mit Knochenimplantaten gegen Pseudarthrosen, aber nur selten unter anderen Bedingungen.
Nachsorge: Sie hängt von der Qualität der Fixation ab. Bei einem straff sitzenden großkalibrigen Marknagel mit guter Kontrolle der Rotation durch verzahnte Fragmente oder Verriegelungsschrauben ist keine weitere Schienung erforderlich. Man kann das Knie mobilisieren und den Patienten an Krücken gehen lassen. Viele ziehen aber zur Vermeidung einer Nagelverbiegung oder einer Ermüdungsfraktur die Gewichtsbelastung erst nach Erscheinen von Kallus vor.
Ist die Fixation weniger zuverlässig, so sollte man lieber das Bein eine Zeit lang ruhigstellen, z.B. in einer Thomas-Schiene.
Nach der Bruchheilung entfernt man bei allen Patienten routinemäßig den Nagel, außer bei gebrechlichen Patienten, um zu verhindern, daß eine vergleichsweise geringe Verletzung (durch örtliche Streßkonzentration am Nagelende) zur Femurhalsfraktur führt.

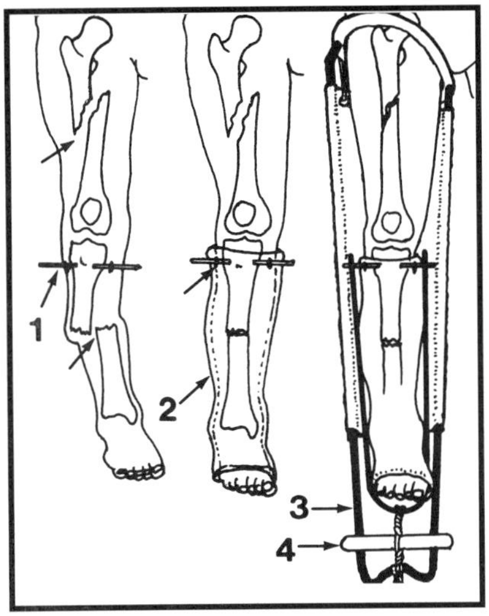

54. Besondere Situationen: (1) Femur- und Tibiafraktur eines Beins: Die Komplikationsrate solcher Kombinationsverletzungen ist ungeachtet der Behandlung hoch. Zur möglichen Frühmobilisation bevorzugt oft man die innere Fixation beider Brüche (z.B. mit Marknägeln). Ist die konservative Behandlung angezeigt (z.B. bei Kindern), so bringt man proximal einen Steinmann-Nagel ein (1), reponiert die Tibia und legt einen Unterschenkelgips unter Einschluß des Steinmann-Nagels an (2). Eine Thomas-Schiene (3) mit Zug über den Steinmann-Nagel (4) kontrolliert die Femurfraktur.

55. Besondere Situationen (Forts.): Frakturen beim verwirrten Patienten: (2) Bestehen gleichzeitig ein Schädel-Hirn-Trauma oder ein seniler Verwirrtheitszustand, dann wird der konservativ behandelte Patient eventuell versuchen, die Schienung zu entfernen; verhindern kann man dies durch Einwickeln in Klebebandagen als Deckschicht normaler Kreppbandagen (Tobruk-Schiene), was auch beim Transport zusätzliche Sicherheit vermittelt.
(3) Pathologische Brüche durch Metastasen: Ist ein Patient mit Knochenmetastasen nicht moribund, kann die Marknagelung den Schmerz lindern; Acrylzement im Bereich von Osteolysen kann eine Belastung mit dem Körpergewicht ermöglichen.
(4) Femurschaftfraktur mit akuter Ischämie des Fußes: Spricht fast immer auf die Reposition des Bruches gut an, man stelle aber immer sicher, daß man beim Scheitern operativ freilegen kann. Ist die A. femoralis in der Tat durchtrennt, muß man vor deren Versorgung einen Marknagel einbringen.
(5) Femurschaftfraktur mit Nervenlähmung: Bei der Mehrzahl handelt es sich um Verletzungen ohne Kontinuitätstrennung, meist solchen des N. peronaeus. Denkt man an eine echte Nerven*durchtrennung*, muß man freilegen und auch osteosynthetisch versorgen.
(6) **Fraktur von Femurhals und -schaft:** Liegt die Schaftfraktur rumpfnah, behandelt man beide Fragmente mit dynamischer Hüftschraube mit langer Platte; oft eignet sich auch ein Russell-Taylor-Rekonstruktionsnagel.

(7) Schenkelhalsfraktur mit Hüftluxation: S. 256,64.
(8) Femurschaft- und Patellafraktur: Man beachte: (a) Die Frühmobilisation des Knies ist für den Funktionserhalt wichtig! (b) Man vermeide die Patellaresektion, wenn eine Spätmobilisation wahrscheinlich ist. (c) Man vermeide wenn möglich die Freilegung der Femurfraktur und damit fesselnde Adhäsionen zwischen Femur und M. quadriceps.
Die Idealbehandlung der Femurfraktur ist die geschlossene Marknagelung; (Patellafrakturen s. 292,81). Muß man die Femurfraktur konservativ behandeln, so läßt man besser auch stark dislozierte Kniescheibenbrüche bindegewebig verheilen und mobilisiert das Knie so früh wie möglich. Die Patella kann man auch noch spät als Zweitmaßnahme resezieren, wenn man keine weitere Kniebeugung mehr erreicht.
(9) Offene Frakturen: Innere Fixation: Wenn sie indiziert ist (insbesondere Mehrfachverletzungen), so ist wohl die Infektionsrate bei Verletzungen vom Schweregrad I und II nach sorgsamen Débridement und Blindnagelung nicht höher als bei geschlossenen Frakturen. Brüche vom Grad IIIA mit guter Hautdeckung und ohne Markraumkontamination lassen sich hinreichend sicher mit Marknagel versorgen, allerdings ohne Markkanalaufbohrung. Offene Frakturen vom Typ IIIB u. C behandelt man zumeist am besten konservativ oder mit Fixateur externe.

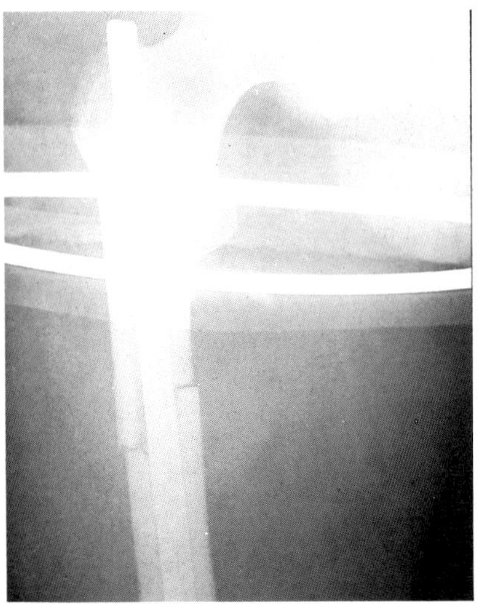

56. Andere Femurfrakturen: (1) Brüche des oberen Drittels: Oft sind Frakturen in dieser Höhe durch Extension und Schienung nur schwer behandelbar (279,30). Weiteres Problem ist der schwere und anhaltende Schmerz, weil Psoas und Glutäalmuskulatur unfreiwillige Bewegungen des proximalen Fragments bedingen. Bei Erwachsenen sollte man daher die innere Fixation erwägen (Abb.: Marknagelung und Thomas-Schiene). Einige Fällen eignen sich zur Fixation mit Winkelplatte mit mindestens 3 Schrauben im distalen Fragment.

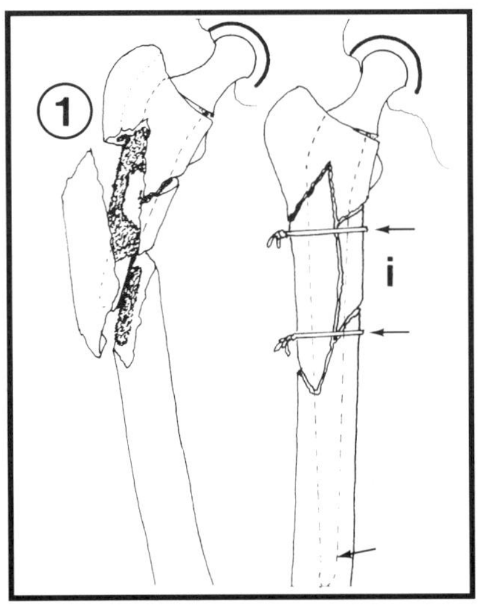

57. (2) Frakturen nach Hüft-TEP: Es wurden 4 Typen beschrieben: *Typ I:* Fragmentation des Knochens im Schaftbereich und dabei immer Lockerung; immer operationspflichtig und oft sehr schwierig. Methoden sind. (I) Langschaftprothese nach Reposition der Fraktur und Drahtzerklagen vor der Zementierung (Abb.); (II) bei stärkerer Knochendestruktion oder -infektion Resektion des proximalen Schafts und dann maßgefertigte TEP.

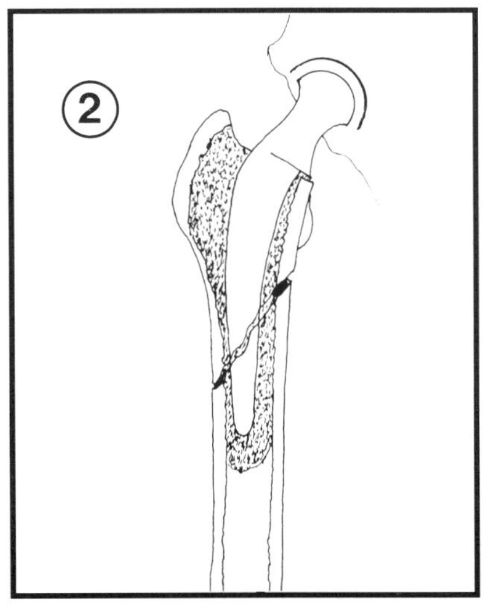

58. (2; Forts.): *Typ II:* Schräg- oder Spiralbruch in Schafthöhe. Der Prothesenschaft hält dabei den Bruch stabil. Bei der Behandlung dieser Frakturen sind Erreichen und Erhalten einer guten Reposition wichtig, da sich bei der Mehrzahl der Schaft lockert und zu ersetzen ist; eventuelle Heilungen in Fehlstellung machen dann Schwierigkeiten. Anfangs kann man diese Frakturen *konservativ* behandeln (z.B. Extension in Thomas-Schiene) oder *chirurgisch*.

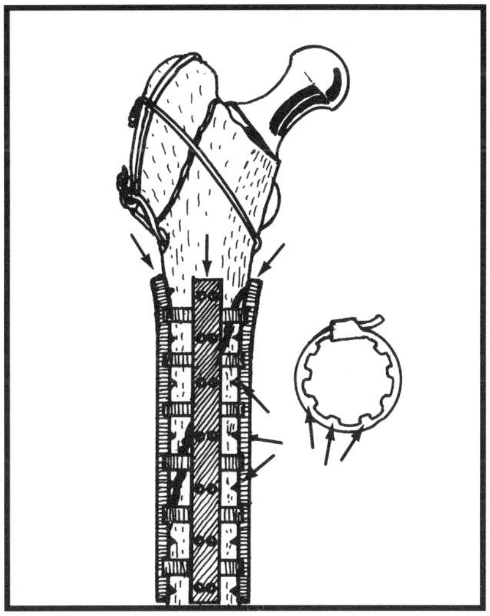

59. (2; Forts.): Verletzungen vom Typ 2 kann man mit Nylonbandzerklagen nach Partridge (1) im Verein mit Partridge-Platten (2) versorgen. Auch letztere sind aus Nylon und enthalten Schlitze für die Riemen. Die Platten sind gezähnelt, desgleichen die Riemen, um die Kontaktfläche mit dem Knochen und damit das Risiko der Osteonekrose zu verkleinern. Diese Verletzungen kann man auch mit Plattenosteosynthese behandeln (285,60).

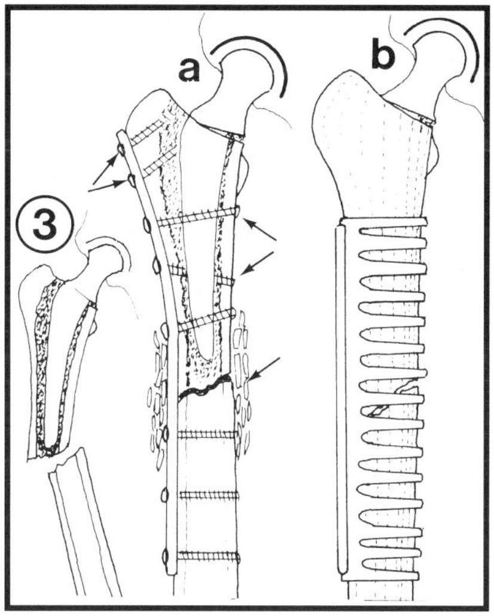

60. (2; Forts.): Beim *Typ 3*, der häufigsten dieser Verletzungen, liegt der Bruch in Höhe der Schaftspitze und ist instabil. Die konservative Behandlung hat eine hohe Komplikationsrate (z.B. Heilung in Fehlstellung, verzögerte Heilung). Bei festem Schaft erwäge man (a) die Osteosynthese mit langer Platte bis zum Trochanter major mit zusätzlichen Schrauben vor und hinter dem Schaftteil (eingebettet in Palacos) und Knochentransplantation, (b) eine Mennen-Platte oder (c) Partridge-Riemen und -Platten. Keine Gewichtsbelastung vor eindeutigen Heilungszeichen.

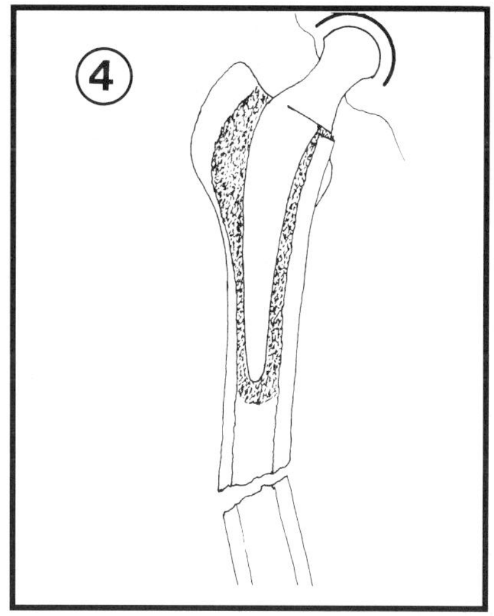

61. (2; Forts.): Beim *Typ 4* liegt die Fraktur vollständig distal des Prothesenschafts. Die Prognose dieser Brüche ist gut, man kann sie gleichermaßen konservativ oder operativ behandeln. *Konservative* Therapie ist unter Extension in einer Thomas-Schiene möglich. *Operative* Versorgung durch Platten und Schrauben (notfalls auch in Palacos®), Mennen-Platte oder Zerklage.

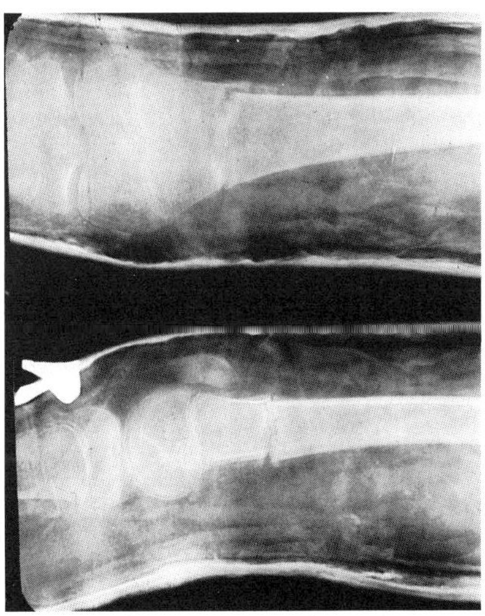

62. (3) Suprakondyläre Frakturen (Typ A-Frakturen, distales Segment – s. 290,75: AO-Klassifikation *(1)*: Bei Kindern sind Frakturen des distalen Femurdrittels oft nur minimal fehlgestellt und lassen sich durch Anlegen eines zylindrischen Gipsverbands häufig erfolgreich behandeln. Gewichtsbelastung sollte man erst erlauben, wenn im Röntgenbild die Frühzeichen der knöchernen Heilung auftreten, doch kann man den Patienten bereits dann an Krücken mobilisieren.

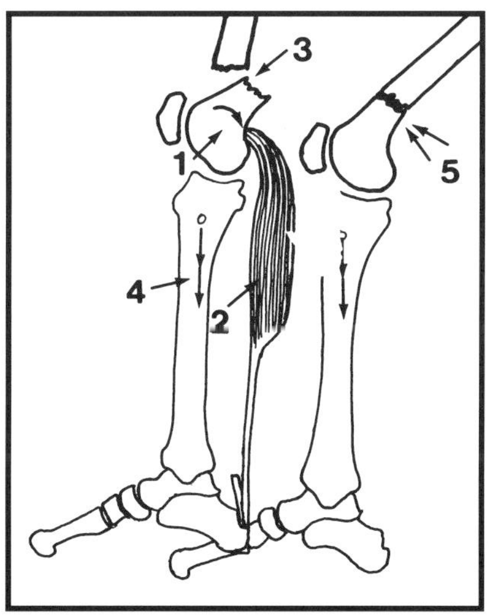

63. Suprakondyläre Frakturen (2): Besonders bei Erwachsenen neigen die suprakondylären Brüche sehr zur Rotation des distalen Fragments (1) unter dem Dauerzug des M. gastrocnemius (2), wobei das distale Fragment nach vorne knickt (3). Behandelt man diese Verletzungen konservativ, läßt sich dies durch alleinigen Zug in Beinlängsrichtung nicht kontrollieren (4), weshalb man das Knie beugen und den Zug über ein Widerlager wirken lassen muß.

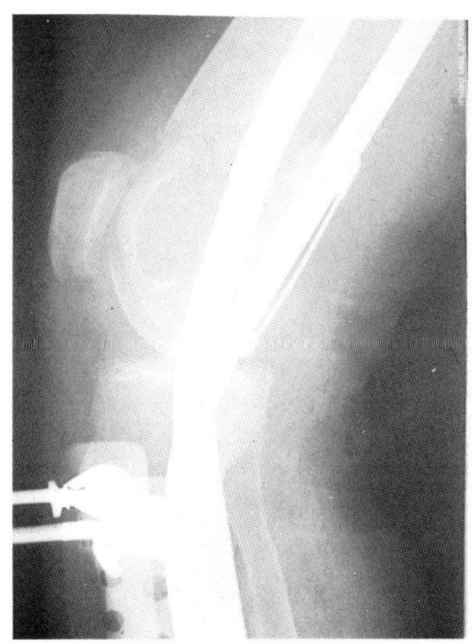

64. Suprakondyläre Frakturen (3): Die notwendige Beugung kann man durch ein Pearson-Kniebeugungsstück oder besser noch durch Knickung einer Thomas-Schiene in Bruchhöhe aufrecht erhalten (Abb.). Man sollte mit der Kniemobilisation so früh wie möglich beginnen, da das Risiko der Einsteifung durch sich entwickelnde Adhäsionen (zwischen M. quadriceps und der Fraktur) hoch ist.

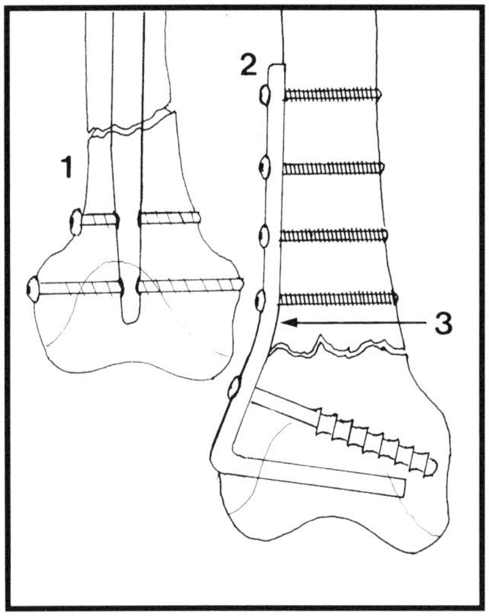

65. Suprakondyläre Frakturen (4): Zur möglichen Frühmobilisation des Knies und zur Verringerung des Einsteifungsrisikos bevorzugen viele die innere Fixation dieser eventuell schwierigen Frakturen. Liegt der Bruch proximal, kann man einen Verriegelungsnagel nehmen (1); ansonsten erreicht man eine gute Fixation mit einer Kondylenwinkelplatte (2). Man erhält sie in etlichen Größen und auch vorgebogen (3), so daß man sie der lateralen Femurkondylenkrümmung insgesamt nur wenig anpassen muß.

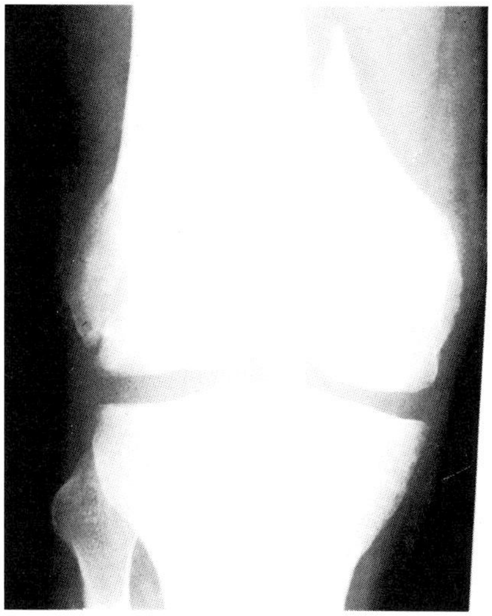

66. Monokondyläre Frakturen (Typ B-Frakturen) (1): Ist die Fehlstellung nur gering (Abb.), so kann man diese Frakturen durchaus mit Erfolg konservativ behandeln und dafür in den ersten 1–2 Wochen eine Thomas-Schiene nehmen, danach sollte man aber entweder mit einem Pearson-Kniebeugestück oder einer Hamilton-Russell-Extension die Mobilisation beginnen.

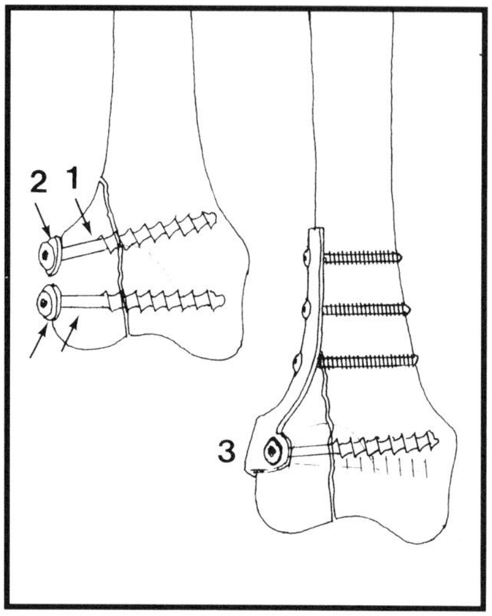

67. Monokondyläre Frakturen (2): Einige bevorzugen die Behandlung aller Brüche dieses Musters mittels innerer Fixation, was sicher indiziert ist, wenn die Fehlstellung die Gelenkkonturen ernstlich deformiert. Bei guter Knochenstruktur nehme man 2 Spongiosaschrauben (1) mit Beilegscheibe (2), damit der Schraubenkopf nicht einsinkt. Man kann auch eine gut angeformte Abstützplatte (3) und Spongiosaschrauben nehmen, wenn der Kochen sehr weich ist oder eine Fraktur bei Knie-TEP vorliegt.

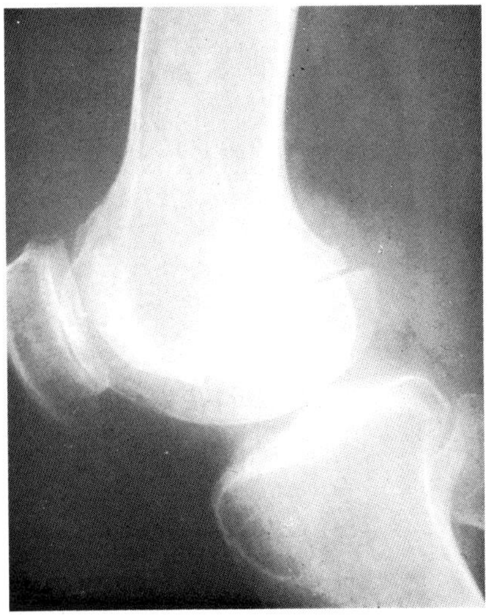

68. Monokondyläre Frakturen (3): Komplett intraartikuläre Abscherfrakturen heilen oft unter konservativer Behandlung nicht aus, möglicherweise durch die Verteilung des Frakturhämatoms über die Synovia. Diese Pseudarthrosen können eine Knieinstabilität verursachen. Man kann diese Brüche mit 2 Spongiosaschrauben, die unter das Gelenkniveau versenkt werden, stabilisieren. Danach ist eine 6wöchige Periode im Gipsverband ohne Gewichtsbelastung ratsam, bevor man energisch mobilisiert.

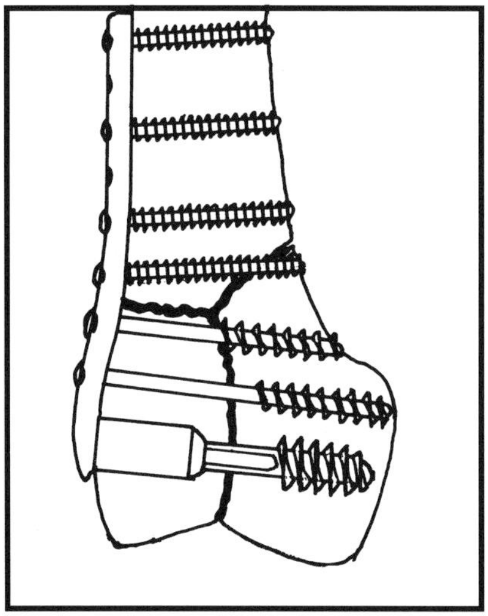

69. Kondyläre T- und Y-Frakturen (Typ C): Nicht dislozierte Frakturen kann man entweder konservativ oder operativ behandeln. Ist die Fraktur ohne größere Zertrümmerung fehlgestellt, kann man eine dynamische Kondylenschraube nehmen. Erst werden die Kondylen reponiert, dann die Schraube eingebracht; anschließend befestigt man die Platte mit Kortikalisschrauben korrekt am Schaft. Dieses Vorgehen erfordert eine ausgiebige Freilegung; es ist nur selten einfach, weil oftmals mehr Fragmente vorhanden sind, als die Röntgenbilder vermuten lassen.

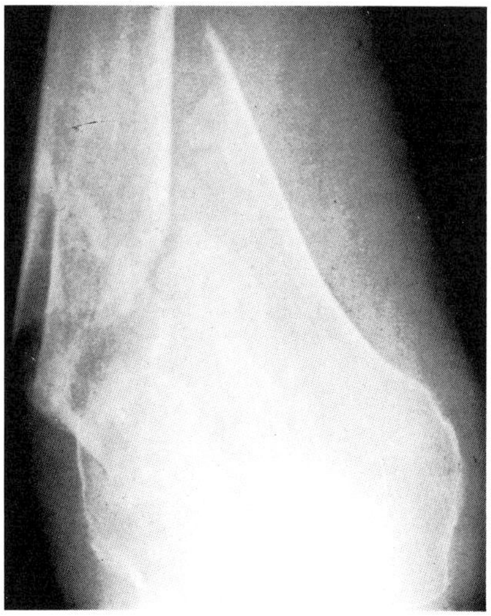

70. Kondyläre Y- und T-Frakturen (2): Bei stärkerer Zertrümmerung ist wohl die offene Reposition wenig erfolgversprechend; hier sollte man das Ziel haben, das Knie-Alignment wiederherzustellen und das Knie so früh wie möglich zu mobilisieren – z.B. mit einer Hamilton-Russell-Extensionsschiene. Als Alternative kann man bei älteren Patienten den vollständigen Kniegelenkersatz erwägen.

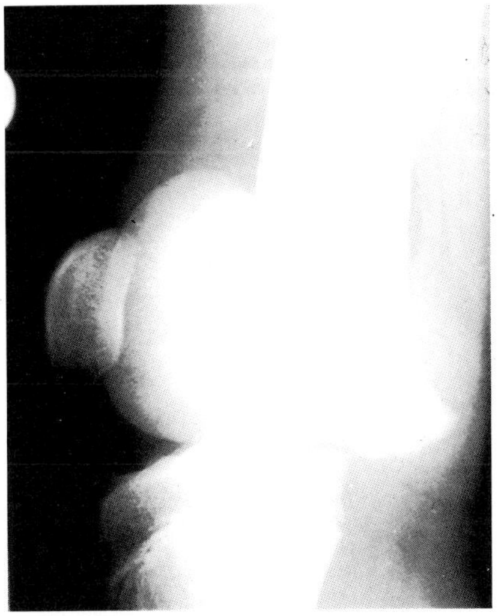

71. (6) Dislozierte Femurepiphyse: Zu dieser Verletzung kommt es meist durch Überstreckung; hierbei besteht das Risiko von Gefäßkomplikationen: Die Reposition sollte man schleunigst unter Zug vornehmen, dabei das Knie rechtwinklig beugen und die Epiphyse wieder in ihre korrekte Stellung nach hinten drücken. Anschließend halte man das Knie 3 Wochen lang gebeugt im Gipsverband und dann weniger stark gebeugt 3–5 weitere Wochen in einem Tutor.

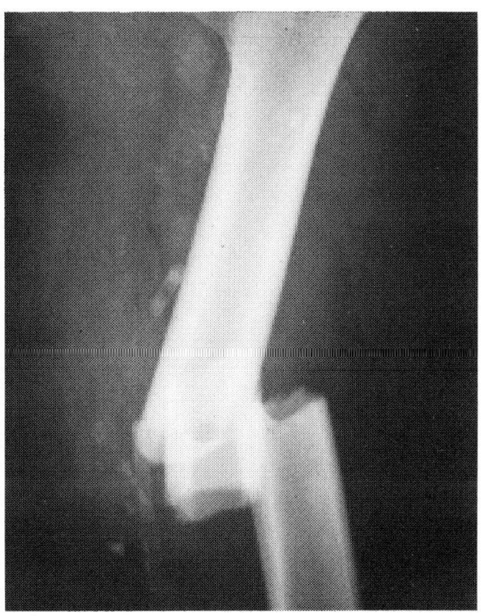

72. (7) Segmentfrakturen: Diese sind am Femur zwar selten, führen allerdings dann oft zur Pseudarthrose in einer Bruchhöhe. Die Bruchfreilegung kann die spärliche Blutversorgung des Intermediärsegments aufheben. Man kann diese Brüche konservativ (unter Versorgung aller dabei entstehender Komplikationen) versorgen, doch ist die geschlossene doppelt verriegelte Marknagelung bei erreichbarer Reposition die attraktivere Alternative. Später läßt sich die statische Nagelung bei verspäteter Heilung in eine dynamische umwandeln.

73. Komplikationen von Femurfrakturen

Unter den zahlreichen Begleitkomplikationen dieser Brüche sind die folgenden beachtenswert:

1. Oligämischer Schock (s. S. 32).

2. Fettembolie (s. S. 89).

3. Langsame oder verzögerte Heilung: Beide sind häufige Komplikationen und können bei konservativer Therapie eine verlängerte Immobilisation des Knies mit dem Risiko einer bleibenden Versteifung erzwingen. Behandelt man den Bruch mit einem doppelt verriegelten Marknagel, kann das Umsetzen von statischer auf dynamische Verriegelung (durch Entfernen der Querschrauben) die Heilung erleichtern.

4. Pseudarthrose: Bei konservativ behandelten Frakturen geht man diese sofort nach Diagnosesicherung durch Marknagelung und Bone-grafting an.

Bei Pseudarthrose eines Bruches nach Marknagelung ist ebenfalls die Knochentransplantation nötig. Zusätzlich überprüfe man die Qualität der Fixation und revidiere nötigenfalls. In manchen Fällen muß man dann den Marknagel (nach Aufbohren des Markkanals) durch einen stärkeren ersetzen. Drehinstabilität ist immer zu kontrollieren, dabei sind Verriegelungsschrauben wünschenswert. In einigen Fällen muß man, um die Kompression der Fragmente zu erhöhen, eine dynamische Kompressionsplatte als Methode der Wahl erwägen.

5. Heilung in Fehlstellung: Eine bleibende Abknickung nach lateral ist bei Schaftfrakturen die häufigste Deformität; beträgt diese 25 ° oder mehr, sollte man die Korrektur durch Osteotomie und Marknagelung ins Auge fassen. Eine Abknickung in der Sagittalebene führt klinisch nur selten zu Problemen. In Knienähe kann eine in der a.-p. Aufnahme erkennbare Knickbildung Ursache von Gangschwierigkeiten und einer Gonarthrose sein. Hier muß man jeden Fall individuell beurteilen, doch ist auch in dieser Situation eine Korrekturosteotomie/-osteoklasie zu erwägen.

6. Beinverkürzung: Man korrigiere beim Erwachsenen eine Beinverkürzung von 1–2 cm durch das Schuhwerk. Bei Kindern korrigiert (und sogar überkorrigiert) sich eine jede Verkürzung binnen 6–18 Monaten nach dem Trauma, so daß eine Anpassung des Schuhwerks kaum einmal erforderlich ist. Nur selten sieht man bei Epiphysenverletzungen eine zunehmende Beinverkürzung.

7. Knieeinsteifung: Dies ist eine häufige Komplikation von Femur- und Tibiafrakturen sowie anderer Verletzungen des Kniestreckapparats. Zu den hier beteiligten Faktoren zählen folgende:

(a) Adhäsionen des M. quadriceps („tethering“): Erleidet der Quadrizeps bei einer Femurfraktur Adhäsionen mit dem Femur, so wird er unfähig, in der sonst normalen Weise sanft über den distalen Femurschaft zu gleiten; Ergebnis sind eine fixierte Patella und eingeschränkte Kniebeweglichkeit. Je näher die Fraktur am Knie liegt, desto wichtiger wird dieser Effekt. Ein operativer Eingriff führt leider oft zu einer weiteren Verschlimmerung dieses Zustands (wenn nicht sofort danach mobilisiert werden kann).

(b) Frakturen mit Kniegelenkbeteiligung: Frakturen, die auch die Gelenkflächen durchsetzen, sind oft Auslöser intra- und periartikulärer Adhäsionen oder können direkt als mechanisches Bewegungshemmnis wirken. Eine Frühmobilisation scheint wünschenswert, besonders dann, wenn die Fraktur auch das Gelenk betrifft.

(c) Länger dauernde Immobilisation: Die Ruhigstellung des Kniegelenks über einen unerwünscht langen Zeitraum, beispielsweise durch verzögerte knöcherne Heilung, kann zu einer Gelenkeinsteifung führen; besonders ausgeprägt ist diese Folgewirkung beim älteren Patienten.

8. Infektion: Manchmal entsteht bei Femurschaftbrüchen, die mittels Marknagel behandelt werden, eine Infektion, wobei mitunter die Infektquelle evident ist (z.B. durch verschmutzte offene Wunde mit erfolglosem oder unzureichendem Débridement), oft folgt sie aber auf ein peinlich genau ausgeführtes geschlossenes Verfahren. Die Behandlung ist jeweils individuell festzulegen, verläuft aber im allgemeinen nach folgenden Leitsätzen:

1. Erregerisolierung, danach geeignete Antibiotika in wirksamer Dosis über angemessene Zeitdauer.
2. Bei schon manifester Infektion wird diese wohl nicht ansprechen, wenn die Fraktur nicht sicher stabilisiert ist und unter antibiotischem Schutz gründlichst débridiert wird.
3. Ist der Bruch durch den Marknagel weiterhin gut fixiert, belasse man diesen auch.
4. Ist die Fixation durch den Nagel nicht gut und beinhaltete das Débridement keine ausgiebige Enfernung avitalen Knochens, dann wähle man einen kaliberstärkeren Verriegelungsnagel.
5. Ist die Fixation durch den Nagel schlecht und dabei noch reichlich Knochen zu entfernen, so entferne man den Nagel und wähle einen Fixateur externe.

Behandlung

(a) Quadrizepsübungen: Kniegelenkstabilität und Kraft der Streckung hängen von einer guten Quadrizepsfunktion ab. Deshalb ist es wichtig, daß dieser Muskel nicht atrophieren darf; man sollte also nach dem Trauma möglichst bald mit Quadrizepsübungen beginnen und diese nach Entfernung einer jeden Fixation intensivieren. (Zu den wenigen Ausnahmen zählen Verletzungen des Streckapparats selbst, wo man die Quadrizepsübungen meist 2 Wochen aufschiebt, es sei denn eine frühe Kontraktur gefährdet die Heilung).

(b) Flexionsübungen: Auch diese sollten frühestmöglich einsetzen, vorausgesetzt natürlich, der Bruch ist vollständig stabilisiert. Man erlaube keine Flexion, außer man kann die Belastung des Bruches auf einen sicheren Wert mindern, oder wo eine Heilung mehr oder minder gesichert ist (z.B. Tibiaplateaufrakturen).

(c) Weglassen der Gehhilfen: Häufig folgt auf das Weglassen von Stock oder Krücken eine verbesserte Kniebeugung; daher lasse man diese Gehhilfen weg, sobald das Ausmaß der Knochenheilung und der Gleichgewichtssinn des Patienten es erlauben.

(d) Krankengymnastik: Im Idealfall sollte ein/e Krankengymnast/in die Quadrizeps- und die Beugeübungen überwachen, und es sollten Hilfsmittel und Möglichkeiten wie Gewichte, Schlingen, lokale Wärmeanwendungen und Hydrotherapie zur Verfügung stehen; zumindest sollte der Patient Quadrizeps- und Beugeübungen erlernen. Hierbei sollte man auch die Wichtigkeit des regelmäßigen Übens betonen. Auch kann in geeigneten Fällen die passive Mobilisation der Patella hilfreich sein.

Die Krankengymnastik setze man fort, bis ein akzeptabler Bewegungsumfang (s. unten) oder aber ein Stillstand der Fortschritte erreicht sind. Hierfür ist es erforderlich, das Bewegungsausmaß im Knie exakt zu dokumentieren; dies sollte man anfangs wöchentlich, später dann monatlich aufzeichnen. Ein meßbarer Zugewinn an Bewegungsausmaß, egal wie gering er sein mag, ist für den Patienten Ermutigung zu weiteren Anstrengungen; andererseits sollte das Fehlen einer jeden Besserung klarstellen, daß die weitere Behandlung nicht mehr gerechtfertigt ist.

Anmerkungen

Annehmbares Bewegungsausmaß: Was als annehmbar gilt, variiert ganz offensichtlich von Fall zu Fall und abhängig von der Schwere der Verletzung, dem Alter des Patienten, seiner beruflichen Tätigkeit, seiner sportlichen Aktivität, von Hobbies usw.; Grundziel der Behandlung ist jedoch ein stabiles Kniegelenk, das die Alltagsaktivitäten nicht beeinträchtigt. Folgende Faktoren sind hier wichtig:

Streckdefizit: Sowohl ein aktiver als auch ein passiver Verlust an Streckfähigkeit kann hier vorkommen – z.B. bei einer suprakondylären Fraktur mit Achsenknickung des Femurs, oder wo bereits eine Gonarthrose vorhanden ist. Ein solcher Streckverlust ist selten so stark, daß er wesentliche Einschränkungen nach sich zieht; in der Regel gleichen Hüfte und Sprunggelenk dies aus. Kann das Knie zwar passiv, nicht aber aktiv gestreckt werden, bezeichnet man dies als *Streckdefizit*. Dieses führt oft dazu, daß das Knie nachgibt. In einem gewissen Ausmaß ist dieser Zustand nach einer Patellaresektion üblich, er bessert sich aber meist, wenn man die Quadrizepsübungen intensiviert.
Beruht das Streckdefizit auf einer Quadrizepsblockade, dann rege man ebenfalls Quadrizepsübungen an; in den meisten Fällen mit bleibend eingeschränkter Streckfähigkeit lernt der Patient, diese Einschränkung durch den Einsatz der Kniestrecker so zu kompensieren, daß das Knie ihm beim Stehen festen Halt bietet.

Beugedefizit: Eine erhebliche Behinderung folgt, wenn keine Beugung über 100 ° hinaus mehr erreichbar ist; immer sollte eine Flexionsfähigkeit von 100 ° minimales Behandlungsziel sein. Eine Beugefähigkeit von 80–90 ° erlaubt es dem Patienten noch, auf Sitzen in öffentlichen Verkehrsmitteln, in Kinos usw. Platz zu nehmen, nicht mehr aber zu knien. Eine Beugung von unter 100 ° wird Schwierigkeiten beim Treppensteigen, bei hohen Stufen und engen Treppen verursachen und dann auch – wenn beide Knie betroffen sind – beim Aufstehen aus lehnenlosen Sesseln/Stühlen.
Ist die Beugefähigkeit bei unter 100 ° zum Stillstand gekommen, kann man eine manuelle Kniemobilisation in Vollnarkose erwägen. Dies vermeidet man aber am besten nach Patellaresektion und Revisionen von Quadrizepssehne und Lig. patellae wegen der Gefahr einer Sekundärruptur. Nur selten ist der Zugewinn an Beugefähigkeit nach einer Manipulation sehr groß, und Spätmanipulationen sind in der Regel nicht lohnenswert.
Ist nur eine Beugung von 80 ° und weniger möglich und dieser Zustand inszwischen statisch, dann sollte man die Funktionseinschränkung und die funktionellen Erfordernisse sorgfältig untersuchen. Besteht ein sehr ausgeprägtes Defizit, sollte man eine Quadrizepsplastik erwägen. Bei diesem Vorgehen werden die beiden Vastusanteile dicht über dem Knie gespalten, so daß eine von ihnen ausgehende Kniefesselung aufgehoben wird. Allerdings wird dann der M. rectus femoris zum alleinigen Kniestrecker. Häufig läßt sich dadurch ein erheblicher Zugewinn erzielen (oft in der Größenordnung von 40 °), andererseits geht dies oft auf Kosten eines Streckverlusts und ist immer mit einem gewissen Kraftverlust verbunden.

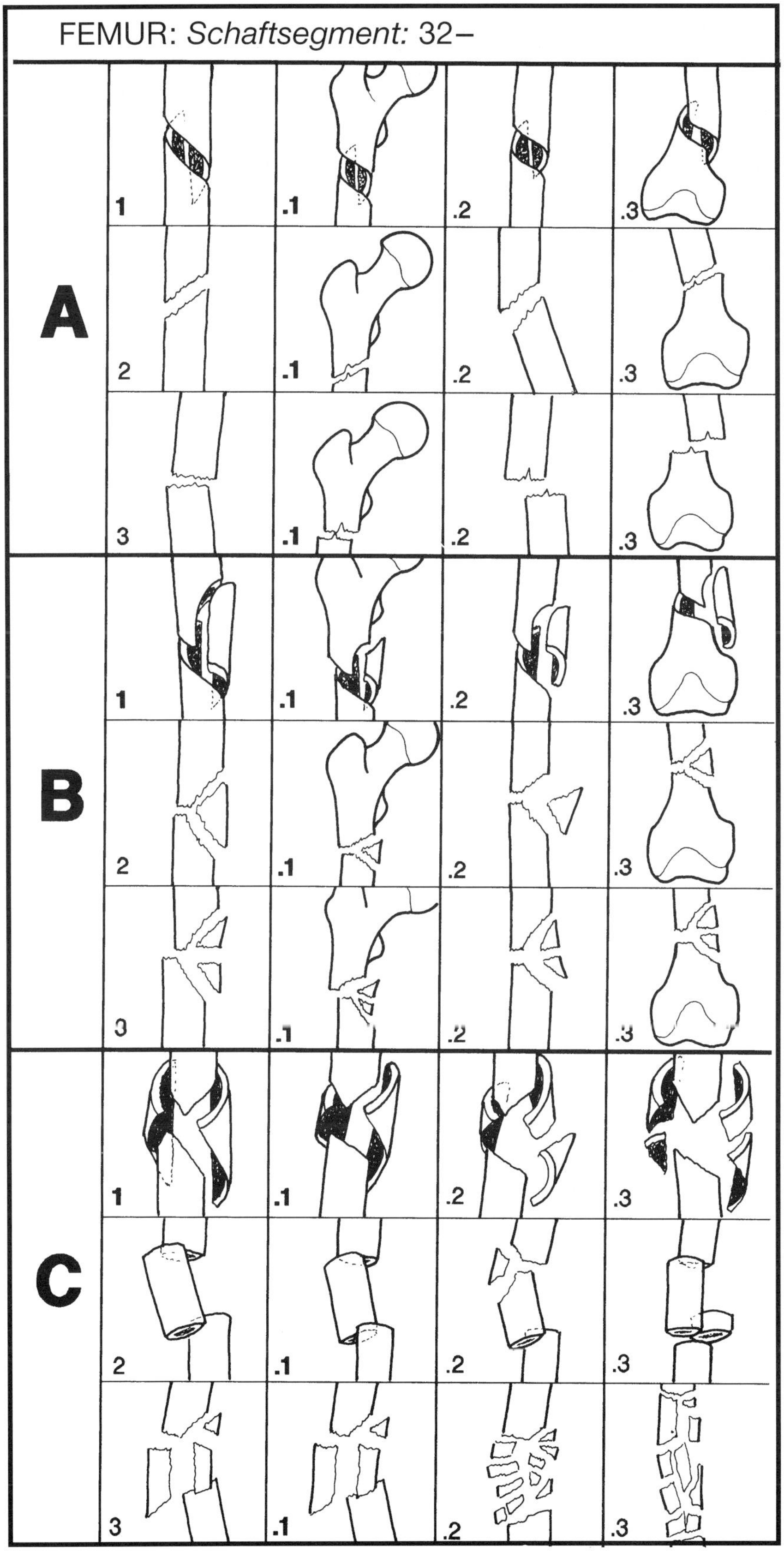

74. AO-Klassifikation der Femurfrakturen, distales Segment (32-):

Typ A: Einfache Brüche.
A1 = Spiralfraktur: .1 subtrochantere Zone; .2 mittlerer Schaftbereich; .3 distale Zone.
A2 = Schrägfraktur (>30 °): .1 subtrochanter; .2 mittlerer Schaftbereich; .3 distale Zone.
A3 = Querfrakturen: .1 subtrochanter; .2 mittlerer Schaftbereich; .3 distale Zone.

Typ B: Keilfrakturen.
B1 = Spiralfraktur mit Keil: .1 subtrochanter; .2 mittlerer Schaftbereich; .3 distale Zone.
B2 = Biegungskeilfraktur: .1 subtrochanter; .2 mittlerer Schaftbereich; .3 distales Segment.
B3 = Fragmentierte Keilfraktur: .1 subtrochanter; .2 mittlerer Schaftbereich; .3 distales Segment.

Typ C: Komplexe Frakturen.
C1 = Spiralfrakturen: .1 mit 2 Intermediärfragmenten; .2 mit 3 Intermediärfragmenten; .3 mit mehr als 3 Intermediärfragmenten.
C2 = Segmentfrakturen: .1 mit einem Intermediärsegment; .2 mit einem Intermediärsegment und einer Keilfraktur; .3 mit 2 Intermediärsegmenten.
C3 = Unregelmäßige Frakturen: .1 mit 2 oder 3 Intermediärfragmenten; .2 mit einer Trümmerzone unter 5 cm Knochenlänge; .3 mit Trümmerzone über 5 cm Knochenlänge.

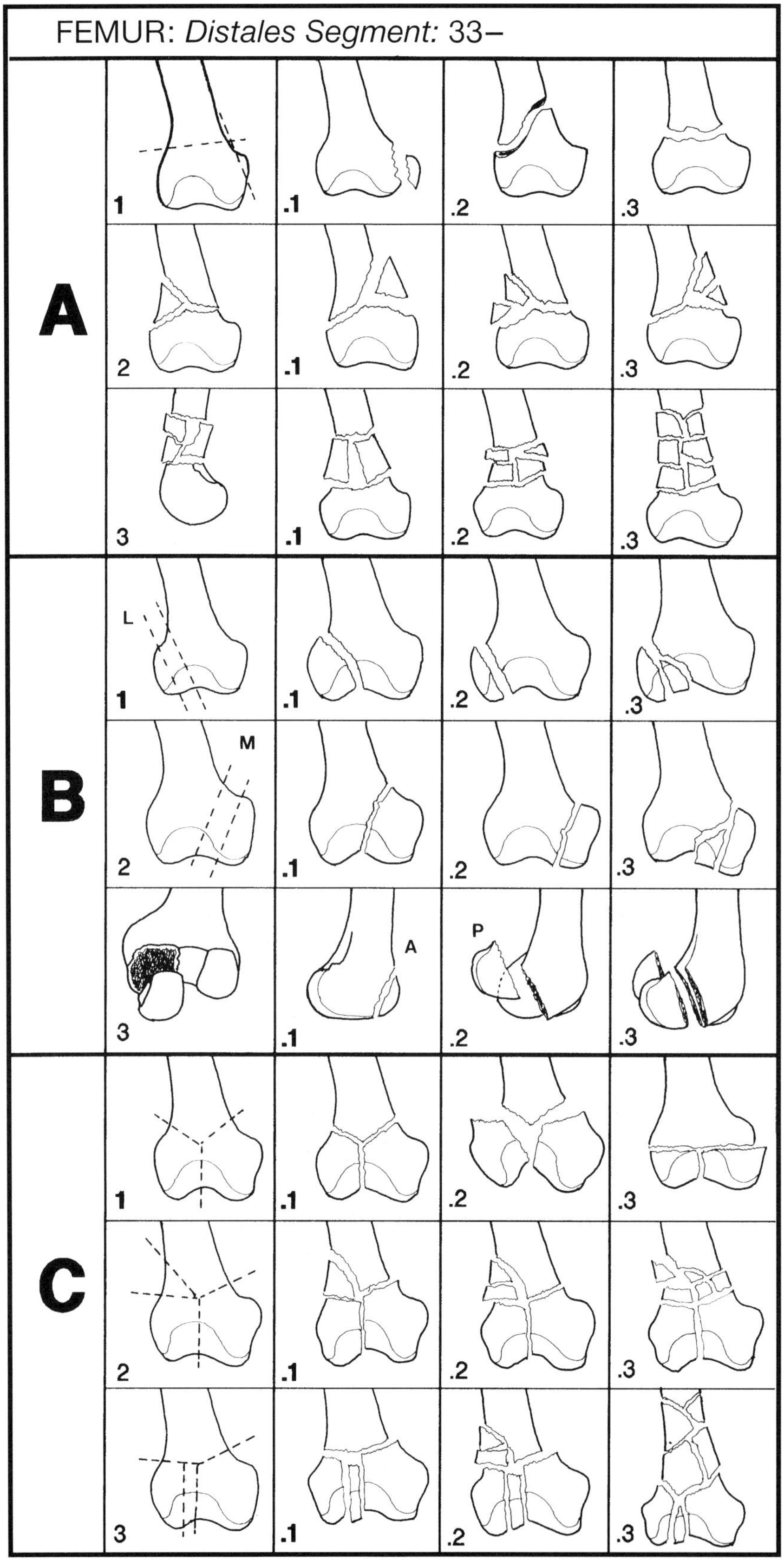

75. AO-Klassifikation der Femurfrakturen, distales Segment (33-):

Typ A: Extraartikuläre Frakturen.
A1 = Einfache Frakturen: .1 Abriß des medialen oder lateralen Epikondylus; .2 Schräg- oder Spiralfraktur der Metaphyse; .3 metaphysäre Querfraktur.
A2 = Metaphysäre Keilfrakturen: .1 intakter Keil; .2 lateraler multifragmentärer Keil; .3 medialer multifragmentärer Keil.
A3 = Komplexe metaphysäre Fraktur: .1 mit gesplittertem Intermediärsegment; .2 unregelmäßig, aber auf die Metaphyse begrenzt; .3 unregelmäßig und auf den Schaft übergreifend.

Typ B: Partiell intraartikuläre Frakturen.
B1 = Außenkondylusfrakturen in der Sagittalebene: .1 einfache Fraktur durch die Fossa intercondylaris; .2 einfache Fraktur durch die gewichttragende Fläche; .3 multifragmentär.
B2 = Innenkondylusfraktur in der Sagittalebene: .1 einfache Fraktur durch die Fossa intercondylaris; .2 einfache Fraktur durch die gewichttragende Fläche; .3 multifragmentär.
B3 = Frakturen in der Koronarebene: .1 Flake-Fraktur; .2 dorsal monokondylär; .2 dorsal bikondylär.

Typ C: Komplett intraartikuläre Frakturen.
C1 = Einfache Frakturen von Gelenkfläche *und* Metaphyse: .1 leicht fehlgestellte T- oder Y-Fraktur; .2 stärker fehlgestellte T- oder Y-Fraktur; .3 distale T-Fraktur mit horizontaler Durchsetzung der Epiphyse.
C2 = Einfache Fraktur der Gelenkfläche plus multifragmentäre der Metaphyse: .1 mit intaktem Keil; .2 multifragmentärer Keil; .3 komplexe Fraktur.
C3 = Multifragmentärer Bruch der Gelenkfläche: .1 metaphysärer einfacher Bruch; .2 multifragmentärer metaphysärer Bruch; .3 multifragmentärer Bruch der Metaphyse mit Ausdehnung auf den Schaft.

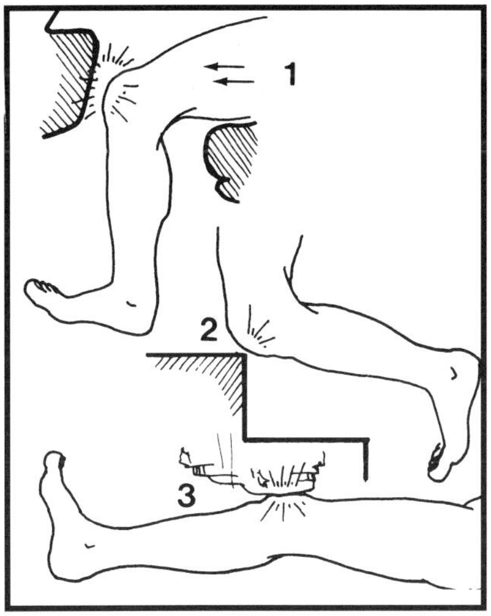

76. Verletzungen von Patella und Kniestreckapparat: Mechanismen (1): Die *Patella* kann durch direkte Gewalteinwirkung brechen, z.B. (a) bei Verkehrsunfällen, wo das Knie gegen das Armaturenbrett anprallt (1). (Man beachte die Beziehung zwischen Patella- und Femurschaftfraktur sowie Hüftluxation.) (b) Durch Sturz gegen eine harte Oberfläche – z.B. eine Stufenkante (2). (c) Durch schwere Gegenstände, die von oben auf das Knie fallen (z.B. ein herabfallender Felsbrocken) (3).

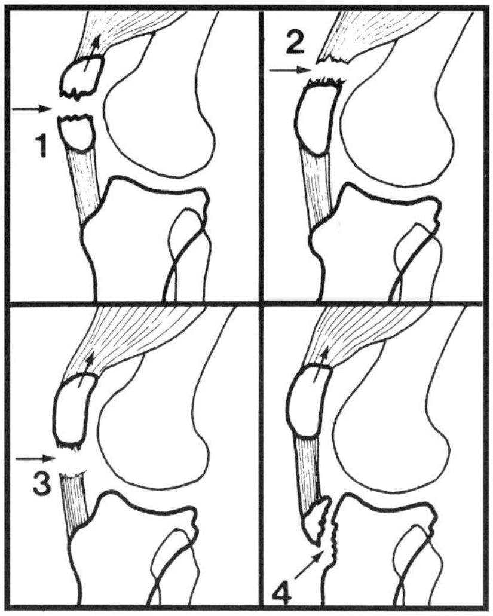

77. Mechanismen (2): Die Patella kann auch durch innere Gewalteinwirkung brechen, d. h. als Ergebnis einer plötzlichen Muskelkontraktion (1). Der gleiche Mechanismus kann auch eine Ruptur der Quadrizepssehne (2), des Ligamentum patellae (3) oder aber einen Ausriß der Tuberositas tibiae (4) bewirken.

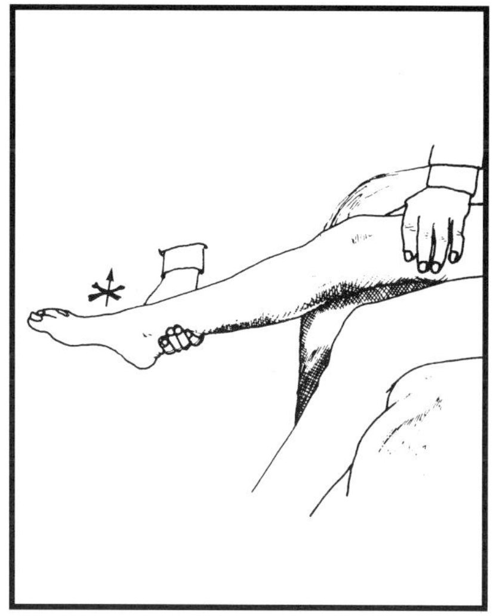

78. Diagnose (1): Eine Patellafraktur sollte man vermuten, wenn beim Unfallhergang eine direkte Gewalteinwirkung auf das Knie vorlag. Eine Patellafraktur und andere Verletzungen des Kniestreckapparats sollte man vermuten, wenn der Patient nach einer plötzlichen Muskelanspannung Schwierigkeiten hat, sicher auf dem Knie zu stehen (besonders wenn er dabei ein Schnappen im Knie verspürt). In den meisten Fällen besteht eine *Unfähigkeit, das Knie zu strecken.*

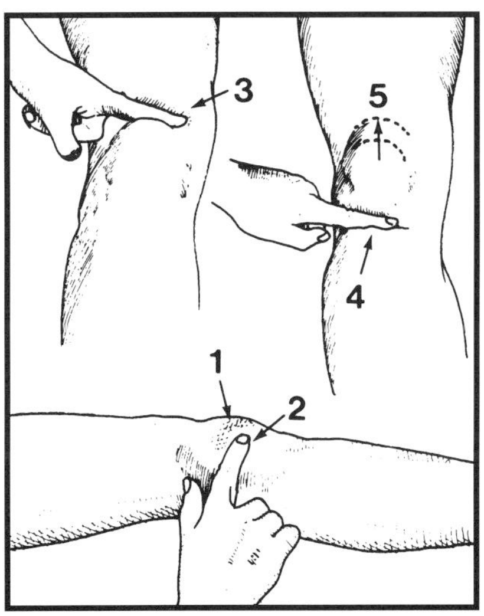

79. Diagnose (2): Achten Sie auf alle folgenden klinischen Zeichen: (1) Prellmarken und Hautabschürfungen; (2) Vorliegen und Ort einer Schmerzempfindlichkeit; (3) oberhalb oder (4) unterhalb der Kniescheibe tastbare Lücken und (5) auf jedes sichtbare Hämatom.

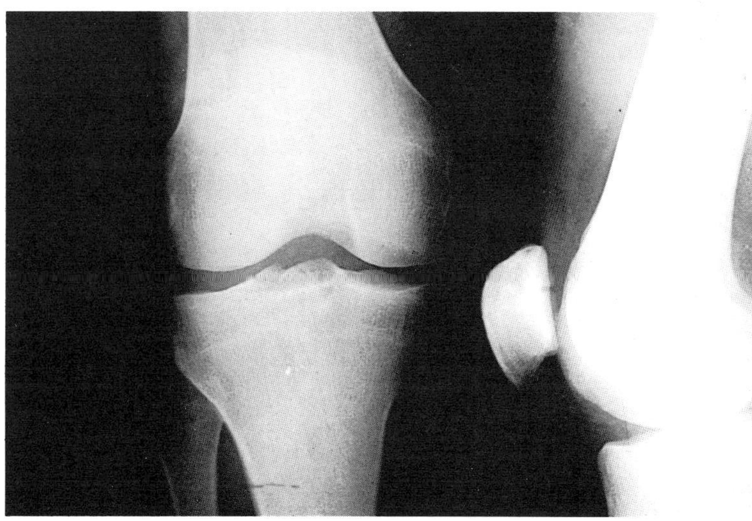

80. Diagnose (3): In allen Fällen sind Röntgenaufnahmen wichtig, um die Diagnose zu klären. In der Regel werden a.-p. und Seitaufnahme (vorzugsweise in Streckung) genügen. Bei einem akuten Fall werden wegen der Schmerzen nicht immer Tangentialprojektionen durchführbar sein, doch sind diese bei später Diagnose von Wert. Bestehen immer noch Zweifel, können Schrägaufnahmen weiterhelfen. Man verwechsle nicht die angeborene Patella bipartita (Abb.) mit einer Fraktur. Diese häufige Anomalie betrifft den *oberen äußeren* Quadranten; sie kann auch nur in einer einzigen Projektion sichtbar sein. Die Ränder sind zumeist abgerundet, was dabei helfen kann, sie gegen eine Fraktur abzugrenzen. Andere Anomalien, wie z.B. die Patella tripartita, kann man ebenfalls durch die abgerundeten Ränder und den fehlenden Schmerz unterscheiden.

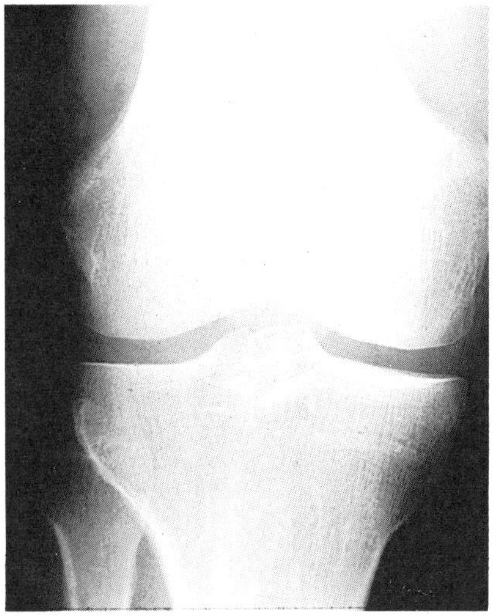

81. Behandlung (1): Vertikalfrakturen: Frakturen diesen Typs haben in der Regel keine Fehlstellung und sind stabil. In der Seitaufnahme sind sie unsichtbar; in der a.-p. Aufnahme kann die Überlagerung durch das Femur es schwer machen, sie zu erkennen. In der Tat werden diese Brüche auch häufig übersehen. Hier genügt die konservative Behandlung.

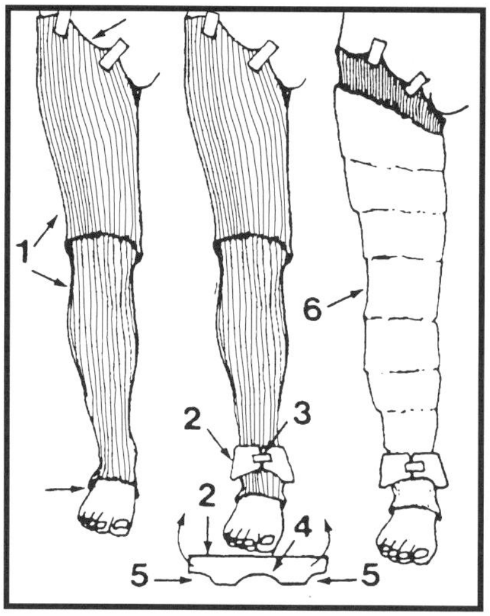

82. Behandlung (2): Gewöhnlich ist ein 6wöchiger geschlossener Gipsverband (Zylindergips) anzuraten.
Methode: Zuerst legt man (in 2 getrennten Teilen) einen Strumpfverband vom Rückfuß bis zur Leiste an (1). Dabei schützt man die Knöchel mit einem Stück Filz (2), das mit Klebeband auf Stoß fixiert wird (3). Beachten Sie die Aussparungen für die Achillessehne (4) und den Fußrücken (5). Polstern Sie das Bein mit Watte (6).

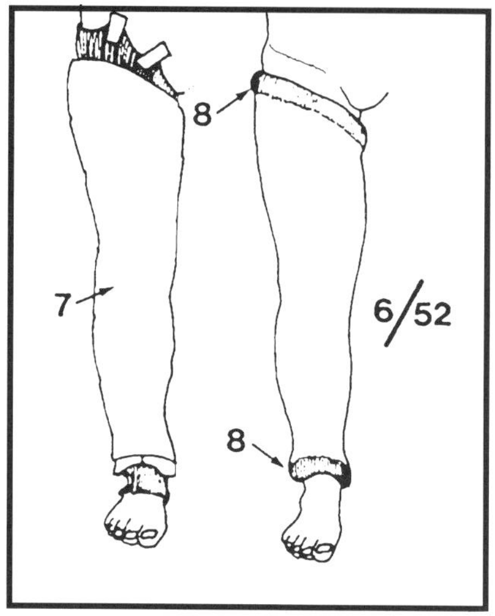

83. Behandlung (3): Normalerweise wird das Bein völlig gestreckt gehalten (nicht aber nach hinten durchgedrückt bzw. überstreckt), während man 20 cm breite Gipsbinden anlegt (7). Eine zusätzliche Gipsschiene ist nicht erforderlich. Die Ränder des Strumpfverbands schlägt man vor Beenden des Gipsverbands zurück (8). Krücken sind gewöhnlich für die beiden ersten Wochen zu empfehlen; der Gipsverband bleibt insgesamt 6 Wochen.

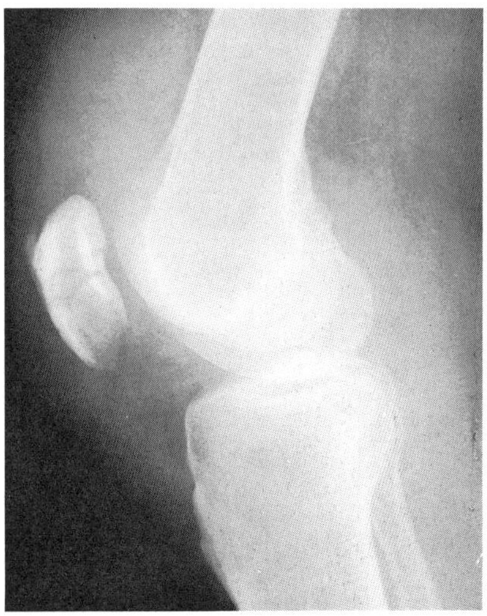

84. Nichtdislozierte Querfrakturen: Solche Frakturen (auch leichtere Trümmerbrüche) kann man ähnlich behandeln, jedoch mit wöchentlichen Röntgenaufnahmen während der ersten 2–3 Wochen, um die spätere Fragmentseparation auszuschließen. Nach der Entfernung des Gipsverbands nach 6 Wochen ist Krankengymnastik erforderlich, und der Patient kann noch einige Wochen lang Krücken brauchen, bis er die volle Sicherheit zurückgewonnen hat.

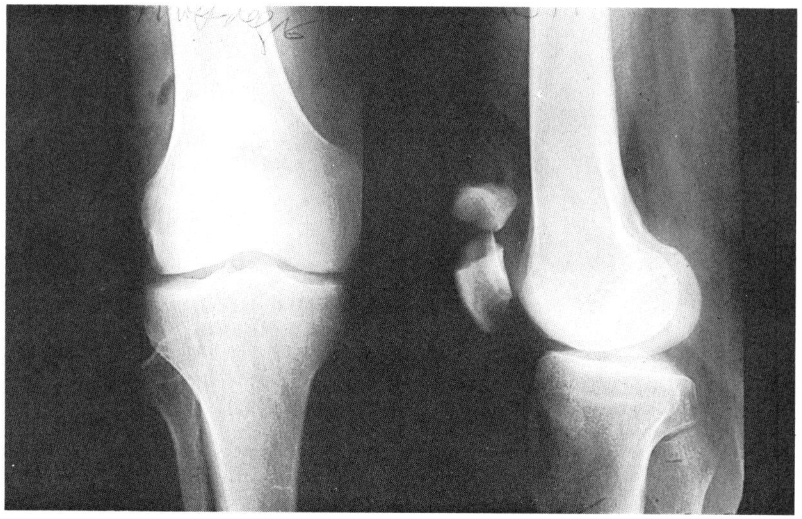

85. Fehlgestellte Querfrakturen: Frakturen dieses Typs sollte man freilegen, damit man (1) die genaue Art der Störung feststellen und (2) die geeignete Behandlung ergreifen kann. Die Kniefunktion ist nach einer Patellektomie oft hervorragend, bleibt dabei aber womöglich doch hinter dem idealerweise Machbaren zurück: Auch wenn das vollständige Bewegungsausmaß wiedererreicht wird, behält der Patient oft ein Gefühl der Instabilität, wenn er einen steilen Abhang herabgeht; auch kann beim Aufstehen aus gebückter Haltung noch eine gewisse Schwäche zurückbleiben. Deshalb sollte man die Kniescheibe erhalten, aber nur dann, wenn man die Gelenkfläche perfekt wiederherstellen und auch bis zur endgültigen Knochenheilung in dieser Position halten kann. In der Praxis ist dies in aller Regel nur dann möglich, wenn kein Trümmerbruch vorliegt. Aber auch, wenn die Röntgenbilder (Abb.) vorgeben können, daß nur 2 Fragmente vorhanden sind, läßt sich dies nur durch die operative Exploration sichern.

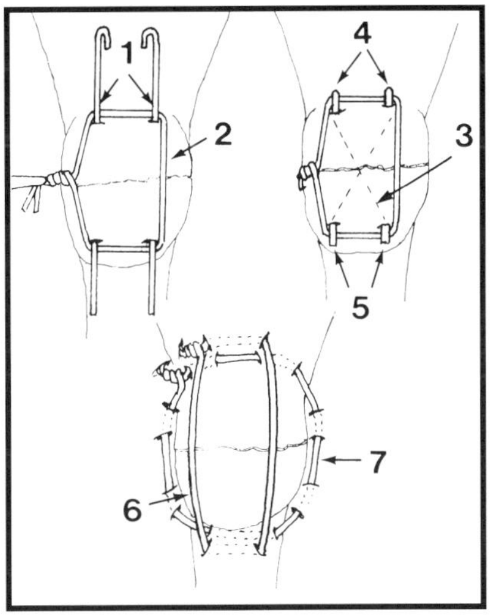

86. Behandlung (1): Lassen sich die Gelenkflächen rekonstruieren, so kann man die Fragmente auf mehrere Arten halten: Bei der *AO-Drahtzerklage* reponiert man sie und hält sie mit 2 umgebogenen Kirschner-Drähten (1) und einem zirkulären an den Enden verdrillten Draht (2). Man kann auch einen 2. achterförmigen Draht verwenden (3). Man versenkt die K-Drähte (4) und kürzt die distalen Enden (5). Stärkste Fixation schafft die *Pyrford-Zerklage* mit einer Drahtzerklage (6) und einer zirkulären Verdrahtung (7).

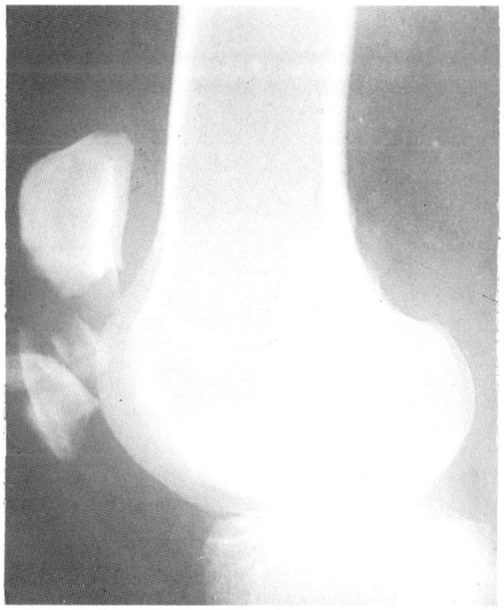

87. Behandlung (2): Läßt sich die Gelenkfläche nicht rekonstruieren oder – wie hier abgebildet – ist sie stark fragmentiert, so sollte man die Kniescheibe komplett entfernen und Quadrizepsansatz sowie Retinakula versorgen. Man achte aber darauf, daß man bei Schädigung nur eines Patellapols unter Aussparung des übrigen Bereichs durch die *partielle Patellektomie* gute Ergebnisse erzielen kann.

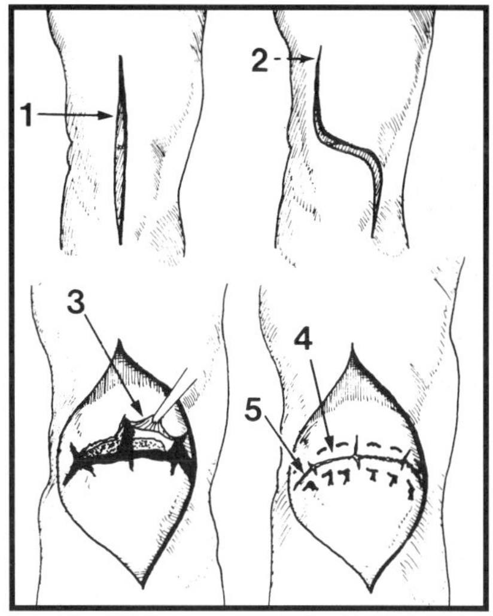

88. Behandlungs (3): Zur Freilegung oder Resektion der Patella kann man einen senkrechten Medianschnitt (1) oder einen Schnitt in Form einer flachen S-Kurve (2) wählen und dann die beiden Hautlappen umschlagen. Man reseziert die Patellafragmente sorgfältig und achtet genau darauf, daß man jedes Fragment entfernt (3). Die Insertionsstelle (4) und auch die Kollateralbänder versorgt man mit Matratzennähten (5) und legt dann einen Zylindergipsverband an. Krücken sollte der Patient 4 Wochen lang verwenden; die Mobilisation beginnt nach 6 Wochen.

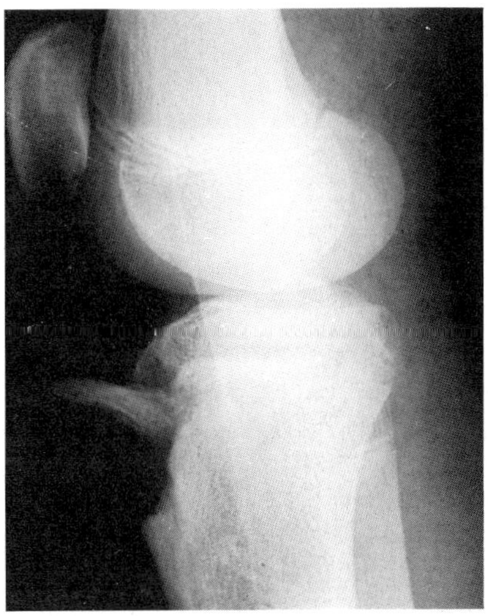

89. Ausrißfraktur der Tuberositas tibiae: Beim Erwachsenen und beim Jugendlichen kurz vor der Knochenreife (Abb.) sollte man eine gröbere Fehlstellung reponieren und dann die Tuberositas tibiae mit einer Schraube refixieren. Ist die Fehlstellung gering, sollte die 6wöchige Ruhigstellung im Gips genügen. Bei Kindern sollte man ein operatives Vorgehen wenn möglich vermeiden, weil hier das Risiko eines vorzeitigen Verschlusses der Wachstumsfugen besteht. Wenn aber die manuelle Reposition versagt, können offene Reposition und anschließende Fixation durch Naht erforderlich werden.

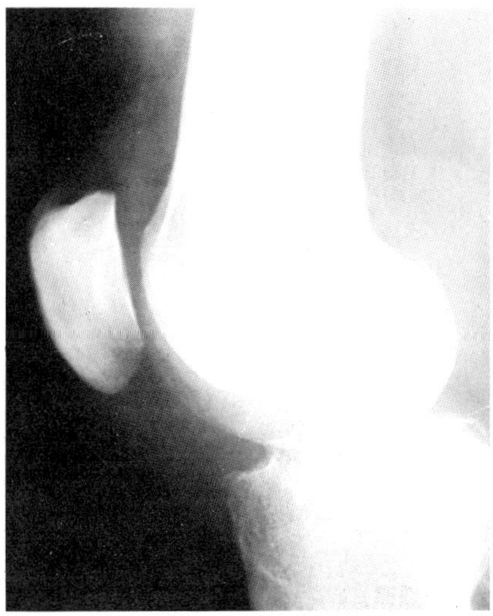

90. Riß der Quadrizepssehne: Dies ist vor allem eine klinische Diagnose, man kann sie aber auch manchmal durch Weichteilverschattungen in den Röntgenbildern (Abb.) bestätigen. Die Sehne muß chirurgisch reinseriert werden. Oft ist es hierzu erforderlich, Bohrlöcher in die Kniescheibe einzubringen, um den Nähten eine feste Verankerung zu geben. Danach legt man einen geschlossenen Gipsverband an. Quadrizepsübungen beginnen nach 2 Wochen, die Gewichtsbelastung nach 4 Wochen und die Kniebeugung nach 6 Wochen.

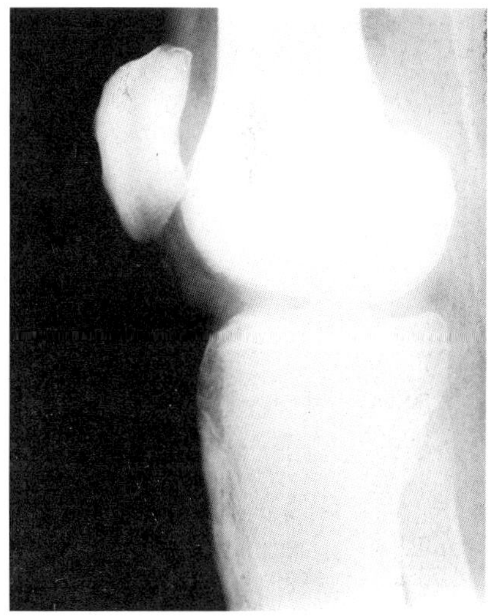

91. Ruptur des Ligamentum patellae: Auch dies ist vor allem eine klinische Diagnose; wegweisend hierfür kann bereits der Patellahochstand sein (Abb.). Die operative Versorgung entspricht der des Quadrizepssehnenrisses. Abrißfragmente der Patellaspitze sollte man entfernen. Das Lig. patellae kann man reinserieren, indem man zur Verankerung Bohrlöcher in die Kniescheibe setzt. Den Zug durch die Nähte kann man vermindern, indem man die Drähte zwischen Quadrizepssehne und Tuberositas tibiae achterförmig setzt.

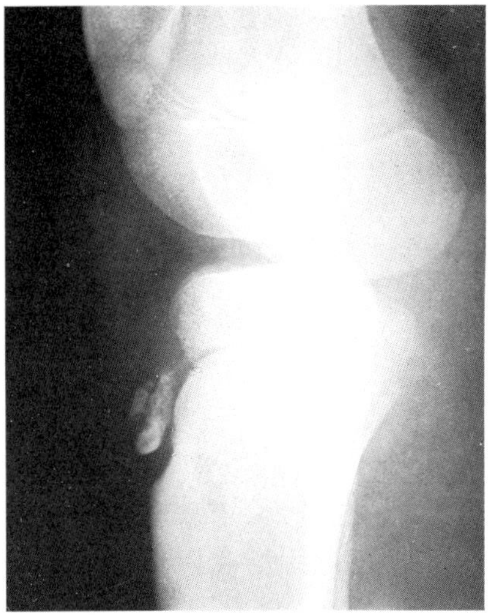

92. Morbus Osgood-Schlatter: Bei Kindern kann die plötzliche oder wiederholte Quadrizepsanspannung für dieses Krankheitsbild mit rezidivierenden Schmerzen, Druckschmerzhaftigkeit und Anschwellung über der Tuberositias tibiae verantwortlich sein. Man kann dies auch mit einer akuten Verletzung verwechseln. Da die langsame Spontanheilung die Regel ist, kann man diese Krankheit durch eine 2wöchige Ruhigstellung in Gips behandeln. Starke bleibende Beschwerden zwingen manchmal zur Resektion des ausgerissenen Fragments.

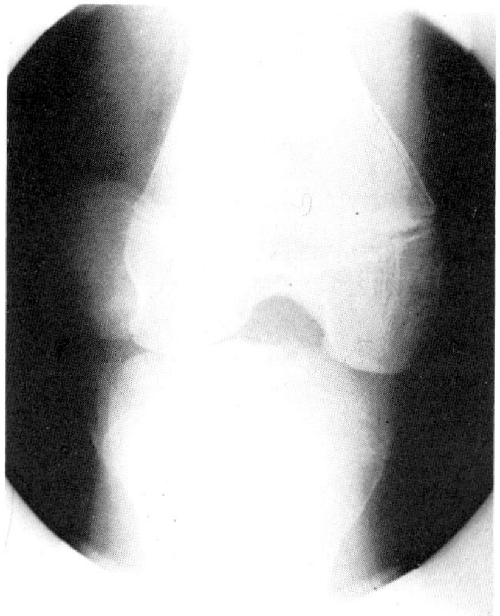

93. Akute Patellaluxation nach außen (1): In dieser Situation luxiert die Patella infolge Muskelkontraktion oder eines Schlags gegen die Knieinnenseite nach außen. Man kann sie (außer bei längerem Bestehen) reponieren, indem man festen Druck gegen ihre Außenseite aufbringt (eine Narkose ist nur selten nötig). Ist es das Erstereignis, so ist eine 6wöchige Gipsbehandlung angebracht; wenn nicht, legt man für 1–2 Wochen eine Druckbandage an.

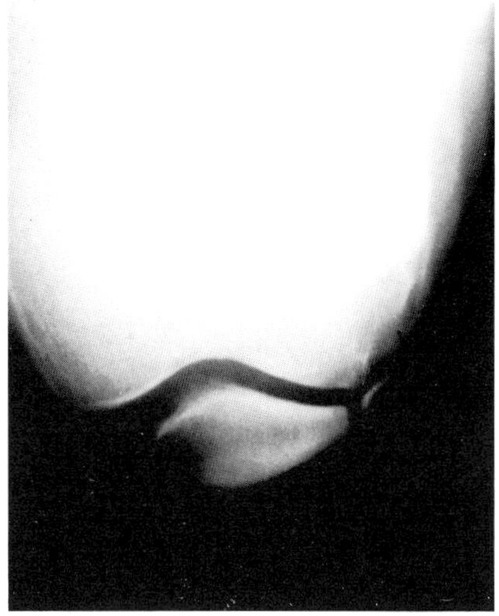

94. (2): Diese tritt in der Regel als Erst- oder Folgegeschehen bei einer habituellen Patellaluxation auf, einem Krankheitsbild, das man am häufigsten bei Mädchen im Teenageralter sieht. Das Vorliegen einer osteochondralen Fraktur in der Tangentialaufnahme des Knies ist dann diagnostisch beweisend, kann aber auch erst einige Wochen nach dem Erstereignis erkennbar werden (welches man auch übersehen kann, wenn es zur Spontanreposition gekommen ist).

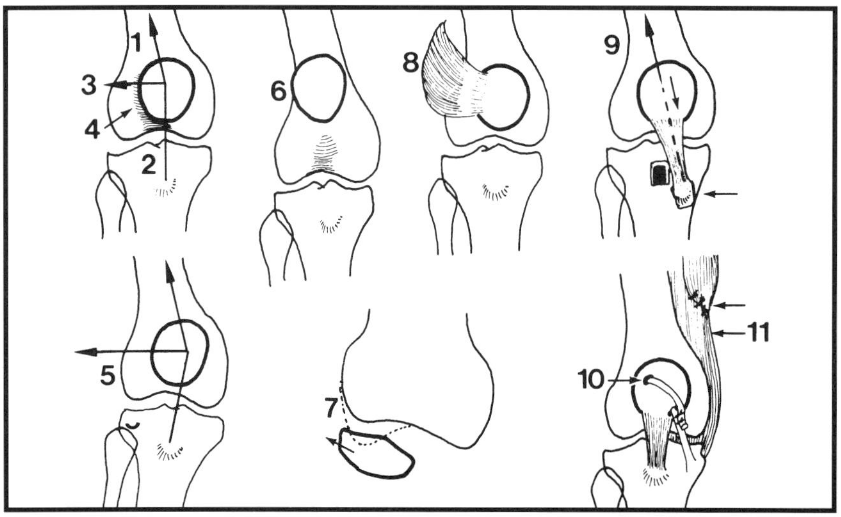

95. (3): Durch die Valgusstellung von Femur und Tibia haben der Quadrizeps (1) und das Lig. patellae (2) während der Muskelkontraktion eine *laterale Zugwirkung* (3), die bei Genu valgum stärker wird (5); dem setzt das femorale Gleitlager (4) Widerstand entgegen. Eine „falsche" Zugkraft kann die Patella luxieren lassen. Erfolgt dies *in Streckung* (deutlicher in Kniebeugung erkennbar), so können eine Patella alta (6) oder ein abnormer Quadrizepsansatz (8) zusätzliche Auslöser werden. In diesen besonderen Fällen kann ein Realignment-Verfahren erforderlich werden (z.B. nach Elmslie-Trillat, Hauser (Abb.: 9) oder Galeazzi). Bei letzterem, für Teenager eher geeignetem spaltet man die Semitendinosussehne und führt sie durch ein Patellabohrloch (10) und näht das abgetrennte Ende wieder dem Semitendinosus an (11)). Ereignet sich die Luxation *in Beugung,* kann eine Hypoplasie der Patella oder des lateralen Femurkondylus (7) mit flachem Sulkus und Patellakippung vorliegen. Diese Fälle können auf eine laterale Release-Operation (M. vastus lateralis) mit oder ohne Raffung ansprechen, erfordern aber mitunter auch Realignment-Verfahren. Liegt kein Führungsproblem vor, so handelt es sich manchmal um schlaffe Bänder. Viele der letzteren sprechen auf Physiotherapie und ein Knie-Brace bei sportlicher Aktivität an.

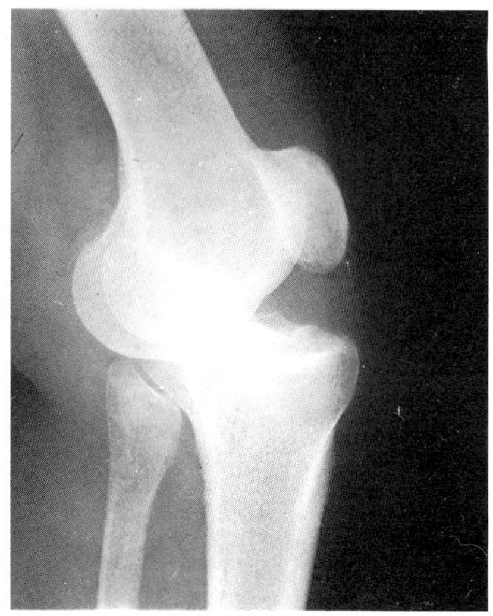

96. Knieluxation (1): Diese Verletzung kann ganz überraschend durch ein relativ geringes Trauma entstehen. Meist weicht dabei die Tibia nach vorne aus, doch findet man auch eine mediale, laterale, hintere und Drehfehlstellung. Unvermeidlich kommt es dabei zu einer größeren Schädigung des Kniebandapparats: Alle oder der Großteil der Bänder können zusammen mit der Kniegelenkkapsel reißen.

97. Knieluxation (2): Manchmal bestehen Meniskusausrisse, Frakturen der Eminentia intercondylaris, Lähmungen des N. peronaeus communis und, besonders ernst, Verletzungen der A. poplitea.
Behandlung: In den meisten Fällen scheint die gechlossene Reposition zu besseren Ergebnissen zu führen als ein offener Repositionsversuch. Die Reposition gelingt meist leicht unter Zug und durch Druck gegen die luxierte Tibia. Danach sollte der Unterschenkel unter leichtem Zug (2–3 kg) für 3–4 Wochen in einer Thomas-Schiene und weitere 4 Wochen in einem zirkulären Gipsverband unterstützt werden, bevor die Mobilisation beginnt. Operatives Vorgehen ist in folgenden Situationen indiziert: (1) Bei Mißlingen der geschlossenen Reposition (meist durch das „knopflochartige" Verfangen der Gelenkkapsel an einem Femurkondylus) oder (2) bei bleibender Durchblutungsstörung der Gliedmaße nach Reposition, wenn also eine Freilegung der A. poplitea indiziert ist.

98. Weichteilverletzungen des Knies: Wenn nach einer Knieverletzung die Röntgenaufnahmen kaum knöcherne Verletzungen zeigen, sollte man dennoch eine bedeutsame Weichteilverletzung vermuten. Die Behauptung wäre unrealistisch, daß solche Verletzungen leicht zu diagnostizieren sind: Manchmal sind sie es zwar, aber oft werfen sie erhebliche Probleme auf. Häufig ist das klinische Bild mit Knieschmerz und der Unfähigkeit, das Körpergewicht zu tragen, bei vielen Verletzungen vorhanden. Ziel einer jeden Untersuchung sollte es sein, folgende Verletzungen auszuschließen oder nachzuweisen: (1) Schädigung des Streckapparats, (2) laterale Patellaluxation mit Spontanreposition, (3) Rupturen der Kniebänder und (4) Meniskusrisse.
In einigen Zentren untersucht man aggressiv weiter, wenn man die Verletzung nicht als banal erachtet: Dort wird ein jedes Hämarthros punktiert, und die Weichteile werden direkt arthroskopisch oder indirekt mittels der MRT untersucht.
Besteht kein schwerwiegender Anhaltspunkt dafür, daß die wichtigen Strukturen beteiligt sind (und dies sind die *Mehrzahl* der Fälle), dann kann man die provisorische (und wenig befriedigende) Diagnose einer „Kniezerrung" oder einer „Kniebänderzerrung mit traumatischem Kniegelenkerguß" erheben und den Fall entsprechend behandeln (z.B. durch Anlegen einer Kreppbandage, einer Druckbandage nach Jones oder einer gewebten Strumpfbandage). Man sollte diese Patienten wöchentlich nachuntersuchen, bis entweder die Symptome vollständig abgeklungen sind oder man eine genauere Diagnose stellen kann.

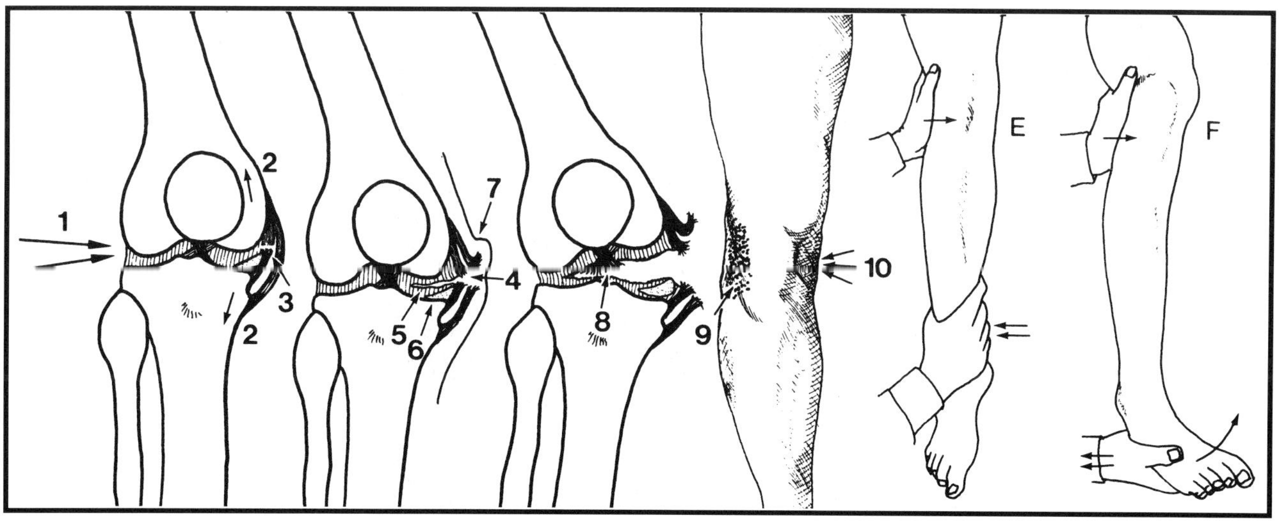

99. Innenbandverletzungen (1): Häufigste Ursache ist ein Schlag gegen die Knieaußenseite (1), der das Gelenk in Valgusstellung zwingt (2). Bei nur geringer Kraft kommt es zu Teilrissen des Innenbands (Kniezerrung), und das Knie bleibt bei der klinischen Prüfung stabil. Bei größerer Gewalteinwirkung reißt der tiefere Bandanteil (Teilriß) (3); eine Belastungsprüfung des Knies in 30 ° Beugung und Innenrotation des Fußes (F) führt zu einer weiteren Öffnung des Gelenkspalts als normal, eine Belastung des Gelenks in Streckstellung (E) zeigt jedoch keine Wirkung. Bei einer noch größeren Gewalt reißen der oberflächliche *und* der tiefe Bandanteil (4), und die Ruptur greift schnellstens auch auf den hinteren Bandanteil über (5). Der Innenmeniskus kann ebenfalls zerreißen (6). Wird das Knie in Streckstellung belastet (E), klappt der Gelenkspalt leicht bis mäßig auf, und wenn der Rand des Bandes sich einrollt, kann man dies unter der Haut tasten (7). Bei einer schweren Gewalt reißen die Kreuzbänder (vor allem das vordere) (8); das Gelenk klappt dann bei einer Belastung wie unter (E) weit auf. Prellmarken an der Außenseite (9) und Schmerzhaftigkeit an der Innenseite des Knies (10) sind für eine Innenbandschädigung hinweisend. Ist die Integrität des inneren Längsbands immer noch zweifelhaft, wiederhole man die klinische Untersuchung nach Kniegelenkpunktion oder fertige seitenvergleichende, gehaltene Kniegelenkaufnahmen an.

100. Innenbandverletzungen: Behandlung: (1) Zerrung: Kreppbandagen oder ein Druckverband nach Jones sowie Krücken, bis sich die Akutsymptome legen und das Knie dann wieder voll mobilisierbar ist.
(2) Isolierter Riß ohne Anzeichen dafür, daß das Innenband sich „einrollt“: Gipsverband *in 45° Kniebeugung* über 8 Wochen oder Knie-Brace mit eingeschränkter Bewegung.
(3) Stärkerer Riß: Ist dieser isoliert und unkompliziert, kann man ihn auch konservativ angehen. Zeigt sich aber die Beteiligung anderer Strukturen, dann sollte man ihn besser operativ versorgen. Ist das vordere Kreuzband ausgerissen oder gerissen, dann sollte man versuchen, es zu reinserieren oder zu nähen. Eine gleichzeitige Meniskusläsion sollte man sorgfältig abklären und individuell behandeln: Falls es machbar ist, erhalte man diesen; in einigen Fällen kann man ihn auch refixieren.

Komplikationen der Innenbandverletzung: (1) Späte Valgusinstabilität: Diese kann man möglicherweise durch Rekonstruktionsverfahren bessern: Man kann den Semitendinosus abtrennen und zur Verstärkung eines geschädigten Innenbands verwenden oder einen prothetischen Bandersatz ausführen.
(2) Anhaltende Rotationsinstabilität: Hier kann auf die sekundäre Kapselversorgung mit Transposition des Pes anserinus hin eine Besserung eintreten, doch sind die Spätergebnisse oft enttäuschend.

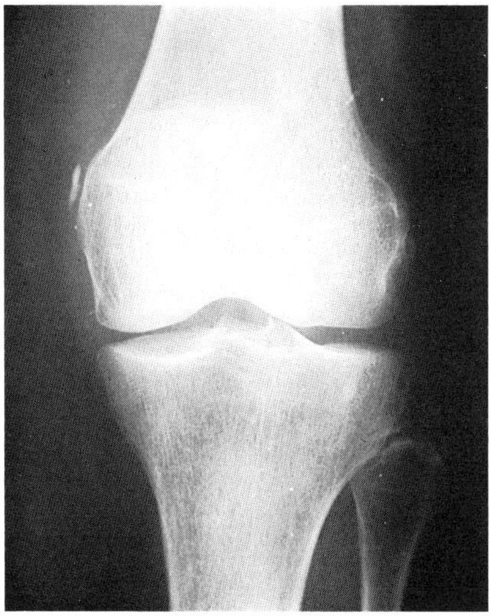

101. Pellegrini-Stieda-Schatten: Die Valgusbelastung des Knies kann zu einem Teilausriß des Innenbandes mit nachfolgender Verkalkung im subperiostalen Hämatom führen. Es bestehen länger anhaltender Schmerz und lokale Schmerzhaftigkeit mit eingeschränkter Beugung, aber ohne Instabilität. In der akuten Phase ist eine Gipsfixation für 2–3 Wochen mit nachfolgender Mobilisation anzuraten. Lokale Hydrocortisoninfiltrationen sind manchmal bei chronischen Fällen angebracht.

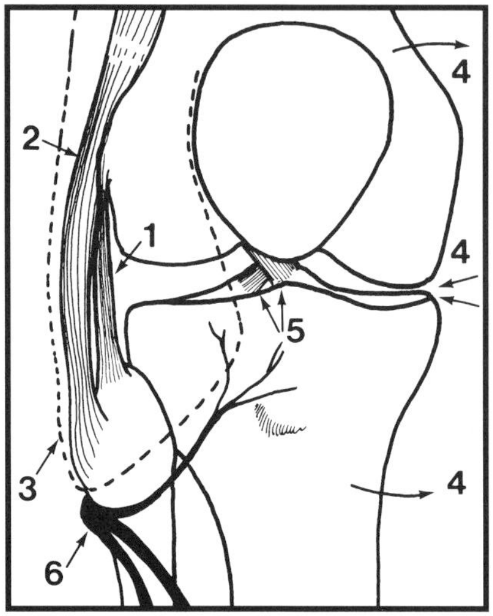

102. Außenbandverletzungen (1): Das Außenband (1) ist Teil eines Komplexes, zu dem die Sehne des M. biceps femoris (2) und die Fascia lata (3), die an Tibia, Fibula und Patella ansetzt, gehören. All diese Strukturen können Schaden erleiden, wenn das Knie einer Varusbelastung ausgesetzt ist (4); bei einer schweren Gewalteinwirkung werden auch die Kreuzbänder reißen (5). Der N. peronaeus communis (6) kann dabei gedehnt oder gar zerrissen werden.

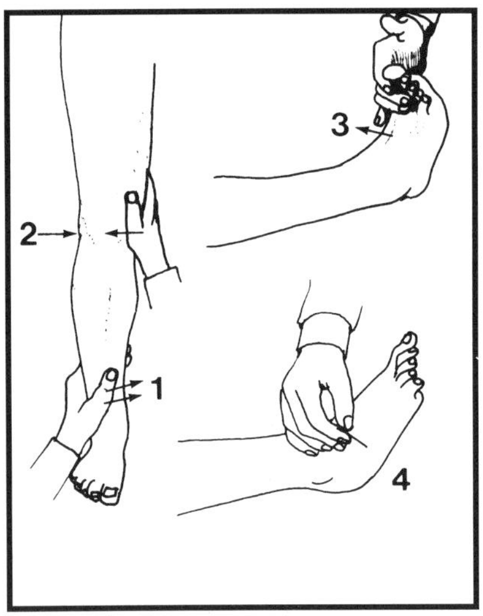

103. Außenbandverletzungen (2): Prüfen Sie die Stabilität des Knies, indem Sie in Streckstellung eine Varusbelastung ausüben (1), wobei Sie darauf achten, ob das Gelenk an der Außenseite aufklappt (2). Prüfen Sie die Peronäusverletzung, indem Sie nach einer Schwäche der Fußheber und der Zehenstrecker (3) und/oder einem Sensibilitätsverlust am Fußrücken und an der Unterschenkelaußenseite (4) suchen.

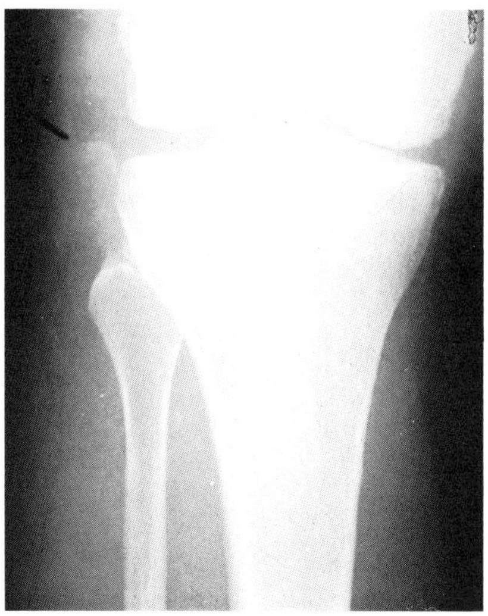

104. Außenbandverletzungen (3): In einigen Fällen können die Röntgenaufnahmen eine verräterische Avulsionsfraktur von Fibulakopf oder Tibia zeigen. (Beachten Sie in der Abb. die kleine, nicht fehlgestellte Fraktur des Fibulakopfes durch das Außenband sowie das größere fehlgestellte Fragment (Pfeil), das durch den Bizeps ausgerissen wurde.) *Behandlung:* (a) Bei klinisch stabilem Knie ist nur eine symptomatische Behandlung nötig (z.B. eine Kreppbandage und Gehstöcke).

105. Außenbandverletzungen (3) (Forts.): (b) Bei Instabilität ist die operative Versorgung indiziert, es sei denn, es liegt eine sicher nicht fehlgestellte Fraktur vor, die wahrscheinlich heilen wird: Unter diesen Umständen sollte man einen zirkulären Gipsverband anlegen und vor der Mobilisation 6–8 Wochen belassen. (c) Eine etwa vorhandene Lähmung des N. peronaeus communis beruht wahrscheinlich auf einer Verletzung bei erhaltener Kontinuität oder auf einer kompletten Durchtrennung des Nerven über einem ausgedehntem Gebiet. In keinem Fall ist die Exploration allein wegen der neurologischen Störung indiziert; natürlich sollte man aber bei einer Versorgung des Außenbands auch die Gelegenheit ergreifen, den Nerven zu inspizieren. In beiden Fällen sollte eine Behandlung des Hängefußes beginnen. Bei einer Läsion ohne Durchtrenung des Nerven setzt die Erholung meist innerhalb von 6 Wochen ein, bei einer mit Nervendurchtrennung ist die Prognose dagegen deutlich schlechter.

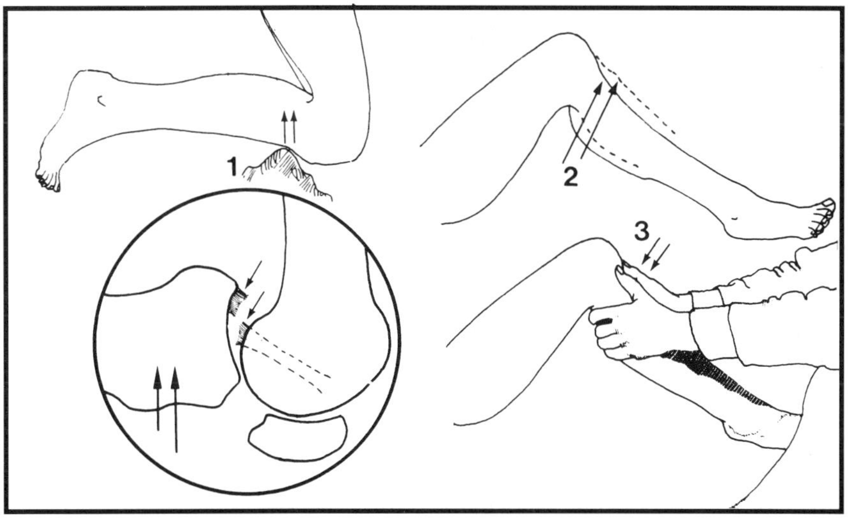

106. Verletzungen des hinteren Kreuzbands: In der Regel wird das hintere Kreuzband entweder durch einen Fall geschädigt, bei dem die Tibia auf einen Felsbrocken oder einen anderen harten Gegenstand aufschlägt und nach hinten gestoßen wird (1), oder durch eine Armaturenbrettverletzung bei Verkehrsunfällen. Oft besteht dann eine Begleitverletzung des Außen- bzw. des Innenbands.
Diagnose: (a) In den meisten Fällen sieht man eine auffällige Veränderung des Knieprofils in Beugestellung. Die Tibia hängt nach hinten durch (2), was auch erklärt, warum der vordere Zugtest („vorderes Schubladenphänomen", Prüfung des *vorderen* Kreuzbands) oft ein falsch positives Resultat ergibt: Die fehlgestellte Tibia kann nach vorne in ihre Normalstellung gezogen werden. (b) Das hintere Schubladenphänomen kann positiv sein (3). Bestehen noch immer Zweifel, dann sollte man das Kniegelenk punktieren und in Vollnarkose untersuchen.

107. Verletzungen des hinteren Kreuzbands (Forts.): (c) Röntgenaufnahmen können Ausrißfrakturen der Ansatzstellen des hinteren Kreuzbands zeigen.
Behandlung: Unbehandelt bleibt die Instabilität unter erheblicher Behinderung des Patienten bestehen; eine Gonarthrose schreitet oft sehr schnell voran. (a) Liegt eine Fraktur des Tuberculum intercondylare posterius ohne Fehlstellung vor, die einen knöchernen Ausriß des hinteren Kreuzbands darstellt, dann sollte man das Bein 6–8 Wochen lang in einem zirkulären Gipsverband ruhigstellen und anschließend mobilisieren. (b) Eine solche Fraktur mit Fehlstellung sollte man reponieren und mit einer Schraube fixieren. (c) Ein ausgerissenes Kreuzband ist wieder am Knochen festzumachen. Da es sich bei der Mehrzahl um Risse des hinteren Kreuzbands handelt, erfordern die Vorgehensweisen nach (b) und (c) einen dorsalen (poplitealen) Zugang zum Knie.

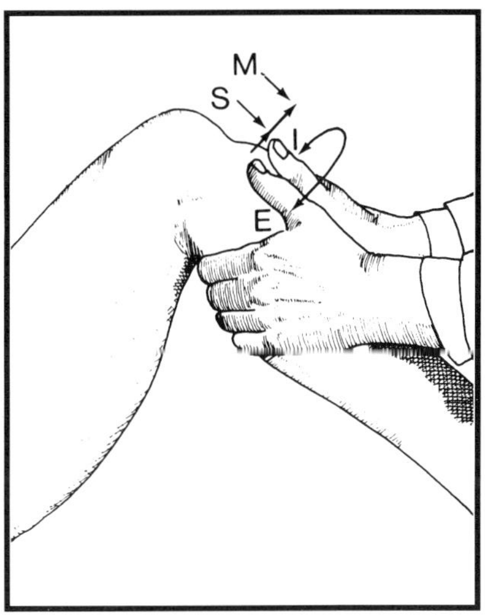

108. Vordere Kreuzbandruptur (1): Isolierte Risse sind selten (forcierte Flexions- oder Hyperextensionsverletzungen); Innenbandrisse und/oder Meniskusrisse können damit einhergehen.
Diagnose: (1) Beachten Sie die Variationen beim vorderen Schubladenphänomen: Leichtes Vorwärtsgleiten + Inenrotation (S+I) = isolierter Riß des vorderen Kreuzbands; leichtes Vorwärtsgleiten und Außenrotation (S+E) = Innenbandriß; deutliches Vorwärtsgleiten ohne Rotation (M) = Riß von vorderem Kreuzband und Innenband.

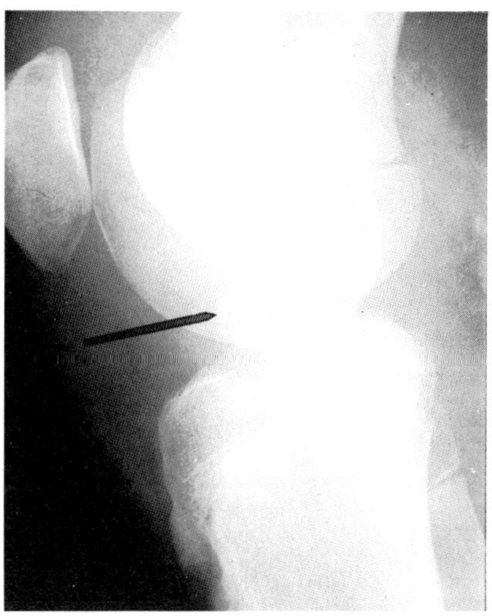

109. Vordere Kreuzbandruptur (2): *Diagnose:* (2) Mustern Sie a.-p. und Seitaufnahme des Knies sorgsam durch, und achten Sie auf verräterische Ausrißfrakturen (Abb.: knöcherner Abriß es vorderen Kreuzbands – Tuberculum intercondylare anterius – angezeigt durch den Pfeil).
(3) Unabhängig davon prüfe man das Innenband und suche nach Zeichen einer Meniskusverletzung. (4) Man erwäge die Arthroskopie, um ganz sicher Zeichen einer begleitenden Meniskusverletzung oder Kreuzbandläsion zu erhalten.

110. Vordere Kreuzbandruptur (3): *Behandlung:* (1) Ist das Tuberculum intercondylare anterius der Tibia nicht disloziert, dann behandelt man dies mit einem zirkulären Gipsverband über 6–8 Wochen. (2) Ist eine wesentliche und fehlgestellte Fraktur desselben vorhanden, dann sollte man diese sorgsam operativ reponieren und mit einer Schraube fixieren. (3) Ist der vordere Kreuzbandansatz ausgerissen, so befestigt man diesen wieder am Knochen (4). Die Resultate der operativen Versorgung des zentralen vorderen Kreuzbandanteils sind umstritten. In manchen Fällen ist die direkte Versorgung noch möglich, doch machen zumeist die Auffaserung und Schwächung der gerissenen Enden das Verfahren unwirksam. Möglich sind die Augmentationsplastik (mit den offensichtlich besten Ergebnissen) oder eine sekundäre Rekonstruktion in folgenden Techniken: (a) Ein Teil des Lig. patellae und ein Teil der Patella (zur Verankerung des neuen Bandendes; (b) ein Teil des Tractus iliotibialis mit einem röhrenförmigen Fuß wird mit einem Knochenblock verankert; (c) synthetischer Bandersatz. (5) Begleitrisse von Innenmeniskus und Innenband haben Vorrang bei der Behandlung. Ein jedes Abdriften nach vorne oder hinten sollte man mit intensiven Quadrizepsaufbauübungen und dem bedachtem Einsatz eines dynamischen Knie-Brace angehen.

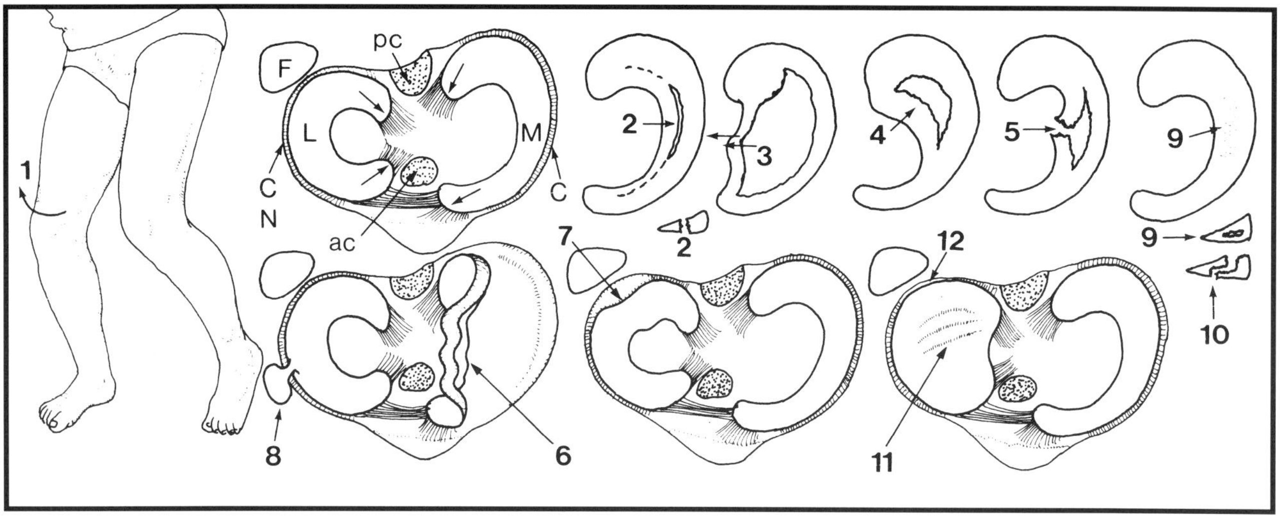

111. Meniskusverletzungen: Bei jungen Erwachsenen werden die Menisken meist durch eine Rotationsbelastung bei gebeugtem und gewichtsbelastetem Kniegelenk verursacht (1). Die Verletzung kann auch durch eine rapide Kniestreckung (Vorderhornriß) und durch direkte Gewalteinwirkung (Zysten) erfolgen. Innen- (M) und Außenmeniskus (L) sind an Vorder- und Hinterhorn an der Tibia fixiert, ferner durch die Ligg. coronaria (C) an Femur und Tibia. Die Mehrzahl der Risse beginnen als senkrecht verlaufende Spalten in der Substanz der Menisken („Longitudinalrisse") (2); der freie Rand kann hierbei nach medial gelangen und bildet einen „Korbhenkelriß" (3) oder einen Tennisschlägerriß des Hinter- (4) oder des Vorderhorns. Der zentrale Rand kann in Form eines „Papageienschnabelrisses" reißen (5). Bei peripheren Abrissen kann der gesamte Meniskus nach medial luxieren (6), noch häufiger ist aber nur das Hinterhorn des Außenmeniskus betroffen (7). Auch angeborene Scheibenmenisken können abreißen (12), wobei ihre kraniale Oberfläche sich aufwulstet (11) – ein häufiger Zustand bei Kindern. Abrisse des Vorderhorns kommen auch vor, sind aber insgesamt seltener. Eine Meniskuszyste (8) kann durch einen direkten Schlag entstehen, wobei der Außenmeniskus am häufigsten verletzt wird. Zysten des Innenmeniskus sind von Ganglien des Pes anserinus zu unterscheiden. Im mittleren Lebensalter können horizontale Risse im Meniskus (9) auftreten, manchmal auch ohne Trauma, und können sich in Risse mit möglicher Meniskusluxation (10) umwandeln.

112. Diagnose von Meniskusläsionen: Beachten Sie folgende Punkte:

1. Akute Risse bei einem jungen Erwachsenen resultieren meist durch ein eindeutiges Ereignis mit einer Gewichtsbelastung, oft beim Sport (Fußball). Es kommt zu Schmerz und zur Unfähigkeit, das Körpergewicht zu tragen. Die anfängliche Behinderung ist in der Regel betont; hat der Patient Fußball gespielt, wird er das Spiel abbrechen müssen. Diesen wichtigen Aspekt in der Anamnese sollte man immer abklären.
2. Meniskusrisse sind bei Frauen sehr selten. Man sollte immer erst eine Patellaluxation oder eine Chondromalacia patellae ausschließen, bevor man bei Frauen die Diagnose eines Meniskusrisses erwägt.
3. Eine fehlende Knieschwellung kann täuschen. Nach peripheren Rissen kommt es meist zu einem sich sehr schnell ausbildenden Hämarthros, es kann aber auch die sofortige Schwellung nach Längsrissen ausbleiben (die Menisken selbst sind gefäßfrei). Eine jede reaktive Synovialitis kann spät (z.B. erst nach mehreren Tagen) nach dem Trauma auftreten.
4. Es besteht praktisch immer und obligat Schmerz in Höhe des Gelenkspalts; da aber dieser Befund bei vielen geringfügigeren auch Verletzungen besteht, ist er diagnostisch nur von geringem Wert, abgesehen von der beiderseitigen Lokalisation am Kniegelenk.
5. Eine federnde Hemmung der Endstreckung ist dagegen für einen Korbhenkelriß in Fehlstellung beinahe beweisend.
6. Einige Tage nach dem Erstereignis können weitere Zeichen auftreten, wie z.B. eine Quadrizepsverschmächtigung und ein leichtes Ödem
in Gelenkspalthöhe. Wenn der Schmerz sich legt, können weitere sichernde Zeichen, wie z.B. das MacMurray-Manöver, positive Resultate zeitigen.
7. Zum Ausschluß anderer pathologischer Veränderungen fertige man immer Röntgenaufnahmen an.
8. Bei chronischen Verletzungen können positive Zeichen bei der körperlichen Untersuchung oft fehlen und die weitere Abklärung erfordern (z.B. durch Arthroskopie, MRT, Arthrographie, Provokationstests).

Behandlung:

1. Blockiertes Knie: Krankenhausaufnahme zur frühzeitigen operativen Behandlung. Abhängig vom Zeitpunkt der Aufnahme können ein Druckverband, Gehhilfen und Analgetika verschrieben werden. Versuche, das Knie zu entblocken, sind nur von fraglichem Wert.

2. Fälle, wo Anamnese und klinischer Befund einen frischen Meniskusriß nahelegen: Konservative Behandlung. Man denke daran, daß periphere Risse heilen können und viele Gelenkverletzungen einen Meniskusriß imitieren können, sich aber völlig erholen. Hier sollte man einen Druckverband anlegen, den Patienten mit Krücken versorgen und Quadrizepsübungen anraten, auch können Analgetika nötig sein. Kommt das Knie derart nicht binnen 2 Wochen zur Ruhe, führt man meist eine diagnostische Arthroskopie und anschließend eine Behandlung je nach Befund und technischen Möglichkeiten durch. Im allgemeinen sollte man als Ziel einen jeden Meniskusanteil erhalten, der noch einer guten Kniegelenkfunktion zugute kommt (z.B. nur Resektion des zentralen Meniskusanteils bei Korbhenkelriß unter Belassung eines peripheren Randsaums). In manchen Situationen ist auch die Refixation eines peripher abgerissenen Meniskus machbar. In vielen Fällen ist es auch möglich, arthroskopisch und ohne Gelenkeröffnung zu versorgen: dies kann die Mobilisation des Patienten in einem sehr frühen Stadium ermöglichen und die anfängliche Erholungszeit verkürzen.

3. Meniskuszysten: Hier reseziert man die Zyste. Zusätzlich empfehlen viele Kliniker auch die Resektion des betroffenen Meniskus, der häufig gerissen ist.

4. Horizontale Spaltrisse: Die Symptome können sich allein unter Physiotherapie geben; häufig ist dadurch die Meniskusentfernung vermeidbar.

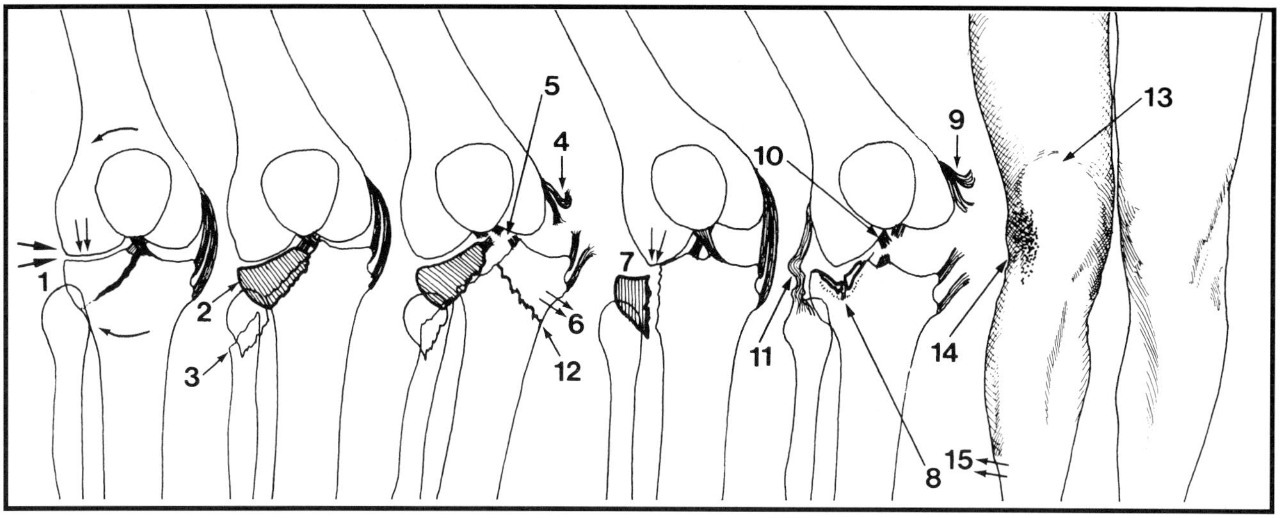

113. Frakturen des lateralen Tibiaplateaus: Sie entstehen in der Regel durch schwere Valgusbelastungen und bieten mehrere Verletzungsmuster.
(a) Das Anschlagen des massiven lateralen Femurkondylus kann für eine „gleitende" Fraktur verantwortlich sein: Dabei schlägt der Kondylus seitlich der Eminentia intercondylaris nach unten auf und läßt die Gelenkhauptfläche intakt (1). Mit zunehmender Gewalt wird das Tibiafragment nach unten gepreßt (2), wobei es auch zum Begleitbruch des Fibulakopfes kommen kann (3). In den schwersten Fällen können auch das Innenband (4) und die Kreuzbänder (5) reißen und die Tibia nach medial subluxieren (6). (b) Die „Ecke" des Femuraußenkondylus kann eine Splitterfraktur (7) oder (c) eine Kompressionsfraktur (8) des Tibliaplateaus verursachen. In beiden Fällen können ein Riß des Innenbands (9) oder der Kreuzbänder (10), ein relativ zu lang gewordenes Außenband (11) oder ein eingestauchter Außenmeniskus vorliegen. (d) Eine zweite Bruchlinie (12) kann jede dieser Verletzungen in eine bikondyläre Fraktur umwandeln. (e) Frakturen des medialen Tibiakopfes sind insgesamt recht selten; sie können mit Außenbandrupturen und Verletzungen des N. peronaeus communis verbunden sein. (Ihre Behandlung ähnelt der bei den lateralen Tibiakopfbrüchen.)
Diagnose (1): Zu den klinischen Befunden einer lateralen Tibiakopffraktur zählen der blutige Gelenkerguß (13), laterale Prellmarken oder Hautabschürfungen (14) sowie eine Valgusdeformität des Knies (15).

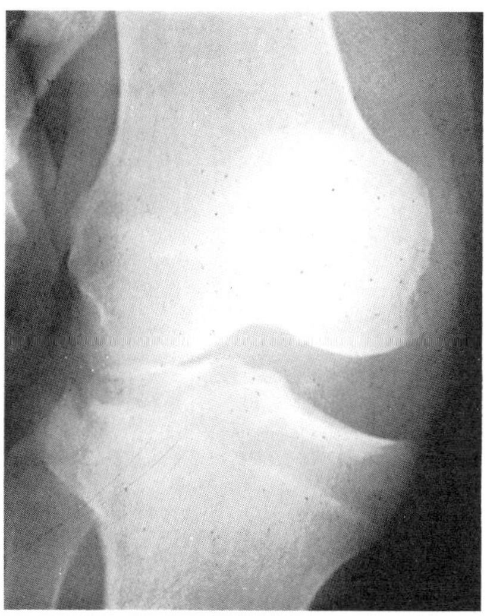

114. Diagnose (2): Sie wird radiologisch gesichert, wobei eine a.-p. Aufnahme mit 15 ° Röhrenkippung die beste Information ergibt. Man messe die maximale Einstauchungstiefe eines jeden Fragments gegenüber benachbartem intakten Knochen oder einer Linie, die vom (intakten) medialen Plateau aus gezogen wird. Vermutet man eine Innenbandläsion (z.B. umschriebene Schmerzhaftigkeit), dann können gehaltene Aufnahmen (am besten nach vorheriger Gelenkpunktion, eventuell in Vollnarkose) weiterhelfen. (Abb.: Kleine Splitterfraktur; Streßaufnahme bei Riß des inneren Längsbands). Auch Abklärung durch CT möglich.

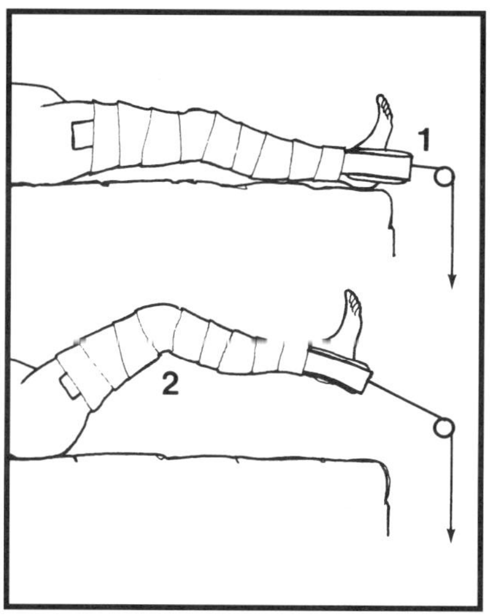

115. Behandlung (1): *Keine Bandläsion, keine Tibiasubluxation und Einstauchung unter 10 mm:* Hautextension mit ca. 3 kg (1); die Quadrizepsübungen sollten sofort und die Beugeübungen, sobald der Schmerz es erlaubt, beginnen (2). Man kann die Extension oft schon nach 4 Wochen beenden; die Gewichtsbelastung kann man nach 8 Wochen gestatten. Die Spätergebnise sind in aller Regel hervorragend.

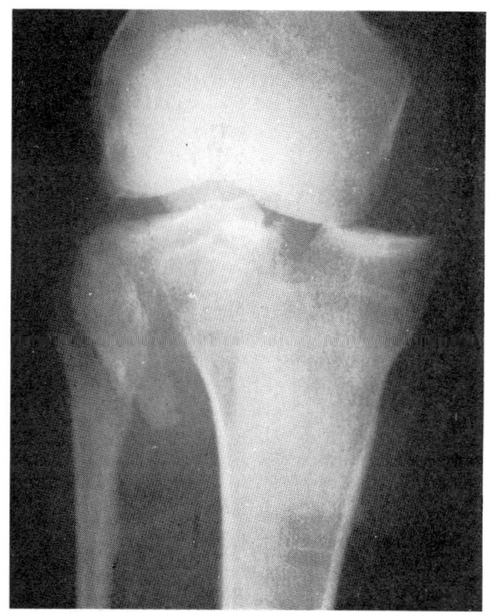

116. Behandlung (2): *Fehlgestellte unikondyläre Frakturen (1):* Sie gehören zu den Brüchen vom Typ B des proximalen Tibiasegments (301,123). Ist die Einstauchung tiefer als 10 mm und wird sie nicht reponiert, verbleibt eine Valgusdeformität des Knies, die zu erheblicher Behinderung führt. Achten Sie in der Abb. auf das große laterale Fragment und die Subluxation der Tibia nach medial, was auf eine Innenbandläsion rückschließen läßt.

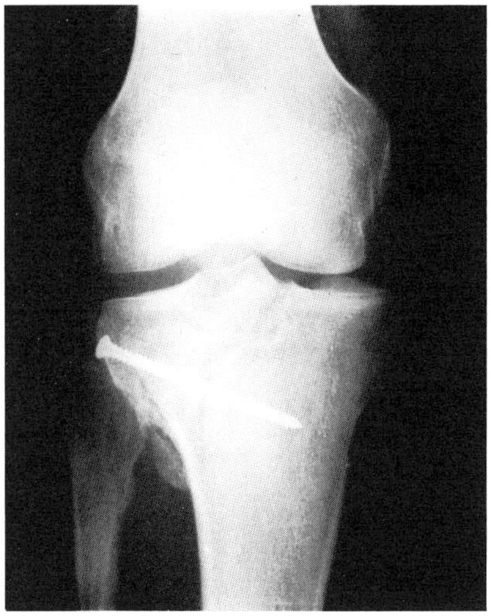

117. Behandlung (3): Diese Verletzungen soll man offen reponieren und osteosynthetisch versorgen. Nach Fixation des Bruches prüfe man erneut das innere Längsband und versorge es bei einem gesicherten Riß. Auch ist es möglich, mit Hilfe resorbierbarer Nähte einen luxierten Meniskus wieder anzuheften. (Dieses Röntgenbild zeigt die vorherige Fraktur nach offenen Reposition mit einer einzigen Kortikalisschraube versorgt: Problemlose Heilung.)

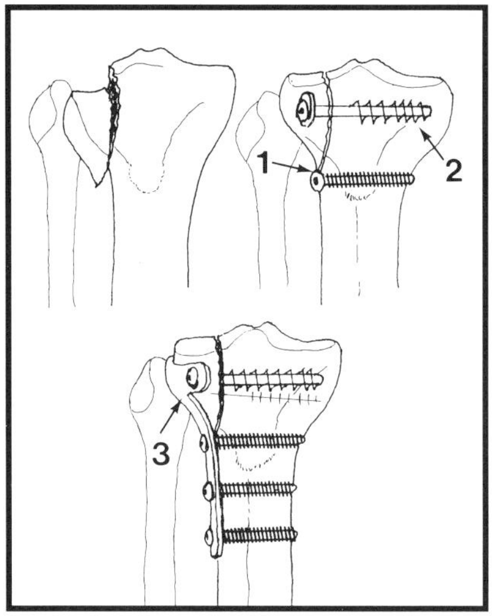

118. Behandlung (4): In einigen Fällen läßt sich eine stabilere Fixation erreichen, wenn eine Kortikalisschraube den Unterrand des lateralen Fragments verblockt (1) und eine oder mehrere Spongiosaschrauben für Kompression sorgen (2). Wenn man meint, daß diese Maßnahmen die Deformationskräfte nur ungenügend kompensieren, dann kann man auch eine T- (3) oder L-Abstützplatte mit geeigneten Kortikalis- und Spongiosaschrauben verwenden.

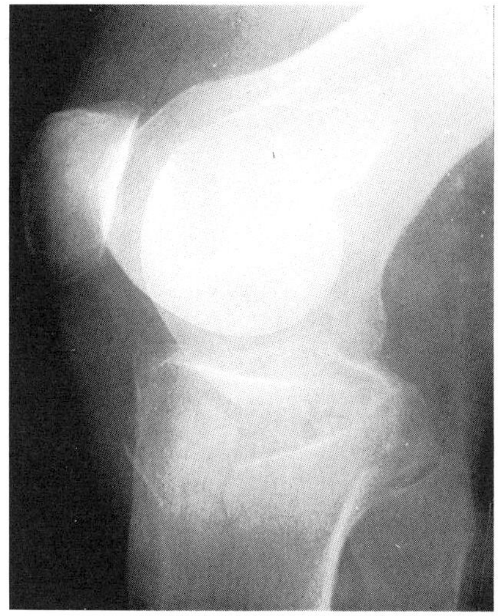

119. Behandlung (5): Bei über 10 mm eingestauchtem Tibiaplateau sind die Chancen eines guten Ergebnisses unter konservativer Therapie schon schlechter, auch wenn der obere laterale Tibiarand nicht eingestaucht wurde. Bei der Festlegung der Indikation zur operativen Behandlung kann man Ausdehnung und Ausmaß einer Depression des lateralen Tibiaplateaus aus der a.-p. oder der seitlichen Röntgenaufnahme entnehmen (Abb.).; weitere Information hierzu ergibt die CT-Untersuchung (oder die konventionelle Tomographie).

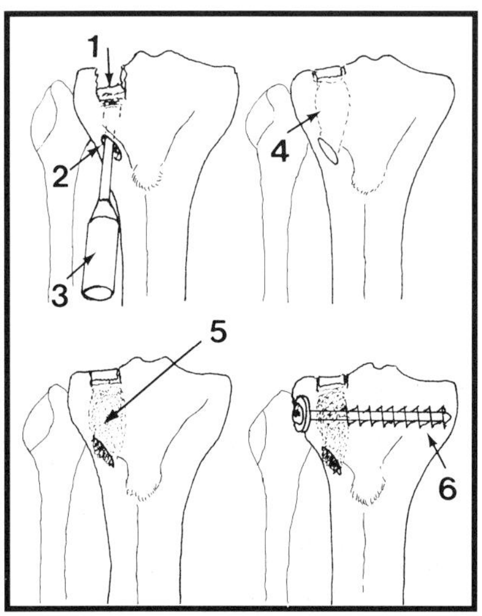

120. Behandlung (6): Es ist auch möglich, den eingestauchten Knochen (1) mit seiner Knorpelüberdachung anzuheben, in dem man eine Öffnung (2) außenseitig an der Tibia anbringt und in diese ein schmales Stemmeisen einsetzt (3). Dabei hinterläßt die Anhebung unvermeidlich einen Defekt (4), den man dicht mit Knochenchips auffüllen sollte (5). Es kann nötig werden, das angehobene Fragment mit einer queren Schraube zu sichern (6). Danach prüft man die Bandstrukturen und versorgt diese gegebenenfalls.

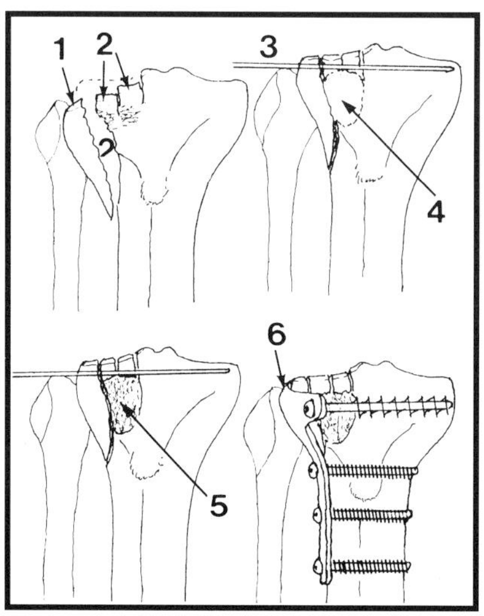

121. Behandlung (7): Sind sowohl die Tibiaaußenkante (1) wie auch die obere Gelenkfläche (2) deprimiert, wird die Rekonstruktion technisch schwieriger. Die hier zur Rekonstruktion empfohlenen Schritte sind: (I) Bruchreposition und vorläufige Fixation mit Kirschner-Drähten (3); (II) Auffüllung des bleibenden Defekts (4) mit Knochentransplantaten (5); (III) Frakturstützung mit einer T- (6) oder L-Abstützplatte und geeigneten Spongiosa- und Kortikalisschrauben.

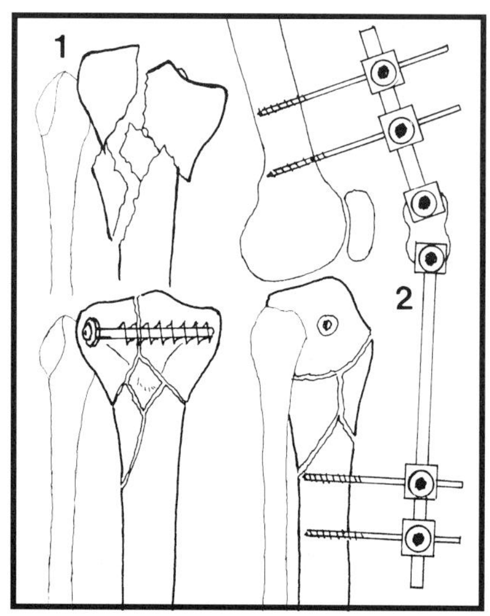

122. Behandlung (8): Bikondyläre Frakturen (Typ C): Ohne Fehlstellung kann man diese konsevativ durch 6–8wöchige Extension (anfangs in einer Thomas-Schiene) behandeln und baldigst bei nachlassendem Schmerz mobilisieren. Bei grober Fehlstellung (1) geht man operativ nach den Richtlinien der Abb. 121 vor. Die Reposition kann stark erleichtert werden, wenn man einen Distraktor oder Fixateur externe verwendet (2), den man (bei noch möglicher geringer Bewegung) 3–4 Wochen lang belassen kann, wenn die Qualität der Fixation auch nach Plattenosteosynthese nur grenzwertig ist.

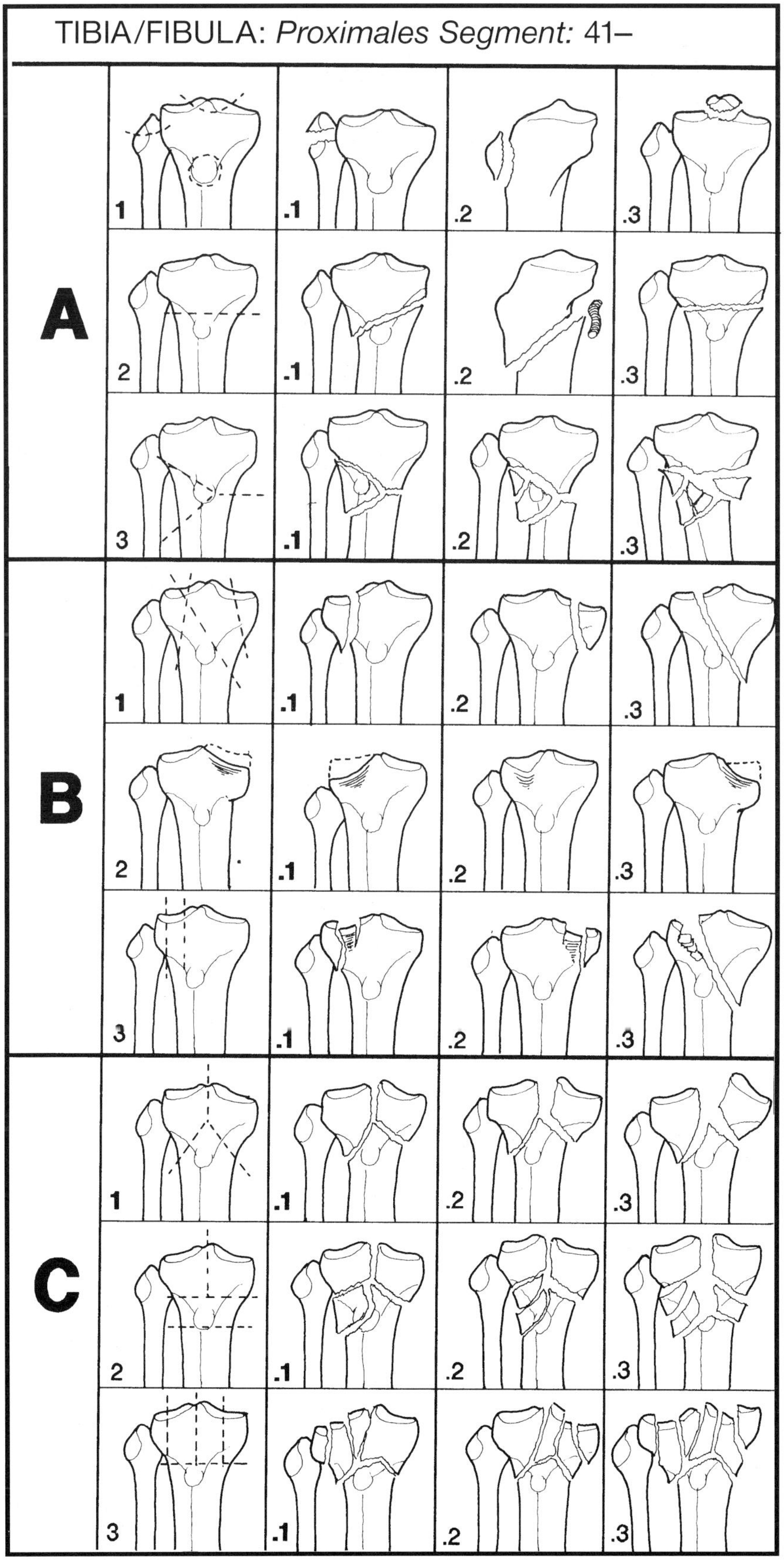

123. AO-Klassifikation der Frakturen von Tibia/Fibula, proximales Segment (41-):

Typ A: Allesamt extraartikuläre Frakturen.
A1 = Ausrißfraktur: .1 Fibulakopf (Außenband); .2 Tuberositas tibiae (Lig. patellae); .3 Kreuzbandhöcker (Kreuzbänder).
A2 = Einfache metaphysäre Frakturen: .1 Schrägfraktur (Horizontalebene); .2 Schrägfraktur von vorn nach hinten, oft mit Gefäßschaden; .3 Querfraktur.
A3 = Multifragmentäre metaphysäre Fraktur: .1 Keil intakt; .2 gebrochener Keil; .3 komplexe Fraktur.

Typ B: Partiell intraartikuläre Brüche.
B1 = Nur Spaltbruch: .1 lateral; .2 medial; .3 unter Einschluß der Kreuzbandhöcker und nur eines Tibiaplateaus.
B2 = Nur eingestauchte Fraktur: .1 das gesamte Tibiaplateau; .2 nur ein Teil des lateralen Tibiaplateaus; .3 ein Teil des medialen oder das gesamte mediale Tibiaplateau.
B3 = Kombinierte Spalt- und Einstauchungsfraktur: .1 lateral; .2 medial; .3 Schrägbruch unter Einbeziehung der Kreuzbandhöcker und einer Tibiaplateauhälfte.

Typ C: Komplett intraartikuläre Frakturen.
C1 = Einfache Gelenk- und einfache Metaphysenfraktur: .1 minimale Fehlstellung; .2 nur ein Kondylus fehlgestellt; . 3 beide Kondylen fehlgestellt.
C2 = Einfache Gelenk- und multifragmentäre Metaphysenfraktur: .1 intakter Keil; .2 fragmentierter Keil; .3 komplexe Frakturen.
C3 = Multifragmentäre Gelenkfrakturen: .1 lateral; .2 medial; .3 lateral und medial.

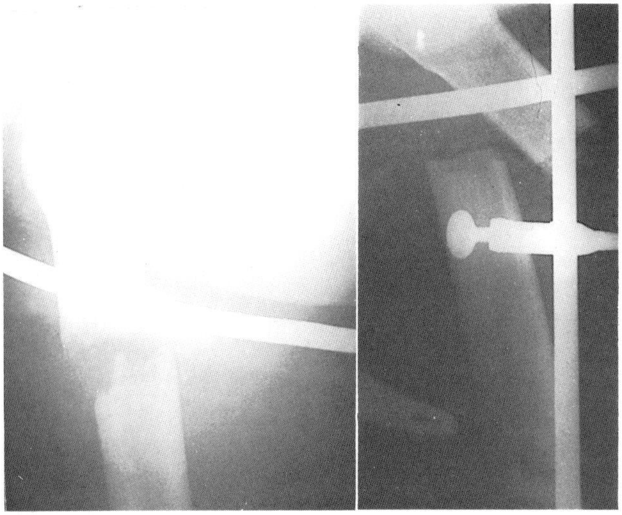

124. In welcher Höhe ist die in diesem Röntgenbild gezeigte Fraktur gelegen? Wie wird sie behandelt? Ist die Stellung so annehmbar?

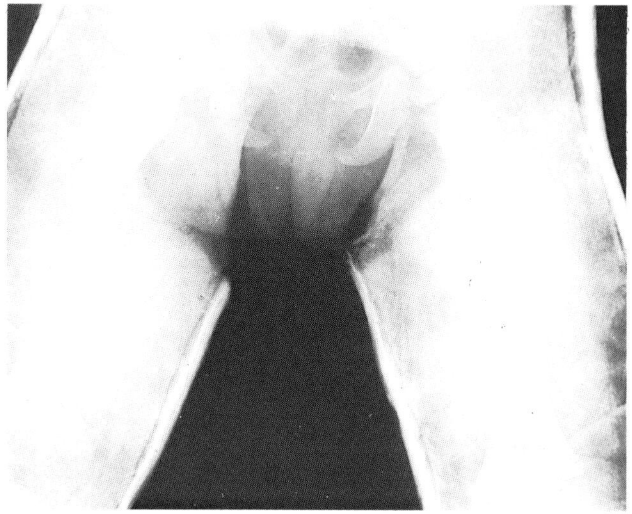

125. Beschreiben Sie den Bruch und die Behandlungsform. Ist die Stellung akzeptabel?

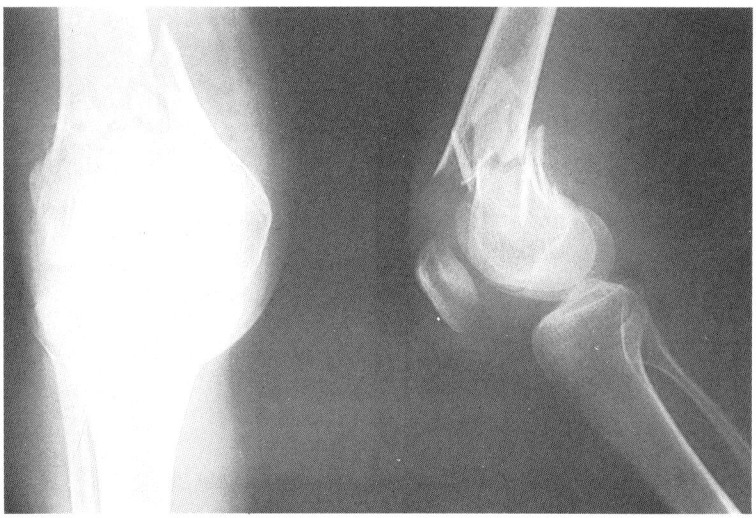

126. Beschreiben Sie diese Fraktur. Welche ungewöhnliche Deformität liegt hier vor? Wie könnte man diesen Bruch konservativ behandeln?

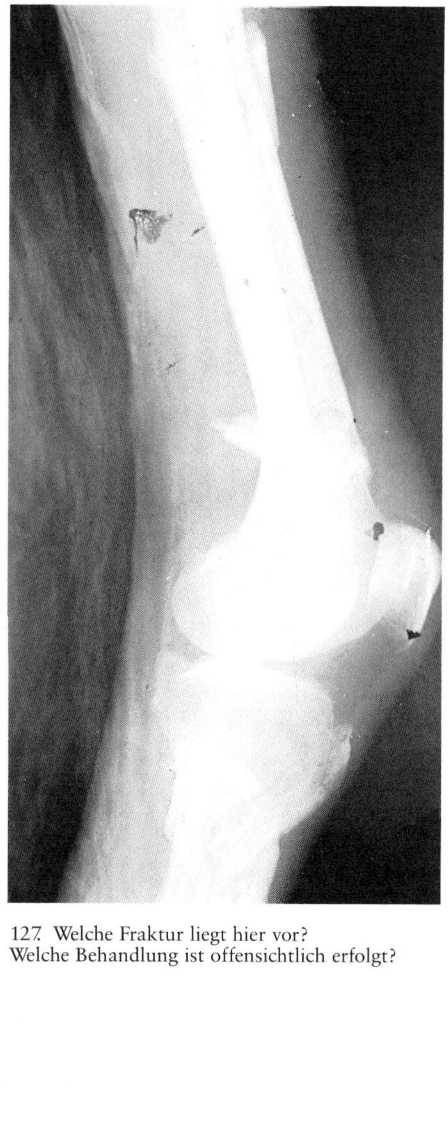

127. Welche Fraktur liegt hier vor?
Welche Behandlung ist offensichtlich erfolgt?

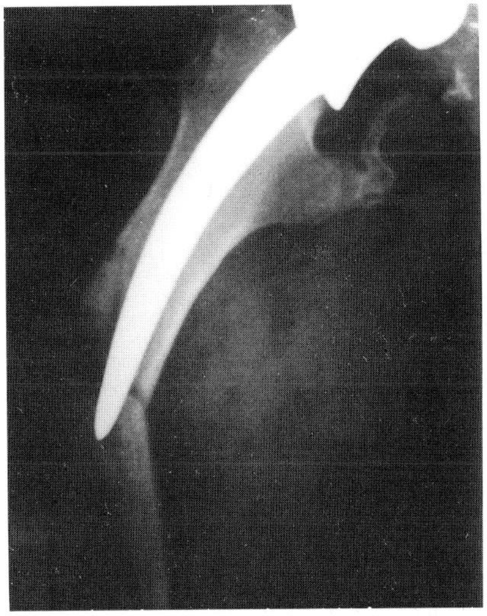

128. Welche Verletzung zeigt das Röntgenbild? Wie kann man behandeln?

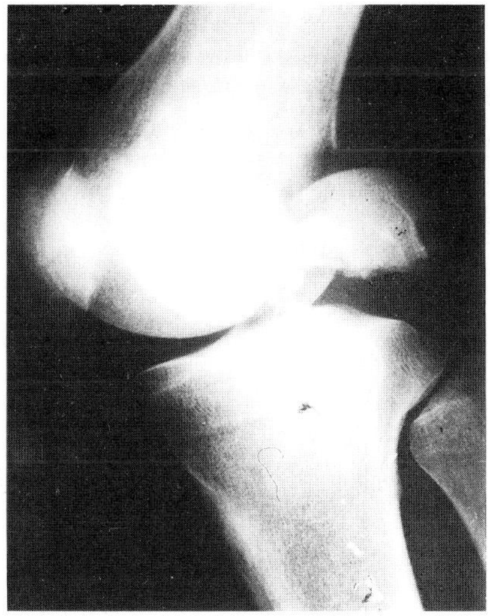

129. Welche Fraktur ist vorhanden? Welche Behandlung sollte man durchführen?

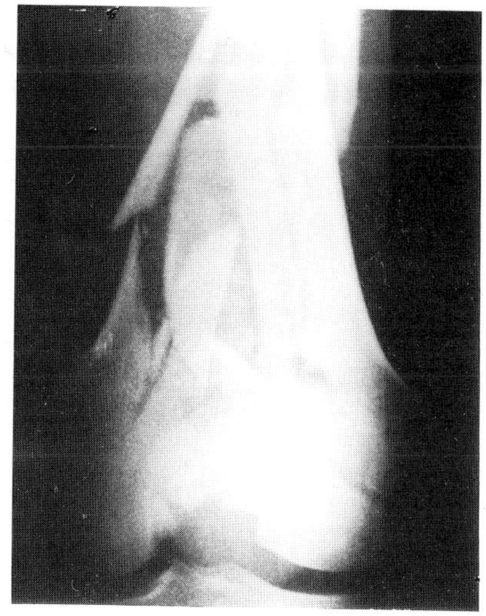

130. Welche Verletzung liegt hier vor? Welche Behandlung ist anzuraten?

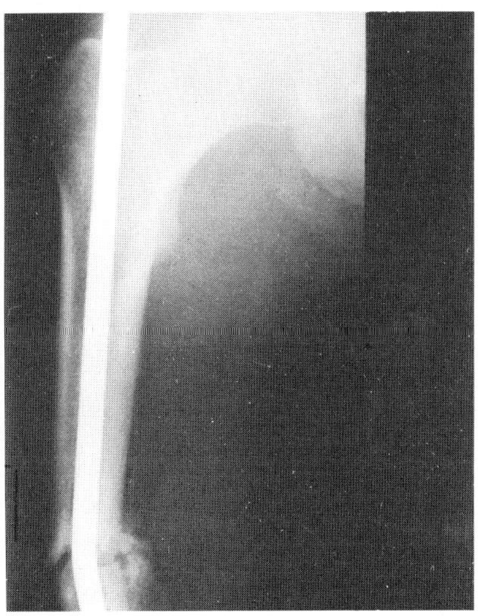

131. Welchen Bruch zeigt das Röntgenbild? Welche Komplikation ist eingetreten, und was ist deren wahrscheinliche Ursache? Was raten Sie an?

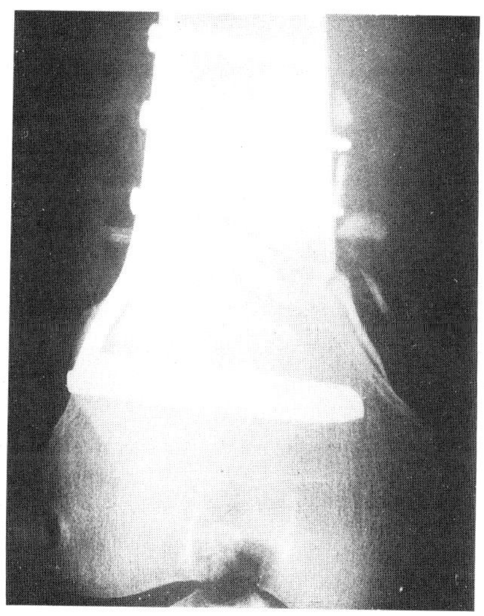

132. Welche Fraktur liegt hier vor? Wie wurde sie fixiert?

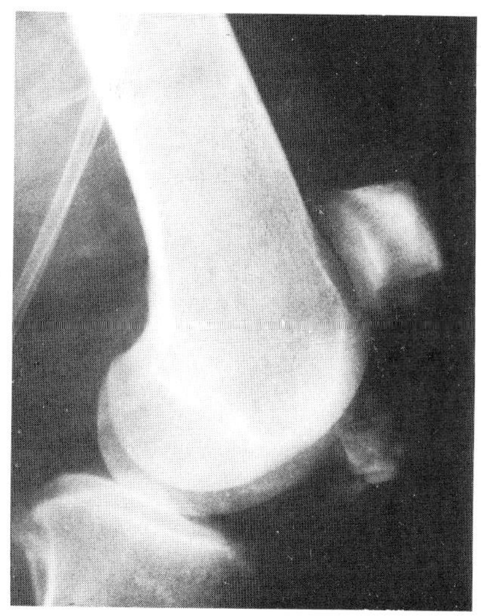

133. Welche Fraktur zeigt das Röntgenbild? Wie könnte man hier behandeln?

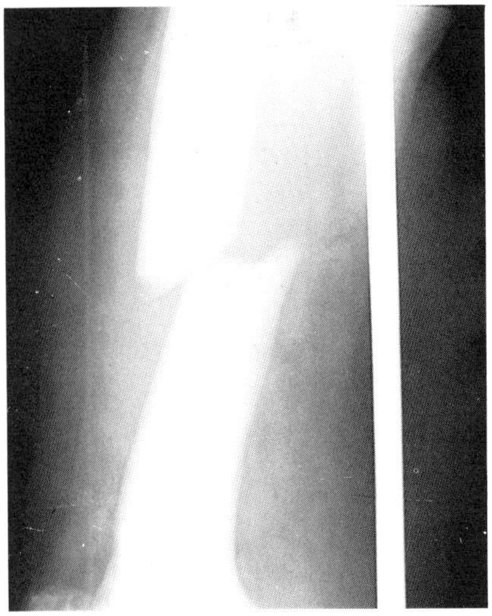

134. Beschreiben Sie die Fraktur: Wie wird sie behandelt? Was würden Sie bei weiterhin geplanter konservativer Behandlung korrigieren?

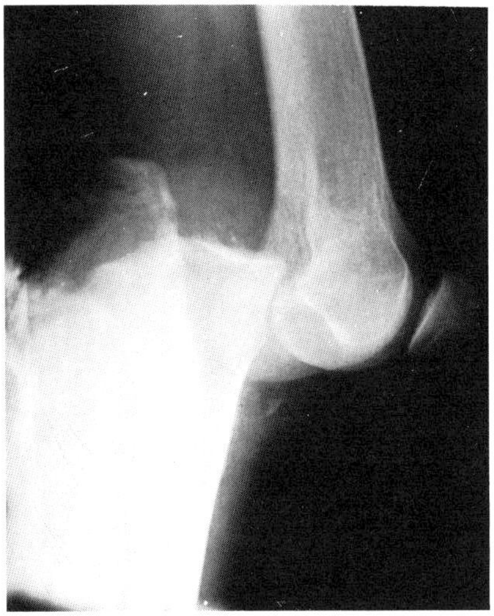

135. Was zeigt diese Röntgenaufnahme? Welche Struktur ist stark gefährdet?

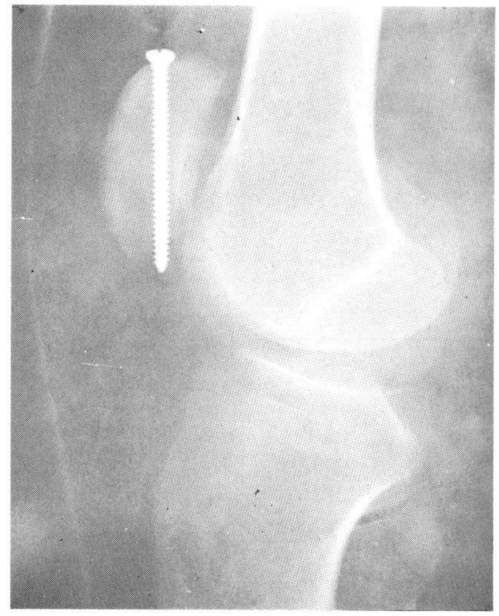

136. Frakturtyp? Wie wurde der Bruch behandelt? Welche Alternative hätte man wählen können?

Antworten zum Wissenstest

124. Fraktur des proximalen Femurdrittels, behandelt in einer Thomas-Schiene. Das proximale Fragment steht in Beugestellung, so daß die Bruchenden ohne Kontakt sind und sich wahrscheinlich Weichteilgewebe zwischen ihnen befindet. Man kann diese Stellung so nicht hinnehmen (Risiko der Pseudarthrose und Fehlheilung); die Osteosynthese ist also angeraten. AO = 32-A3.1.

125. Schrägfraktur durch die Femurschaftmitte (mit Verkürzung und Abknickung) bei einem Kind. Behandlung durch Hüftgips. Die Position ist annehmbar, die Heilung wahrscheinlich sehr rasch; die Verkürzung wird nahezu sicher auch sehr schnell verschwinden. Auch wird eine verbliebene Abknickung wohl unter der Remodellierung weichen. AO = 32-A2.2.

126. Suprakondyläre Femurfraktur mit leichter Dislocatio ad axim, umgekehrt zur normalen Stellung. Man kann hier die Extension in einer geraden Thomas-Schiene verwenden und die Mobilisation schon früh beginnen. Alternativ kann man den Bruch auch in einer Hamilton-Russell-Extension und einem Gips-Brace oder osteosynthetisch mit Winkelplatte, dynamischer Kondylenschraube oder Marknagelung mit Verriegelungsschrauben versorgen. AO = 33-A1.2.

127. Fraktur in Femurschaftmitte und suprakondyläre Fraktur, beide durch Marknagel in guter Stellung gehalten. Ferner Fraktur des proximalen Tibiadrittels. Diese Frakturen sind typisch für Verkehrsunfälle bei hoher Geschwindigkeit. AO = 32-B1.2 + (33-A2.3 oder 32-B2.3) + 41-A3.

128. Femurschaftbruch in Höhe der TEP-Schaftspitze (Fraktur vom Typ 3). Behandlung: Offene Reposition und Osteosynthese, z.B. mittels Platte, die am Trochanter major angeschraubt wird, oder mittels Mennen-Platte oder Partridge-Platten und Zerklage-Bänder.

129. Fehlgestellte intraartikuläre Fraktur des medialen Femurkondylus. Behandlung durch offene Reposition und Osteosynthese mit versenkbaren Spongiosaschrauben; andernfalls ist selbst bei einer Reposition eine Pseudarthrose wahrscheinlich. Hier droht eine avaskuläre Nekrose des Fragments. AO = 33-B2.2.

130. Stark zertrümmerter Bruch des distalen Femurdrittels mit Übergreifen der Fraktur zwischen die Femurkondylen. Wahrscheinlich ist hier die operative Rekonstruktion der Trümmerzone unmöglich, so daß eine konservative Behandlung mit Extension und Frühmobilisation wahrscheinlich das beste Ergebnis bringen wird. Bei älteren Patienten sollte man allerdings den Kniegelenkersatz bedenken. AO = 33-C3.3.

131. Femurfraktur in Schaftmitte, versorgt durch Marknagelung. Die Heilung ist noch unvollständig, der Nagel verbogen, das Femur wegen zu früher Gewichtsbelastung abgeknickt. Man sollte unverzüglich den Nagel entfernen und nach Aufbohren einen neuen einsetzen; allerdings wird die Nagelentfernung schwierig werden. Möglicherweise kann man durch kraftvolles Manipulieren den Knick begradigen; mißlingt dies aber, wird man den Bruch freilegen, den Nagel durchsägen und dessen beide Fragmente dann einzeln herausziehen müssen. AO = 32-A3.2.

132. Suprakondyläre Femurfraktur, stabilisiert durch einteilige Winkelplatte und Schrauben. AO = 32-A3.2.

133. Stark zertrümmerte Fraktur der Patellaspitze mit Retraktion des Hauptfragments. Der vom Bruch erfaßte Anteil der Kniescheibe und die Schwere der Trümmerfraktur sprechen gegen einen Erhaltungsversuch, so daß die Resektion mit Versorgung der Retinakula hier wahrscheinlich das beste Vorgehen ist.

134. Femurschaftbruch am Übergang vom mittleren zum distalen Drittel; Behandlung in einer Thomas-Schiene. Man sollte den Zug erhöhen und den Bruch stärker unterpolstern, um die Abknickung zu verringern. AO = 32-A2.2.

135. Knieluxation (hintere Luxation, zusätzlich Rotation um 90 °). Schwer gefährdet ist die A. poplitea.

136. Anatomisch reponierte Querfraktur, fixiert durch eine einzige Kortikalisschraube. Man hätte diesen Bruch auch mit einer Drahtzerklage (z.B. mit Kirschner-Drähten, oder mit einer Pyrford-Zerklage) halten können.

13. Tibiafrakturen

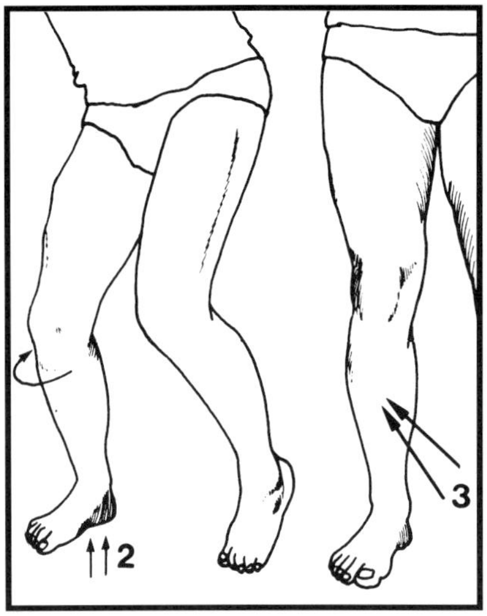

1. Allgemeine Grundsätze (1): Verletzungsmechanismen: Leicht verletzbar ist die Tibia durch Drehbelastungen (1) (z.B. bei Sportverletzungen), aber auch durch eine über den Fuß übertragene Gewalteinwirkung (2) (z.B. Sturz aus der Höhe, Verkehrsunfälle) und durch direkte Schläge (3) (z.B. Verkehrsunfälle, Aufschlag herabfallender Gesteinsbrocken oder von Mauerwerk etc.).

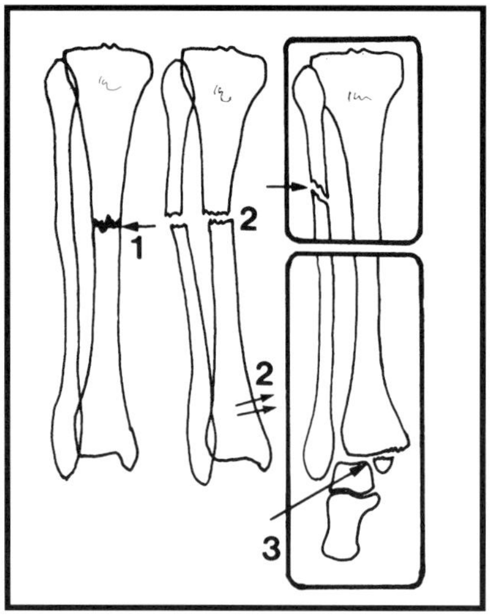

2. Allgemeine Grundsätze (2): Isolierte Frakturen von Tibia oder Fibula können durch direkte Gewalteinwirkung (1) entstehen, was aber relativ selten ist. Wie bei den Unterarmknochen führt die direkte Gewalteinwirkung zum Bruch von Tibia *und* Fibula (2). Fertigen Sie immer Röntgenaufnahmen der gesamten Länge der Gliedmaße an, um eine distal gelegene begleitende Zweitfraktur bei einer schon proximal nachgewiesenen auszuschließen (3).

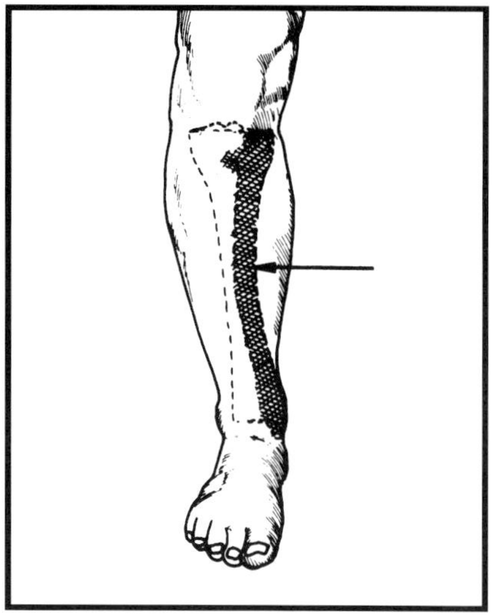

3. Allgemeine Grundsätze (3): Bedenken Sie, daß ein Drittel der Tibia direkt unter der Haut liegt. Das spitze Ende eines Tibiafragments findet also nur wenig Widerstand vor und kann leicht die Haut durchbohren; umgekehrt wird eine äußere Kraft kaum aufgefangen und kann die Haut leicht durchtrennen: Diese Faktoren tragen zur Häufigkeit beider Typen offener Tibiaschaftfrakturen bei (Eröffnung von innen oder von außen).

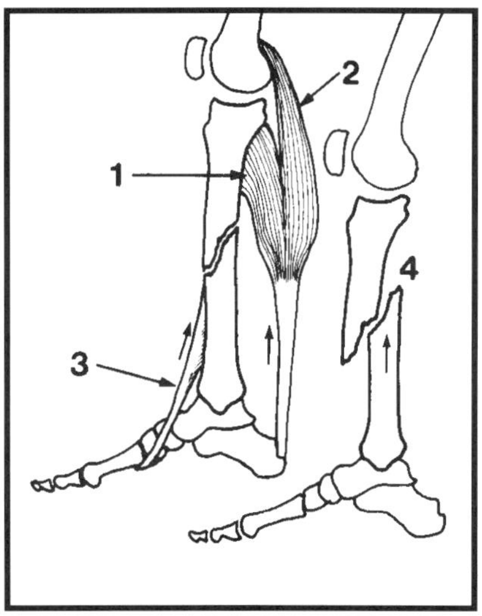

4. Allgemeine Grundsätze (4): Teils wegen ihrer Dreiecksform im Querschnitt, teils auch wegen der Häufigkeit von Verletzungen, die durch Torsionskräfte verursacht werden, sind Schräg- und Spiralfrakturen der Tibia häufig. Der Tonus von M. soleus (1), M. gastrocnemius (2) und M. tibialis anterior (3) führt zu einer Verkürzung und zur Fehlstellung von Frakturen dieses Typs (4).

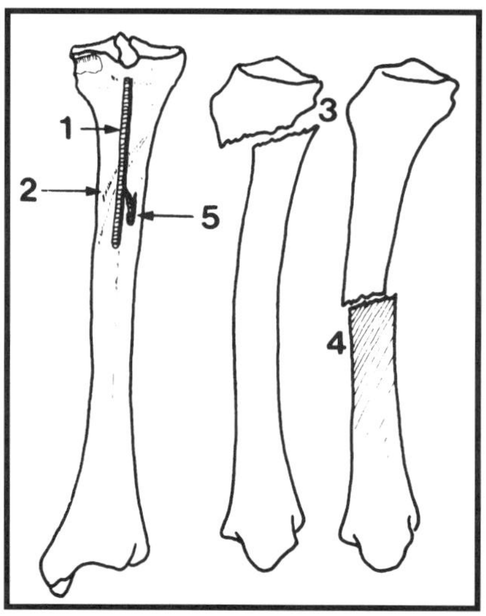

5. Allgemeine Grundsätze (5): Die A. poplitea (1) wird ab ihrem Eintritt unter dem Ursprung des M. soleus an der Linea m. solei verankert (2). Leicht kann sie bei Frakturen des oberen Drittels geschädigt werden (3) und so eine Volkmann-Kontraktur der Wadenmuskulatur mit andauernder Beugung im Sprunggelenk verursachen. Auf Frakturen der Tibia kann eine Ischämie des distalen Fragments (4) durch Unterbrechung der nutritiven Arterie (5) folgen.

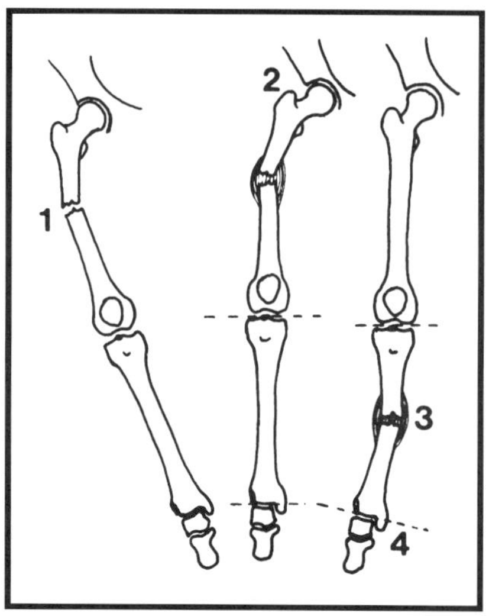

6. Allgemeine Grundsätze (6): Besonders wichtig ist die Korrektur einer Achsenabknickung bei Brüchen dieses gewichttragenden Knochens. Im Gegensatz zur Knickbildung bei Femurschaftfrakturen (1), die durch das Hüftgelenk kompensiert werden können (2), wird eine verbleibende Achsenknickung bei Tibiafrakturen (3) unvermeidlich das Sprunggelenk (4) und/oder das Knie überlasten und so zu Schmerz und frühzeitiger Arthrose dieser Gelenke führen.

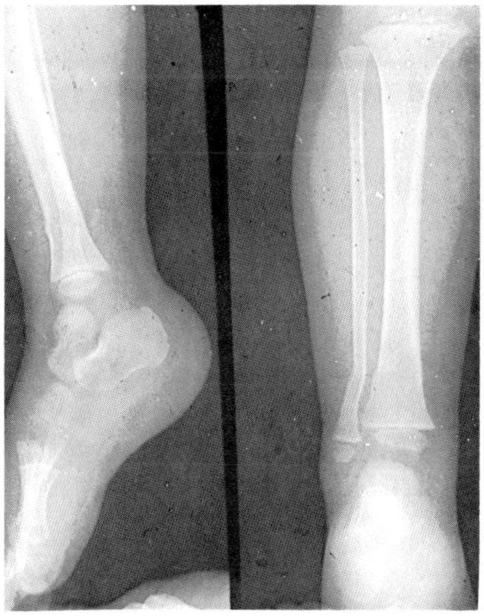

7. Kindliche Frakturen ohne Fehlstellung (1): Bei Kindern sind wegen der Stärke der subkutanen Fettschicht und des Periosts sowie der Elastizität der Knochen die Brüche oft vom Typ der Grünholzfraktur und folglich einfach. In vielen Fällen sind die Fragmente auch geringgradig fehlgestellt (Abb.: Grünholzbruch der distalen Tibia und Fibula, angezeigt durch das Abknicken der Fibula und eine Vorbuckelung der Knochenrinde des Wadenbeins).

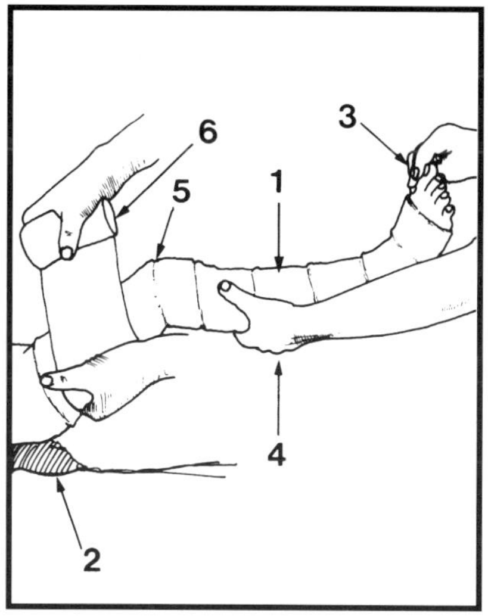

8. Frakturen ohne Fehlstellung (2): Ist die Deformität nur gering, legt man einen langen Gipsverband direkt über einer großzügigen Schicht Watte an (1) (hier wird nur eine leichte Sedierung erforderlich sein). Ein Sandsack unter den Gesäßbacken kann hilfreich sein (2), während ein Helfer die Zehen hält (3) und die Wade unterstützt (4). Das Knie ist leicht gebeugt (5), so daß man den Gipsverband in einer Tour mit oder ohne zusätzliche Gipsschiene anlegen kann (6).

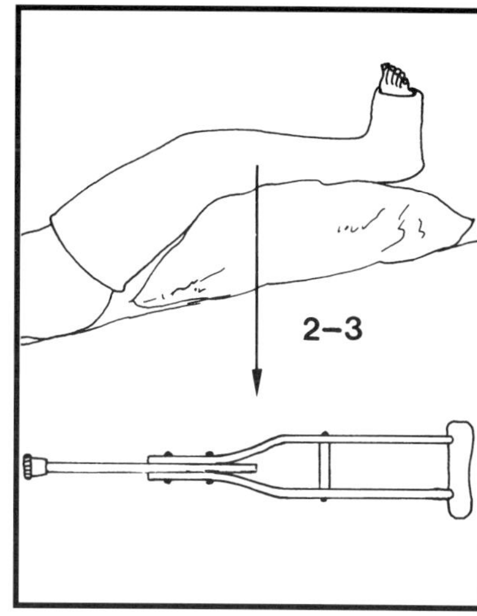

9. Frakturen ohne Fehlstellung (3): Wichtig sind die Hochlagerung des Unterschenkels und die regelmäßige sorgfältige Durchblutungskontrolle; die stationäre Aufnahme ist wünschenswert. Einem Kind kann man Gehen ohne Gewichtsbelastung mit Krükken erlauben, sobald die Durchblutung nicht mehr gefährdet erscheint (ca. 2–3 Tage nach der Verletzung). Danach sollte man das Kind alle 2–3 Wochen nachuntersuchen (die Zahl der Störungen bei kindlichen Gipsverbänden ist hoch).

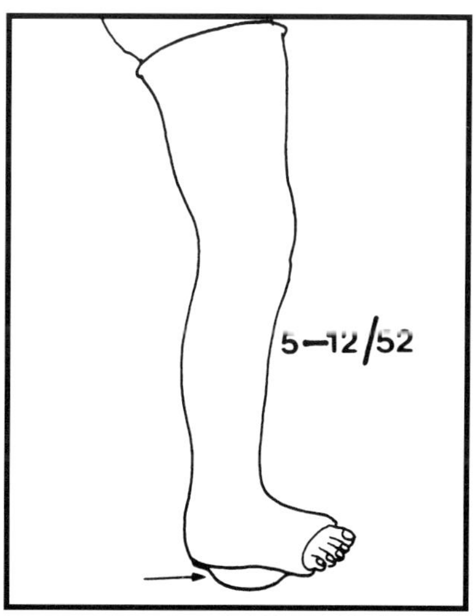

10. Frakturen ohne Fehlstellung (4): Einen Geheinsatz unter der Ferse kann man anbringen, sobald sich auf den Röntgenbildern ein früher Kallus zeigt (z. b. bei einem 9jährigen Kind nach 3–4 Wochen). Man kann dies auch bereits eher tun, wenn anhand der Untersuchung keine Gefahr einer Fehlstellung oder einer Schwellung mit entsprechenden Problemen vorliegt. Oft wird auch jegliches Zögern beendet sein, wenn das Aussehen der „Sohle" des Gipsverbandes anzeigt, daß der Patient bereits frühzeitig und erfolgreich mit seinem Gewicht belastet hat.

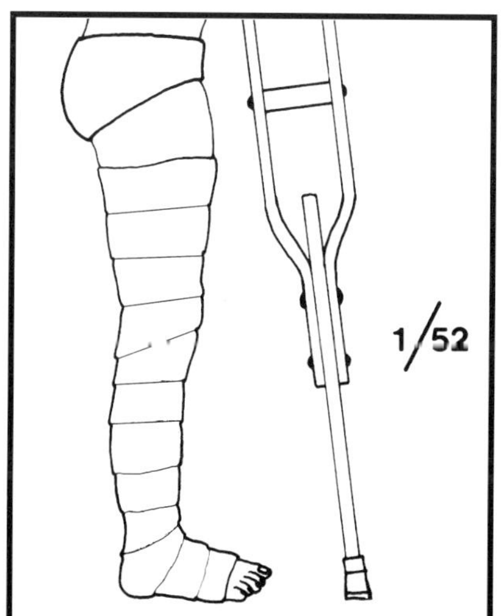

11. Frakturen ohne Fehlstellung (5): Auf knöcherne Heilung kann man die Fraktur bei einem 4jährigen Kind nach 4–5 Wochen, bei einem 8jährigen nach 8 Wochen bei einem 12jährigen Kind nach 8–12 Wochen untersuchen. Nach Entfernen des Gipsverbandes bedarf die Gliedmaße in der Regel keiner weiteren Stütze mehr, doch kann eine Kreppbandage zusätzliche Sicherheit verleihen. Krücken sind oft für die ersten Tage zu empfehlen, da das Kind zunächst bei Gewichtsbelastung noch ängstlich sein wird. Auch kann es so sein, daß die Eltern dies als Absicherung fordern.

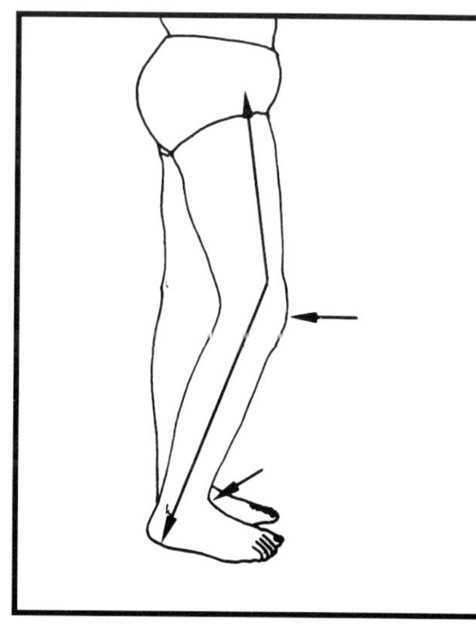

12. Frakturen ohne Fehlstellung (6): Das Kind sollte 2 Wochen nach der Gipsabnahme wieder vorgestellt werden. In den meisten Fällen wird es ohne Stütze laufen, die volle Beweglichkeit von Knie und Sprunggelenk wird wieder vohanden sein, und die Beinlängen werden gleich sein. Dann kann man das Kind aus der Nachsorge entlassen. Man sollte den Eltern auch versichern, daß sich jedes noch verbliebene Humpeln geben wird und das Kind nach etwa 2 weiteren Monaten wieder Sport betreiben kann.

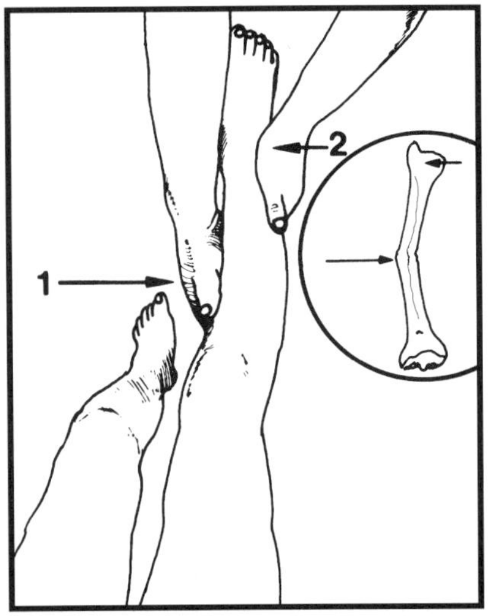

13. Kindliche Frakturen mit Achsenknick (1): Diese werden in Vollnarkose reponiert. Eine Hand liegt der Bruchstelle auf (1), während die andere am Sprunggelenk ansetzt (2) und die Achsenabknickung korrigiert. Hier ist zwar nur die a.-p. Aufnahme gezeigt, selbstverständlich sollte aber auch eine jegliche in der Seitaufnahme sichtbare Deformität in ähnlicher Weise korrigiert werden.

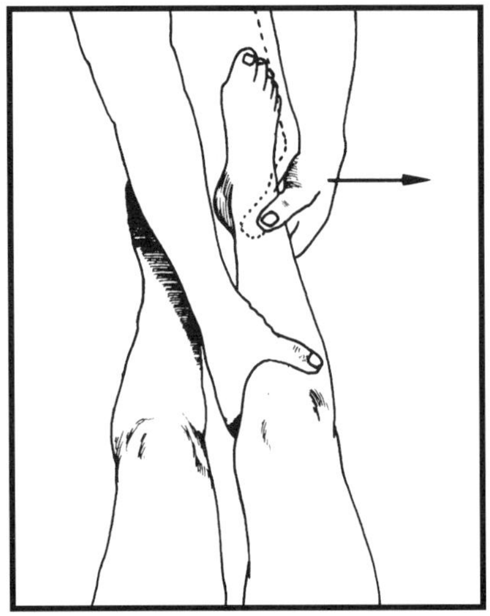

14. Achsenknick (2): Jetzt nimmt man den Druck der Hand am Sprunggelenk zurück und achtet auf jegliche Tendenz der Deformität zur Rückkehr (was dann ein federndes und intaktes Periost anzeigt). Bei diesem Befund ist besonders sorgsam während des Gipsanlegens darauf zu achten, daß die vollständige Korrektur auch erhalten bleibt; andernfalls kann man auch durch Überkorrektur die komplette Periostzerreißung erreichen.

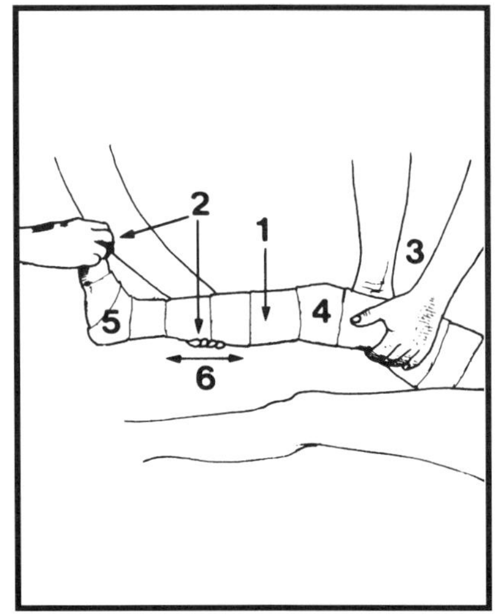

15. Achsenknick (3): Zeigt der Achsenknick nur geringe Neigung, sich wieder einzustellen, kann man den Gipsverband erneut anlegen: Man wickelt der Gliedmaße von den Zehen bis zur Leiste eine Watterolle an (1); ein Helfer unterstützt die Fraktur und die Zehen (2), während ein weiterer das Gewicht des Oberschenkels hält (3). Man beugt dabei das Knie um 15 ° (4) und hält das Sprunggelenk rechtwinklig (5). Während man den Gipsverband anlegt, gehen die Hände mit (6). Legen Sie einen Sandsack unter das Gesäß.

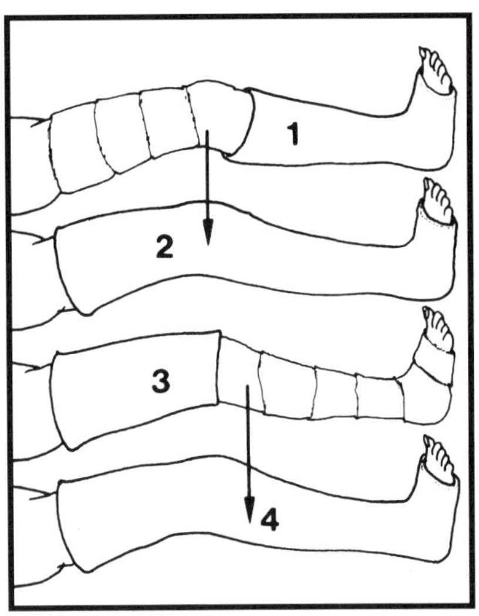

16. Achsenknick (4): Neigt der Achsenknick dazu, wieder aufzutreten, dann muß man den Gips während des Aushärtens nachmodellieren. Außer bei noch sehr kleinen Kindern ist es schwierig, einen Gips über die ganze Beinlänge anzulegen und diesen innerhalb der Härtungszeit zu modellieren; deshalb sollte man eine 2-Stufen-Technik anwenden: *Entweder* legt man einen Unterschenkelgips an (1), formt diesen und vervollständigt dann erst den Oberschenkelgips (2), *oder* aber man legt zuerst den Gips am Oberschenkel an (3), komplettiert diesen dann und modelliert ihn zum Schluß (4).

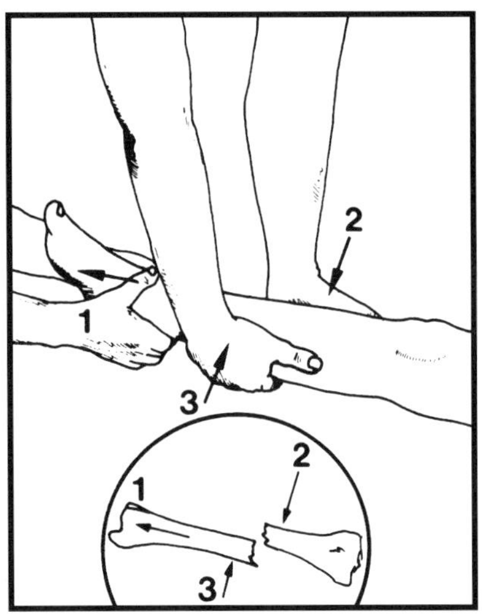

17. Fehlgestellte Tibiafrakturen (1): Ein Helfer bringt starken Zug in Längsrichtung des Beines auf (1), während man mit den Handflächen einen kräftigen Druck oberhalb (2) und unterhalb (3) der Bruchstelle zur Korrektur der Fehlstellung ausübt. Anschließend läßt der Zug nach, damit die Knochenenden in den gwünschten Kontakt zueinander kommen können.

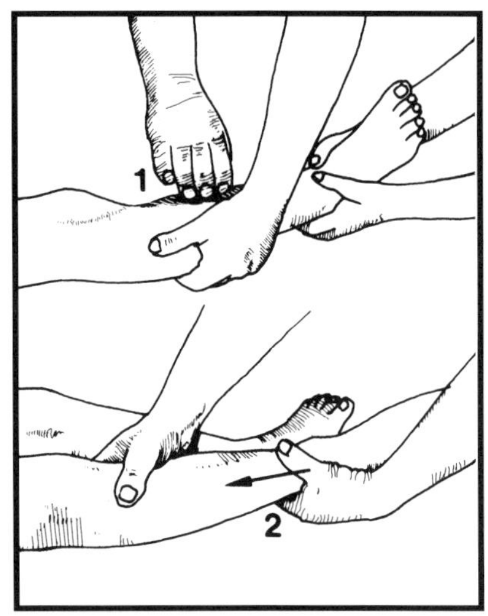

18. Fehlgestellte Tibiafrakturen (2): Die klinische Prüfung der Reposition kann schwierig sein. Versuchen Sie, die Bruchlinie an der direkt unter der Haut gelegenen Fläche des Schienbeins zu tasten (1); oder vergewissern Sie sich, daß bei einer Querfraktur beim Versuch zu „teleskopieren" (= Kompression in Längsrichtung des Knochens) genügend Widerstand vorhanden ist (2).

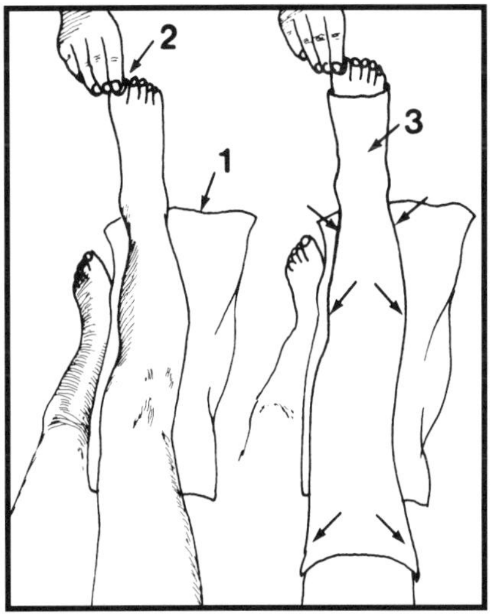

19. Fehlgestellte Tibiafrakturen (3): Ist die manuell erreichte Reposition unsicher und fürchtet man, daß die Fraktur während des Anlegens des Gipsverbands gleiten könnte, dann legt man das Bein auf ein festes Gipskissen (1), stabilisiert es, indem man die Zehen hält (2), und legt eine kräftige vordere Gipsschiene an (3), deren Ränder der Gliedmaße gut angepaßt werden. Wenn diese gehärtet ist, kann man anschließend das Bein sorgsam in der Schiene bandagieren.

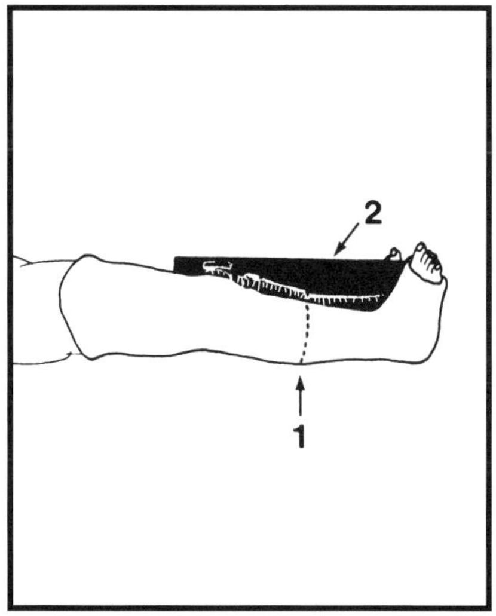

20. Keilkorrektur des Gipsverbands (1): Schließlich kann man bei Kindern, wenn die Umstände dies erfordern, eine Verschiebung und sogar den Kontaktverlust der Fragmentenden hinnehmen. Zeigen die Röntgenaufnahmen jedoch eine Achsenknickung an, so sollte man diese korrigieren. Dies läßt sich meist durch eine Aufkeilung des Gipsverbands erreichen. Zeichnen Sie zunächst rund um den Gipsverband die Höhe des Bruches ein (1), wozu Sie als Orientierungshilfe die Röntgenaufnahmen verwenden (2).

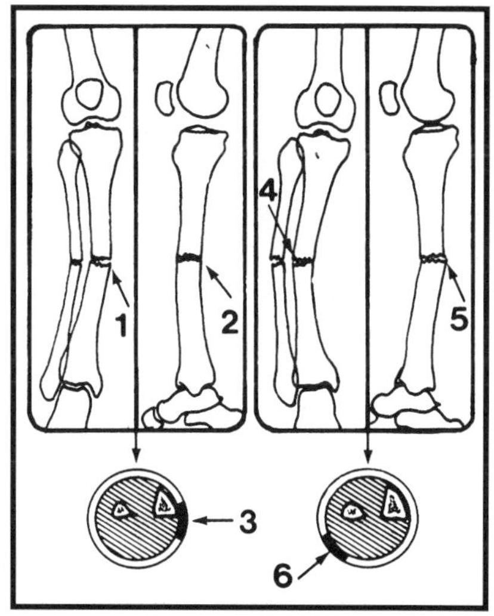

21. Keilkorrektur (2): Arbeiten Sie jetzt sorgsam heraus, wo der Gipsverband abknikken muß, um die Fehlform zu korrigieren. Wenn beispielsweise das distale Fragment nach lateral abknickt (1) und die Seitaufnahme normal ist (2), sollte der Gips medial einknicken (3). Knickt das distale Fragment nach medial (4) sowie nach vorne (5), dann sollte der Gipsverband dorsal und außen einknicken (6).

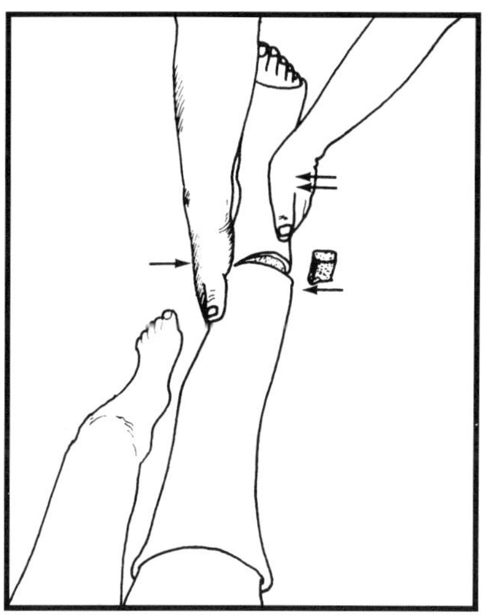

22. Keilkorrektur (3): Durchschneiden Sie 7/8 des Gipsumfangs in der angezeichneten Höhe, und sparen Sie hierbei ein keilförmiges Stück aus. Verwenden Sie hierfür eine Gipssäge oder eine Eisensäge mit feinem Sägeblatt. Dehnen Sie jetzt den Gips um 1–2 cm auf. Halten Sie diese Position zeitweilig aufrecht, indem Sie ein vorher schon zurechtgeschnittenes Stück Kork passender Größe in den klaffenden Spalt des Keils einführen.

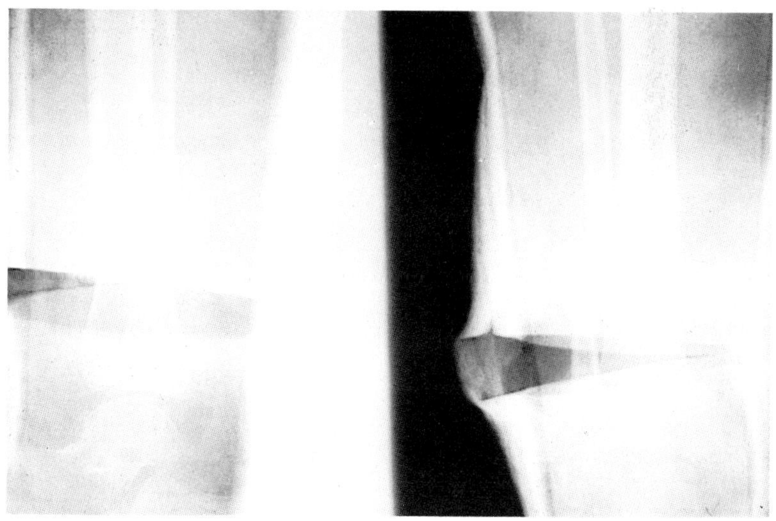

23. Keilkorrektur (4): Jetzt sollte man Röntgenkontrollaufnahmen vornehmen und je nach Ergebnis die Stellung korrigieren. Wurde eine zufriedenstellende Korrektur erreicht, dann bringe man beiderseits des Korkstückchens locker Watte in die Lücken ein und schließe den Gipsverband wieder an dieser Stelle mit einer 15-cm-Gipsbinde.
(Abb.: Fraktur mit starker Achsenknickung im distalen Tibiadrittel, korrigiert durch einen Keil. Zwar ist der Keil weiter distal gelegen, als er eigentlich sollte, doch wurde eine nahezu achsgerechte Stellung erreicht.) Für die Keilkorrektur ist keine Vollnarkose erforderlich, jedoch ein leichte Sedierung wünschenswert. Die Nachsorge sollte den Richtlinien nichtfehlgestellter Frakturen folgen (307,9–12).

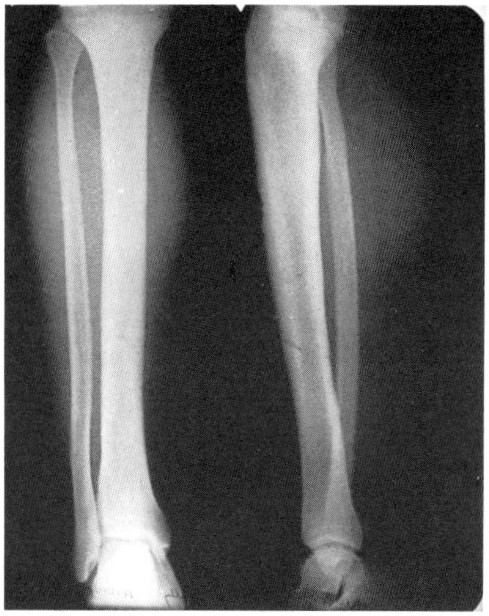

24. Tibiafrakturen beim Erwachsenen (1): Beim Erwachsenen kann man viele Tibiabrüche konservativ behandeln; wo gute Resultate mit nur wenigen Komplikationen die Regel sind, wäre es unklug, zum operativen Vorgehen mit seinen zusätzlichen Risiken zu greifen. Die konservative Behandlung kann man also aus gutem Grund für Ermüdungs-, isolierte (Abb.) und nicht verschobene Frakturen sowie für leicht verschobene, aber stabile Frakturen empfehlen.

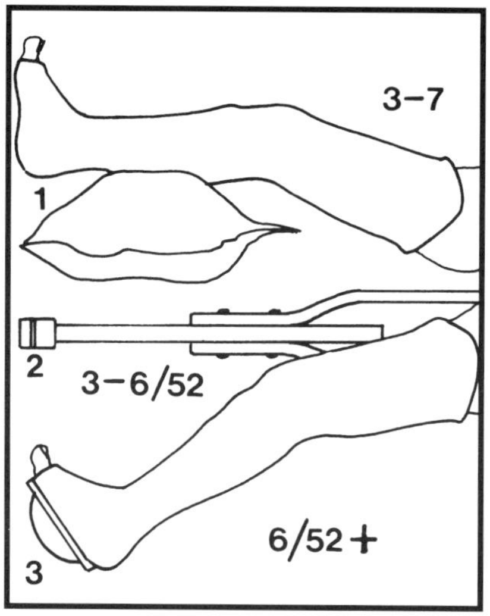

25. Minimal verschobene Frakturen beim Erwachsenen (2): Man legt einen langen Gipsverband an, fertigt Röntgenkontrollen an und lagert die Gliedmaße 3–7 Tage lang hoch (1), bis die Schwellung gewichen ist. Man überprüft den Gips auf festen Halt und tauscht ihn nötigenfalls aus. Sobald der Patient gut mit den Gehstöcken zurechtkommt, kann man ihn nach Hause entlassen (2). Ein Fersenabsatz (3) wird meist nach 3–6 Wochen eingesetzt (abhängig von der Stabilitätsbeurteilung) und der Gipsverband bis zur endgültigen knöchernen Durchbauung belassen.

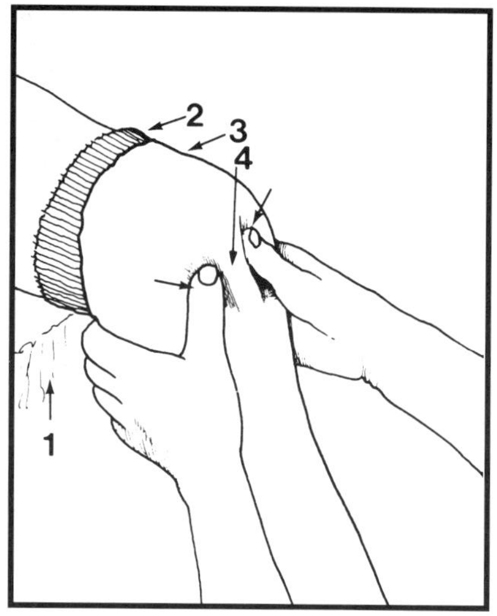

26. Sarmiento-Gipsverband (1): Alternativ kann man auch nach 4–6 Wochen den Oberschenkelgipsverband entfernen und einen Sarmiento-Gipsverband angelegen. Der Patient sitzt hierfür auf der Kante des Gipstisches (1), den Fuß hält der Operateur mit seinem Schoß. Ein Strumpfverband (2) und Watte werden angelegt und der Gips bis über das Knie hochgeführt (3). Er wird vor dem Aushärten kräftig um das Ligamentum patellae (4) angeformt.

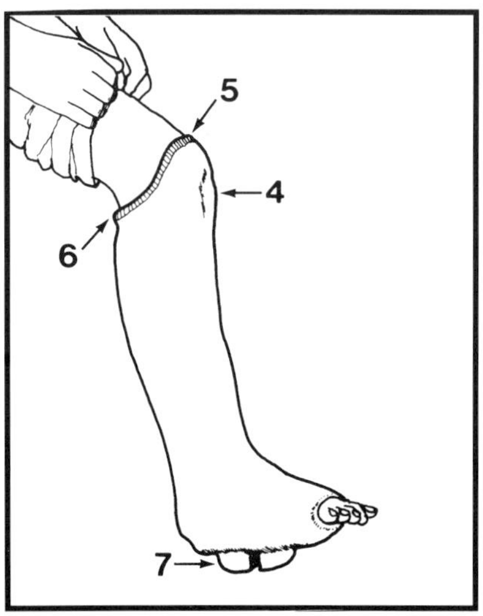

27. Sarmiento-Gipsverband (2): Anschließend schneidet man den Gips vom oberen Patellapol (5) bis zum Wadenoberrand (6) zurecht; achten Sie vor dem Umschlagen des Strumpfverbands und dem Abschluß des Gipsverbands in üblicher Weise aber darauf, daß das Knie frei beweglich ist. Anschließend kann man einen Gehkeil (7) anbringen und mit der Gewichtsbelastung und der Kniebeugung beginnen. Der Gips bleibt bis zur endgültigen knöchernen Heilung.

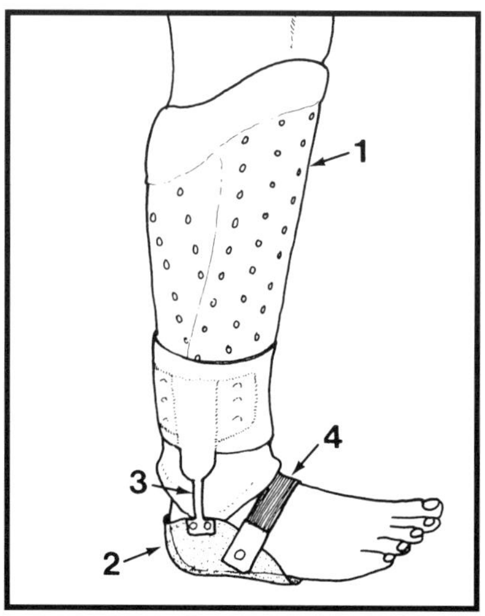

28. Funktionelles Brace mit Gamasche: In den späteren Stadien der Stützung oder aber auch schon nach 4 Wochen kann man bei Stabilität anstelle eines Gipsverbandes eine Stützgamasche verwenden. Der hier dargestellte Typ kann mit gelochtem Orthoplast[R] (Johnson & Johnson), das nach Erwärmung formbar ist, hergestellt werden (1). Für zusätzlichen Halt kann man ein Fersenteil aus Plastik (2) über Polyäthylenstreben (3) an der Schiene fixieren und über ein Zugband sichern (4).

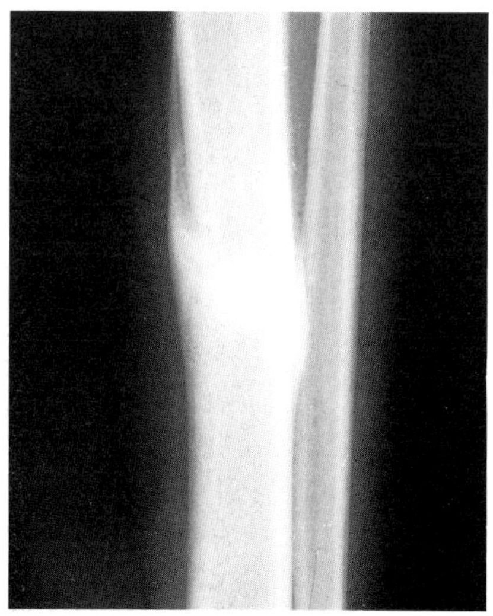

29. Nachsorge (1): Die Intervalle der ambulanten Nachschauen sollten 4 Wochen nicht überschreiten und das Fixationsmittel – Gips oder Brace – dann ausgewechselt werden, wenn es locker geworden ist. (2) Tibiafrakturen brauchen bis zur knöchernen Heilung im Mittel 16 Wochen, man kann aber bereits bei einem Haarlinienbruch nach 8–12 Wochen und bei einer Querfraktur nach 12 Wochen die Heilung erwarten. Hierzu fertigt man Röntgenaufnahmen an (Abb.: Fortgeschrittene knöcherne Heilung bei einer Tibiafraktur, vorzugsweise ohne Gips röntgen!).

30. Nachsorge (3): Eine radiologisch offensichtliche knöcherne Heilung sollte man durch klinische Untersuchung sichern. (4) Beurteilt man die knöcherne Durchbauung als gut, dann verschreibt man für Knie und Unterschenkel eine Kreppbandage und beginnt mit dem vollständigen und ungestützten Gewichtsbelasten. Gehstöcke oder Krücken können erforderlich sein, um dem Patienten während der ersten Wochen Sicherheit zu geben, doch ermutige man ihn, diese so bald wie möglich wegzulassen (auch wenn ältere Patienten hierbei Schwierigkeiten haben können). (5) 2 Wochen nach der Gipsabnahme sollte sich der Patient wieder vorstellen. Dann kann man evtl. auf folgende Probleme stoßen:

(a) *Knie: Schmerz oder unangenehme Empfindungen* im Knie sind bei Beginn der Mobilisation normal. Ein leichter bis mäßiger *Kniegelenkerguß* ist häufig. War die Immobilisationszeit kürzer als 16 Wochen, so folgt die Wiederkehr der normalen Bewegung meist sehr schnell.

Dennoch ist bei der Mehrzahl der Fälle eine Physiotherapie zu empfehlen, um die Kniebeugung zu erleichtern, den M. quadriceps aufzubauen und einen normalen Gang zu erreichen.

(b) Sprunggelenk: Leichte Schwellung und Ödem von Fuß und Sprunggelenk kommen nach Tibiafrakturen meist mehrere Monate lang vor. Hier empfiehlt sich bis zum Abklingen der Schwellneigung eine Krepp- oder Strumpfbandage. Eine stärkere Schwellung mit deutlicher Versteifung von Fuß und Sprunggelenk sollte an die Sudeck-Dystrophie denken lassen. Eine Schwellung mit Maximum in Bruchhöhe spricht für die erneute Prüfung der knöchernen Heilung. Eine *leicht eingeschränke Sprunggelenkbeweglichkeit* ist nach Tibiabrüchen ebenfalls häufig, aber nur selten stärker behindernd.

(c) Sportausübung: Schwimmen kann man nahezu direkt nach der Gipsabnahme gestatten, wozu man den Patienten auch auffordern sollte. *Fahrradfahren* kann man erlauben, sobald die Kniebeugung es zuläßt (ca. 110 °). *Golfspielen* ist gestattet, sobald die Gliedmaßenschwellung keine Probleme mehr bereitet. *Rugby, Fußball und Gymnastik* sollte man erst erlauben, wenn der endostale Kallus intakt, die Kniebeugung nahezu normal (ca. 130 °) und die Muskelkraft wiederhergestellt ist.

(d) Rückkehr in den Beruf: Man ermutige den Patienten, sobald wie möglich seinen Beruf wieder aufzunehmen; bei sitzender Tätigkeit kann dies bereits mit dem Gipsverband geschehen. Folgende Faktoren können dies aber verzögern: (a) Bleibendes schweres Ödem bei Berufen mit hoher Belastung durch Stehen; (b) eingeschränkte Kniebeugung bei Tätigkeiten im Knien; (c) Muskel- und Funktionsschwäche bei Arbeiten in der Höhe.

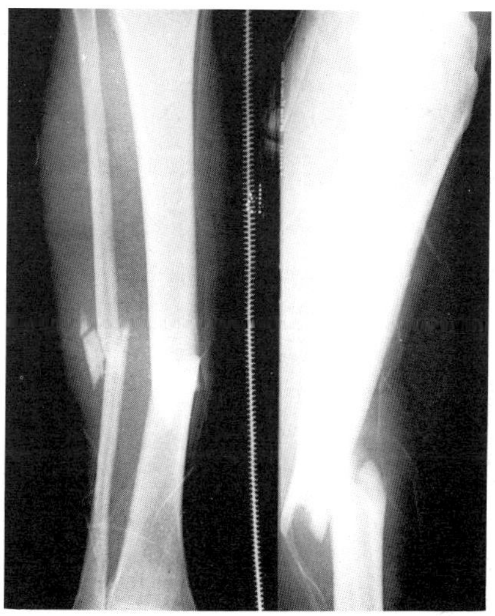

31. Verschobene, aber potentiell stabile Frakturen beim Erwachsenen: Besonders Querfrakturen der Tibia sind potentiell stabil, wenn man eine gute Fragmentanlagerung erreichen konnte. Viele Chirurgen reponieren diesen Bruchtyp gerne manuell; erreicht man so eine gute Reposition, dann folgt die konservative Behandlung den bereits beschriebenen Richtlinien; ist die Reposition unbefriedigend, dann kann man zur offenen Reposition übergehen.

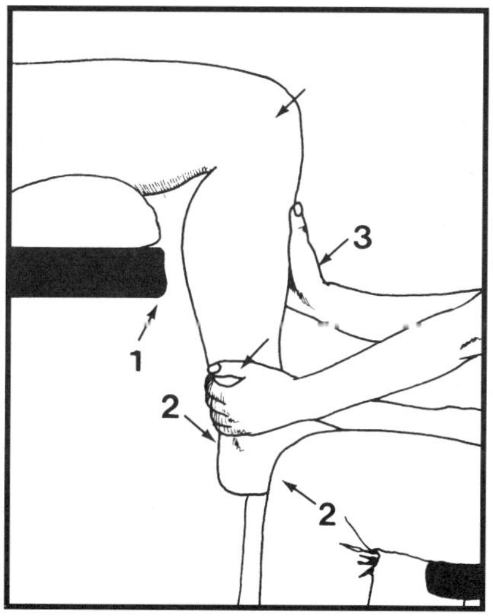

32. Repositionstechniken: (a) Die Fraktur kann manuell, wie bereits für den kindlichen Bruch (308,17) beschrieben, reponiert werden. (b) Oft hilft es, besonders wenn keine ausreichende Assistenz zur Verfügung steht, die Schwerkraft für sich arbeiten zu lassen. Das Knie des Patienten ist an der Tischkante gebeugt (1). Setzen Sie Ihre Knie ein, um den Fuß zu fixieren oder Zug auf ihn auszuüben (2). So sind beide Hände für die Bruchreposition frei (3).

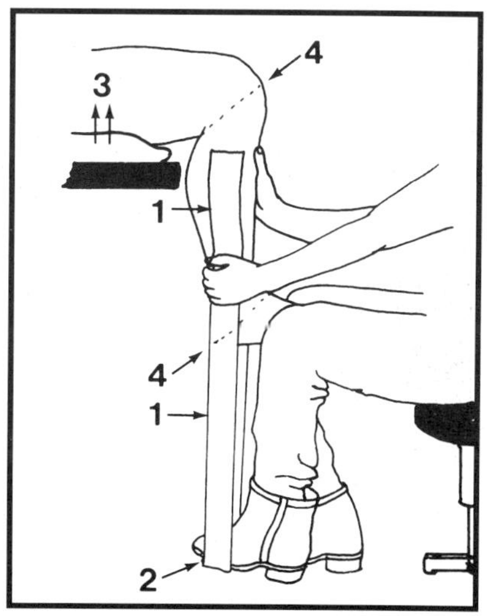

33. Repositionstechniken (Forts.): (c) Ferner ist es manchmal auch möglich, mit Hautzugbändern einen zeitweiligen Zug aufzubringen (1). Dieser läßt sich durch den Fuß des Operateurs auf der Spreizstange (2) und durch Anheben des Tisches (3) kontrollieren. Nach der Reposition legt man über den Bändern von der Ferse bis zum Knie (4) einen gepolsterten Gipsverband an. Dann schneidet man die Bänder ab und komplettiert den Fußteil des Gipsverbands.

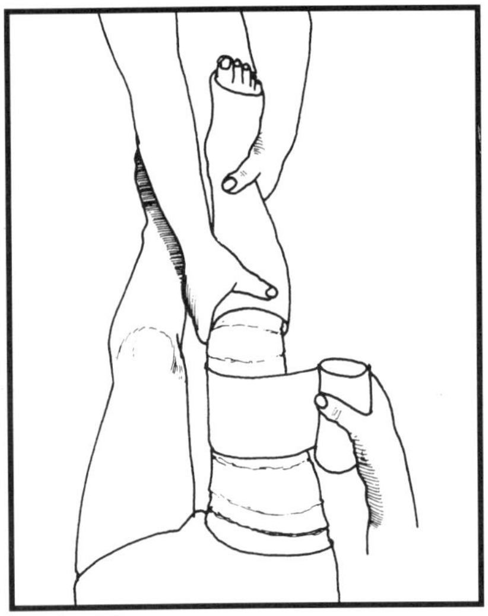

34. Repositionstechniken (Forts): Sind erst einmal Unterschenkel und Fuß nach den Methoden (b) und (c) eingegipst, dann streckt man das Knie sanft bis auf 15 °, umwickelt den Oberschenkel mit Watte und komplettiert die Oberschenkelmanschette mit 20-cm-Gipsbinden. Kontrollröntgenaufnahmen sind sind bei Abschluß des Gipsverbands unterhalb Kniehöhe sowie nach Abschluß der Oberschenkelmanschette wünschenswert.

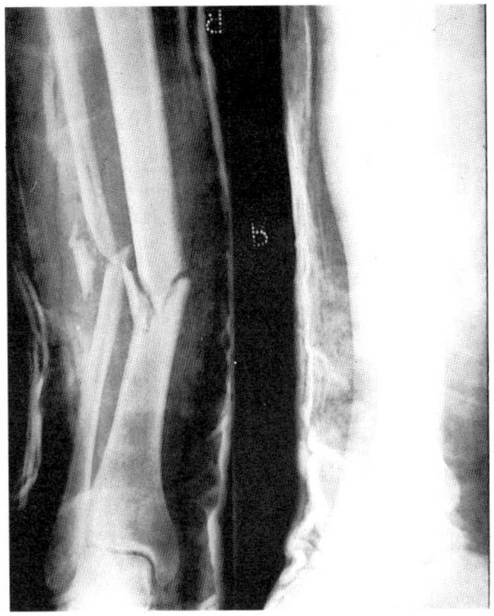

35. Repositionstechniken (Forts.): Gelingt es, die Bruchenden allein durch manuelle Reposition in guten Kontakt zu bringen, dann kann man jegliche verbliebene Abknikkung in den ersten Wochen durch eine Keilkorrektur des Gipsverbands berichtigen. (Abb.: Röntgenkontrolle nach manueller Reposition der vorigen Fraktur (311, 31). Trotz guten Fragmentkontakts besteht noch eine inakzeptable Knickung. Dieser Achsenknick war leicht durch Gipskeilkorrektur korrigierbar; die Heilung verlief dann unauffällig.)

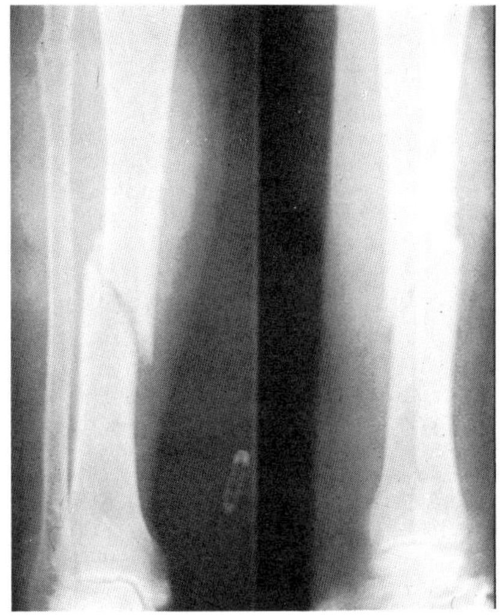

36. Instabile Frakturen mit minimaler Verschiebung: Schräg- und Spiralbrüche sind potentiell instabil. Zwar kann man diese nach den aufgezeigten Grundsätzen konservativ behandeln, doch ist während der ersten 6 Wochen eine peinlich genaue Überwachung nötig. Ein locker gewordener Gips ist sofort zu korrigieren. Die leichte Fragmentverschiebung kann man hinnehmen, findet man jedoch Zeichen einer relevanten Verschiebung, dann sollte man doch lieber die innere Fixation bedenken.

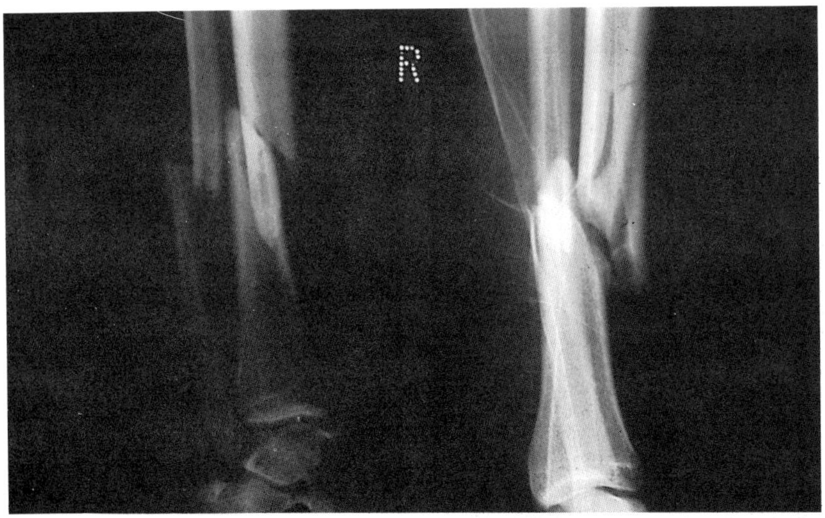

37. Dislozierte instabile Frakturen: Geschlossene Marknagelung (1): Frakturen, die aufgrund ihres Musters instabil sind, kann man mittels Manipulation in die bestmöglich erzielbare Stellung bringen und dann die Abknickung durch die Keilmethode kontrollieren. Allerdings erfordert diese Methode die Überwachung durch einen erfahrenen Arzt; eine Verkürzung ist unvermeidlich, die Heilung kann verzögert sein und die Einsteifung von Knie und Sprunggelenk problematisch werden. Für die Mehrzahl dieser Brüche ist unter normalen Umständen daher die geschlossene Marknagelung (mit Verriegelungsschrauben) die Behandlung der Wahl.

Methode (1): Der Eingriff erfolgt, sobald der Zustand des Patienten es gestattet; häufig ist dabei eine Antibiotikaprophylaxe anzuraten. Die Fraktur muß durch Zug reponierbar sein, was aber in der Praxis nur selten ein Problem ist. (Läßt sich keine Reposition erreichen, muß man den Bruch freilegen und offen reponieren; danach kann man ihn mit Marknagel oder anderer Methode fixieren.) Den Zug kann man über einen Steinmann-Nagel durch den Kalkaneus bewirken. (Statt dessen kann man auch einen Kunststoffschuh verwenden, doch verhindert seine Größe das Einbringen der distalen Verriegelungsschrauben.)

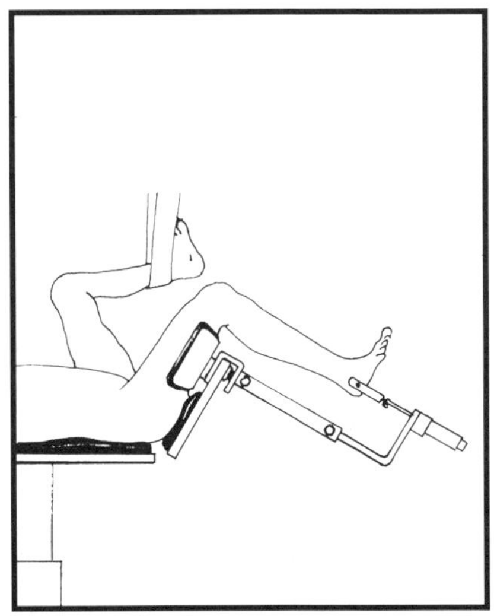

38. Geschlossene Marknagelung (2): Man muß das Bein so lagern, daß Zug möglich und gleichzeitig der Zugang für Operateur und Bildverstärker gegeben ist. Dazu beuge man das Knie und unterstütze das gesunde Bein außerhalb des Operationsgebiets (z.B. durch Lithotomieschlingen). Sorgsam vermeide man Druck gegen die Kniekehlenstrukturen. All dies läßt sich mit einem orthopädischen Operationstisch auf unterschiedliche Weise erreichen, besonders guten Zugang gewährleistet allerdings ein Watson-Jones-Rahmen (Abb.) nach Entfernen des unteren Tischendes.

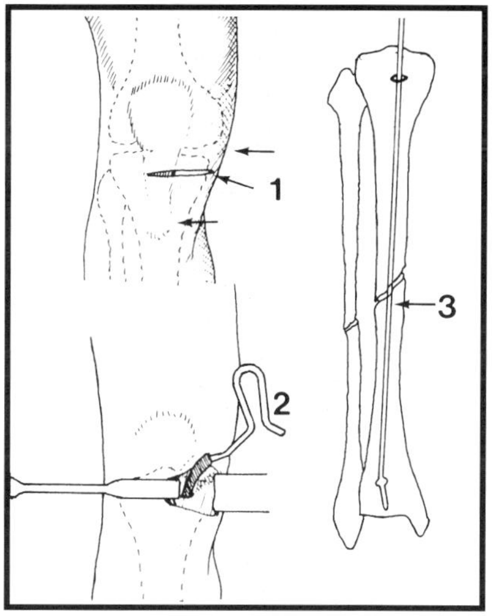

39. Geschlossene Nagelung (3): Nach Repositionsprüfung erfolgt eine 7,5 cm lange quere Inzision dicht unterhalb des Kniegelenks und oberhalb der Tuberositas tibiae (1). Zum Lokalisieren und zum Eröffnen des Markkanals unter dem Innenrand des Lig. patellae und 1 cm distal des Kniegelenkspalts verwendet man eine Ahle (2). Man kann einen gebogenen Handbohrer nehmen, um den Kanal im proximalen Fragment zu eröffnen, bevor man einen Bohrstab (3) die Bruchhöhe queren und unter Bildwandlerkontrolle in das distale Fragment eindringen läßt.

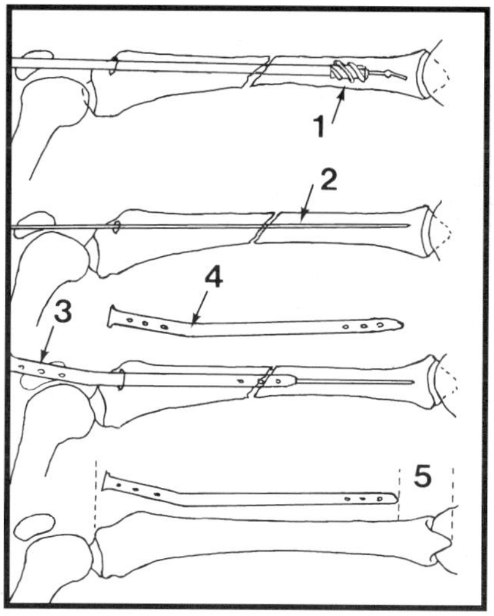

40. Geschlossene Nagelung (4): Dann kann man den Markkanal mit flexiblen motorisch getriebenen Bohrern zunehmender Größe (1) aufweiten, bis der gewählte Nagel in beiden Fragmenten gut sitzt. Man ersetzt den Bohrstab durch den Führungsdraht (2) und bringt den Marknagel ein (3). (Tibianägel nach Grosse-Kempf oder andere sind für den erleichterten vorderen Zugang gewinkelt (4). Die Länge sollte 4 cm kürzer sein als die Entfernung von der Innenknöchelspitze zur Kniespalthöhe der gesunden Seite (5).)

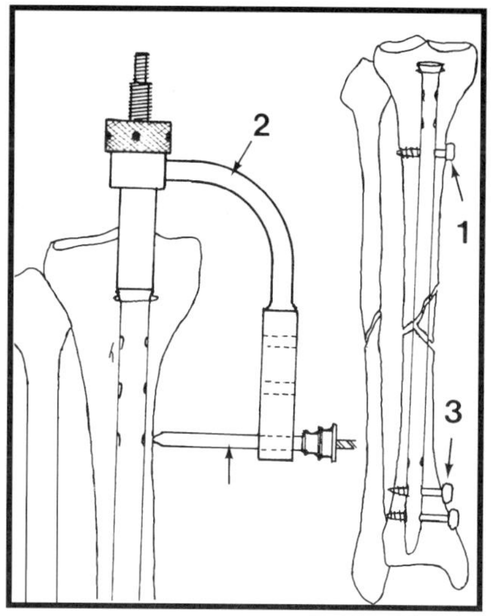

41. Geschlossene Nagelung (5): Man treibt den Nagel sorgfältig ein, um das Risiko anhaltender Kniebeschwerden zu senken. Die Lage der proximalen Verriegelungsschrauben bestimmt man durch Einsetzen eines Insertionsgriffs (2). Durch die addierte Fehlermöglichkeit wegen der Nagelbiegsamkeit und der aufgehobenen Bewegung sind die distalen Bohrungen für die Verriegelungsschrauben nicht sehr erfolgreich, so daß man die Bohrungen dort (3) am besten frei hand unter Bildverstärker setzt.

42. Geschlossene Nagelung (6): Nachsorge: Knie- und Sprunggelenkmobilisation können sofort beginnen, so daß die völlige Erholung der Bewegung in diesen Gelenken die Regel ist. Zur Gewichtsbelastung hängen Ratschläge jeweils von der Natur des Bruches und der Fixationsqualität ab. Fehlender Schmerz an der Bruchstelle bei der Gewichtsbelastung soll eine gute Hilfe bei der Entscheidung sein, wann die Gliedmaße wieder volle Gewichtsbelastung tragen darf. Den Bruch verfolge man bis zur sicheren knöchernen Heilung, worauf man anhand der üblichen Kriterien die Entscheidung zu fällen hat, ob man das Fixationsmittel entfernt. Die Rückkehr in berufliche und sportliche Aktivität folgt den Leitlinien von 311,30. *Komplikationen: Knieschmerz* tritt bei ca. 40% der Fälle auf und legt sich meist nach Entfernen des Nagels. Die *verzögerte Heilung* kann man durch Wechsel von der statischen zur dynamischen Fixation durch Entfernen der jeweiligen Verriegelungsschrauben behandeln, manchmal auch durch Fibulaosteotomie, wenn die Fibula schon geheilt ist. Die *hypertrophische Pseudarthrose* kann man durch Nageltausch (Aufbohren und größerer Nagel) behandeln. Eine *Infektion* ist selten und wird nach üblichen Regeln therapiert, vorzugsweise unter Belassen des Nagels bis zur knöchernen Heilung. Auch *Kompartment-Syndrome* sind selten, erfordern aber mitunter Entlastung.

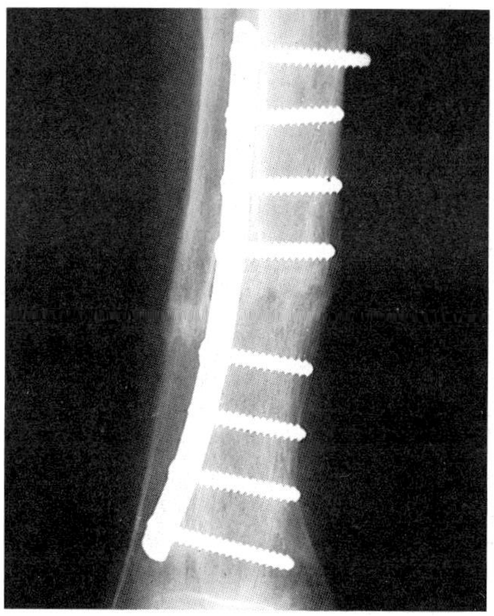

43. Alternative Behandlungsmethoden (1): Viele Tibiafrakturen sind der Plattenosteosynthese zugänglich: Oft kann eine gut vorgebogene dynamische Kompressionsplatte eine hervorragende und feste innere Fixation liefern, Schmetterlings- oder andere abgetrennte Fragmente lassen sich mit interfragmentären Zugschrauben sichern. Man braucht hierfür weder Bildverstärker noch orthopädischen Op-Tisch. Man kann die Verplattung (zusammen mit Knochen-Grafts) ausführen, um bei bislang konservativ behandelten Frakturen eine Pseudarthrose anzugehen.

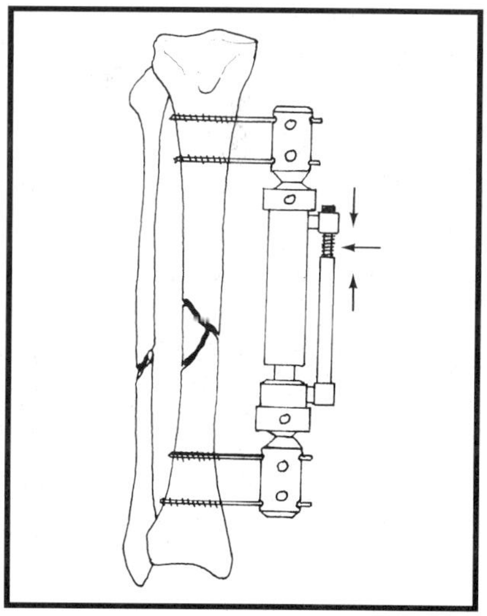

44. Alternative Behandlungsmethoden (2): Besonders wertvoll ist der Fixateur bei offenen Brüchen. Er liefert mit 2–3 Gewindeschrauben nach Schanz beiderseits der Bruchhöhe einen guten Halt mit einem starren Verbindungsstück, das auch axiale Kompression ausüben kann. Die derzeit starrsten Systeme verwenden bis zu 12 Gewindenägel, die jeweils paarweise um 90 ° versetzt an 2 Verbindungsstäben eingebracht werden. Andererseits kann man die Länge des Schienbeins bewahren, wenn man bei konservativer Bruchbehandlung 2 Steinmann-Nägel in den Gipsverband einarbeitet.

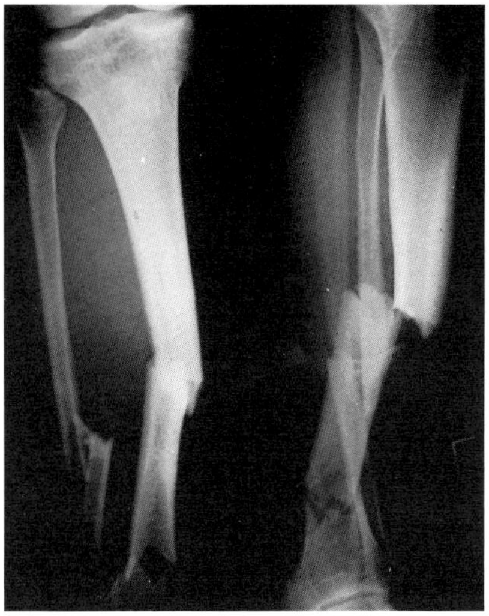

45. Besondere Situationen (1): Segmentfrakturen: Der Gipsverband liefert hier nur eine schlechte Stütze, so daß die Pseudarthroserate in einer Höhe so behandelter Frakturen recht hoch ist. (Kommt es allerdings bei guter Stellung dazu, dann kann die Osteosynthese mit Knochen-Grafts erfolgreich sein.) Nutzvollste Primärbehandlung ist die *geschlossene* Marknagelung mit proximaler und distaler Verriegelung. *Offene Fixation* und Plattenosteosynthese bergen das Risiko einer weiteren Devitalisierung des Intermediärsegments.

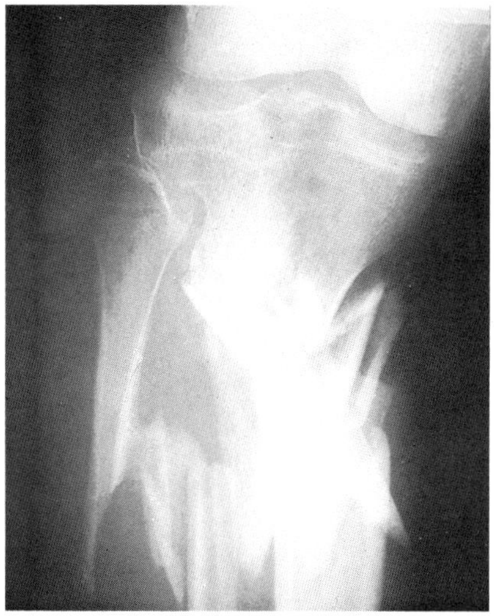

46. Besondere Situationen (2): Grobe Zertrümmerung: Bei starker Knochenzertrümmerung (wie so oft bei Hochgeschwindigkeitsunfällen) verhindert die Vielzahl kleiner ausgerissener avaskulärer Knochenfragmente eine jegliche relevante Reposition. Man stelle hier das Alignment durch Manipulation wieder her und erhalte evtl. danach Länge und Stellung durch in den Gips eingearbeitete Steinmann-Nägel oder einen Fixateur externe. Obwohl unerwünscht, ist es manchmal erforderlich, das Knie zu überbrücken.

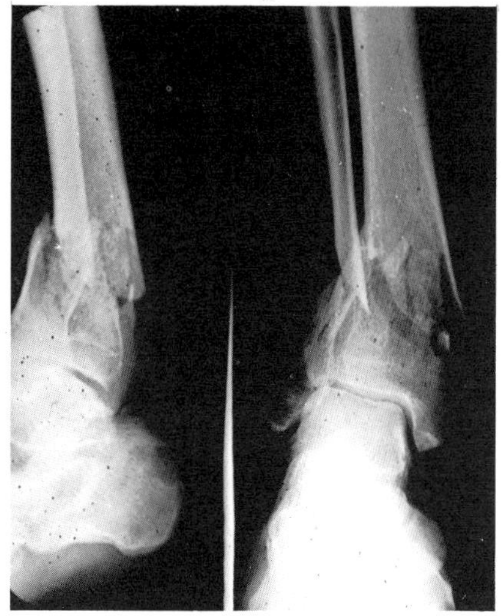

47. Besondere Situationen (3): Distale Schaftfrakturen: Man kann viele dieser Brüche mittels Reposition und Gipsverband mit oder ohne Steinmann-Nagel durch den Kalkaneus zur Achsausrichtung konservativ behandeln; dabei ist aber eine gewisse dauerhafte Einschränkung der Sprunggelenkbewegungen häufig. Alternativ kann man einige osteosynthetisch fixieren, was frühe Bewegung erlaubt (z.B. durch Abstützplatte proximal mit Kortikalis- und distal mit Spongiosaschrauben).

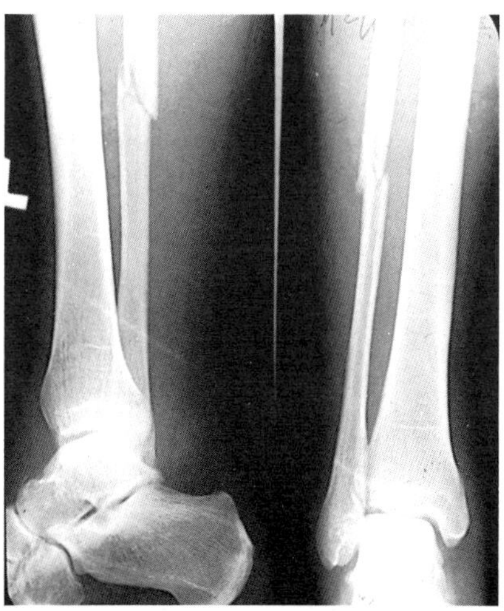

48. Besondere Situationen (4): Isolierte Fibulafrakturen: Das Wadenbein kann durch direkte Gewalt brechen, wobei nur eine symptomatische Behandlung erforderlich ist (z.B. über 6 Wochen Unterschenkelgehgips). Man stelle aber immer sicher, daß nicht die Tibia in anderer Höhe gebrochen ist oder die Fibulafraktur Teil einer komplexeren Verletzung des Sprunggelenks ist.

49. Besondere Situationen (5): Offene Frakturen: Die Häufigkeit offener Frakturen und die Gründe hierfür wurden zu Beginn des Kapitels angeführt. AO- und Gustilo-Klassifikation der offenen Frakturen finden Sie gesondert unter den allgemeinen Behandlungsprinzipien in Kapitel 4.

Es sei hier nochmals angemerkt, daß man den primären Wundverschluß der Haut meist vermeiden soll (auch wenn gute Ergebnisse bei Kindern mit nur minimaler Wunsverschmutzung berichtet wurden); bei fehlender Infektion schließen sich kleine Wunen spontan, größere versorge man mit einer Sekundärnaht, wenn dies spannungsfrei möglich ist; zugranulierende Oberflächen kann man leicht mit Hauttransplantaten decken.

Der Wert einer gründlichen anfänglichen und späteren Wundreinigung wie auch die Notwendigkeit einer frühen Weichteildeckung des Knochens wurden bereits hervorgehoben; hierfür wurden auch schon eine Anzahl plastischer operativer Techniken beschrieben.

Besonders umstritten ist der Einsatz der Osteosynthese bei der Behandlung offener Brüche, doch erwiesen sich hier die Ängste vor steigenden Infektionsrisiken als unbegründet. Bei den offenen Frakturen vom Typ 1 und 2 nach Gustilo war die Infektrate nach Marknagelung mit geschlossener Technik niedrig und auch nicht höher als bei geschlossenen Verletzungen eines ähnlichen Musters.

Bei offenen Brüchen von Grad 3 wurde geäußert, daß das Aufbohren des Markkanals unerwünscht sei, weshalb die AO in diesen Fällen den Einsatz eines soliden Marknagels empfiehlt. Dieser Nagel ist abgewinkelt und hinreichend schmal, so daß er für die meisten Schienbeine ohne Aufbohrung paßt. Andere Gruppen zeigten, daß bei der Mehrzahl dieser Frakturen die Ergebnisse der Marknagelung (mit Verriegelungsschrauben) nach Aufbohren hinsichtlich der Infektrate mit dem Fixateur externe vergleichbar sind; bezogen auf Fixationsfestigkeit, Pseudarthrose, Zugang für plastische Operationen und Wahl durch den Patienten schneiden sie sogar besser ab. Trotzdem bevorzugen viele Operateure bei starker Gewebsverschmutzung immer noch den Fixateur externe oder, wenn dies machbar ist, einen einfachen Gipsverband, bis die Situation hinsichtlich der Wundinfektion bedenkenlos ist.

Beachten Sie folgendes:

1. Bei einer Nagelkanalinfektion nach Einsetzen eines Fixateur externe ist das Aufbohren des Markraums kontraindiziert; das Aufbohren birgt das höchste Risiko der Infektausbreitung in den Knochen hinein.
2. Liegt ein Knochendefekt von über 50 % des Knochenumfangs und über 2 cm Länge vor, dann bedarf es unvermeidlich einer Knochenapposition; bei kleineren Defekten kann der Knochen auch ohne Transplantate heilen.

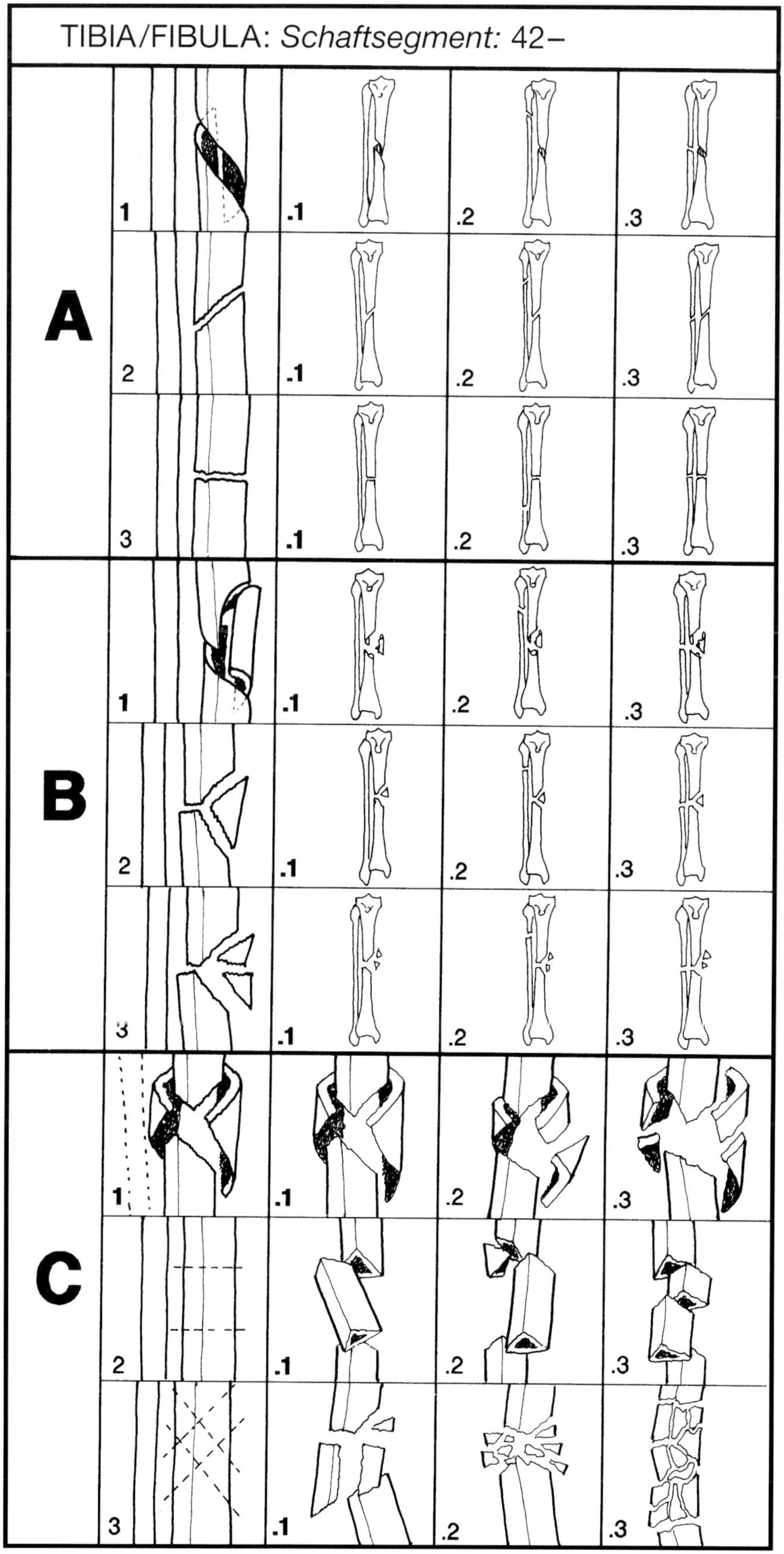

50. AO-Klassifikation der Tibia-/Fibulafrakturen, Schaftsegment (42-):

Typ A: Einfache Frakturen.
A1 = Spiralfraktur: .1 Fibula intakt; .2 Fibula in anderer Höhe gebrochen; .3 Fibulafraktur in gleicher Höhe.
A2 = Schrägfraktur (>30 °): .1 Fibula intakt; .2 Fibula in anderer Höhe gebrochen; .3 Fibulafraktur in gleicher Höhe.
A3 = Querfraktur (< 30 °): .1 Fibula intakt; .2 Fibula in anderer Höhe gebrochen; .3 Fibulafraktur in gleicher Höhe.

Typ B: Keilfrakturen.
B1 = Spiralfraktur: .1Fibula intakt; .2 Fibula in anderer Höhe gebrochen; .3 Fibulafraktur in gleicher Höhe.
B2 = Biegungskeilfraktur: .1 Fibula intakt; .2 Fibula in anderer Höhe gebrochen; .3 Fibulafraktur in gleicher Höhe.
B3 = Fragmentierter Keil: .1 Fibula intakt; .2 Fibula in anderer Höhe gebrochen; .3 Fibulafraktur in gleicher Höhe.

Typ C: Komplexe Frakturen.
C1 = Spiralfraktur: .1 mit 2 Intermediärfragmenten; .2 mit 3 Intermediärfragmenten; .3 mit mehr als 3 Intermediärfragmenten.
C2 = Segmentfraktur: .1 mit einem Intermediärsegment; .2 mit einem Intermediärsegment und einem zusätzlichen Keilfragment; .3 mit 2 Intermediärsegmenten.
C3 = Unregelmäßige Fraktur: .1 mit 2 oder mehr Intermediärfragmenten; .2 mit Zertrümmerung über eine Länge von weniger als 4 cm; .3 mit Zertrümmerung über eine Länge von mehr als 4 cm.

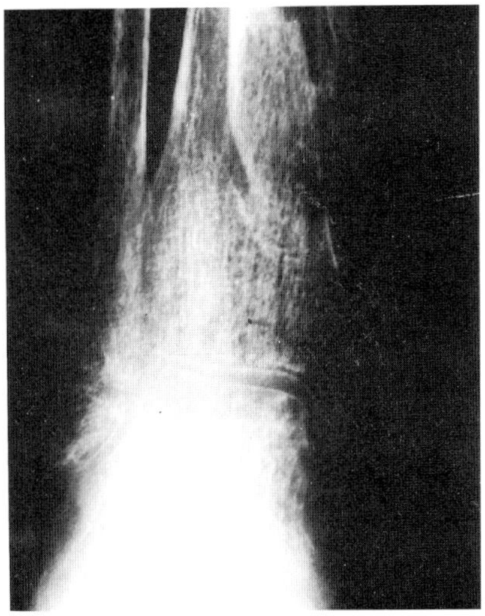

51. Welche Komplikation ist in dieser verheilenden Fraktur des distalen Tibiadrittels eingetreten?

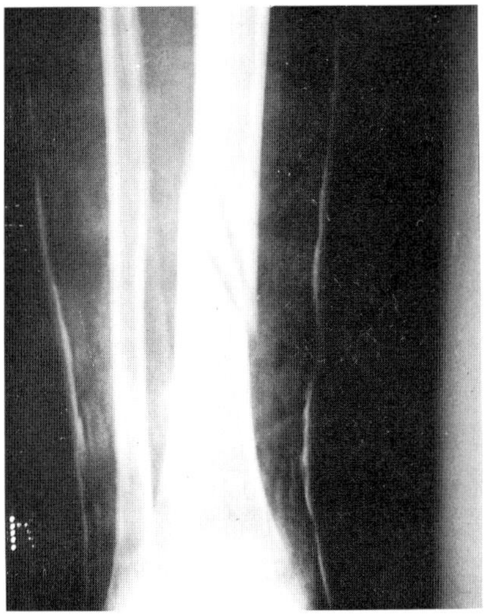

52. Welches Bruchmuster liegt hier vor? Wie würde dieses behandelt?

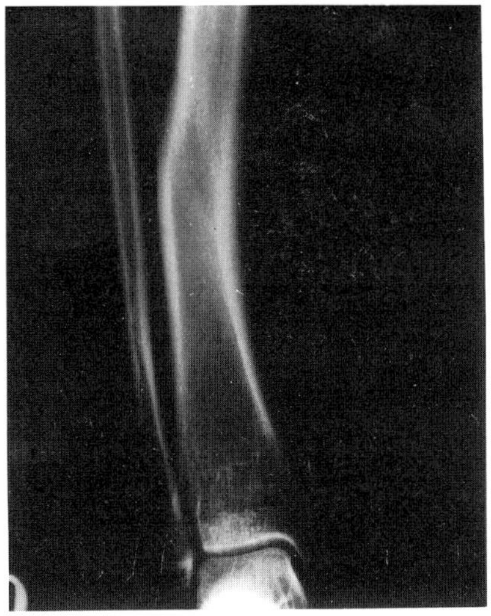

53. Welche Komplikation liegt bei dieser knöchern verheilten Tibiafraktur vor? Welche Auswirkung wird diese haben?

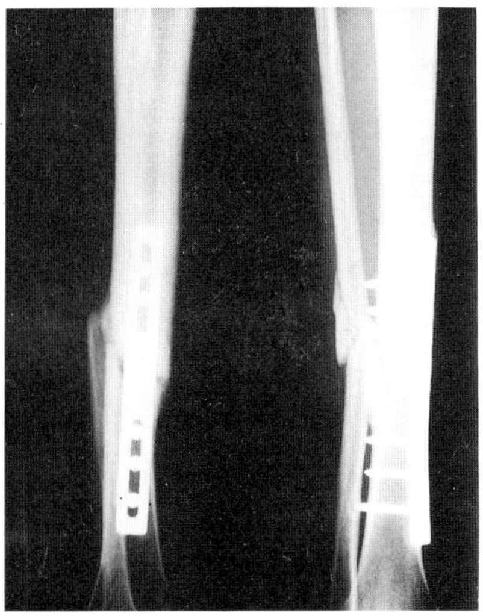

54. Welcher Frakturtyp liegt hier vor, und wie wurde er behandelt?

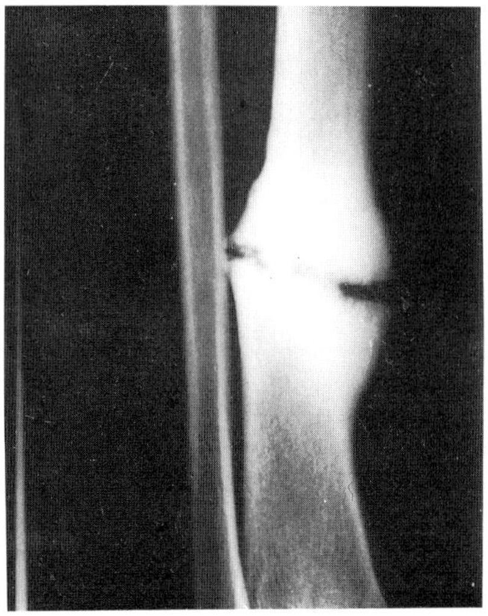

55. Welche Komplikation zeigt diese Röntgenaufnahme eines Schienbeinbruchs?

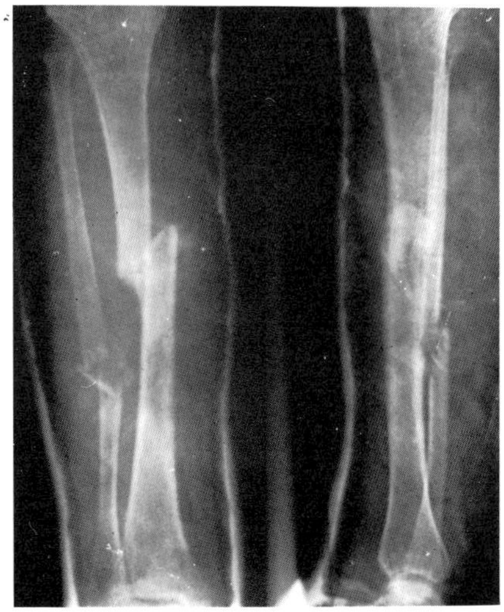

56. Diese Röntgenaufnahmen wurden 10 Wochen nach der Verletzung bei liegendem Gipsverband angefertigt. Beschreiben Sie die Fraktur. Welche weitere Behandlung würden Sie anraten? Wie ist die Prognose?

51. Die Röntgenaufnahme zeigt die für die Sudeck-Dystrophie typische Störung des Trabekelmusters.

52. Spiralfraktur der Tibia am Übergang vom mittleren zum unteren Schaftdrittel, die mit Gipsverband behandelt wird. In dieser *Einzel*aufnahme erscheint die Stellung hervorragend. AO = 42-A1.1.

53. In Fehlstellung verheilte Fraktur mit Achsenknick. Der Sprunggelenkspalt steht schräg, so daß eine Arthrose wahrscheinlich wird.

54. Komplette Unterschenkelschaftfraktur in Höhe des Übergangs vom mittleren zum distalen Drittel mit jeweils separatem Keil- oder Schmetterlingsfragment. Die Tibiafraktur wird durch eine (Eggar-)Platte und Schrauben fixiert. AO = 42-B1.3.

55. Hypertrophische Pseudarthrose. AO = 42-A3.1.

56. Die Röntgenaufnahmen zeigen eine Schrägfraktur der Tibia im mittleren Drittel mit einer Begleitfraktur der Fibula am Übergang vom mittleren zum distalen Drittel. Beide Frakturen heilen knöchern unter gut ausgebildetem Kallus. Die Achsenstellung ist insgesamt gut und keine Korektur erforderlich. Der Patient braucht weitere 4 Wochen lang eine Fixation, bevor man dann den Gips entfernen (oder ersatzweise ein Brace anlagen) kann. Es wird wahrscheinlich zu einer Beinverkürzung von 1 cm kommen, doch ist die Prognose in funktioneller Hinsicht hervorragend. AO = 42-A2.2.

14. Verletzungen im Bereich des Sprunggelenks

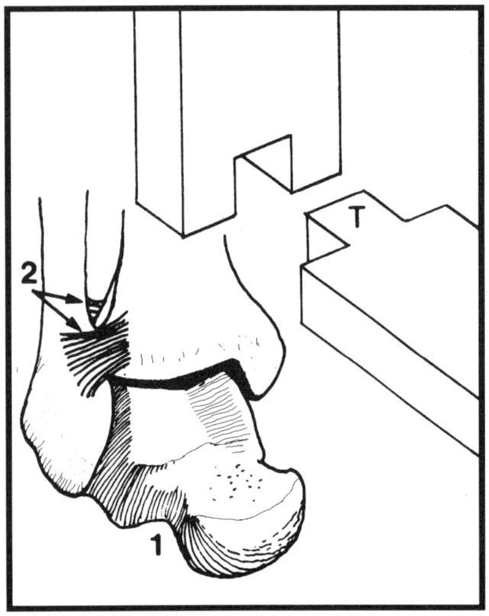

1. Anatomische Betrachtungen (1): Oft wird das Sprunggelenk mit dem Zapfen-und Nut-Gelenk der Zimmerleute verglichen. Der Talus (1) entspricht hier dem Zapfen (T) und wird durch die beiden Knöchel und die Tibiagelenkfläche (in der Sprunggelenkgabel) gehalten (2).

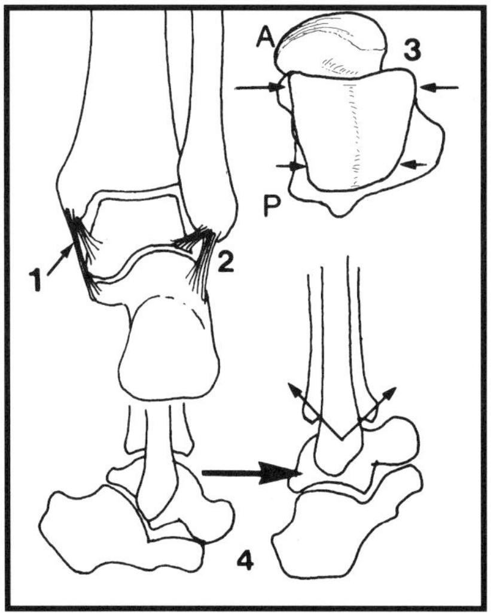

2. Anatomische Betrachtungen (2): In der Sprunggelenkgabel wird der Talus an der Innenseite durch das sehr kräftige Lig. deltoideum (1) und an der Außenseite durch das Außenband (2) gehalten.
Der vordere Anteil der oberen Talusgelenkfläche ist breiter als deren hinterer (3). Wird der Fuß dorsalflektiert, dann drückt der Talus nach lateral gegen die Fibula (4) und wird so fester in der Sprunggelenkgabel gehalten.

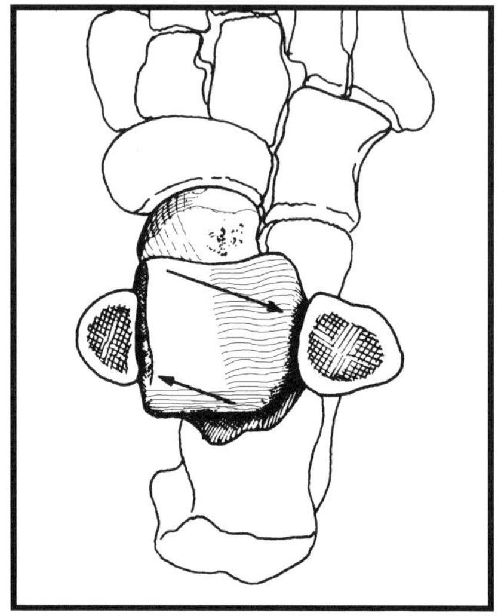

3. Verletzungsmechanismen (1): Die *Funktion* der Sprunggelenkgabel ist gefährdet, wenn die Malleolen brechen oder die Syndesmose reißt. Die Stabilität des Talus kann auch durch einen Riß von Innen- und Außenband verringert werden. Beim häufigsten aller Verletzungstypen dreht sich der Talus in der Sprunggelenkgabel und bricht dabei einen oder beide Knöchel.

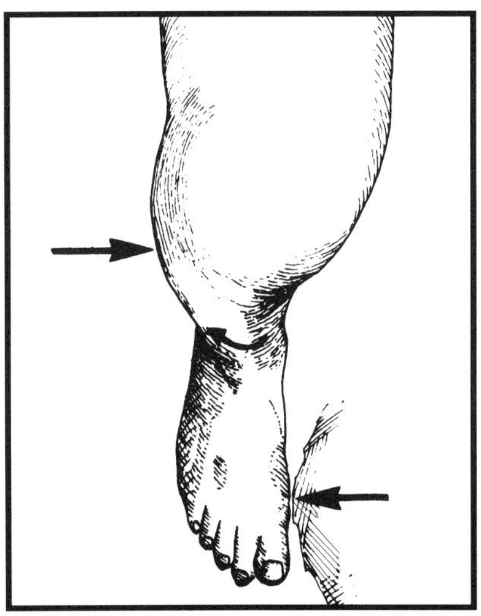

4. Verletzungsmechanismen (2): Die Außenrotation des Talus kann auf 2 Arten zustande kommen: (a) Der Fuß wirkt als der längere Hebel; jede Rotationskraft an der Fußinnenseite wird entsprechend verstärkt auf den Talus übertragen, der der kürzere Hebel ist (vergleichbar jedem anderen mechanischen Hebelsystem). Eine noch größere Hebelwirkung kann entstehen, wenn der Fuß an einem Ski fixiert ist.

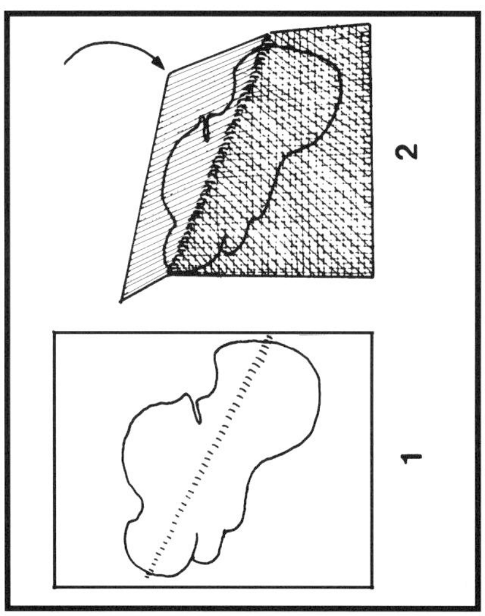

5. Verletzungsmechanismen (3): (b) Die Bewegungsachse des unteren Sprunggelenks verläuft bekanntlich schräg in Richtung der Faltung dieses Papiermodells (1).
Die Inversion der Hacke, hier dargestellt durch die Faltung des Papiers, führt zu einer Außenrotation des Talus (2) (Prinzip des Drehmomentwandlers nach Rose). Häufig geben Patienten an, daß sie auf unebenem Grund im Sprunggelenk „umgeknickt“ sind.

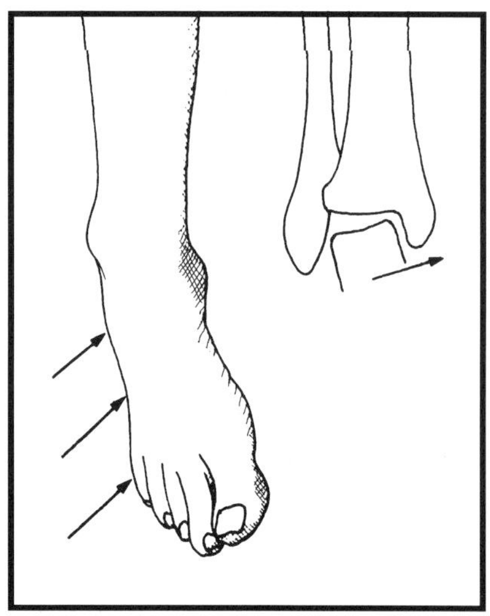

6. Verletzungsmechanismen (4): Der Talus kann in eine ziemlich unverfälschte Adduktionsbewegung gezwungen werden, z.B. wenn die Außenseite des invertierten Fußes hart auf den Boden aufschlägt. (Die Außenrotation des Talus, die durch die Inversion des Kalkaneus verursacht wird, wiegt dabei die Innenrotation des Aufschlags auf, so daß daraus netto eine Adduktion resultiert).

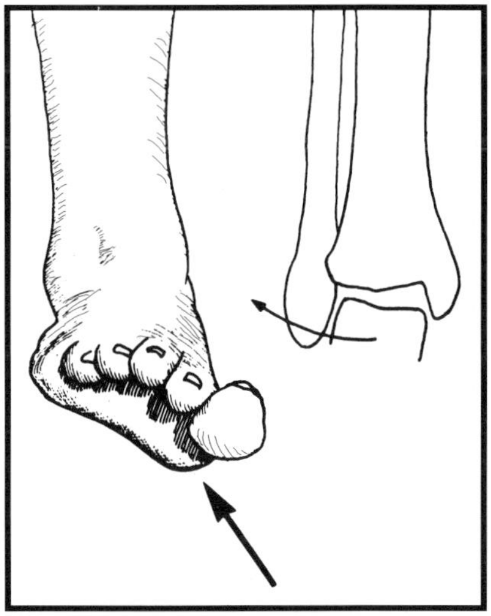

7. Verletzungsmechanismen (5): Ähnlich wird, wenn eine Kraft an der Innenseite der Hacke ansetzt, der Talus zur Abduktion in der Sprunggelenkrolle neigen.

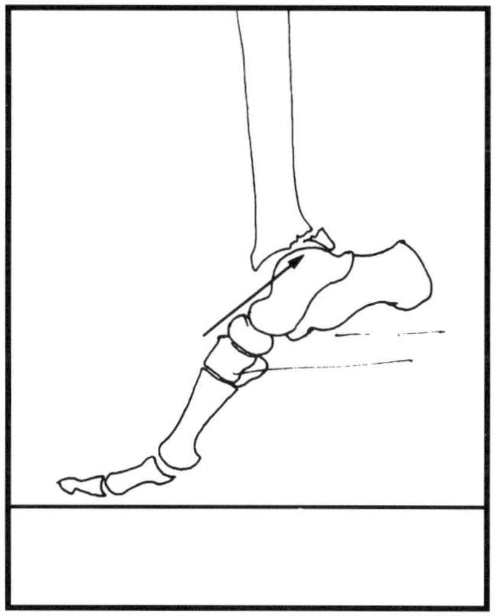

8. Verletzungsmechanismen (6): Viele Verletzungen ereignen sich beim Gehen oder beim Laufen. Unter diesen Bedingungen werden zusätzliche Kräfte auf den hinteren Anteil der unteren Gelenkfläche der Tibia übertragen (hinterer „Malleolus").

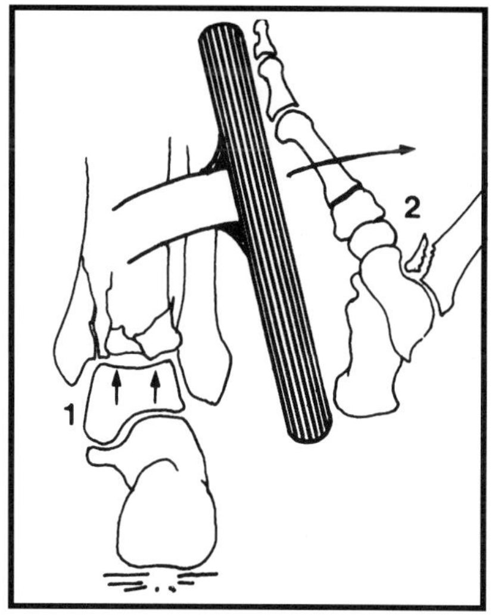

9. Verletzungsmechanismen (7): Kompressionsverletzungen können verursacht sein durch (1) Sturz aus der Höhe, wobei die Kraft über den Fersenaufschlag senkrecht nach oben übertragen wird, oder (2) durch die gewaltsame Abbremsung bei Verkehrsunfällen – manchmal noch durch die Pedale verschlimmert, die hierbei in den Fußraum getrieben werden und das Sprunggelenk gewaltsam dorsalflektieren. Zeichen dieses Verletzungstyps ist ein Trümmerbruch.

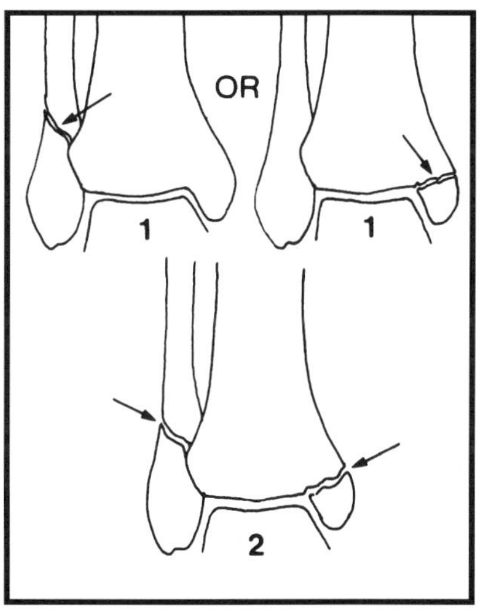

10. Einteilung der Sprunggelenkfrakturen (1): Es gibt mehrere Einteilungen der Sprunggelenkbrüche; zur vollständigen Darstellung sind viele denn auch zu komplex und nicht mehr im Gedächtnis zu behalten. Oft werden (im englischen Raum) diese Brüche etwas veraltet Pott-Frakturen genannt, mit einer Einteilung, die durch ihre Einfachheit besticht: Bei Brüchen vom Grad I ist ein Knöchel gebrochen (1), beim Grad 2 sind 2 Knöchel gebrochen (bimalleoläre Fraktur) (2).

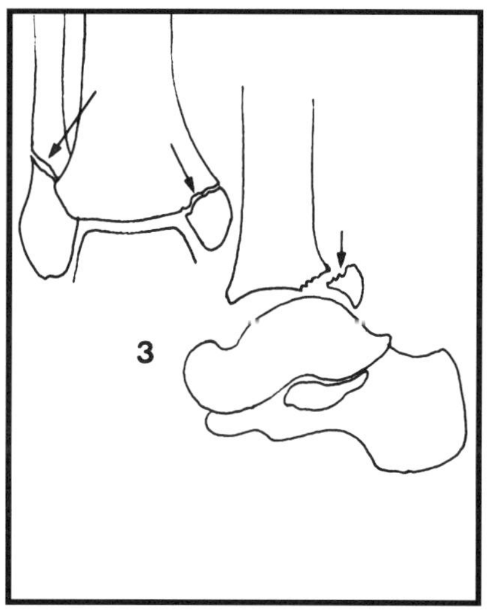

11. Einteilung der Sprunggelenkfrakturen (2): Beim Grad 3 einer Pott-Fraktur (3) findet man eine bimalleoläre Fraktur mit zusätzlichem Bruch des hinteren Anteils der Tibiagelenkfläche – oft als Malleolus tertius („dritter Knöchel") bezeichnet; diesen Bruchtyp nennt man oft auch trimalleoläre Fraktur.

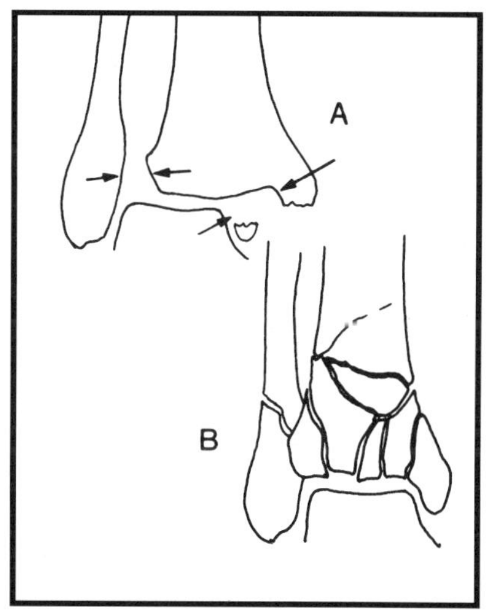

12. Einteilung der Sprunggelenkfrakturen (3): Einteilen kann man diese Brüche durch den Nachweis eines klaffenden Gelenkspalts (= Diastase) oder einer Vertikalkompression.

(A) Pott-Fraktur vom Schweregrad I mit Diastase (Syndesmosensprengung).

(B) Pott-Fraktur vom Schweregrad II mit Vertikalkompression.

Einteilung der Sprunggelenkfrakturen: Vollständiger und weithin angenommen ist die Einteilung der Sprunggelenkfrakturen nach Lauge-Hansen, welche diese Brüche mit 2 Leitbegriffen eingruppiert. Der 1. Terminus einer jeden Gruppe bezieht sich auf die Stellung des Fußes zum Zeitpunkt des Traumas, der 2. auf die Richtung, in die sich der Talus auf die verursachende Kraft hin in der Sprunggelenkgabel bewegt. Es gibt insgesamt 5 Hauptgruppen, die hier in der Rangfolge ihrer Häufigkeit aufgelistet wurden; ferner wurde die gebräuchliche Terminologie hinzugefügt.

Häufigkeit	Lauge-Hansen-Klassifikation	Lauge-Hansen-Abkürzung	Fußstellung	Talusbewegung	In der Praxis
1.	Supination/Außenrotation	S.L.	Inversion	Außenrotation	Außenrotationsverletzung mit Diastase
2.	Pronation/Abduktion	P.A.	Eversion	Abduktion	Abduktionsverletzung
3.	Pronation/Außenrotation	P.L.	Eversion	Außenrotation	Außenrotationsverletzung mit Diastase
4.	Supination/Adduktion	S.A.	Inversion	Adduktion	Abduktionsverletzung
5.	Pronation/Dorsalflexion	P.D.	Eversion	Dorsalflexion	Vertikale Kompressionsfraktur

Die AO-Klassifikation unterscheidet vorab zwischen Frakturen von Tibia/Fibula im distalen Segment (43-) und Frakturen von Tibia/Fibula im Malleolensegment (44-). Mitunter gestaltet sich allerdings die Entscheidung, welchem der beiden Segmente man eine gegebene Fraktur zuordnet, doch recht schwierig. Bitte beachten Sie, daß die AO-Klassifikation des Knöchelsegments auch die vollständige Außenbandruptur ohne Begleitfraktur beinhaltet. Zu weiteren Details der AO-Klassifikation beider Segmente vergleichen Sie am Ende dieses Kapitels auf S. 339,99 und 340,100.

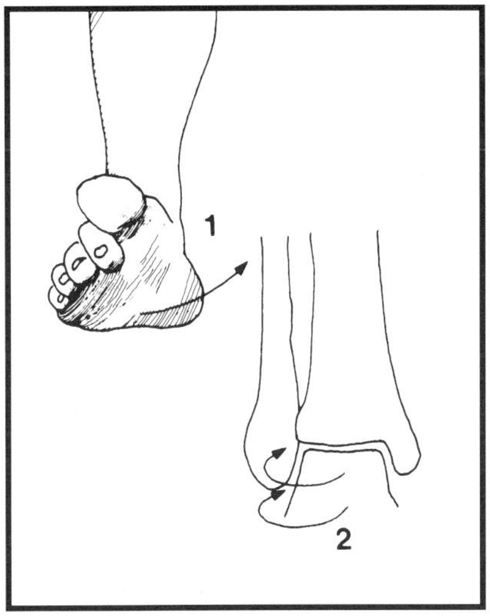

13. Supinations-/Außenrotationsverletzungen (ohne Syndesmosenruptur) (1): Der Fuß invertiert (1). Nach dem Drehmomentwandlerprinzip rotiert der Talus in der Sprunggelenkgabel nach außen (2). Die Sprunggelenkstrukturen geraten unter Streß und versagen gesetzmäßig nacheinander. Mit dem Versagen einer jeden Struktur wird die nächstfolgende belastet. Die jeweils beteiligte Zahl dieser Strukturen hängt von der Größe der auf das Gelenk einwirkenden Kräfte ab.

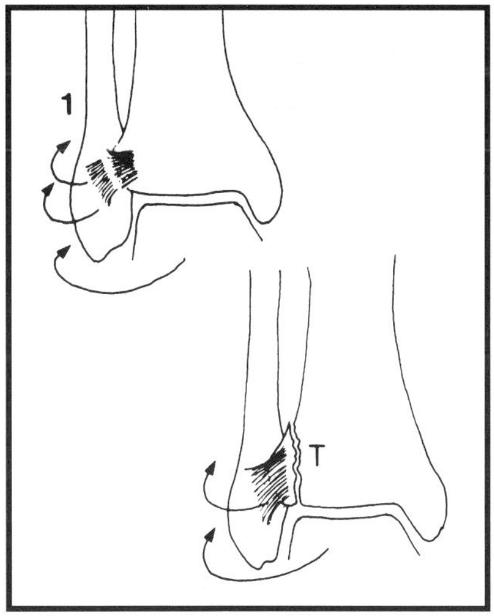

14. Supinations-/Außenrotationsverletzungen (2): Der rotierende Talus nimmt dabei die Fibula mit und führt zunächst zum Riß der Syndesmosis tibiofibularis anterior (inferior) (1). Es kann dieses Band aber auch andernfalls ein Knochenstück aus seinem tibialen Ansatz (T) ausreißen (Tillaux-Fraktur).

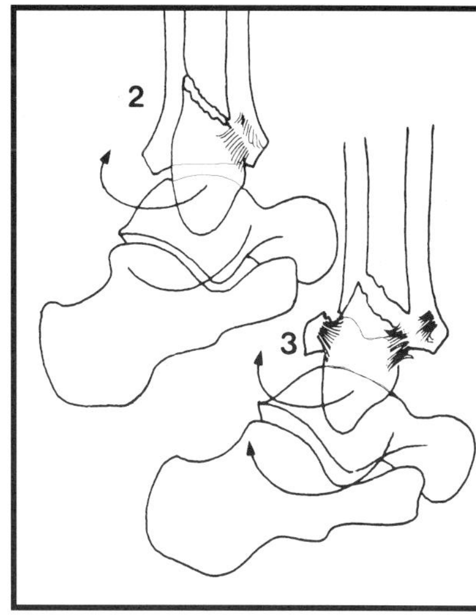

15. Supinations-/Außenrotationsverletzungen (3): Bei weiterer Außenrotation bricht die Fibula schräg oder spiralförmig (2). Achten Sie auf die Richtung der Bruchfläche.
Geht die Fehlstellung weiter, dann reißt das Fibulafragment den Malleolus tertius aus (3), an dem die Syndesmosis tibiofibularis posterior inferior ansetzt (oder aber die Syndesmose selbst reißt).

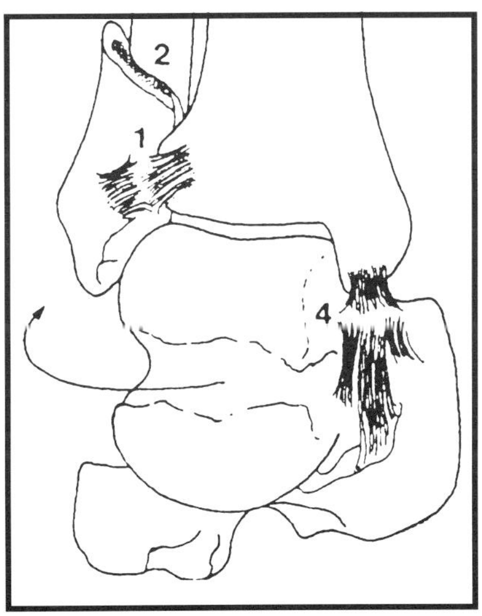

16. Supinations-/Außenrotationsverletzungen (4): Geht die Rotation noch weiter, dann versagt als 4. Struktur das Innenband oder dessen Befestigung (der Innenknöchel) (4). Solche Verletzungen sind potentiell sehr instabil und sollten sorgsam von Verletzungen der Schweregrade I und II unterschieden werden.

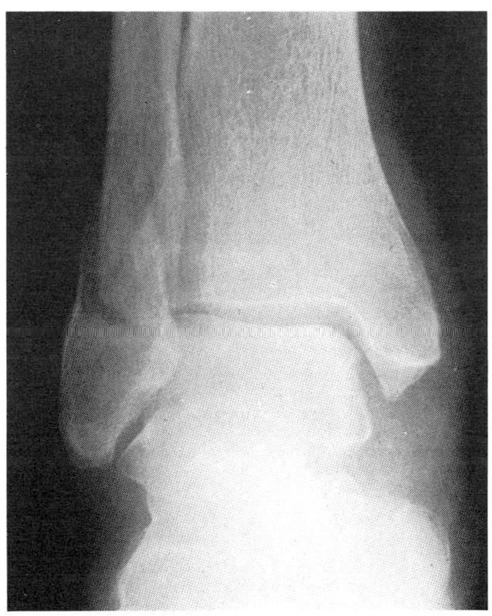

17. Röntgenaufnahmen (1): Eine Spiralfraktur der Fibula in der hier gezeigten Höhe ist typisch für eine S.-L.-Verletzung. Auf der Seitaufnahme verläuft der Bruch nach unten und vorn ohne Anhaltspunkt für eine hintere Knöchelfraktur. Auch wenn eine leichte Inkongruenz zwischen der oberen Gelenkfläche des Talus und der Sprunggelenkgabel besteht, so legt doch die fehlende Schmerzhaftigkeit an der Innenseite eine Verletzung vom Schweregrad 2 oder 3 nahe.

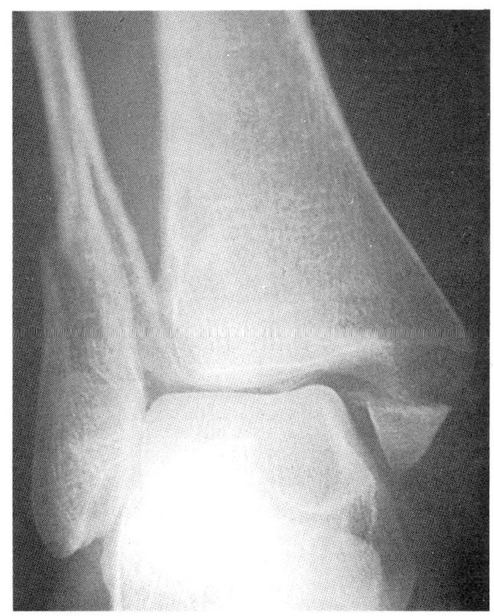

18. Röntgenaufnahmen (2): Eine Abrißfraktur des Innenknöchels zeigt an, daß es sich hier um eine S.-L.-Verletzung vom Schweregrad IV handelt. Man sieht eine Lateralverschiebung des Talus in der Sprunggelenkgabel, doch behält die Hauptmasse der Fibula ihre Lagebeziehung zur Tibia, so daß keine echte Sprengung vorliegt.
Dennoch ist dies eine sehr instabile Verletzung.

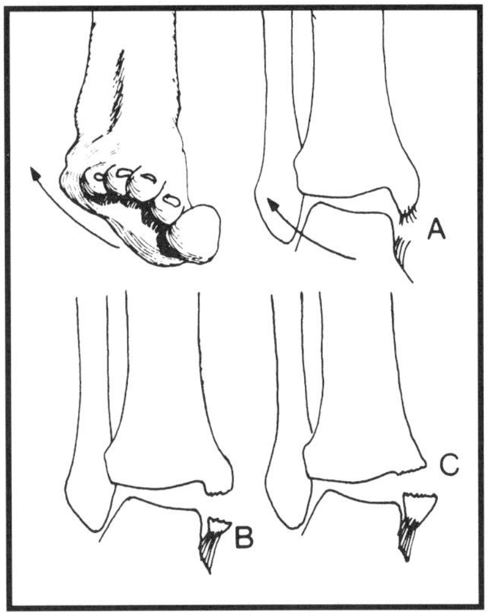

19. Pronations-Abduktions-Verletzungen (Abduktionsverletzungen) (1): Der Fuß dreht nach außen, und der Talus schwingt in Abduktionsstellung. Die zuerst betroffenen Strukturen liegen auf der Innenseite. Entweder (A) reißt zuerst das Deltaband (selten), oder es kommt zu einer Ausrißfraktur des Innenknöchels. Das Fragment kann klein (B) oder groß sein (C). In beiden Fällen verläuft die Bruchlinie horizontal.

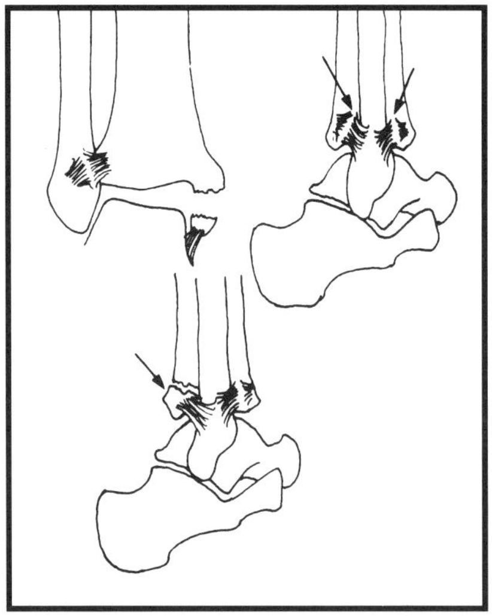

20. Pronations-Abduktions-Verletzungen (2): Bei Verletzungen dieses Typs vom Schweregrad II zerreißen *sowohl* das hintere *als auch* das vordere Lig. tibiofibulare inferius (Syndesmose). Beim hinteren Syndesmosenanteil kann statt dessen auch die Ansatzstelle aus der Tibia ausreißen.

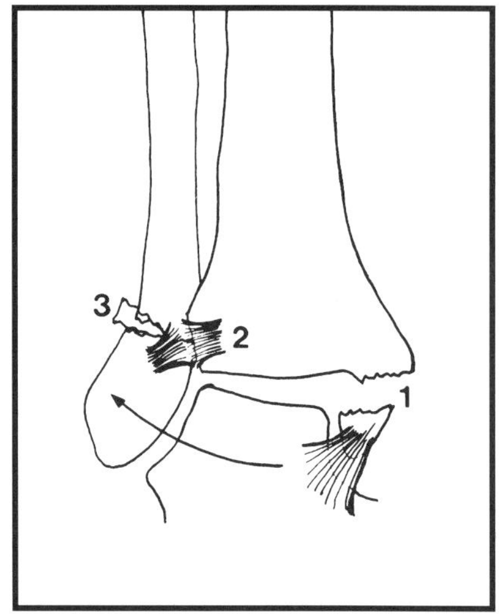

21. Pronations-Abduktions-Verletzungen (3): Beim Schweregrad III bricht die Fibula, und zwar oft nahe dem Gelenkspalt. Es kann zu einem Trümmerbruch kommen, manchmal auch mit Bildung eines dreieckigen Knochenfragments mit direkt seitlicher Basis. Das distale Fibulafragment knickt nach lateral um. Oft verläuft hierbei die Bruchlinie horizontal.

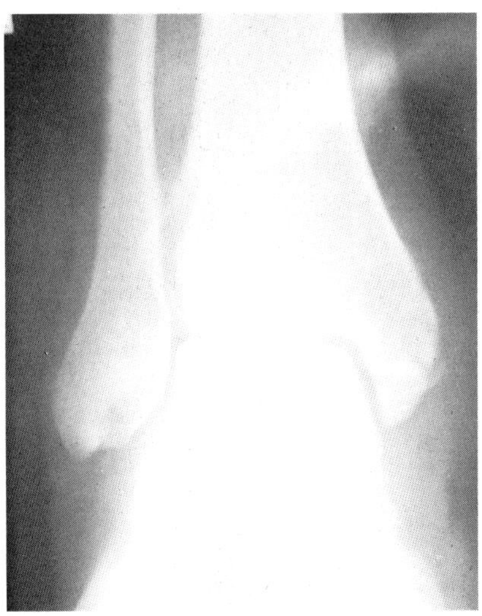

22. Röntgenaufnahmen (1): Bei diesem Beispiel einer Abduktionsfraktur vom Schweregrad I achte man auf das kleine Malleolenfragment, die intakte Fibula und den nicht fehlgestellten Talus.

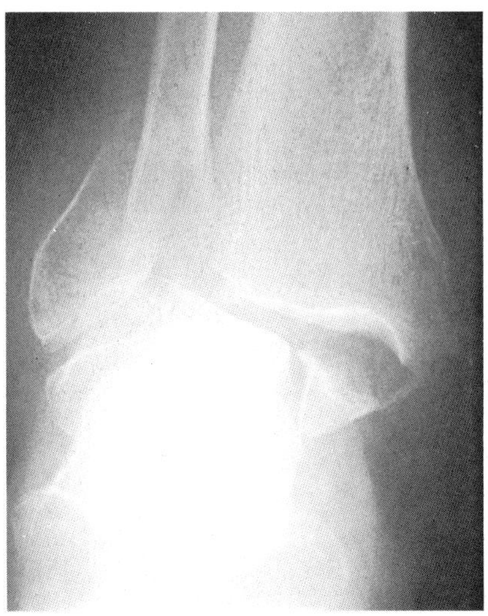

23. Röntgenaufnahmen (2): Bei dieser Abduktionsfraktur vom Schweregrad 3 ist die Richtung des Talusgleitens auffällig, ferner die Abrißfraktur des Innenknöchels mit einem großen Fragment und die distal gelegene Fibulafraktur. Letztere verläuft nicht streng horizontal und hat ein leicht spiralförmiges Aussehen, welches nahelegt, daß eine Rotationskomponente mit im Spiel war.

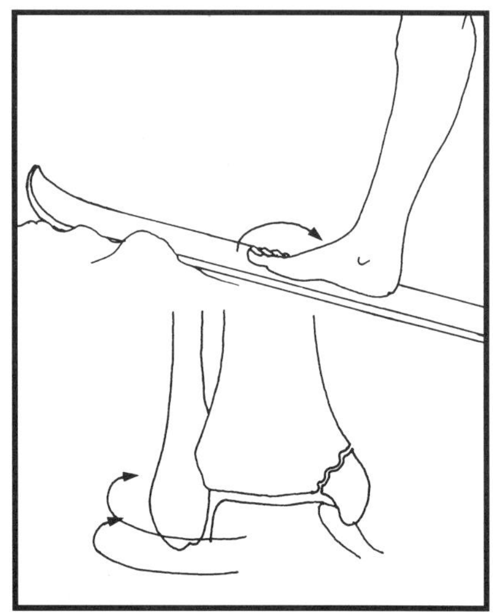

24. Pronations-Außenrotations-Verletzung *(Außenrotation mit Diastase)* (1): Bei einer Fußstellung in Eversion oder Neutralstellung (d. h. der Fuß invertiert nicht) ist der Talus nach außen rotiert. Beim Schweregrad I verursacht die Talusdrehung eine Schrägfraktur des Innenknöchels oder eine Zerreißung des Innenbands.

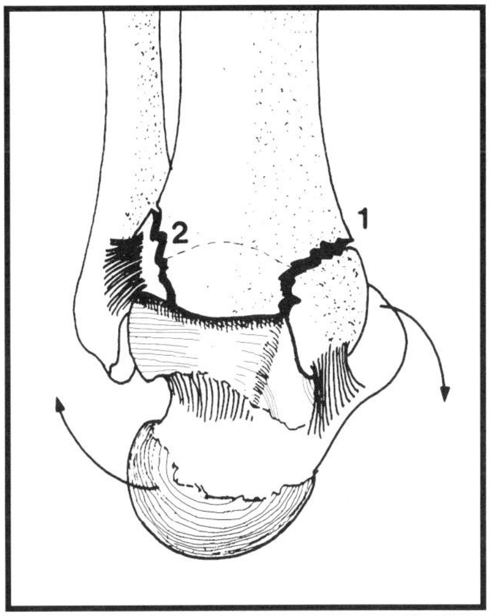

25. Pronation-Außenrotation (2): Da der Talus weiterdreht, drückt er gegen die Fibula. Dabei gerät der vordere Syndesmosenanteil unter Zug: Beim Schweregrad II der P.-L.-Verletzungen reißt die tibiale Befestigung aus (Tillaux-Fraktur) oder die Syndesmose selbst.

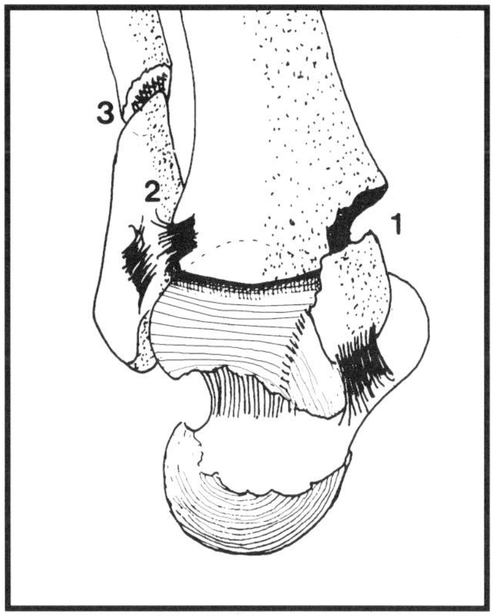

26. Pronation-Außenrotation (3): Beim Schweregrad III rotiert der Talus weiter und verursacht eine Fraktur der Fibula (3) in Form eines Spiral- oder Schrägbruchs.

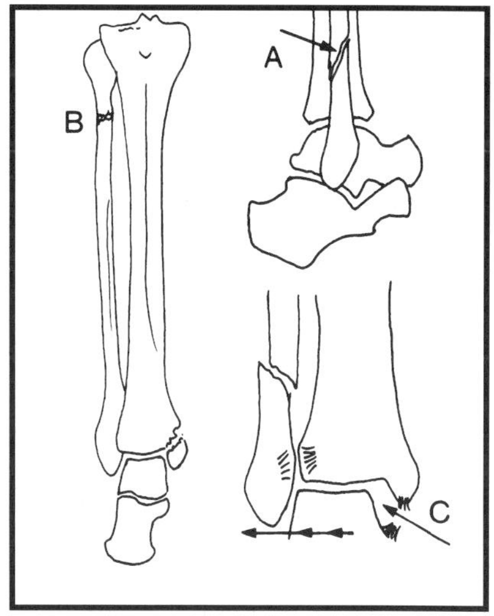

27. Pronation-Außenrotation (4): Beachten Sie, daß in der Seitaufnahme (A) die Schräge des Fibulabruchspalts entgegengesetzt zu der bei S.-L.-Verletzungen verläuft. Die Fibula kann proximal in ihrem Halsbereich brechen (B) – die sog. Maisonneuve-Fraktur. Ab dem Schweregrad III ist die Fraktur instabil, auch wenn gehaltene Aufnahmen erforderlich sein können, um die Diastase zu dokumentieren (C).

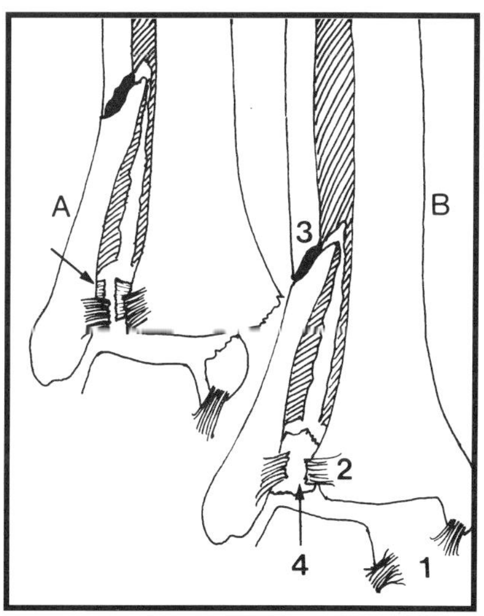

28. Pronation-Außenrotation (5): Drückt der Talus weiter nach lateral gegen den Außenknöchel, dann reißt jetzt der hintere Syndesmosenanteil (A), oder deren knöcherne Ansatzstelle reißt mit heraus (B). Die Membrana interossea reißt ein, es kommt zu einem weitem Klaffen des Gelenkspalts (Dupuytren-Fraktur – Sprunggelenkluxation; Schweregrad IV).

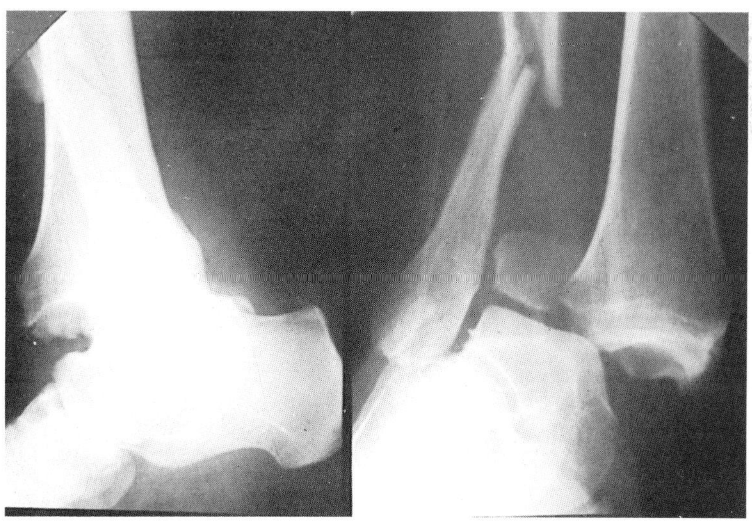

29. Röntgenaufnahmen: Beachten Sie hier in der Seitaufnahme:
1. Die Fibulabruchlinie verläuft umgekehrt zu der bei Supinations-Außenrotationsverletzungen.
2. Hintere Subluxation des Talus.

Beachten Sie in der a.-p. Aufnahme:
1. Starke Seitverschiebung des Talus nach lateral.
2. Die Membrana interossea muß offensichtlich weit eingerissen sein.
3. Ausriß der knöchernen Ansatzstelle des hinteren Syndesmosenanteils.

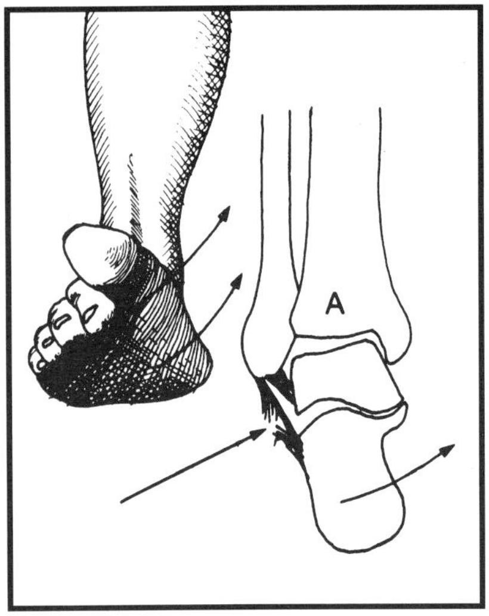

30. Supinations-Adduktions-Verletzungen: *(Adduktionsverletzungen)* (1): Der Fuß invertiert, doch wird die Tendenz des Talus zur Außendrehung als Ergebnis des Drehmomentwandlereffekts durch die Richtung der Kräfte ausgeglichen, die bei Aufprall auf den Vorfuß einwirken. Das Gesamtergebnis all dieser Kräfte ist eine Adduktion des Talus in der Sprunggelenkgabel. Sind die Kräfte gering, kann es zu einem Teilriß der Außenbänder kommen (Sprunggelenkzerrung).

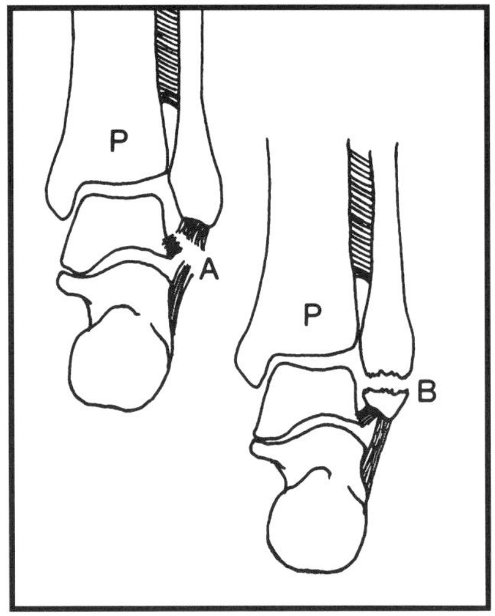

31. Supinations-Adduktions-Verletzungen (2): Bei größerer Gewalteinwirkung kommt es zum kompletten Riß aller 3 Einzelbänder, die das Außenband bilden (A), oder aber zu einer Ausrißfraktur des Außenknöchels (mit einer horizontal verlaufenden Bruchlinie) (B).

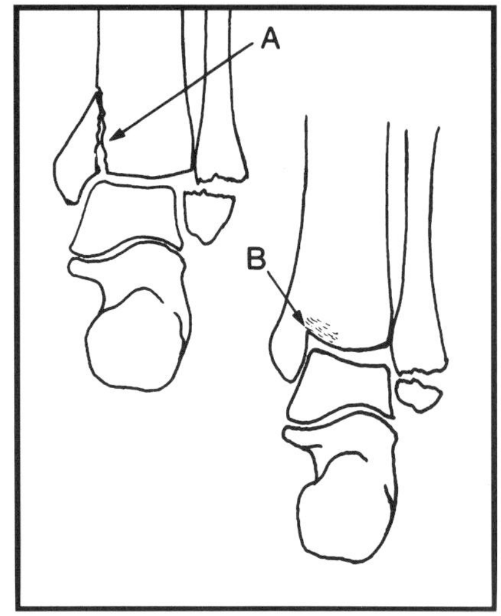

32. Supinations-Adduktions-Verletzungen (3): Im 2. Stadium stößt der adduzierende Talus gegen den Innenknöchel und verursacht hier eine *Vertikal- oder eine hohe Schrägfraktur* (A). Beachten Sie folgendes: I. Anstelle der gewaltsamen Absprengung des Innenknöchels kann es auch zu einer Kompressionsfraktur des inneren Sprunggelenkwinkels kommen (B). II. Gelegentlich kann der Innenknöchel auch abbrechen, ohne daß es vorher zu einer Schädigung des Außenknöchels gekommen wäre.

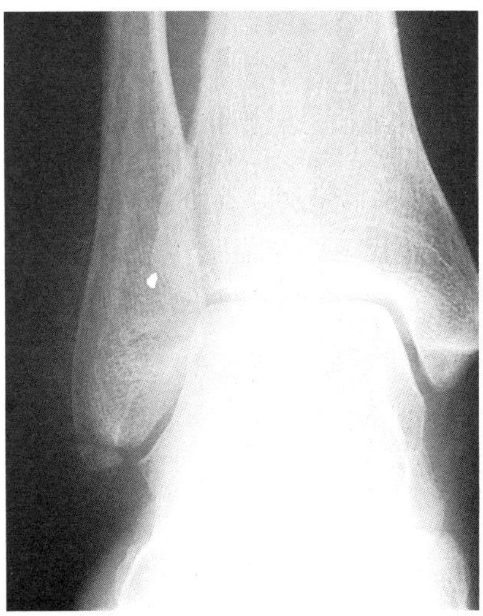

33. Röntgenaufnahmen (1): Diese Röntgenaufnahme zeigt ganz deutlich eine Ausrißfraktur der Außenknöchelspitze, was für eine Supinations-Adduktions-Verletzung vom Schweregrad I typisch ist.

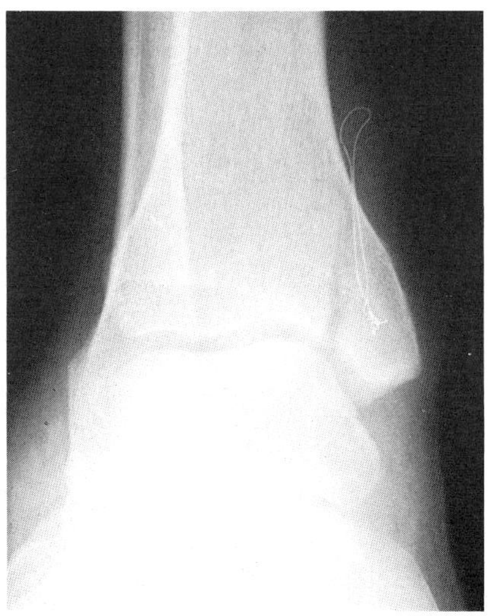

34. Röntgenaufnahmen (2): Beachten Sie, daß bei einer typischen Verletzung vom Schweregrad II die Bruchlinie nahezu senkrecht von der inneren Ecke des Sprunggelenks aus nach oben verläuft. Diese Aufnahme ist leicht gedreht, so daß der Fibulaschatten die Tibia überlagert. Die fadenförmige Verschattungslinie nahe dem Innenknöchel rührt von der Versorgung eines Achillessehnenrisses her.

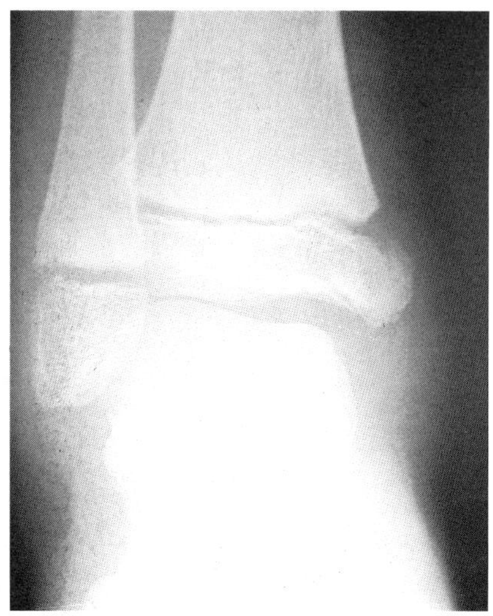

35. Röntgenaufnahmen (3): In dieser Aufnahme eines kindlichen Sprunggelenks erkennt man eine Grünholzfraktur des Innenknöchels mit einer gewissen Einstauchungsfraktur zwischen dem Innenknöchel und der unteren Gelenkfläche der Tibia.

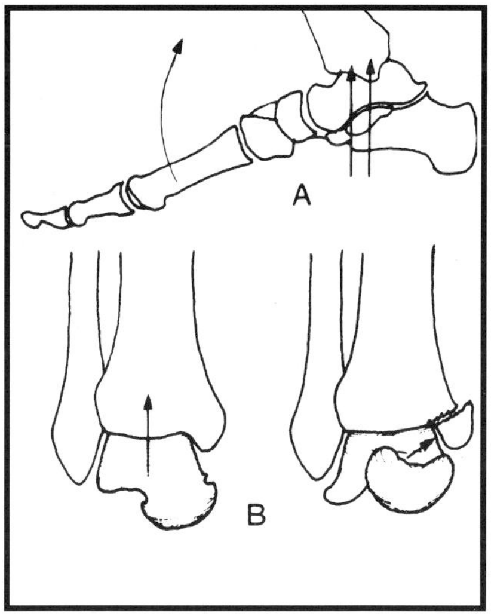

36. Pronations-Dorsalflexions-Verletzungen (Kompressionsverletzungen): (1) Gewöhnlich steht der Fuß beim Einwirken einer nach oben gerichteten einstauchenden Kraft im Sprunggelenk in Dorsalflexion – meist bei einem Fall aus der Höhe oder bei einem Verkehrsunfall (A). Da der Talus dorsalflektiert, wird dessen breiterer vorderer Gelenkrollenanteil zwischen den beiden Knöcheln eingepreßt und führt so zum Abbrechen des Innenknöchels (B).

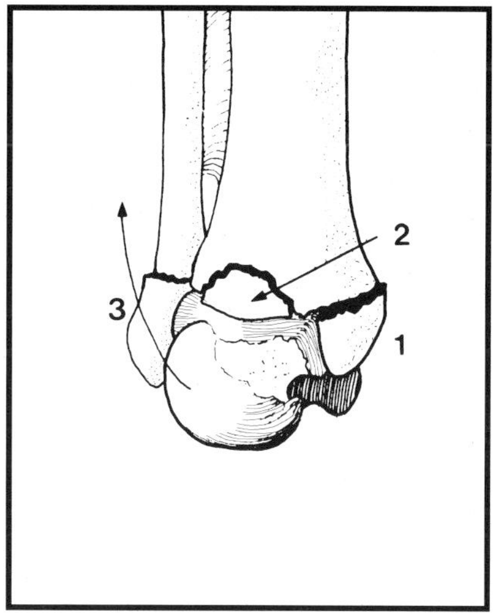

37. Pronations-Dorsalflexions-Verletzungen: Bei weiterer Gewalteinwirkung bricht der vordere Tibiarand (2), gefolgt vom Außenknöchel (3).

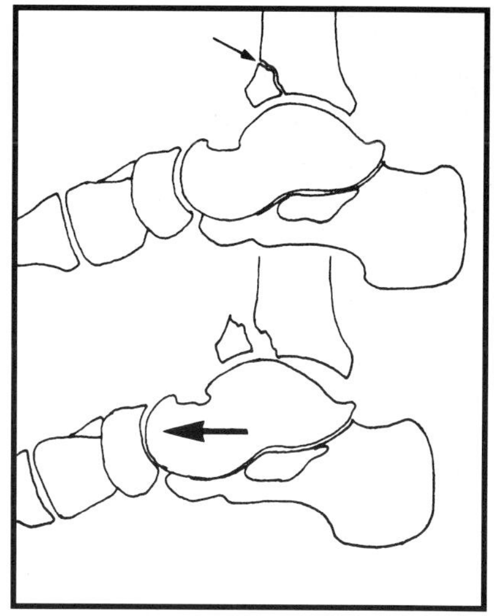

38. Pronations-Dorsalflexions-Verletzungen (3): Die Frakturen des vorderen Tibiarandes stellen sich ganz deutlich auf der Seitaufnahme des Gelenks dar, durch welche man eindeutig diese Gruppe von Frakturen identifizieren kann. Der Talus kann nach vorn subluxieren und nimmt dabei das Randfragment mit sich mit.

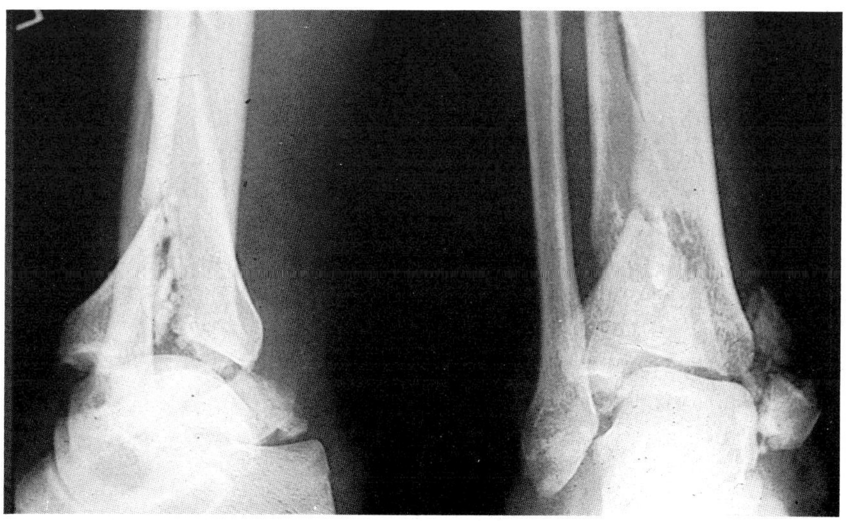

39. Pronations-Dorsalflexions-Verletzungen (4): Bei noch größerer Gewalteinwirkung bricht die Tibia völlig unregelmäßig, oft auch in Form einer starken Trümmerfraktur. Die untere Gelenkfläche der Tibia kann dabei sehr unregelmäßig werden. Beachten Sie auf dieser Seitaufnahme das große vordere Randfragment. In der a.-p. Aufnahme sieht man die typische Innenknöchelfraktur, die hochgradige Trümmerfraktur und die Unterbrechung der unteren Tibiagelenkfläche durch die Frakturen. In diesem Fall ist die Fibula intakt geblieben.

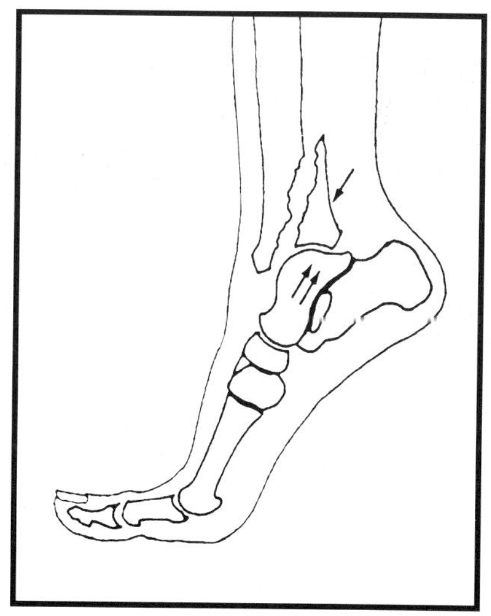

40. Andere Kompressionsfrakturen: Kommt es zu einem Fall auf den plantarflektierten Fuß, dann kann die hintere Gelenkfläche der Tibia brechen. Zusätzlich können Frakturen beider Knöchel auftreten (wie bei typischen Pronations-Dorsalflexions-Verletzungen), wenn der breite Vorderanteil der Talusrolle zwischen diese eingekeilt wird.

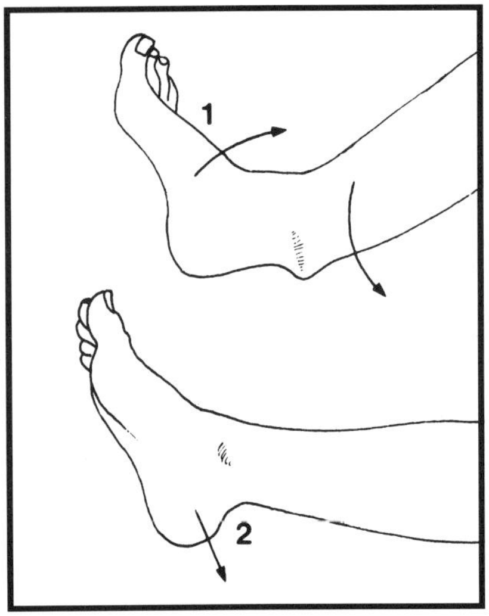

41. Deformität: Achten Sie auf jegliche Deformität. Suchen Sie (1) nach einer Außenrotation des Fußes gegenüber dem Unterschenkel. Ist der Innenknöchel gebrochen und nach lateral verschoben, dann kann das distale Tibiaende deutlich unter der Haut hervortreten; achten Sie (2) auf eine Verschiebung des Fußes nach hinten – häufiges Merkmal einer Fraktur des „hinteren Malleolus".

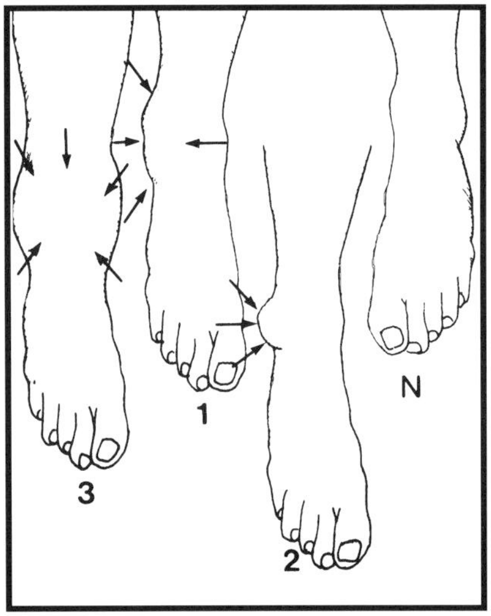

42. Schwellung: Beachten Sie Lage und Verteilung von Schwellung und die Hautzeichen, z.B.: (1) Eine diffuse Schwellung vor dem Außenknöchel besteht bei vielen Sprunggelenkverletzungen. (2) Eiförmige Schwellung über dem Außenknöchel kurz nach einem kompletten Außenbandriß oder einer Außenknöchelfraktur (McKenzie-Zeichen). (3) Erhebliche Schwellung und Unterblutung bei vielen „trimalleolären" und Kompressionsfrakturen.

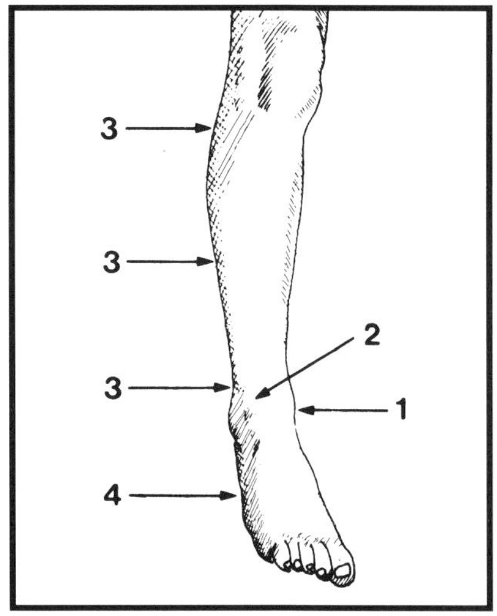

43. Schmerzhaftigkeit: Versuchen Sie – wenn überhaupt möglich – die Schmerzhaftigkeit zu lokalisieren. Vor allem prüfe man:
1. Die Gegend des Innenknöchels.
2. Die vordere Syndesmosenregion.
3. Die gesamte Länge der Fibula.
4. Die Basis des Os metatarsale V. (Abrißfrakturen nach Inversionsverletzungen hier werden oft mit Sprunggelenkfrakturen verwechselt.)

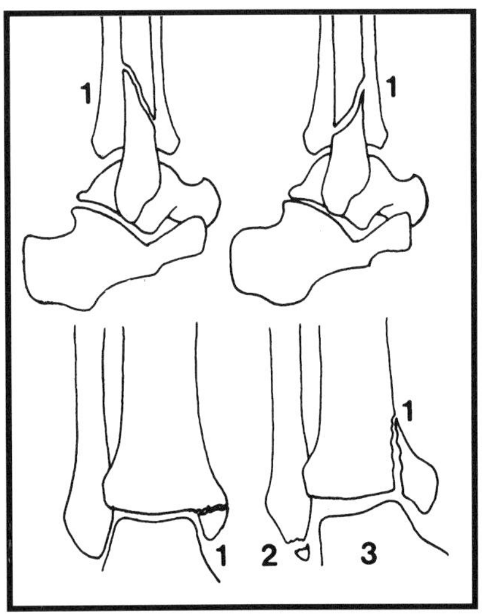

44. Deutung der Röntgenaufnahmen (1): Bei der Gruppen- und Schweregradeinteilung beachte man das Folgende: (1) Ort und Neigung jeder Fraktur. (In Zweifelsfällen achte man auf den Weichteilschatten oder mustert eine Schrägaufnahme nach Cobb.) (2) Kleine Fragmente mit Verdacht auf Ausrißfrakturen. (Bestehen Zweifel über die Intaktheit eines Bandes, können gehaltene Aufnahmen weiterhelfen.) (3) Taluskippung.

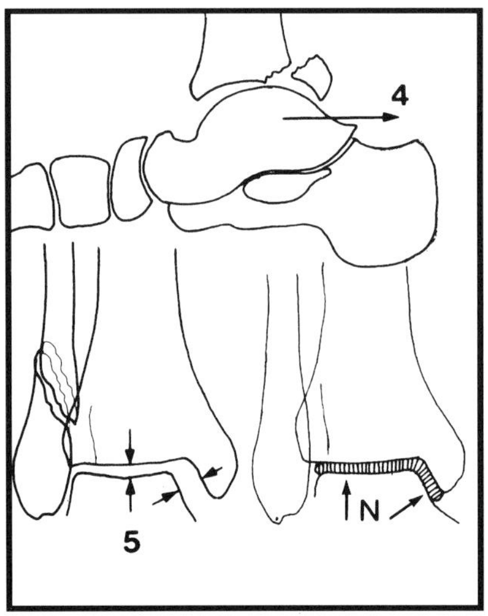

45. Deutung der Röntgenaufnahmen (2): Beachten Sie auch jegliche Abkippung des Talus gegenüber der Tibia, z.B.: (4) Hintere Subluxation im Verein mit einer Fraktur des hinteren Malleolus; (5) laterale Subluxation des Talus: Achten Sie hier darauf, daß die Lücke über dem Talus genau so breit sein sollte wie zwischen dessen Medialseite und dem Innenknöchel (N).

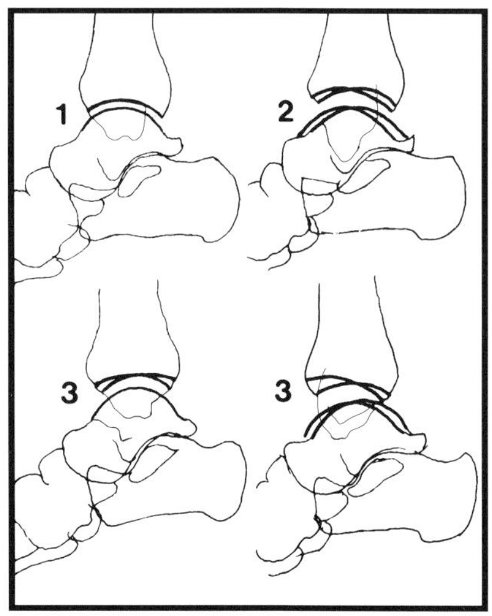

46. Deutung der Röntgenaufnahmen (3): Beachten Sie folgende mögliche Erscheinungsbilder auf der Seitaufnahme: (1) Tibia und Talus sind kongruent: Korrekte seitliche Projektion. (2) Tibia und Talus kongruent: Leichte Drehung in der Seitaufnahme: Zwei Paare jeweils paralleler Gelenklinien. (3) Talus und Tibia sind nicht kongruent.

Grundsätze der Behandlung von Sprunggelenkfrakturen

Folgende sind die ersten Überlegungen zur Behandlung:

1. Wiederherstellung und Erhaltung der normalen Lagebeziehungen des Talus mit der Tibia.
2. Sicherstellung günstiger Voraussetzungen für die Wiedervereinigung oder Korrektur verletzter Strukturen, so daß im weiteren Verlauf keine Probleme durch Instabilität auftreten werden.
3. Sicherstellen einer optimalen Wiederherstellung der Gelenkflächen, um das Angehen einer Sprunggelenkarthrose unwahrscheinlicher zu machen.

Bei der Mehrzahl der Sprunggelenkfrakturen lassen sich durch konservative Methoden ausgezeichnete Ergebnisse erzielen. Bei bestimmten Typen sind die Ergebnisse fast durchgehend gut – z.B. bei einer stabilen Außenknöchelfraktur –, so daß man hier normalerweise keine operative Versorgung erwägen wird. Die instabile bi- oder trimalleoläre Fraktur erfordert hingegen eine präzise Reposition, große Sorgfalt in der Gipstechnik und darüber hinaus eine gute Überwachung über viele Wochen nach dem Unfall hinweg. Viele Chirurgen ziehen es vor, diese Ungewißheiten durch offene Reposition und innere Fixation zu verhindern. Bei einer Anzahl von Frakturen, besonders solchen mit Weichteilinterposition, läßt sich die Reposition denn auch nur mit offenen Methoden erzielen.

Der Einfachheit halber wurde die Behandlung hier in folgende Gruppen eingeteilt:

1. Frakturen eines einzigen Knöchels ohne Talusverschiebung.
2. Frakturen von 2 oder 3 Knöcheln (mit vorhandenem oder möglichem Talusabgleiten).
3. Verletzung mit Syndesmosensprengung und Klaffen sowie Zusammenfassung der postoperativen Pflege.
4. Kompressionsfrakturen.
5. Außenbandverletzungen.
6. Epiphysen- und andere Verletzungen.

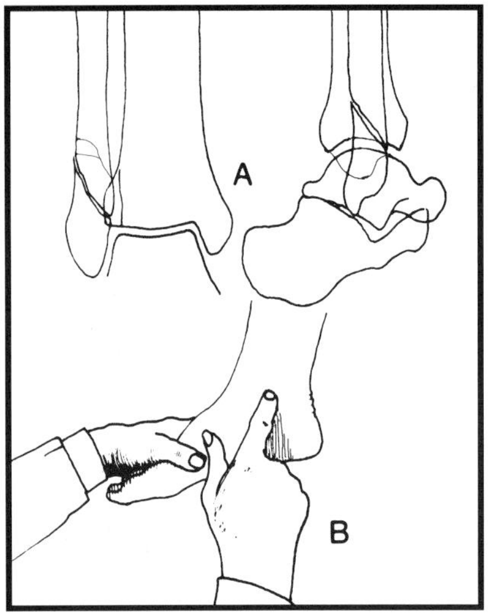

47. Fraktur eines Knöchels ohne Talusverschiebung: (a) Häufigste Sprunggelenkfraktur ist die S.-L.-Verletzung vom Grad II, ein stabiler Bruch (A). Die begleitende Schmerzhaftigkeit an der Gelenkinnenseite (B) ist Hinweis auf mögliche Instabilität (S.-L. IV). Unter der Annahme, daß keine Deformität vorliegt, behandelt man letztere Verletzung mit einem Unterschenkelgips (bis unterhalb des Kniegelenks).

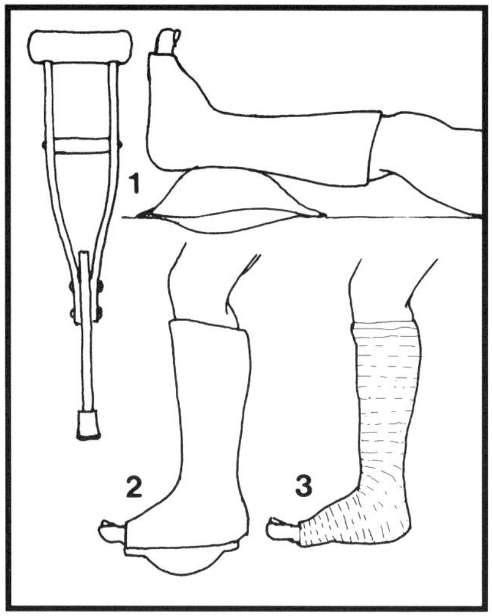

48. Fraktur eines Knöchels mit potentieller Instabilität: (b) Man lagere das Bein hoch (1); dann sind 2–3 Tage Krücken zu verwenden, bis die Schwellung gewichen ist. (2) Anschließend kann man eine Gehferse einsetzen und den Gips etwa 6 Wochen belassen. Eine Strumpfbandage oder ähnliches kann der Patient dann tragen, bis eine jegliche Schwellungsneigung aufgehört hat. Physiotherapie ist nur selten erforderlich.

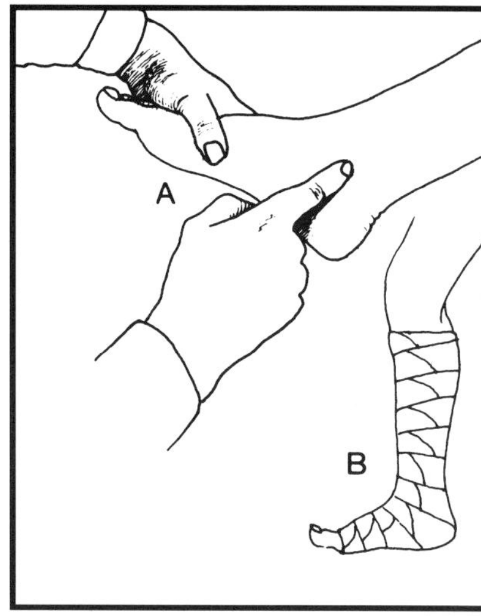

49. Stabile Fraktur eines Knöchels: Besteht an der Innenseite keine Schmerzhaftigkeit (A), so ist nur symptomatische Behandlung nötig: Ein selbstklebender Verband, eine Kreppbandage oder ein anderes Stützmittel (B) mag genügen und sollte belassen werden, bis die Schwellung gewichen ist. Bei vielen stabilen Verletzungen lassen sich die Symptome jedoch nur durch einen Gips unter Kontrolle bringen; hier geht man nach den Punkten (a) und (b) vor.

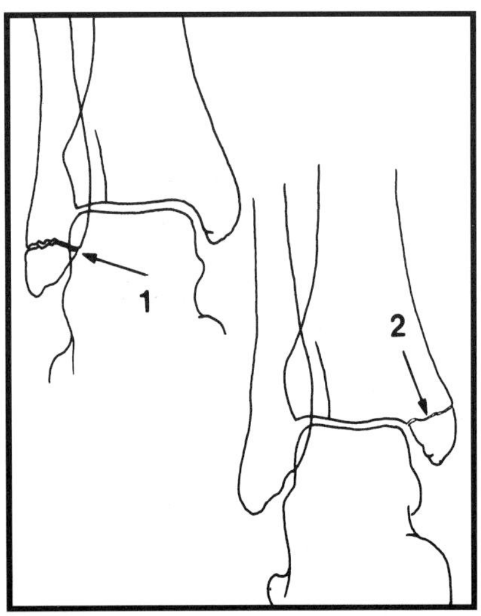

50. Weitere Frakturen eines Knöchels: 1. Ausriß der Außenknöchelspitze (S.-A., Grad I). Dieser kann ebenfalls durch einen 6wöchigen Gips behandelt werden. 2. Haarlinienbruch des Innenknöchels (z.B. P.-A., Grad I; P.-L. Grad I); diesen kann man ähnlich behandeln.

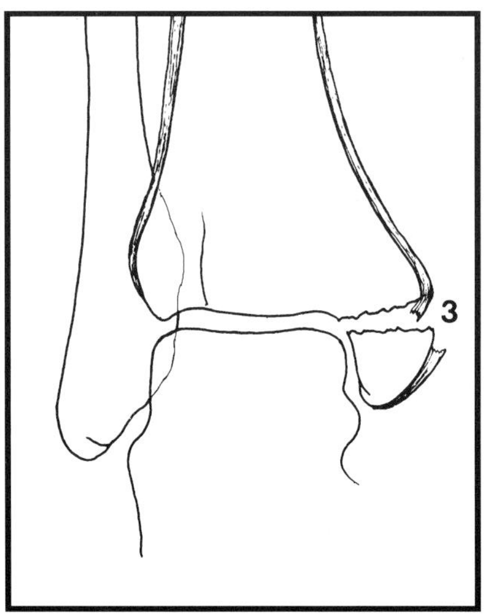

51. Verschobener Innenknöchel (a): Pseudarthrosen des Innenknöchels sind relativ häufig und oftmals der Grund bleibender Schmerzen oder einer Instabilität nach Sprunggelenkverletzungen. Die Wahrscheinlichkeit ist groß, wenn die Fragmente weiter klaffen (3). Meist beruht dies auf Weichteilinterposition (Periost, Extensorenretinakulum, Tibialis-posterior-Sehne) und ist Indikation zu offener Reposition und Osteosynthese.

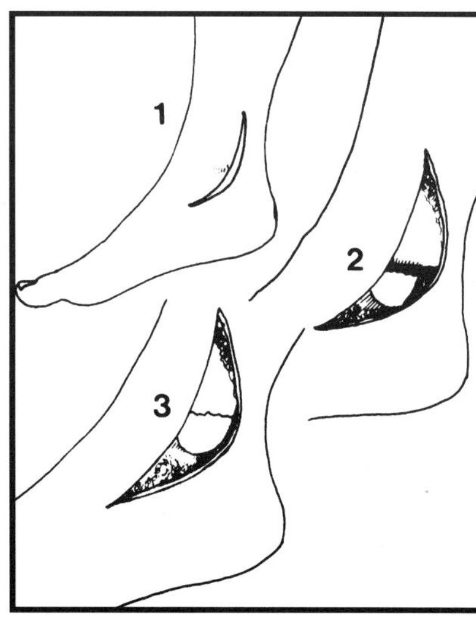

52. Verschobener Innenknöchel (b): (1) Nach Anlegen eines Tourniquets setzt man einen J-förmigen Schnitt. (2) Man legt den Innenknöchel frei und entfernt jegliches Weichteilgewebe zwischen den Fragmenten. (3) Dann reponiert man den Bruch unter Sicht und fixiert ihn vorübergehend mit einer Malleolenklemme nach Charnley oder einem anderen Instrument.

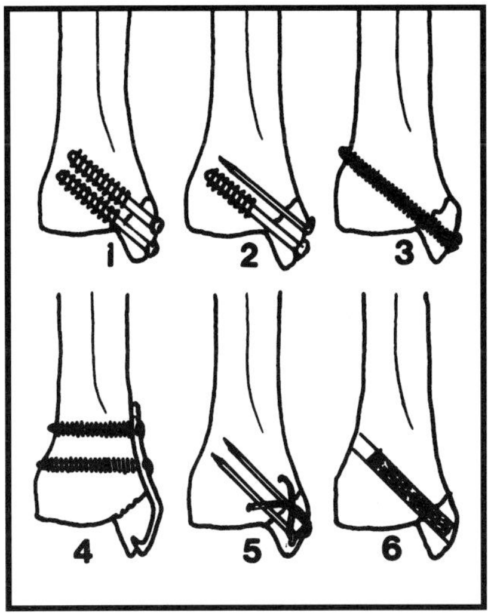

53. Verschobener Innenknöchel (c): Anschließend sichert man den Innenknöchel, z.B. mit:
(1) Einer oder 2 AO-Malleolenschrauben;
(2) einer AO-Schraube mit zusätzlichem Kirschner-Draht zur Verhinderung der Rotation;
(3) einer Schraube mit selbstschneidendem Gewinde bis zur gegenüber liegenden Kortikalis;
(4) einer Zülzer-Platte und selbstschneidender Schraube;
(5) Kirschner-Drähten und Drahtzerklage;
(6) biologisch abbaubarem Dübel (Polyaktid-glykolid-Kopolymer).

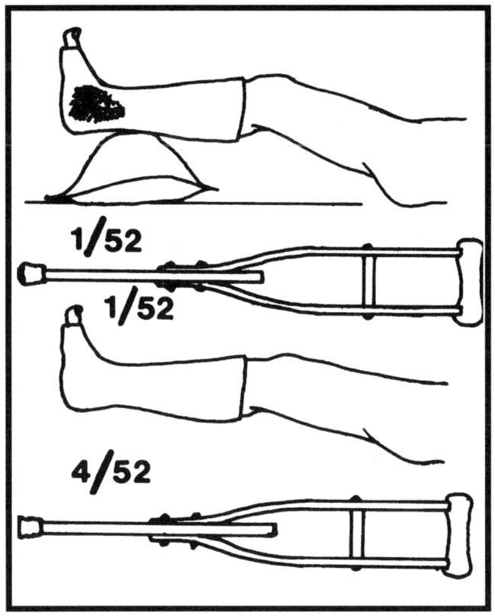

54. Verschobener Innenknöchel (d): Nach dem Wundverschluß legt man einen gut geposterten Unterschenkelgehgips an und entfernt das Tourniquet. Das Bein wird hochgelagert, bis die Schwellung abklingt (ca. 1 Woche). Anschließend kann das Gehen ohne Gewichtsbelastung beginnen. Den Gehgips wechselt man nach 2 Wochen und entfernt dann die Hautfäden. (Die Zeiten geben die ungefähre Dauer jeder Behandlungsphase an.)

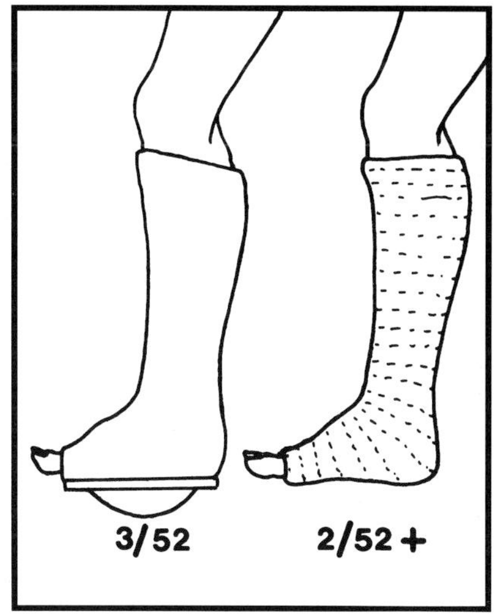

55. Verschobener Innenknöchel (e): Eine Gehferse kann man nach ca. 6 Wochen anbringen; diese bleibt bis zur sicheren Heilung (meist etwa 8–9 Wochen). Anschließend trägt der Patient eine Strumpf- oder Wickelbandage, bis die Schwellung abklingt. Physiotherapie kann erforderlich werden.

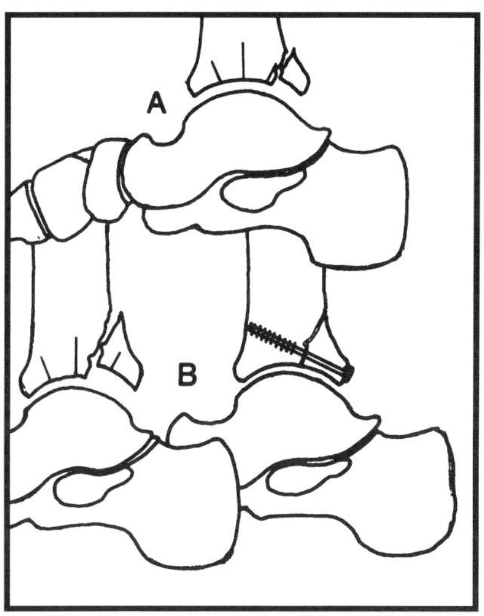

56. Hintere Malleolenfrakturen (1): Isolierte Frakturen des Malleolus tertius sind selten und passen auch nicht in die Lauge-Hansen-Klassifikation. Man beurteile sie nach Größe und Verschiebung: (A) Unter 25 % der Gelenkfläche: Hier nimmt man jede Verschiebung hin und behandelt diese wie eine S.-L.-Verletzung vom Grad II. (B) Bei über 33 % Fläche plus Verschiebung ist die innere Fixation wünschenswert.

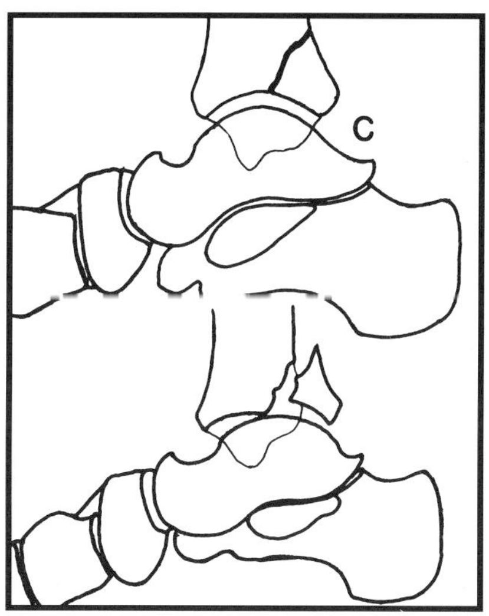

57. Hintere Malleolenfrakturen (2): (C) Sind 33 % und mehr der Gelenkfläche beteiligt, aber *unverschoben*, kann man diese Verletzung konservativ mit einem 8wöchigen Unterschenkelgips behandeln. Dennoch muß eine sehr sorgfältige Überwachung mit wöchentlichen Röntgenkontrollen bei den Fällen erfolgen, wo es zu einer Verschiebung kommt (welche denn eine innere Fixation erfordern würde).

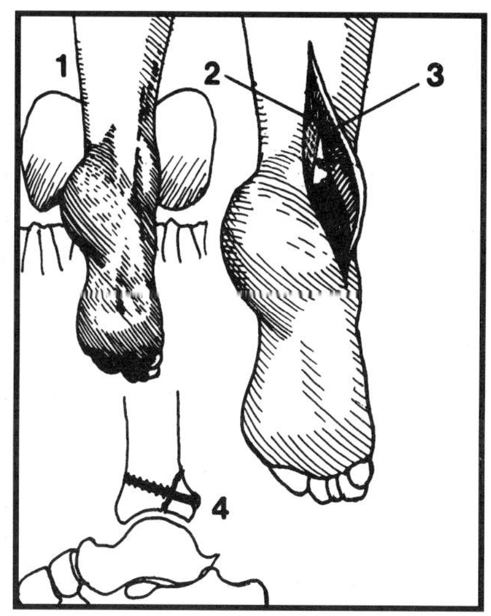

58. Hintere Malleolenfrakturen (3): Ist ein großes hinteres Knöchelfragment die einzige Läsion, kann man es über einen *posterolateralen* Zugang freilegen. Der Patient ist in Bauchlage, das Sprunggelenk liegt auf einem Sandsack, der Fuß hängt über dem Tischende (1). Man findet den Bruch zwischen Achilles- und Flexor-hallucis-longus-Sehne medial (2) sowie der Peronaeus-brevis-Sehne lateral (3) und versorgt ihn mit einer oder 2 Schrauben (4).

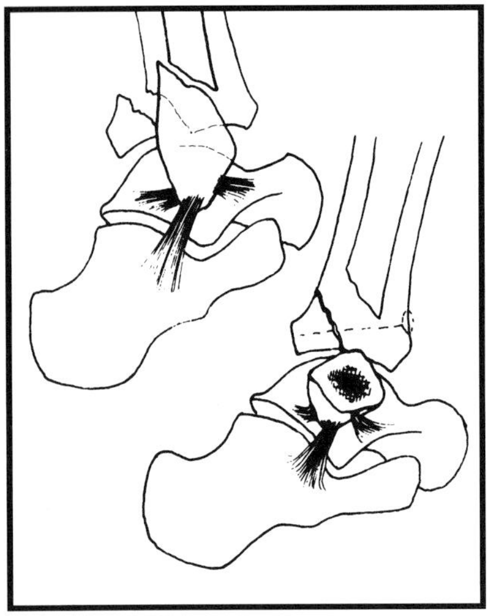

59. Hintere Malleolenfrakturen (4): Bei stärkeren Sprunggelenkverletzungen kann man am besten den Innen- und den Außenknöchel freilegen, um ein jedes hinteres Malleolenfragment zu sichten und zu reponieren. Bei Fibulabrüchen hat man einen hervorragenden Zugang, wenn man das Fragment nach unten klappt. Den hinteren Malleolus kann man dann durch 2 nach hinten gerichtete Schrauben fixieren.

Bimalleoläre und trimalleoläre Brüche: Bimalleoläre Frakturen sind instabile Verletzungen; ist der Hinterrand der Tibia beteiligt, wird die Instabilität noch größer. Für ein funktionell gutes Ergebnis ist die sorgsame Reposition wichtig. Konservativ behandelte Fälle müssen zur frühzeitigen Entdeckung einer Spätverschiebung, die dann eine erneute Reposition oder eine innere Fixation erfordert, sorgfältigst untersucht werden.
Wo man osteosynthetisch versorgt, muß man über das Ausmaß entscheiden. Bei jedem geplanten Vorgehen sollte man den Innenknöchel aus den schon genannten Gründen fixieren. Ist der Malleolus tertius intakt, dann stellt die Innenknöchelfixation oft schon sehr gut die Sprunggelenkstabilität wieder her, was man noch auf dem Op-Tisch prüfen kann. Dennoch hängt eine jede erzielte Stabilität von der einzigen eingesetzten Schraube ab, weshalb zusätzliche Stütze durch einen Gipsverband vonnöten bleibt, bis der Knöchelbruch gut verheilt ist.
Sind beide Knöchel gut fixiert, dann ist Stabilität gewährleistet und keine Gipsfixation erforderlich.
Ist der Malleolus tertius gebrochen oder verschoben, kommt es oft zu dessen Spontanreposition, wenn man eine begleitende Fibulafraktur reponiert und fixiert. Trotz der nahe liegenden Überlegung, daß die anatomische Wiederherstellung der Tibiagelenkfläche die besten Aussichten auf eine gute funktionelle Erholung bietet, bestehen zum Wert der Praxis der inneren Fixation der Frakturen des Malleolus tertius gewisse Zweifel. Dennoch raten viele immer noch zur genauen Reposition und inneren Fixation eines großen hinteren Knöchelfragments. Ist das Fragment klein und werden 2 Malleolen fixiert, dann ist ein sofortiger Gipsverband wünschenswert.
Bei Frauen über 50 Jahren ergibt die konservative Behandlung im Durchschnitt ebenso gute oder gar bessere Resultate als die Operation; dies beruht auf der mechanischen Schwierigkeit, kleine Knochenfragmente zu sichern, die oft osteoporotisch sind und hoher Belastung ausgesetzt werden. Bei Männern über 50 Jahren ist oft die Osteosynthese zu bevorzugen. Bei beiden Geschlechtern sollte man auch dann die konservative Behandlung erwägen, wenn der Patient gebrechlich ist, ein hohes Narkoserisiko aufweist oder Haut und Durchblutung in schlechtem Zustand sind. Bei der Behandlung von Sprunggelenkfrakturen ist es wichtig, sich der Risiken einer aufgeschobenen Operation gewahr zu sein: Die Komplikationsrate steigt bei 24stündigem Aufschub auf das 8fache gegenüber der Sofortbehandlung. Hautläsionen oder eine wesentliche Fehlstellung verdoppeln die Komplikationsrate nochmals.

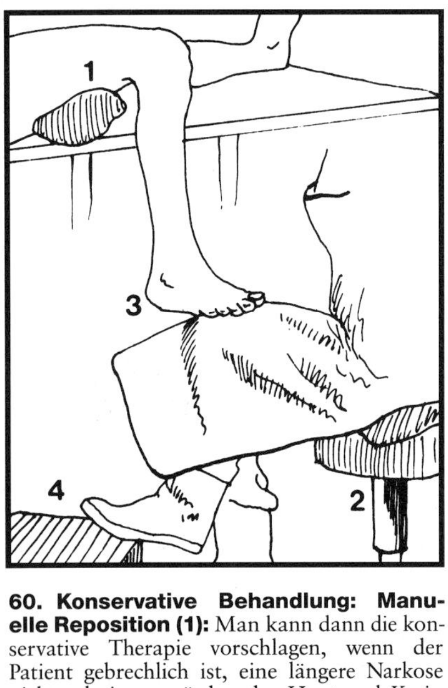

60. Konservative Behandlung: Manuelle Reposition (1): Man kann dann die konservative Therapie vorschlagen, wenn der Patient gebrechlich ist, eine längere Narkose nicht tolerieren würde oder Haut und Kreislauf in schlechtem Zustand sind. Der Patient wird narkotisiert und das Bein über der Tischkante mit einem untergelegten Sandsack abduziert (1). Der Sitz des Operateurs (2) oder die Tischhöhe sollten so weit verstellt werden, bis die Zehen dem Knie des Operateurs fest aufliegen (3); hierbei kann ein Fußschemel gute Dienste leisten (4).

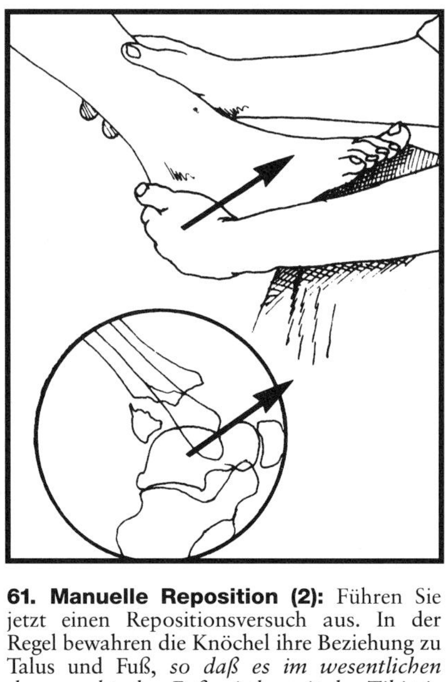

61. Manuelle Reposition (2): Führen Sie jetzt einen Repositionsversuch aus. In der Regel bewahren die Knöchel ihre Beziehung zu Talus und Fuß, *so daß es im wesentlichen darum geht, den Fuß wieder mit der Tibia in anatomische Stellung zu bringen.* In den meisten Fällen muß man 3 Komponenten korrigieren. (a) Beginnen Sie mit der Korrektur einer jeglichen hinteren Subluxation, indem Sie die Ferse umfassen und nach vorn ziehen.

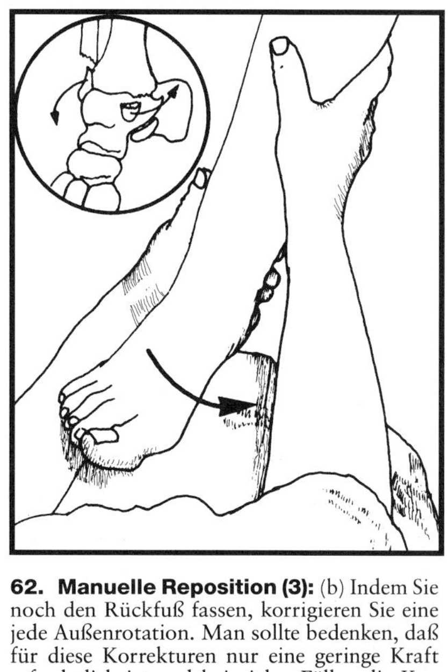

62. Manuelle Reposition (3): (b) Indem Sie noch den Rückfuß fassen, korrigieren Sie eine jede Außenrotation. Man sollte bedenken, daß für diese Korrekturen nur eine geringe Kraft erforderlich ist und bei vielen Fällen die Korrektur sich ähnlich anfühlt, wie wenn man eine Luxation korrigiert.

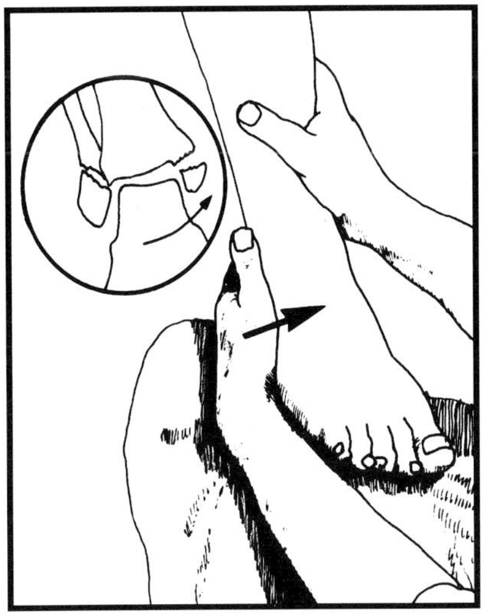

63. Manuelle Reposition (4): (c) Schließlich korrigiert man eine jede Abduktionsfehlstellung. Beachten Sie folgendes: (1) Das Aussehen des Sprunggelenks sollte bis zum Normalen wiederhergestellt werden. (2) Eine Überkorrektur ist schwierig oder unmöglich. Wiederholen Sie die Prozedur, bis Sie sich an die Bewegungen und an die für die Reposition erforderliche Kraft erinnern können.

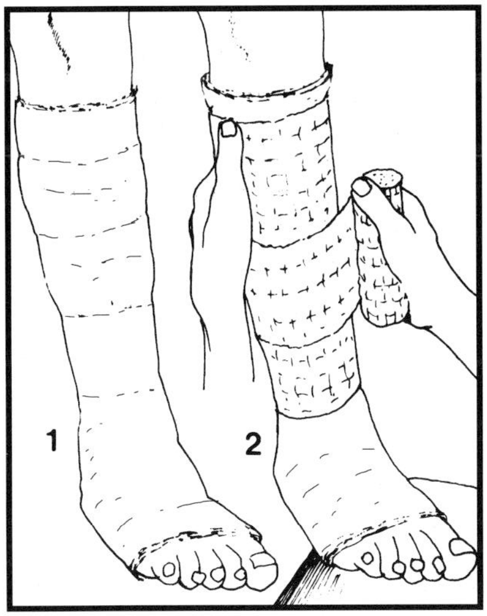

64. Manuelle Reposition (5): Jetzt wickelt man der Gliedmaße eine Watterolle an und vergewissert sich, daß die vorstehenden Knöchel gut bedeckt sind (1). Darauf legt man schnell 2–3 15-cm-Gipsbandagen von der Höhe der Tuberositas tibiae bis herab zum Sprunggelenk an (2).

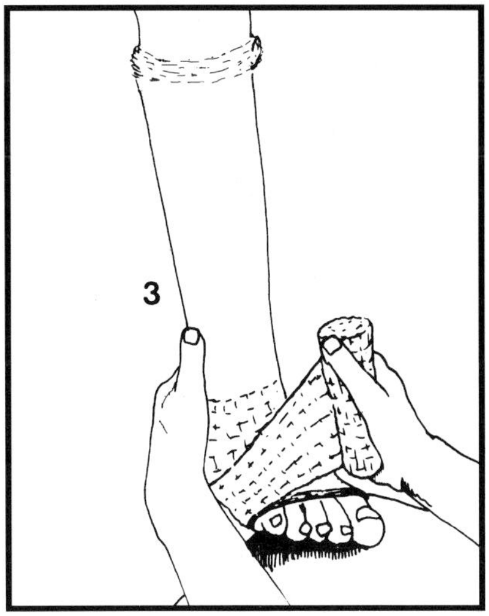

65. Manuelle Reposition (6): Glätten Sie den Gips gut von oben nach unten, und wickeln Sie dann schnell zwei 15-cm-Gipsbandagen um Fuß und Sprunggelenk. Dabei müssen Ihre Knie die Zehen gut stabilisieren (3). Bei der Fertigstellung sollte der Gips an der Wade gerade härten, an Fuß und Sprunggelenk aber noch weich und gut formbar sein.

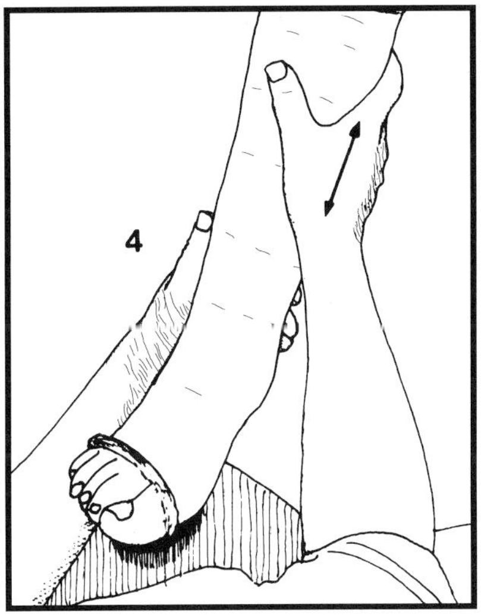

66. Manuelle Reposition (7): Wiederholen Sie jetzt das Repositionsmanöver, und halten Sie die Gliedmaße in der reponierten Stellung, bis der Gips gehärtet ist (4). Stützen Sie den Vorfuß auf Ihren Knien ab (um das Sprunggelenk rechtwinklig zu halten), und gleiten Sie leicht mit den Händen auf- und abwärts, um umschriebene Faltenbildungen des Gipsverbands zu verhindern. Verlängern Sie den Gips bis über das Knie hinaus, wenn die Fraktur sehr instabil ist.

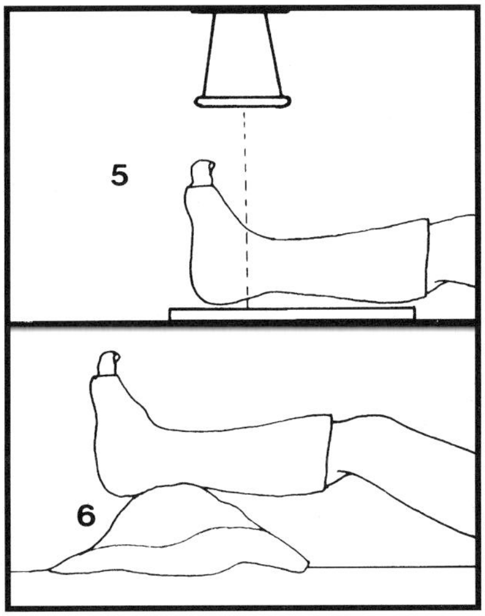

67. Manuelle Reposition (8): Prüfen Sie die Frakturstellung durch Röntgenaufnahmen noch in Narkose, und wiederholen Sie nötigenfalls das Vorgehen (5).
Einer Schwellung sollte man vorbeugen – z.B. durch Hochlagerung und Spalten des Gipsverbands (6).

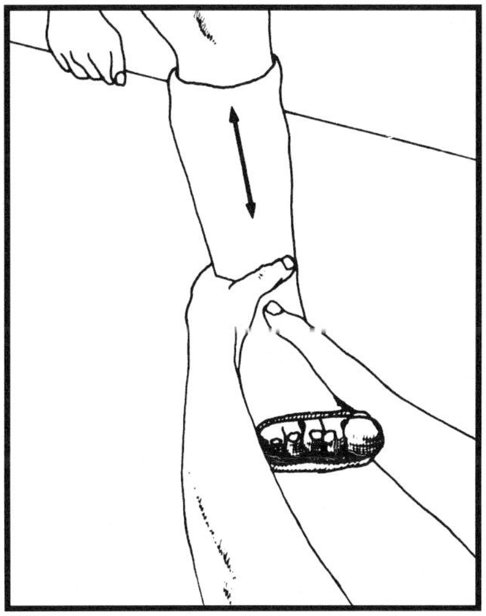

68. Manuelle Reposition (9): Bei Rückgang der Schwellung sollte man den Gipsverband auf Lockerung hin untersuchen. In diesem Fall muß man ihn austauschen, um ein Gleiten zu verhindern; eine Vollnarkose kann dabei nötig werden. Röntgenaufnahmen wöchentlich: Bei erneuter Fragmentverschiebung ist eine weitere manuelle Reposition in Vollnarkose zu erwägen oder aber die Osteosynthese.

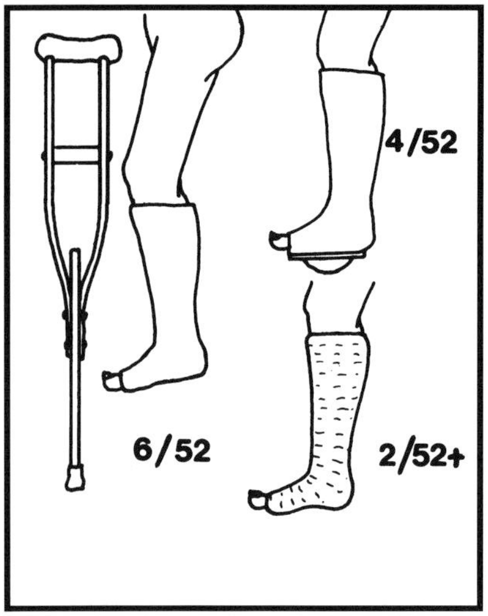

69. Nachsorge: Eine Gehferse sollte man nicht vor 6 Wochen anlegen, doch kann der Patient schon vorher ohne Gewichtsbelastung mit Krücken mobilisiert werden. Der Gipsverband sollte bis zur knöchernen Heilung verbleiben (meist 9–10 Wochen), die man klinisch und radiologisch sichert. Danach sollte der Patient Stützbandagen tragen, bis die Schwellung abgeklungen ist. Eine Physiotherapie ist oft erforderlich.

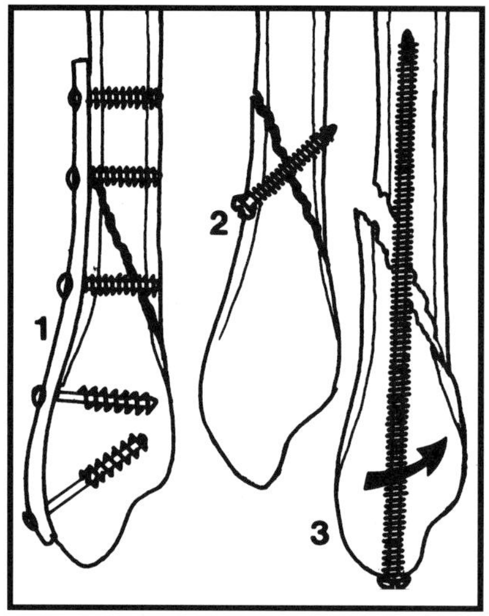

70. Osteosynthese (a): Die Indikationen zur inneren Fixation und die Fixationsmethoden für Innenknöchel und Malleolus tertius wurden bereits diskutiert. Für die Fibula kommen verschiedene Methoden in Frage: (1) Oft gibt eine gut vorgebogene AO-Platte mit Kleinfragmentschrauben hervorragenden Halt. (2) In einigen Fällen liefert eine schräge Einzelschraube nach Sherman oder der AO angemessene Fixation. (3) Intramedullär gesetzte Schrauben sollte man am besten meiden, da diese leicht die Fibula verkanten.

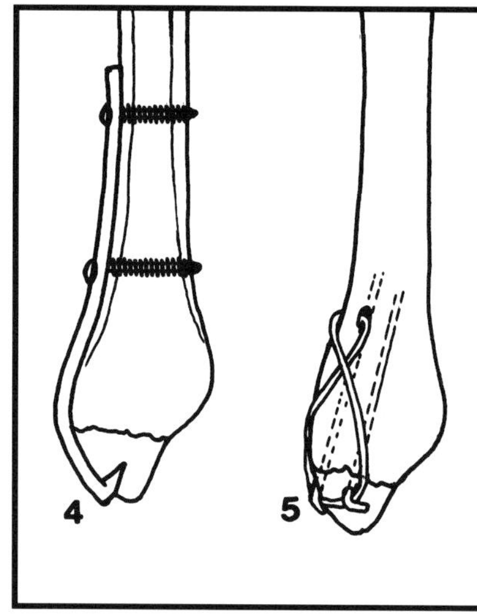

71. Osteosynthese (b): Ist das Fibulafragment zur Aufnahme einer Schraube ohne seine Fragmentierung zu klein, kann man es erfolgreich mit einer gut angeformten Zülzer-Platte sichern, die man meist unter minimaler örtlicher Traumatisierung einsetzen kann (4). Alternativ kann man ein kleines Fibulafragment auch durch Zerklage mit 2 Kirschner-Drähten sichern (5). Die exakte Reposition und Fixation der Fibula betrachtet man als wichtigste Einzelkomponente bei der Behandlung dislozierter Sprunggelenkfrakturen.

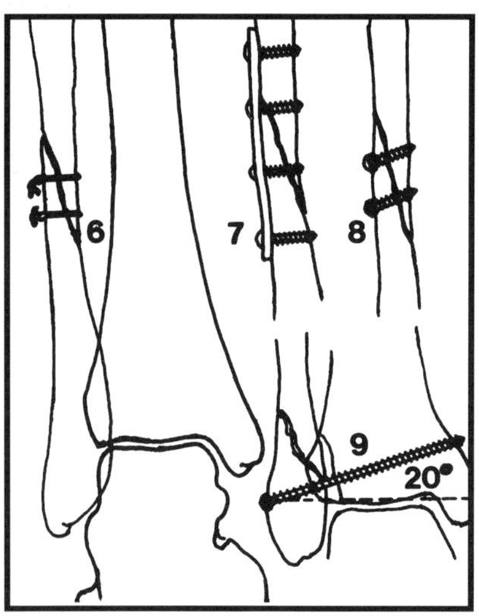

72. Osteosynthese (c): (6) Hohe Spiralfrakturen lasen sich durch eine Zerklage versorgen, doch sind meist Platte und Schrauben (7) oder interfragmentäre Zugschrauben (8) hinsichtlich der knöchernen Heilung sicherer. Bei der Tendenz zur Diastase kann eine schräg eingesetzte Schraube Verwendung finden: Diese sollte in Gelenkhöhe ansetzen und mit der Horizontalen einen Winkel von 20 ° bilden (9). *Man entferne sie, sobald der Bruch knöchern verheilt ist.*

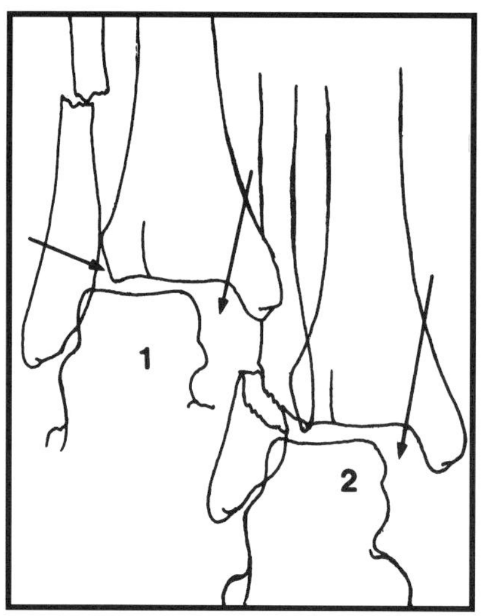

73. Syndesmosensprengung (1): Ein weites Klaffen von Tibia und Fibula ist Zeichen der P.-L.-Verletzungen (1). Bei vielen anderen Frakturen kann die talotibiale Fehlstellung als Grundproblem vorhanden sein, wobei aber keine echte Diastase vorliegt (z.B. bei (2)). In den meisten Fällen wird die Diastase völlig behoben, wenn die Knöchelfragmente fixiert sind; die Behandlung sollte dann den detaillierten Richtlinien für Knöchelbrüche folgen.

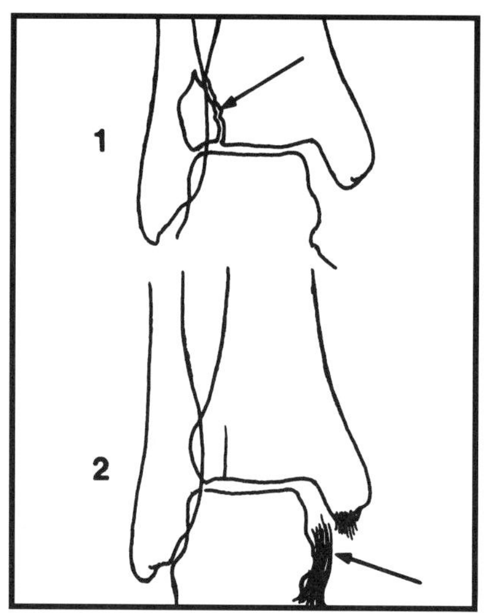

74. Syndesmosensprengung (2): Eine fortbestehende Diastase kann (1) auf einer unvollständig reponierten Tillaux-Fraktur oder (2) auf einer Invagination des Deltabandes beruhen. Hat man dies beachtet, und besteht die Diastase immer noch, dann kann man eine Zugverschraubung wie oben angegeben durchführen. Dabei muß das Sprunggelenk in Dorsalflexion stehen, sonst kann die Dorsalflexion dauerhaft eingeschränkt bleiben.

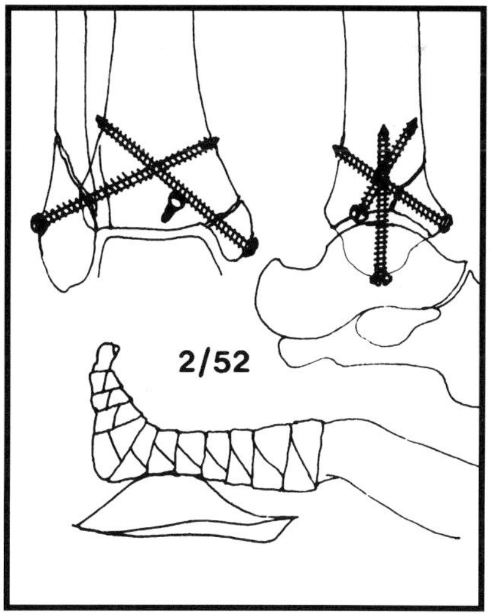

75. Postoperative Behandlung (1): Werden alle Fragmente gut durch Schrauben fixiert, dann kann man postoperativ eine Kompressionsbandage anlegen und bei angehobener Gliedmaße mit Übungen ohne Gewichtsbelastung beginnen. Nach Schwinden einer jeglichen Schwellung kann der Patient an Krücken gehen.

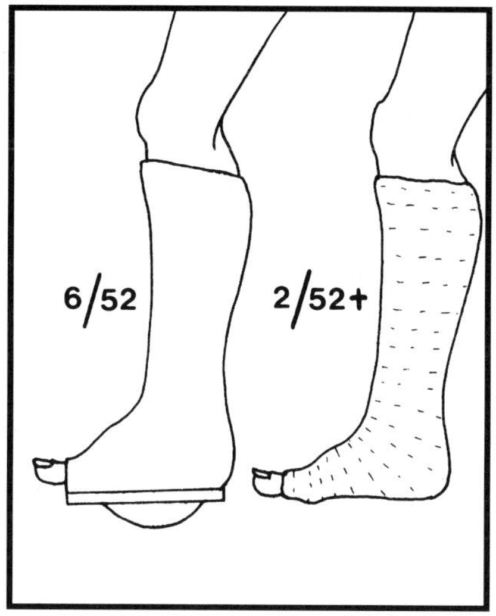

76. Postoperative Behandlung (2): Nach 2 Wochen werden die Hautfäden gezogen und ein dicht anliegender Gipsverband angebracht; wenn die Schwellung keine Probleme verursacht, kann jetzt die Gewichtsbelastung einsetzen. Der Gips bleibt 6 Wochen (nach Ziehen der Hautfäden), bis offensichtlich die Heilung eingetreten ist; danach wird bis zum endgültigen Abklingen der Schwellung eine Strumpf- oder Kreppbandage angelegt.

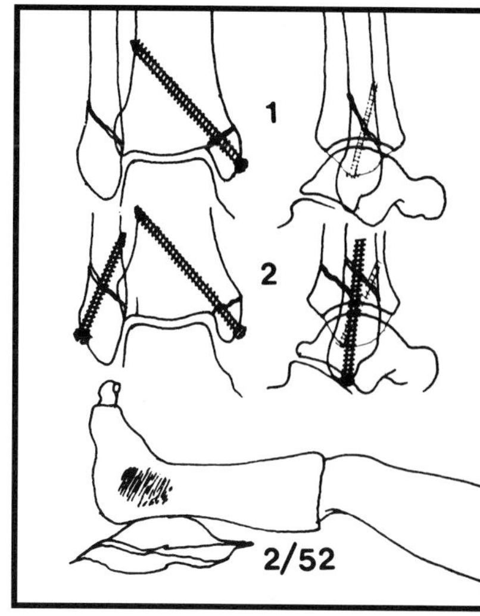

77. Postoperative Behandlung (3): Wird bei einer bimalleolären Fraktur nur der Innenknöchel fixiert (1) oder bei einer trimalleolären Fraktur das Volkmann-Fragment nicht fixiert (2), dann wird in der Regel von Anfang an ein Gipsverband angelegt. Man entfernt die Hautfäden nach 2 Wochen und bringt nach 6 Wochen eine Gehferse an. Meist liegt schon nach weiteren 4 Wochen eine sichere Heilung vor; dann wechselt man auf eine Bandage oder andere Hilfsmittel und beginnt die Physiotherapie.

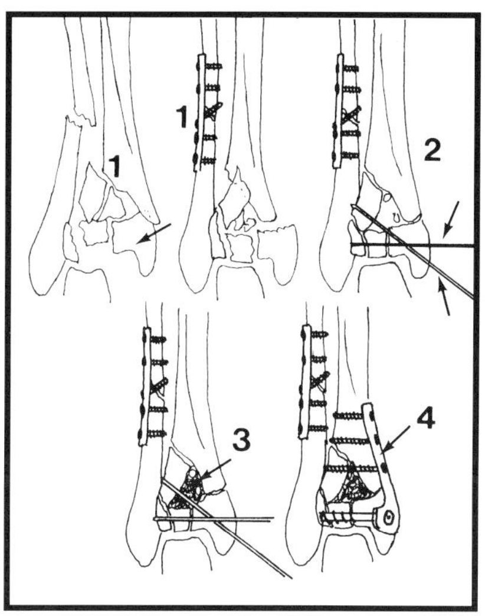

78. Multifragmentäre Kompressionsfrakturen (1): Die Operation ist technisch schwierig, aber zu erwägen, wenn wenigstens noch ein wesentliches intaktes Gelenkfragment vorliegt. Es folgen (1) Reposition und Fixation der Fibula zum Erhalt von Länge und Alignment, (2) die Rekonstruktion der Gelenkfläche durch Anordnen der Fragmente über der Talusrolle und temporäre Kirschner-Drahtspikkung, (3) Defektauffüllung mit Knochenspänen, (4) Fixation der Hauptfragmente mit einer Abstützplatte (und falls nötig mit kanülierten Schrauben).

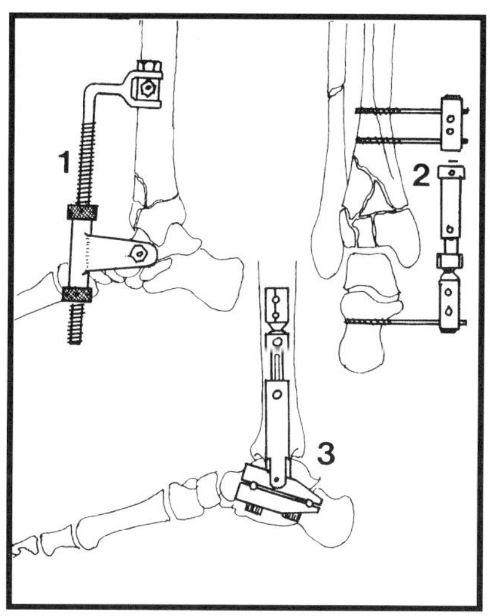

79. Pilon-tibial-Frakturen (2): Ist die Tibia stark zertrümmert, kann es die Rekonstruktion der Gelenkfläche erleichtern, wenn man vorübergehend einen Distraktor anbringt (1). Sind Haut und Weichteile stärker geschädigt, kann man auch einen Fixateur externe verwenden (2). In allen Fällen ist es äußerst wünschenswert, die Sprunggelenkbewegungen so früh, wie die Fixation es erlaubt, zu beginnen. In einigen Fällen kann man dies erreichen, wenn man zur Anfangsbehandlung einen Fixateur externe mit Scharniergelenk (3) nimmt.

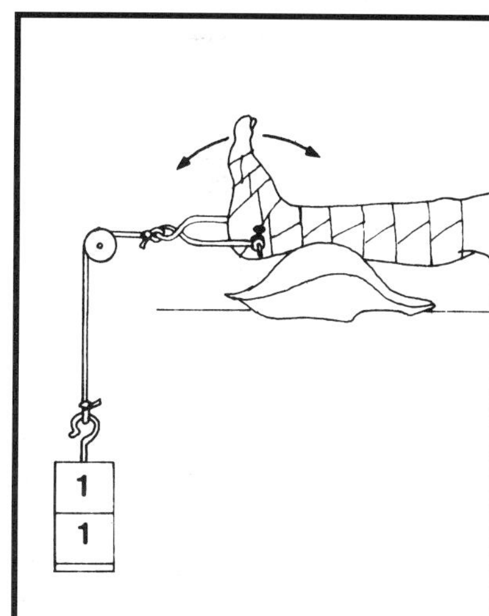

80. Pilon-tibial-Frakturen (3): Konservative Behandlung kann erforderlich sein, wenn die distale Tibia so stark zertrümmert ist, daß kein relevantes Gelenkfragment intakt ist. Man übt Zug mit 2 kg über eine Kalkaneusextension aus, um das Alignment zu sichern, und beginnt mit aktiven Übungen, sobald der Schmerz es erlaubt. Die Gewichtsbelastung muß man bis zur sicheren Heilung verschieben, um eine weitere Kompression zu verhindern. Wird die Sekundärarthrose zum Problem, muß man die Sprunggelenkarthrodese bedenken.

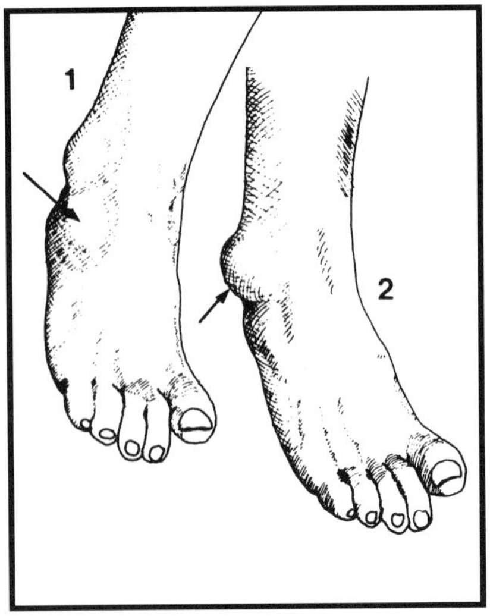

81. Außenbandverletzungen: Diagnose (1): Eine Weichteilverletzung diagnostiziert man, wenn anamnestisch ein Trauma vorliegt, aber die Röntgenuntersuchung normal ausfällt. Bei den meisten Außenbandverletzungen erfährt man von einer vorherigen Inversionsverletzung. Bei der Zerrung folgt der Schmerz den Außenbandanteilen (1). Bei kompletten Außenbandrissen liegt die Schwellung zuerst über dem Außenknöchel (2).

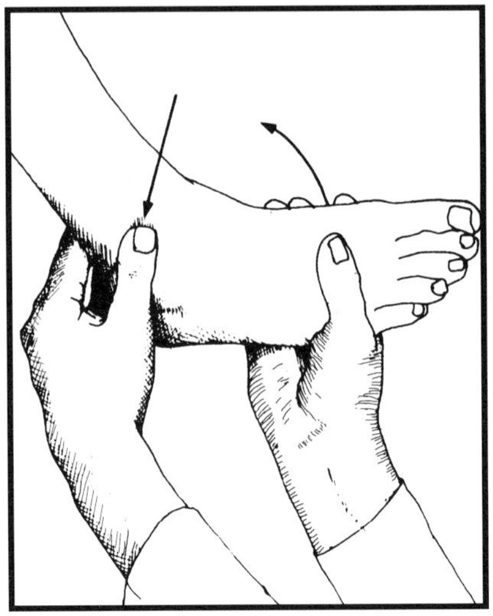

82. Diagnose (2): Legen die Befunde eine tiefergehende Verletzung nahe, dann umfasse man den Fuß, adduziere den Talus sanft in der Sprunggelenkgabel, taste nach jeder Lücke, die sich an der äußeren Gelenkecke öffnet, und vergleiche immer beide Seiten. Eine übergroße Talusbewegung auf der verletzten Seite legt eine komplette Außenbandruptur nahe. (Achtung: Der Test ist auch positiv bei Rissen des vorderen Syndesmosenanteils bei Fußinversion in *Dorsalflexion.*)

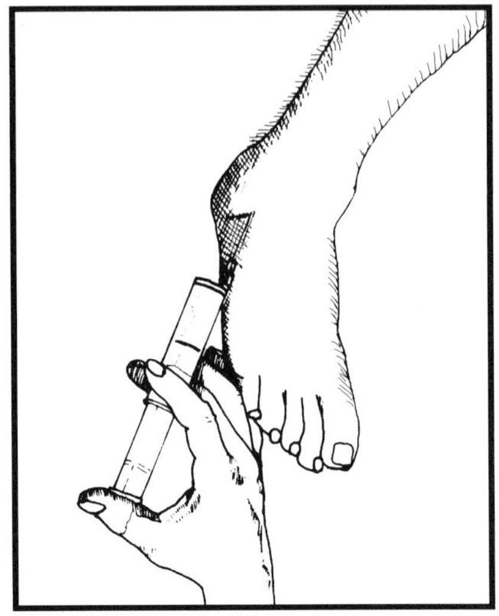

83. Diagnose (3): Läßt sich dieses Manöver wegen der Schmerzen nicht adäquat ausführen, dann infiltriert man die einzelnen Faszikel des Außenbands mit Lokalanästhetikum (z.B. 20 ml Lidocain 0,5 %) oder untersucht in Vollnarkose. Wiederholen Sie den Test, und lassen Sie zur Absicherung (manuell oder maschinell) gehaltene Röntgenaufnahmen machen.

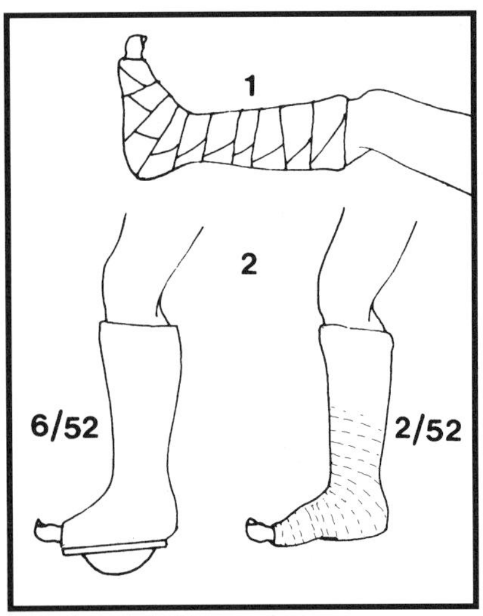

84. Behandlung (1): Einfache Zerrungen klingen innerhalb weniger Tage unter örtlichen unterstützenden Maßnahmen (Klebeverband, Kreppbandage etc.), Bettruhe und Hochlagerung (1) ab.
Komplette Außenbandrupturen sollte man entweder chirurgisch versorgen (Lig. tibiofibulare anterius *und* Lig. calcaneofibulare) oder mit einem 6wöchigen Gipsverband versorgen (2), gefolgt von einer einfachen Stütze, bis die Schwellung abklingt.

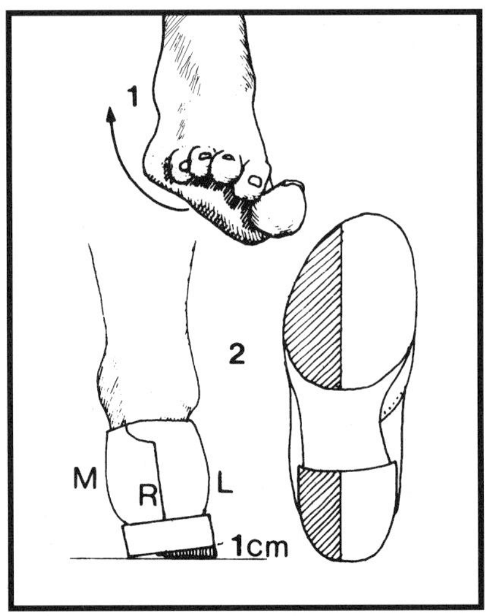

85. Behandlung (2): Liegen keine muskulären oder neurologischen Probleme vor, so suche man eine chronische Instabilität anhand von Schmerz und Streßaufnahmen (in 2 Ebenen) sowie bei Indikation arthroskopisch. In vielen Fällen findet man keine Anomalie: Dies sind die funktionellen Instabilitäten, die wahrscheinlich Störungen der Muskelkoordination und der Propriozeption darstellen. Zur konservativen Behandlung der Instabilität gehören die Physiotherapie zur Stärkung der evertierenden Muskeln (1) und laterale Fußsohlenanhebung (2).

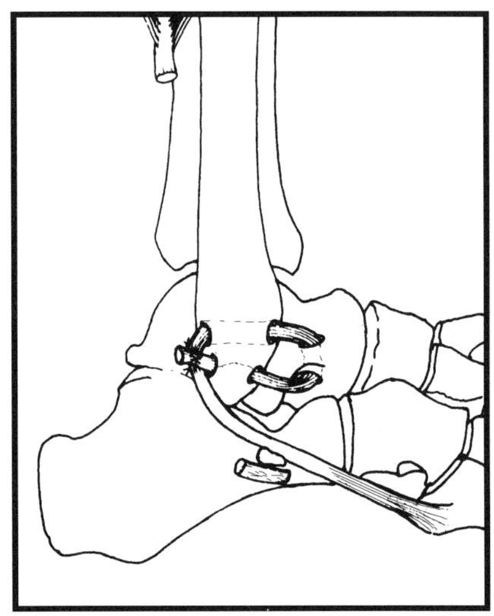

86. Behandlung (3): Operative Maßnahmen können dann erforderlich werden, wenn einfache versagen und Instabilität nachgewiesen ist. Bei der Rekonstruktion nach Watson-Jones wird die Sehne des M. peronaeus brevis durch Bohrlöcher in Fibula und Talus gezogen und mit sich selbst vernäht. Der obere Sehnenstumpf wird dem M. peronaeus longus angenäht. Die Sehne ersetzt das gerissene Außenband mit hoher Erfolgsrate. Einen Mißerfolg kann die Lockerung im Subtalargelenk anzeigen.

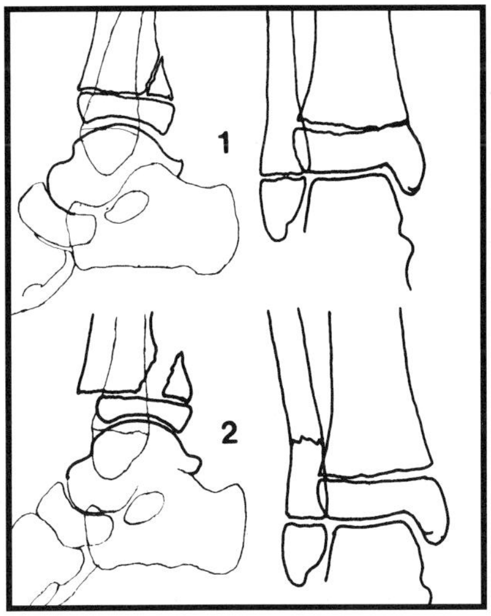

87. Epiphysenverletzungen (1): (a) Verletzungen vom Typ 1 nach Salter-Harris sind selten. (b) Häufigste Verletzung ist eine Supination-Außenrotation, die zu einer Läsion vom Typ 2 führt. Bei vielen sind die Fragmente nur gering verschoben (1) und lassen sich mit einem Unterschenkelgips von 4–6 Wochen Dauer behandeln.
Bei stärkerer Bruchverschiebung (2) sollte man den Knöchel wie bei den bimalleolären Frakturen beschrieben reponieren.

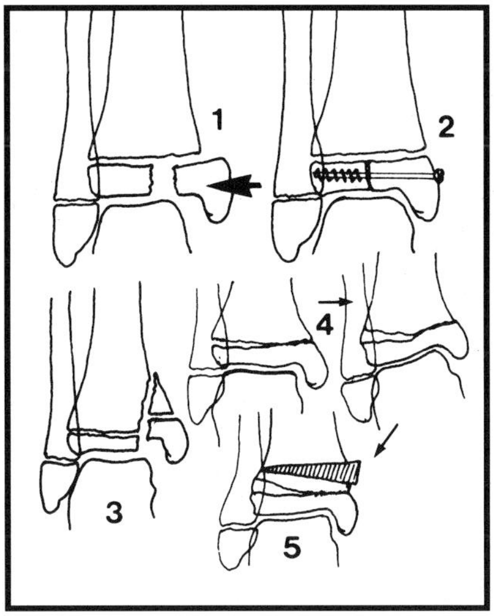

88. Epiphysenverletzungen (2): (c) Eine Verletzung vom Typ Salter-Harris 3 kann man durch festen umschriebenen Druck in Vollnarkose reponieren (1). Bei Mißlingen kann man mit Zugschraube versorgen, achte aber darauf, daß man nicht die Wachstumsfuge verletzt (2). (d) Bei Verletzungen vom Typ 4 (3) sollte man offen reponieren. (e) Bei Verletzungen vom Typ 5 (4) kann eine spätere Korrekturosteotomie erforderlich werden (5).

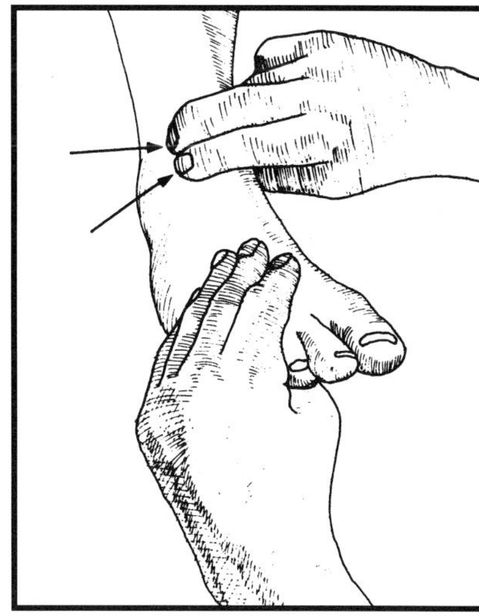

89. Zerrung der tibiofibularen Syndesmose: Inversionsverletzungen des Sprunggelenks können zu einem Riß dieses Ligaments beim Schweregrad 1 einer S.-L.-Verletzung führen. Der Schmerz mag hierbei sehr stark sein, und die Schmerzhaftigkeit ist gut über der Syndesmose lokalisierbar. Ein 6wöchiger Gipsverband ist angeraten, bei Fällen mit chronischer Behinderung auch Cortisoninjektionen oder Verschraubung.

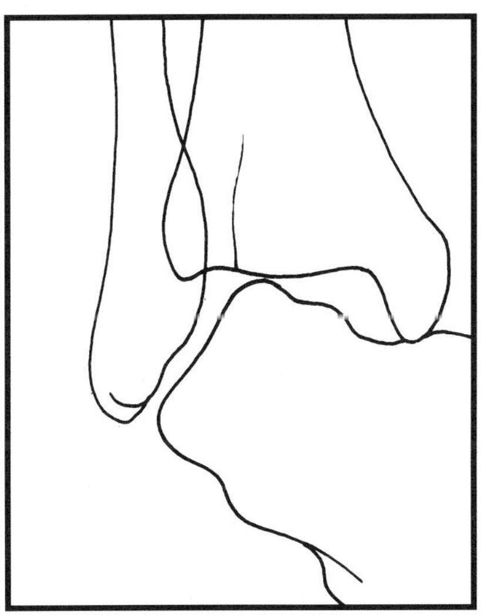

90. Sprunggelenkluxation ohne Fraktur: Selten einmal kann das Sprunggelenk auch ohne Fraktur luxieren. Zwar muß eine Zerreißung von Außen- und Innenband eintreten, doch lassen sich mit konservativen Methoden mit manueller Reposition und Gipsverband gute Resultate erzielen. Die avaskuläre Nekrose des Talus stellt hier nur ein geringes Risiko dar.

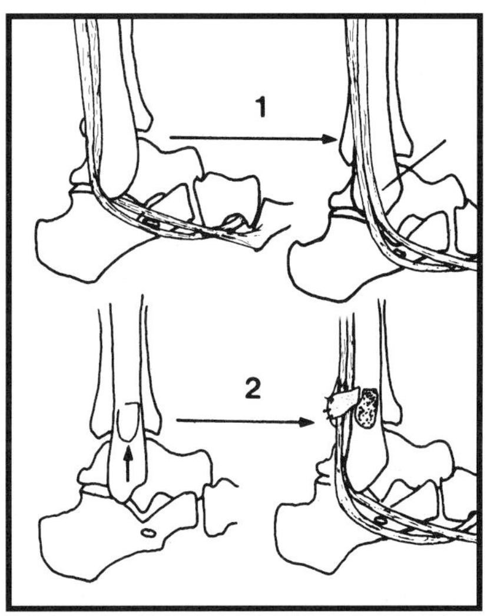

91. Rezidivierende Luxation der Peronäussehnen: Ein seltenes Krankheitsbild, bei dem die Fußinversion ein schmerzhaftes Klikken verursacht, wenn die Peronäussehnen wiederholt über den Außenknöchel schnappen (1). Hierbei besteht ein Defekt des oberen Peronäalretinakulums. Das defekte Ligament kann man durch Periost und Knochen rekonstruieren (2).

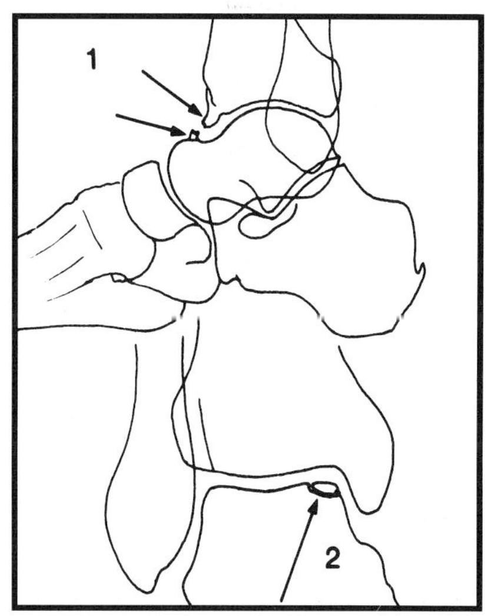

92. Fußballersprunggelenk und Osteochondrosis dissecans tali: Tibia- und/oder Talusosteophyten (1) können bei Fußballern durch wiederholte vordere Kapselrisse entstehen und die Dorsalflexion enschränken. Nur selten ist deswegen aber eine Resektion nötig. Schmerz kann auf einen erneuten Riß hin auftreten (symptomatische Behandlung im Gipsverband) oder durch eine frühe Arthrose des Sprunggelenks.
(Osteochondrosis dissecans tali (2) s. 337,22.)

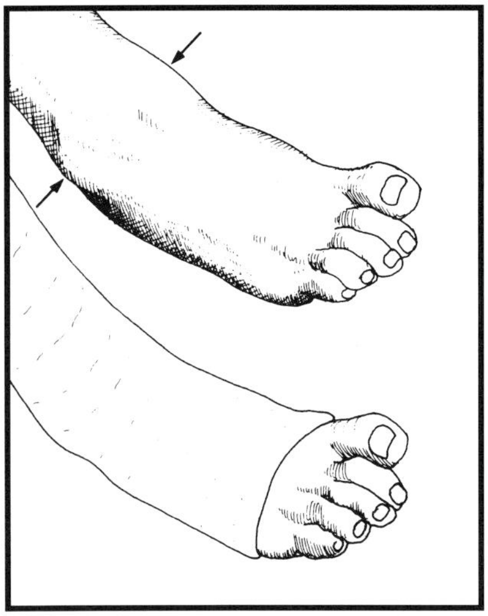

93. Komplikationen der Sprunggelenkverletzungen: Schwellung: Eine nach der Gipsabnahme noch Wochen bis Monate weiterbestehende Schwellung ist so häufig, daß sie fast schon normal zu nennen ist. Ist die Fraktur in guter Stellung verheilt, kann man bis zum Abklingen mit örtlich unterstützenden Maßnahmen fortfahren. Man sollte den Patienten beruhigen und ihn hinsichtlich Hochlagerung und körperlicher Aktivitäten beraten.

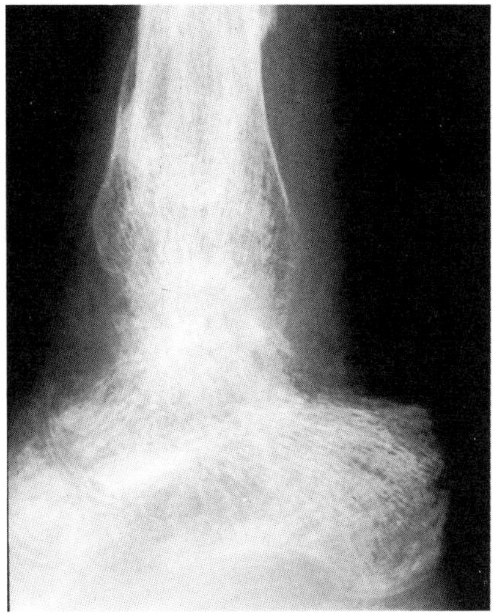

94. Morbus Sudeck: Bei starker Schwellung, vor allem auch der Zehen, vermute man immer eine Sudeck-Dystrophie. Es können eine gläsern ausehende Haut und Schmerzen vorliegen. Die Röntgenaufnahmen zeigen typische osteoporotische Veränderungen und bestätigen die Bruchheilung. Eine intensive Physiotherapie und der andauernde Gebrauch von Gehhilfen wird erforderlich sein. Ist eine nur sehr langsame Rekonvaleszenz zu erwarten, kann mitunter auch eine dauerhafte Funktionsstörung verbleiben.

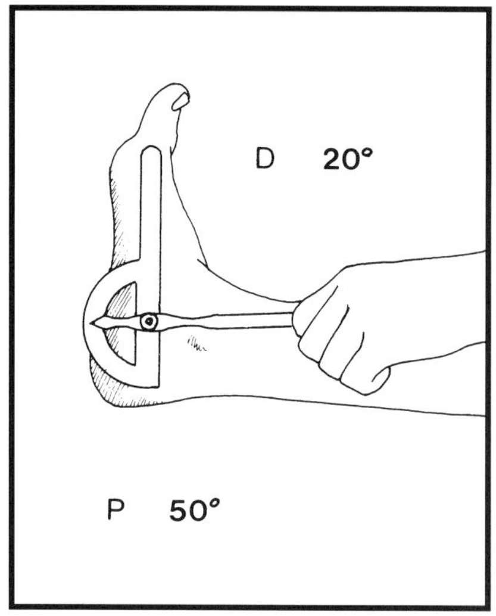

95. Gelenkversteifung, „Schwäche" und Gangstörung: Wiederum eine gesunde Bruchheilung vorausgesetzt, sprechen diese Symptome rasch auf geeignete Physio- und Beschäftigungstherapie an. Die Fortschritte kann man durch Messung der Sprunggelenkbeweglichkeit bestimmen. (Das normale Ausmaß ist hier eingezeichnet, man vergleiche aber beide Seiten.) Beachten Sie auch das Ausmaß im unteren Sprunggelenk.

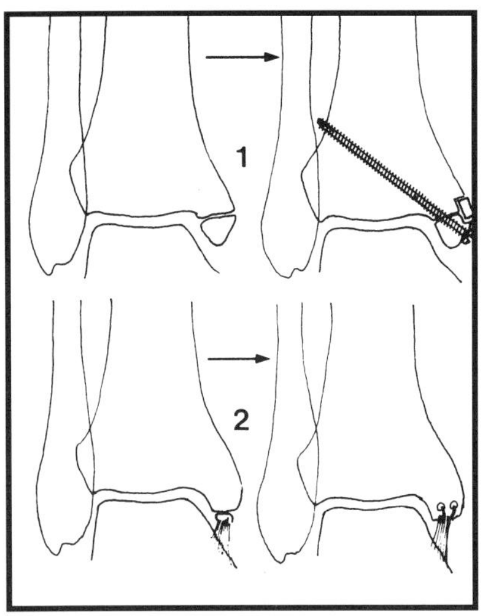

96. Instabilität: Die Instabilität durch eine Außenbandschädigung wurde bereits beschrieben; sie kann auch durch Schädigung der medialen Strukturen auftreten.
Die Pseudarthrose eines großen Innenknöchelfragments sollte man osteosynthetisch behandeln; zusätzlich kann auch eine Knochentransplantation nötig werden (1). Ist nur die Spitze beteiligt, kann man diese resezieren und das Innenband am Knöchelstumpf festnähen (2).

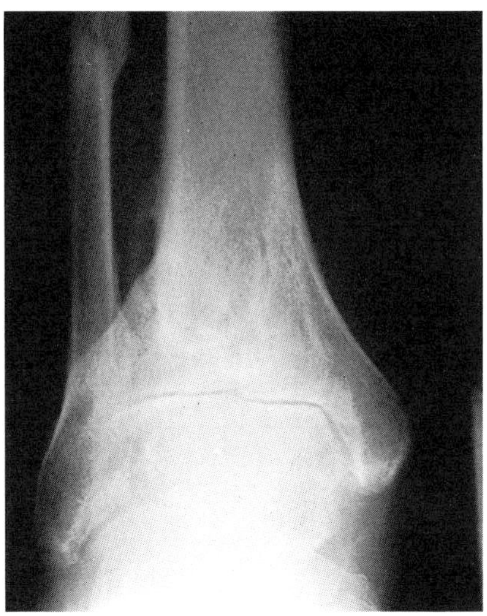

97. Arthrose (1): In anbetracht der Häufigkeit von Sprunggelenkfrakturen ist die Arthrose eher selten. Meist wird sie auf Kompressionsfrakturen und solchen mit bleibender Diastase oder talotibialer Inkongruenz nachfolgen. Beachten Sie in diesem Beispiel einer alten Kompressionsfraktur die zentral gelegene Stufe an der Tibiagelenkfläche, die Verbreiterung der Sprunggelenkgabel und den verschmälerten Gelenkspalt.

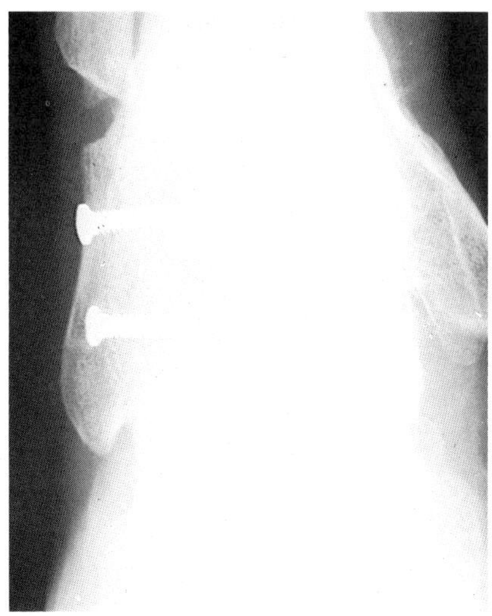

98. Arthrose (2): Sind die Symptome Schmerz, Schwellung, Einsteifung und Gangbeeinträchtigung sehr störend, dann ist die Sprunggelenkarthrodese zu überlegen. Bei der Fusion nach Crawford-Adams wird die Tibia mit dem Talus verblockt und durch Zugschrauben die Stellung erhalten. Die spätere Funktion ist dank der Bewegung im Chopart-Gelenk meist gut.

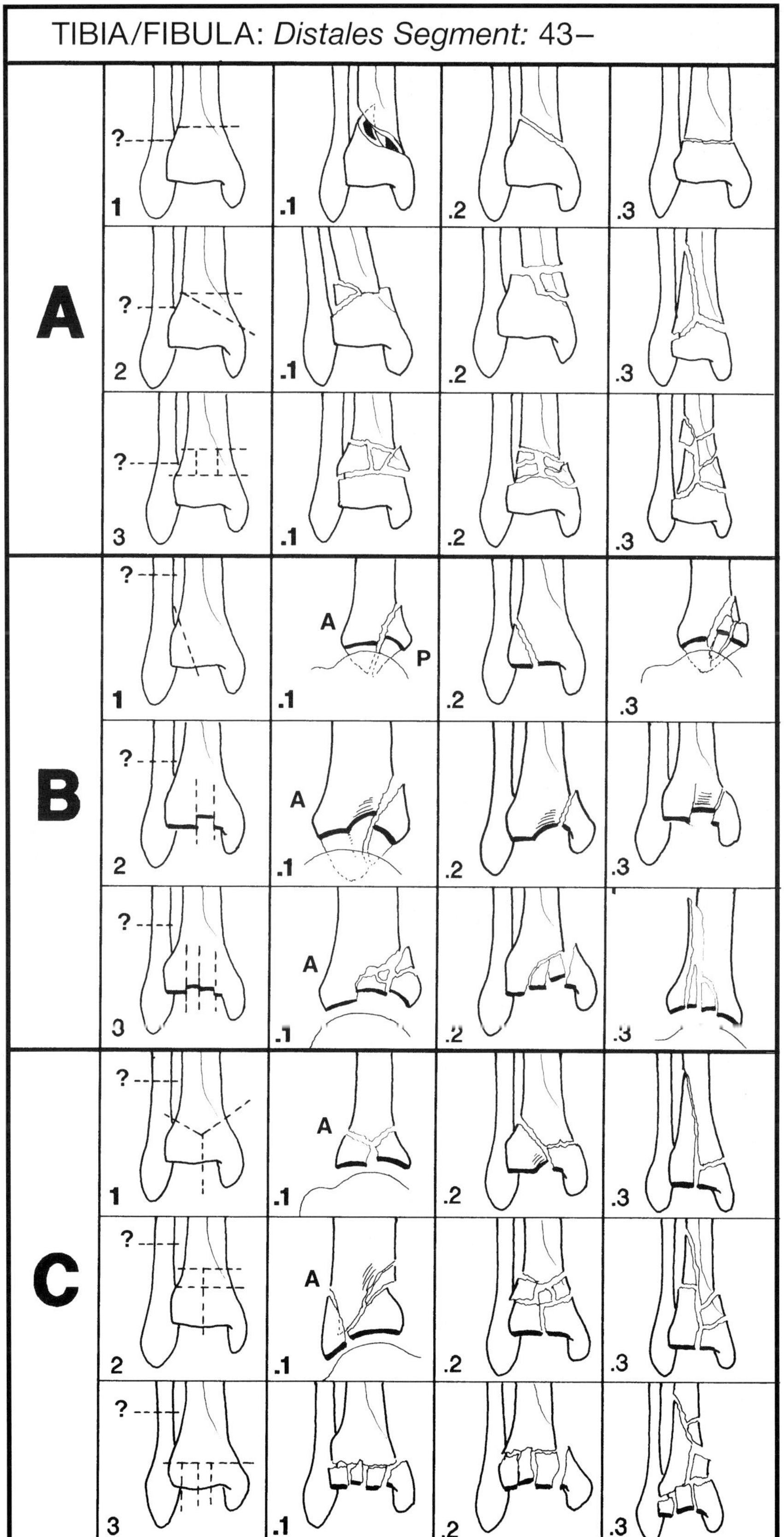

99. AO-Klassifikation der Frakturen von Tibia/Fibula, distales Segment (43-):

Typ A: Extraartikuläre Frakturen.
A1 = Einfacher metaphysärer Bruch mit oder ohne begleitende Fibulafraktur: .1 Spiralbruch; .2 Schrägbruch; .3 Querbruch.
A2 = Metaphysäre Keilfraktur mit oder ohne Fibulafraktur: .1 mit dorsolateraler Einstauchung; .2 mit ventromedialem Keil; .3 mit Ausdehnung des Bruches nach proximal bis in den Schaft hinein.
A3 = Komplexe metaphysäre Fraktur mit oder ohne Fibulafraktur: .1 mit 3 Intermediärfragmenten; .2 mit mehr als 3 Intermediärfragmenten; .3 mit Ausdehnung bis in den Schaft.

Typ B: Partiell artikuläre Frakturen.
B1 = Reine Splitterfraktur mit oder ohne Fibulafraktur: .1 in der Koronarebene; .2 in der Sagittalebene; .3 metaphysär multifragmentär.
B2 = Splitterbruch mit Depression mit oder ohne Fibulafraktur: .1 in der Koronarebene; .2 in der Sagittalebene; .3 zentral gelegen.
B3 = Multifragmentäre deprimierte Fraktur mit oder ohne Fibulafraktur: .1 in der Koronarebene; .2 in der Sagittalebene; .3 metaphysär.

Typ C: Vollständig artikuläre Frakturen.
C1 = Einfache artikuläre, metaphysäre Fraktur mit oder ohne Fibulafraktur: .1 nicht eingestaucht; .2 mit leichter Depression der Gelenkfläche; .3 mit Bruchausdehnung bis in den Schaft.
C2 = Einfache Gelenkfraktur, multifragmentäre metaphysäre Fraktur mit oder ohne Fibulafraktur: .1 mit ungleichmäßiger Einstauchung; .2 ohne ungleichmäßige Einstauchung; .3 mit Bruchausdehnung bis in den Schaft.
C3 = Multifragmentärer Bruch mit oder ohne Fibulafraktur: .1 auf die Epiphyse begrenzt; .2 auf Epiphyse und Metaphyse begrenzt; .3 Ausdehnung bis in den Schaft.

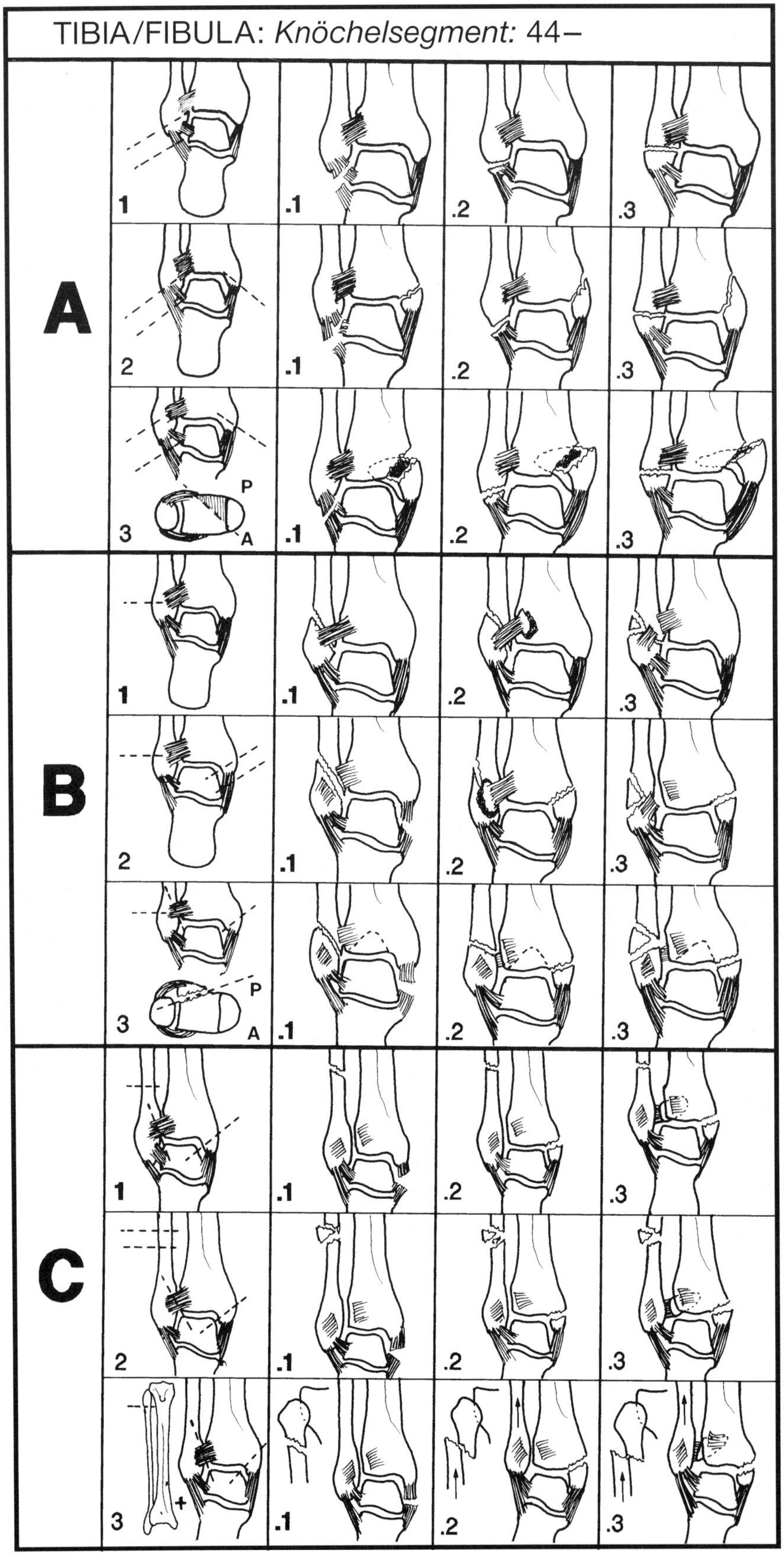

100. AO-Klassifikation der Frakturen von Tibia/Fibula, Knöchelsegment (44-): Beachten Sie bitte: 1. Die 3 Verletzungstypen (Weber A, B, C) an dieser Stelle richten sich nach der lateralen Höhe der Läsion gegenüber der unteren tibiofibularen Syndesmose.
2. Hier wurden ausnahmsweise Bandverletzungen *ohne Begleitfraktur* eingeschlossen.

Typ A: Läsion unterhalb der Syndesmose:
A1 = Isolierte Verletzung von Bändern oder Knochen: .1 vollständiger Außenbandriß; .2 Abrißfraktur der Außenknöchelspitze; .3 Querbruch des Außenknöchels.
A2 = Bifokale Verletzungen mit Innenknöchelbruch (quer, schräg, vertikal) mit: .1 kompletter Außenbandruptur; .2 Abriß der Außenknöchelspitze; .3 Außenknöchelquerfraktur.
A3 = Bifokale Läsionen mit nach dorsal auslaufender Innenknöchelfraktur plus: .1 kompletter Außenbandruptur; .2 Abriß der Außenknöchelspitze; .3 Querfraktur des Außenknöchels.

Typ B: Fibulafraktur in Syndesmosenhöhe:
B1 = Nur Gelenkaußenseite betroffen: .1 einfacher Bruch; .2 mit vorderer Syndesmosensprengung oder Ausriß aus der Tibia (Tillaux-Fraktur; Abb.) oder aus der Fibula (LeFort-Fraktur); .3 multifragmentärer Bruch.
B2 = Fibulafraktur plus mediale Verletzung: .1 einfacher Bruch mit Innenbandruptur und vorderer Syndesmosensprengung; .2 einfacher Bruch mit Innenknöchelfraktur und vorderer Syndesmosensprengung (Abb.: LeFort-Bruch); .3 multifragmentärer Außenknöchelbruch mit Innenbandruptur oder Innenknöchelfraktur.
B3 = Fibulabruch mit medialer Verletzung plus dorsolateraler Fraktur (dorsolaterale Lippe; Malleolus tertius): .1 einfacher Fibulabruch, Innenbandruptur; .2 einfacher Fibulabruch, Innenknöchelbruch; .3 multifragmentärer Fibulabruch und Innenknöchelbruch.

Typ C: Bifokale Verletzungen mit vorderer oder vorderer plus hinterer Syndesmosensprengung. Die Fibulafraktur liegt oberhalb der Syndesmose; die mediale Läsion betrifft entweder Innenband oder Innenknöchel.
C1 = Einfacher Fibulaschaftbruch: .1 Innenbandruptur; .2 Innenknöchelbruch; .3 mit Fraktur von Innenknöchel und Hinterkante.
C2 = Multifragmentärer Fibulaschaftbruch: .1 mit Innenbandruptur; .2 mit Innenknöchelbruch; .3 Fraktur von Innenknöchel und Hinterkante.
C3 = Proximale Fibulafraktur (Maisonneuve-Fraktur): .1 ohne Verkürzung; .2 mit Verkürzung; .3 mit Hinterkantenfraktur.

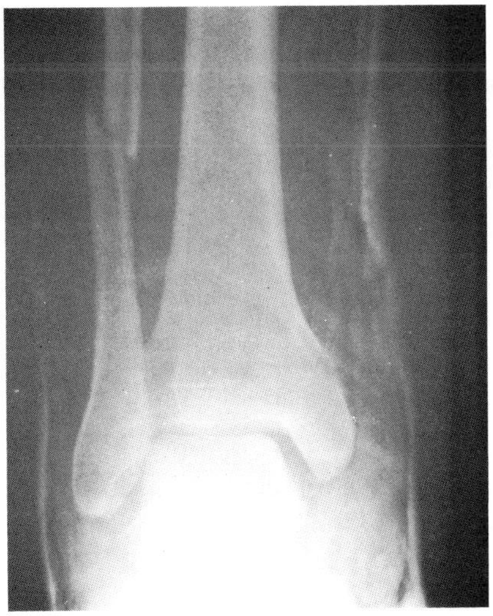

101. Diese a.-p. Aufnahme zeigt das durch eine manuelle Reposition erreichte Stellungsergebnis bei einer Dupuytren-Luxationsfraktur des Sprunggelenks (P.-L.-Außenrotation mit Diastase) vom Schweregrad IV (AO = 44-C1.1). Ist die Reposition vollständig?

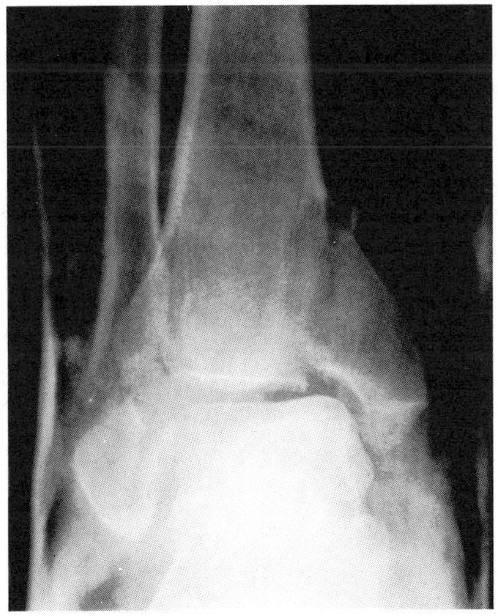

102. Klassifizieren Sie diese Verletzung. Ist die Reposition zufriedenstellend?

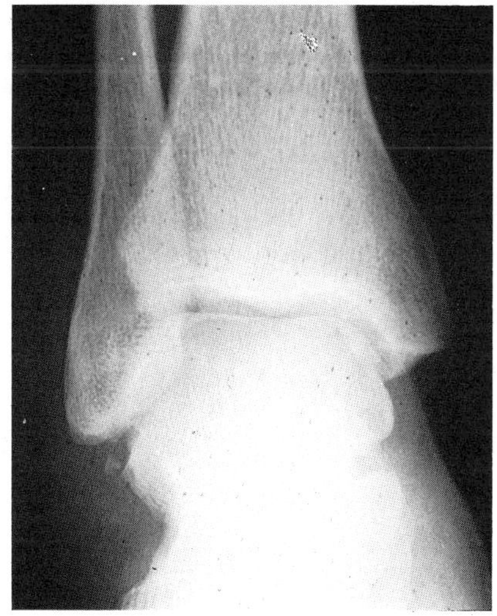

103. Diese Röntgenaufnahme wurde bei einem Patienten vorgenommen, der nach einer Inversionsverletzung über Schmerzen im Sprunggelenk klagte. Entdecken Sie hier eine Anomalie?

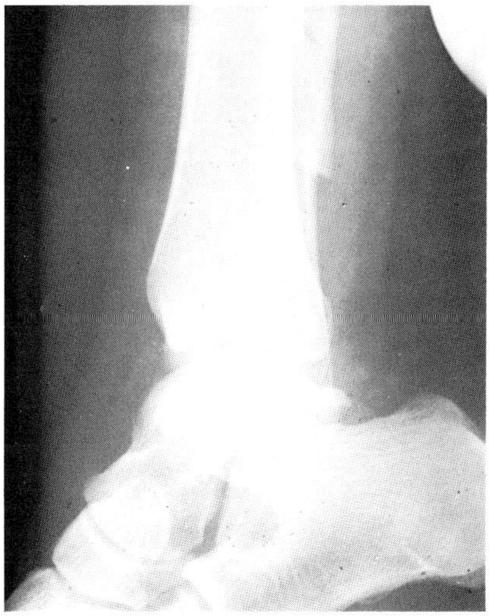

104. Ordnen Sie diese Verletzung anhand der Informationen ein, die man der Röntgenaufnahme entnehmen kann. Ist der Talus mit der Tibia kongruent?

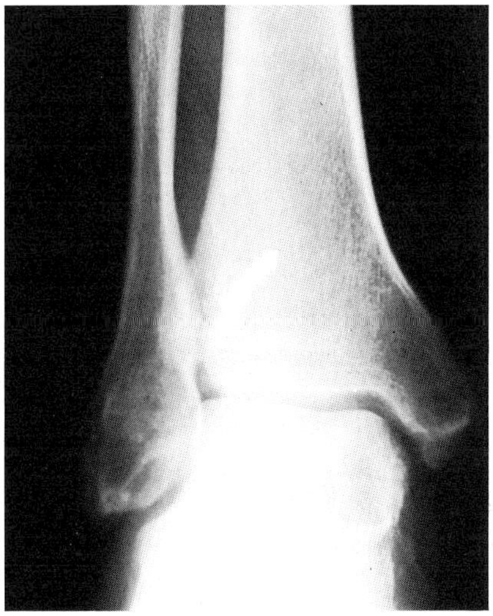

105. Was ist die wahrscheinlichste Erklärung für den Schraubenbruch?

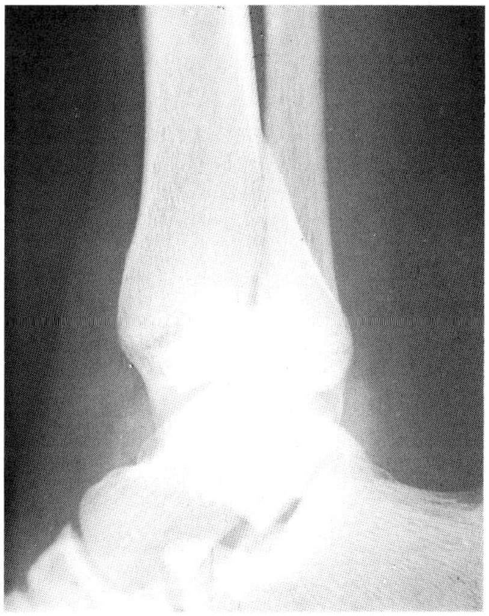

106. Welches Verletzungsmuster zeigt diese Seitaufnahme?

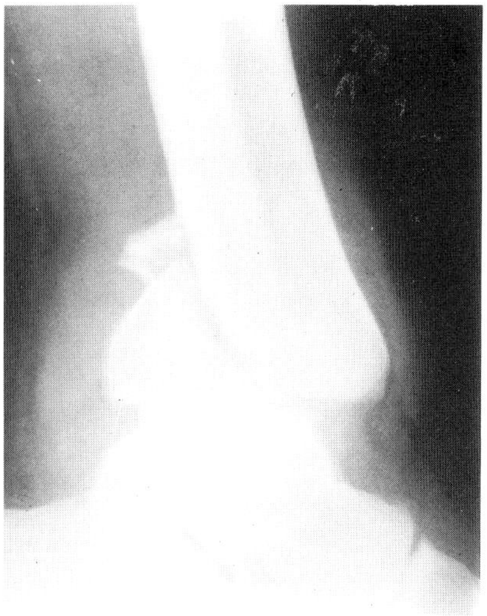

107. Was sind die auffälligsten Elemente bei dieser seitlichen Aufnahme des Sprunggelenks?

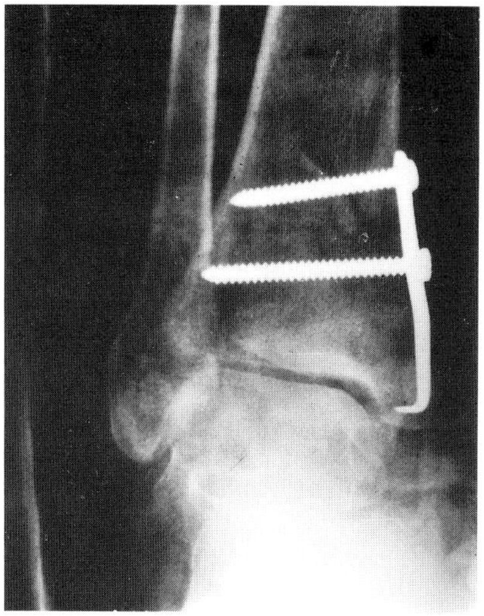

108. Welche Behandlung wurde bei dieser Sprunggelenkfraktur durchgeführt?

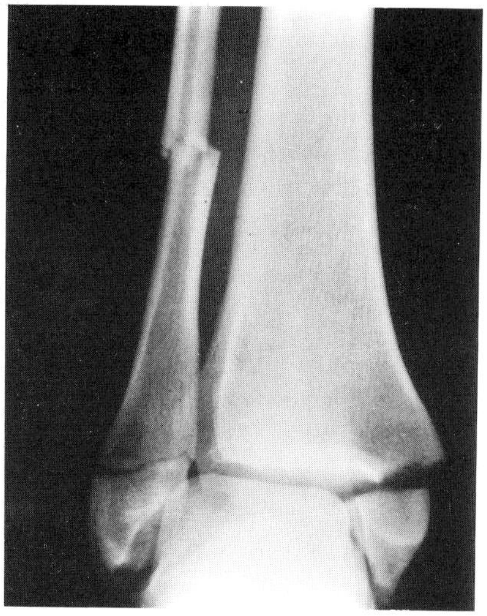

109. Welche Verletzung liegt hier vor? Welches Element ist hierbei atypisch?

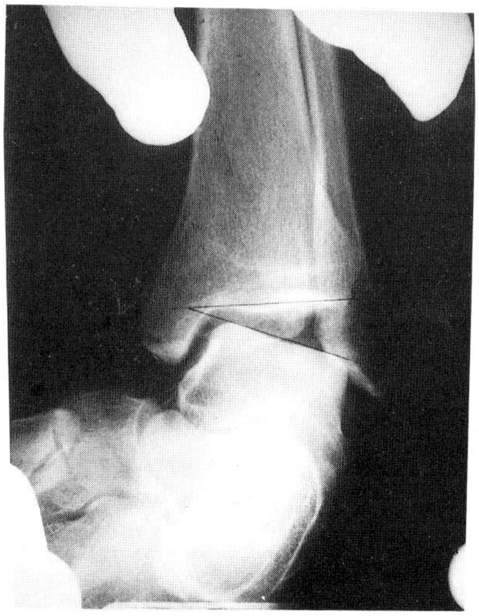

110. Was zeigt diese Röntgenaufnahme?

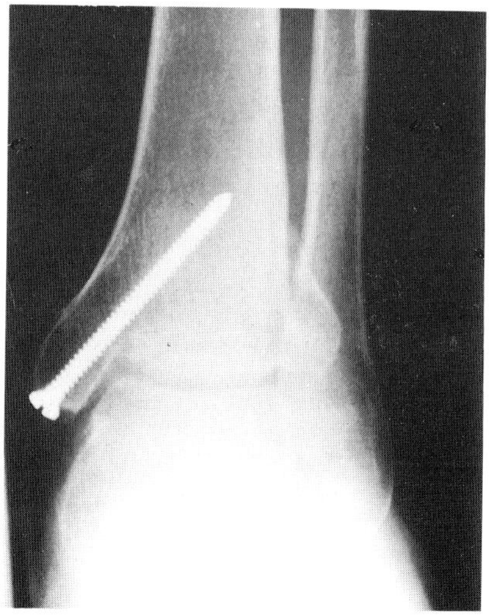

111. Welche Verletzung liegt vor? Wie wurde sie behandelt?

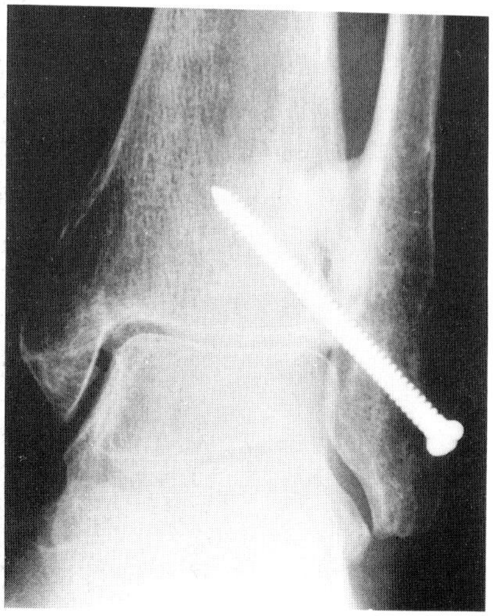

112. Um welche Verletzung handelt es sich? Wie wurde sie behandelt? Wie ist das Ergebnis?

101. Nein: Es besteht ein bleibendes laterales Abgleiten des Talus (Lücke zwischen Talus und Innenknöchel) durch fortbestehende leichte Diastase. Viele Operateure würden diese Stellung hinnehmen, andere dagegen sie mittels Zugschrauben korrigieren.

102. Die Vertikalfraktur des Innenknöchels ist typisch für eine Supinations-Adduktions-Verletzung vom Schweregrad II (Adduktionsfraktur); AO = 44-A3.1. Die Reposition ist unvollständig und die distale Tibiagelenkfläche gestört. Die offene Reposition ist hier indiziert.

103. An der Außenknöchelspitze erkennt man eine kleine Verschattung, die wahrscheinlich eine Ausrißfraktur des fibularen Ansatzes des Außenbands darstellt. Das Fragment ist klein, eine klinische Absicherung wäre hier wünschenswert. AO = 44-A1.2.

104. Die Richtung dieser Fibulaspiralfraktur legt nahe, daß hier eine Pronations-Außenrotations-Verletzung vorhanden ist. Talus und Tibia sind zueinander nicht kongruent (doppelter Talusschatten, einfacher Tibiaschatten). AO = 44-C1.1.

105. Ursprüngliche Verletzung war hier eine Fibulafraktur oder eine Diastase, die mit einer schräg eingebrachten Schraube versorgt wurde. Vor der Entfernung der Schraube waren bereits Sprunggelenkbewegungen erlaubt worden. Dies führte zu einer pathologischen Belastung des unteren tibiofibularen Gelenks und zum Bruch der Schraube, von der nur der laterale Anteil einer Entfernung zugänglich war.

106. Es handelt sich um eine Epiphysenverletzung, bei der die distale Tibiaepiphyse leicht nach hinten verschoben ist, ferner um ein kleines Metaphysenfragment (juxtaepiphysäres Fragment), also liegt eine Epiphysenverletzung vom Typ 2 nach Salter und Harris vor. In dieser Seitaufnahme sieht man auch eine leichte tibiotalare Inkongruenz, so daß die manuelle Reposition indiziert ist.

107. Vorhanden ist hier eine Fraktur des Malleolus tertius mit dorsaler Talussubluxation. Beteiligt ist die Hälfte der Tibiagelenkfläche. AO = 43-B1.3 oder B2.1.

108. Ein kleines Innenknöchelfragment wurde reponiert und mit einer Zülzer-Hakenplatte fixiert sowie die Gliedmaße eingegipst.

109. Dies ist eine Pronations-Abduktions-Verletzung mit Horizontalfraktur von Innen- sowie Außenknöchel mit Lateralverschiebung des Talus. AO = 44-A2.3. Ferner sieht man weiter oben eine atypische Fraktur des Wadenbeins.

110. Man sollte hier zwar noch Vergleichsaufnahmen der Gegenseite anfertigen, doch ist fast sicher, daß diese Aufnahme in Inversion eine vollständige Außenbandruptur nachweist. (Achten Sie auf den Schatten der Bleihandschuhe und den Winkel der Taluskippung, der hier eingezeichnet ist.)

111. Dies ist eine Pronations-Außenrotations-Verletzung (Außenrotation mit Diastase), die zu einer Innenknöchel- und einer Tillaux-Fraktur geführt hat. Die Innenknöchelfraktur wird mit einer Sherman-Schraube gehalten. Bei intaktem Wadenbein paßt diese Verletzung nicht in das normale Einteilungssystem der AO.

112. Bimalleoläre Fraktur (Supinations-Außenrotations-Verletzung; AO = 44-B2.2), wobei der Außenknöchel mit einer schrägen interfragmentären Zugschraube versorgt wurde. Diese wurde nicht entfernt (wie sie eigentlich sollte), so daß offensichtlich eine Synostose zwischen Fibula und Tibia entstanden ist, welche die Sprunggelenkfunktion störte und arthrotische Veränderungen förderte. (Beachten Sie den verschmälerten Spalt des oberen Sprunggelenks.)

15. Verletzungen des Fußes

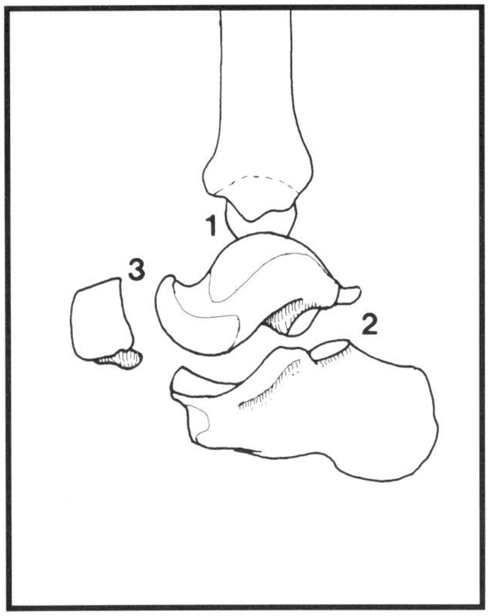

1. Anatomische Betrachtungen (1): Der Talus spielt für nicht weniger als 3 Gelenke eine Schlüsselrolle: (1) Oberes Sprunggelenk, das mit Tibia und Fibula artikuliert; (2) unteres Sprunggelenk (Subtalargelenk), das mit dem Kalkaneus artikuliert, und (3) Art. talonavicularis: Zusammen mit der Art. calcaneocuboidea bildet dies die *Chopart-Gelenklinie*. Sekundärarthrotische Veränderungen können auf Frakturen folgen, die unregelmäßige Gelenkflächen verursachen.

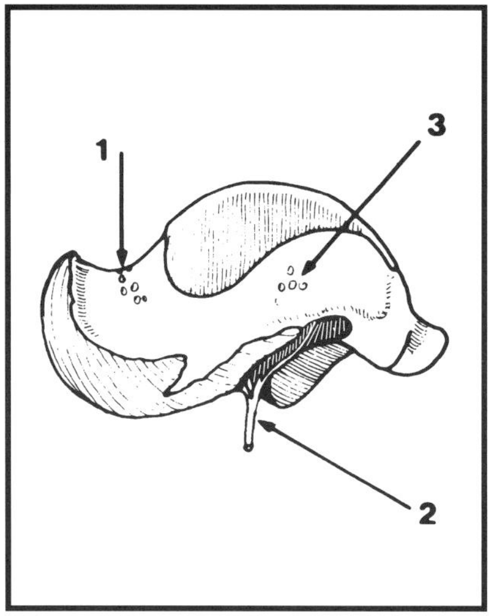

2. Anatomische Betrachtungen (2): Eine Sekundärarthrose kann auch auf eine avaskuläre Nekrose hin erfolgen, die bei der Hälfte aller Talusfrakturen auftritt. Die Blutzufuhr zum Sprungbein läuft über 3 Stellen: (1) Talushals, (2) Gegend des Sinus tarsi und (3) Innenseite des Taluskörpers. Je mehr Blutzuflüsse gestört sind, desto stärker ist die Blutversorgung insgesamt gefährdet.

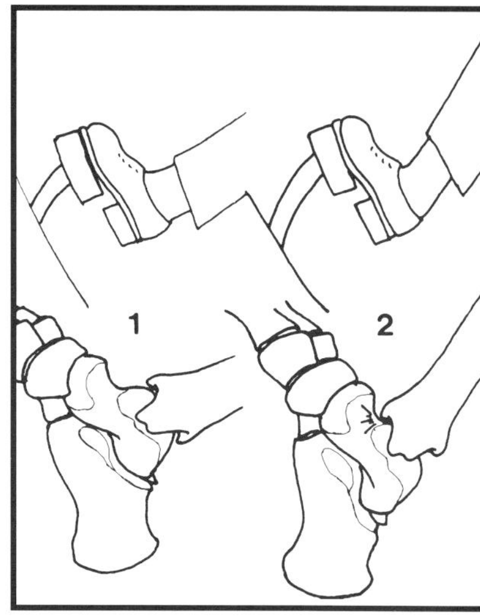

3. Verletzungsmechanismen: Häufigster Bruch ist der des Talushalses. Dies kann bei Verkehrsunfällen vorkommen, wenn der Pedalanprall (1) den Talushals gegen die Tibiakante schlägt (2). (Es besteht eine enge Verbindung zwischen dieser Verletzung und einem leichteren Flugzeugaufprall, wo die Füße gewaltsam gegen die Steuerpedale dorsalflektiert werden – Sprungbeinverletzung der Piloten: „aviator's astragalus".) Diese Verletzung kann auch auf einen Sturz aus größerer Höhe in Hockstellung folgen.

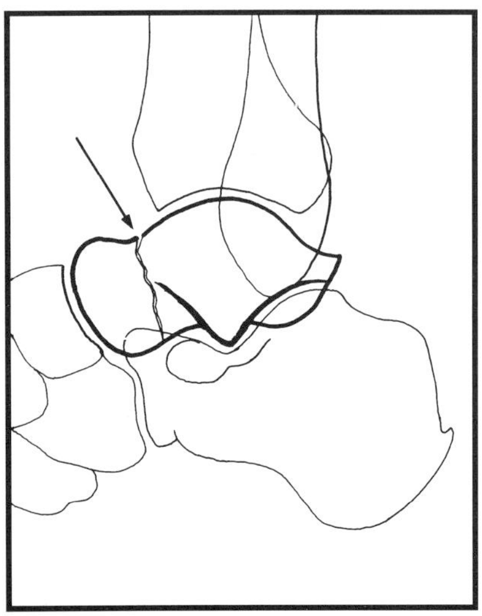

4. Einteilung der Talushalsfrakturen (1): Talusfrakturen klassifiziert man nach steigendem Schweregrad in 4 Typen. Beim *Typ 1* bricht der Talushals ohne Verschiebung. Inkomplette Haarlinienfrakturen sind nicht selten. Hier ist nur die Blutversorgung über den Talushals gestört; die Häufigkeit der avaskulären Nekrose liegt bei unter 10 %.

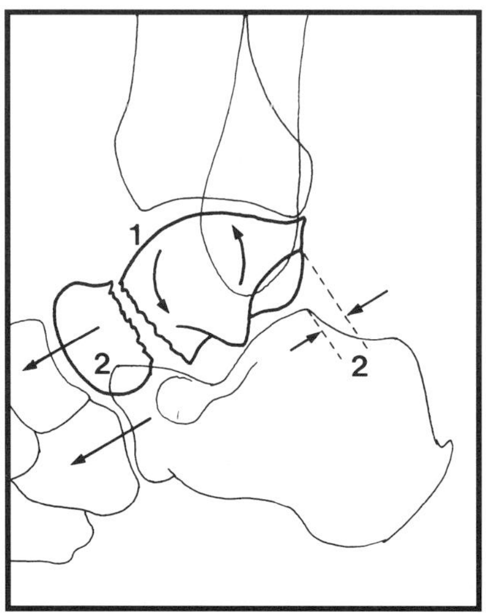

5. Einteilung (2): Bei *Frakturen vom Typ 2* besteht eine gleichzeitige subtalare Subluxation. Das proximale Talusfragment nimmt eine Stellung in Plantarflexion ein (1). Der *Taluskopf* behält seine Position gegenüber dem Kahnbein und dem Kalkaneus (und damit dem restlichen Fuß), welche nach vorne subluxieren (2).

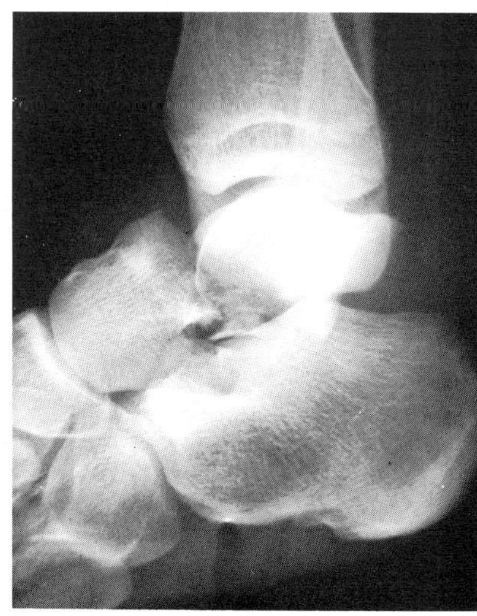

6. Einteilung (3): Beachten Sie in diesem Röntgenbildbeispiel die höhergradige Plantarflexion des proximalen Fragments und dessen stärkere Subluxation. Die Blutversorgung über den Hals und den Sinus tarsi ist unterbrochen, die Häufigkeit der avaskulären Nekrose steigt hier bis auf 50 %.

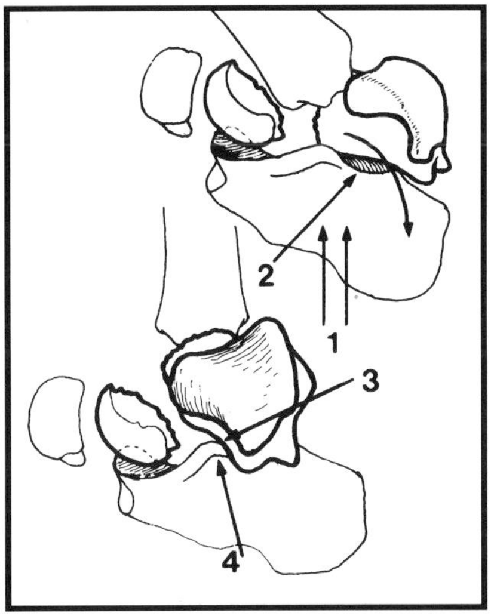

7. Einteilung (4): *Verletzungen vom Typ 3:* Bei weiterer Dorsalflexion und nach oben gerichteter Kraft (1) wird die Tibia zwischen den beiden Talusfragmenten eingetrieben. Das hintere Fragment wird nach dorsal ausgepreßt, wobei gleichzeitig die konvexe hintere Gelenkfläche des Kalkaneus dieses nach medial zwingt (2). So kommt es mit seiner medialen Fläche (3) auf dem Sustentaculum tali gefangen zu liegen (4).

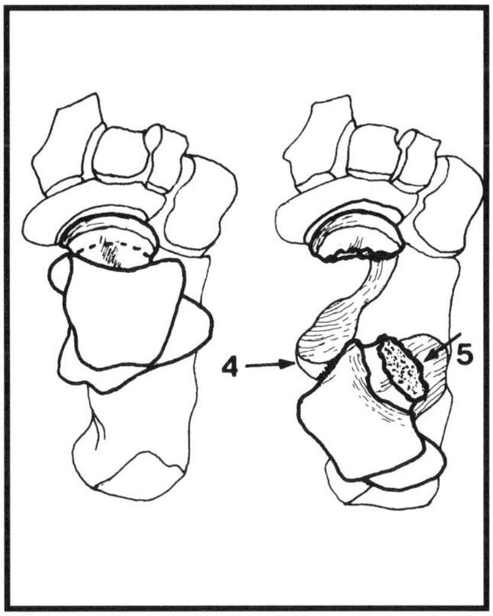

8. Einteilung (5): In seiner Endstellung liegt der Hauptanteil des Talus auf der Sprunggelenkinnenseite (5) und zeigt nach lateral. Alle 3 Blutzuflüse sind gestört. Das Risiko einer avaskulären Nekrose ist hoch und steigt bis auf 85 % an.

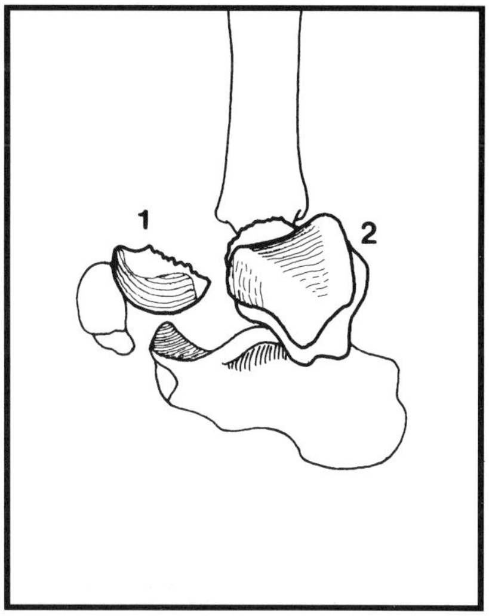

9. Einteilung (6): Bei der seltenen *Verletzung vom Typ 4* luxiert der Taluskopf gegenüber dem Kahnbein (1), verbunden mit einer Verletzung vom Typ 3 (2) oder vom Typ 2. Auch hier ist die avaskuläre Nekrose sehr häufig.

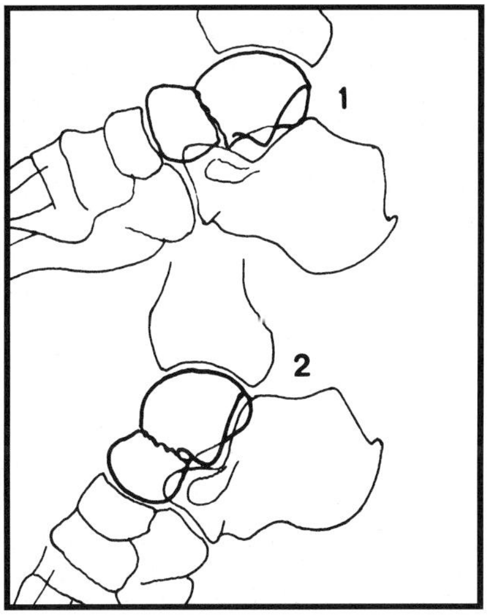

10. Diagnose: Die Diagnose kann man bereits der Anamnese entnehmen, man stellt sie aber radiologisch. Verletzungen von Typ 1 oder 2 unterscheide man dabei sorgsam. In Zweifelsfällen fertige man 2 Seitaufnahmen an – eine in Dorsalflexion (1) und eine in Plantarflexion (2), und vergleiche beide. Dieses Vorgehen wird jede Subluxation aufdecken (Abb.: Verletzung vom Typ 2).

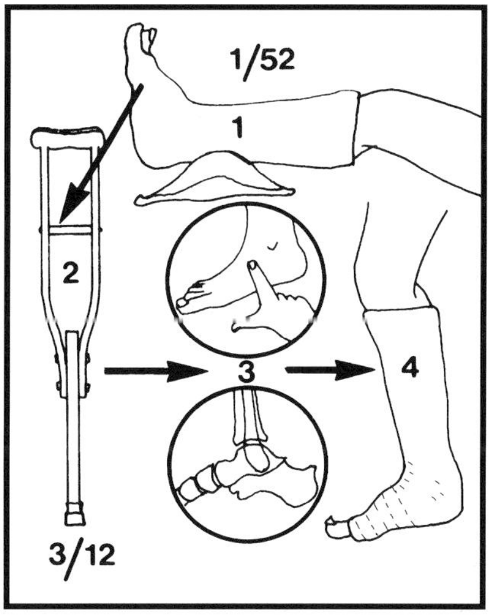

11. Behandlung bei Typ-I-Verletzungen: (1) Gepolsterter Gipsverband mit Zehenplattform und einwöchiger Hochlagerung. (2) 3 Monate lang Gehen mit Krücken ohne Gewichtsbelastung. (3) Dann wird die Fraktur ohne Gipsverband auf Heilung und avaskuläre Nekrose hin untersucht. (4) Bestehen keine Komplikationen, kann die Gewichtsbelastung mit leichter Unterstützung beginnen. Für oberes und unteres Sprunggelenk sowie Wadenmuskulatur wird eine Physiotherapie erforderlich.

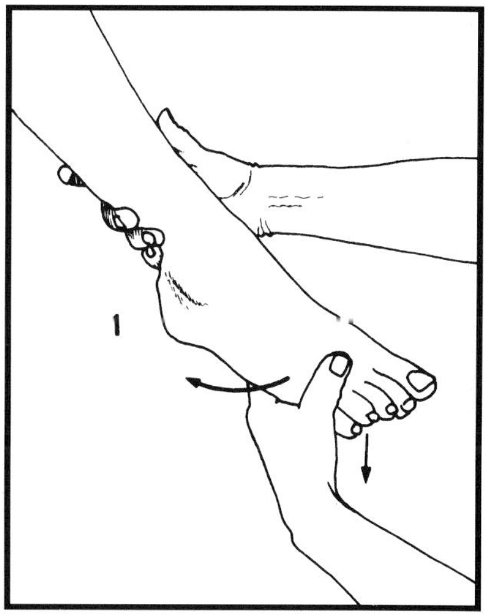

12. Behandlung bei Typ-II-Verletzungen: Man kann versuchen, geschlossen zu reponieren (1). Der Fuß steht plantarflektiert und evertiert (2). In dieser Stellung legt man einen gepolsterten Gipsverband an und fertigt Röntgenaufnahmen an. Hat man eine zufriedenstellende Reposition erreicht, kann man weiter konservativ behandeln.

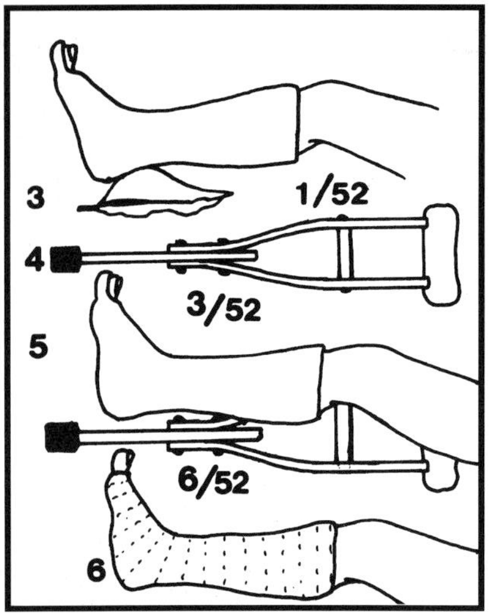

13. Behandlung der Typ-2-Verletzungen: (3) Eine Woche Beinhochlagerung, bevor man (4) Gehen ohne Gewichtsbelastung an Krücken erlaubt. Nach 3–4 Wochen tauscht man den Gips aus und bringt den Fuß unter Bildwandlerkontrolle in einen rechten Winkel (5). Weitere 4 Wochen keine Gewichtsbelastung. Ist dann der Bruch verheilt und ergeben sich keine Zeichen einer avaskulären Nekrose, kann man anschließend Gehen unter Gewichtsbelastung an einer Stütze erlauben (6). Eine Physiotherapie wird nahezu immer vonnöten sein.

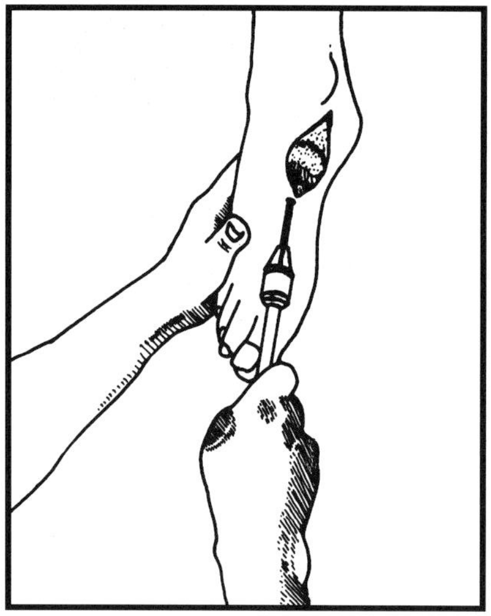

14. Behandlung der Typ-2-Verletzungen: Scheitern geschlossene Methoden der Reposition, wird die offene Reposition nötig werden. Man kann den Bruch durch einen Kirschner-Draht sichern, der vom Taluskopf aus nach hinten durch den Taluskörper getrieben wird. Nachsorge wie 348,13; den Kirschner-Draht kann man beim Gipswechsel entfernen. Diese Verletzungen kann man auch wie bei 348,17 beschrieben behandeln.

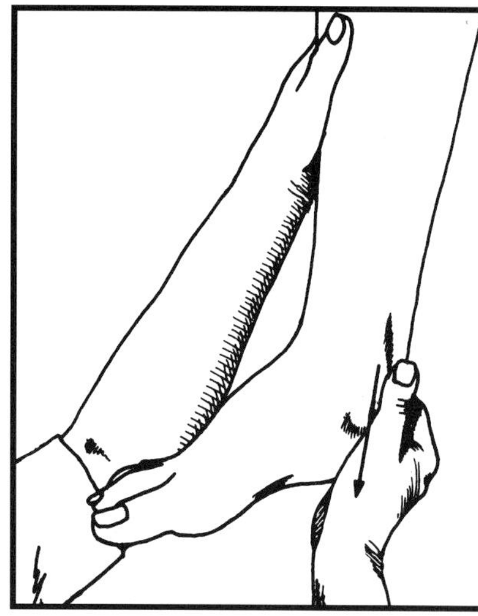

15. Behandlung der Typ-3-Verletzungen: Der verschobene Talusanteil liegt unter der Haut und sollte unverzüglich reponiert werden, da die Haut über dem Knochen straff gespannt wird und wahrscheinlich erschlaffen wird. Die Möglichkeiten der offenen Reposition sollten gegeben sein, doch versuche man zunächst die geschlossene. (1) Umgreifen Sie zunächst die Ferse und üben über diese Zug aus (vgl. 348,16).

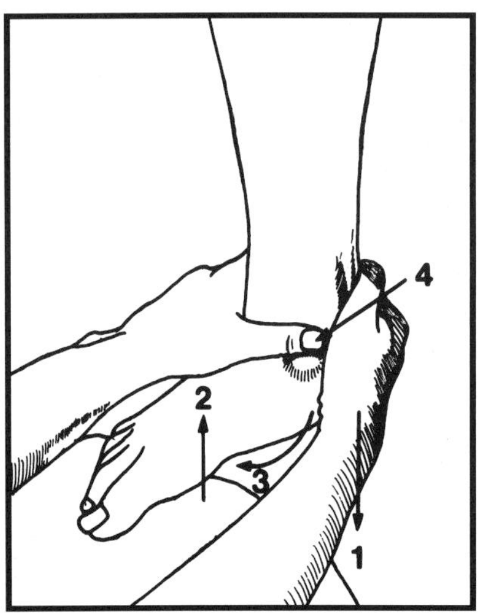

16. Behandlung der Typ-3-Verletzungen: (2) Dorsalflektieren Sie den Fuß mit Ihrem Knie. (3) Behalten Sie den Zug bei, drücken Sie die Ferse leicht nach vorn und dann nach außen, um Raum für den Talus zu schaffen. (4) Üben Sie starken Druck auf den dislozierten Taluskörper aus: Drücken Sie ihn nach außen, aber auch leicht nach vorn und unten. (5) Senken Sie den Fuß nun ab. Ist die Hebelwirkung auf die Ferse nur gering, dann kann man einen durch den Kalkaneus getriebenen Steinmann-Nagel und einen Greifzirkel verwenden.

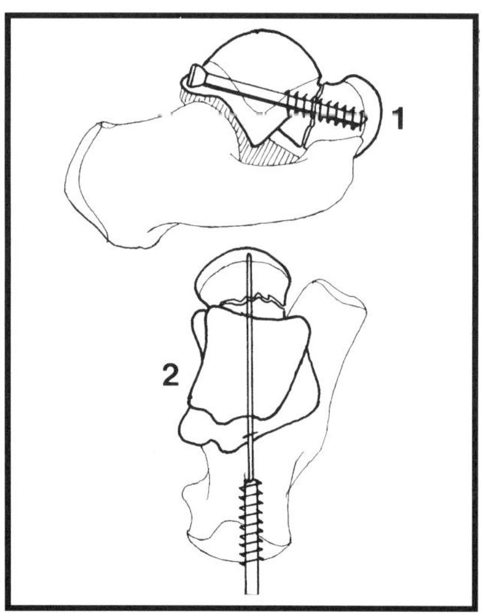

17. Behandlung der Typ-3-Verletzungen: (6) Nach der Reposition fährt man mit Hochlagerung und allmählicher Mobilisierung fort, wie in 348,13 beschrieben. Bei (wie so oft) gescheiterter geschlossener Reposition, wird die offene erforderlich. Zustand der Haut und die geplante Fixation bestimmen den jeweiligen Hautschnitt. Man kann diese Frakturen (am besten über einen dorsolateralen Zugang) mit einer oder 2 Spongiosaschrauben von dorsal her durch den Taluskörper in den Kopf hinein fixieren (1). Auch kann man kanülierte Schrauben verwenden, die man über vorübergehend zum Repositionserhalt eingebrachte Kirschner-Drähte führen kann. (2) (Die AO empfiehlt nun mit ihrer besonderen Betonung einer raschen Mobilisation die innere Fixation nach diesen Leitlinien für alle Talushalsbrüche.) *Behandlung von Typ-4-Verletzungen:* Diese seltenen Verletzungen erfordern wahrscheinlich eine offene Reposition. Man reponiere alle Fragmente, auch komplett ausgerissene und offensichtlich avaskuläre, jedoch reseziere man nie den Talus in toto. *Komplikationen der Talushalsbrüche: (1) Hautnekrose:* Die Haut kann über einem dislozierten Talus stark gestreckt und unter Erschlaffung nekrotisch werden. *Dies zu vermeiden, ist die Frühreposition zwingend. (2) Komplexe Verletzungen:* Wichtig ist hier die gründliche Wundrevision, doch erhalte man unter allen Umständen die Hauptfragmente. Behandeln Sie nach den üblichen Richtlinien zur Therapie offener Frakturen. Kommt es zur Sepsis *bei avaskulärer Nekrose,* kann man die Heilung mitunter erst nach Resektion der avaskulären Fragmente erreichen.

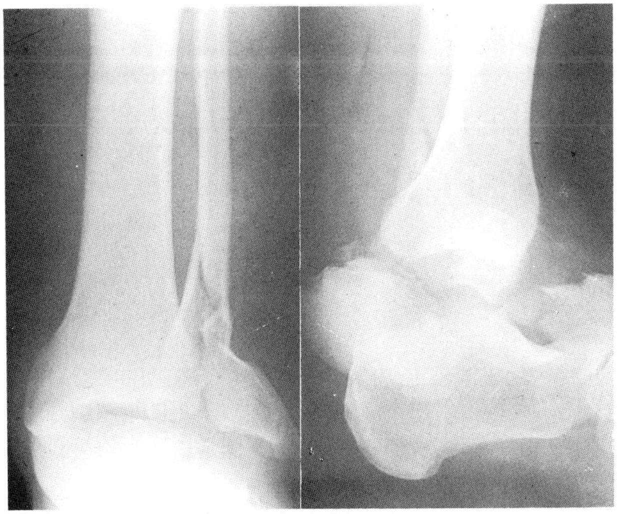

18. Komplikationen (Forts.): *(3) Sprunggelenkfraktur:* Selten findet man auch eine Sprunggelenkfraktur als Komplikation eines Talushalsbruches. Die geschlossene Reposition ist hier unzuverlässig und folglich eine offene Reposition mit innerer Fixation wünschenswert (Abb.: Talusfraktur vom Typ 3 mit Außenknöchelfraktur).

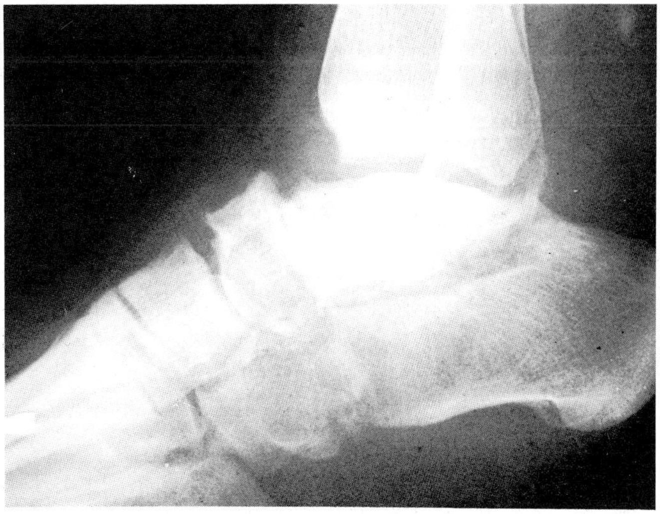

19. Komplikationen (Forts.): *(4) Avaskuläre Nekrose:* Die Diagnose ist radiologisch zu stellen. Eine *vermehrte Dichte* wird oft nach 6, meist aber nach 12 Wochen erkennbar, doch verwechsle man dies nicht mit dem darauf projizierten Knöchel in der Seitaufnahme. Bei geschlossenen Verletzungen erfolgt immer eine Revaskularisation, die meist schon nach 8 Monaten gut fortgeschritten ist. (Kontrollieren Sie den Verlauf mit monatlichen Röntgenaufnahmen.) *Gewichtsbelastung vor der kompletten Revaskularisation wird wahrscheinlich zu einer betonten Abflachung der Talusrolle führen* (Abb.). Lokale Stützung und Physiotherapie werden nötig. Die Sekundärarthrose ist häufig und immer zu bedenken. Wegen ihrer Schlüsselposition kann eine avaskuläre Talusnekrose zur Arthrose von oberem und unterem Sprunggelenk sowie Chopart-Gelenk führen (oder zu einer Kombination dieser).

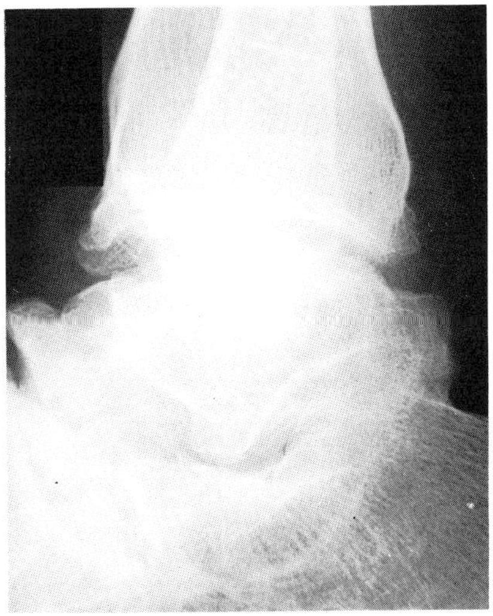

20. Komplikationen (Forts.): *(5) Arthrose:* Diese kann infolge einer avaskulären Nekrose oder einer Pseudarthrose entstehen. Wichtig ist, die beteiligten Gelenke zu bestimmen, was durch den Schmerzort sowie die klinischen und röntgenologischen Zeichen erleichtert wird. Manchmal hilft die Infiltration von Lokalanästhetika in die betroffenen Gelenke. Danach kann man zu einer geeigneten Arthrodese raten. (Sind alle 3 Gelenke betroffen, muß man sie allesamt versteifen – Tripelarthrodese.)

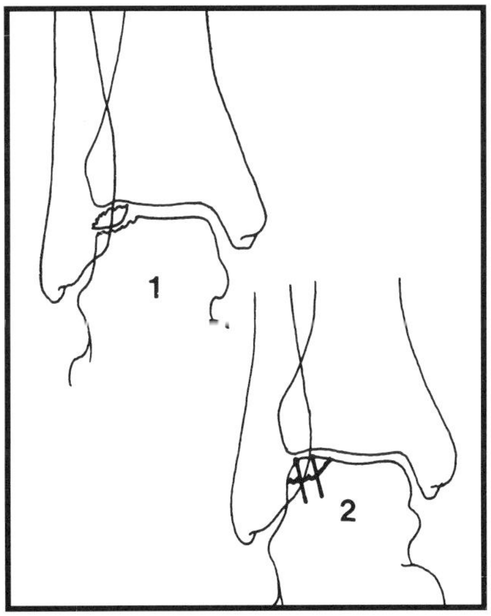

21. Weitere Talusverletzungen: Talusrollenfrakturen: Infolge einer Abscherverletzung kann ein Teil der Talusrolle ausbrechen: Manchmal verkehrt sich dabei das Fragment, was dann die knöcherne Heilung wirksam verhindert (1). Ein größeres Bruchstück sollte man dann reinserieren und sichern, z.B. mit Smillie-Nägeln (2), ein kleines dagegen resezieren. Danach ist ein 6wöchiger Gipsverband angeraten.

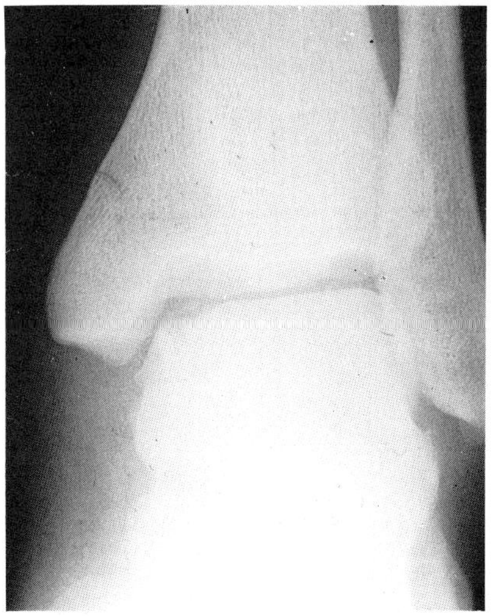

22. (2) Osteochondrosis dissecans tali: Diese kann als Folge einer nichtdislozierten Abscherfraktur entstehen, auch wenn anamnestisch oftmals kein Trauma angegeben wird. (Beachten Sie die Läsion an der Gelenkinnenseite.) Sind Schmerz und Schwellung erheblich, setzt man gewöhnlich zahlreiche Bohrlöcher an der Basis der Läsion, um die Revaskularistion anzuregen.

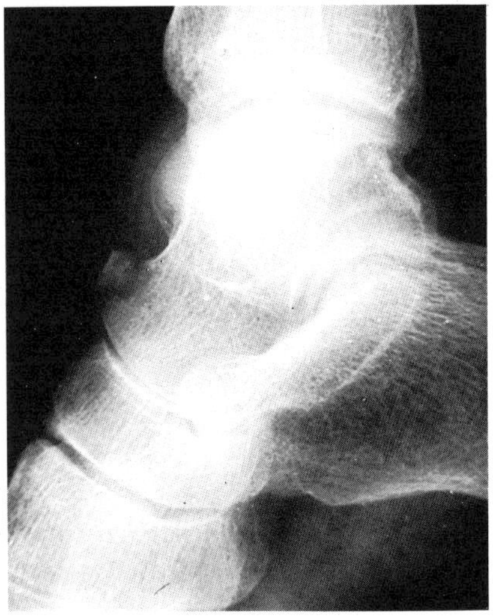

23. (3) Ausrißfrakturen: Kleinere Ausrißfrakturen des Sprungbeins können von Inversions-, Eversions-, Plantar- und selten von Dorsalflexionsverletzungen des Sprunggelenks herrühren – wenn Knochenspäne durch die Band- oder Kapselansätze herausgerissen werden. Diese Verletzungen erfordern nur symptomatische Behandlung (z.B. mit einem 2–4wöchigen Unterschenkelgehgips).

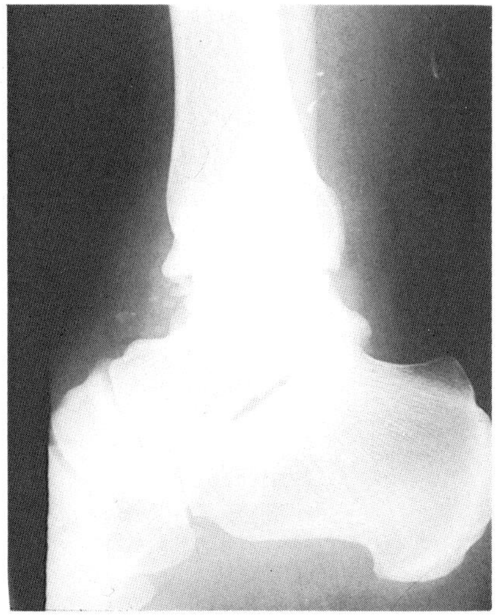

24. Fußballersprunggelenk: Eine wiederholte forcierte Plantarflexion kann zum Ausriß des vorderen Kapselansatzes des oberen Sprunggelenks mit anschließender Verkalkung im Hämatom führen. Dadurch entstehen Tibia- und Talusosteophyten und manchmal, wie hier, fleckförmige Verkalkungsbezirke im vorderen Kapselanteil (s. a. 337,92).

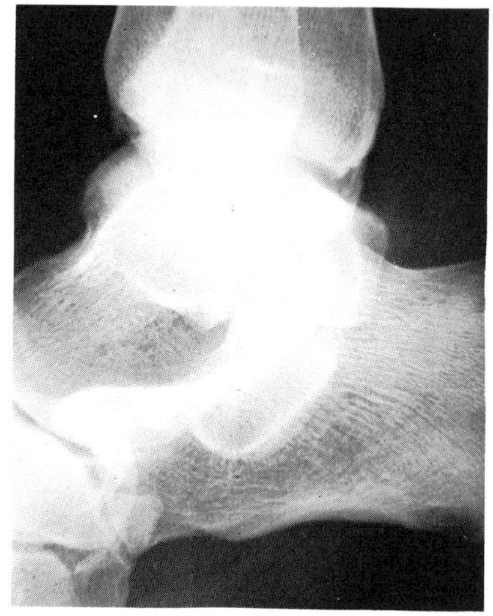

25. Frakturen des Taluskörpers: (1) Die obere Talusgelenkfläche kann durch die gleichen Mechanismen brechen, die auch Kompressionsfrakturen des Sprunggelenks verursachen. Senkrecht verlaufende Brüche ohne bedeutsame Störung des oberen oder unteren Sprunggelenks (Abb.) kann man wie Talushalsfrakturen vom Typ 1 behandeln. (2) Ist es zur Fragmentverschiebung gekommen, sollte man eine genaue Reposition mit Zugschraube vornehmen.

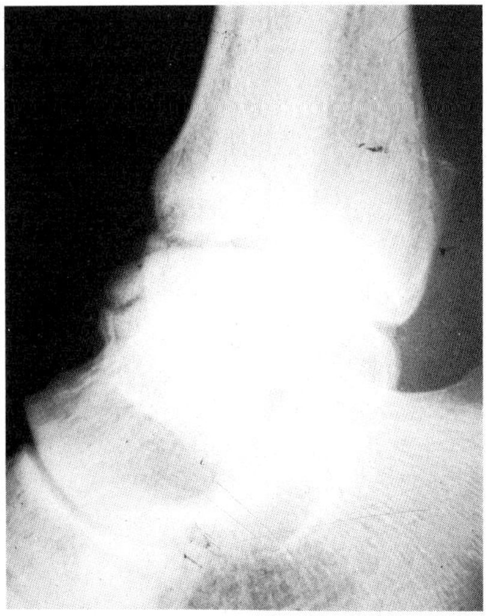

26. Taluskörperbrüche: (3) Oft besteht eine hochgradige Trümmerfraktur. Die konvexe Form des Talus kann abflachen und der Talus komprimiert werden, wenn er zwischen Tibia und Kalkaneus eingeklemmt wird. Solche Brüche können auch das untere Sprunggelenk erfassen – mit unterschiedlich schwerer Schädigung des Knorpelüberzugs im USG. Eine operative Rekonstruktion ist nur selten möglich.

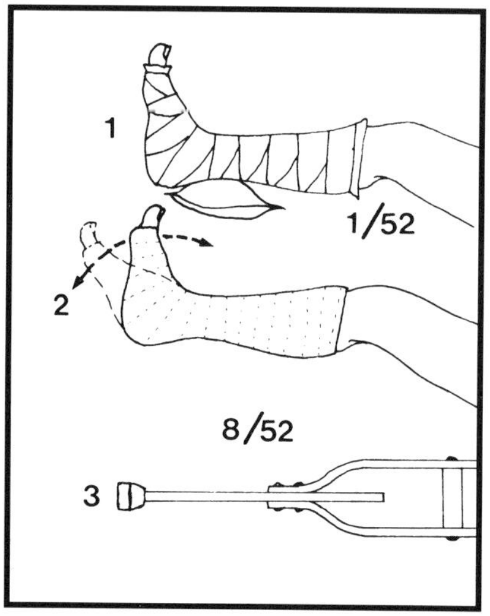

27. Behandlung: Folgende typische konservative Behandlung kann man wählen: (1) Anfangs Kompressionsverband und Hochlagerung. (2) Intensive aktive Übungen, sobald Schmerz und Schwellung dies erlauben. (3) Keine Gewichtsbelastung, bis die knöcherne Heilung gut fortgeschritten ist (ca. 8–10 Wochen). Fortbestehen von Schmerz und Funktionseinschränkung wären dann Indikation zur Sprunggelenkarthrodese.

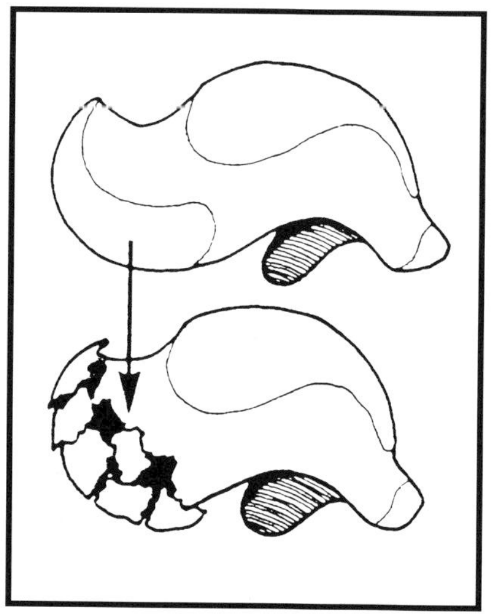

28. (6) Kompressionsfrakturen des Taluskopfes: Diese Frakturen sind selten und dann meist hochgradige Trümmerfrakturen, die für Rekonstruktionsversuche ungeeignet sind. Ziel sollte hier die frühe Mobilisation des Fußes sein – dazu kann man nach dem Behandlungsregime ähnlich 350,27 vorgehen.

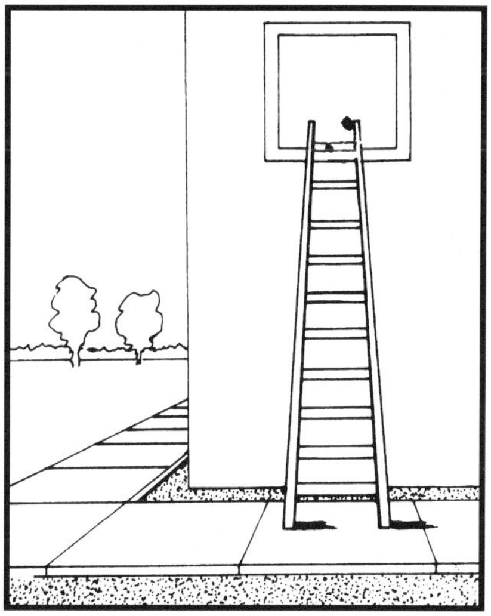

29. Kalkaneusfrakturen: Verletzungsmechanismen (1): Häufigste Ursache der Fersenbeinbrüche ist ein Sturz aus der Höhe auf die Hacken. Wichtige Faktoren sind Fallhöhe, Bodenbeschaffenheit und das Gewicht des Patienten. Häufig ist diese Verletzung bei Dachdeckern, Fensterreinigern und Hochbauarbeitern. Selten kann der Bruch einmal auch durch eine Kraft von unten her erfolgen (z.B. bei einer Explosion unter Deck auf einem Schiff).

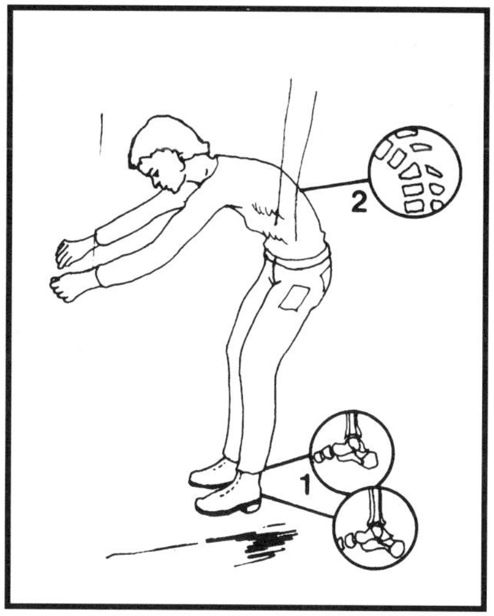

30. Verletzungsmechanismen (2): Berücksichtigt man die häufigsten Ursachen dieser Fraktur, dann ist es bei der Untersuchung eines Falls mit Verdacht auf Kalkaneusfraktur wichtig, daß man folgendes nicht übersieht: (1) Eine ähnliche Fraktur der Gegenseite; (2) eine Wirbelkörperkompressions(keil)fraktur. (5 % aller Fersenbeinbrüche sind von Frakturen des thorakolumbalen Übergangs begleitet.)

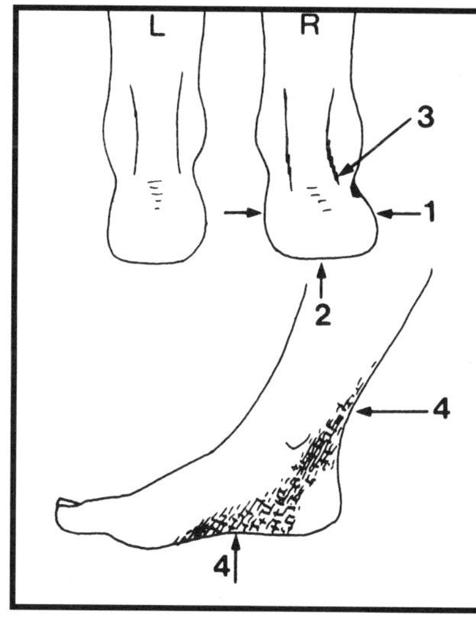

31. Klinisches Bild: Bei stärkeren Frakturen erscheint die Ferse von hinten her betrachtet (1) breiter, (2) verkürzt und flacher sowie (3) nach lateral in Valgusstellung abgeknickt. Oft bestehen eine straffe Fersenschwellung, betonte Schmerzhaftigkeit und später eine Unterblutung (4), die sich nach innen zur Fußsohle und nach oben zur Wade hin ausbreiten kann. Die Gewichtsbelastung ist meist, aber nicht immer, unmöglich.

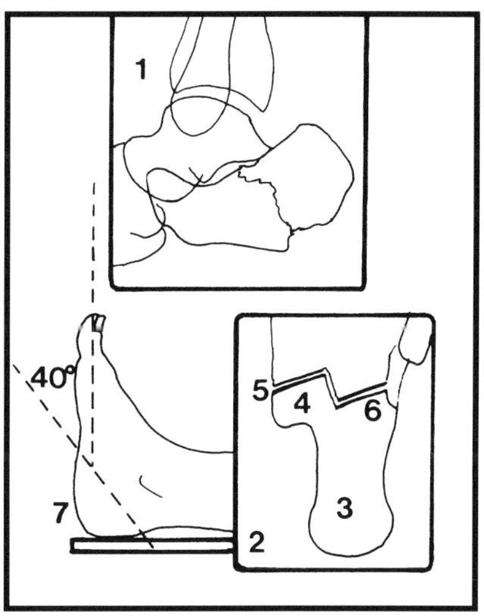

32. Röntgenaufnahmen (1): Wichtigste Aufnahme ist eine gut zentrierte und exakt belichtete Seitaufnahme (1). Die axiale Aufnahme (2) hilft bei der Darstellung des Fersenpfeilers (3), des Sustentaculum tali (4) und des vorderen (5) sowie des hinteren (6) Bereichs des unteren Sprunggelenks. Hierzu kippt man die Röhre um 40 ° gegenüber der Senkrechten nach kranial (7).

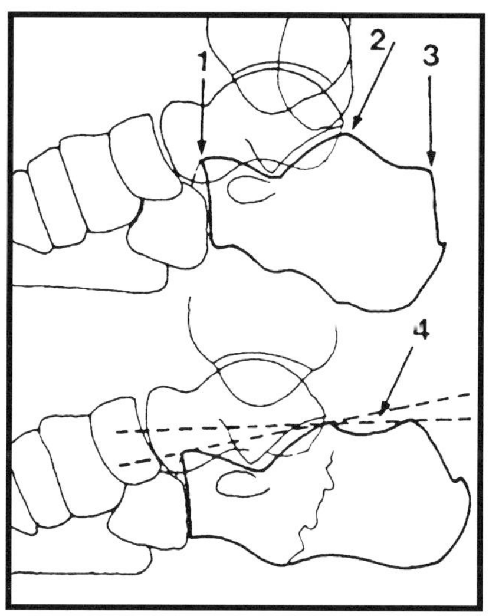

33. Röntgenaufnahmen (2): Man kann eine Linie vom vorderen Gelenkfortsatz des Fersenbeins (1) durch die hintere Gelenkfläche ziehen, die sich mit einer 2. Linie schneidet, die wiederum durch das obere Eck des Tuber calcanei zieht (3). Dieser *Tuber-Gelenk-Winkel nach Böhler* beträgt normalerweise ca. 40 °. Bei Brüchen, die die Fersenkontur abflachen, ist dieser Winkel dann kleiner (4).

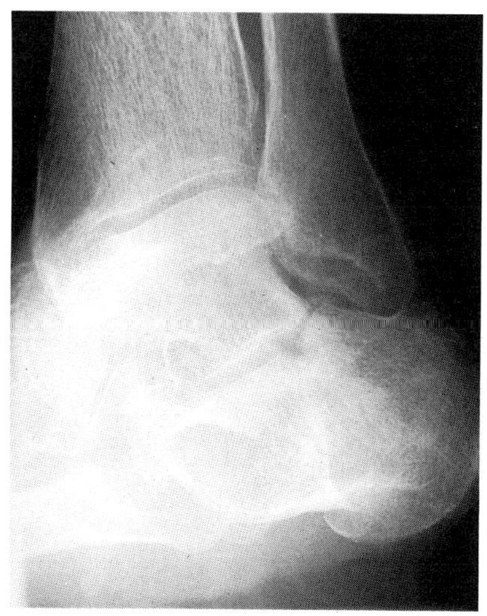

34. Röntgenaufnahmen (3): Verbleiben immer noch Zweifel, kann eine Schrägprojektion (nach Broden) weiterhelfen: Achten Sie in dieser Röntgenaufnahme auf die Konturunterbrechung der hinteren Gelenkfläche des Kalkaneus.

Bitte beachten Sie, daß bei der Abklärung einer Fersenbeinfraktur die Schlüsselfrage die ist, ob das untere Sprunggelenk mitbeteiligt ist. Nahezu koronar geführte CT-Bilder sind hierbei sehr nützlich (vgl. 355,54).

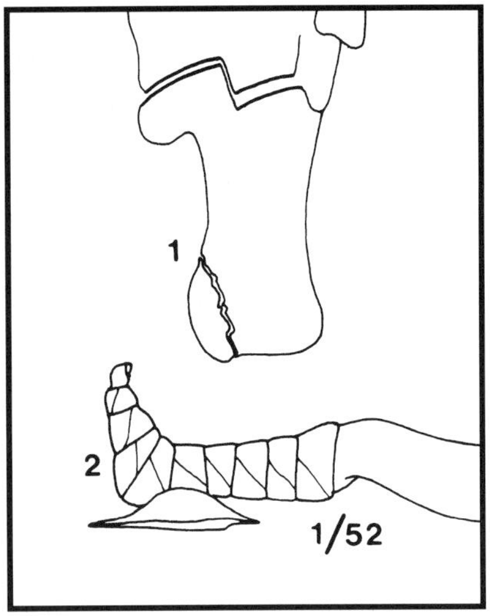

35. Typen der Ferseinbeinfraktur: Bislang wurden 7 häufige Brucharten beschrieben; diese sind hier grob nach der Rangfolge ihrer zunehmenden Komplexität geordnet: *I. Vertikalfraktur des Tuber calcanei:* Das untere Sprunggelenk ist unbeteiligt, die Prognose ausgezeichnet (1). Dennoch kann die Schwellung stark sein und sollte mit einer kräftigen Bandage über einer Watteschicht bei hochgelagerter Gliedmaße behandelt werden (2).

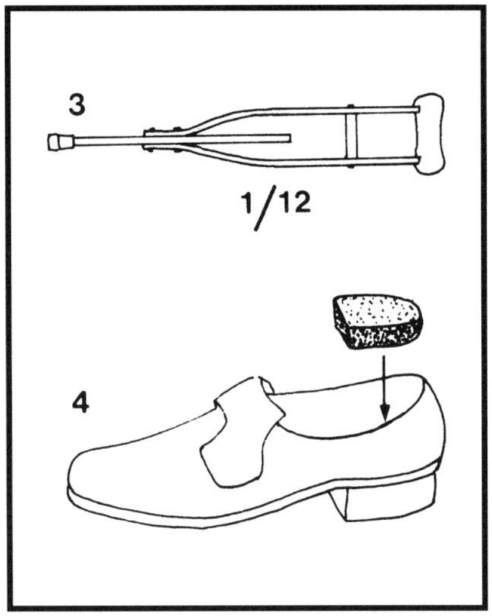

36. Vertikalfraktur (2): Die Gewichtsbelastung ist zwar unbedenklich, wird aber schmerzhaft sein, einige Wochen lang sind Krücken erforderlich; man kann diese weglassen, wenn der Schmerz nachläßt (3). Der Patient kann eine Kreppbandage oder eine ähnliche Stütze tragen, bis die Schwellung weicht. Jeder länger bestehende Fersenschmerz ist mit einer Gummipolsterung der Ferse kontrollierbar (4).

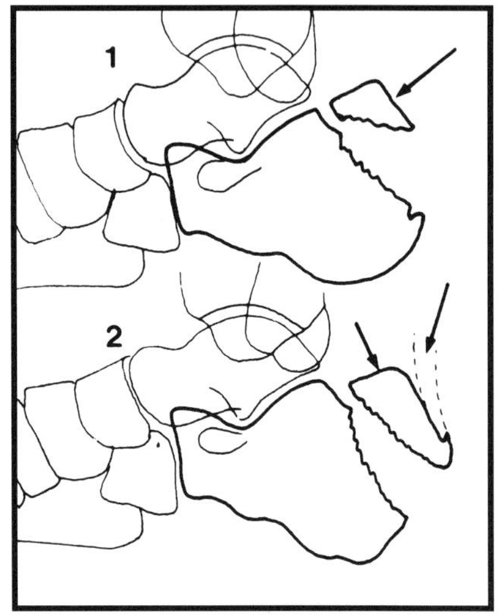

37. II. Horizontalfrakturen (1): Hier sind 2 Formen zu unterscheiden. (1) Die häufigere Verletzung beteiligt die hintere obere Fersenbeinecke ohne Störung des Achillessehnenansatzes: Meist wird diese durch ein umschriebenes Trauma verursacht (z.B. durch Schlag mit dem Fuß). (2) Die 2. ist eine Ausrißfraktur, die durch plötzliche Muskelanspannung ausgelöst wird.

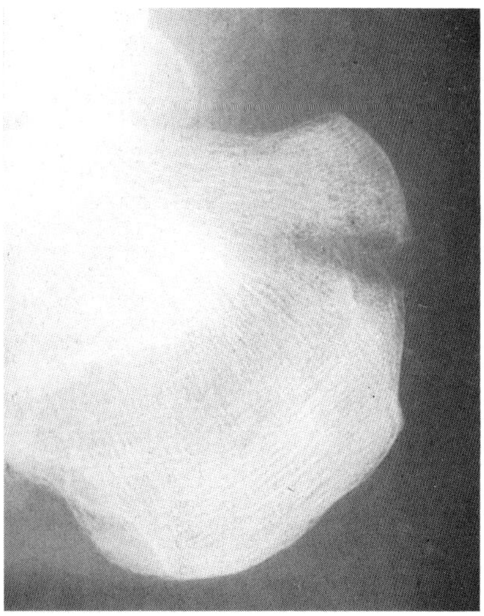

38. Horizontalfrakturen (2): Diagnose: Unterscheidung beider Brüche: (1) Achten Sie in der Röntgenaufnahme auf die Bruchhöhe (hier eine vom Typ 1). (2) Mustern Sie den Weichteilschatten in der Röntgenaufnahme, und suchen Sie nach einer nach oben retrahierten Achillessehne. (3) Palpieren Sie die Lücke zwischen dem Achillessehnenansatz und der Fersenspitze.

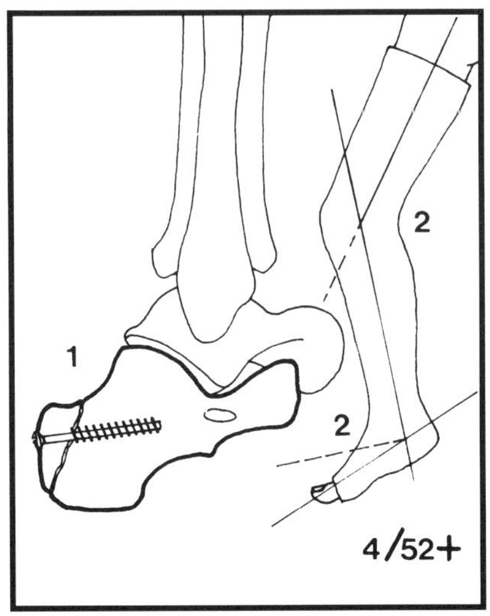

39. Behandlung (1): Handelt es sich um eine Ausrißfraktur (oder bestehen weiter Zweifel), so sollte man den Bruch offen reponieren und mit einer Schraube fixieren. (2) Um die Schraube von Zug zu entlasten, sollte man einen Oberschenkelgips in Knie- und Sprunggelenkbeugung anlegen. (3) Nach 4 Wochen kann man dann statt dessen bis zur knöchernen Heilung (nach ca. 8 Wochen) einen Unterschenkelgehgips anlegen.

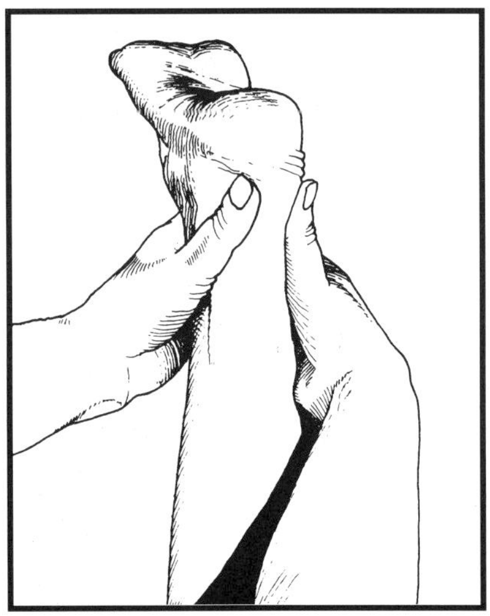

40. Behandlung (2): Handelt es sich nicht um eine Ausrißfraktur, sollte man sie bei stärkerer Dislokation reponieren. Eine mäßige verbleibende Verschiebung kann man meist mit einiger Sicherheit hinnehmen. (2) Danach kann man einen gepolsterten Unterschenkelgips anlegen, und der Patienten kann für die ersten Wochen Krücken verwenden. (3) Dann ist nur noch für weitere 5 Wochen ein Unterschenkelgehgips erforderlich.

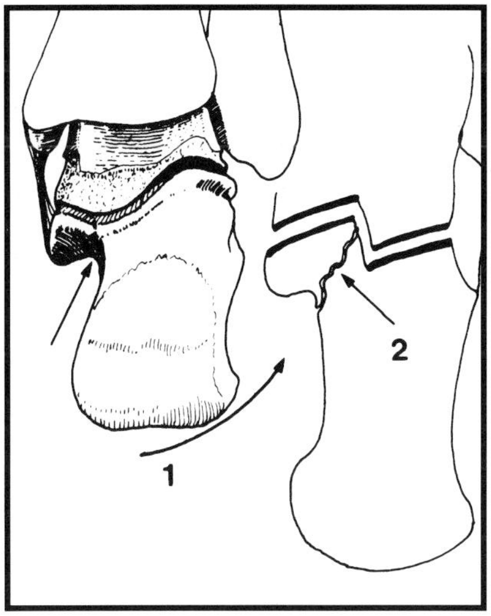

41. III. Frakturen des Sustentaculum tali (1): Diese Brüche rühren von Eversionstraumen her (Avulsion). (1). Am deutlichsten erkennt man sie in der axialen Aufnahme; man kann sie in der Tat übersehen, wenn man diese Aufnahme nicht macht oder nicht sorgfältig mustert. (2). Die Verschiebung ist in der Regel gering und eine bliebende Behinderung selten.

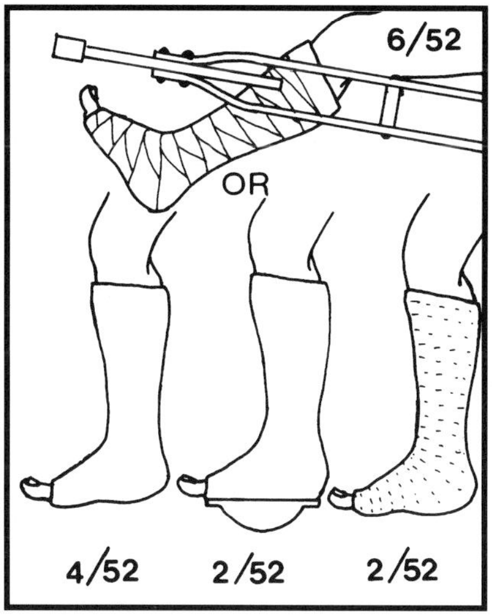

42. Sustentaculum tali (2): *Behandlung:* Nach 6 Wochen ist die Bruchheilung meist schon gut fortgeschritten. Davor kann man folgende Behandlungen anwenden: (a) Kreppbandage über einem Wattedruckverband und Weglassen der Gewichtbelastung mit Hilfe von Krücken für 6 Wochen oder (b) ein gepolsterter Unterschenkelgips und anfangs Krücken sowie danach ein Ferseneinsatz; nach 6 Wochen ist Strumpfbandage für weitere 2 Wochen.

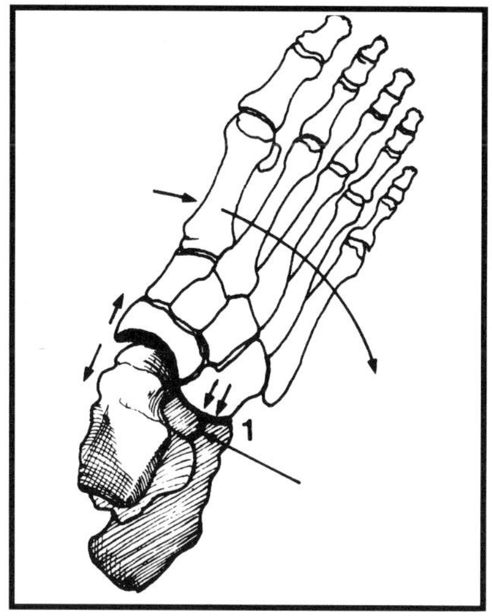

43. IV. Vordere Kalkaneusfrakturen (1): Diese Fraktur betrifft den Vorderteil des Fersenbeins mit seiner Gelenkfläche zum Würfelbein. Sie entstehen durch: (1) forcierte Vorfußadduktion, bei der das Kuboid gegen das Fersenbein schlägt; (2) durch forcierte Inversionsverletzungen, die den gleichen Effekt haben; (3) als Teil einer Luxation des Chopart-Gelenks.

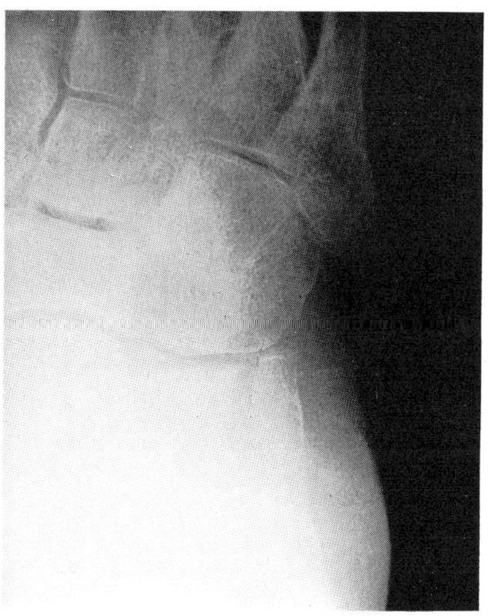

44. Vordere Kalkaneusfrakturen: *Behandlung:* (1) Besteht keine wesentliche Kompression oder Verkürzung des Fersenbeins (wie bei der hier gezeigten Vertikalfraktur), dan kann man diese Brüche konservativ nach den Richtlinien bei den Frakturen des Sustentaculum tali (353,42) behandeln. (2) Bei Instabilitätszeichen im Chopart-Gelenk behandelt man diese wie Luxationen des Chopart-Gelenks.

45. (3) Ist das Fersenbein verkürzt, kann der Mechanismus des Chopart-Gelenks ernsthaft gestört sein, was möglicherweise zu Schmerz, Bewegungseinschränkung und Arthrose führt. Ist der Patient älter, oder hat er multiple Verletzungen erlitten, dann kann man diese Risiken in kauf nehmen und die Verletzung auch konservativ behandeln. In einigen anderen Fällen ist es auch möglich, eine Operation durchzuführen und eine Knochenspanverpflanzung mit Auffüllung der gesinterten Gelenkfragmente vorzunehmen; dies wird die Funktion des Chopart-Gelenks verbessern und die Risiken der Sekundärarthrose senken.

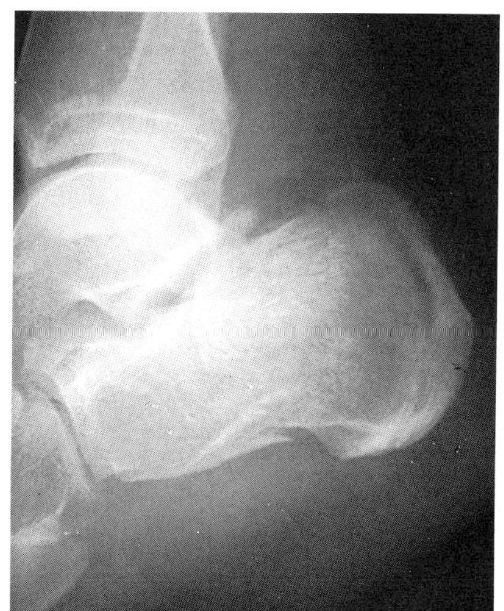

46. V. Fersenbeinkörperbrüche bei intaktem unteren Sprunggelenk (1): Die Bruchlinie verläuft dicht hinter dem hinteren Talokalkanealgelenkanteil. Häufig ist der Böhler-Winkel verringert; in diesem Fall (Abb.) kann dann eine abgeflachte Fersenkontur zu sehr beschwerlichen umschriebenen und bleibenden Schmerzen führen.

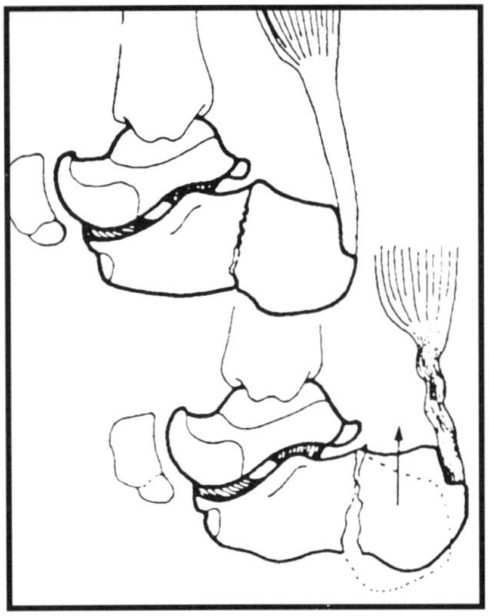

47. Fersenbeinkörperbrüche (2): Durch die Proximalverschiebung des Fersenbeinanteils, der den Achillessehnenansatz trägt, kommt es zur Erschlaffung der Wadenmuskulatur und damit zur geschwächten Plantarflexion im Sprunggelenk sowie einem geschwächten Abfedern beim Gehen. Diese Erschlaffung gibt sich eventuell, doch wird die Erholung durch eine *länger dauernde Physiotherapie* in Form von Wadenmuskelwiderstandsübungen erleichtert.

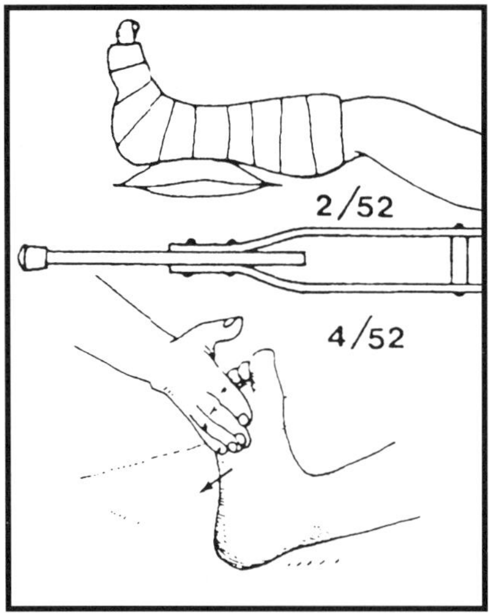

48. Fersenbeinkörperbrüche (3): Behandlung (1): Bei geringer Verschiebung kann man durch konservative Behandlung nach folgenden Regeln gute Ergebnisse erzielen. (a) Druckbandagen, Hochlagern und Analgetika über 2 Wochen; (b) Krücken, bis eine abgestufte Gewichtsbelastung nach 6 Wochen einsetzen kann; (c) isometrische Wadenübungen, sobald der Schmerz es erlaubt, und eine andauernde Physiotherapie bis zur maximalen Erholung.

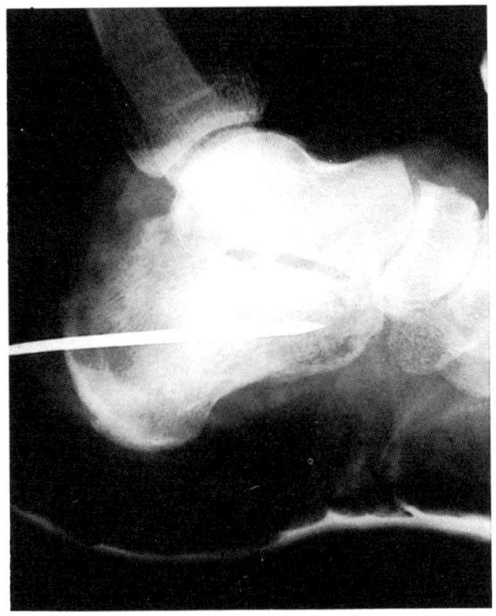

49. Fersenbeinkörperbrüche (4): Behandlung (2): Stärker dislozierte Brüche kann man ähnlich behandeln oder aber versuchen, das Fersenfragment zu reponieren. Man kann über einen lateralen Zugang reponieren und die Fragmente mit Schrauben oder einer Rekonstruktionsplatte fixieren. Alternativ kann man einen Gissane-Nagel in die Ferse einschlagen, die dann nach außen gehebelt wird. Der Nagel wird in einen Gipsschuh inkorporiert, der die Reposition bewahrt, dabei aber noch Sprunggelenkbewegungen erlaubt.

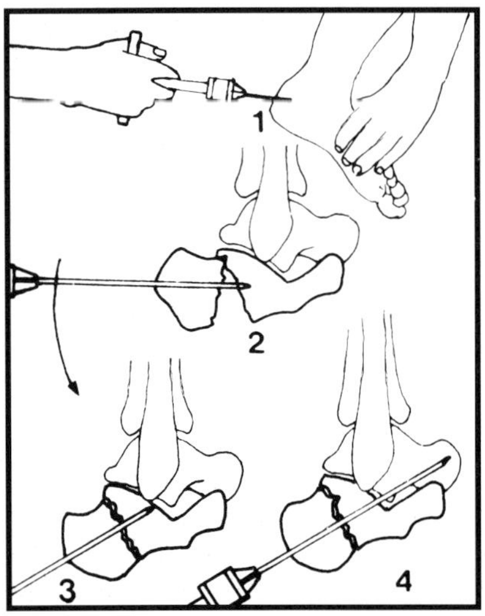

50. Fersenbeinkörperbrüche (5): Behandlung (3): Ist kein geeigeneter Nagel verfügbar, dann kann man auch einen großkalibrigen Steinmann-Nagel verwenden (Bildverstärker sehr nützlich). Der Nagel sollte etwas lateral an der Ferse ansetzen (1). Dann spießt man das Fersenfragment auf (2) und hebelt es nach unten (3). Falls erforderlich, darf der Nagel auch durch den Sinus tarsi in den Taluskopf getrieben werden (er folgt dabei der Achse des unteren Sprunggelenks) (4).

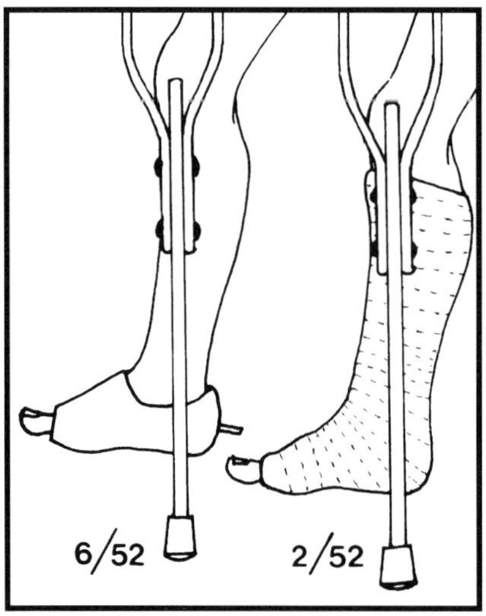

51. Fersenbeinkörperbrüche (6): Behandlung (4): Gipsschuh und Nagel kann man nach 6 Wochen entfernen und dann 2 Wochen lang ohne Gewichtsbelastung üben lassen, bis der Patient voll belasten kann. Eine Stichkanalinfektion ist häufig; bei ersten Anzeichen hierfür entferne man den Nagel und behandle antibiotisch. Wegen dieses Risikos wähle man diese Behandlung nicht, wenn die periphere Durchblutungsqualität zweifelhaft ist.

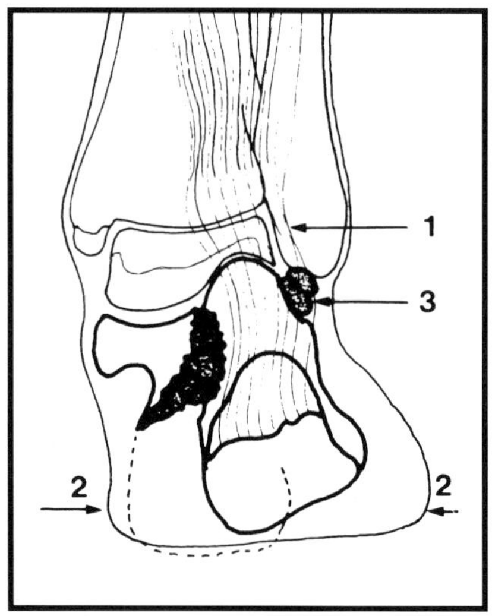

52. Kalkaneusfrakturen mit Lateralverschiebung und Beteiligung des unteren Sprunggelenks (1): Eine Seitverschiebung des Hauptfragments kann verursachen: (1) eine Wadenstörung und örtlichen Fersenschmerz wie oben beschrieben; (2) eine Fersenverbreiterung, die unansehnlich sein und ein besonderes Schuhwerk erfordern kann; (3) Folgesymptome seitens des Außenknöchels oder einer Peronäussehnenquetschung.

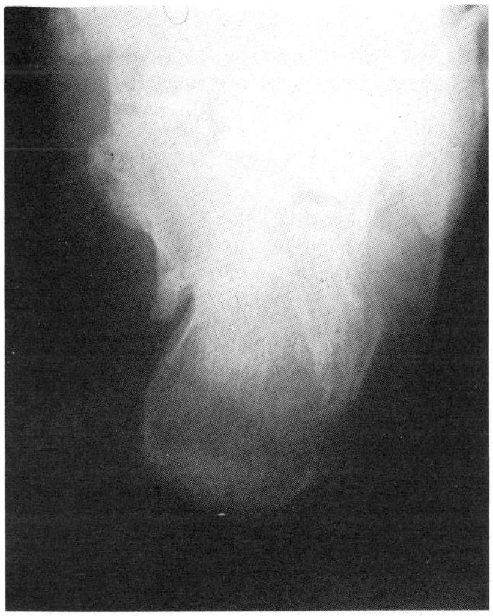

53. Beteiligung des unteren Sprunggelenks (2): (4) Eine Unterbrechung des Subtalargelenks ist oft in der halbaxialen Aufnahme am besten sichtbar; es kann eine tiefe Impression des hinteren Anteils außenseitig vorliegen, die zu bindegewebigen Adhäsionen und eingeschränkter Inversions-/Eversionsbewegung führen kann. (5) Eine Sekundärarthrose ist extrem häufig und führt zu dauerhaftem Schmerz und Gangunsicherheit. Die zusätzliche Höhenangst kann zu Verlust des Arbeitsplatzes und Alkoholismus führen.

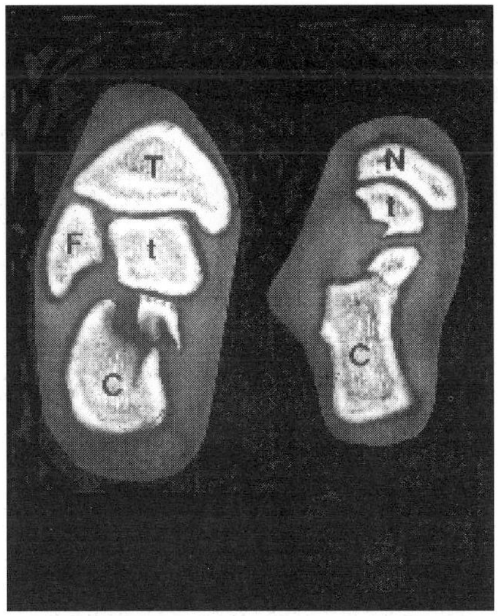

54. Beteiligung des unteren Sprunggelenks (3): Man kann die CT zur Bestimmung, wie sehr das untere Sprunggelenk beteiligt ist, einsetzen. Weit dorsale Schnitte (links) zeigen Tibia (T), Fibula (F), Talus (t) und Kalkaneus (C). Die Abb. zeigt ein disloziertes Kalkaneusfragment mit Beteiligung des unteren Sprunggelenks. Weiter ventral gesetzte Schnitte (rechts) können Taluskopf und Kahnbein (N) darstellen. (Abb.: Fraktur mit Erfassung des Sustentaculum tali und des Talonavikulargelenks.)

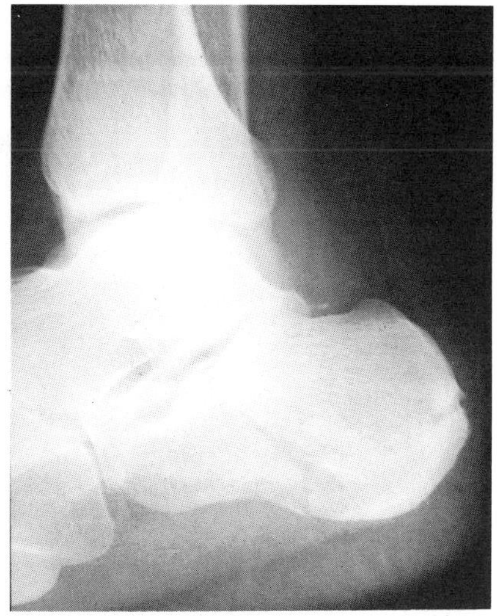

55. Beteiligung des unteren Sprunggelenks (4): Behandlung (1): (a) Ist die Deformität stark (Abb.) *oder* die periphere Durchblutung schlecht *oder* der Patient älter, dann versorge man die Fraktur konservativ nach den Regeln von 354,48. (b) In anderen Fällen kann man auch konservativ behandeln; hier ist zwar die Morbiditätsrate hoch, doch sind die Ergebnisse einer aktiveren Therapie durchaus unsicher.

Dennoch kann man folgende andere Behandlungen erwägen: (1) Drahtreposition der größeren Fragmente (wie in 354,49 u. 50). (2) *Zusätzlich* kann man versuchen, alle imprimierten Segmente über einen dorsolateralen Zugang anzuheben. Nötigenfalls muß man eingesunkene Gelenkanteile mit Knochenspänen unterfüttern, um ihre Stellung zu erhalten.

Behandlung nach knöcherner Heilung: (a) Man führe Physio- und Beschäftigungstherapie fort, bis kein Zugewinn mehr zu erreichen ist. (b) Schmerzen unter der Ferse behandle man mit einem Fersenpolster. (c) Eine verbreiterte Ferse kann orthopädisches Schuhwerk erfordern. (d) Impingement-Zeichen mit scharf umschriebenem Schmerz und Druckempfindlichkeit unterhalb des Außenknöchels können auf lokale Eingriffe ansprechen (Exostosenabtragung und Befreiung der Peronäussehnen).

(e) Anhaltender Schmerz und Humpeln, wahrscheinlich durch die Sekundärarthrose des unteren Sprunggelenks, erfordern eine sorgsame Abklärung. Die Symptome sollten nach dem Unfall *mindestens* 6–9 Monate persistieren und nicht auf Physiotherapie ansprechen, bevor man überhaupt zu operativen Maßnahmen schreitet. Man vergleiche die aktuellen Röntgenaufnahmen mit denen des Unfalltags, um die Beteiligung des unteren Sprunggelenks zu bestätigen und das Kalkaneokuboidgelenk zu beurteilen.

Ist das untere Sprunggelenk mitbetroffen, so ist dessen Arthrodese anzuraten. Ist auch das Kalkaneokuboidgelenk beteiligt, wird die Tripelarthrodese erforderlich (Fusion von unterem Sprunggelenk, Art. calcaneocuboidea und Art. talonavicularis).

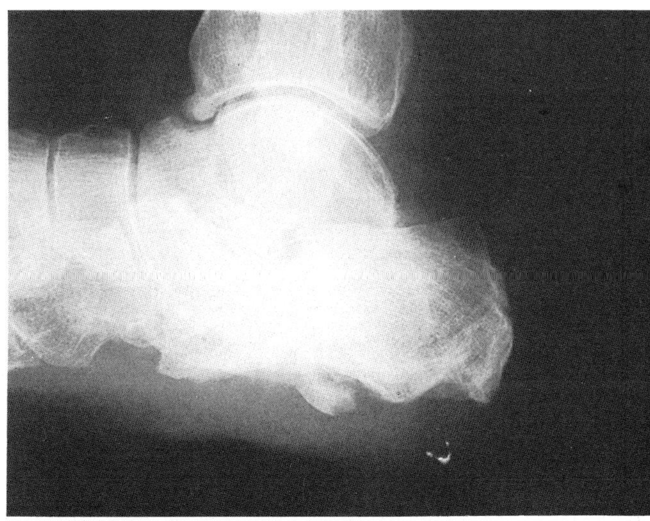

56. Zentrale Quetschungsfrakturen: In den schwersten Fällen von Fersenbeinbrüchen wird der Talus wie ein Keil in den zentralen Teil des Kalkaneus eingetrieben und bedingt eine hochgradige Trümmerfraktur mit Sprengung des subtalaren und kalkaneokuboidalen Gelenks. (Beachten Sie bei der hier dargestellten knöchern geheilten Fraktur die Veränderung der Art. calcaneocuboidea und des Chopart-Gelenks.) Meist ist die chirurgische Rekonstruktion unmöglich, und Komplikationen sind häufig. Dennoch entwickeln sich eine Anzahl dieser Fälle recht gut, ohne eine spätere Fusion zu erfordern, wenn sie vollständig konservativ oder mit Drahtspickung behandelt werden.

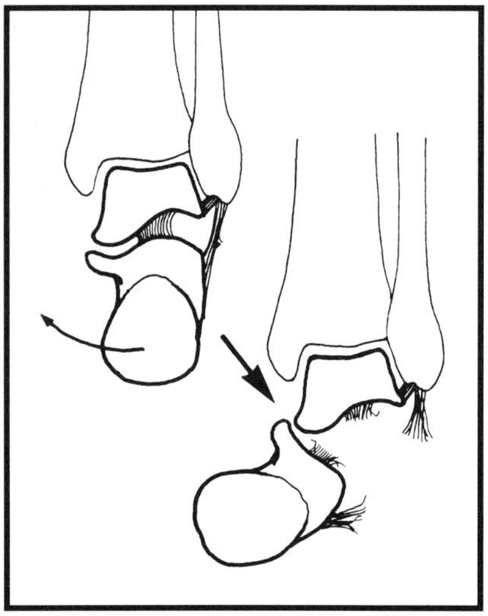

57. Peritalare Luxation: Pathogenese (1): Eine forcierte Inversion des Fußes in Plantarflexion belastet das Außenband des Sprunggelenks und das Lig. calcaneonaviculare. Wenn dieses letztere kräftige Band reißt, verbleibt der Talus in der Sprunggelenkgabel, und es kommt so zur subtalaren Luxation.

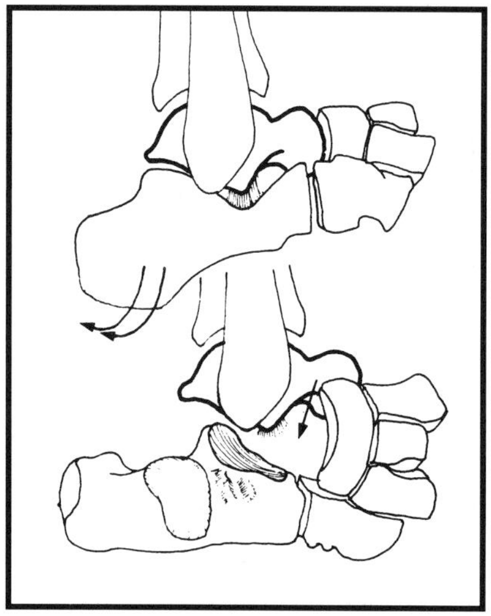

58. Pathogenese (2): Der Vorfuß bleibt mit dem Fersenbein zusammen, und die Art. talonavicularis luxiert: Da der Talus in situ verbleibt, wird diese Verletzung oft als peritalare Luxation beschrieben. Sie kann von Knöchelfrakturen begleitet sein. Der Talus geht, von seinen Bandverbindungen gelöst, in Plantarflexion (dies ist auch die Stellung, in der der Fuß während der ersten Repositionsphasen zu halten ist).

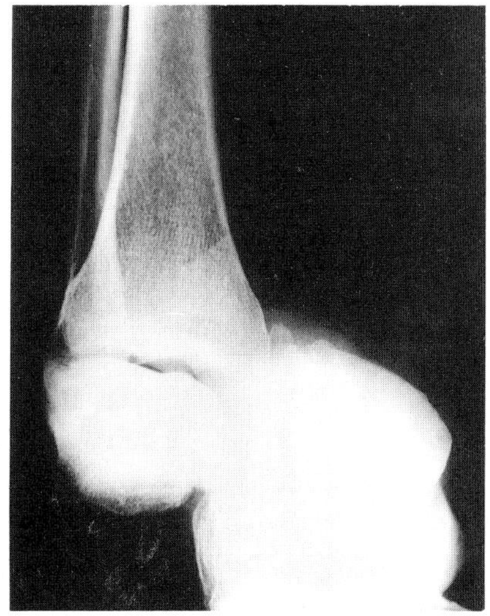

59. Diagnose: Diese Diagnose kann man bereits klinisch vermuten, man sichert sie aber immer durch Röntgenaufnahmen. Beachten Sie in diesem Beispiel, wie der Talus seine normalen Lagebeziehungen zu Tibia und Fibula bewahrt hat (etwas verschleiert durch die leichte Schrägprojektion dieser Aufnahme). Beachten Sie auch, daß eine avaskuläre Nekrose des Talus hier nicht vorkommt, aber eine späte subtalare Arthrose häufig ist.

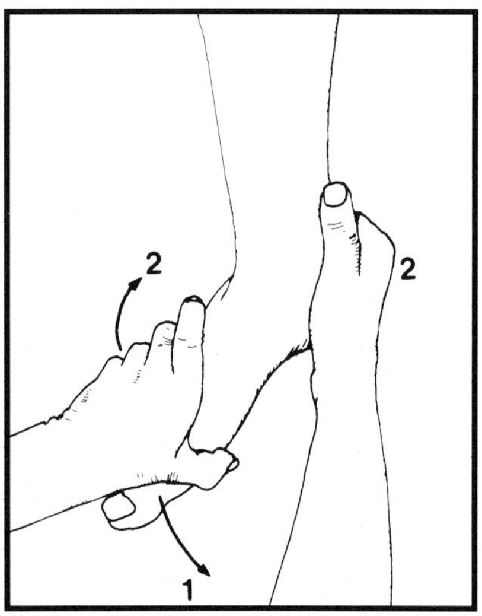

60. Behandlung (1): Die Reposition ist meist leicht und gelingt in Vollnarkose. (1) Plantarflektieren Sie den Fuß. (2) Fassen Sie Ferse und Vorfuß, üben Sie geringen Zug aus, und schwenken Sie den Fuß in Eversionsstellung. (3) Legen Sie danach einen gepolsterten Unterschenkelgips an, wobei das Sprunggelenk rechtwinklig und der Fuß in leichter Eversion stehen.

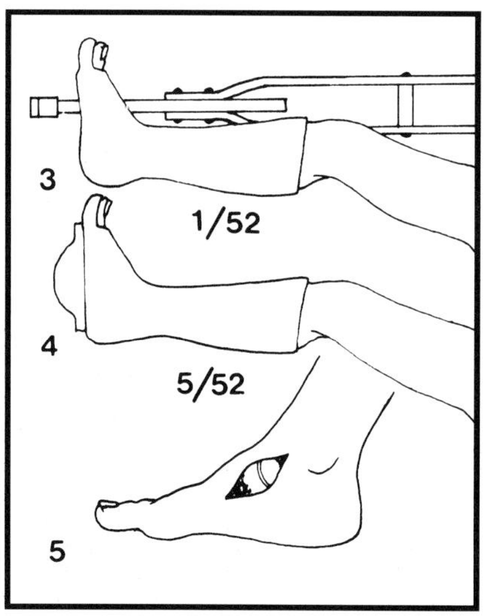

61. Behandlung (2): (4) Nach einer Woche kann man einen Gehgips anlegen und weitere 5 Wochen belassen.
Die offene Reposition ist nötig, wenn die manuelle Reposition mißlingt; zuerst sollte man die Art. talonavicularis freilegen (5), da die Schwierigkeit meist darin besteht, daß sich das Gelenk in einer Art „Knopflochmechanismus" verfangen hat. Die Instabilität kann man mit Kirschner-Drähten kontrollieren.

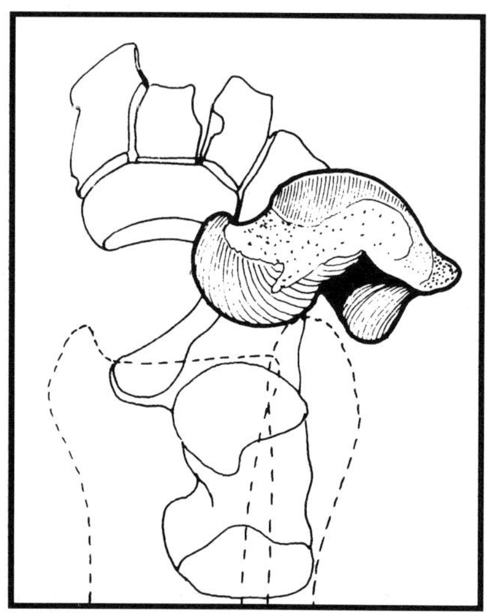

62. Komplette Talusluxation: Pathogenese: Bei einer stärkeren Gewalteinwirkung als in 356,57 reißen alle Befestigungsbänder des Talus vollständig. Der Talus springt aus der Sprunggelenksgabel heraus und kommt unter der Haut an der Fußaußenseite zu liegen. Der Taluskopf zeigt nach medial, seine Gelenkfläche mit dem Kalkaneus nach hinten. (Sehr seltene Eversionsverletzungen können auch zu einer Luxation des Talus nach medial führen.)

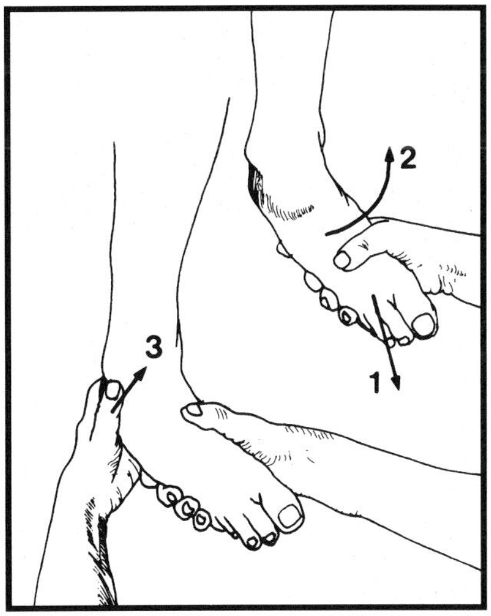

63. Behandlung (1): Die manuelle Reposition sollte man in Vollnarkose versuchen. Auf keinen Fall darf man dies verzögern, weil immer wegen der stark über dem Talus gespannten Haut das Risiko einer Hautnekrose besteht. Folgende Technik kann man anwenden: (1) Plantarflektieren Sie den Fuß; (2) drehen Sie ihn stark nach innen; (3) den lateral liegenden hinteren Talusanteil drückt man dann kräftig nach innen und hinten.

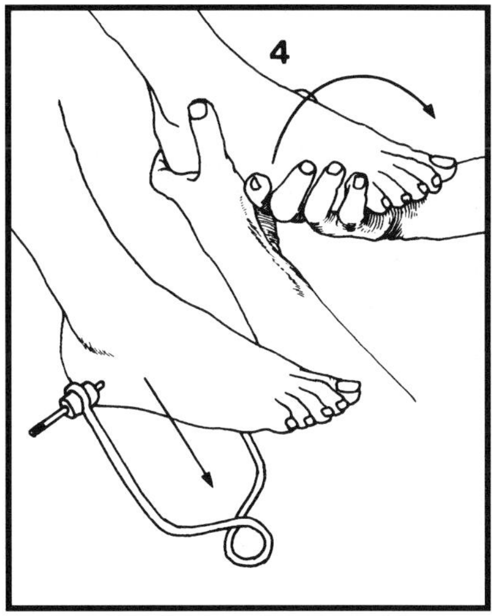

64. Behandlung (2): (4) Fängt der Talus an, sich dorthin zu bewegen, dann dreht man den Fuß nach außen.
Bei Mißlingen schlägt man einen Steinmann-Nagel in den Kalkaneus ein, der dann vorläufig Zug ausübt und die Inversion kontrolliert. Gelegentlich kann auch eine offene Reposition erforderlich werden. (5) Anschließend lege man einen gepolsterten Gips an. Eine avaskuläre Nekrose ist nahezu unvermeidlich. (Weitere Pflege wie bei S. 349,19).

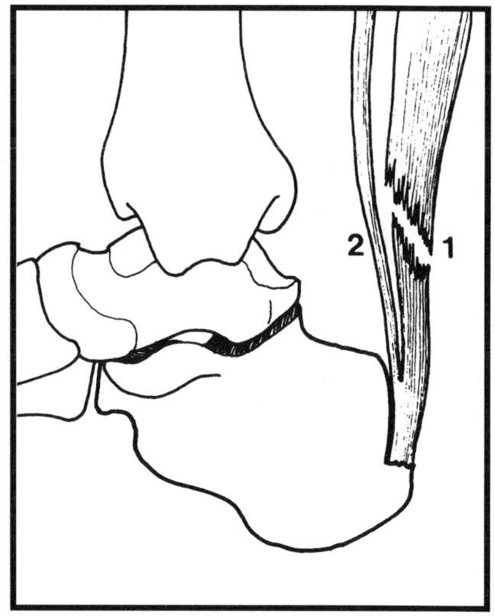

65. Akuter Achillessehnenriß: Der Riß kann auf eine plötzliche Muskelanspannung hin erfolgen (z.B. Sprung oder Sprint). Besonders häufig ist dies im mittleren Lebensalter bei Einsetzen degenerativer Veränderungen der Sehne. Lokale Steroidinjektionen können dies auch provozieren. Meist reißt die Sehne 4–8 cm über ihrem Ansatz: Der Riß ist vollständig (1), die kleine Plantarissehne bleibt verschont (2). Plötzlicher Schmerz, Gehschwierigkeiten, Probleme, auf den Zehen zu stehen.

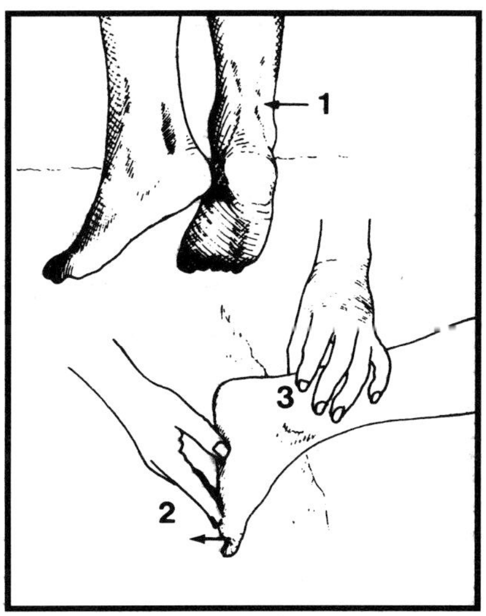

66. Diagnose: Vorgeschichte und Alter des Patienten geben Hinweise. Klinisch können bestehen: (1) Eine sichtbare Lücke in der Sehne; (2) geschwächte Plantarflexion gegen Widerstand; (3) mangelnde „Festigkeit" beim beiderseitigen Druck an der Rißstelle, wenn der Fuß gegen Widerstand plantarflektiert wird. Weichteilaufnahmen können eine unterbrochene Kontinuität in der Seitprojektion nachweisen.

67. Behandlung: Sowohl operative als auch konservative Maßnahmen haben jeweils Vorteile, keine bietet jedoch Freiheit von Komplikationen, wie dazu zählen wiederholte Ruptur, geschwächte Plantarflexion, eingesteiftes Sprunggelenk, schlechte Wundheilung (manchmal über viele Monate hinweg) und tiefe Beinvenenthrombose.
Konservative Therapie: Diese wird oft bei allen Fällen innerhalb der ersten 48 Stunden angeraten, eignet sich aber besonders für ältere, gebrechlichePatienten oder für solche mit hohem Narkoserisiko. Behandlungsziel ist, den Fuß in Plantarflexion zu halten, damit sich die Sehnenenden einander annähern können und auch bis zur Heilung beieinander bleiben. Man legt bei um 45 ° gebeugtem Knie und plantarflektiertem Sprunggelenk einen langen Oberschenkelgips an und beläßt diesen 4 Wochen. Dann wechselt man auf einen Unterschenkelgips und hält das Sprunggelenk weiter in Plantarflexion. Weitere 4 Wochen später kann man den Gips abnehmen, die Gewichtsbelastung erlauben und mit der Physiotherapie beginnen, um Gang und Wadenmuskeln zu stärken.
Operative Behandlung: Diese gibt die zufriedenstellendsten Ergebnisse, wenn sich Diagnose oder Initialbehandlung um eine Woche oder länger verzögerten. Oft ist sie auch bei jungen sportlichen Patienten anzuraten. Man erreicht die Sehne über einen Längsschnitt leicht lateral der Mittellinie. Ratsam sind hierfür Vollnarkose, ein Tourniquet und Bauchlage des Patienten. Man sieht, wie die Enden der gerissenen Sehne bei Plantarflexion sich einander annähern, eine Stellung, die man bei der Naht auch aufrecht erhält. Man kann resorbierbare, nichtresorbierbare oder Bunnell-Nähte verwenden, die alle ihre Fürsprecher haben und wirksam sind, doch sind die hier so häufigen Wundheilungsstörungen zusätzliches Argument für die absorbierbaren Nahtmaterialien. Man kann auch Fascia lata nehmen, wenn die Sehne stark aufgefasert ist. Nach Wundverschluß legt man einen Oberschenkelgips bei gebeugtem Knie und plantarflektiertem Sprunggelenk an. Nach 3 Wochen kann man die Hautfäden ziehen und für weitere 3 Wochen einen Unterschenkelgips mit neutraler Sprunggelenkposition anlegen. Sezernierende Wunden behandelt man geduldig nach den geltenden Regeln; sie bedürfen nur selten einer Hautverpflanzung.

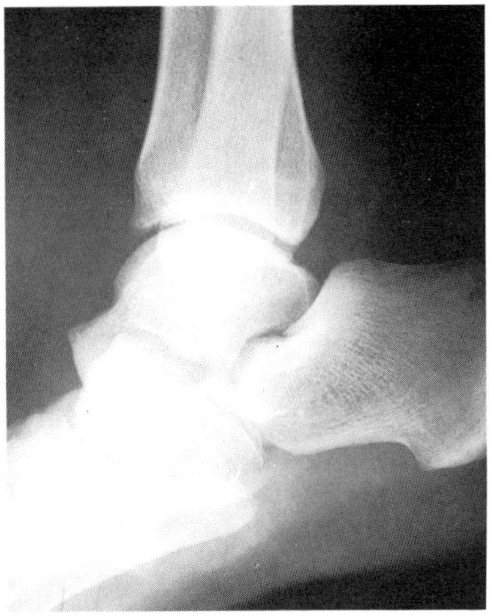

68. Luxationen im Chopart-Gelenk (1): Eine Luxation des talonavikularen Anteils des Chopart-Gelenks kann Luxationen im unteren Sprunggelenk begleiten. Der Mechanismus bei der Inversion wurde bereits beschrieben (356,58). Wie hier gezeigt, kann das Subtalargelenk spontan (inkomplett) reponieren, so daß die Luxation in der Art. talonavicularis das Hauptmerkmal bleibt.

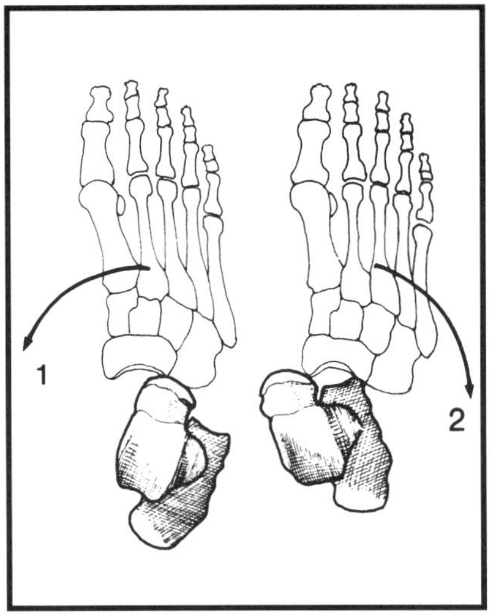

69. Luxationen im Chopart-Gelenk (2): Das Chopart-Gelenk liegt zwischen dem Talus und dem Kalkaneus hinten und dem Würfelbein vorn. *Beide* Kompartimente des Gelenks können aufgesprengt werden durch: (1) Adduktions- und (2) Abbduktionskräfte, die auf den Vorfuß einwirken.

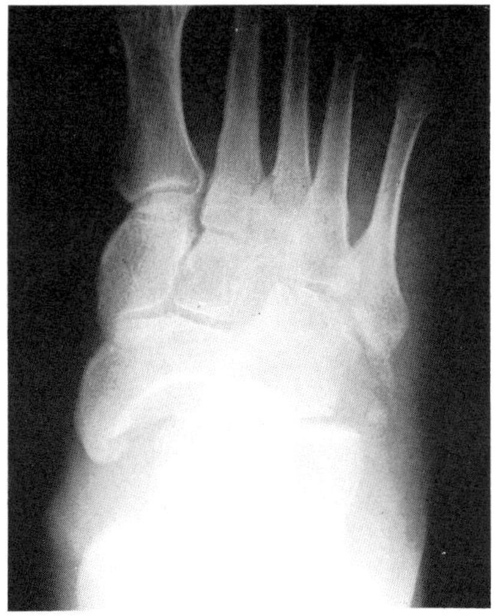

70. Luxationen im Chopart-Gelenk (3): Wie viele andere Luxationen auch, so gehen Adduktions- oder Abduktionsluxationen des Chopart-Gelenks mit Bänderrissen oder kleinen Ausrißfrakturen einher, wobei aber Talus, Kalkaneus, Kahn- und Würfelbein einer größeren Fraktur entgehen können (Abb.: Abduktionsluxation des Chopart-Gelenks mit einer kleinen Ausrißfraktur des Kuboids).

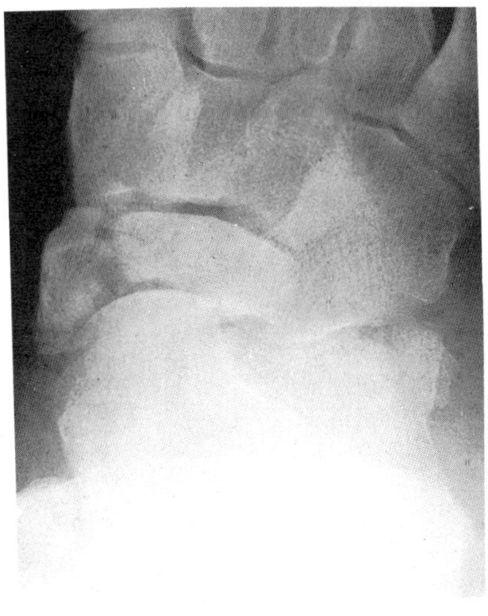

71. Luxationen im Chopart-Gelenk (4): Andererseits kann eine solche Luxation auch mit dem Bruch eines jeden am Gelenk beteiligten Knochens einhergehen. Am häufigsten ist dann das Kahnbein betroffen. (Abb.: Luxation vom Abduktionstyp mit Frakturen von Kahn- und Würfelbein.) In diesem Fall werden die Reposition eher instabil und arthrotische Folgeveränderungen häufiger sein.

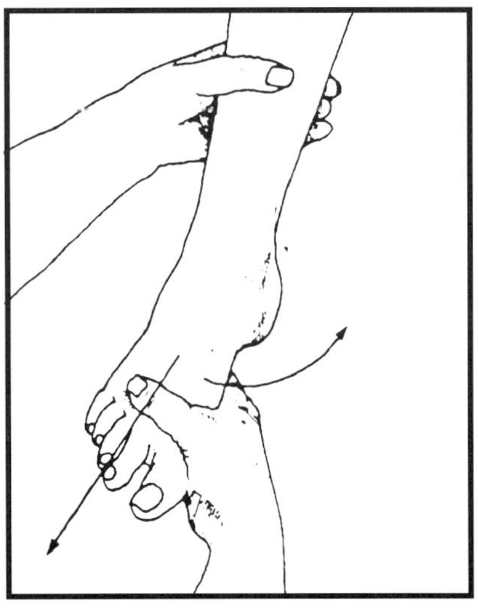

72. Behandlung: (1) In Vollnarkose zieht man am Vorfuß. (2) Unter weiterem Zug wird der Vorfuß mit dem Rückfuß in achsengerechte Stellung gebracht (hier dargestellt für eine Abduktionsverletzung). (3) Bestehen Instabilitätszeichen, dann sollte man den Vorfuß mit perkutan eingebrachten Kirschner-Drähten fixieren. Bei mißlungener manueller Reposition kann dann die offene Reposition erforderlich werden; manchmal muß man dabei ein großes Kahnbeinfragment mit Schrauben fixieren.

73. (4) Man legt einen gepolsterten Gips an, spaltet diesen längs und lagert die Gliedmaße hoch. (5) Nach 1–2 Wochen kann Gehen ohne Gewichtsbelastung an Krücken beginnen; alle Kirschner-Drähte werden nach 3–4 Wochen entfernt. Zum Nachweis einer späten Subluxation sollte man *wöchentlich* Röntgenaufnahmen anfertigen. (6) Nach 6–8 Wochen kann man den Gips abnehmen und die Mobilisation beginnen.
Komplikationen: (1) Ein versteifter Fuß und schwer lokalisierbare Schmerzen sind häufig. Darauf kann (2) eine Sekundärarthrose folgen. Ist diese auf die Art. calcaneocuboidea beschränkt, kann man dies durch lokale Arthrodese behandeln; ansonsten kann bei Beteiligung mehrerer Gelenke wegen derer funktionellen gegenseitigen Abhängigkeit eine Tripelarthrodese erforderlich werden (Fusion des subtalaren und des Chopart-Gelenks mit beiden Kompartimenten). (3) Selten sieht man auch einmal eine Lähmung des N. plantaris medialis mit Atrophie der Fußbinnenmuskeln.

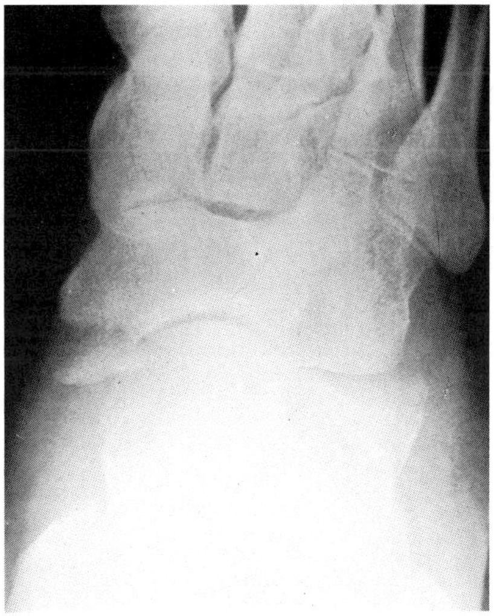

74. Isolierte Kahnbeinfrakturen: (Verwechseln Sie nicht das häufige akzessorische Ossifikationszentrum des Os tibiale externum mit einer Fraktur.) (1) Durch Zug des M. tibialis posterior kann es zu einer Ausrißfraktur der Tuberositas ossis navicularis kommen (Abb.); diese und andere Frakturen ohne Fehlstellung kann man konservativ behandeln (z.B. 6 Wochen Gips). (2) Kahnbeinkörperfrakturen können mit der Austreibung eines großen Fragments nach hinten einhergehen, welches sorgsam reponiert und operativ fiixiert werden sollte.

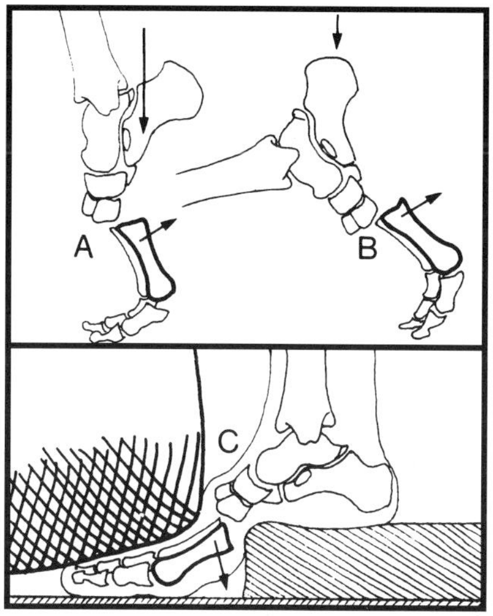

75. Lisfranc-Gelenk-Luxationen (1): Tarsometatarsale Verletzungen sind selten; oft ist der Verletzungsmechanismus unklar. Ein oder mehrere Mittelfußknochen können luxieren nach: (A) einem Fall auf den plantarflektierten Fuß oder einem Schlag gegen den Vorfuß, wie bei Verkehrsunfällen; (B) einem Schlag gegen die Ferse bei knieender Stellung, z.B. wenn das Pferd auf den zuvor abgeworfenen Reiter fällt; (C) durch Überrollverletzung an einer Bordsteinkante.

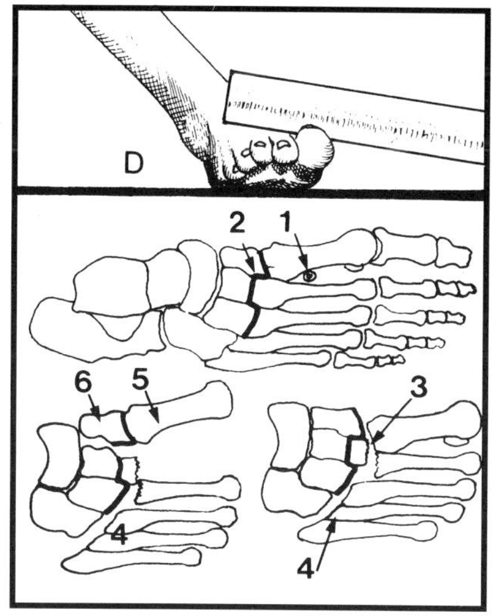

76. Lisfranc-Luxationen (2): (D) Nach einer forcierten Inversion, Eversion oder Abduktion des Vorfußes, wie z.B. nach einem Fall bei „gefangenem" Fuß. Beachten Sie folgendes: (1) Die Anastomose zwischen A. dorsalis pedis und A. plantaris med. kann gefährdet sein; (2) die Metatarsalbasen werden in die Kuneiformia eingekeilt, wobei die Basis des Metatarsale II bricht (3) und eine Lateralverschiebung erlaubt (4). Bei Inversionsverletzungen driftet das Metatarsale I nach medial (5) und kann dabei das Os cuneiforme I mitnehmen (6).

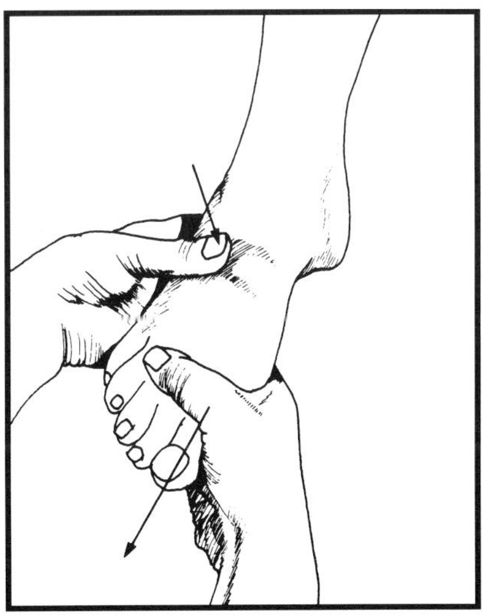

77. Behandlung (1): Die Reposition sollte wegen des Risikos von Ödem und Durchblutungsstörungen sofort erfolgen. (1) Handelt es sich um eine Deformität durch eine Einzel-, Vielfach- oder Dorsalluxation ohne Fraktur, dann kann man die Reposition oft durch Zug in Richtung der Metatarsalia und Druck gegen deren Basen erreichen. Bei Stabilität wählt man 8 Wochen lang vor Gewichtsbelastung und Mobilisierung einen Gipsverband.

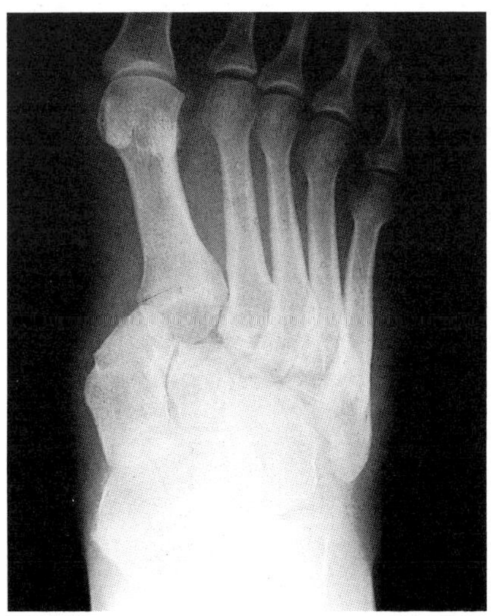

78. Behandlung (2): Sind alle Metatarsalia nach lateral verschoben, dann kann eine Fraktur des Metatarsale II (die nicht immer auf einer Einzelaufnahme wie hier sichtbar ist) die Reposition schwierig und instabil machen. Offene Reposition und innere Kirschner-Drahtfixation sind anzuraten (ausgeführt über einen Längsschnitt lateral der A. dorsalis pedis). Danach 6wöchiger Gips.

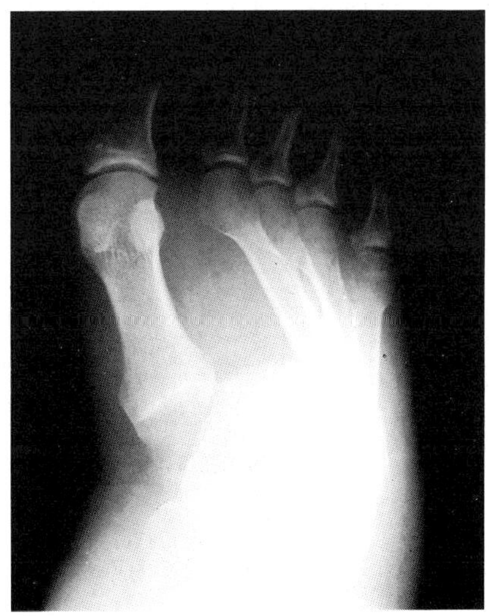

79. Behandlung (3): Ist der 1. Fußstrahl nach lateral verschoben, dann reponiere man zuerst diesen (durch Zug und Inversion oder über eine kleine mediale Inzision. Bei Instabilität Kirschner-Drähte). Danach s. 359,77 u. 78. Die anatomische Reposition aller tarsometatarsalen Luxationen sollte das Ziel sein, um vernünftige Ergebnisse, möglichst ohne Schmerz, Gelenkeinsteifung und Humpeln, zu erzielen.

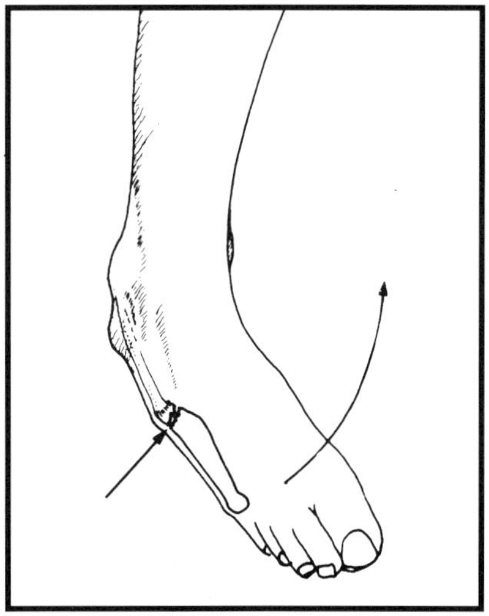

80. Basisfrakturen des Os metatarsale V: Häufigster Bruch der unteren Extremität ist die Ausrißfraktur der Basis des 5. Mittelfußknochens, die allerdings oft übersehen wird. Sie folgt einer plötzlichen Inversionsbelastung (so z.B. beim Gehen auf unebenem Grund). Um die zunehmende Inversion zu korrigieren, kontrahieren sich die Peronäusmuskeln stark, und der M. perionaeus brevis reißt mit seinem knöchernen Ansatz aus.

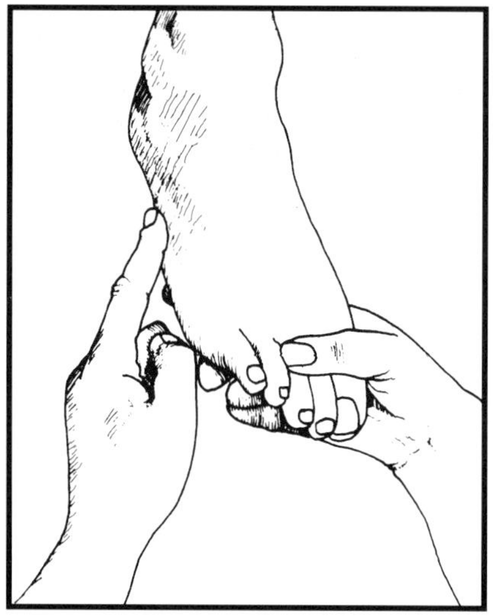

81. Diagnose (1): Der Schmerz ist stark und gut über dem Bruch lokalisierbar, so daß die Diagnose leicht fallen sollte. Da die Fraktur bei einer Inversionsverletzung entsteht, klagt der Patient oft über eine Sprunggelenkzerrung. Führt man keine angemessene klinische Untersuchung durch, sondern nur eine Sprunggelenksaufnahme, *dann wird die Bruchlinie nicht einsehbar sein.* Die Diagnose wird durch korrekte Röntgenprojektionen gesichert.

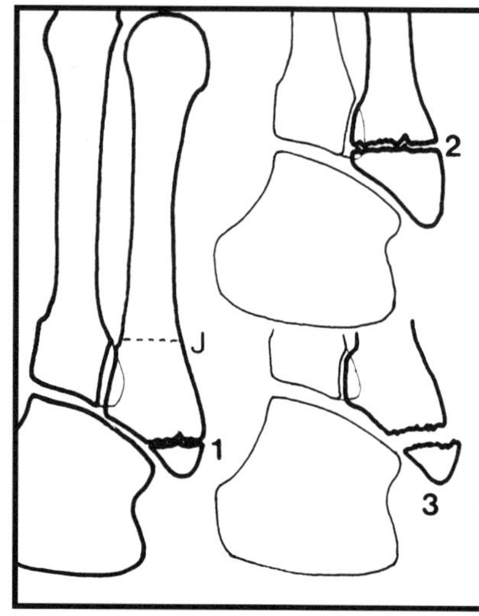

82. Diagnose (2): Beachten Sie in den Röntgenaufnahmen, daß die Bruchlinie rechtwinklig zur Achse des Metatarsalschafts verläuft. Die Fraktur erfaßt das Gelenk zum Kuboid (1), wenn das Fragment klein ist, und (2) auch das mit dem Metatarsale IV, wenn es groß ist. Im ersteren Falle (3) kann es auch zu einer Fragmentabtrennung kommen. (Beachten Sie, daß die klassische (hiermit nicht verwandte) Jones-Fraktur (J) distal vom intermetatarsalen Gelenk verläuft.

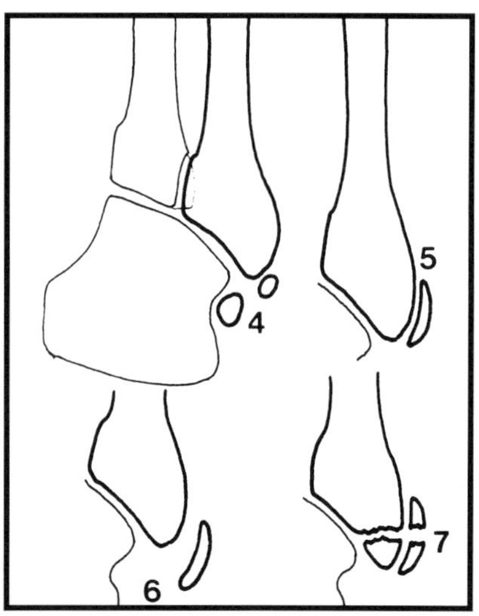

83. Diagnose (3): (4) Damit verwechsle man nicht den abgerundeten Schatten von akzessorischen Knochen (z.B. des Os peronaeum in der Sehne des M. peronaeus longus oder des Os Vesalianum in der des M. peronaeus brevis). Bei Kindern (5) kann auch die *parallel* zum Schaft liegende Apophyse fälschlich für eine Fraktur gehalten werden. Es kann aber auch (6) zu einer Abtrennung oder (7) Fraktur dieses Apophyse kommen.

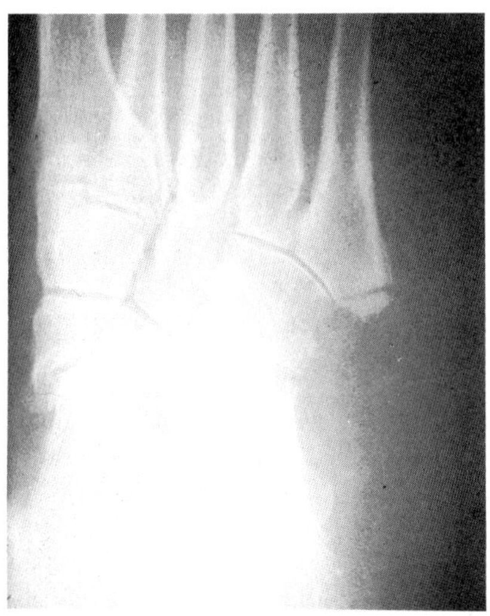

84. Behandlung: Die meisten Frakturen sind nicht fehlgestellt (Abb.), doch braucht man auch eine betonte Verschiebung nicht zu reponieren. Sind die Symptome nur gering, verschreibt man eine Kreppbandage oder ähnliche Stütze über 2–3 Wochen; sind sie stark, einen Gehgips über 5–7 Wochen. Schmerz durch ausbleibende knöcherne Heilung wird sich wohl spontan legen; doch ist eine Sudeck-Dystrophie häufig und kann dann eine länger dauernde Behandlung erfordern.

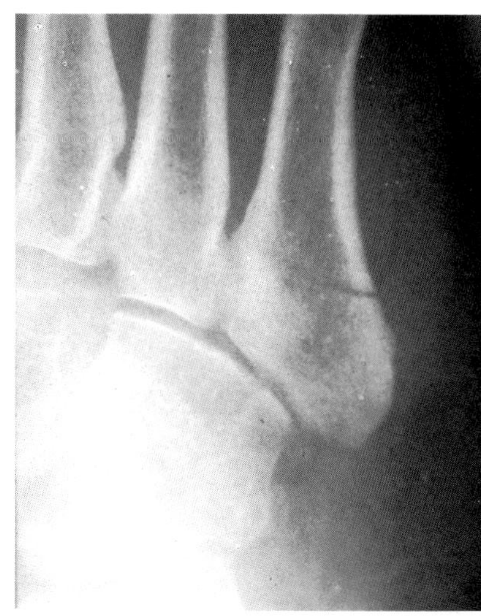

85. Jones-Fraktur: Diese Fraktur hat nichts mit Inversionsverletzungen zu tun; sie kommt öfter bei intensiv trainierenden Sportlern vor und bietet einige der Röntgensymptome von Ermüdungsbrüchen. Pseudarthrosen sind häufig, zumeist bei vorzeitiger Gewichtsbelastung; deshalb stelle man 7 Wochen lang mit einem Unterschenkelgips ohne Gehbelastung ruhig. Bei Berufssportlern kann man auch die innere Fixation mit einer intramedullären AO-Spongiosaschraube erwägen. Man behandelt die verspätete Heilung und die Pseudarthrose mit medullärer Kürettage und Knochentransplantaten.

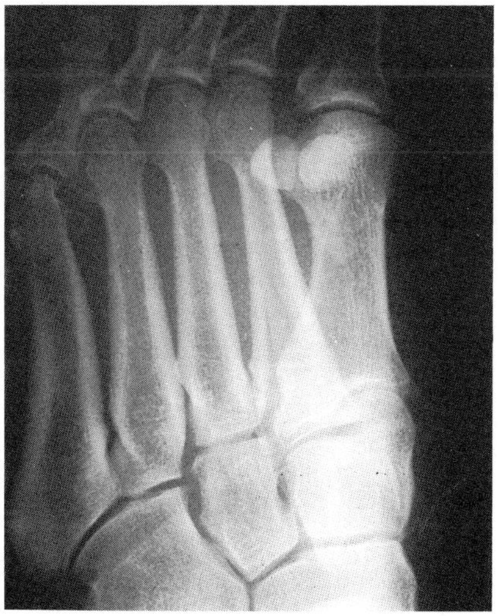

86. (1) Metatarsalschaft- und -halsfrakturen: Diese kommen oft durch Quetschungsverletzungen vor; jede begleitende Weichteilverletzung erfordert die sorgfältige Überwachung (362,96). Spiralfrakturen entstehen meist durch eine forcierte Inversion des Vorfußes. Ist die Fraktur unverschoben (Abb.: Fraktur des Metatarsale II) und ohne Weichteilverletzung, behandelt man symptomatisch – z.B. mit einer Kreppstützbandage oder bei schwerem Schmerz mit Gehgips.

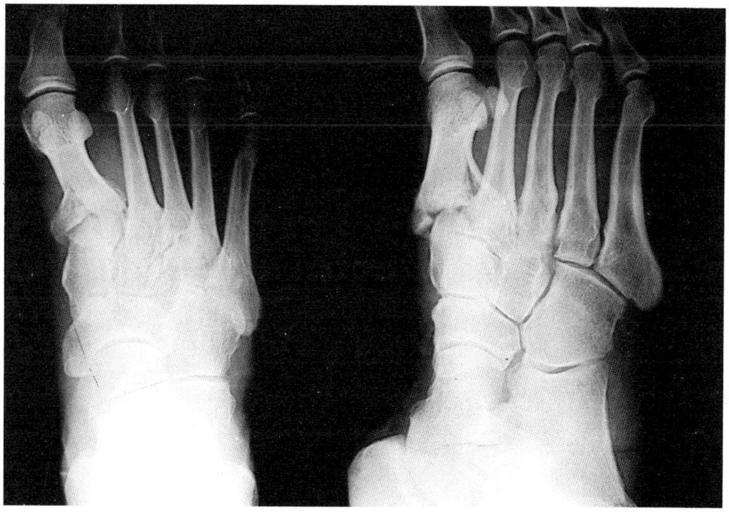

87. (2) Os metatarsale I: (1) a.-p. und Schrägaufnahmen zeigen eine leicht verschobene Fraktur des 1. Mittelfußknochens. Bei diesem Typ können die gestörte periphere Durchblutung und das posttraumatische Ödem Probleme aufwerfen: Kurzfristige Klinikaufnahme mit Hochlagerung und Beobachtung sowie ein gut gepolsterter gespaltener Gipsverband sind indiziert. (Danach 5–6 Wochen Unterschenkelgehgips.) (2) Bei starker Verschiebung mit Fragmenttrennung sollte man reponieren, um eine gestörte Vorfußmechanik zu vermeiden. Zug an den Zehen mit örtlichem Druck über dem verschobenen Metatarsale kann genügen, doch auch eine offene Reposition (und manchmal eine Drahtfixation) erforderlich machen (Nachsorge wie oben). (3) Fissuren ohne Weichteilquetschung kann man ohne vorläufige Hochlagerung behandeln, während (4) offene Verletzungen eine angemessene Wundbehandlung erfordern werden.

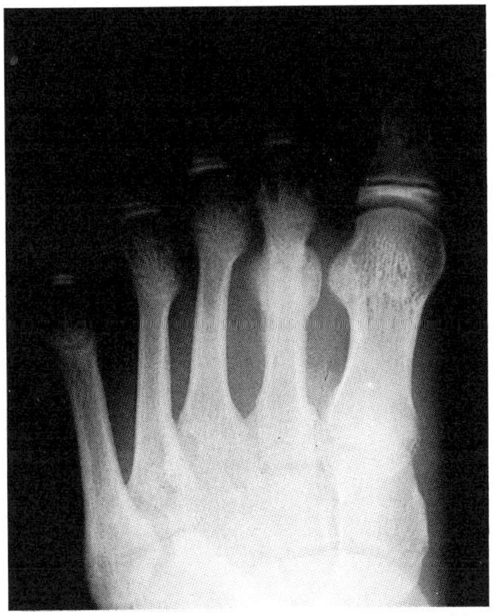

88. (3) Marschfraktur: Ermüdungsfrakturen, meist solche des Halses oder des Schafts des 2. Mittelfußknochens, sieht man oft erst, wenn Kallus aufgetreten ist; die Beruhigung des Patienten und eine leichte Stütze über 2–3 Wochen sind allein angebracht. Bei frühzeitiger Entdeckung wird schwerer Schmerz gelegentlich die Behandlung mit einem Unterschenkelgips bis zur knöchernen Durchbauung erfordern.

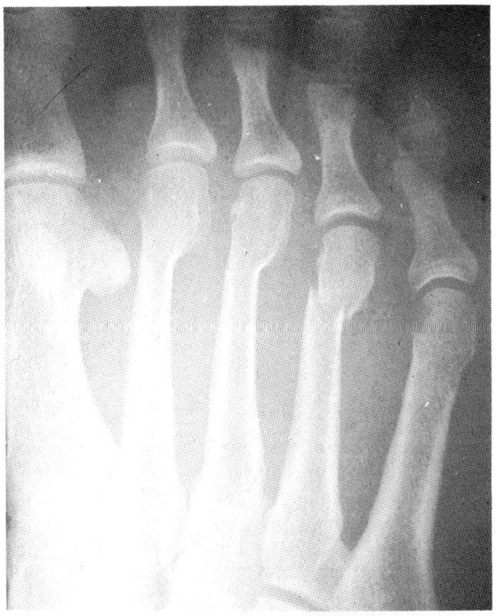

89. (4) Multiple, nichtdislozierte Frakturen: Das Röntgenbild zeigt Halsfrakturen von Os metatarsale II, III und IV (Zeichen der Fraktur des 2. Mittelfußknochens ist die Abknickung der Kortikalis). Vielfachfrakturen dieses Typs ohne größere Fehlstellung kann man konservativ im Gipsverband behandeln (361,1 oder 3).

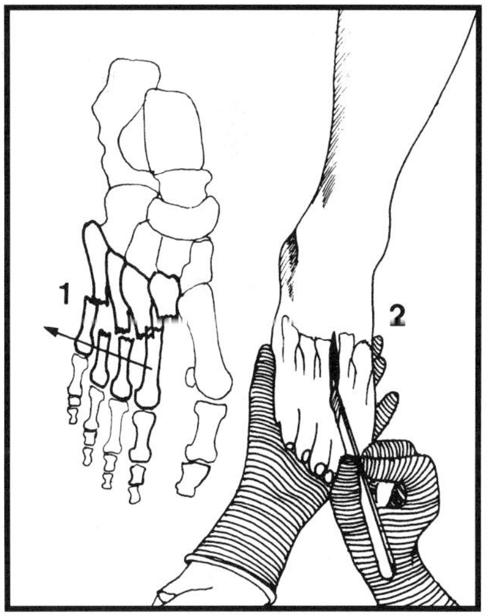

90. (5) Multiple Frakturen in Fehlstellung (1): Eine Fraktur der Metatarsalia II-V wird oft von einer Lateralverschiebung begleitet – eine instabile Situation (1). Offene Reposition und innere Fixation sind dann anzuraten; oft genügt hier die Reposition mit Osteosynthese des Metatarsale II, da die normale Stellung der anderen Mittelfußknochen zueinander erhalten ist. Ein Zugang zwischen Metatarsale II und III (2) ermöglicht beides und meidet die nahe Arterienanastomose.

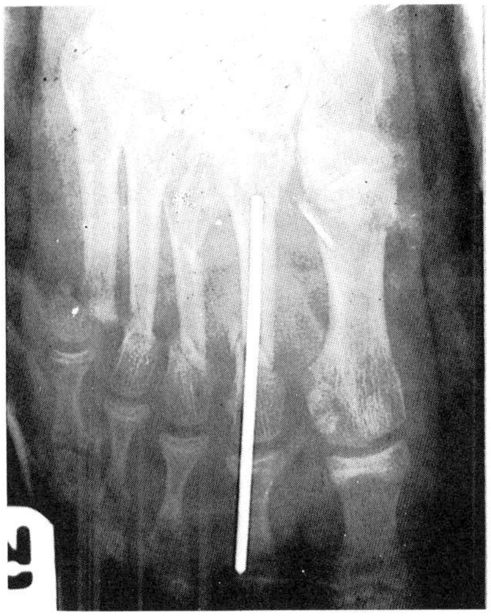

91. Multiple Frakturen in Fehlstellung (2): Man kann die Stabilität mit einem intramedullären Spickdraht und Gipsfixation erhalten. (Nachsorge wie 361,87;1). *Fehlgestellte Halsfrakturen* kann man manuell reponieren, doch ist hier oft die offene Reposition mit Kirschner-Drähten nötig. Mit einem eventuell erforderlichen 2. Hautschnitt erreicht man die Metatarsalia IV und V. Die Heilung in Fehlstellung kann man durch Resektion aller vorstehenden Metatarsalköpfchen an der Fußsohle behandeln.

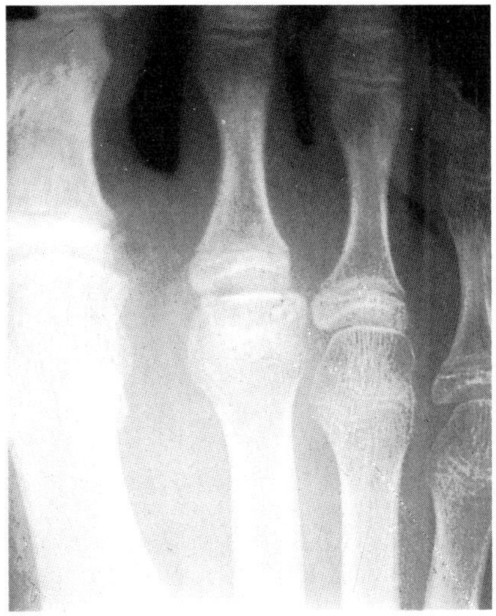

92. Morbus Köhler-Freiberg: Die aseptische Nekrose eines Metatarsalköpfchens (meist des 2.) kann diagnostisch verwirren. Zwar mag dieses Leiden von einem örtlichen Trauma herrühren, doch setzen die Symptome meist allmählich ein. Es kann ein osteochondrales (nekrotisches) Segment vorliegen oder häufiger aber ein verschmälerter Zehengrundgelenkspalt mit verbreitertem sowie abgeflachtem Köpfchen. Bleibende Symptome können zur Metatarsalköpfchenresektion zwingen.

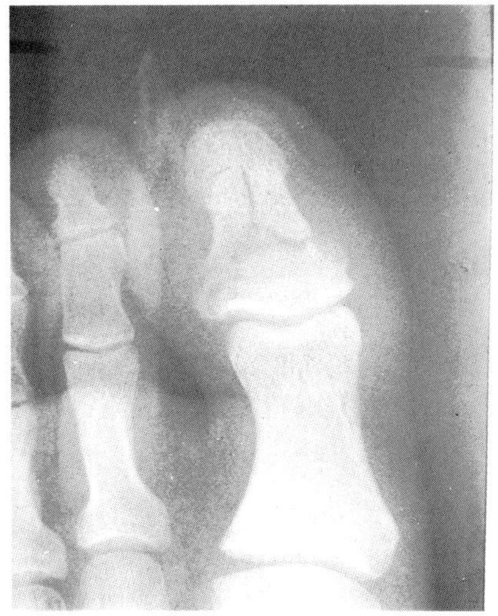

93. Phalangenfrakturen: Endgliedfrakturen der Großzehe sind bei Männern häufig und ereignen sich oft durch schwere Gewichte, die auf den ungeschützten Fuß fallen. Die Fraktur kann allein den Nagelkranzfortsatz betreffen, aber auch oft bis in das Interphalangealgelenk reichen. Häufig handelt es sich um offene Brüche.

94. Behandlung: (1) Alle Wunden sind zu säubern und die Wundränder locker zu adaptieren. (2) Der Nagel ist außer bei offensichtlicher Ablösung zu belassen. Einige Chirurgen vertreten auch die Absaugung eines subungualen Hämatoms. (3) Danach kann man die Fraktur ruhigstellen durch (a) Klebepflasterverband mit Anschlingung an die Nachbarzehe oder (b) durch einen leichten Verband mit kräftigem Schuhwerk, notfalls auch mit Aussparungen für die betroffenen Zehen, oder aber (c) durch einen Gehgips mit einer Zehenplattform – all diese Maßnahmen über eine Zeitraum von 2–4 Wochen. *Endphalanxfrakturen der Zehen II-V* kann man ähnlich behandeln. *Frakturen der Mittel- und Grundphalanx* sollte man mit einem Anschlingungsverband an die Nachbarzehe(n) über 3–4 Wochen behandeln; besteht aber eine gröbere Fehlstellung mit offensichtlicher Deformität der Zehen, dann sollte diese erst durch Zug reponiert werden. *Für die Großzehe* kann ein Gehgips mit Zehenplattform über 4 Wochen die Symptome besser lindern. *Man achte darauf, daß in allen Fällen die Durchblutung sorgsam überwacht und nötigenfalls zusätzliche Vorkehrungen getroffen werden müssen* (z.B. stationäre Aufnahme zur Beinhochlagerung etc.).

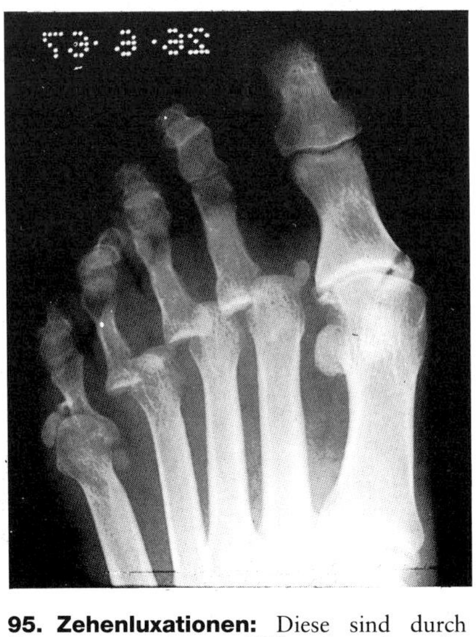

95. Zehenluxationen: Diese sind durch Zug zu reponieren. (Abb.: Luxation der Zehengrundgelenke II-V mit Frakturen aller Grundglieder außer dem 3.). Bei Instabilität braucht man eine Kirschner-Draht-Fixation. Einzelluxationen kann man in Lokalanästhesie reponieren und dann durch Anschlingen an die Nachbarzehe stützen. Mehrfachluxationen erfordern Vollnarkose und einen 4wöchigen Gehgips mit Zehenplattform.

96. Quetschungsverletzungen des Fußes ohne Fraktur: Der Fuß ist ein elastisches Gebilde; er kann von einem schweren Fahrzeug überrollt und hochgradig gequetscht werden, dabei aber keinerlei Brüche davontragen. Gibt der Patient einen solchen Verletzungshergang an, ist dennoch die stationäre Aufnahme ratsam, und zwar für: (1) Leichten Druckverband mit Kreppbandage oder mehreren Lagen einer Wattebandage; (2) Hochlagerung; (3) Durchblutungskontrolle. Eine Hautnekrose über scharfkantigen Strukturen des Fußrückens ist nicht selten, doch wird das abzutragende Hautgebiet und damit das Transplantat durch sorgfältige Pflege minimal zu halten sein.
Ablederungsverletzungen des Fußes sind potentiell gefährlich, besonders wenn die Fußsohle betroffen ist, und erfordern die sofortige chirurgische Versorgung.

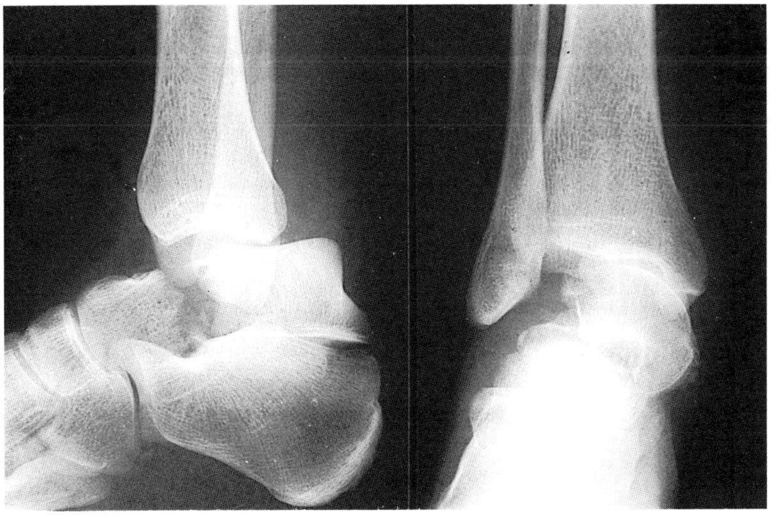

97. Welche Verletzung liegt hier vor? Welche Komplikation wird sich wahrscheinlich entwickeln?

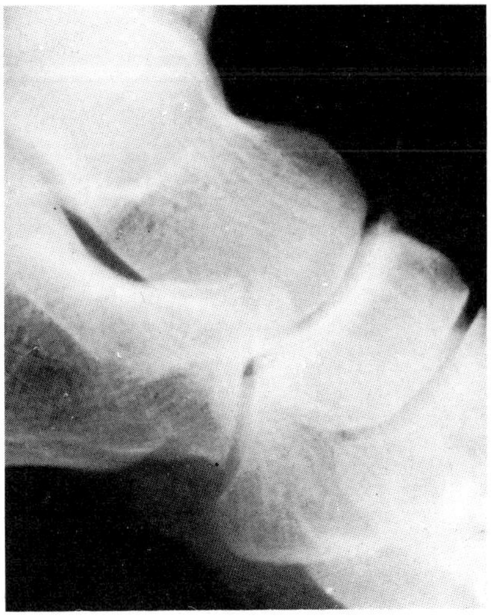

98. Welche Anomalie zeigt diese Röntgenaufnahme?

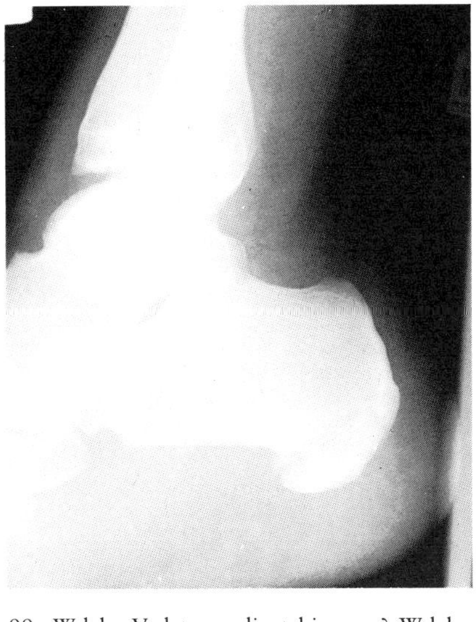

99. Welche Verletzung liegt hier vor? Welche sind die wahrscheinlichsten Spätbeschwerden? Warum ist die Prognose letztlich gut?

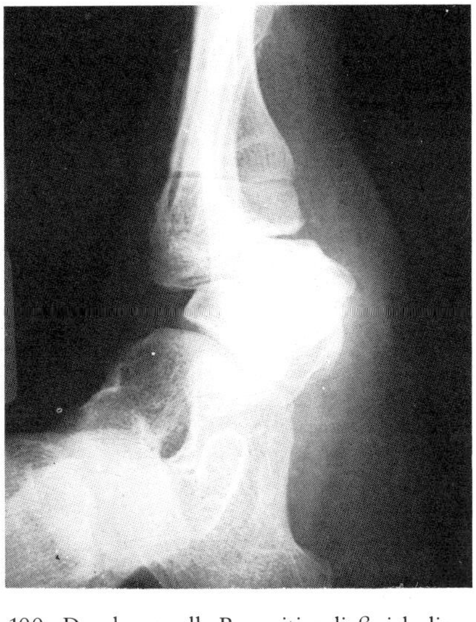

100. Durch manulle Reposition ließ sich diese Deformität nicht korrigieren. Welche Verletzung liegt hier vor, und welche Behandlung wäre vorzunehmen?

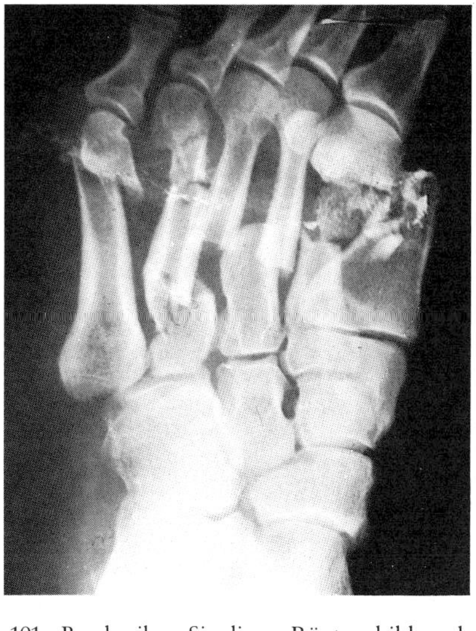

101. Beschreiben Sie dieses Röntgenbild nach einer Quetschverletzung des Fußes. Welche wären hier die wichtigsten Behandlungsmaßnahmen?

97. Talusfraktur vom Typ 3. Die Häufigkeit einer avaskulären Nekrose bei diesem Verletzungstyp beträgt ungefähr 85 %.

98. Hier liegt eine Fraktur des Processus anterior calcanei ohne Verschiebung nach Trauma vor. Zusätzlich findet man eine kleine Ausrißfraktur an der Dorsalseite des Kahnbeins, die wahrscheinlich schon älter ist.

99. Fraktur des Tuber calcanei. Die umschriebene Schmerzhaftigkeit der Ferse wird noch eine Zeitlang weiterbestehen, doch ist die Prognose insgesamt gut, weil das untere Sprunggelenk bei dieser Verletzung nicht beteiligt ist.

100. Tarsometatarsale Luxation (Lisfranc-Luxation). Ist die Verletzung frisch, dann wäre eine offene Reposition anzuraten; handelt es sich um eine ältere Verletzung, dann kann die operative Keilkorrektur mit einer tarsometatarsalen Arthrodese angezeigt sein.

101. Trümmerfraktur des Os metatarsale I. Schaftfrakturen von Os metatarsale II und III. Doppelfraktur des Os metatarsale IV. Halsfraktur des Os metatarsale V. Lateralverschiebung der distalen Fragmente. Es handelt sich um eine offene Fraktur (man erkennt waagerecht verlaufende Streifen von tief eingetriebenen Schmutzteilchen). Behandlung: Falls möglich, (1) Wundreinigung, (2) Reposition und Kirschner-Drahtspickung des 1. und 2. Mittelfußknochens. (3) Dorsale Gipsschiene oder gespaltener zirkulärer und gepolsterter Gipsverband, Hochlagerung, Beobachtung, Infektionsprophylaxe (einschließlich Tetanusprophylaxe) etc.

16. Die traumatologische Nachsorgesprechstunde

Organisation und Ablauf einer unfallchirurgischen Sprechstunde sind von Klinik zu Klinik verschieden, was oft durch die Organisation der daran mitwirkenden Stellen bedingt ist – wie Aufnahme, Sekretariat, Klinik, Behandlungseinheit, Gipsraum und Röntgenabteilung -, aber auch durch den eingespielten praktischen Ablauf. Man kann ein System, das bereits jahrelang so gelaufen ist, nur schwierig abändern, da eine offensichtliche Verbesserung in nur einem dieser Bereiche den geordneten Ablauf in den anderen mit einer Verschlechterung dort insgesamt umstoßen würde; ferner sind Veränderungen jeglicher Art in einem etablierten System, die dann auch allgemein akzeptiert werden, selten. Die Mitarbeiter einer unfallchirurgischen Klinik sind in aller Regel in ein übergeordnetes Netzwerk integriert, so daß es meist nur zum Ärgernis wird, eine „beste Arbeitsmethode“ vorzuschlagen. Dennoch mag es für den Anfänger, der erstmals mit einer Traumaklinik konfrontiert ist, von Hilfe sein, wenn man ihm einige Leitlinien zum Ablauf an die Hand gibt.

Meist zeigt sich der Neuling an einer unfallchirurgischen Klinik beeindruckt von der großen Zahl der in kurzer Zeit behandelten Fälle. Diese Geschwindigkeit täuscht oft über die Zahl der recht wichtigen Entscheidungen zur Behandlung der Patienten hinweg. Natürlich werden diese Entscheidungen von den Grundprinzipien der Frakturenbehandlung bestimmt, doch können auch, um den glatten Ablauf in der Klinik zu sichern, der möglichst professionelle und freundliche Kontakt mit dem Patienten und das Vermeiden von Irrtümern in der Behandlung anhand eines einfachen Systems hilfreich sein.

Nehmen wir einmal an, daß die üblichen Höflichkeiten zur Begrüßung erfolgt sind, dann sollte eine jede Konsultation mit 2 Fragen beginnen, nämlich „was“ und „wann“, und auch enden mit „wann“ und „was“. Dazwischen sind zahlreiche Punkte durchzugehen, die man leicht anhand ihrer Initialen abhandeln kann: FAB (Feststellung, Aktion, Beratung; englisch: „AAA: Assessment, Action, Advice“).

I. Was?

Eine jede zu treffende Entscheidung und jegliches Tun hängen direkt von der Diagnose ab. *Diese muß klar zu Beginn der Aufzeichnungen beim ersten Besuch in der Traumasprechstunde festgestellt sein,* wo sie dann als Leitschnur einem jeden dient, der den Patienten später noch sehen wird. Es ist immer wieder erstaunlich, wie schwer es ist, gerade diese Information zu finden, wobei der Zeitverlust hierfür proportional zur Zahl der schon vorhandenen Aufzeichnungen zunimmt. Bei Problemen kann ein Blick auf die ersten Röntgenaufnahmen (die allein aufschlußreich sind) die Antwort geben. Die Zeit zur Diagnosestellung ist also ganz wesentlich. Dieser klare Diagnosevermerk verhindert dann wiederholte Bemühungen bei der Wiedervorstellung.

II. Wann?

Hier geht es darum, den Zeitraum seit der Verletzung des Patienten festzustellen. Dies läßt sich zwar offensichtlich zu jeder Gelegenheit anhand des Datums der Vorstellung am Unfalltag und des Aufsuchens der Klinik berechnen, in der Praxis hat es aber größeren Wert, die bisherige Zeitdauer anzugeben.

Bei professionellem Vorgehen erhebt man besser erst diese Grundfakten, bevor man dem Patienten gegenübertritt, als daß man in seiner Gegenwart die Aufzeichnungen durchsucht. Bei geeigneten Aufzeichnungen sollte die Kürze nicht auf Kosten der Genauigkeit gehen; zusätzliche Angaben zur Diagnose können hier durchaus von Hilfe sein: z.B. „Nichtdislozierte Colles-Fraktur 2/52 zurück" oder „7/52: Femurfraktur re. in Schaftmitte, IM-Verriegelungsnagel".

Mit einem soliden Wissen als Grundlage Ihres Tuns, können Sie übergehen zu **Feststellung, Aktion und Beratung.**

III. Feststellung

(a) Erster Schritt ist die Feststellung, ob die jeweilige Fraktur *angemessen* und *adäquat* behandelt wurde, z.B. kann, wenn sie manuell reponiert wurde, die Erwägung nötig werden, ob dies unter den gegebenen Umständen die beste Behandlungsmethode war; man sollte prüfen, ob eine innere Fixation oder andere Vorgehensweisen hier alternativ zu beschreiten sind. Dann prüfe man die Röntgenaufnahmen, um die Repositionsqualität zu sichern und ein Gesamturteil abzugeben.

(b) Wurde ein Gipsverband angelegt, dann sollte dieser auch der Verletzung angemessen sein; man prüfe ihn auf festen Sitz bzw. auf Lockerung oder andere Mängel; handelt es sich nur um eine Gipsschiene, so muß man entscheiden, ob man diese vervollständigen muß. Bei einer Schwellung achte man auf die Qualität der Durchblutung und jegliche Innervationsstörung der Gliedmaße.

(c) Wurde der Bruch operativ behandelt, dann prufe man, ob Wundinspektion oder Fädenziehen erforderlich sind. Wurde die Fraktur osteosynthetisch behandelt, so prüfe man die Qualität der Fixation, damit man eine Entscheidung zum Ausmaß der Mobilisation treffen kann, die man gestatten darf, ohne daß dann die Fragmente auseinanderdriften,

(d) Ist seit der Verletzung schon reichlich Zeit vergangen, so muß man entscheiden, ob und wie weit man Bewegungsfreiheit erlauben kann, z.B. ob der Patient eine Stützschlinge weglassen darf, oder ob man zur Gelenkmobilisation den Gips entfernen oder dem Gipsverband eine Gehferse einsetzen kann.

(e) Meist ist keine Entscheidung zur Entfernung äußerer Stützen zu treffen, solange seit der Verletzung noch nicht die angemessene Zeitspanne abgelaufen ist; für diese Entscheidung können Röntgenaufnahmen erforderlich sein, um den Zustand der Bruchheilung zu beurteilen, oder aber man kann den Gips entfernen, so daß man die Fraktur klinisch beurteilt.

IV. Aktion

Nach Beurteilung der Fraktur kann man angemessen handeln. Was man allgemein jeweils tue, folgt ganz klar aus den Feststellungen: Ist z.B. ein Gipsverband zu eng, so spaltet man ihn; klagt der Patient über örtlichen Druck, so fenstere man den Gips oder kürze ihn dort.

Einzige dabei zu erwartende Schwierigkeit ist die, welche Behandlung bislang ausgeführt wurde. Dies wird zwar mit zunehmender Erfahrung immer unproblematischer, doch ist bei all den Varianten, Zufälligkeiten und wechselnden Meinungen die Notwendigkeit einer kritischen Analyse eines jeden Falls eine der dauerhaften Freuden in der traumatologischen Nachsorge, die dann auch keine Langeweile aufkommen läßt. *Zwingend festzustellen ist aber, daß man bei jeglichem Zweifel zu Behandlung oder Verlauf einer Fraktur ohne Zögern die Meinung eines Erfahreneren einholen sollte.* Voreingenommenheit verengt die verfügbaren Behandlungsoptionen und wird die Kritik nach sich ziehen, warum man nicht früher um Rat nachgefragt hat. Meist fällt es einem älteren Kollegen leicht und bereitet ihm auch Vergnügen, bei der Behandlung eines Falles frühzeitig mit seinem Rat helfen zu dürfen, und es vermittelt ihm auch Vertrauen in die Zuverlässigkeit wie auch das klare Denken seines jungen Mitarbeiters. Verzögertes oder unterlassenes Einholen von Rat kann zu unerwünschten oder gar tragischen Ergebnissen führen.

V. Beratung

Man gebe dem Patienten klare und angemessene Ratschläge und bedenke dabei u. a. folgende Bereiche:

(a) Man sage – oder besser noch – zeige ihm, welche Übungen er machen soll, damit er die Nachbargelenke seines Bruchs trainiert oder wenigstens den Stand hält.

(b) Hat er eine Armschlinge erhalten, dann berate man ihn, wann und ob er diese weglassen darf, ferner wie man die Gliedmaße mit oder ohne Schlinge übt. Hat er einen Beingips, dann sage man ihm klar, ob und mit wieviel Gewicht er die Gliedmaße belasten darf.

(c) Wenn es angebracht ist, berate man ihn zur Fahrfähigkeit (Pkw) und zur Wiederaufnahme seiner beruflichen Tätigkeit.

(d) Überweist man ihn zur Physiotherapie, dann berät man ihn, was er zwischen den Arztbesuchen tun sollte, um den Effekt der Behandlung, die ihm zuteil wird, zu verbessern.

Es ist auch wichtig, daß man dem Patienten – notfalls auch wiederholt – die Natur seiner Verletzung erklärt. Es ist ebenso wichtig, ihn über seinen Krankheitsverlauf informiert zu halten als auch wo immer möglich ihn über die Bruchstellung und über das Heilungsstadium auf dem laufenden zu halten. Er sollte eine gewisse Vorstellung davon erhalten, wann er vernünftigerweise erwarten kann, daß die „Landmarken" bei seinem geplanten Behandlungsablauf auch erreicht sein werden, z.B., wann er hoffen darf, daß der Gips entfernt wird, wann er etwa wieder mit dem Gewicht belasten und seinen Beruf wieder aufnehmen darf.

Wenn sich Komplikationen auftun, so verschweige man dies nicht. Man erkläre deutlich die dann beabsichtigte Behandlung und welche Ergebnisse sich dabei erhoffen lassen.

Offenheit zu jedem Zeitpunkt vermindert die Gefahren von Mißverständnissen und beseitigt oft die Hemmnisse, die sich in vielen Fällen ergeben, wenn die Angst des Patient vor einem weniger als perfekten Resultat eher auf einem vermeintlichen Behandlungsfehler als auf der Schwere seiner Verletzung beruhen, die ihm nicht deutlich erklärt wurde.

VI. Wann?

Der Patient erhält Datum und Uhrzeit der nächsten Vorstellung, bevor man ihn entläßt. Hierbei ist es meist nötig, daß man ihm etwas zur Prognose sagt und ihm Rat gibt, z.B. wann er seine Arbeit wieder aufnehmen kann, oder etwas zum Procedere, falls Komplikationen eintreten. Es kann auch nötig sein, Empfehlungen zur Entfernung eines Implantats abzugeben. Es ist ratsam, diese Punkte im Entlassungsbrief an den Hausarzt nochmals zu betonen. Gestalten Sie den nächsten Termin nicht als Ratespiel nach Ermessen des Patienten; wählen Sie stattdessen ein Datum, an dem Sie voraussichtlich eine weitere Entscheidung treffen, z.B. ob man dann einen Gipsverband wechseln muß oder aber, wann man die sichere Bruchheilung wird feststellen können.

VII. Was?

Man stelle den Anlaß für den nächsten Arztbesuch des Patienten klar heraus, so daß sich dann Zeit und Mühen für Ihre Beurteilung und Therapie des Falles beim nächsten Besuch rasch und ohne Verlust wertvoller Zeit – der Ihren und der des übrigen Personals – kurz halten lassen. Es kann z.B. die schriftliche Notiz hilfreich sein, daß beim nächsten Arztbesuch der Gipsverband entfernt und eine Röntgenuntersuchung zur Bestimmung der knöchernen Heilung vorgenommen werden sollen, sobald der Patient in die Klinik kommt. Je nach Ablauf und Organisation in Ihrer Klinik läßt sich so wertvolle Zeit sparen, und der Patient muß nicht doppelte Wartezeiten verbringen und sich zweimal wieder vorstellen.

Aufzeichnungen zum Patienten

Der flüssige Ablauf in einer Klinik hängt von den klinischen Aufzeichnungen ab, doch verlieren diesen großenteils an Wert, wenn nur der „Autor" sie lesen kann, und sie werden weitgehend belanglos, wenn – wie so oft – selbst der Schreiber Schwierigkeiten hat, diese zu interpretieren. Leider fehlen die Möglichkeiten, *alles* mit Schreibmaschine festzuhalten, dennoch sei dringend angeraten, daß man wenigstens die Aufzeichnungen bei der Erstvorstellung in der Unfallklinik mit Maschine schreibt *und ferner,* wenn sich das Behandlungsregime wesentlich ändert. Zum anderen können übliche Abkürzungen – in Großbuchstaben geschrieben – für das Verständnis des Lesers wie Oasen in der Wüste wirken und werden von jedem Leser auch geschätzt.

Folgende Beispiele zweier der häufigsten Situationen in einer Unfallklinik sollen diese Punkte veranschaulichen:

I. Handgelenkfraktur: Eine Patientin erlitt eine nur gering verschobene Colles-Fraktur. Das Handgelenk wurde ohne manuelle Reposition mit einer Gipsschale und der Arm mit einer Trageschlinge versorgt. Gipsverband, Schwellung und Durchblutung wurden in der erstversorgenden Klinik am Folgetag kontrolliert. 4 Tage später kommt sie erstmals in die Unfallklinik.

Die posttraumatische Schwellung hat sich gelegt, so daß man wohl die Gipsschale risikolos zum zirkulären Gips vervollständigen kann. Die Sichtung der anfänglichen Röntgenaufnahmen ergibt eine damals nur gering verschobene Fraktur, so daß die Entscheidung, nicht zu reponieren, korrekt erscheint. Kontrollaufnahmen wurden aber nicht gemacht; selbst bei wohl nur geringem Risiko einer Fragmentverschiebung ist es aber wünschenswert, die Stellung zu kontrollieren; denn wenn der Bruch in eine inakzeptable Stellung abgerutscht sein sollte, könnte man ihn zu diesem Zeitpunkt noch problemlos reponieren.

Macht man die Röntgenkontrollen noch vor Abschluß des Gipsverbands, besteht die Möglichkeit, daß sich die Stellung bei diesem Vorgehen noch ändern kann. Folglich ist der Ablauf so: Erst Vollenden des Gipsverbands und dann Röntgenkontrolle. Diese zeigt nun auch, daß die Anfangsstellung verblieben ist, so daß man nun das Risiko eines weiteren Abgleitens als gering einstufen kann.

Man versichert der Patientin, daß der Bruch gut steht und daß man plant, nach 5 Wochen die knöcherne Bruchheilung zu prüfen. Man bereitet sie jetzt schon darauf vor, daß nach der Entfernung des Gipsverbands ihr Handgelenk etwas eingesteift sein wird, sich aber absehen läßt, daß sie wahrscheinlich wieder einen guten Bewegungsumfang bei nur geringer Behinderung erreichen wird. Die Armschlinge entfernt man und berät sie (hoffentlich schon als zweiter), wie sie Schulter und Finger üben soll.

Man bestellt sie nach 2 Wochen wieder ein. Hauptanlaß zu diesem Arztbesuch ist die Gipskontrolle.

Aufzeichnungen hierzu kann man folgendermaßen machen:

Colles re. vor 4/7. Durchblut. ok., Gips komplett. Rö. gut. Schlinge ab. WV (= Wiedervorstellung) **2/52 Gipskontr.**

Bei Einhaltung dieses Termins braucht man (wegen obiger Notiz) nicht viel nach Fehlern oder normalerweise dann zu erwartenden Befunden zu suchen. Man prüft den Gips, der nun fest sitzt. Anhand der Original-Röntgenaufnahmen dieser eingestauchten Fraktur entscheidet man, daß wenn überhaupt ein Bruchgleiten eingetreten ist, dieses nur wohl gering sein kann und keine Korrektur erfordert; also braucht man keine weitere Röntgenkontrolle. Die Patientin gibt in der Gegend des 5. Mittelhandknochens eine wegen Drucks unangenehme Stelle an, so daß man den Gips hier kürzt. Finger und Schulter haben volles Bewegungsausmaß, so daß man die Patientin ermuntert, mit diesen Übungen wie gezeigt weiter zu machen. Man teilt ihr mit, daß bei der nächsten Vorstellung der Gips entfernt wird, um zu sehen, ob der Bruch schon geheilt ist; sie wird auch schon darauf vorbereitet, daß sie bei Anzeichen einer noch nicht genügend durchbauten Fraktur für wohl weitere 2 Wochen einen neuen Gips erhält, doch dies nicht sehr wahrscheinlich sei.

Mögliche Notiz dann:

2/52+. Gips gekürzt. WV 3/52. Gips ab bei Ankunft.

Bei der Entfernung des Gipsverbands nach weiteren 3 Wochen findet sich an der Bruchstelle keine Schmerzhaftigkeit, und man kann dem Bruch, der ja spongiösen Knochen durchsetzt hat, eine sichere Durchbauung unterstellen. (Röntgenkontrollen sind dann überflüssig und nur indiziert, wenn man eine Komplikation vermutet.) Man findet keine Schwellung, so daß Unterstützung durch Tubigrip- oder Kreppbandage nicht für nötig gehalten werden. Die Patientin wird belehrt, die Fingerübungen fortzuführen, und man zeigt ihr, was sie für die Mobilisation des Handgelenks tun soll. Man bestätigt ihr erneut die gute Prognose und rät ihr, nach 2 Wochen nochmals zu kommen, damit man entscheiden kann, ob sie eine Physiotherpaie braucht.

Notiz: 5/52+. Gips ab. Kein Schmerz. Mobilisieren. WV 2/52. Physio.?

Der nächste Besuch ist auch schon der letzte, da sie beschwerdefrei ist und ein hervorragendes, wenn nicht sogar vollständiges Bewegungsausmaß aufweist. Man erklärt ihr, daß bei einem so guten Bewegungsausmaß in diesem frühen Stadium keine Physiotherapie erforderlich ist. Sie bekommt gesagt, daß ein nahezu vollständiges Bewegungsausmaß im Handgelenk zu erwarten ist, und daß sie vermutlich in einem Jahr eine sehr gute, wenn nicht sogar die vollständige Kraft zurückgewinnen wird. Sollten sich Probleme wie Schmerz, Schwellung oder Kribbeln in Daumen oder Fingern ergeben (man denke an M. Sudeck oder Karpaltunnelsyndrom – jetzt aber unwahrscheinlich), dann solle sie einen Wiedervorstellungstermin ausmachen, und man sage ihr auch, wie.

Normalerweise schreibt man dann dem Hausarzt einen Entlassungsbrief mit Diagnose, jetzigem Zustand und zu erwartender Prognose. Die klinischen Notizen können jetzt schlicht sein („s. Entlassungsbrief“) oder aber so:

7/52+. -20 ° Dorsalflexion und -15 ° Supination. Volle Fingerbewegung, guter Griff. Entlassung.

II. Sprunggelenkfraktur. Ein 25 Jahre alter Mann erlitt eine nichtdislozierte Außenknöchelfraktur, die mit einem Unterschenkelgipsverband ohne Gewichtsbelastung versorgt wurde. Aus den Aufzeichnungen geht hervor, daß er bei seiner Erstvorstellung 4 Tage nach dem Unfall Druckschmerzhaftigkeit über beiden Knöcheln hatte. Die Verletzung wurde als potentiell

instabil beurteilt; die Entscheidung zur konservativen Behandlung mit Gipsverband erscheint korrekt. Ein Kontrollaufnahme nach Gipsanlage zeigt den Bruch anatomisch reponiert und den Talus unverschoben.
Die Aufzeichnungen berichten auch über eine Kontrolle am Tag nach dem Unfall und dabei über eine zufriedenstellender Durchblutung.

Bei seiner jetzigen Vorstellung sind die Zehen leicht geschwollen, und der Patient klagt über Schmerz in der Kleinzehe, die vom darüber hinweg verlaufenden Gips verdeckt wird.

Diesen Bereich muß man anschauen und den überstehenden Gips an der Kleinzehe zurückschneiden. Die Zehe ist zwar rot, doch wird wohl allein schon die lokale Druckentlastung den Befund rasch normalisieren. Das Ausmaß der Zehenschwellung legt nahe, daß eine Gewichtsbelastung zum jetzigen Zeitpunkt unklug wäre.

Man erläutert dem Patienten, daß zwar die Fraktur vorzüglich steht, es aber doch sehr oft vorkommt – wie bei ihm -, daß die Schwellung für eine Gewichtsbelastung im Gipsverband noch zu stark ist. Man rät ihm weiter zu Gehhilfen und zur Hochlagerung des Beins, wann immer er dies kann; ferner soll er die Zehen üben.

Sein Beruf als Vertreter beeinhaltet eine Mischung aus Autofahren, Gehen und Sitzen. Man rät ihm, den Gipsverband noch 6–8 Wochen zu belassen und dabei natürlich nicht Auto zu fahren. Da sich seine Berufstätigkeit mit diesen Umständen nicht vereinbaren läßt, muß er mit 2monatigem Fernbleiben von seiner Arbeit rechnen. Der tatsächliche Zeitausfall wird sich je nach den Fortschritten nach Gipsabnahme ergeben, doch hat er gute Chancen, binnnen 3 Monaten nach seiner Verletzung wieder ins Berufsleben zurückzukehren.

So könnten die Aufzeichnungen aussehen:

4/7 seit Außenknöchel-# re. Gips gekürzt. WV 2/52 ?Gehferse?

Bei der 2. Vorstellung in der traumatologischen Nachsorge ist die Zehenschwellung abgeklungen. Man prüft den Gipsverband auf Lockerung und daraufhin, ob er noch guten Halt bietet. Die Sohle des Gipsverbands ist als Zeichen, daß der Patient bereits belastet hat, etwas weich geworden. Das obere Ende des Gipsverbands ist an der Rückseite etwas zu lang und behindert die Kniebeugung. Die Sohle wird verstärkt, das obere hintere Gipsende zurückgeschnitten und eine Gehferse oder ein Gipsschuh angebracht.

Der Patient darf nun explizit die Gliedmaße mit dem ganzen Körpergewicht belasten, doch sollte er dabei zunächst noch die Krücken verwenden, bis er festes Vertrauen gewonnen hat und glaubt, mit oder gar ohne Gehstock auszukommen. Man bittet ihn um Wiedervorstellung nach 4 Wochen, wo dann die Entscheidung fällt, ob der Gipsverband abkommt oder noch eine gewisse Zeit bleiben muß. Ferner erhält er den Rat, jederzeit wiederzukommen, wenn er mit dem Gipsverband Probleme haben sollte.

Mögliche Notiz:

2/52; Fußsohle verstärkt. Gehferse. WV 4/52 Gips ab und Rö. OSG bei Ankunft.

Beim 3. Besuch wird die Gliedmaße ohne Gips inspiziert. Im Frakturbereich findet man weder Schwellung noch Schmerzhaftigkeit. Die Röntgenkontrolle (die manche auch als reine Option betrachten) zeigt frühe Kallusbildung im Bereich der nichtdislozierten Fraktur. Die Dorsalflexion ist um 5 °, die Plantarflexion um 10 ° eingeschränkt.

Man erachtet den Bruch als fest genug, um den Gipsverband wegzulassen. Man kann nun annehmen, daß es mit der Mobilisation des Sprunggelenks zu einer gewissen Schwellung kommen wird, so daß der Patient zur Stützung eine Tubigrip- oder Kreppbandage erhält. Aller Voraussicht nach wird er die Beweglichkeit von OSG und Fuß sehr rasch wiedergewinnen und wahrscheinlich keiner Krankengymnastik bedürfen, auch wenn man dies im Auge behält. Man zeigt dem Patienten ferner noch, wie er selber Fuß und Sprunggelenk üben kann.

Dem Patienten wird mitgeteilt, daß sein Bruch sehr gut heilt, daß er sich aber auf eine gewisse und eher länger dauernde Schwellung im Sprunggelenkbereich einstellen muß. Nachts soll er im Bett die Bandage, die dem vorbeugen soll, weglassen. Man rät eine Wiedervorstellung nach 2 Wochen an, wo dann festzustellen ist, ob er noch weiterer Behandlung bedarf oder aber seine Arbeit wieder aufnahmen kann.

Mögliche Notiz:

6/52. Gips ab. geheilt. Tubigrip. WV 2/52. ?Physioth. ?Entlassung.

Bei der 4. Vorstellung ist eine leichte Schwellung sichtbar, doch hat sich die Funktion bis auf 5 ° Verlust an Plantarflexion bei voller Beweglichkeit des Fußes erholt. Der Patient hat keine Schmerzen und sagt, daß er nun gerne wieder die Arbeit aufnehmen möchte, der er sich nun gewachsen fühlt. Er möchte gerne noch wissen, wann er wieder Golf und Squash spielen darf.

Da er keine Schmerzen in der Sprunggelenkregion und eine gute Beweglichkeit zurückgewonnen hat, ist keine Physiotherapie erforderlich; Autofahren und Wiederaufnahme der Arbeit erscheinen ungefährdet. Man rät ihm an, weiterhin die Bandagen zu tragen, bis sich die Schwellneigung völlig gelegt hat.

Eine leichte Restschwellung legt nahe, daß er die Gewichtsbelastung besser noch nicht übertreiben sollte. Vernünftig erscheint wohl die Empfehlung, daß er nach weiteren 2 Wochen versuchen kann, eine halbe Runde Golf zu spielen und sich dann von eventuellen Folgebeschwerden wie auch der Schwellung leiten läßt. Was nun das Squash-Spielen mit seiner besonders hohen Sprunggelenkbelastung betrifft, ist es wohl ratsam, damit noch bis 3 Monate nach dem Trauma und bis zum völligen Abklingen der Schwellneigung zu warten.

Man sage dem Patienten in dieser Phase auch in anbetracht der Fortschritte und der anzunehmenden völligen Erholung, daß er sich nun nicht mehr vorzustellen braucht. Sollte er aber mit dem weiteren Verlauf unzufrieden sein, dann möge er einen neuen Vorstellungstermin ausmachen. Schließlich erwähne man noch, daß sein Hausarzt einen Brief mit Zusammenfassung von Anamnese, derzeitigem Befund und Empfehlungen erhält.

Als abschließende Notiz reicht dann lediglich: *„Siehe Entlassungsbrief.“*

Der Entlassungsbrief braucht nicht lang zu sein, sollte aber die Hauptpunkte von Anamnese, Diagnose, Behandlung und Prognose beinhalten. Ein solcher Brief könnte folgendermaßen lauten:

„ Herr ... suchte unsere traumatologische Ambulanz am .... mit einer nichtdislozierten Fraktur des rechten Außenknöchels nach Sturz über einige Treppenstufen auf. Wir behandelten mit 6wöchigem Gipsverband bis zur Durchbauung in guter Stellung. Er hat einen guten Bewegungsumfang im Sprunggelenk erreicht, jedoch noch eine leichte Schwellung. Er kann seine Arbeit wiederaufnehmen, sollte aber noch mindestens einen Monat lang Kontaktsportarten meiden. Wir entließen ihn heute mit der Empfehlung, sich bei Problemen erneut vorzustellen.“

Viel Freude nun bei Ihrer Arbeit in der täglichen „Praxis“.

Sachregister